PEDIATRIC SYNDROME

SECOND EDITION

儿科综合征

（第二版）

主　编　洪庆成

副主编　徐　亮

天津出版传媒集团

天津科学技术出版社

图书在版编目（CIP）数据

儿科综合征 / 洪庆成主编 . -- 2 版 . -- 天津 : 天
津科学技术出版社 , 2021.12
　　ISBN 978-7-5576-9399-2

　　Ⅰ . ①儿… Ⅱ . ①洪… Ⅲ . ①小儿疾病－综合征－诊
疗 Ⅳ . ① R72

　　中国版本图书馆 CIP 数据核字 (2021) 第 111413 号

儿科综合征
ERKE ZONGHEZHENG
责任编辑：张　跃
特邀编辑：王连弟

出　　版：	天津出版传媒集团 天津科学技术出版社
地　　址：	天津市西康路 35 号
邮　　编：	300051
电　　话：	(022) 23332399
网　　址：	www.tjkjcbs.com.cn
发　　行：	新华书店经销
印　　刷：	天津午阳印刷股份有限公司

开本 889×1194　1/16　印张 44.25　插页 8　字数 1 290 000
2021 年 12 月第 1 版第 1 次印刷
定价：480.00 元

苏州市立医院七十华诞献礼
从医执教六十周年纪念

内容提要

本书收录儿科专业范围内或起始于儿童年龄的综合征 536 种,每种综合征通过概述、病因、临床表现、诊断、治疗、预后等栏目加以翔实介绍。

本次再版在 1996 年初版的基础上充实了许多新内容。将近一二十年有关儿科综合征的进展,尤其是分子生物学、遗传基因学方面的研究成果、治疗方法的更新内容,编入本书,以供儿科医生临床参考,是一本新颖实用的儿科专著。该书内容涉及临床多学科和各专业,因此也适合全科医生阅读。

本书荣获第十二届北方十省市(区)优秀科技图书一等奖。

编者名单

主　　　编　洪庆成
副　主　编　徐　亮
编委会主任　黄　敏
编　　　委　张勤英　杨　晔　陈　雯

第一版 序

　　医生对已经明确为一种独立的疾病，一般都较熟悉。这类疾病比较多见，病因、病理、临床表现多较清楚，而且单从病名上多可了解其所属解剖生理系统或性质。综合征则不同，一般尚不能肯定其病因、病理、性质，有时或可发现某种检查或化验方面的改变，但又不能确定是否有特异性。其病状、体征等有一定特殊之处，与已知的疾病又不符合，不得已只能称之为"综合征"。说明暂时尚不能定为独立疾病，对这一类病变国外习用最初描述的人的姓氏作为某种综合征的名称。有的综合征已经冠以某一姓氏之后，又因另一人作了一些重要的补充，把第二个姓也加了上去。有的综合征在不同国家可以有不同名称，因为都以自己国家最先描述者的姓作为名称。有的综合征后来逐渐明确了它的病因、病理之后，又按一般独立疾病的命名原则订出正式名称，但有人仍沿用旧名称。所以综合征的名称相当混乱，而且也很难查找。

　　洪庆成等儿科医师十载努力编著的这本《儿科综合征》包括近500种综合征。对各科医生，特别是儿科医生查找有关综合征极为便利。把综合征集中在一本书中，成为一本专著，可以说是一种有意义的尝试。

　　谨向广大医务人员推荐本书。

吴阶平
1994-9-5

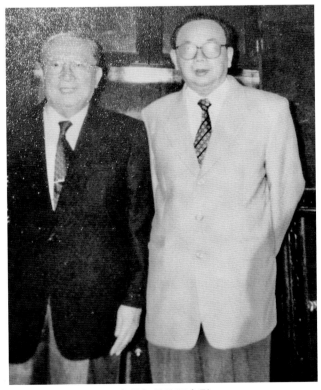

主编与吴阶平合影

第二版 序

　　2001年9月,第23届国际儿科大会在京召开之际,幸会洪庆成教授,他赠《儿科综合征》予我,浏览之余,有感该书弥补了儿科专著的缺憾。

　　时隔十余年后,他又在埋头撰稿、修改、充实原著内容,准备出第二版。恳切邀约我为其写序,他在学术上的执着令我欣然应允。

　　医学进展极快,阅其初稿,业已充实分子生物学、基因遗传学、免疫学等新的诊断检测技术和治疗进展。

　　《儿科综合征》的再版,不仅方便读者查阅,有助于儿科医生更新知识,提高诊治水平,是一本有价值的儿科专著。

胡亚美

2016.08

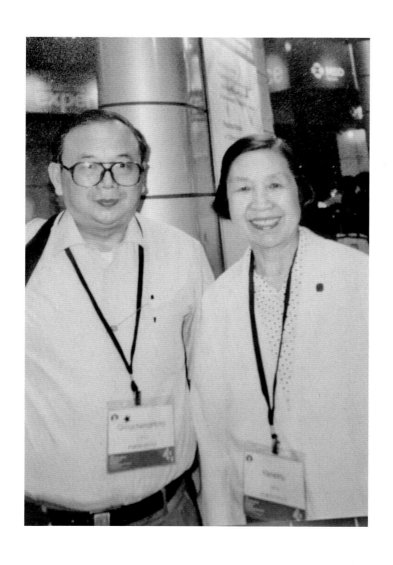

第一版前言

在儿科临床工作中,经常会遇到一组组的征候群,儿科医生为对其做出确切诊断,定下个合适的名称而感到困难。另外,在浏览资料、阅读文献时,又常常见到这个或那个综合征的名称,顾名而不知其意,一时难以详知尽晓其病因、发病机理、临床特征、诊断、治疗和预后。再则,同一个综合征还有新旧称、惯用称、名氏称、中外文称之别,有数种甚至一二十种以上不同的名称,这就给临床医生带来许多困难。目前,综合征已有上千种之多,绝大多数属少见或罕见,显然要熟悉这么许多的综合征绝非易事。这些综合征又散载于各国浩瀚的文献之中,查阅检索尚有诸多不便。为此,我们在 10 年前就萌发要编写一本儿科综合征方面的书的愿望,以帮助儿科工作者解决上述困难,能在手头有专业书可查阅。1984 年起在苏州医学院朱杏民教授等儿科同道的通力合作下,着手收集查阅国内外文献资料,整理总结自己的临床病例和经验,花了 5 年时间编写出初稿。当时儿科专业尚无综合征方面的专著,在同道们的敦促和鼓励之下,于 1990 年曾以《儿科综合征手册》出版,一面世颇得广大儿科界同道的欢迎,但作者仍感有许多不足之处,故近 5 年来继续进行编著工作,对原稿做了较多的删改、补充,并增写了新的综合征内容 200 余条,在具体内容上增加了国内外关于儿科综合征方面的新理论、新进展,充实了许多临床资料,尤其是在诊断和治疗方面更加翔实。在天津科学技术出版社的支持下,书稿将正式出版。特别庆幸的是中国医学科学院名誉院长吴阶平教授为本书亲笔题写书名并为之作序,这是老一辈医学专家对我们的关怀和厚爱,在此深表谢忱和敬意! 我们将在老专家的指导下,在儿科同道的支持下,继续努力,使之内容更新,资料充实,理论加深,日臻完善。

本书收集了 467 种属于儿科范畴的综合征,主要是仅见于儿童或是于儿童期发病的部分,故书名定为《儿科综合征》。其中有些资料丰富,认识较深,阐述比较详细。有的资料匮乏,对其知之不多,属于有待探索的综合征,故仅略加解释或未编入。在编排上由于某个综合征常累及多个系统,甚至主次难分,不便系统归类,仍暂以英文字母为序排列;为便于查阅和检索,还另编一套按系统归类的目录和英文、中文索引。

限于我们的水平,本书仍有许多不足之处,敬请医学专家、儿科同仁指正。

协助本书编写工作的有袁玮英、陈丽、陈晓琴、苏雅、黄杨、方伟、汤巡、薛雪、洪一菡、杨丽君、陆伟等同志,至此一并致谢!

洪庆成　江敬铭

1994 年 6 月

于苏州市第四人民医院

再版前言

《儿科综合征》1996年初版至今已十五载,若从其雏形《儿科综合征手册》面世,至今已整二十个年头。

1991年特邀吴阶平教授出席苏州大学附一院唐忠义教授的科研成果鉴定会,机缘凑合,会后陪同吴老在苏休闲数日,下榻在姑苏城中西美巷的裕社,闲聊过程中,吴老勉励我"重实践,多读书,勤思考,做学问",要写点东西,并挥毫题词一副,笔淡意远,牢记心间。

吴老乃,资深院士,医学、教育大家,其为人谦和厚道,可亲可敬。在他的谆谆教导和启发熏陶下,吾萌发"写本书"的夙念。

邀集苏州大学附属儿童医院朱杏民教授、南京医科大学附属苏州医院江敬铭教授,以及张鸿仪、叶淑薇、张云玖、严国杰、王薇、冯俊等儿科同道共商写作之事。合议多次,达成共识,选准课题,统一格调,分工撰稿。这辈学风严谨的主任医师,写作虽非得心应手,但皆身心倾注地查阅资料,总结经验,驻足字丛,定居书中,斟字酌句,数易其稿,历时三年,最终汇编成书。

初稿经吴老审阅,终获认可,他将书名更改后定为《儿科综合征》,并赐写书名,亲自作序。原件到手如获至宝,寒涩晚辈深受沐恩,尤真得意。在天津科学技术出版社领导和邢风达、袁向远主任编辑鼎力相助下终于付印出版了。

时隔十年再次拜访吴老时,交谈中直言不讳地指责我,医学科技进步很快,已进入分子生物医学时代,《儿科综合征》为何还没准备更新再版? 在学究风范地鞭策和医学泰斗的启迪下,愧于拖沓多年,才筹划再版事宜。

原编委年事已高,力不从心。年轻编者已远离医学,另有高就。白发苍髯,年逾古稀的我,当务之急是寻觅新生力量参加编著。当今,端庄稳重学业务,凝神练达做学问者难觅,学养有素、勤奋耕耘者罕见。我的下属共事二十多年的中年副主任医师徐亮,是位才华不耀眼,实学不淤滞的后起之秀,愿携手共作。他的参与,该书将获生机,得以绵亘。

综合征是上百年以来各国医学家临床实践中遇到的症候群,由他们描述,后人加以冠名和充实。其广泛存在于医学领域,总量以千计数。我们仅以起病于儿童时期的综合征为主,编撰成书,供临床医生参考。

医学科技的迅速发展,综合征不断赋予新内容,一二十年的变迁,原版难免迂腐。

1827年学者Bright最先报道的"肾病综合征"(nephrotic syndrome, NS)已历经200年,是临床医生再熟悉不过的综合征,对其认识在潜滋萌长,就治疗方案而言仍有不断更新,优化的必要。

线粒体DNA耗竭综合征(mitochndrial DNA depletion syndrome, MDS)是临床医生陌生的少见综合征,晚近其病因已明确系基因MPV71复合、杂合突变所致,不再滞留于病因未明的地步。有进展就要履新。

再例如Alport综合征(Alport syndrome, AS)是一种以血尿和耳聋以及肾功能进行性减退为特征的遗传性肾小球基膜病。目前在诊断和治疗方面有新进展,包括其发病机制明确为编码Ⅳ型胶原基因突变,因此就出现了基因诊断和基因治疗,以及干细胞移植治疗的新方法,动物实验已获得成功,给AS的治疗、预后带来曙光。诊断治疗方面有了长足的进步。将AS载入方能体现与时俱进。

皮肤黏膜淋巴结综合征(Muco cutaneous lymph node syndrome, MCLS)是日本学者川崎富作于1961年报告首例,1967年报告50例新发现的综合征,学术界以他的姓氏命名为川崎病(Kawasaki disease, KD),仅有五十多年历史,受到儿科界的普遍重视,发现的病例增多,对该病的深入研究形成了许多新的共识,有了统一的诊断标准。但其病因从最初的立克次体、反转录病毒感染学说逐步发展为自身免疫性血管炎,从免疫机制、基因检测、分子生物学诊断指标等方面有了长足进展,但仍未十分明确。近年发现KD患儿血浆中N末端脑利钠肽原(N-terminal pro-brain natriuretic peptide, NT-pro BNP)升高具有特异性和敏感性,由于基因快速转录,细胞分子产生的细胞因子在血浆中有较高的稳定浓度的NT-pro BNP水平,且半衰期较长,所以可作为诊断的标记物。

吉兰-巴雷综合征（Guillain-Barre syndrome）和格林-巴利综合征是外译中文名称的变化，是同一个综合征的新旧名称。

由于作者水平和掌握新知识的能力所限，许多新进展尚未纳入，有的仍停留在老旧水平。错误和疏漏在所难免，敬请读者批评指正。

本次再版，在第一版467个综合征的基础上扩增至536种，保留和删除了旧版中的若干篇，增补修改了一些，新撰稿占三分之一以上。

部分撰稿过程中选用了文献中的部分图表。与综合征有关，对儿科临床工作者有普遍指导意义的综述、共识、指南、标准等，略选数篇作为附录，让这些医学精华、学术贡献在儿科领域发挥更大的指导意义。在此向原作者致以衷心感谢。

值此，本作即将面世之际要特别感谢我的学友，美国加利福尼亚大学高级研究员、"中国病理事业突出贡献专家"杨邦杰教授，在某些综合征的基因突变方面给予的指导！

天津科学技术出版社领导的支持，袁向远主任、张跃主任、王连弟副编审为本书的出版做了重大努力和帮助，深受感动，表示衷心感谢！

吴中医药集团的杨晔、陈雯团队，以及许多医药同道韩梦如、任悦、武晟捷等在策划、编写、打印、校勘等方面的协助，对原编委为我们打下的良好基础，对苏州市立医院领导的关怀和支持一并致以谢忱！

五年前，编撰过程中遇到学术难点，曾请教过胡亚美院士，得到她的亲切指导，几经点拨，竟得精髓，恳请为二版作序，她一口答应。

似水年华，书稿已就，出版在即，深憾吴老已仙逝，胡院士亦已病故，一代医学大家与世长辞，悲恸之至！仅以"出好这本书"告慰高贤在天之灵，"当个好医生"报答先师的恩典与扶持。

2021年11月29日
于南京医科大学附属苏州医院
苏州市立医院

作者简介

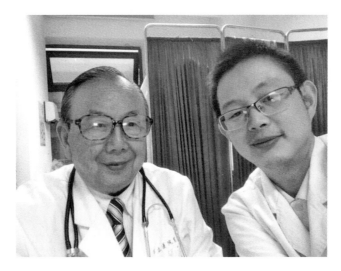

洪庆成
南京医科大学教授
苏州市立医院主任医师,原医务院长,学术委员会主任
高级资深儿科专家
从医执教 60 年
目前仍在岗从事医疗教学工作
曾出版专著 8 部(天津科学技术出版社《儿科综合征》、上海交通大学出版社《实用儿科新诊疗》、人民卫生出版社《儿童饮食行为异常防治》、三联书店《儿科新诊疗》等)
出版的专著曾获优秀科技图书一等奖,优秀读物奖等奖项。

徐亮
从医 23 年
苏州市立医院副主任医师
南京医科大学附属苏州医院儿科教学秘书
国家级、省级专业期刊发表论文十余篇
南京医科大学专项课题研究一项
运行"璞然孕育"公众号医疗科普三年余
上海交通大学附属上海儿童医学中心进修半年

目　　录

第一章　免疫异常、染色体畸变、肿瘤、结缔组织病

第一节　4X 和 5X 综合征

X 染色体超过三个以上的女性患者,近年来已有不少关于 4X 和 5X 综合征(4X and 5X chromosomal syndrome)的个例报告,4X 综合征由 Carr 等于 1961 年首先报告,称 Carr-Barr-Plunkett 综合征及 48XXXX 综合征,其发生率极低,检查 X 染色质可作为初筛方法。5X 综合征又称 Kesaree-Wooley 综合征及 49 XXXXX 综合征。据 Taytor 和 Moores 报告,在 22 068 名女性新生儿中做筛查,没有发现 3 个 X 染色质小体。X 染色体与染色质之间的关系用 Lyon 假说加以假释,即 X 染色体数-1 = X 染色质数。如患者 X 染色体为 XXXX 时 X 染色质数可出现 3 个,即细胞分裂间期核膜内侧面可检出有 3 个染色质的细胞。本综合征的病因目前尚不清楚,一般认为 4 个 X 来源于母体。除个别病例外,有智力障碍,文献报道在 25 个患者中,仅有 1 例智力正常,常伴随的缺陷有内眦赘皮,眼距过宽,呈先天愚型面容,耳畸形,轻微的下颌前凸,桡-尺骨联合,前臂旋前障碍,手指、足趾畸形,第五指弯曲,耸肩,颈蹼及先天性心脏病。指纹检查常有低皮嵴数,手掌褶痕多表现为单侧或双侧通贯手,从这两种病人的口腔黏膜上皮细胞内侧缘可分别检出 1~3 个、1~4 个性染色质小体,临床尚可见有月经不规则。本综合征迄今尚无特殊治疗方法。本综合征预后各不同, 5X 综合征者很难存活。

第二节　8q24.3 缺失综合征

8q24.3 缺失综合征又称 Verheij 综合征(Verheij syndrome),是常染色体遗传病。由学者 Verheij 于 2009 年首报道,后由 Danber 等学者研究发现本综合征的致病病因,目前世界报道的病例仅 30 例以内, 2018 年国内学者梁雁报道一例并明确系 PUF60 基因变异所致。

【病因】

Verheij 综合征,为常染色体显性遗传病。致病原因是位于 8q24.3 的聚 U 结合剪接因子 60(poly U bin-diug splicing factor60, PUF60)基因杂合变异(c.931-934del. P.Thr311Glnfs*47),属于移码突变。

目前文献报道的已发现 PUF60 基因新发变异有许多,见表 1-1。

表 1-1　目前文献已报道的 Verheij 综合征患者 PUF60 基因新发变异

作者	核苷酸变异	蛋白改变	变异位置
梁雁	c.931-934del	p.Thr311Glnfs*47	早期终止密码子
Dauber	c.505C > T	p.His169Try	
Graziano	c.541G > A	p.Glu181Lys	
Low	c.931-932insAAAA	p.Thr311Lysfs*137	早期终止密码子
	c.1577-1577del	p.His526Profs*16	RRM3_UHM
	c.1094dupG	p.Thr366Hisfs*81	早期终止密码子
	c.619-637del	p.Asn207Profs*3	早期终止密码子
	c.604-2A > G		剪接受体
	c.1008+1 G > A		剪接供体
	c.604-2A > G		剪接受体

作者	核苷酸变异	蛋白改变	变异位置
	c.1381-2A > G		剪接受体
	c.24+1 G > A		剪接供体
	c.541G > A	p.Glu181Lys	位于 RRM1 区
	c.475G > A	p.Asp159Asn	位于 RRM1 区
	c.1472 > A	p.Gly491Glu	RRM3 区
E1 Chehadeb	c.24+1 G > C		剪接供体
	c.1342C > T	p.Arg448*	RRM3
	c.1448T > C	p.Va1483Ala	RRM3
	c.407-410delTCTA	p.Ile136Thrfs*31	RRM1
	c.901C > T	p.Lys301*	RRM2
Santon-Simarro	c.439C > T	p.Glu147	RRM1
	c.541G > A	p.Glu181Lys	RRM1
	c.1144+1 G > A		剪接供体

【临床表现】

1. 特殊面容

（1）头部特征：斜头或小头畸形，前额突出。

（2）鼻部特征：短鼻、鼻梁低平、鼻翼发育不良、鼻孔前倾、鼻尖显著。

（3）眼部：眼内眦赘皮、双侧虹膜、视网膜、脉络膜缺损。

（4）耳部：耳位偏低、耳前瘘管。

2. 矮小身材

3. 精神运动发育迟缓　部分患儿可有抽搐，婴儿期喂养困难。

4. 伴发其他脏器先天畸形

（1）心脏：房间隔缺损，室间隔缺损。

（2）肾脏：单侧肾不发育、肾发育不全、异位肾融合、多囊肾等。

（3）骨龄：脊柱异常，可有脊椎半椎体、脊柱侧凸；关节松弛、髋关节脱位，并指等。

【诊断】

根据临床特征进行诊断，特别注意与临床表现有较多相似的 Noonan 综合征相鉴别。基因检测是确诊和鉴别诊断的重要依据。尽管新发基因突变众多，唯 PUF60 基因分析是我国学者梁雁等首次发现的杂合变异是本综合征的致病原因。

【治疗】

本综合征无特殊治疗方法。

【预后】

预后与伴发脏器先天畸形的严重度及可否矫治等因素有关。

第三节　21-部分缺损综合征

21-部分缺损综合征（Partial 21 syndrome）又称反先天愚型综合征、反 Down 氏综合征、G-缺失综合征。本综合征于 1964 年首先由 Lejeune 等报告，是 21 号染色体部分缺失，即 21p 或 21q 综合征。临床表现为智力与生长发育障碍、小头、眼睑下垂、眼裂与先天愚型相反、外角向下、白内障、高鼻梁、小颌、腭弓高、大而低位耳、指（趾）异常、指甲发育不良、尿道下裂、隐睾、肾脏、胃肠道及骨骼畸形。患者多伴有心血管畸形，以室间隔缺损多见。本综合征无特殊治疗方法。

第四节　46,XX 综合征

46,XX 综合征(46,XX La Chapelle syndrome)又称 46,XX 男性综合征,由 La Chapelle 等在 1964 年首先报道。

【病因】

其病因通过对"H-Y 抗原"的测定,已证实是由于基因突变。虽然患者染色体核型为 46,XX,可是体内能测到与正常男性相同的"H-Y"是因为常染色体突变产生了睾丸决定基因,从而产生"H-Y"抗原,使性腺分化为睾丸,继之外生殖器成为男性。

【临床表现】

(1)患者外表为男性,具有阴茎和睾丸,体内没有卵巢组织,也很少有乳房发育,没有生育能力。

(2)患者身材矮小,但智力正常,少数可伴发精神分裂症。

(3)病理检查所见:①精曲小管正常或变细,只含有支持细胞,无间质细胞增生;②染色体核型为 46,XX,找不到任何嵌合型;③患者体内可查到"H-Y 抗原"。

【诊断】

具有上述临床表现,且染色体核型为 46,XX,而无嵌合型,体内能查到"H-Y"抗原的患者,可以确诊为本综合征。

【治疗】

本综合征患者无生育能力,目前尚无特殊治疗方法。

【预后】

本综合征患者除没有生育能力外,对生命并无威胁。

第五节　Alagille 综合征

Alagille 综合征(Alagille syndrome,ALGS)是因 NOTCH2 受体或 Jogged1 配基突变导致 Notch 信号通路(notch signaling pothway,NSP)缺陷的一种疾病。Notch 信号通路是一种高度保守的细胞内信号通路。ALGS 由五大临床特征组成的临床综合征。这五项重要特征为:①特殊面容;②胆汁淤积;③心脏缺陷;④眼部异常(角膜后胚胎环);⑤脊柱蝴蝶状椎骨畸形。

【病因】

JAG1 基因突变为最主要的原因,约占临床确诊病例的 90% 以上,少数为 NOTCH2 受体突变所致。尚有一些病例为现有技术尚未能发现的突变基因在非编码区域或其他区域。

JAG1 定位于染色体 20p12,共有 26 个外显子,基因组 DNA 全长 36kb。其突变位于细胞外和跨膜区。哺乳动物细胞中有 5 种 NOTCH 跨膜体和 4 种 Notch 受体,其在调节细胞、器官或组织的生长分化和成熟过程中发挥重要作用。NOTCH2 共有 34 个外显子,编码 NOTCH2 跨膜蛋白,它是一个大型基因,它是 ALGS 第二个重要的致病基因。

【临床表现】

1. 特殊面容　倒三角脸形是其特征面容的轮廓,包括突出的前额和下颚骨,尖小的下巴,眼距深而宽,鼻梁低且直,宽大鼻子,大耳朵。

2. 胆汁淤积和肝脏疾病　90% 的病例有慢性胆汁淤积,血清胆红素、胆汁酸和肝转移酶不同程度的升高,严重者可致肝功能衰竭或需肝移植。

3. 心脏缺陷　90% 以上的患儿有肺动脉狭窄、主动脉缩窄、室间隔缺损、房间隔缺损、法洛四联症等心血管异常,和相应的临床表现及影像学检查特征。

4. 眼部异常　约 95% 的患儿存在角膜后胚胎环眼部异常。其次可有干眼症、角膜软化、角膜直径稍减低、视神经盘异常、视网膜色素改变、虹膜晶体混浊等病变。

5. 骨骼异常　最常见的是"蝴蝶状"椎骨,其次有脊柱裂、相邻椎骨融合、腰椎弓根间距狭窄、半椎体、第 12 肋骨缺失等。亦有个别颅缝过早闭合的报道。

6. 肾脏异常　ALGS 患者中被确诊存在有肾脏异常表现的占 40%~70%。因此有作者把五大特征扩大为六大特征。肾小管酸中毒和输尿管膀胱反流最为常见,还有肾发育不良、尿路梗阻、肾功能衰竭等。

7. 其他异常和相关表现　ALGS 可有血管异常,可见于主动脉、肺、颅内、肾脏、腹腔、肠系膜等部位。皮肤异常有黄疸、瘙痒、黄色素瘤等,还可出现毛细血管扩张、脱发、剥皮干燥症、苔藓样硬化、掌红斑、皮肤角化、连续性肢端皮炎等。

【诊断】

以往诊断标准只要符合临床前五个主要特征中 3 项伴肝内胆管缺乏或减少,即可诊断为 ALGS。

肝活检典型的病理改变为肝内胆管缺失,生化检测显示总胆红素、结合胆红素、胆固醇持续升高。影像学检查包括 CT、MRI、心脏彩超等对心脏异常的发现有重要帮助。影像学检查对骨骼异常能准确显示。脸部特殊面容可一目了然。眼部变化通过临床检查及借助相关仪器或造影可以精准发现。

ALGS 患者的确诊根据是靠基因型-表型,目前尚没有研究证明其基因型-表现之间有关联,尚待进一步深入研究。

对于具有临床典型特征表现而基因检查未检测到 JAG1 或 NOTCH2 的突变或缺失者,可适当放宽诊断条件。

【治疗】

目前该综合征尚无基因特殊治疗方法。仍以相应的对症治疗为主。肝功能衰竭者可行肝移植手术。新生儿早期和胆管闭锁难以鉴别。故无确切依据诊断为胆管闭锁者,不宜贸然做 Kasai 手术。AGS 患者施行此项手术只会加重病情,毫无治疗价值。亦提示术前确诊和适当的临床评估至关重要。

【预后】

预后与临床表现的轻重程度和受累脏器数量密切相关,总体预后不良,肝、肾功能衰竭者后果甚差。

第六节　Barth 综合征

Barth 综合征(Barth syndrome,BS)是一种罕见的 X 染色体连锁性遗传病。

【病因】

本综合征由 X 染色体长臂 2 区 8 节(Xq28)TAZ 基因变异所致。TAZ 基因变异可影响线粒体的结构及其电子传递链的稳定性,造成相应脏器的异常。TAZ 基因变异目前已有 160 种以上。母亲为携带者,其所育男婴 50% 为患者,50% 女婴可能为携带者。

【临床表现】

(1)喂养困难,生长发育落后,有的早期即出现宫内发育迟缓。

(2)中性粒细胞减少症(持续性或间断性),易感染。

(3)心肌病,以扩张性心肌病为多见,其次是左心室致密化不全居多。

(4)骨骼肌病,为非进行性近端肌无力、运动发育迟缓。

(5)尿检 3-甲基戊烯二尿酸高于正常 5~20 倍。

【诊断】

临床表现及发病年龄变异很大,母亲有不良妊娠史者,需高度警惕 Barth 综合征,确诊依赖基因诊断。

【治疗】

本综合征无特殊治疗。对孕妇做产前诊断是预防本综合征的有效手段,若对先证者有准确的基因诊断,可对产妇行羊水或绒毛检查,或进行植入前诊断。明确基因有助于优生优育,防止该综合征在家族中再发。

【预后】

有一部分患儿生前已死亡,是男性胎儿死亡和流产的重要原因。患儿生长发育落后,大多在婴儿期因感染致死亡。

第七节　Bartter 综合征

Bartter 综合征(Bartter syndrome)是常染色体隐性遗传病,虽属少见综合征,但已有数百例报告,国内报道的已近百例,由于对此综合征认识不足,可能有相当数量的病例被漏诊、误诊。

【病因】

本综合征是常染色体遗传性疾病,CLCNKB 基因杂合变异,可能存在外显子 2、3 号杂合缺失。与钾离子通道基因突变有关。其主要发病机制为低钾血症、代谢性酸中毒、肾素-血管紧张素-醛固酮系统和前列腺系统激活为主。

【临床表现】

本综合征临床表现不具备特征性,大多于 5 岁之前出现症状,常见临床表现如下。

(1)低血钾。

(2)代谢性碱中毒。

(3)血压正常。

(4)血尿前列腺素增高。

(5)高钙尿症,尿钙可高达 6~10mg/(kg·d)。

临床可分为:①经典型(CBS);②变异型(GS);③新生儿型(aBS)。

不同临床类型临床表现可有差异,例如 Bartter 综合征变异型(GS)可出现低镁血症及尿钙减少[<2mg(kg·d)],为本型特征性表现。

分子遗传学将其分为 Bartter 综合征 Ⅰ~Ⅴ型和变异型(GS),Ⅰ~Ⅱ型多见于 aBS,Ⅲ型为经典型(cBS)

【诊断】

(1)临床表现及相应实验室检查。

(2)B 超肾皮质回声强。

(3)肾组织活检:主要病理学改变为肾小球旁器增生和肥大,可见膜性增生性肾小球肾炎、间质性肾炎、肾钙化等。

(4)CLCNKB 基因突变。

【治疗】

本综合征无根治方法。目前以替代疗法为主,包括纠正持续且顽固的低血钾、纠正低血氯性代谢性碱中毒,抗醛固酮类药物及前列腺素酶抑制剂、血管紧张素转化酶抑制剂等替代疗法。

【预后】

(1)婴儿期发病者,部分病例出现智力障碍。

(2)生长迟缓。

(3)可因脱水、电解质紊乱及感染致死亡。

(4)进行性肾功能不全最终出现肾功能衰竭。

第八节　Blan 综合征

Blan 综合征(Blan syndrome)是单基因常染色体显性遗传的一种罕见的自身炎性疾病。1985 年由 Blan 首先报道。本综合征特征性临床表现以肉芽肿性多关节炎、皮疹和虹膜炎为特征。以 4 岁前儿童发病为主。

【病因】

Blan 综合征是单基因常染色体显性遗传病,由 CARD15/NOD2 基因突变所致。已知基因突变位点有 R334W、R334Q、T605N、L469F 和 E383K 等,最为多见的是 334 位。因基因突变导致编码的细胞受体蛋白异常,相关的 NK-KB 炎症调节同时出现异常,而出现一系列的自身炎症现象。

【临床表现】

（1）肉芽肿性多关节炎:常累及膝、腕、踝等多关节,也可累及掌指关节、指间关节和跖趾关节等小关节,偶见肘关节。关节受累的主要症状是为无痛性局部囊性肿胀,关节区皮肤微微发红,严重者可出现关节畸形而影响功能。

（2）皮疹:呈多样性,包括红斑、结节、丘疹和毛细血管扩张,亦有表现为鱼鳞病样皮损的。

（3）虹膜炎:肉芽肿性葡萄膜炎,患儿有眼痛、畏光、视力模糊,严重者可发生视网膜剥脱和白内障而导致失明。

（4）其他表现:可有发热、肾脏病变和中枢神经系统损害。

【诊断】

（1）关节 X 线检查早期可无明显改变,B 超检查提示腱鞘炎或囊性包块。

（2）皮疹部位的病理组织学检查呈肉芽肿样改变。

（3）眼部表现的虹膜炎、肉芽肿性葡萄膜炎。

（4）除根据上述临床特点可初步诊断,基因检测为确诊依据。

【治疗】

1. 非甾体抗感染药。

2. 糖皮质激素。

3. 免疫抑制剂（包括霉酚酸酯、硫唑嘌呤、甲氨蝶呤等） 用于病情反复和器官有严重损害的患儿。

4. 白介素-1 拮抗剂 阿那白滞素。

5. 肿瘤坏死因子-α 拮抗剂 依那西普单抗、英夫利昔单抗等。

【预后】

非甾体抗感染药、激素、免疫抑制剂,虽可控制临床症状,易出现不良反应,生物制剂的治疗费用昂贵,但治疗效果良好,可使患者维持近二十年的正常体型、外貌和较高的生活质量。至于药物的毒副作用,有待长期观察研究。

治疗不及时可致关节畸形影响肢体功能,致失明,严重影响患儿的生活质量,并出现严重的心理障碍。

第九节 Blau 综合征

儿童 Blau 综合征（Blau syndrome）是一种罕见的自身炎症性疾病,又名家族性青少年系统肉芽肿。1985 年由 Blau 首先描述。该综合征属单基因常染色体显性遗传病,临床以肉芽肿性多发关节炎、虹膜炎及皮疹为主要表现。典型发病年龄在 5 岁之前。

【病因】

本综合征系 NOD2 基因突变所致,该基因位于常染色体 16q12 上。与 NOD2 基因的 NOD/NACHT 结构域密切相关。

NOD2 含 1 040 个氨基酸,主要包括 3 个结构域。Blau 综合征患儿不论散发或家族性的,迄今已发现的基因突变位点均位于 NACHT 结构域,其中最常见为 R334W 与 R334Q 位点突变。

NACHT 分子的功能获得性突变与 NACHT 寡聚化与 NFKB 活化有关,其基因突变可造成 NACHT 分子持续寡聚化,从而降低 NF-KB 活化阈值,无刺激或轻微刺激即可致 NF-KB 活化及前炎性细胞的释放。

本病症突变位点包括在由 CARDI5/NOD2 基因突变引起 L469F、R334Q、R334W、E383K 和 T605N,在亚洲以 334 为最多见。导致编码的细胞受体蛋白异常,与之相联系的炎症调节出现异常,因此出现一系列自身炎症现象。

【临床表现】

1. 皮疹　红色粟粒样皮疹、斑丘疹　部分融合成片,初始于颜面、四肢,逐渐波及全身。皮疹不伴痒感,无破溃,部分有脱屑,无色素脱失。亦可呈鱼鳞癣样皮损。

2. 关节症状　肉芽肿性关节炎,多发生于膝、腕、踝关节,亦可累及掌指、跖趾、指间等小关节,少数见于肘关节。受累关节呈无痛性局部囊性肿胀,可有轻度皮肤发红,病情严重者可出现关节畸形和功能障碍。

3. 眼部损害　眼痛、畏光、视力模糊、白内障、肉芽肿葡萄膜炎,严重者视网膜剥脱导致失明。

4. 其他表现　发病多在 4 岁之前,尚可出现发热、肾脏病变和中枢神经系统损害。

【诊断】

根据临床典型症状、体征,结合相关检查进行诊断。

皮疹部位的组织病理学检查为肉芽肿性病变。关节部位 X 线检查早期尚无明显改变,B 超检查可提示腱鞘炎或囊性包块,有别于类风湿性关节炎的滑膜炎。

染色体检查及基因突变是确诊依据。

【治疗】

甾体类抗感染药物治疗效果较好,可减轻症状。非甾体抗感染药物及糖皮质激素是本综合征以往的经验用药。对病情反复和有器官严重损害的患者考虑使用甲氨蝶呤、硫唑嘌呤、霉酚酸酯等免疫抑制剂。

近年在治疗进展方面有用生物制剂治疗的报告。采用阿那白滞素(白介素-1 拮抗剂)、英夫利昔单抗和依那西普单抗(两者均为肿瘤坏死因子-α 拮抗剂),可取得较好效果。

治疗的目标是保证患儿正常生长发育和具有良好生活质量,避免眼和关节等器官的致残。

【预后】

若无有效治疗,不仅影响患者生活质量、生长发育还有可能致残、失明。糖皮质激素和免疫抑制剂虽有疗效,但其副作用严重,需慎重。

有了生物制剂的应用,能使症状缓解或消失,可达到上述治疗目标。曾有 2 例双胞胎患儿接受生物制剂长达 20 年的治疗,取得较好效果,可维持较高的生活质量和正常的体型外貌。药物的安全性需长期观察随访。

部分患儿可成活至成年,葡萄膜炎最终会致盲。

第十节　Clouston 综合征

Clouston 综合征(Clouston syndrome)又称有汗性外胚层发育不良(hidrotic ectodermal dysplasia2,HED2,OMIM no,129500),是婴幼儿期发病,发病率仅为 1/10 万的罕见疾病,多见于法籍加拿大人。是以毛发稀少、甲发育不良及掌跖过度角化为主要特征的显性遗传病。

【病因】

本综合征是常染色体显性遗传病。目前已发现基因 GJB6 突变是导致本综合征的唯一相关基因,GJB6 基因位于 13q11-12.1,编码连接蛋白 30(connexin 30,Cx30)。

突变的连接蛋白引起皮肤损害的机制可能为:①表皮的分化调节及表皮稳态的维持受到影响;②形成不完善的缝隙连接通道或通道的通透性选择改变,通道由阀门控制性质的改变;③由于连接蛋白运输的异常而直接或间接阻碍了其他连接蛋白功能的发挥。

临床进行基因诊断可明确致病原因,但同一基因突变又可导致不同的临床表型。例如 Jan Ay 等报道一例携带有 GJB6(P,V37E)突变的男孩表现为角膜炎-鱼鳞癣-耳聋综合征和先天性无毛症,不同于 Clouston 综合征的临床特征。

而 van Steensel MA 等的报告有表现为先天性甲肥厚的患者未检测出相关的角蛋白基因(K6a,K6b,K16 和 K17)突变,却意外发现有 GJB6 基因突变(GllR 和 A88V);陈楠等发现国内有一个家系携带有 c31G>A

（P.G11R）位点突变，患者只表现为甲和毛发损害而无掌跖过度角化。某些其他外胚层发育不良的疾病，也可表现有掌跖过度角化和毛发稀疏等。说明同一基因突变可导致不同的临床表现型，临床表型的多样及交叉现象使临床诊断更为复杂。基因诊断技术对诊断已有帮助，若能配合产前诊断还能对患病风险做出评估。

【临床表现】

Clouston 综合征有三大主要临床特征。①毛发稀少；②甲发育不良；③掌跖过度角化。

其次还可以伴随有包括智力低下、耳聋、白内障和杵状指等多样性的其他临床表现。

【诊断】

通过 PCR 和直接基因测序的方法确定为 GJB6，结合临床三大特征可以做出诊断，在诊断过程中注意病因栏内提及的临床表现型多样及交叉现象，以克服诊断的困难度和复杂性，减少误诊率。

【治疗】

本综合征至今未发现良好有效的治疗方法，只能做些对症处理。

【预后】

基因诊断仅能明确病因，若能对 Clouston 综合征的发病机制进行更深入的研究来明确本综合征的病理生理过程，就可以通过阻断致病途径来预防和治疗本综合征。

第十一节　Cornelia de Lange 综合征

Cornelia de Lange 综合征（Cornelia de Lange syndrome，CdLS）是一种少见的遗传性疾病。1933 年由荷兰医生 Cornelia de Lange 首先系统报告，并对 CdLS 临床特征完成了全面的描述，故以他的名字命名为 CdLS。早在 1849 年和 1916 年学者 Vrolik 和 Braehmann 就做过临床类似表现患儿的个例报告。所以发现该特征的年代可追溯至 18 世纪 50 年代。至 1933 年由 Donnai 和 Braehmann 等根据临床特征将 CdLS 分为典型和轻型两个类型。直至 2007 年在美国 CdLS 基金会和世界 CdLS 组织建议下，由 Kline 等学者制订了诊断标准和严重度的评分系统。

全球均有 CdLS 的零星报道，全球发病率估计为（1.6~2.2）/10 万，大部分散发，但 Russell KL、McConnell V 等也曾有家族性发热的报道。但总体而言不存在种族特异性。

根据发病率推算，我国可能有 CdLS 患者约两万名，临床报道却鲜见，提示可能有不少患者被误诊、漏诊，应引起重视。

【病因】

CdLS 的病因尚未明确，大多学者认为与基因突变有关。目前已知的致病基因有 SMC1A、SMC3、RAD21、HDAC8 和 Nipped-B 相似基因（NIPBL）等五种。这些基因均调节或参与构成 Cohesin 复合体，从而被认为 Cohesin 复合体与 CdLS 密切相关，被称为"Coheesin 通路"。Dorsett D 等 2009 年报道的研究发现，Cohesin 复合体除参与细胞分裂周期外，尚可与染色体特异性结合，参与 DNA 损伤的修复及基因表达的调控。

2004 年首先发现 CdLS 患者携带有关突变的 NIPBL 基因，该基因定位于 5p13，属常染色体显性遗传模式。2006 年由 Musio 等发现 SMC1A 发生了错义突变或小框内等位基因缺失。基因位点是 Xp11，属于 X 连锁显性遗传。2007 年 Deardorff 等发现了患者 SMC3 存在小框内 3bp 缺失，基因位置是 10q25，属常染色体显性遗传。2012 年 Deardorff 等发现了患者 HDAC8 基因突变，包括错义突变和无义突变。Deardorff 等亦在同一年发现一位患者常染色体基因位于 8q24.1 的缺失，包含 RAD21 基因。目前已知约有 20 种基因参与 Cohesin 复合体的组成和调节功能。

【临床表现】

特殊面容：除浓眉、连眉及眉弓外尚有以下表现。

（1）长睫毛、短鼻且鼻孔前倾、长且凸出的人中、宽或塌陷的鼻梁、小或方形的下颚、口唇薄而口角下垂、高腭弓、宽齿缝或少牙齿。

（2）生长落后：体重低于同龄第 5 百分位数，身高或身长低于同龄的第 5 百分位点，头围低于同龄的第 2 百分位数。

（3）发育落后：发育迟滞、智力障碍、学习障碍。

（4）行为异常：注意力不集中可能合并多动症、强迫症、焦虑、攻击性、自残行为、经常漫游、过度退缩式羞怯。

（5）骨骼异常：脊柱畸形、胸廓异常、四肢短小、手臂或手指缺失等。

（6）感观和神经支配异常：听觉和视力障碍和（或）皮肤花斑等。

（7）先天畸形：消化道畸形和（或）胃食道反流、泌尿生殖器畸形、腭裂、先天性心脏病等。

【诊断】

CdLS 的诊断标准如下。①明确患者有 CdLS 相关基因突变；②脸部特征及符合生长、发育、行为类别的 2 条标准；③脸部特征及符合 3 条其他类别标准，包括生长、发育、行为类别的 1 条标准及其他类别的 2 条标准。

【治疗】

目前无有效治疗手段，主要为对症治疗。一旦确诊 CdLS，就需对患者做常规跨学科的医学综合评估和治疗，以防并发症。

【预后】

本综合征因无有效治疗方法，预后甚差，放弃治疗有相当大的负面作用。多在畸形基础上并发特发症而死亡。

第十二节　Costello 综合征

Costello 综合征（Costello syndrome，CS）是统称为 RASopathies 病中的一个病种，是一罕见的常染色体显性遗传病。属于 RASopathies 的病种有 LEOPARD 综合征（Noonan 综合征、Noonan 综合征和多发痣）、心面皮肤综合征、毛细血管畸形、动静脉畸形综合征、Legius 综合征等。CS 发病率为 1：30 万（英国估计活产婴儿的患病率），另一数据为 1：1 230 000（日本报道）。1977 年由 Costello 首次报道，世界报道约 200 多例，国内学者李晓侨等 2019 年 12 月报告 1 例。

【病因】

Ras-MAPK 通路中的 HRAS 基因杂合变异：c.34G>A（p.CLAS）所致。

Ras-MAPK 途径在人体具有控制细胞增殖和分化，对生长发育过程发挥着重要作用。一旦出现通路中的基因变异，致使 RAS 途径过度激活而致病。

【临床表现】

上述 RASopaties 病种的临床表现常重叠出现，甚至出现多系统多器官受累。

CS 主要表现有：①出生体重偏大，母孕期羊水过多，出生后喂养困难；②发育迟缓，身材矮小；③特殊面容，皮肤松弛，发稀而卷曲；④先天性心脏病，心律失常；⑤智力发育迟缓，有自闭症发病风险。

【诊断】

（1）根据临床表现。

（2）做基因二代测序及 Sanger 测序可确诊。

【治疗】

（1）喂养困难者，鼻饲或造瘘喂养。

（2）心脏问题和恶性肿瘤倾向者，相应对症处理和定期监测。

（3）定期心理评估。

（4）身材矮小，常因生长激素水平低下所致，完全性生长激素缺乏者可考虑 GH 替代治疗，但应权衡 GH 与患者本身存在的恶性肿瘤倾向之间的利弊。

【预后】

（1）患儿身高范围仅为 135~150cm,既有自闭可能亦有自卑感。

（2）患儿可因心脏问题出现室颤而猝死。

（3）常见心脏问题有扩张型心肌病、冠状动脉纤维肌发育不良、多发性心动过速,多器官功能衰竭,均可致猝死,还有恶性肿瘤倾向,最终预后不良。

（4）世界报道 1 例存活最年长的为 47 岁,并猝死在这个年龄。CS 患者尚无生育下一代的报道。

（5）CS 患者父母再生育问题,建议产前基因诊断作具体指导。

第十三节　Fanconi-Bickel 综合征

Fanconi-Bickel 综合征(Fanconi-Bickel syndrome, FBS)是常染色体隐性遗传病,国内迄今报道过仅 5 例,据有关资料全球累计不足 200 例,属罕见综合征。多数起病于出生后 3~10 个月。

【病因】

SLC2A2 基因突变,属于 exon9 上 c.1134-1137del 及 exon1 上 c.2T>C 复合变异,多数报道为 SLC2A2 基因外显子 9 或外显子 1 位置突变所致。多为 SLC2A2 纯合突变。

【临床表现】

1. 肝肾细胞糖原累积,肝脏肿大。

2. 葡萄糖和半乳糖不耐受。

3. 空腹及餐后血糖正常。

4. 泡沫尿、糖尿、高钙尿。

5. 身材矮小,生长落后。

6. 低磷高脂血症,代谢性酸中毒。

【诊断】

1. 典型临床特征。

2. 基因检测:SLC2A2 基因纯合突变或复合杂合变异。

【治疗】

（1）FBS 迄今尚无特效治疗方法。

（2）对症治疗,根据化验检测结果可以枸橼酸盐纠正酸中毒;以磷酸盐和活性维生素 D 治疗佝偻病;少量多餐,限制单糖和葡萄糖的摄入;服用玉米淀粉防治低血糖及低血糖所致的高血脂、高尿酸、高乳酸等异常。

【预后】

FBS 预后尚好,死亡率<10%。遗传咨询、产前取样孕儿 11 周的绒毛膜绒毛做基因检测减少本综合征的风险。

第十四节　Gardner 综合征

Gardner 综合征(Gardner syndrome)是常染色体显性遗传病,具有多发性直肠息肉、硬纤维瘤和多发性骨髓瘤等特征性表现。

【病因】

位于 5 号染色体的 APC 基因突变所致。

【临床表现】

（1）胃肠道多发性息肉:结直肠呈多发性腺瘤型息肉,亦可发生在十二指肠、胃、小肠。时常有腹痛、腹泻、下消化道出血和继发性贫血。

（2）多发性骨瘤（multiple desmoid tumor）：好发于颅骨和下颌骨的骨瘤呈多发性,亦可见于长骨。常在肠息肉出现前,最早出现的是牙瘤、多生牙、阻生牙等牙科疾病。

（3）硬纤维瘤:好发部位为腹壁和小肠系膜的硬性纤维瘤,这种瘤来源于肌肉和筋膜组织,该种体无真正的包膜,可侵犯周围组织而造成肠缺血、肠梗阻、输尿管梗阻等临床急腹症。硬纤维瘤切除后复发可能很高。

（4）其他临床表现:除上述息肉、多发性骨瘤和硬纤维瘤外,尚可出现纤维瘤、脂肪瘤、表皮样囊肿、视网膜上皮肥大等。

【诊断】

（1）家庭史。

（2）临床表现。

（3）X线、CT等影像检查和肠镜。

（4）基因检测。

【治疗】

除硬纤维瘤可先采用舒林酸、他莫昔芬、雷洛昔芬等药物治疗外,所有的息肉、骨瘤均应发现后尽早切除,以防癌变。非手术治疗失败的硬纤维瘤亦需转为手术治疗。

因多发性息肉、骨瘤所处部位、数量、大小不一,与脏器组织关系差异很大,应视具体情况制订适合的手术方案。

【预后】

因息肉和骨瘤,硬纤维瘤复发率高,可以恶变,手术对组织的损毁程度不一,预后欠佳。患儿容易并发肝细胞瘤、肝母细胞瘤等恶性肿瘤,总体预后不良。

第十五节　Gilbert 综合征

Gilbert 综合征（Gilbert syndrome， GS）为常染色体隐性或显性遗传病,临床以间接胆红素升高为主的先天性非溶血性黄疸,属于少见综合征。1901 年由 Glibert 最先报道,后人以他的姓氏命名为 Glibert 综合征。

【病因】

UGTIA1 基因变异,胆红素转移酶活性降低,非结合性胆红素（UCB）葡萄糖醛酸化障碍而导致本综合征。

UGTIA1 基因突变已发现有三个类型:① UGTIA1 基因启动了 TA 盒中 TA 碱基序列插入突变,此为常染色体隐性遗传;② UGTIA1 基因外显子区域（EXON）单碱基突变,分别可能是杂合子、纯合子、复合杂合子;③ UGTIA1 基因存在远端增强序列,即苯巴比妥反应增强元件（gtPBEM）,存在 T-G 突变,引起转录活性显著降低。

【临床表现】

（1）皮肤、巩膜轻中度黄染。GS 以间接胆红素升高为主的黄疸为临床表现,其黄疸任何年龄均可发生,具有家族性。呈高胆红素血症。

（2）大多数患者无其他临床症状,仅于紧张、劳累、着凉、腹泻、便秘时,或者并发其他疾病时黄疸加重或诱发。

（3）黄疸加重时,部分患儿可出现乏力、消化不良、纳呆、肝区不适、巩膜黄染等症状。

（4）实验室检查除间接胆红素升高外,肝功能等生化指标正常。

【诊断】

根据临床特点,除外肝胆系统疾病和溶血,以间接胆红素升高为主的黄疸,无或微有其他症状和体征者,在完善基因检测后可确诊。

【治疗】

（1）本综合征无须特殊治疗,应避免过度进行无益的治疗。

（2）苯巴比妥口服可降低血胆红素水平,减轻临床黄疸表现,可能对患儿和家长起到心理安慰,解除过度担忧。

【预后】

此病症一般预后良好。

第十六节　Hallervorden-spatz 综合征

Hallervorden-spat 综合征(Hallervorden-spatz syndrome,HSS)是锥体外系疾病的一种。

【病因】

常染色体隐性遗传病,基因位于染色体 20p12.3-p13 区。

由于泛酸激酶基因突变导致维生素 B_5(泛酸 pantothenic acid)代谢缺陷影响了能量代谢和细胞膜的稳定。出现苍白球和黑色网状带呈铁锈色, GABA 含量显著减少,有半胱氨酸沉积,骨髓组织有海蓝组织细胞等病理和神经生化改变。

【临床表现】

起病于 2~10 岁之间,临床表现差异很大,主要特点是进行性锥体外系运动障碍和智力发育落后。可有足内翻、步态异常、强直性肌张力增高、震颤和手足徐动、构音障碍、癫痫发作。晚期常见痉挛性瘫痪、语言消失、终至痴呆。

【诊断】

MRI T_2 加权影像可见苍白球低信号区和中央区高信号影(所谓的虎眼征)。结合家族史、临床表现、遗传学检查做出诊断。

【治疗】

本综合征无特殊有效的治疗方法,大剂量泛酸 500mg/d,已开始试用,对症治疗可试用左施多巴或溴隐亭,亦可考虑予以抗胆碱药(安坦、苯甲托品),肌松剂(丹曲林、巴氯芬),对肌张不全、强直、痉挛状态可有助改善。有癫痫发作者选用卡马西平等抗痫治疗。有建议使用肉毒杆菌毒素治疗严重肌张力不全。

【预后】

因无特效治疗方法,预后不乐观。

第十七节　Joubert 综合征

Joubert 综合征(Joubert syndrome)又称 Joubert-Boltshauser 综合征。由学者 Joubert 等于 1969 年首次报道后即以其姓氏命名为 Joubert 综合征。该综合征由常染色体隐性遗传,少数为 X 连锁隐性遗传,且有显著的遗传异质性。发病率在不同种族和人群中差异很大,为 1/8000~1/100000。本综合征较为罕见,尤其是 Joubert 综合征 10 型,据有关资料显示,全球仅有 5 例报道。国内孟晨于 2017 年报告一例,Joubert 综合征 10 型为国内的首例报道。此外 2015 年苏艳华等报道过一例 CC2D2A 基因突变所致的 Joubert 综合征。

【病因】

目前该综合征有关致病基因有 23 个之多,其中 OFD1 基因突变引起 Joubert 综合征 10 型(JBTS10),基因突变为 c.2843~2844delAA。国际现已报道的 5 例 JBTS10 的基因突变分别为:① Coene 报告的病例为 p.k948fs(c.2841~2847delAAAAGAC,exon21); p.E923fs(c.2767delG,exon21);② Juric Sekhar 等报道的病例为 p.V93F(c.277G>T);③ Field 报告的病例为 p.230~235delIKMEAK(exon8);④ Thauvin-Robinet 等报道的病例为 p.Ile930Lysfs(c.2789~2793del)。

国内苏艳华报告的 Joubert 综合征病例为 CC2D2A 基因变异所致。

【临床表现】

本综合征临床表现多种多样,一般有如下表现。

(1)小脑蚓部发育不良(中-后脑畸形)伴发作性呼吸过度。

(2)上睑下垂,眼球运动障碍,视盘缺损,脉络膜缺损等。

(3)共济失调。

(4)神经发育障碍、智力低下。

(5)影像学特征为头颅"磨牙征"。

(6)唇腭裂、舌组织瘤、口腔系带增生。

(7)四肢短小,多指(趾)、短指(趾)畸形。

(8)多囊肾,肝纤维化,先天性心脏畸形,先天性巨结肠,内脏反转等。

【诊断】

根据临床多种多样的表现(其典型的影像特征为神经发育障碍)。

MRI 特征性表现为"磨牙征";小脑脚延长、增宽、前后垂直走行,中脑、脑桥结合部变薄、延长,脚间池加深。

采用新一代目标序列捕获测序技术进行 Sanger 测序基因检测可以确诊。

【治疗】

本综合征无特殊治疗方法。

【预后】

可以活至成人,但有的新生儿期即夭折,或者死胎。母亲携带突变基因导致男孩有 50% 发病概率,产前诊断尤为重要。

第十八节　Kartagener 综合征

Kartagener 综合征(Kartagener's syndrome,KS)又称 Kartagener 三联征(即内脏易位、鼻旁窦炎、支气管扩张三联征)。

【病因】

病因未明,与遗传有关。

【临床表现】

(1)内脏易位。

(2)鼻炎和鼻旁窦炎,鼻息肉。

(3)随年龄增长而加重的咳嗽、咳痰甚至咯血。常并发肺炎。

【诊断】

(1)胸腹联合 X 线摄片可见内脏易位,肺部炎症,支气管扩张。

(2)支气管造影,支气管呈柱状或囊状扩张,两肺下叶和右肺中叶为多见。

(3)头颅瓦氏片 X 线可显示鼻窦炎。

【治疗】

(1)控制呼吸道感染。

(2)五官科治疗鼻窦炎、鼻旁窦炎、鼻息肉等。

(3)局限性支气管扩张可行肺叶或肺段切除术。

【预后】

有效控制呼吸道感染,有手术条件者手术治疗,可改善预后。

第十九节　Kindler 综合征

Kindler 综合征(Kindler syndrome)是一种隐形遗传性疾病,属于遗传性大疱性表皮松解症(epidermolysis bullosa,EB)的一个临床类型。

【病因】

本综合征系 kindler Ⅰ 基因突变所致,属于常染色体隐性遗传病。

【临床表现】

出生时即可发病且皮损泛发。

新生儿期的临床表现类似于交界性大疱性表皮松解症的 Herlitz 型。临床特点为泛发水疱、糜烂和萎缩性瘢痕。皮肤脆性增高,甲营养不良甚至脱落。当皮损累及头皮时可形成部分性或完全性脱发。口鼻周围以及颈后、背部、腋窝等处可形成高度增生的肉芽组织,造成鼻孔狭窄甚至闭塞。腋窝瘢痕形成可至挛缩。皮肤外亦可广泛且严重受损致口腔小口畸形,食管狭窄,眼和泌尿系、气管喉部病变等。病变后期症状可趋缓和,无明显肉芽肿等严重损害。本综合征常有皮肤异色症和光敏感现象。

【诊断】

2 岁前发病,摩擦部位出现水疱,结合病史可初步诊断。光镜下皮肤分离可发生在表皮、交界部位或致密板下层。透射电镜下显示水疱发生于透明板中层。免疫荧光抗原定位显示大疱性类天疱疮血清在表皮侧。

【治疗】

(1)营养补充:皮损处大量营养丢失,需予以补充。

(2)骨骼移植等干细胞移植疗法对本病已取得可观进展。

(3)局部治疗主要是皮肤保护减少摩擦,出现水疱及时无菌操作挑破以防水疱进一步扩大。预防和治疗继发感染。

(4)外科治疗:狭窄部位予以手术扩张,长期不愈合的糜烂可行皮片移植,或同种或自体角质细胞培养后覆盖创面。

【预后】

本征可因食管狭窄而影响进食,气管病变,虽可行气管切开,但远期预后仍差。水疱液大量丢失致营养不良,创面的继发感染等均可致死。

无肉芽肿形成者及无喉、气管等病变者寿命可类似常人。

第二十节　LIG4 综合征

LIG4 综合征(LIG4 syndrome)由学者 Riballo 于 1999 年首次报道,为常染色体遗传(AR)病。是一种常见的 AR 联合免疫缺陷病。在目前文献检索仅发现 37 例,2019 年国内越桐等报告 4 例。

本综合征为非同源 DNA 末端连接(nonhomologous DNA end joining,NHEJ)通路缺陷病的一种。主要表现为小头畸形、鸟样面容、生长发育障碍、智力和运动落后等的一组症候群。

【病因】

LIG4 综合征的病因,是 LIG4 基因变异所致。其中 C.833G>T 最常见,新发现的有 C.1346A>T、c.584-585inarA、c.1296A>t、c.1672C>T 等,大多为复合杂合变异,患儿父母常为健康携带者。

DNA 连接酶Ⅳ的编码基因 LIG4 位于 13q33-q34,基因变异造成 DNA 连接酶Ⅳ功能缺失或部分缺陷,产生一系列临床表现。

【临床表现】

Jiang 等学者的报道,认为中国儿童热点变异可能为 LIG4 基因 C.833G>T。国内越桐等学者,既支持上述热点观点,又发现了 4 种此前文献尚未见报道过的变异位点(如上所述)。

LIG4 综合征的临床表型与基因突变类型密切相关。疾病的严重程度与 DNA 连接酶Ⅳ活性丧失程度有关。

(1)联合免疫缺陷:免疫球蛋白降低(以 IgA 和 IgM 降低为主)、B 淋巴细胞数量明显减少、CD3$^+$、CD4 淋巴细胞比例降低、CD8$^+$淋巴细胞比例升高。

(2)小头畸形:多表现为反复感染,如反复呼吸道感染、中耳炎、慢性腹泻等。神经细胞大量凋亡,致小头畸形,为神经系统典型表现。

(3)"鸟头样"特殊面容:窄额、大鼻、尖鼻、小下颌,似鸟头样。

(4)生长发育迟缓:矮小及营养不良,早期有明显的喂养困难。

(5)智力和运动落后:不能独立行走、语言困难或不能,有的仅能说叠字。

(6)血液系统受累:贫血、血小板减少或全血减少。

【诊断】

根据临床表现高度怀疑本病的,经实验室免疫指标检查有助诊断。确诊有赖基因测序。

第二十一节　Majeed 综合征

Majeed 综合征(Majeed syndrome, MS)是 1989 年由学者 Majeed 首先报道的自身炎症性疾病的一种,临床以慢性复发性多灶性骨髓炎(chronic recurrent multifocal osteomylitis, CRMO)、炎症性皮肤病、先天性红细胞生成不良性贫血为特征的常染色体隐性遗传性疾病。

【病因】

常染色体隐性遗传,单基因 LPID2(脂质 2)突变,基因突变固有的免疫异常导致和炎症相关的蛋白质异常表达所致。

【临床表现】

(1)慢性复发性多灶性骨髓炎。

(2)炎症性皮肤病。

(3)先天性红细胞再生低下性贫血。

【治疗】

(1)糖皮质激素。

(2)γ-干扰素。

(3)TNF 抑制剂。

(4)IL-1 抑制剂(重组的人 IL-1 受体拮抗剂阿那白滞素等)。

(5)非甾体抗感染药(NSAIDs)。

【预后】

及时诊断适当治疗可改善预后。

第二十二节　MECP2 重复综合征

MECP2 重复综合征(MECP2 duplication syndrome)由 Lubs 于 1999 年首先描述,2000 年命名为 Lubs 综合征(Lubs syndrome, LS)。至 2010 年的遗传基因被明确后将其命名为 MECP2 重复综合征,亦称为 Xq28 重复综合征。国际上已报道 160 多例,国内文献中仅查见 11 例患儿和 3 例的报道,实际病例可能远大于此数。报道率低,可能是对该综合征的认识及检测技术等多方面原因所致。本综合征临床以低智商和反复感染为主要特征。

【病因】

MECP2 综合征遗传病因在位于染色体 Xq28 的甲基化 CpG 结合蛋白 2 基因（Methyl-CpG binding protein 2，MECP2）的重复或三重复突变。甲基化 CpG 结合蛋白 2（Mecp2）与单个的甲基化 CpG 结合来调节基因表达，是对大脑发育极其重要的基因。MECP2 重复综合征临床严重度并不与 Xq28 重复片段大小成正比，而基因剂量与临床表现的严重度与重复累积的基因和 MECP2 基因剂量相关。

【临床表现】

1. 精神运动发育迟缓　出生时除少数有宫内生长受限，大多头围、体重、身长正常。生后几乎所有患儿抬头、坐、爬等运动发育落后，约有 30% 的患儿终生不能行走，35% 的患儿行走能力晚甚至十多岁才行，且基宽、步态不稳、代偿性脊柱侧凸。语言发育严重受限甚至缺失。神经功能包括已获得的语言和运动技能随着年龄增长而倒退。

2. 神经系统表现　半数以上患儿有癫痫，发作形式有失神、失张力、点头样发作、复杂部分性、全身性强直-阵挛等形式，以后者最常见。脑电图呈非特异性慢波背景，很少出现多棘波和棘波。抗痫药物治疗效果差。部分患儿可出现孤独症样行为和情绪障碍。

3. 免疫功能异常和反复感染　部分学者对患儿免疫功能检测发现有 IgA 和 IgM 水平下降而 IgG 水平轻度升高，白细胞计数和 T 细胞功能无明显异常。但有假丝酵母菌的 T 细胞免疫持续下降倾向。对多糖抗原反应不良。反复感染是本综合征重要的表现和致死原因。最常见的反复感染是呼吸道感染（肺炎、肺结核等），亦可有脑膜炎等其他形式的感染。

4. 畸形　大多患有多种各不相同的畸形，种类甚多，尚不具备统一的特征性。

文献描述的畸形有如下几种。

（1）头面畸形：大头或短头，平枕或不对称，短颈或斜颈；三角脸、圆形或扁平脸。前额窄并凸出、颧骨发育不良等。

（2）耳鼻畸形：耳位低、招风耳、畸形耳、耳聋、短鼻、宽鼻根、扁或高鼻梁，前倾鼻孔。

（3）口、眼畸形：长人中、小嘴大舌、帐篷嘴，大或小下颌，高尖腭弓，牙槽异常、齿间隙宽等。

（4）手足畸形：通关掌、指短或修长，杵状指、并指趾、小足大脚趾、肘外翻等。

（5）泌尿生殖畸形：隐睾、小阴茎、大膀胱、尿道下裂、肾盂积水、腹股沟疝等。

（6）其他畸形：胼胝体发育不全、主动脉缩窄等。

（7）其他异常：消化功能障碍，动力异常，便秘、吞咽困难、肠梗阻、食道反流、巨结肠，麸质肠病，高胆红素血症，甲状腺功能减退、哮喘、脑膜瘤、脑水肿、睡眠障碍等。

5. 遗传倾向　男性 MECP2 综合征几乎都遗传自携带重复的母亲，女性携带者大部分由于发生 Xq28 重复的 X 染色体优先极度倾斜失活或完全失活而没有可见的异常。该综合征几乎都见于男性，即使有女性患儿，其临床表现要比男性轻，尤其在智力障碍、语言障碍、癫痫、呼吸道反复感染、面部畸形方面轻得多，甚至没有临床表现。

【诊断】

MECP2 片段小，常规染色体分型并不能检出。

微阵列比较基因杂交技术（array-based comparative genomic hybridization，aray CGH）和单核苷酸多态性微阵列（SNP array），这两项技术具有分辨率高的特点，用于全基因组的染色体微小重排检测。可以检出几十 kb 大小的 DNA 片段改变，是多数患儿诊断的主要方法。定量 PCR 方法检测 mRNA 水平，是一种经济可靠的诊断方法。

基因特异性的 MLPA 亦是一种常规诊断方法，可与 array CGH 互补。

荧光原位杂交（fluorescence in situ hybridization，FISH），可诊断 MECP2 是否重复，还可区分同一条 X 染色体上的串联重复还是 X 染色体与其他染色体之间相互易位引起的重复。

产前诊断尚在起步阶段，已有学者对 B 超普查有异常的胎儿进行基因芯片分析而发现 2.7%（3/108 例）存在 MECP2 重复，为之开拓了新视野。

MRI 和或 CT 扫描可见非特异性的白质异常信号,脑室扩张、髓鞘形延迟、大脑发育不全、小脑萎缩、透明隔囊肿、蛛网膜下隙扩张等。

【治疗】

该综合征目前尚无有效治疗方法。仅可采取个体化的对症处理,尤其是语言和运动发育的康复训练。积极有效地预防和治疗反复发生的感染,个别病例采用丘脑前腹核深部刺激对难治性癫痫有较好的治疗效果并降低癫痫的发生频率。

【预后】

因尚无确切有效的治疗方法,仅靠康复训练效果甚微,总体预后难以改观。对有智障家族史的家庭做遗传咨询和基因筛查和产前诊断有望降低此类疾病的出生率,以减轻家庭和社会负担。

第二十三节　Mowat-Wilson 综合征

Mowat-Wilson 综合征(Mowat-Wilson syndrome, MWS)是常染色体显性遗传病,国内迄今报道过 2 例,全球报告 300 余例。日本发病率为 1/900 000,我国香港地区发病率为 1/130 000。

【病因】

1998 年 MWS 的致病基因定位于 2q21-q23,后经进一步研究则定位于 ZEB2 基因(又称 SIP1 或 ZF-HX1B)。

MWS 主要由 ZEB2 基因大片缺失,无义或移码变异所致。已报道的无义变异大多位于 ZEB2 基因的外显因子 8 上。国内报道的两例分别为 ZEB2 基因无义变异和 ZEB2c.904C>T, Arg302X。国内王慧等新近发现 ZEB2 基因的新变异,c.756C>A(p.Y252X),丰富了 MWS 基因变异谱。

【临床表现】

(1)特殊面容:小头畸形、小下颌、前额突出、耳垂隆起、鼻梁宽、鹰钩鼻、鼻尖圆形、鼻小柱突出、深陷眼眶、宽眼眶。

(2)智力低下:轻重程度不一的智力低下。

(3)巨结肠:44.2%患儿有巨结肠(hirschsprungdisease,HSCR)。

(4)其他异常:身材矮小,先天性心肾畸形、生殖器畸形、尿道下裂、癫痫发作等。

【诊断】

(1)临床表现。

(2)MRI:胼胝体发育不全为最常见的影像学特征。尚可显示海马异常,侧脑室扩大、脑室颞角增大、白质厚变减少及局部信号改变、皮质畸形、后颅窝畸形等。

(3)基因检测 ZEB2 基因变异为确诊依据。

【治疗】

MWS 无特殊治疗方法。产前检查可发现胎儿颈部半透明带增宽,妊娠期常规检查时可发现胎儿存在胼胝体发育不良,产前诊断是阻断疾病发生的重要手段。再次生育的父母应重点关注胎儿期胼胝体和心脏发育情况,同时做 ZEB2 基因全序列检查,以明确胎儿基因型。

【预后】

预后极差,有的患儿早期死亡于心力衰竭。遗体咨询具备重要意义。

第二十四节　Okur-Chung 综合征

Okur-Chung 综合征(Okur-Chung syndrome, OCS),是神经发育障碍性疾病(neurodevepmental disorders, NDD)。2016 年由学者 Okur 首次报道并命名。患儿临床上呈多系统损害,尤其是早期脑发育及功能上有重要影响。

【病因】

Okur-Chung 综合征,是位于常染色体上的 CSNK2A1 基因突变所致。基因变异位点以 p.K198R 常见,除 p.K198R 为热点突变外,尚有文献报道的其他变异为 p.R47、ps51、pR80H 等。错义变异占比例最多,少数为剪切变异和移码变异。

【临床表现】

本病症主要表型为智力障碍合并多系统受累。

(1)严重发育迟缓、智力障碍。

(2)语言发育落后,听力丧失,视神经萎缩。

(3)小头畸形。

(4)肌张力低下。

(5)常并发孤独症语言障碍(autism spectrum disorders,ASD)和注意缺陷多动障碍(attention delicit hyperactivity disorder,ADHD)。

(6)睡眠障碍。

(7)胃肠道受累,食道反流等。

(8)免疫系统异常。

(9)视神经萎缩。

【诊断】

(1)上述临床表现。

(2)脑电图双侧枕区棘慢波发放。

(3)头颅 MRI 可见脑白质髓鞘形成不良。

(4)全基因组外显子测序 CSNK2A1 基因杂合错义变异。

【治疗】

本病症尚无特效治疗。根据患儿临床表现分别进行神经发育评估和必要的康复训练。早期识别可能伴存的 ASD 和 ADHD,并给予相应治疗。免疫缺陷患儿避免感染。胃肠系统受累,如有严重的胃食管反流避免误吸。

【预后】

尽早干预 ASD 可改善预后。患儿总体生活质量差,易感染,严重感染可夭折。产前咨询应针对性进行。

第二十五节　PI3kδ 过度活化综合征

P13kδ 过度活化综合征[activated phosphoinositide 3-kinase-δ(PI3Kδ)syndrome,APDS]是一种常染色体显性遗传原发性免疫缺陷病(primary immunodeficiency disease,PID),是一种罕见的疾病,世界范围内最大宗病例报道了 53 例。APDS I 型由 Angulo 等于 2013 年首先报道。

所谓 APDS 系由基因突变导致的 P110δ 过度活化,发现 T 细胞衰老、淋巴结病和免疫缺陷综合征。

【病因】

基因功能获得性突变是本综合征的病因。其中有两类:① PIK3CD 基因(编码 PI3K 催化亚基 P110δ);② PIK3R1 基因(编码 PI3KIA 类调节亚基 P852)。其①突变致 APDS I 型;其②基因突变致 APDS II 型。

IA 类 P13k 分子是一个异二聚体蛋白,由一个 p110 催化(p110α,p110β 或 p110δ)和调节亚基(p85α、p55α、p50α、p85β 或 p55γ)组成。基因突变导致的 p110δ 过度活化,出现 T 细胞衰老、淋巴结病和免疫缺陷。

【临床表现】

APDS I 型以脾脏、淋巴结肿大,反复呼吸道感染,巨细胞病毒和(或)EB 病毒血症为主要表现,APDS II 的临床表现与 APDS I 大致相似,但其变异更大,并发症如严重的病毒、细菌感染,淋巴组织增生和淋巴瘤等的概率多于 APDS I。

APDS 的临床表现归纳起来主要有以下几个方面特征性的表现。

（1）反复呼吸道感染：由于免疫功能缺陷，APDS 明显的特征是感染。其中反复呼吸道感染最为常见，约占感染病例的 98%，其中又以肺为多见。其次为支气管扩张，而上呼吸道感染更为常见。易感的病原有：①细菌（肺炎链球菌、流感嗜血杆菌等）；②病毒（EB 病毒、疱疹病毒、腺病毒和巨细胞病毒等）。

（2）良性、非肿瘤性淋巴组织增生：肝脾肿大、肝局部性结节样增生、持续性复发性淋巴结肿大（常局限在感染部位和邻近组织）。

（3）自身免疫性疾病和炎症性疾病：以免疫性血细胞减少（包括儿童血小板减少性紫癜，中性粒细胞减少症和 Coombs 阳性的溶血性贫血）和自身免疫靶向实体器官（如幼年关节炎、甲状腺炎、肾小球肾炎和硬化性胆管炎等）病变为主。

（4）B 淋巴细胞瘤：B 淋巴细胞瘤是本综合征的并发症，亦可视为主要临床表现之一。P110δ 过度表达能转化细胞，故恶性转化与 PI3K 通路激活有关，加之额外的突变能使 PI3K 的致癌潜能上调，APDS 患者获得额外的体细胞突变，就可能增加患白血病或淋巴瘤的风险。

（5）其他临床表现：①因中枢神经系统中 PI3K 活性失调可致神经发育延迟；② PIK3R1 基因杂合突变，可出现身材矮小、关节延伸过度、疝气、眼球凹陷、Rieger 异常和出牙延迟等表现的所谓短综合征；③个别患儿出生时可出现巨颅、单侧单眼、单侧肾发育不全；④ APDS Ⅰ 可出现颈部脓肿、传染性软疣、广泛性疣和发育迟缓等。APDS Ⅱ 常见小头畸形、发育不良、身材矮小；⑤免疫异常：IgG 和 IgA 水平降低而 IgM 升高。

【诊断】

基因测序 PI3KCD、PIK3R1 基因突变，结合临床表现进行诊断。APDS 的临床和免疫表型可变性大，临床表现有较大变异，需注意鉴别诊断。

【治疗】

1. 造血干细胞移植　造血干细胞移植是传统的治疗 APDS 的方法，特别是对年长儿有一定的治疗和预防发生恶性 B 细胞转化的作用。因其并发症及死亡率较高，只有在药物治疗无效或已有肿瘤发生时才考虑使用。其确切效果、持久效应尚难下结论。

2. 药物西罗莫司　可抑制 PI3K 通路的下游，使升高的活化水平降低。起始剂量 2mg/（m²·d），血药浓度检测谷浓度达 8~12μg/L，亦有主张以 lmg/（m²·d）为起始量，当血药浓度波动在 4.3~11.8μg/L 时，临床无不良反应者，以 2mg/（m²·d）作维持剂量。

3.PI3Kδ 抑制剂（CDZ173）　即 PI3K 的催化亚基 P110δ 小分子抑制剂（leniolisib/CDZ173），其作用能使肿大淋巴结明显减小、减少，衰老 CD4 和 CD8T 细胞数量减少，过渡 B 细胞数量减少，幼稚 B 细胞趋于正常化。目前尚在 Ⅱ 期临床验证，该靶向治疗的导向性和毒性，有待进一步研究。

【预后】

本综合征恶性肿瘤转化倾向及淋巴瘤和白血病的风险较高，预后令人担忧。虽有上述移植和药物治疗措施，其疗效、适应证、毒副反应和药源均存在不小的问题，若能研究成功生物制剂和小分子调节剂，靶向精准治疗，可望改观预后。严重、反复的细菌感染者预后差，死亡风险高。

第二十六节　PCDH19 基因相关女性癫痫综合征

PCDH19 基因相关女性癫痫综合征（PCDH19-female limited epilepsy syndrome，PCDH-19 FES）是 2008 年 Dibbens 等学者首先报道的。这是一种仅限于女性儿童的癫痫，伴智力低下（epilepsy and mental retardation limited to females）。病因为 PCDH19 基因编码原钙黏蛋白 19，是一种特殊的 X 连锁遗传方式，即携带 PCDH19 基因变异的女性杂合子发病，而男性半合子不发病。故有学者建议单独命名为 PCDH19-female limited epilepsy（PCDH19-FE）。

【病因】

定位于 Xq22.1 编码原钙黏蛋白 19 的基因 PCDH19 的错义变异所致。携带 PCDH19 基因变异的女性患儿出现癫痫表现,伴或不伴智力障碍,少数为 DS 表型。

【临床表现】

PCDH19-FE 的临床特点:丛集性发作,并以局灶性发作为主,有热敏感性,有轻重不等的智力和运动障碍及孤独症谱系等疾病。脑电波发作时呈局灶性放电为主。

【诊断】

(1)临床及脑电波特点。

(2)基因 PCDH19 杂合变异、错义变异、无义变异等 42 种变异。

【治疗】

丙戊酸钠和左乙拉西坦均有较好的疗效,国外报道用氯巴占有效。

【预后】

随年龄增长发作减少,尤其至 10 岁后,到青少年期或成年后无发作,预后良好。部分可有智力低下或出现孤独症谱系表现。

第二十七节　Robin 序列综合征

Robin 序列综合征(Robin sequcnce syndrome , RSS)即 Pierre Robin 综合征(Pierre Robin syndrome),又称 Robin 序列征(Robin sequcnce , RS)。亦曾出现过 Robin 缺陷、Robin 畸形等名称,由法国口腔医师 Pierre Robin 于 1923 年首先报道。并于 1934 年补充了该综合征的另一个特征。因本综合征有发展中序贯出现症状,而多数学者认同 Robin 序列征这一名称。然而又将其分为非综合征型 RS 和综合征型 RS 及未知的综合征等。笔者认为仍以 Robin 序列综合征统称之为宜。

【病因】

RSS 病因尚未明确。相关因素有以下几方面。

(1)与 KCNJ2 和 SDX9 基因变异有关。

(2)体位限制:下颌骨或颏部发育不良,高拱、后坠的舌体阻碍了两侧腭部向中间融合导致腭裂的形成。

(3)下颌骨发育不良、舌后坠,腭裂,形成 RS 及 RSS。

(4)神经肌肉发育不良引起小下颌。

【临床表现】

(1)小下颌和/或下颌后缩畸形、舌后坠、腭裂三联征。侧视形似"鲨鱼嘴"。

(2)呼吸困难、喂养困难、漏斗胸。

(3)伴随症状可有:①关节改变(活动度过大);②听力丧失(感觉神经性);③眼疾(玻璃体异常,高度近视,网膜分离等)。

RS 综合征有 40 多种,最常见的是 Stickler 综合征和腭心面综合征(velo-cardio-facial syndrome , VCFS)

【诊断】

根据以上主要表现,"三联征"为特征。各种 RS 不同综合征的相关表现。

【治疗】

(1)体位治疗,侧卧或俯卧可改善呼吸困难。

(2)建立人工气管。

(3)手术治疗:下颌骨牵引成骨术、气管造口术,腭裂修补术等。

(4)喂养困难者,常随呼吸困难好转而改善,严重者鼻饲(可长期留置导管),必要时胃造瘘,直接经造瘘口喂养。

【预后】

本综合征常伴发多种畸形,预后较差,有较高的死亡率,约接近 25%。

第二十八节　Schaaf-Yang 综合征

Schaaf-Yang 综合征(Schaaf-Yang syndrome,S-Y S),又称 Prader-Willi-Like 综合征,是一种印记遗传病。

【病因】

SYS 的致病基因为位于 PWS 关键区域 15q11.2 位点的 MAGEL2 基因(MIM605283)变异所致。MA-GEL2 基因为母源印记基因。国内陈雪菲等报告的病例,发现一种新的无义突变,生物学分析显示 MCEL2 基因 c.1640-1641deITT 导致氨基酸移码变异以及提前出现终止密码子(p.phe547fs)。

【临床表现】

(1)生长发育落后,喂养困难。

(2)肌张力低下,关节挛缩。

(3)智力落后低下。

(4)自闭症谱系障碍。

(5)男性性器官幼稚。

(6)外貌可出现异常,如眼距宽、杏仁眼、长人中、塌鼻梁等。

【诊断】

(1)病史和家系调查。

(2)实验室检查和临床特征。

(3)分子遗传学检测 MAGEL2 基因(MIM605283)变异,并以甲基化 PCR 等排除 PWS。

【治疗】

无特殊治疗方法,以体感训练和语言训练为主。

【预后】

着重在提供遗传咨询的依据。避免再次出现同样综合征的胎儿。

第二十九节　Schuurs-Hoeijmarers 综合征

Schuurs Hoeijmarers 综合征(Schuurs-Hoeijmakers syndrome，SHMS)系常染色体遗传疾病,迄今世界仅有 20 余例报告(包括 2018 年王晓艳等国内首例报告)。

【病因】

定位于 11q13.1-q13.2 的基因突变,其编码的蛋白为酸弗林蛋白酶酸性氨基酸簇分选出的(PACS)家族中的一员。

【临床表现】

(1)特殊面容:拱形眉、斜视眼、薄上唇、牙齿排列稀、眼距宽、低耳位、球形鼻、人中平。

(2)智力低下:语言发育迟缓、脾气暴躁。

(3)癫痫:大脑结构异常。

(4)其他:隐睾,性腺发育异常,脐疝,斜疝,扁平足,脊柱倒凸,通贯手纹,心肾异常等。

【诊断】

根据临床症状,特征性临床表现初步诊断。确诊手段为基因测序,PACS1 基因,外显子区域出现的杂合突变点。

【治疗】

对症治疗为主。

【预后】

生活质量差,智力落后,预后不良。

第三十节　Swyer 综合征

Swyer 综合征（Swyer syndrome）即 46,XY 单纯性腺发育不全综合征,又称 Harnden-Stewart 综合征。本综合征特点为患者表现为女性,具有条索状性腺,没有除性腺外的躯体异常,其核型为 46XY 或 46XX。只有性腺发育不全而无 Turner 综合征的体态异常。近年来倾向于将 46XY 单纯性性腺发育不全症称为 Swyer 综合征。

【病因】

本综合征病因不甚清楚,一般认为与遗传有关,其遗传方式有以下几种:①多基因遗传,但尚未肯定;②伴性隐性遗传或男性限性的常染色体显性遗传。

在睾丸发育的早期,原始生殖细胞必须从一个独立的位置移行至胚胎间质组织,与睾丸间质部分的细胞相联系,才能使睾丸正常发育,如果移行异常,或者移行后环境不适合原始生殖细胞生长,睾丸都不会发育、而睾丸分泌的睾酮与内外生殖器的分化发育,睾丸的下降与成熟和男性第二性征的出现有密切关系。因副肾中肾管抑制激素及雄激素分泌不足,故体内保留了女性生殖管道,体外雄性化不足,所以本综合征实际上是一种睾丸发育不良症。

【临床表现】

患者外表为女性,第二性征发育欠佳,阴蒂可较大,体内有条索状性腺及发育不全的输卵管和子宫,智力正常,不矮小,亦无颈蹼。20%~30% 的患者可能发生性腺肿瘤。

【诊断】

染色体核型检查,2/3 的患者具有 46XY 核型。

【治疗】

条索状性腺有发生恶变的可能,应予以切除。肥大的阴蒂亦可切除,此外,雌激素替代治疗亦可采用。

【预后】

本综合征有恶变的可能。

第三十一节　Temple-Baraitser 综合征

Temple-Baraitser 综合征（Temple-Baraitser syndrome, TMBTS）是 1991 年首次报道的罕见综合征,2018 年国内郑江玲等报告一例。2015 年 Simous 明确了本病系基因突变所致。

【病因】

TMBTS 是由 KCNHI 基因上某一杂合突变所致,基因突变导致 KCNHI 通道过度活化,导致所有细胞增生和迁移及神经活性破坏。

【临床表现】

（1）精神、运动发育迟缓。

（2）癫痫。

（3）肌张力减退。

（4）面部畸形:前额平坦、眼距微宽、眼睑下垂、眼内眦赘皮、低平鼻梁、肥厚嘴唇、嘴角下垂、长人中、高腭弓、头发浓密等。

（5）指趾变化:拇指及大脚趾甲缺乏或发育不良。

【诊断】

根据临床表型及基因检测做出诊断。

同一个基因 KCNHI 突变可引起 TBMTS 和 Zimmermann-Laband 综合征（Zimmermann-Laband syndrome, ZLS）两种综合征,临床上两者确有较多相似之处。曾被认为是同一疾病,但两者临床表现仍有一些差异,后者主要表现为智力发育障碍、牙龈纤维瘤病和所有指甲的缺失或发育不良、多毛症等。

【治疗】

目前尚无基因疗法,仅对症处理。智能落后、发育迟缓行康复训练,有癫痫者应用抗痫药物。

【预后】

本综合征为非进展性疾病,病情一般比较平稳,预后并不太差,无患病致死亡的报道,唯语言落后十分明显,生活质量差。

第三十二节　TRAPS 综合征

TRAPS 综合征(Traps syndrome)是 Traps 在 1982 年首先在爱尔兰/苏格兰一家族中发现的 TNF 受体 1 相关性周期发热的一组症候群,之后在澳大利亚等其他国家陆续发现。故称为 TNF 受体 1 相关性周期性发热综合征(TNF receptor 1 associated periodic fever syndrome)。后人又以 Traps 姓氏命名为 Traps 综合征。发病年龄大多在 1 周岁后至 20 岁前这一年龄段。

【病因】

常染色体显性遗传,致病基因为定位于 12p13 的 TNFR-1 基因。目前已发现位于外显子 2、3、4 的 20 余种基因突变。

基因突变的 TNFR 不能从细胞表面脱落,致炎症发生而出现本综合征。

【临床表现】

持续性发热为该病症的突出临床表现,其次是发热的同时逐渐出现离心性、游走性、疼痛性的皮疹、眼眶周水肿、结膜炎和严重腹痛。

少数患者亦可出现胸痛、头痛和关节疼痛、肾脏淀粉样变性等。发热时中性粒细胞和 CRP 增高,血清可溶性 I 型 TNP 受体下降(<1ng/ml)。

补体可被轻度激活,出现以 IgA 为主的高免疫球蛋白血症。

【诊断】

TNFR-1 基因检测是确诊本病的唯一手段。

【治疗】

糖皮质激素可明显改善症状。TNF 抑制剂可缓解症状,减轻病情,缩短病程,减少发作,并可减少糖皮质激素的用量,对有肾淀粉样变性者亦有缓解作用。

【预后】

病情有时可获缓解,预后尚无定论。

第三十三节　Van Wyk-Grumbach 综合征

Van Wyk-Grumbach 综合征(Van Wyk-Grumbach syndrome,VWGS)是 1960 年由 Van Wyk 与 Grumbach 两位学者首先描述和系统总结的综合征。

【病因】

长期甲状腺功能减退反馈激活下丘脑-垂体-甲状腺轴,引起促甲状腺激素释放激素(TRH)和促甲状腺素(TSH)分泌增加,垂体细胞代偿性增生,继发垂体瘤。瘤样肿块压迫垂体柄,可招致催乳素释放抑制因子(PIF)分泌障碍,而泌乳素(PRL)过度分泌。

长期甲状腺功能减退反馈性刺激 TRH 分泌,TRH 升高即可促进 TSH 和 TRH 的分泌。

【临床表现】

(1)身材矮小。

(2)智力低下,伴有头痛、视力下降、视野缺损。

（3）女童月经不调，可有不规律阴道流血、肥胖、溢乳、阴毛腋毛未发育；男童则表现黏液水肿、肥胖、乏力、睾丸肿大，但多无第二性征变化。

【诊断】

1.临床表现

2.实验室检查：内分泌 FT_3、FT_4 下降，TSH 显著升高，泌乳素升高，甲状腺球蛋白抗体（TgAb）、甲状腺过氧化物酶抗体（TPOAb）可升高。

3.影像学检查

（1）X 线片：骨龄发育延迟。

（2）腹部 B 超：卵巢增大或出现囊肿。甲状腺弥漫性增大或回声改变。

（3）MRI 垂体显像：多呈垂体瘤样改变，T_1WI 和 T_2WI 见等信号鞍内及鞍上椭圆形实性肿块影，并有束腰征。增强扫描见肿块显著均匀强化。

本综合征易误诊，需提高对本病的认识。

【治疗】

外源性左甲状腺素片替代治疗。有卵巢囊肿者，需预防蒂扭转，必要时考虑手术治疗。左甲状腺素替代治疗的剂量为 $2.0\mu g/(kg\cdot d)$，定期测定激素水平和垂体 MRI，掌握和调整用量，但治疗可能是终生的。

【预后】

服药 3~6 个月后，垂体占位、卵巢囊肿、睾丸均可见缩小，垂体可增生。甲状腺素替代治疗有治愈的病例报告。若出现卵巢囊肿蒂扭转，病情危急，不及时手术可威胁生命。

第三十四节　WHIM 综合征

WHIM 综合征（WHIM syndrome）是一种常染色体遗传的先天性免疫缺陷病。临床以四联症为特征（疣、感染、低丙种球蛋白血症以及无效生成性慢性粒细胞缺乏）。

【病因】

最常见的基因突变是趋化因子受体 4（CXCR4）蛋白羧基末端杂合子突变。CXCR4 基因位于 2q21，CXCR4 蛋白是 G 蛋白偶联受体超家族的成员，其特异性配体为基质细胞衍生因子（SDF-1）。近年亦有 WHM 综合征 CXCR4 未见突变的报道，因而仍有潜在尚未发现的未知致病基因有待进一步研究。

【临床表现】

（1）疣（warts）：常呈顽固性持续性人乳头状瘤病毒（HPV）感染的疣。

（2）低丙种球蛋白血症（hypogammaglobulinemia）：以 IgG 缺乏最为常见，尚可累及 IgA 和 IgM。

（3）感染（infection）：幼儿时期起的反复感染。常出现由肺炎链球菌、嗜血杆菌、金黄色葡萄球菌、克雷白杆菌、肺炎克雷白杆菌所致的反复发作的肺炎、脐炎、鼻窦炎、骨髓炎、尿道炎、血栓性静脉炎、蜂窝织炎、深部软组织感染和皮肤感染等。

（4）无效生成性慢性粒细胞缺乏（myelokathexion）：血常规显示中性粒细胞降低，但骨髓活检显示增生活跃粒细胞生成增加，与外周血粒细胞缺乏的状态相反，提示系由细胞从骨髓释放入外周血的异常。中性粒细胞以分叶核粒细胞为主，并有胞质空泡，长细丝染色质相连等凋亡异常征象。

【诊断】

（1）临床特点：顽固性疣、低丙种球蛋白血症、反复的细菌感染、中性粒细胞减少等特征可做临床诊断。

（2）骨髓检查：无效中性粒细胞生成有于助诊断。

（3）CXCR4 基因分析为确诊依据。

【治疗】

（1）提高白细胞数量可用 C-CSF、GM-ESF。

（2）静脉丙种球蛋白（IVIG）：外源性补充。

（3）抗生素：有针对性地使用以控制和预防感染。

（4）普乐沙福：CXCR4 抑制剂治疗或许有效。

【预后】

慢性病程，大多预后良好。但出现严重难治性感染可威胁生命。

第三十五节　Wolfram 综合征

Wolfram 综合征（Wolfram Syndrome，WS），又称 DIDMDAD 综合征，属常染色体隐性遗传性神经变性疾病。

【病因】

近年研究表明，本综合征大多由 WFS1 基因突变所致，父母近亲婚配的患儿多为复合突变纯合子，一般为复合突变杂合子。WFS1 基因有 8 个外显子，编码 890 个氨基酸组成的蛋白质 Wolframin。该蛋白表达广泛，尤其在心、脑及胰腺有较高的表达。其为一个跨膜蛋白，主要存在于内质网，与膜运输、蛋白加工和胰岛β细胞的抑制凋亡有关。

【临床表现】

（1）糖尿病（Ⅰ型糖尿病）。

（2）尿崩症、性发育迟缓、垂体性侏儒。

（3）视神经萎缩。

（4）神经性耳聋，高频听力受损为主。

（5）其他表现：可有共济失调、狂躁、抑郁、肌痉挛、甲状腺功能低下等。

【诊断】

染色体核型检查及临床以Ⅰ型糖尿病、尿崩症、视神经萎缩、神经性耳聋 4 大特点进行临床诊断。确诊有待基因学的研究和测序。

【治疗】

本综合征目前无有效治疗方法，只能针对Ⅰ型糖尿病使用胰岛素，相关药物治疗尿崩症，神经性耳聋使用适合型号的助听器改善生活质量。

【预后】

预后虽不佳但尚无致命危险。

第三十六节　XYY 综合征

XYY 综合征又称超雄或多 Y 综合征、XYY 男性等。1961 年由 Sandberg 等发现。

【病因】

本综合征系指男性患者的性染色体异常，核型为 47，XYY，染色体总数 47，少数也可为 48，XXYY，49，XYYYY，性染色质 X 小体阴性，Y 小体增多，H-Y 抗原随 Y 染色体的增多而增多。关于两个染色体的来源，有两种可能：一种是在精子形成过程中，第二次减数分裂时 Y 染色体不分离，因而形成具有两个 Y 染色体的精子；另一种可能是在体细胞分裂过程中，性细胞不分离，形成 XO 细胞和 XYY 细胞，XO 不能成活，XYY 发育成为患者，或形成 XO/XYY 和 XO/XY/XYY 嵌合体。

【临床表现】

本综合征突出的体征是身材高大，常在 185cm 以上，性格较粗暴，精神缺陷，可有反社会行为，有许多作者对监狱中刑事犯、精神病、精神病研究所病人及拘留中的犯罪分子进行普查，男性 4 224 人中查出 XYY 综合征患者 74 例，占 1.8%，而男性新生儿对照组 1 332 人中仅 4 例占 0.3%，男性成年人对照组 2 094 人中仅 1 例，占 0.05%。有的可出现动作不协调，智能正常或有障碍，智商在 80%~95%，可有脑电图异常，面部有痤疮,常有下颌突出,手指异常,桡尺骨接合,少数有性腺功能减退和畸形、隐睾、尿道下裂、阴茎小,偶有先天性心脏病。

【诊断】

根据身体高大,智能低下和人格障碍,富有攻击性暴力行为特点,结合实验室检查,如有两个 Y 染色质,提示本病,但确诊需做染色体检查。

【治疗】

本综合征目前尚无特殊治疗方法。

【预后】

本综合征由于没有明显的内脏器官畸形,所以预后一般良好,可活到成年期。

第三十七节　XY 性腺不发育综合征

XY 性腺不发育综合征是指有性腺发育不全而无 Turner 综合征状态异常特征,近年来倾向于将 46, XY 单纯性腺发育不全症称为 Swyer 综合征,以与 46, XX 性腺发育不全症相区别,本综合征较少见,似有遗传倾向,遗传方式有几种说法:①多基因;②伴性隐性遗传或男性限性的常染色体显性遗传。曾有几个家族有"姐妹"同患本病者的报道,故以后一种可能性较大。在胎儿早期睾丸有功能,以后因某种因素使睾丸组织萎缩而消失,成为双侧无睾症,外阴为不完全男性化,内生殖器又无输卵管和子宫。

本综合征患者智能正常,不矮,无颈蹼。外表为女性,第二性征发育欠佳,阴蒂可较肥大,体内有条索状性腺及发育不全的输卵管和子宫,条索状性腺无生殖细胞, 20%~30%的患者可发生性腺肿痛,在治疗上可用雌性激素替代治疗,对肥大阴蒂者可以切除。

第三十八节　变应性亚败血症综合征

变应性亚败血症综合征(wissler-fanconi syndrome)即变应性亚败血症,又称 Wissler- Fanconi 综合征、Wissler 综合征、亚急性变应性热等。是一种较少见的以长期的间歇性持续性发热、皮疹关节痛、白细胞增多、血培养阴性为主要特征的感染。

很多人考虑本征的临床表现、实验室检查和病情发展与幼年类风湿性关节炎相似,因此认为是全身性类风湿病的一种临床类型或一个临床阶段,并非一个独特的疾病,也有人认为它是介于风湿热与类风湿病之间的变态反应性疾病,与自身免疫有关。

【病因】

病因尚未明确, Wissler 认为系细菌感染与变态反应的综合表现。Fanconi 曾从病人感染齿槽中取标本培养得链球菌并作自身菌苗注射后而获痊愈,故认为细菌在发病原理上有一定意义。至于感染源,除链球菌和葡萄球菌感染之外,另有人推测同支原体、病毒(风疹病毒或慢病毒)等感染有关。很多人肯定本病的发病有免疫机制参与,证据如下:①滑膜中有淋巴细胞和浆细胞浸润伴滤泡形成;②滑膜内层细胞的免疫荧光电镜检查见 IgG、lgM、类风湿因子和补体存在;③滑液中有可溶性抗原抗体复合物存在伴补体减少,滑液中白细胞增多而无细菌存在也提示免疫反应存在;④血清中有类风湿因子伴补体减少;⑤代谢异常,关节液内糖浓度下降,血清中精氨酸、酪氨酸、组胺酸和谷酰胺减少;色氨酸代谢产物排泄增加等。 Pearson 认为抗原抗体复合物被白细胞吞噬后,白细胞溶解、释放出水解酶而导致局部和全身表现。其他如起病前有外伤史、阳性家族史(即遗传关系)等的作用仍不明,另有人认为本病与成人类风湿关节炎的表现既相同,但又有差别,提示两者有相同的病因,仅人体的反应有不同表现而已。

【临床表现】

多发生于 2~10 岁的小儿。男女均可得病,男孩较多。

1. 发热　反复高热是突出的主诉。发热多急骤,常先于关节症状数周到数年不等。热型多为间歇热,也可呈弛张热、稽留热、复发热、周期热、双峰热等多种热型。其中以持续性间歇热最为特征。同一天体温波动的幅度可大于 2℃，甚至 3~4℃。高热时可有畏寒，病孩发热时神志清晰，一般状况尚好，热退时则同常人。热退后遇有其他疾病，如上呼吸道感染、水痘或外科手术等，常可引致再度发热。

2. 皮疹　20%~70%的病人有皮疹，大多出现在关节炎的前数月、数年或与关节炎同时发生，少数发生在关节炎后 1 周至 9 年。皮疹呈散在点状红疹，不痛不痒，一般不大于 5mm，偶可融合成片状，边缘不规则。较大的皮疹中央苍白。皮疹可呈多形红斑样、猩红热样或麻疹样。形态时有变化，常为一过性，短者数小时即消退，偶有持续 1 日或数日者。皮疹常随发热出没，反复出现，当发热及其他炎症表现缓解时皮疹随之消失，而当疾病复发时皮疹又常是较早出现的体征。Grislain 报告一男孩，首次发病后的 3 年 2 个月内共发作 36 次，其中 34 次有不规则高热，31 次出现皮疹。

抗过敏药物、激素等对皮疹无效。于皮疹处注入透明质酸酶 500U/0.5ml 后，皮疹可变小，说明皮疹可被透明质酸酶抑制，提示局部有同透明质酸相似的物质或硫酸软骨素存在。皮疹活检示胶原纤维明显水肿伴血管周围中性粒细胞浸润，也可有淋巴细胞和浆细胞。

3. 关节症状　20%的病人在病初可无关节炎体征。关节疼痛大致可分为 4 种情况：①急性广泛疼痛；②运动时始有疼痛和压痛；③无自觉疼痛但有压痛；④关节肿胀可无或伴压痛。关节疼痛的部位较固定，偶见游走。膝关节最早和最易受累，腕、肘、踝、髋等关节亦常累及。年龄较大的儿童有时可累及颈椎和骶关节。随着年龄增长，可累及小关节。关节症状一般与高热发作一致，热退关节炎也随之缓解。也有呈多周期的发作及缓解交替者。有 1 例 12 年中发作达 30 次。少数病人发热虽获控制，但关节病变活动仍持续，后转为慢性多发性关节炎。

X 线示软组织肿胀、骨质疏松、骨骺生长改变、骨质侵蚀和关节僵直。关节活检示滑膜细胞增生、滑膜肥厚水肿、小血管增多伴血管内皮肿胀。以浆细胞和淋巴细胞的浸润为主，也可有中性粒细胞，常伴纤维素沉积。

4. 淋巴结肿大　病初约 60%的病人于颈旁、腋下、腹股沟和滑车上等处淋巴结肿大，不痛、边缘清楚。有时会误诊为淋巴瘤或血液系统恶性病变。如果累及肠系膜淋巴结，可引起腹痛。常伴有显著的全身症状，如发热、肝脾肿大和关节炎，待全身症状缓解淋巴结可消失。个别病人淋巴结肿大可持续至其他全身症状消失之后。

5, 其他临床表现　心脏有时出现收缩期杂音，心电图可呈心肌炎改变、心肌损伤、心室肥厚及房室传导阻滞等改变。偶见心包炎及胸膜炎。个别病例可见脑症状，并有脑电图异常。此外，少数病人可见虹膜睫状体炎、皮下小结、肾淀粉样变等。

6. 实验室检查　本征目前尚缺乏特异性的诊断方法。可进行的实验检查有以下几种。

（1）血常规检查：①低血色素性贫血，红细胞寿命缩短，铁剂制疗效果差。骨髓象示增生性；②白细胞总数增高伴核左移，白细胞一般为（1~2）× 10⁹/L，大多 5 × 10⁹/L，个别大于 5 × 10⁹/L，有高达 10 × 10⁹/L 者。高热及病情严重者，尤其是儿童病例更易增高。个别呈全血细胞减少。也有报告嗜酸粒细胞存在以至增高者。

（2）尿检查：出现热性蛋白尿或持续性蛋白血尿，并发淀粉样变者则蛋白尿较长久且严重。

（3）血培养：均获阴性结果。

（4）血沉：大多增快，但与发热高低无关。

（5）抗链球菌溶血素"O"：五分之一至半数人抗链球菌溶血素"O"增高。大多数先前有感染史，本征抗链球菌溶血素"O"测定结果并不高于对照组，故这一试验缺乏特异性。

（6）蛋白电泳：白蛋白大多降低，α_2 和 γ 球蛋白明显较高。

（7）类风湿因子测定：大多为阴性，少数阳性。儿童晚发病者或病变持续活动者，严重关节炎者较多阳性，且多伴皮下小结。少数病人初期呈阴性，后转阳性。阴性者预后差。

（8）狼疮细胞：罕有阳性，且持续时间短暂。

（9）抗核抗体测定：起病急，全身症状显著者均阴性，仅少数病人阳性且效价低。阳性者常伴类风湿因子阳性或 γ 球蛋白增高。女病人、关节炎患者和幼童等较多出现阳性。

（10）免疫球蛋白测定：血清 IgG、IgA 和 IgM 可增高，特别在活动期。Bianco 称，如病人 IgG 增高而 IgM 不高，伴血清补体增高，病程多属良性自限，预后佳。

（11）血清补体测定：正常或增高，尤以 C_3、C_4、C_{3A} 为著，而 C_1q 则无变化。补体增多的原因系过度消耗致合成增加而呈过度补偿。

（12）其他：黏蛋白可增高，C-反应蛋白于活动期常呈阳性。有人认为血浆黏蛋白酪氨酸可作为炎症活动的参考指标。

【诊断】

一般认为具备以下条件即可诊断。

（1）长期间歇性持续性高热，可呈弛张热或稽留热。

（2）反复出现一过性多形性皮疹及关节症状，伴有淋巴结和肝脾肿大。

（3）周围血象显示白细胞增高和中性粒细胞增多，血沉快，血培养阴性。

（4）抗生素治疗无效，但皮质激素和其他免疫抑制剂治疗能使病情缓解。

本综合征易被误诊为其他疾病，Grossman 的 229 例中 109 例曾被误诊为风湿热、败血症和淋巴瘤等。鉴别诊断时应考虑败血症、肝脓肿、粟粒性结核、疟疾、伤寒、布氏杆菌病、药物热、红斑狼疮、淋巴瘤、恶性网组织细胞增多症及恶性肉芽肿等。

【治疗】

（1）肾上腺皮质激素：为目前比较有效的药物。用药的指征为：①全身症状显著或呈暴发型者；②有并发症，如心肌炎、心包炎、心力衰竭以及虹膜睫状体炎；③水杨酸制剂治疗无效或病人因药物反应不能耐受时；④关节炎严重。

李明勤等介绍应用激素的原则：①用量要足，能足以控制发热，但不是大量；②不可减量太快，要遵循逐渐减量停药的原则；③疗程要够，但不宜过长，疗程达一年以上可考虑用其他替代疗法，以防肾上腺皮质萎缩，用量：以泼尼松为例，按病情决定开始量（以能控制体温的量为准）。轻度，每日 20~40mg；中度每日 40~60mg；重度，每日 60~80mg。重度者开始最好选用对等量的地塞米松。开始量用到病情基本控制，然后再减量，先减 1/4，以后每隔 5~7 天减 1/8，减到为开始量的 1/4~1/6 时作为维持量，并为每日 2 次（此时加用吲哚美辛、氯喹等替代疗法），连用 3~6 个月或至一年后逐渐停药。减量以能控制发热为标准。减量后若体温又升高，说明减量太快或太多，应及时适当调整用量。用激素期间适当加用维生素 C、氯化钾和苯丙酸诺龙等，以减少激素的副作用。疗程结束前 2 周逐渐减量至 1/4 片，或改用 ACTH，或加用补肝肾的药物，如附子、肉桂、肉苁蓉、菟丝子和人参等，以刺激恢复肾上腺皮质功能，常可达到顺利停药的目的。

（2）阿司匹林：每日 0.1g/kg，疗程同激素，但多数不能长期耐受，易出现肝功能损害。

（3）吲哚美辛、氯喹疗法：吲哚美辛每日 1.5~2.5mg/kg，氯喹每日 4~5mg/kg，连服 3~6 个月或一年。以此作为激素控制发热后的替代疗法，从而可顺利停用激素和巩固疗效。但单用则控制发热的效果不佳。

（4）瑞培林（Rheopyrine）：系保泰松与氨基匹林（每片各 0.125g）混合物。李明勤等试用 2 例，能控制发热，但可致白细胞迅速减少，不宜长期服用。用量：每次 1~2 片，一日 2~3 次口服。

除药物治疗外，病人应适当卧床休息、补充营养、病情好转时应早日恢复活动、应用体疗或理疗（水疗、蜡疗，以减轻关节症状及保持关节功能）、寻找和去除感染灶并纠正贫血，内科治疗无效或为解除关节畸形时，可考虑外科矫形术。

【预后】

大多数患者的病程难以预测，近半数至 2/3 病人可完全缓解，约 1/3 病人持续活动，个别长达 10~15 年。约 1/5 的病人缓解一段时间后再复发，有的在儿童时期长时间缓解，至成人时又重度发作，或缓解后 20 年而再发。

国内一组报告 12 例中有 5 例发展为典型的风湿性关节炎，4 例痊愈，8 例仍反复发作或关节炎继续发展，其中 1 例病程长达 11 年遗留膝关节畸形，另有 4 例遗留膝、腕、肘关节强直变形。

预后不良的标志：①高热及全身毒血症的症状显著，特别是起病后 1 年仍发热者；②继发淀粉样变者；③

类风湿因子阳性伴皮下小结者;④白细胞过高或过低者;⑤血沉>100mm/h 者。

第三十九节　病毒相关吞噬血细胞综合征

病毒相关吞噬血细胞综合征(virus-associated hemophagocytic syndrome，VAHS)又称伴有明显吞噬血细胞现象的全身性组织细胞增多症,是免疫性组织细胞增多症的一种。1979 年由 Risdall 等首次报道 19 例患者而命名。1981 年 Manoharan、1985 年 Sullivan 等相继报告,我国 1988 年张品南、1989 年龚新顺、1990 年王延华等也先后报告了儿科病例。该综合征与全身性病毒感染有关,临床以高热、皮疹、血细胞减少等为特征。

【病因】

本综合征与病毒感染有关,是一种伴有明显吞噬血细胞现象的全身性组织细胞增多症,属于反应性组织细胞增多症的一种。反应性组织细胞增多症可分感染性和免疫性两大类。本综合征属于感染性一类,与 E-B 病毒、巨细胞病毒、单纯疱疹病毒、带状疱疹病毒、腺病毒、柯萨奇病毒、乙型肝炎病毒等感染有关。从患儿血清病毒抗体滴度升高病毒培养阳性、活检、尸检等检查得到证实。除以上有关病毒外，VAHS 亦可继发于伤寒、粟粒性肺结核、葡萄球菌性败血症、革兰阴性杆菌感染、布氏杆菌病、疟疾、黑热病、支原体感染、真菌感染之后。另有应用苯妥英钠等药物引起本综合征的报告。

最近 Grierson 等发现性连锁淋巴组织增生病(XLP)患儿中伴有本综合征的比例较高,在 161 例 XLP 患儿中,28 例有 VAHS。

【临床表现】

病毒相关性吞噬血细胞综合征的临床表现多种多样。常见临床表现有以下几方面。

(1)高热、皮疹、盗汗、体重减轻、肝脾淋巴结肿大等,广谱抗生素治疗无效,1~8 周可自行缓解。

(2)部分或全血细胞减少。全血细胞减少与组织细胞吞噬血细胞有关,pirsch 则认为它是病毒感染抑制骨髓的结果。

(3)肝功能损害或凝血功能障碍。

(4)部分病例可有中枢神经系统症状、肺部浸润、肾功能衰竭等多脏器损害。

(5)实验室检查:低蛋白血症、α_2 球蛋白比例升高、血胆固醇浓度降低、C-反应蛋白强阳性、乳酸脱氢酶尤以 LDH_3~LDH_5 水平升高等。

(6)骨髓检查:骨髓涂片可见组织细胞增多,细胞大多呈成熟型。特异性表现是可见组织细胞吞噬红细胞(成熟的与有核的)、白细胞(多核与淋巴)、血小板及血细胞碎屑现象。

粒细胞与红细胞生成低下,巨核细胞呈现正常或生成过盛。吞噬血细胞现象的出现和消失与病情的活动和缓解同步。

(7)淋巴结切片或脾脏活检亦可见组织细胞增多及吞噬血细胞现象。

【诊断】

根据临床表现和实验室检查所见进行诊断。诊断的主要依据是骨髓见到明显的吞噬血细胞现象,绝大多数小儿的 VAHS 继发于 E-B 病毒感染,因此可做 E-B 病毒感染相应的抗体滴度测定,以明确 E-B 病毒感染有助于本综合征的诊断。

VAHS 时, E-B 病毒感染所出现的淋巴细胞改变,以 CD_8 阳性的抑制 T 细胞减少,使 OKT_4/OKT_8 比值显著升高达 1.0~4.6,提示 VAHS 并对 E-B 病毒的免疫功能缺陷的一种表现。与 E-B 病毒感染有关的传染性单核细胞增多症(IM)急性期的 CD_8 阳性细胞所占比例与绝对数均增多,使 CD_4/CD_8 比值显著下降(平均为 0.49 ± 0.20),由此可与传染性单核细胞增多症相鉴别。

此外,尚需与具有吞噬血细胞现象的组织细胞增多症相鉴别。

【治疗】

一般认为本综合征具有自限性,轻-中度的患儿若无基础疾患,经一般治疗与护理,1~8 周后可复原,无须特殊治疗。

本综合征是病毒感染有免疫功能低下的表现,因此原则上忌用免疫抑制剂,以免造成免疫功能的瘫痪。若有基础疾病原已在使用泼尼松等免疫抑制剂者应减量或停用。有的学者对危重患儿用泼尼松后而转危为安,亦有用后无效的报告。免疫球蛋白与干扰素的早期应用有一定疗效。

为抑制 E-B 病毒,可应用阿昔洛韦,但疗程有限且毒性较大,应权衡利弊后慎用。国外有推荐使用 Ganciclovir,其毒性较低,疗效优于阿昔洛韦。

当遇到病情危急,一时又难以与恶性组织细胞增生症鉴别时,可试用 ACOP 方案(阿霉素+环磷酰胺+长春新碱+泼尼松)或足叶乙苷、环糖胞苷等,边治疗边取得确诊依据,以免延误治疗。

【预后】

本综合征有自限性,通常 1~8 周可获缓解渐渐自愈。

少数患儿发病急骤,有肺炎或肺出血以及出现 DIC 者应予以监护,病情严重者可致死亡。虽然有些作者认为本综合征是自限性疾病,但在急性期病死率颇高。Risolall 报告的 19 例中,死亡 6 例。

第四十节　播散性脂肪肉芽肿综合征

播散性脂肪肉芽肿综合征(Farber syndrome)即播散性类脂肉芽肿病,又称神经酰胺沉积病、Farber 脂肪肉芽肿等。

【病因】

可能是常染色体隐性遗传病。由于神经酰胺酶的缺乏,神经酰胺不能分解为鞘氨醇和脂肪酸,因而蓄积于脑、内脏、皮下结节中。

【临床表现】

临床上数月婴儿即可发病,表现为小关节肿胀、变形和疼痛。皮下结节见于关节周围和皮下组织、眼睑、脊柱、面部等突出部位,也可在喉部形成喉喘鸣、哭声嘶哑、呼吸和发音困难等特征性综合征。多数患儿有中枢神经系统受累,表现为运动障碍、肌张力低下、腱反射消失、吞咽困难、进行性智力发育障碍。平时易有呼吸道感染。

另外,患儿还有肝脏肿大,周期性发热。眼底黄斑有轻度樱桃红色点,中心凹水肿等症状。

血液检查见有贫血、白细胞中度增多(15×10^9~20×10^9/L)。骨髓偶见有空泡的组织细胞。

骨和关节 X 线表现为骨质疏松、结构紊乱、关节破坏及其周围硬化。

病理可见关节周围软组织和皮肤及皮下组织的其他受压部位有管状或结节状肿块,在体壁和内脏的浆膜面有油脂状带黄色的斑点。

皮下结节病理变化早期示大片组织细胞,散在淋巴和浆细胞浸润,较快出现含有 PAS 阳性物质的泡沫细胞,最后形成空泡坏死、纤维化。

【诊断】

据上特征即可考虑本病。但需与以下疾病鉴别。

(1)小儿类风湿性关节炎的多关节病型:该型 1 岁以内罕见,类风湿因子阴性,多关节痛,幼年可发病,常呈轻度关节炎,但无关节变形或骨质损害

(2)结节性脂膜炎(Weber-Christian 病):见于儿童发病,以反复发热、皮下结节为特点。结节多见于大腿部,直径 1~2cm,质软、红、稍痛,数周后自行消退,有皮肤凹陷和色素沉着。可有肝、淋巴结大及巨脾。

【治疗】

本综合征无特殊治疗方法,可试用类固醇、甲氨蝶呤和其他化疗药物。

【预后】

本综合征呈进行性过程,常在 2 岁前死亡。

第四十一节　常染色体显性遗传高 IgE 综合征

常染色体显性遗传高 IgE 综合征(autosomal dominant hyper IgE syndrome，AD-HIES)，是伴有免疫缺陷已明确的,综合征(well-defined syndrome with immunodeficiency)中的一种。伴有免疫缺陷的明确综合征是指一组具有特征性临床表现,同时伴有免疫缺陷的疾病。高 IgE 综合征(HIES)根据遗传方式、分子机制及临床表现的不同,又可分为常染色体显性遗传高 IgE 综合征(AD-HIES)和常染色体隐性遗传高 IgE 综合征(AR-HIES)两类型。临床上 AD-HIES 占 HIES 患者的 60%~70%。

AD-HIES 是一种复杂性的原发性免疫缺陷病(primary immunodeficiency，PID)。临床主要表现为血清 IgE 异常增高,嗜酸粒细胞增多,反复湿疹和金葡菌、真菌感染,患肺炎时易形成肺大疱。

【病因】

独立分化发育的辅助性 T 细胞亚群 TH17 数量减少。STAT3 基因突变是 AD-HIES 的病因。编码为 STAT3 蛋白的基因 stat3 位于染色体 17q21,含 23 个外显子,编码 770 个氨基酸,是信号转导与转录活化因子(STAT)家族的重要成员。

【临床表现】

(1)皮疹:是本综合征的最初表现,所有患儿均有程度、范围大小不等的湿疹。

(2)皮肤感染:皮肤白色念珠菌感染、脓肿(无热无痛的冷脓肿)。

(3)反复肺炎:患儿有一次或多次肺炎史,易并发肺脓肿和肺大疱。病原菌多为金葡菌、肺炎链球菌和流感嗜血杆菌。慢性肺部感染常由非结核性分枝杆菌、曲霉菌、铜绿假单胞菌所致。

(4)骨髓异常:骨质疏松、易骨折、脊柱侧凸、关节过伸等,乳牙常不脱落,阻碍恒牙萌出。

(5)特征性面容:鼻翼肥大、眼距增宽、前额凸出、颜面皮肤粗糙、面部不对称等。

(6)血清 IgE 异常增高,可高达 2 000U/L,常高出正常儿童的 10 倍以上。嗜酸粒细胞明显增多,常大于每微升 700 个。

【诊断】

内部器官脓肿、其他严重感染、肺大疱、甲床/皮肤念珠菌病、非创伤性骨折、脊柱侧凸以及家族史等均提示 STAT3 基因突变。根据临床表现和基因检测可能明确诊断。

1999 年美国国立卫生院(NIH)制订了评分表,作为诊断标准,见表 1-2。

【治疗】

(1)加强皮肤护理,积极预防感染。有金葡菌感染应着重预防肺炎和肺大疱,可用双氯西林或磺胺增效剂(TMP/SMZ)

(2)抗真菌感染:预防用药为伊曲康挫,治疗曲霉菌感染可选用伏立康唑和泊沙糠唑。

(3)静脉丙种球蛋白:对部分患儿治疗有效。

(4)皮肤外用药物:可用稀释的漂白剂沐浴以局部抗菌,同时予以保湿霜和外用类固醇。

(5)骨髓移植:是一种有效的治疗措施,但远期疗效并不乐观。

(6)造血干细胞移植:已有成功病例报告。

【预后】

(1)肺炎并发肺大疱可危及生命。

(2)治疗措施及时到位,有望改观预后。

表 1-2　高 IgE 综合征临床评分表（美国国立卫生院，1999 年）

临床表现	分值 a									
	0	1	2	3	4	5	6	7	8	10
血清 IgE 最高值（U/m）b	<200	200~500			501~1 000				1 001~2 000	>2 000
皮肤脓肿	无		1~2		3~4				>4	
肺炎（一生总次数）	无		1		2		3		>3	
肺实质异常	无						支气管扩张		肺大疱	
乳牙保留	无	1	2		3				>3	
脊柱侧凸，最大弯曲度	<10°		10°~14°		15°~20°				>20°	
轻微外伤引起骨折	无				1~2				>2	
嗜酸粒细胞计数最高值（/微升）c	<700			700~800			>800			
特征性面容	无		轻微			有				
中线异常 d	无					有				
新生儿皮疹	无				存在					
湿疹（最重阶段）	无	轻度	中度		严重					
每年上呼吸道感染（次）	1~2	3	4~6		>6					
念珠菌病	无	口腔	指甲		全身性					
其他严重感染	无				严重					
致命性感染	无				有					
关节伸展过度	无				有					
淋巴瘤	无				有					
鼻翼增宽 e	<1SD	1~2SD		>2SD						
高腭弓	无		有							
年龄矫正	>5 岁			2~5 岁		1~2 岁		≤1 岁		

注：a 最右边一栏为每一表现的最高得分；b 正常值<130U/ml；c700/µl=1SD，800/µl=2SD（超过正常平均值 2SD）；d 腭裂、舌裂、半椎体和其他脊柱的异常；e 与同龄同性别的对照组比较。

第四十二节　脆性 X 综合征

脆性 X 综合征（Fragile X syndrome）[简称 fra（X）]，又称脆性 X 染色体综合征（fragile X chromosome syndrome）、Martin-Bell syndrome、Martin-Bell-Renpening syndrome 等，也曾有巨睾综合征之称，是一种有智力障碍的性连锁隐性遗传性疾病，为一种仅次于 21-三体综合征的常见染色体病。脆性 X 染色体最早于 1943 年 Martin 与 Bell 所报道，继而 1962 年 Reopening 亦有同样报告，Lubs 等于 1969 年在智力低下患儿中首先发现，脆性位点不仅可位于 X 染色体，常染色体也能发生。带有脆性位点的染色体必须在缺叶酸或其他特殊条件培养基内方可得到表达。1977 年以后广泛引起了注意，1983 年第一次有关 fra（X）和 X 连锁智力低下的国际学术讨论会确定人体染色体上 17 个脆性位点，至 1984 年胞性位点的发现增至 21 个，1987 年凌水和等报告了国内在四川发现的病例,同年赵莹亦报告过4例男性患者。

【病因】

本综合征X染色体长臂末端脆性位点的发生可能与DNA合成代谢过程中的脱氧胸苷酸不足有关,而脆性位点为富有DNA的节段,当脱氧胸苷-磷酸减少时,脱氧胸苷三磷酸减少,这样使在有丝分裂时这一节段不能紧密折叠,甚至出现裂隙或断裂,表现了脆性。

以往对脆性X综合征的研究大多侧重于细胞遗传学水平。近两三年来随着分子生物学研究的不断深入以及在该综合征中特殊遗传规律的发现,在对脆性部位的分类、脆性X综合征的特殊遗传方式及其产生机制方面的研究中取得了许多重要进展,形成了一些新的概念和理论,使人们开始从一个新的水平和角度去认识这一综合征。

脆性部位分类:①遗传型脆性部位(h-fr),又称之为罕见型脆性部位;②结构型脆性部位(c-fra),又称为常见型脆性部位。

脆性X综合征的遗传特征:过去认为其典型遗传方式呈X连锁隐性遗传,近年发现它的遗传方式非常复杂,具有与一般遗传病完全不同的特殊遗传规律:①是通过无异常表型的男性携带者又称外显不能(NP)传递的。他们所生的脆性X综合征女儿无异常表现;②在fra(X)家系中智力低下男性患者约占20%,分离率0.4;③表型异常脆性X综合征女性所生的儿子中分离率为0.5;④表型异常女性的脆性X来自她们的母亲,而非来自父亲;⑤约35%女性携带者出现智力低下;⑥NP男性脆性X综合征母亲一般表型都正常,NP男性子女中出现表型异常的脆性X综合征患者的危险性较低;⑦几乎所有脆性X综合征患儿的母亲都携带脆性X;⑧同胞中的外显程度不一。

有关产生机制的几个假说:①可移动因子插入假说;②多聚嘌呤/多聚嘧啶顺序扩增假说;③富含嘧啶DNA顺序重组和扩增假说;④不稳定性前突变假说;⑤常染色体阻抑基因效应假说。

Jacobs等认为,男女生殖细胞的基因可有相同的突变频率,均是向下传递。Fra(X)综合征患者可能是经过两个阶段基因突变而向下传递给父或母,但父或母的表型为正常,在其外周血往往检不出fra(X)。当他或她体内生殖细胞再一次发生突变,并传给子或女,即产生了fra(X)阳性患者或女性携带者,Sutherland曾指出,fra(X)综合征患者中是否存在异常的基因产物或缺少某些基因产物?目前尚无依据。总之脆性位点发生的真实机制,尚待更深入的研究。

【临床表现】

患者均为男性,在男性中的发病率为9.2/万,在所有智力低下男性中占10%~20%。

(1)智能缺陷:为本综合征的主要特征之一,智能缺陷的程度多数(80%)为中度或重度。男性患者和女性携带者均可能表现为智力低下,智力低下的程度不为fra(X)出现率高低所决定。

(2)精神神经表现:烦躁、多动、焦虑和注意力差,有孤僻行为和自身伤害现象,如受刺激或遭遇挫折时,往往引起自身咬伤和抓伤。此外,有不随意运动、手和手指间协调差等。

(3)言语发育迟滞:是本综合征另一常见的特征。表现为语言不流畅、词汇量很少,常反复讲几个单词语句,有时有反向性语言。有的患儿则表现为不能理解别人的语言。

(4)特殊面容:表情痴呆、有方额、大耳壳、招风耳等表现。头围在婴幼儿期较小,而成年以后头围往往大于正常人。眉弓及下颏突出。形成颜面中央低凹的特殊狭长面容,为引人注目的特征。

(5)大睾丸症:巨大睾丸症(macro-orchidism)是本综合征的又一特征,可发生在新生儿期,但多数出现于青春期前后。Carmi等1984年报告1例5个月的男婴患者有大睾丸症,国内资料中凌永和等报告的1例15岁男孩睾丸大如鸡蛋,估计容量为40ml。赵莹报告的4例男患者睾丸体积为35.2~50.2cm³(按Cantu等提出的测睾公式计算),明显超过国内某些医院规定的成年男性睾丸体积值(20~25ml)和国内曾报告的中国人睾丸体积正常值(9~14.4ml),Brown的资料正常人睾丸容量平均为18ml,大于25ml为大睾丸症。

(6)掌指皮纹特征:本综合征患者可有桡侧箕形纹、丰形纹及弓状纹增加。尺侧箕形纹减少;第Ⅲ指间纹理增加及第Ⅳ指间纹理减少;猿掌增多;a-b隆线数减少等特征。

【诊断】

根据上述典型临床特征,缺乏叶酸的细胞培养基中作细胞培养染色体检查,如发现 Xq^{27} 或 Xq^{27} 与 Xq^{28} 之间的部位有明显的断裂现象,是本综合征诊断的特征。若在缺乏叶酸的培养基中添加五氟脱氧尿苷(Freu),可使细胞阳性率明显增加。

【治疗】

本综合征尚无特殊疗法,临床上使用叶酸治疗本病,鉴于叶酸能通过二氢叶酸还原酶使脱氧苷-磷酸增加。给予 0.5mg/(kg·d),可使多动、孤独、注意力涣散、不协调运动等有改善,对智力障碍无效。在叶酸治疗好转的过程中如果应用叶酸代谢阻抑剂时,可使症状恶化,停止应用阻抑剂后再度改善。

【预后】

本综合征对生命无危害。

第四十三节　儿童 Fechtner 综合征

儿童 Fechtner 综合征(Fechtner syndrome)是极为罕见的常染色体显性遗传病。1985 年由 peterson 首次报道。迄今国内仅见 4 例成人,1 例儿童报告,2019 年赵三龙等学者报道一个家系姐弟 2 人患 Fechtner 综合征及先证者父亲亦属于 Fechtner 综合征,其表现及基因致变异也符合本综合征诊断条件并提示有家族遗传倾向。

【病因】

本综合征由非肌性肌球蛋白重链 9(nonmuscle myosin heavy chain9,MYH9)基因变异所致。

MYH9 基因编码共有 41 个外显子。赵三龙报告的一个家系 3 例患者均为 25 号外显子 c.3195c3215del(p.A1065A1072del)缺失变异。

同一位点基因变异可导致复杂多样的临床表型。

【临床表现】

（1）巨大血小板。

（2）血小板减少。

（3）中性粒细胞包涵体。

（4）进展性胃炎。

（5）可有感音性神经性耳聋。

（6）白内障。

（7）肝酶升高。

【诊断】

根据临床表现和基因检测确诊,注意与 ITP 相鉴别。

随着基因检测的发展,以往根据临床表现及实验室检查的不同组合的 4 种疾病(Fechtner 综合征、Sebastian 综合征、Epstein 综合征及 May-Hegglin 异常)检测结果均为 MYH9 基因变异所致,其各自不同的表现可称为 4 个亚型,统称为 MYH9-RD。

肾活检病理提示局灶性节段性肾小球硬化。

【治疗】

（1）血管紧张素转化酶抑制剂(angiotensin converting enzyme inhibitors，ACEI)和血管紧张素 Ⅱ 受体拮抗剂(angiotensin receptor blockers，ARB)可降低本综合征的蛋白尿,盐酸贝那普利优于他克莫司,至于能否延缓肾功能恶化尚不明确。

（2）肾功能衰竭者可行血液透析。

（3）激素联合环孢素治疗无效。

（4）钙调蛋白酶抑制剂理论上可降低 MYH9-RD 尿蛋白水平,尚未见相关临床报道。

【预后】

本综合征尚无有效治疗方法,大多患者进展为肾功能衰竭,预后不良。

第四十四节　非典型溶血尿毒综合征

非典型溶血尿毒综合征(atypical hemolytic uremic syndrome, aHUS)是溶血尿毒综合征(hemolytic ure-mic syndrome, HUS)中,占 5%~10% 的无腹泻前驱症状的一个类型。特指与补体系统相关的基因异常或免疫系统改变所致的 HUS。又称补体相关性 HUS(complemente related HUS, complemente-HUS)。虽任何年龄均可发病,但以儿童为主,大多发生在 18 岁前。6 个月龄前发病的多提示为 aHUS。据美国估计发病率为(1~2)/1 000 000。儿童中 70% 首次发病在 2 岁之前,且无性别差异。

【病因】

1. 携带与旁路途径相关的补体蛋白基因突变

(1)H 因子基因突变:占 aHUS 的 40%~60%。目前散发和家族性 HUS 中发现 100 种以上不同的突变。

(2)MCP 基因突变:10%~15% 的 aHUS 是该基因突变,已发现 40 种突变以杂合突变为主。

(3)I 因子基因突变:见于 4%~10% 的 aHUS,现已发现 40 种突变,I 因子突变亦以杂合突变为主。

(4)C_3 基因突变:C_3 基因突变为杂合突变,属于功能获得性突变。

(5)B 因子基因突变:仅为少数,占 1%~2%,目前已发现 4 种功能获得性杂合突变。

(6)TM 基因突变:见于 3%~5% 的 aHUS,为杂合突变。

2. 获得性旁路途径补体调控缺陷　目前尚乏这方面的研究报道,仅有 H 因子自身抗体相关 HUS 的报道,仅占 aHUS 的 5%~10%。90% 抗 H 因子抗体阳性患儿存在 CFHR1-3 基因完全缺乏。抗 H 因子抗体 1gG 与 H 因子 SCR19 和 20 位点结合抑制了 H 因子与 C_3 和细胞表面的结合,从而抑制了 H 因子对补体旁路途经的调控作用。

3.aHUS 患儿补体基因变异　据国外报道,检出率约 50%,检出率较高的补体 H 因子、I 因子及 C_3 等基因突变、抗 H 因子抗体阳性等。具体的是补体基因 CFH(11.0%~31.6%)、MCP(5.5%~18.0%)、CFI(4.5%~16%),各患者致病基因变异及差异很大,需应用靶序列捕获测序,对所有已报道过的补体基因一一进行检测是必要的。HUS 是以非免疫性血管内溶血性贫血、血小板减少和急性肾功能不全为特点的血栓性微血管病,aHUS 虽无腹泻前驱症状,但其预后差,病死率可达 25%,死于急性期进展至终末期肾脏疾病。

【临床表现】

在感染特别是上呼吸道感染(亦可是胃肠炎)的诱因下,可突然发生常见的临床症状是由于容量负荷或继发于肾脏及高肾素血症的严重高血压。

少数可缓慢发病,表现为亚临床贫血波动性血小板减少而肾功能尚好。

aHUS 肾外以神经系统受累表现为著,其次亦可导致心肌梗死和多脏器功能衰竭。

aHUS 的发病年龄由于不同的基因突变因素而早晚不一,H 因子和 I 因子基因突变者发病年龄较早,平均为 6 个月,最早有 3 天龄发病的。绝大多数抗 H 因子抗体阳性的发病年龄平均为 8.5 岁,最大 14 岁。

【诊断】

根据临床表现,依靠基因测序予以明确诊断。

【治疗】

(1)一线治疗:aHUS 的一线治疗是血浆,包括血浆输注和血浆置换。然而对 mcp 基因突变的患儿无明显疗效。

血浆输注可补充正常的 H、I、B、C_3 等成分,纠正异常,FFP 输注为 10~20ml/kg。

血浆置换能去除突变的因子、内源性可溶性补体抑制因子、H 因子抗体及可能存在的内皮损伤,还可祛除促进血小板凝聚的炎症和血栓形成因子等,因为它的作用显著并应在 24 小时内即开始进行。

具体血浆置换的建议方案为 FFP1.5 倍血浆量或 60~75m/kg,每日一次,直至血小板正常、溶血停止及肾功能持续改善数日后改为每周 5 次,共 2 周,接着每周 3 次,2 周,然后再视病情制订下一步治疗方案。

血浆输注要注意过敏反应及容量负荷过高、高蛋白血症、高血压和心衰等。

血浆置换亦应注意过敏、低血压、管路阻塞等问题。

(2)IgG 单克隆抗体:依库利珠单抗(eculizumab)。其主要作用是与 C_5 特异性结合,阻断其分解为 C5a 和 C5b,阻止膜攻击复合物 C5b-9 的形成。临床实践已显示该药对 aHUS 治疗是有效的,对小婴儿血浆置换有难度者 eculizumab 可作为首选治疗。一般患儿无论何种突变或 H 因子抗体有无 aHUS,建议诊断 10 天内用药疗效均相似,比 2~4 个月后用药 GFR 明显升高。建议在 3~5 天血浆治疗后,持续溶血和血小板降低,肾功能无改善者及早使用 eculizumab。

依库利珠单抗的使用剂量见附表。其副作用主要会增加奈瑟菌脑膜炎球菌感染机会,用药前予以青霉素、阿莫西林等抗生素或注射相应疫苗可以预防。

(3)免疫抑制剂:糖皮质激素联合环磷酰胺或霉酚酸酯或 CD20 单抗,对 H 因子阳性患儿治疗,有助于改善预后。

(4)肾脏移植:对 aHUS 已导致慢性肾功能衰竭的患儿有适当的机会和合适的供体可考虑肾移植术,配对时除一般肾移植常规要求检测项目外,受供体的补体系统基因分析十分重要,尚可预防性给予依库利珠单抗,可明显提高活体肾移植的成活率。但移植后的复发率可高达 50%。

【预后】

aHUS 首次发作后的急性期死亡率达 10%~15%。存活者中 MCP 基因突变者复发率最高可达 70%~90%,一般复发率为 50%。

H 因子突变者随访 3~5 年 75% 死亡或 ESRD。

早期诊断,及时的血浆置换和依库利珠单抗的应用,坚持长期规范化治疗 aHUS 的预后已有所改观。

第四十五节　　弗朗斯综合征

弗朗斯综合征(Fryns syndrome)为 Fryns 于 1979 年报道的一种新的可变的多发性先天性畸形综合征,以角膜浑浊、膈缺陷和远端肢体畸形为特点,常为致命性的一种综合征。

【病因】

本综合征可能为常染色体隐性遗传。曾报道有同胞兄妹患者,父母为近亲婚配。本病等位基因突变的原发缺陷还不明,绝大部分患者,起始于横膈的膈纤维和膈肌发育良好。相反,来自胸腹膜皱襞的膈后侧部无左右两边,这些皱襞是由两肺长出形成的,提示可能原发性肺发育不良并不分叶继而造成了无胸腹膜皱襞长出和形成。

【临床表现】

(1)在妊娠中期羊水过多,但胎儿生长正常。

(2)有明显的颅面部特征:面部粗陋、鼻梁宽平、大鼻、鼻孔上翘、上唇短、巨口、唇裂或腭裂、颌小而后缩。耳外形不正、耳垂黏附。

(3)胸部狭窄而发育不良,乳头距离较远。

(4)远端肢体发育不良、指(趾)骨过短、指(趾)甲阙如或发育不良、X 线片上第 4 和 5 指(趾)骨末端和中间退化最明显。

(5)膈缺陷伴原发或继发的肺发育不良;胃肠畸形包括旋转不良、不固定、十二指肠闭锁或多发性闭锁;在女性有双角子宫等畸形。

(6)50% 以下的病例可有其他畸形,如角膜浑浊、小眼、睑裂上斜、短颈并有颈褶、通贯手和畸形足。肾发育不良和皮质囊肿,脑畸形包括 Dandy-Walker 囊肿及小脑胶质神经异位。

【诊断】

根据上述临床特点进行诊断。

【治疗】

本综合征无有效治疗方法。

【预后】

本综合征因严重发育不良,故远期预后差,多于出生后几周内死亡。

第四十六节　干燥综合征

干燥综合征(Sjogren syndrome,SS)即口眼干燥和关节炎综合征,又称 Gougerot-Sjogrens 综合征,或 Sjogren 综合征 I 型。由瑞典眼科医师 Sjogren 于 1933 年首先报告本病,为一原因不明的罕见疾病。临床表现以干燥性角膜结膜炎、口腔干燥和类风湿性关节炎为特征。可伴有泪腺或唾液腺肿大。发病年龄虽可从小儿至老年(5~73 岁),但多数为中年女性。国内陈洁于 1987 年报告一例 9 岁女孩。

【病因】

本综合征原因不明,有人认为是慢性淋巴上皮泪腺、唾液腺疾病的播散型(与仅侵犯腮腺的 Mikulicz 病不同),但根据多种结缔组织病、自体免疫瘤、3/4 以上病例类风湿因子阳性,2/3 以上病例抗核因子阳性,1/2 病人有抗泪腺、唾液腺的自身抗体,1/3 病例有抗甲状腺球蛋白抗体,1/10 病例可找到狼疮细胞,免疫电泳见免疫球蛋白(TS 部分)增加,病理变化以淋巴增生和腺泡萎缩为特征等,提示本综合征为结缔组织病,自身免疫病范畴的"跨界"(Overlap)疾病。

【临床表现】

(1)眼症状(干燥性角膜结膜炎):眼内异物感、烧灼感,分泌物多而眼睛干燥无泪,可见泪腺肿大。

(2)口腔干燥症:口唇、口腔干痛,唾液不足,可伴腮腺、颌下腺肿大。

(3)关节症状:多关节,尤其小关节肿痛、畸形。

(4)其他症状:肝脾肿大,贫血,皮肤干燥,四肢肌肉萎缩,药物过敏等。

(5)实验室检查:类风湿因子、抗核抗体、狼疮细胞可获阳性,高丙种球蛋白血症等。

【诊断】

凡具备眼、口腔、关节三项主要症状中的两项时,诊断可以成立。

可有滤纸法测定泪腺分泌减少;用虎红染色试验或荧光素将结膜角膜染色,以显示溃疡,裂隙灯检查角膜炎之存在(表 1-3、表 1-4)。

表 1-3　Sjogren's 综合征合涎腺功能测定

方法	正常值			病人组			P
	η	X̄	SD	η	X̄	SD	
含糖(ml/分)	130	130	22.86	21	21.77	16.15	<0.001
流率(ml/分)	130	130	0.19	32	0.08	0.07	<0.01
涎腺 IgA(u/me)	130	130	3.53	32	12.88	6.96	<0.001

表 1-4　Sjogren's 综合征口腔、眼部症状(60 例分析)

症状	口干	需多饮水	不能进干食	影响讲话	影响吞咽	味觉异常	涎腺肿痛	口腔溃疡	舌病等	腮腺导管口分泌	龋齿	眼干	眼摩擦感
例数%	45	31	28	28	15	11	21	7	26	33	23	38	18
	75	52	47	47	25	18	35	12	43	55	38	63	36

唾液分泌机能检测,可用咀嚼石蜡收集涎液、用柠檬汁刺激舌面以小杯收集腮腺涎液等方法加以证实。

尚可采用以下方法。①含糖试验:将重 800mg 蔗糖片置于受检者舌背,记录溶化时间,若 30 分钟未化完,则取余糖干燥后称重,即可计算糖片溶化速度(mg/min);②涎液流率的测定:收集 10 分钟无刺激下混合涎液(小部分涎液分泌极少者可延长至 20 分钟)计算流率(ml/min);③涎液 IgA 测定:用免疫单扩散方法(U/ml)等。流涎率降低是涎腺受累和较敏感的指示,糖片溶化时间延长主要为流涎量减少所致,但并非 SS 所特有,涎液中 IgA 主要来自涎腺,由浸润涎腺的 B 淋巴细胞产生。涎液分析简便,不失为有效检查涎腺分泌功能的诊断措施,有待建立正常值和阳性指标。

同位素腮腺闪烁显像、腮腺造影、唇腮活检可辅助诊断。腮腺造影可显示腮腺导管萎缩,腮腺管细而窄,腮腺肿大。活检宜经口腔取标本,损伤和痛苦较小,可见小叶间小叶内腺段周围有较多淋巴细胞浸润。

【治疗】

多风天气戴防风眼镜、0.12%甲基纤维素溶液滴眼,可保护眼睛减轻症状。进食水果和和果汁,口含酸性干果话梅、餐前口腔涂抹 2%甲基纤维素液,对口腔干燥症状可有一定疗效。曾有用腮腺激素(Partin)治疗本综合征有效的报告,但远非理想治疗。全身应用皮质激素和/或其他免疫抑制剂治疗效果尚好。陈洁报告的 1 例 9 岁女孩,明确诊断后以泼尼松 30mg/d,环磷酰胺 40mg/d, 4 周后增至 50mg/d,一周后加用长春新碱 1mg 每周一次静滴,患儿眼、口干燥及晨僵,关节肿痛畸形均逐步好转,腮肿消退,联合治疗 3 个月获得痊愈。

附:口眼干燥综合征的简易检查法

(1)Schirmer 氏试验:取 50mm 长、5mm 宽标准滤纸,一端 5mm 处折叠放入下睑外 1/3 结膜囊内,双眼自然闭合 5 分钟后,从折叠处测量其湿润长度。小于 10mm 者为阳性。

(2)荧光素染色试验:滴 2%荧光素液于下睑穹隆部,轻揉上、下睑使其弥散分布,然后用生理盐水冲洗。裂隙灯显微镜下检查,凡有弥漫性表层角膜染色成点状角膜染色或卷丝状角膜染色者为阳性。

(3)虎红(Rose bengal)染色试验:滴 1%虎红染液于下穹隆部,轻揉上、下睑使其弥散分布,然后用生理盐水冲洗,球结膜染成玫瑰红者为阳性,根据部位大小和范围,定为+、++、+++。口眼干燥综合征早期一般都是睑裂部球结膜首先着色,较重的下方球结膜亦着色,严重的上方球结膜也同时着色。国外大多数学者认为虎红染色试验是一种极为敏感、准确而又简便的方法,被普遍采用。国内邵廷英等的临床实践结果显示,本病虎红染色试验阳性率达 93%,染液配制简便,是值得采用的方法。

【预后】

本综合征预后尚好。

第四十七节　高 IgD 综合征

高 IgD 综合征(hyper IgD syndrome),是一种常染色体遗传疾病。以周期性发热、淋巴结肿大、关节炎、腹痛、腹泻、皮疹为特征,检验 IgD 浓度升高,白细胞增多、血沉增快为主要改变。

【病因】

编码甲羟戊酸酶(mevalonale,MVK)基因突变所致。MVK 是合成胆固醇的关键酶之一,其活性降低可导致炎症反应。甲羟戊酸的堆积以及异戊二烯减少可引起 IL-Iβ 分泌增高,引起过度炎症反应。MVK 使甲羟戊酸磷酸化生成磷酸甲羟戊酸。磷酸甲羟戊酸进一步被催化合成类异戊二烯和胆固醇。

【临床表现】

(1)周期性发热:每 4~6 周发作一次,每次发作的发热时间为 3~7 天。

(2)发热期的伴随症状:①腹痛、腹泻;②脾脏、淋巴结肿大;③关节炎;④皮疹。

(3)常从婴儿期起病,疾病严重程度和病程,各患者之间以及每个发作周期的表现差异很大。

(4)白细胞增多,血沉加快,血 IgD 浓度升高。

(5)间歇期间患儿可完全正常。

【诊断】

(1)血 IgD 浓度增高,仅为诊断线索。

（2）甲羟戊酸激酶活性降低，为诊断依据。

（3）MVK 基因突变是确诊的必备条件。

【治疗】

（1）静脉注射免疫球蛋白，临床有暂时效果，免疫球蛋白的半衰期为 28 天，随其作用逐步降低，临床症状可重现。

（2）可选用的药物：辛伐他丁、益赛普、沙利度胺等，效果都不确切。

（3）糖皮质激素：早期应用泼尼松，可减轻临床症状和严重度，并可缩短疾病的持续时间。

【预后】

本综合征不仅临床表现差异较大，其预后亦悬殊。随年龄增长，发作的周期可延长，发作的程度可逐步减少。罕见关节挛缩及淀粉样变性。

第四十八节　高 IgE 综合征

高 IgE 综合征即 Job 综合征（Job），又称姚氏皮炎综合征、慢性肉芽肿病变异型（granulomatousdisease variant）、Buckley 综合征等。本综合征是一种病因及发病机制尚不清楚的少见疾病。主要特征有：①慢性湿疹性皮炎；②反复严重感染；③血清 IgE 明显增高。1966 年由 Davis 等首先报道，并定名为 Job 综合征。1972 年 Buckley 等相继报告病例并发现患儿血清中 IgE 明显升高，故又曾以 Buckley 的名字命名为 Buckley 综合征。目前大多数学者都以高 IgE 综合征（HIES）取代 Job 综合征及 Buckley 综合征的名称。

【病因】

本综合征病因未明。多认为是先天性免疫缺陷综合征的一个分型。

有人对本综合征患儿 IgE 的合成和调节作过较深入的研究，发现其 IgE 的合成不依赖于淋巴因子（IL-4，IL-6）及 T/B 细胞的相互作用，而是分化成熟的 B 细胞对调节信号不敏感。但也有人提出不能排除 HIES 患者体内有 IL-4 绝对或相对过多，只不过是尚未被检测出来而已，有促进 IgE 的产生。

由于患儿缺乏产生抗葡萄球菌 IgG 的能力，IgE 作为替代抗体，大量覆盖在肥大细胞表面，在金黄色葡萄球菌抗原存在下激活过敏反应，释放组胺等生物活性物质麻痹嗜中性多形核白细胞（PMNC），使之不能抵抗葡萄球菌，产生炎症及迅速形成脓肿。这些表现在肥大细胞丰富的面部等区域尤为明显。反复炎症发作使结缔组织增生，尤其在口周、鼻、眼等部位，因而产生 HIES 患儿特有的面容。

文献报道 DOCK8 基因变异缺失为主要致病原因，国内学者徐雪峰等报道的病例，发现了基因新位点变异，定位于 9 号染色体的 DOCK8 基因第 38 号外显子纯合变异：C.4886G>A，导致氨基酸改变 p.R1629k。

【临床表现】

本综合征起病年龄多在生后 1~8 周，男女均可发病。但多见于白种人的女婴，尤其是皮肤颜色白皙，毛发红色的女婴。

（1）皮肤表现：慢性湿疹样皮炎，系生后不久即出现的首发症状。呈丘疹或丘疹水疱性皮疹，边界清楚，有瘙痒。皮损分布于头面部、耳后及躯体伸侧面，其严重程度与季节无关。其皮疹尤其是耳周围的皮疹可终生不退。皮肤活检可见表皮有大量嗜酸粒细胞浸润伴表皮白疱疹。

（2）感染特征：所有患儿均有反复严重感染史，常发生在生后 3 个月以内。常见皮肤冷脓肿、反复发作的肺炎、支气管炎。其致病菌常见金黄色葡萄球菌及嗜血流感杆菌。可有肺大疱、脓胸、支气管扩张等并发症。此外还可常见的感染是中耳炎、慢性鼻窦炎、化脓性关节炎、骨髓炎。也可见非细菌性感染，如白色念珠菌、卡氏肺囊虫感染，带状疱疹、皮肤疱疹、疱疹性角膜结膜炎等。

（3）其他表现：70%~90%患儿有特殊面容，宽鼻梁、突鼻及颊部与下颌比例不称。可有生长发育迟缓、骨质疏松、骨折、指甲萎缩、关节过度伸展、红色头发、血沉增快等。

（4）实验室检查：可有多种免疫异常表现。①血清 IgE 明显增高（>4.8mg/L，即>2 000U/mL）且水平稳定；②血清中可查出高水平的抗金黄色葡萄球菌特异性 IgE；③末梢血及局部嗜酸粒细胞增多；④抗 IgE 的

IgG 抗体存在；⑤含有 1gE 的免疫复合物存在；⑥中性粒细胞及单核细胞趋化作用缺陷；⑦在体内对回忆抗原缺乏迟发型超敏反应；⑧在体外对可溶性抗原及同种异体抗原缺乏淋巴细胞增生反应。

本综合征约 1/3 有家族史，由于男女均可发病而且非每代均有病人，因此本综合征可能属不完全外显性的常染色体遗传性疾病。

【诊断】

本综合征的诊断标准如下。

（1）生后反复慢性湿疹样皮炎，反复皮肤冷脓肿，反复肺部严重感感染。

（2）血清 IgE 明显升高，大于正常值的 10 倍以上（>4.84μg/L，或>2 000U/ml）。

（3）血清中抗金葡菌 IgE 及抗白色念珠菌 IgE 阳性。

（4）嗜酸粒细胞绝对及相对计数（比率）增高。

在诊断时须与慢性结节病、慢性骨髓炎、Wiskott-Aldrich 综合征、Digeorge 综合征、低丙种球蛋白血症等免疫缺陷病相鉴别。尤其须与特异性皮炎相鉴别，两者均为 IgE 大幅度升高、嗜酸粒细胞增多常见，鉴别要点着重在特异性皮炎多在出生 8 周后发病，有典型湿疹，红肿边界不清，分布于躯干屈面，金黄色葡萄球菌感染在表皮等浅表处，非金黄色葡萄球菌感染少见，血清中抗金黄色葡萄球菌特异性 IgE 抗体阴性等方面。

【治疗】

目前本综合征的治疗仍处于经验治疗水平。常以二氯苯甲异噁唑青霉素（Dicloxcillin）预防金黄色葡萄球菌的感染。也可使用其他抗生素或 SMZco。

有人主张用复合人类 IFNγ，可使患儿单核细胞趋向作用明显改善，还可抑制 IgE 产生，增加吞噬细胞内钙离子水平。

静脉注射丙种球蛋白（IVGG）可使感染有所缓解。

血浆置换是治疗本综合征感染的有效方法，在前 10 天内作 5 次置换治疗，以后根据病情可每周进行 1 次。血浆置换可改善白细胞趋化作用及淋巴细胞的增生反应，不仅能控制重症感染，对湿疹样皮炎及角膜结膜炎均有很好的治疗效果。必要时可与 IVGG 同时使用。

免疫调整剂左旋咪唑的使用可使患儿感染机会明显减少，常用剂量为每次 1~2mg/kg，每周用 2 次，连续服用 3~6 个月。

【预后】

本综合征的远期预后尚不清楚，能早期诊断积极治疗者感染机会少，预后相对较好，否则可因严重感染而死亡，本综合征还有发展为淋巴样恶性肿瘤的可能。

第四十九节　过敏性紫癜综合征

过敏性紫癜综合征（anaphylactoid purpura syndrome）即过敏性紫癜，又称许兰-亨诺综合征（Schonlein-Henoch syndrome），或出血性毛细血管中毒症（hemorrhagic capillary toxicosis）。是以小血管炎为主要病变的变态反应性疾病，临床表现以血小板不减少性紫癜为特征，并常伴有关节疼痛（如 Schonlein 型，又称 Schonlein 综合征）、胃肠道（如 Henoch 型，又称 Henoch 综合征）和（或）肾脏病变等。本综合征多发生于学龄前及学龄期儿童，部分病例有复发倾向。1874 年由 Henoch 首先报告。

【病因】

引起本综合征的因素甚多，但对每一具体病例寻找其确切病因，往往有一定的难度。通常认为细菌感染，特别是溶血性链球菌所致的上呼吸道感染是最为多见的病因；其次为肠道寄生虫感染及食物中异常蛋白质（如鱼、虾、蛋、乳）。其他如吸入花粉、昆虫叮咬以及某些药物（如磺胺类、抗生素、水杨酸盐等）都有可能是本病的诱发因素。近年通过各种免疫学检查，发现病人血液循环中有免疫复合物存在，血中 IgA 含量升高，皮肤血管壁及受累组织中有 IgA 沉积，以及病变性质类似 Arthus 现象，以上均提示本病可能系 IgA 免疫复合物病。

外周血细胞 miR-21-5p 表达不足,是引起 B 细胞 IL-10 表达降低的原因之一,诱发机体免疫功能紊乱而引起过敏性紫癜(HSP)。

【临床表现】

一般急性起病,各症状出现先后不一,大多以皮肤表现为首发症状。临床上由于病变的部位不一,而分为下列类型。

(1)紫癜型:为最常见的皮肤表现型。紫癜的特点为对称分布、分批出现,且以四肢及臀部最多。紫癜大小不一,常融合成片,严重的可成为大血泡,中心发生出血性坏死,皮肤紫癜可以单独出现,也可以与其他症状先后出现,除出血性皮疹外,常同时合并荨麻疹及头皮、手足或足背出现血管神经性水肿,为本病皮肤症状的一大特点。

(2)腹型:约见于 2/3 病例,以腹部阵发性绞痛或持续性钝痛为主,常伴有呕吐、呕血和便血,腹型是由于肠壁发生水肿和出血,引起不规则肠蠕动和痉挛,甚至出现肠套叠和肠段坏死。如果腹部症状在紫癜之前出现,易误诊为急腹症。

(3)关节型:约 2/3 病例可出现关节肿痛,活动受限,多累及膝、踝、肘、腕等大关节。关节腔内有浆液性渗出,但一般无出血,可在数日内消失,不留后遗症。此型又称"风湿性紫癜"。

(4)肾型:本综合征引起的肾脏病变是小儿期最常见的继发性肾小球疾患。近年来由于肾脏活组织检查的开展,对本病肾脏受累的检出率常明显增高,国内报告的 5 814 例过敏性紫癜中 34.9%有肾炎症状或尿改变,肾脏症状绝大多数在起病一个月内出现,亦可在病程更晚期于其他症状消失后发生,少数则以肾炎作为首发症状。肾脏症状表现轻重不一,与肾外症状的严重度无一致关系。可仅为无症状性血尿和蛋白尿,亦可表现为肾炎或肾病综合征。

(5)混合型:上述各型症状交叉出现或合并发作形成复杂的临床表现,少数病例有呼吸系统(喉头水肿、哮喘、肺出血)、循环系统(心肌炎、心包炎)、中枢神经系统(惊厥、瘫痪、昏迷)表现以及睾丸出血肿胀等的报道。

【诊断】

根据典型皮肤紫癜,尤其在伴有荨麻疹、血管神经水肿时,结合关节、胃肠或肾脏症状,以及实验室检查血小板计数及出血、凝血时间正常即可确诊,但有时仅出现单一症状或皮肤紫癜出现在其他症状之后时,则须与特发性血小板减少性紫癜、外科急腹症、风湿性关节炎等有关的疾病相鉴别。

【治疗】

目前尚无特效疗法,一般以对症及支持疗法为主,应注意探寻病因,避免服用有可疑致敏的食物和药物。对慢性病灶或寄生虫病应及时处理。轻症病例可用抗组胺药物,如苯海拉明、异丙嗪或氯苯那敏治疗。如果症状严重伴有明显腹痛或关节痛者,可用泼尼松或地塞米松减轻血管炎和组织水肿,以改善症状,但不能防止复发和肾脏损伤。若肾上腺皮质激素治疗 5~6 周不显效者,可加用免疫抑制剂,如硫唑嘌呤或环磷酰胺。

过敏性紫癜综合征(腹型)新的治疗方案如下。

(1)及早使用糖皮质激素以抑制免疫性炎症反应。推荐剂量:口服泼尼松 1~2mg/kg(最大剂量 60mg)。静脉氢化可的松琥珀酸钠每次 5~10mg/kg,4~8 小时可重复使用。急性血管炎严重者用甲泼尼龙 15~30mg/(kg·d)冲击治疗,最大剂量小于 1 000mg/d,连用 3 天,必要时 1~2 周后可重复冲击治疗 3 天。

激素宜口服维持,并逐步减量,疗程 2~4 周。

(2)质子泵抑制剂:保护胃肠黏膜,减轻黏膜水肿和出血,促进受损黏膜的愈合。

(3)复方甘草酸苷:抗变态反应,平衡 TH_1/TH_2。抗感染、抑制抗原细胞对 T 细胞过度结合。

复方甘草酸苷是一种复方制剂,由甘草酸、甘氨酸、L-半胱氨酸组成。

(4)孟鲁斯特钠联合丹参酮:孟鲁斯特有效预防和抑制白三烯所导致的血管通透性增加。丹参酮ⅡA具有益气摄血及活血化瘀的功效,并且有双向调节免疫的作用,两者联合使用可提高 T 细胞亚群功能状态,有助于优化炎症因子水平。

(5)丙种球蛋白:能改善本综合征的坏死性皮炎和胃肠道的出血、梗阻、疼痛等症状,增强免疫力、降低复发率等功效。丙种球蛋白的主要成分 IgG 含有针对各种正常人群易感微生物的调理性和中和性抗体。经静脉输注可即刻 100% 进入受者血液循环。其药理作用一方面迅速提高受者体内 IgG 水平,直接中和毒素,协同杀灭细菌、病毒和其他病原体,起到防治各种感染的作用;另一方面输入具有正常独特型和独特型抗体的 IgG,对各种自身免疫性疾病患者恢复自我免疫识别、激活或抑制的动态平衡起到免疫调节作用。

（6）血液灌洗:可明显减轻肾脏损害,改善临床症状,用于治疗过敏性紫癜综合征的疗效尚需进一步研究证实。

【预后】

本病预后良好,偶有反复发作者。但肾病迁延不愈的可致尿毒症。

第五十节　获得性免疫缺陷综合征

获得性免疫缺陷综合征(acquired immunodeficiency syndrome, AIDS)即艾滋病,是由人类免疫缺陷病毒(human immunodeficiency virus, HIV)引起的慢性严重传染病。由美国疾病控制中心在 1982 年正式命名。

艾滋病在全世界各国均有流行,并有婴儿感染的报道,我国亦有儿童感染者。妊娠妇女或哺乳期母亲患有艾滋病或处于无症状 HIV 携带状态,即可将 HIV 病毒传播给患儿、新生儿和婴儿。传染源来自母亲的血液、生殖道分泌物和乳汁。其他体液中亦含有浓度较低的 HIV。也就是说主要通过母婴传播途径致小儿感染,70%~75% 的母婴传播是在分娩期。自 1995 年来, HIV 阳性母亲采取一系列干预措施后,母婴传播率有了明显降低。据报告已降低到 2% 以下。2011 年底世界存活 HIV 感染者及患者为 3 400 万, 14 岁以下儿童感染数达 33 万人,中国至 2012 年 10 月底的统计数字(不完全统计数)感染 HIV 病毒者及患者,存活人数为 383 285 例,尚无确切儿童感染人数。

【病因】

引起获得性免疫缺陷综合征的感染病源是人类免疫缺陷病毒(HIV)。HIV 属 RNA 病毒,系“反转录病毒”。HIV 有 HIV_1 和 HIV_2 两个型。HIV_1 几乎是世界各地流行的艾滋病的致病病源,而 HIV_2 感染仅在西非国家呈地方性流行。

HIV 基因组有 4 种结构基因:① gag;② pol;③ env;④ vif; 6 种从属(accessory)基因:① vpx;② nef;③ vpu;④ rev;⑤ tat;⑥ vpr。这十种基因编码的蛋白质分子大小不同,功能各异(图 1-1)。

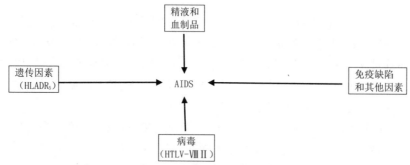

图 1-1　AIDS 可能的病因

AIDS 的传播途径有三种,其中在儿科学中母婴传播是最为重要的。这三种途径如下。

（1）母婴传播:是儿童感染 HIV 的主要途径,也就是母婴垂直传播。妊娠期可宫内感染,母亲血液中 HIV 载量越高, $CD4^+$ 淋巴细胞数越低,传播率越高。母亲生殖道感染且有症状者,传播力亦高。分娩时若胎膜破裂时间长,产道分娩胎儿经阴道直接接触含病毒的分泌物,胎盘早剥、羊膜穿刺、会阴撕裂、侵袭性操作等均可增加母婴传播的危险性。生后母乳喂养,特别是母亲患乳腺炎时,通过乳液传播。新生儿与母亲血液和体液接触均可增加感染概率。

（2）性传播:包括同性和异性之间的性接触。

（3）血液传播：包括注射途径和医源性传播两种方式。吸毒者共用注射器和针头，被污染而未经彻底消毒的注射器是注射途径的主要原因。而医源性传播则主要是受 HIV 感染、污染的血液、血液制品的注射和输入或器官、组织移植所致。

HIV 感染人体后，其 gp120 抗原与 CD4⁺淋巴细胞表面相应受体结合，引起 T 淋巴细胞，主要是 CD4⁺T 淋巴细胞（以及巨噬细胞）的损伤和减少。

病毒的核心包括 DNA 可进入细胞内在反转录酶作用下，反转录出与病毒 RNA 互补的双链 DNA。进一步变化后，经长期潜伏，于某些细胞因子作用下，病毒被激活，由病毒 DNA 转录出 mRNA 不断复制，数量越多，CD4⁺T 淋巴细胞受破坏的严重度越大，机体出现免疫缺陷。甚至造成严重免疫功能受损至免疫功能衰竭，患者极易发生机会性病原体如结核菌、李氏特菌，巨细胞病毒、卡氏肺囊虫等感染，以及肿瘤、Kaposi 肉瘤和其他淋巴结病变的发生，出现相应临床症状，感染与肿瘤最终致患者死亡。

Kaposi 肉瘤主要侵犯皮肤、黏膜和内脏。皮肤损害呈斑块或结节状，紫红色或深蓝色，可大片融合，表面出现溃疡。亦可全身性播散，可向周围扩散或转移至淋巴结、骨骼、内脏、头面及硬腭。Kaposi 肉瘤好发于下肢，呈慢性经过，病程可长达 8~13 年。

【诊断】

AIDS 的诊断应从三方面综合判断：①HIV 感染的流行病学史（母亲明确的 HIV 感染）；②临床表现（患儿感染的早期表现）；③实验室检查（HIV 抗原或其核酸，病毒分离 HIV 阳性）可确诊。

关于 HIV 感染的实验诊断方法如下。

1. 出生后 48 小时内　做病毒分离或用 PCR 方法检测 HIV 的 DNA 或 RNA，以及病毒游离 p24 抗原检测，1~2 个月龄和 3~6 个月龄病毒学检测阳性，可作 HIV 感染的早期诊断。用 CPR 法检测 HIV DNA 或 RT-PCR，检测血清中 RNA 是婴儿期最合适的检查方法。

2. 一个月以内的婴儿　因 p24 抗原检测敏感度差，不宜单用 HIV p24 或肯定或否定性诊断。

3. 因来自母体的 HIV　IgG 抗体可在婴幼儿体内存在至 18 个月，故 18 个月以内的婴儿不能仅以 HIV IgG 抗体作为 HIV 感染的诊断依据。

4. 所有检测均不宜使用脐血　因为脐血很可能受母血污染。

5. 小儿年龄大于 18 个月　检测 HIV 抗体，ELISA 和 WB 结果均为阳性者可确定诊断。

6. 在诊断过程中需对患者的临床状态和免疫学状态进行分类，以利于治疗方案的选择和预后的判断。

1）临床状态：

（1）美国 CDC 根据临床表现分为 4 级：①无症状（N）；②轻度症状（A）；③中度症状（B）；④严重症状（C）。

（2）WHO 对儿童感染的分期见表 1-5。

表 1-5　WHO 儿童 HIV 感染临床分期

临床分期 I 期
无症状期
持续性全身浅表淋巴结肿大综合征
临床分期 II
不明原因的持续性肝脾肿大
瘙痒性丘疹
指（趾）甲真菌感染
口角炎
线性牙龈红斑
泛发性疣病毒感染
泛发性传染性软疣
复发性口腔溃疡
不明原因持续性腮腺肿大
带状疱疹
反复或慢性上呼吸道感染（中耳炎、鼻窦炎、扁桃体炎等）

临床分期Ⅲ

原因不明的中度营养不良或消瘦,对标准治疗反应不良

原因不明的持续性腹泻(14 日或以上)

原因不明的持续性发热(体温间歇或连续性大于 37.5℃超过 1 个月)

持续性口腔念珠菌(假丝酵母菌)感染(6~8 周龄婴幼儿除外)

口腔毛状白斑(OHL)

急性坏死性溃疡性牙龈炎/牙周炎

淋巴结结核

肺结核

严重的复发性细菌性肺炎

急性坏死性溃疡性齿龈炎、口腔炎或牙周组织炎

有症状的淋巴细胞间质性肺炎(LIP)

慢性 HIV 相关性肺病,包括支气管扩张

原因不明的贫血(Hb<80g/L)、中性粒细胞减少症(<0.5×10⁹/L)或者慢性血小板减少症(<50×10⁹/L)

临床分期Ⅳ

原因不明的严重消耗,发育迟缓或营养不良,对标准治疗反应不良

肺孢子虫肺炎

复发性严重的细菌性感染(如脓肿,化脓性肌炎,骨或者关节感染,脑膜炎;肺炎除外)

慢性单纯性疱疹感染(口腔或者皮肤感染持续时间超过 1 个月或任何内脏器官感染)

食管念珠菌(假丝酵母菌)病[或气管、支气管、肺链球菌(假丝酵母菌)病]

肺外结核

卡波西肉瘤

中枢神经系统弓形虫病(新生儿除外)

巨细胞病毒(CMV)感染:视网膜炎或其他脏器的 CMV 感染,1 个月龄以上的儿童/婴幼儿

肺外隐球菌感染(包括脑膜炎)

2)免疫学状态:免疫状态分期的主要依据是 CD4⁺淋巴细胞计数,儿童期本身就存在与成人不同且有随年龄而变化的 CD4⁺淋巴细胞计数的特点,故应按不同年龄制定本病的免疫学状态的分类标准。

美国 CDC 为此制订了儿童艾滋病患者,按年龄的分类标准(表 1-6)。

表 1-6 儿童艾滋病患者免疫学状态分类标准(美国 CDC)

免疫分级	CD4⁺T 淋巴计数,个/μL(%)		
	<12 个月	1~5 岁	6~12 岁
无抑制	≥1 500	≥1 000	≥500
	(≥25)	(≥25)	(≥25)
中度抑制	750~1499	500~999	200~499
	(15~24)	(15~24)	(15~24)
重度抑制	<750	<500	<200
	(<15)	(<15)	(<15)

7.病毒载量的检测 对抗病毒治疗和预后判断有一定价值,一般是以 HIV RNA 的定量检测作病毒载量判断的。

8.AIDS 的机会性感染 见表 1-7,表 1-8。

表 1-7 AIDS 的机会性感染

部位	感染病原
肺,脑膜,脑	肺囊虫,曲霉菌,念珠菌,隐球菌,类圆线虫,弓形体,非典型性分枝杆菌,巨细胞病毒,脊髓炎病毒属
口腔或食道	念珠菌、巨噬细胞病毒、单纯疱疹病毒、乳头状瘤病毒

续表

部位	感染病原
胃肠道	隐孢子虫等孢子球虫，贾氏鞭毛虫多瘤病毒（JC Polyoma virus）
脑	弓形体

表 1-8　胎儿 AIDS 评分系统

特征	评分
生长迟缓	
身高和体重小于第 3 百分位	2
身高和体重<第 3 百分位	1
身高和体重>第 3 百分位	0
小头	
头围<第 3 百分位（对身高年龄）	2
头围>第 3 百分位（对身高年龄）但<第 3 百分位（对实足年龄）	1
头围>第 3 百分位（对身高年龄）	0
前额突出	
很显著	2
轻度显著	1
不显著	0
鼻梁	
很扁平	2
轻度扁平	1
不扁平	0
大眼裂	
很显著	1
不显著	0
巩膜	
蓝色	1
白或黄色	0
眼距宽	
内眦距，外眦距>95%（对头围年龄）	1
内眦距，外眦距<95%（对头围年龄）	0
眼倾斜	
向上或向下	1
无	0
鼻中隔小柱	
扁平	1
正常	0
人中	
三角形、显著	1
扁平	0
唇	
厚或正常	1
薄的上红唇	0

【临床表现】

1. AIDS 普遍特点　潜伏期长、病程长、病情复杂。

2. 儿童艾滋病特别是婴幼儿期的临床表现　其潜伏期相对较短而病情进展快，临床表现亦不同于成人，很大程度上取决于患儿的机会感染种类和部位。

3. 儿童 AIDS 常见以下多种多样临床表现

（1）新生儿期缺乏典型临床表现，主要有早产、畸形、低出生体重等。

（2）持续性或间歇性低热或高热。

（3）出生后 4~8 个月出现生长发育迟缓或停滞,甚至出现消耗综合征,体重下降 20%~40%。

（4）肝炎综合征、心肌病综合征、淋巴结综合征等。淋巴结综合征主要表现为不明原因的全身淋巴结无痛性肿大,对称性无痛性腮腺肿大,血清淀粉酶升高,肝脏和脾脏肿大,但肝功能可无异常。淋巴结肿大可持续数月至数年,而肝、脾、腮腺肿胀多数仅持续 1~2 个月。

（5）不明原因的血小板减少,此可为小儿艾滋病的首发症状。

（6）慢性腹泻,反复发作,有时找不到腹泻病因,可能是 HIV 对胃肠道黏膜的直接作用或为机会性肠道感染。

（7）反复感染:肺炎、败血症、脓毒血症、化脓性中耳炎、蜂窝织炎、口腔念珠菌病、线性齿龈红斑、口腔黏膜毛状白斑、单纯疱疹等。肺部感染可为严重的细菌感染,有三分之一患儿为卡氏肺孢子虫肺炎。亦有的肺部病症为淋巴细胞间质性肺炎和肺淋巴样增生。

（8）神经系统损害:可有感染所致的化脓性脑膜脑炎。大多为 HIV-1 的"嗜神经性"长期潜在于中枢神经系统或直接感染造成多种损害,致脑炎、脑病,出现感觉异常、虚弱乏力、视觉缺损、幻觉、反应迟钝、智能落后、肌张力改变、痉挛或癫痫、运动失衡、共计失调、失明失语、痴呆等,亦可发生神经性病变和脑血管卒中。

（9）恶性肿瘤倾向,可出现恶性淋巴瘤、Kaposi 肉瘤等。

【治疗】

一、治疗原则

AIDS 的治疗原则上包括抗病毒、控制机会感染、清除肿瘤(主要是 KS)和免疫缺陷的修复等几个方面。就目前可选用的治疗方法,对 HIV 感染,尚不能根治,但肯定有效。可大大提高患儿的 10 年生存率。

(一)HIV 阳性儿童抗病毒治疗标准、原则和相关规定

1.<24 个月　无论临床分期及免疫状态均开始治疗。

2.<24 个月　Ⅳ期,治疗。

3.≥24 个月　Ⅲ期,治疗。

4.≥24 个月　Ⅱ期,CD4$^+$低于年龄相关阈值,治疗。

5. 所有<2 岁　尤其 1 岁以内患儿,确诊 HIV 感染的婴幼儿,无论 CD4$^+$淋巴细胞计数和分期,均应尽早抗病毒治疗。

6. 年幼儿童　HIV RNA 水平不稳定,有时诊断尚难明确,无论临床或免疫学指标如何,视病毒载量:① HIV RNA>10^5 拷贝/ml;②多次测定显著升高,2 岁以下升高 5 倍,或 0.7 log10 以上;③ 2 岁以上儿童升高 3 倍或 0.5 log10 以上,应开始抗病毒治疗。

7.WHO 最新指南(2013 年)　开始抗病毒治疗的指证。

（1）所有 5 岁以下,HIV 感染儿童不计其 CD4$^+$T 淋巴细胞数,也不论其处临床分期(特别是 1 岁前确诊的婴儿及 1~5 岁之间感染 HIV 的儿童)。

（2）所有 5 岁以上感染 HIV 且 CD4$^+$T 淋巴细胞计数≤500/mm^3 的儿童。

（3）CD4$^+$T 淋巴细胞计数在(0.35~0.5)×10^9/L 之间的患儿。

（4）明确 HIV 感染的儿童,已出现严重晚期症状,临床处于Ⅲ或Ⅳ期,不计其 CD4$^+$淋巴细胞数多少。

（5）18 个月以下婴幼儿诊断为感染 HIV 者。

(二)抗 HIV 病毒治疗的药物

1. 药物分类　抗 HIV 病毒药物有三大类:①核苷类反转录酶抑制剂(NRTI);②蛋白酶抑制剂(PI);③非核苷逆转录酶抑制剂(NNRTI)。

（1）核苷类反转录酶抑制剂的可选用药物品种有:①齐多夫定(zidovudine,AZT 或 ZDZ);②拉米夫定(lamivudine,3TC);③司他呋定(stavudine,d4T);④地丹诺新(didanosine,DDI);⑤阿巴卡韦(abacavir,ABC);⑥替诺福韦(tenofovir);⑦恩曲他滨(emtricitabine)。

（2）蛋白酶抑制剂可选用的有四种:①利托那韦(ritonavir,RTV);②茚地那韦(indinavir,IDV);③洛匹那韦(lopinavir,LPV);④奈费那韦(nelfinavir,NFV)。

（3）非核苷类逆转录酶抑制剂：①奈韦拉平（nevirapine）；②依非韦伦（efavirenz，EFV）。

2. 常用抗病毒治疗的药物剂量　见表1-9。

表 1-9　常用抗病毒治疗的药物剂量

药物名称	给药途径	患儿年龄	用药剂量	服药次数
拉米夫定 （lamivudine，3TC）	口服	儿童 新生儿 成人	每次 4mg/kg 每次 2mg/kg 每次 2mg/kg	每 12 小时一次 每 12 小时一次 每 12 小时一次
齐多夫定 （zidovudine，AZT）	口服	儿童 新生儿 早产儿 成人	180~240mg/m² 每次 4mg/kg 每次 1.5mg/kg 两周后增至每次 2mg/kg 600mg/d	每 12 小时一次 每 12 小时一次 每 12 小时一次 每 8 小时一次 分 2~3 次
司他呋定* （stavudine，d4T）	口服	儿童 成人	每次 1mg/kg 每次 30~40mg	每 12 小时一次 每日 2 次
地丹诺新 （didanosine，DDI）	口服	儿童 新生儿 成人	每次 90mg/m² 每次 50mg/m² 每次 125~200mg	每 12 小时一次 每 12 小时一次 每日 2 次
依非韦伦 （efavirenz，EFV）	口服	>3 岁	10kg~：200mg 15kg~：250mg 20kg~：350mg 25kg~：450mg 32.5kg~：400mg ≥40kg：600mg	睡前顿服
奈韦拉平 （nevirapine）	口服	儿童	导入初量 160~200mg/m² 维持量 160~200/m²	每日一次 （连用 14 天）
利托那韦 （ritonavir，RTV）	口服	儿童 成人	每次 350~400mg/m² 每次 600mg	每 12 小时一次 每 12 小时一次
洛匹那韦 （lopinavir，LPV）				
奈费那韦 （nelfinavir，NFV）	口服	儿童 成人	每次 20~30mg/kg 每次 750mg	每 8 小时一次 每 8 小时一次
茚地那韦 （indinavir，IDV）	口服	儿童 成人	每次 500mg/m² 每次 800mg	每 8 小时一次 每 8 小时一次

*司他呋定因毒副作用大，儿童已较少使用，逐步趋于淘汰。现以恩曲他滨（emtricitabine）和替诺福韦（tenofovir）等近年研发的更为有效的抗病毒新药所替代。

（三）抗病毒治疗的方案

（1）最佳推荐治疗方案：2 种核苷类反转录酶抑制剂加 1 种非核苷酸逆转入酶制剂或 1 种蛋白酶抑制剂。

（2）常用一线治疗方案：① AZT+ABC 或② AZT+3TC；加一种 NNRTI；NVP 或 EFV 或 1 种 DI：LPV/r（LPV/r 为经小剂量利托那韦激活后的复方制剂，剂型有片剂、胶囊及口服液三种可供选择，用于 6 个月以上儿童，剂量为 225mg/m²）。

（3）WHO 2013 年最新指南：建议 3 岁以下 HIV 感染儿童一线抗病毒治疗均应以 LVP/r 为基础的用药方案，无论其 NNRTI 暴露情况如何。一旦 LVP/r 方案不可行者则予以 NVP 为基础的用药方案。

若患儿在治疗过程中出现结核病,应选择 ABC+3TC+AZT 方案。在完成结核病治疗后,停止此方案恢复最初的治疗用药。

(4)二线抗病毒治疗方案(WHO,2013 年):1 种增强型 PI 加 2 种 NRTI。PI 以 LVP/r 为首选。

二线治疗方案即将失败,且无新抗病毒药物可供选择时,应继续使用能耐受的用药方案。

(四)抗病毒治疗目前存在的问题

有三方面:①本病不能根治,需终身持续用药,儿童依从性差,家庭经济难以承受;②抗病毒药物常见副作用(胃肠反应、贫血和粒细胞减少、周围神经炎、转氨酶增高等)而影响药物的使用;③病毒的基因突变产生对药物的耐药性影响疗效,甚至束手无策。

二、机会感染的治疗和预防

1. 呼吸道感染 患儿呼吸道感染的预防比治疗更重要。

(1)发生细菌性呼吸道感染时及时选用有效抗生素治疗。

(2)患儿应接受多价肺炎球菌多糖疫苗,b 型嗜血流感杆菌等疫苗的接种。

(3)合胞病毒感染流行季节,应给予 RSV IVIG750mg/kg 予以预防。

2. 肠道感染 一旦发生,需及早选用敏感的抗生素药物治疗,以防感染的全身扩散。平时需特别注意规范化洗手,并严格重视饮食、饮水卫生。

3. 巨细胞病毒(CMV)感染 若有 CMV 先天或围生期、后天感染,需抗感染治疗,以更昔洛韦或膦甲酸(cidofovir)抗 CMV 治疗,对 CD4$^+$细胞小于 50/μl 的 HIV 感染者,可予以更昔洛伟作一级预防。

(1)CMV 先天感染:脐血、婴儿血 CMV 抗体阳性者或生后 2 周内从尿中检测到 CMV 抗原抗 DNA 者。

(2)围生期或后天感染:患儿如上述检查阴性,经定期复查血清 CMV IgM 阳转或 CMV IgG 抗体滴度 ≥4 倍增高即可诊断。

4. 结核感染 一旦发现患儿有结核感染,即予以 4 联抗结核治疗(异烟肼、乙胺丁醇、吡嗪酰胺、利福平),疗程一年,耐药菌疗程酌情延长。

抗结核治疗时注意肝损害等副作用,使用蛋白酶抑制剂者避免与利福平类配伍。对有活动性结核病密切接触史或结核菌素试验阳性者,虽未找到结核病灶,除定期复查外,应进行抗结核的预防性治疗。常用异烟肼 10~15mg/kg,每日口服一次,连服 9 个月为一疗程。

5. 念珠菌感染 HIV 感染患者常易发生皮肤、黏膜念珠菌感染。预防用药毒副反应较大,尚无必要,当出现较严重感染时,应及时全身性抗真菌治疗,宜采用酮康唑(Ketoconazole),氟康唑(Fluconazole)等"康唑"类药物治疗。氟康唑又称大扶康,一岁以内婴儿禁用。酮康唑剂量 1~4 岁 50mg/d,5~12 岁 100mg/d

6. 播散性鸟分枝杆菌复合体(MAC)感染 可用克拉霉素 7.5mg/kg 或阿奇霉素 20mg/kg,每周一次预防。

预防性治疗的指征按 CD4$^+$细胞阈值,小于 1 个 2 月儿童<750 个/μL;1~2 岁<500 个/μL;2~5 岁<75 个/μL,5 岁及 5 岁以上患儿 CD4$^+$细胞<50 个/μL 者。

7. 卡氏肺囊虫肺炎(PCP) 又称肺孢子菌肺炎。HIV 感染母亲所生婴儿应于 4~6 周时给予复方新诺明(SMZco)预防性治疗,直至排除 HIV 感染为止。明确 HIV 感染的患儿,视 CD4$^+$细胞阈值,1~5 岁<0.5×10^9/L;5 岁以上<0.2×10^9/L 或 CD4$^+$T 淋巴细胞百分比<15%的儿童均应予以预防性治疗。每周连服 3 天 SMZ-co,服至抗病毒感染后免疫系统得到重建,CD4$^+$细胞大于 15%时停药。

约有 51%患者有 PCP,PCP 临床以发热,呼吸急促,X 线检查见弥漫性间质性肺浸润为特点。痰液或支气管肺泡灌洗液中可检出病原而确诊。

SMZco 每片含 SMZ400mg,TMP80mg。治疗剂量 SMZ75~100mg/(kg·d),TMP15~20mg/(kg·d),分 3~4 次口服或静脉滴注,疗程 3 周。所有患者应接受终身药物预防。

对 SMZco 过敏者用氨苯砜 2mg/(kg·d),最大不超过 100mg/d,每日 1 次口服替代。亦可用羟乙基磺酸戊双脒和甲基磺胺酸戊烷脒。

8. 其他感染 包括隐孢子虫病,弓形虫病等,则应避免与宠物接触,预防畜粪污染水源和食物,避免生食或未煮透的肉、禽蛋等。前者感染无有效治疗药物,一旦感染隐孢子虫,除考虑优化抗病毒方案,尚可使用硝唑尼特、大蒜素、小剂量阿奇霉素(成人 0.5~1.0g/d)等治疗 30~40 天。

后者药物性预防可用 SMZco,若弓形虫抗体阳性患儿,用乙胺嘧啶加磺胺嘧啶,加亚叶酸钙等治疗。先天性弓形虫病为疗程 12 个月,获得性感染疗程≥6 周。

三、免疫调节和重建

(1)免疫补充:凡重症机会感染者可给予 IVIG。

(2)免疫调节:可口服匹多莫德或孚泰转移因子,有提高细胞免疫功能的作用。

(3)免疫重建:必须在有效控制原发 HIV 感染的基础上酌情辅助治疗,才有免疫重建的可能。

四、肿瘤治疗

患者易并发淋巴瘤和 Kaposi 肉瘤,一旦确诊,给予相应治疗,包括长春新碱、阿霉素、博莱霉素,但效果有限。

五、预防

重点在阻断母婴传播,要重视输血、血液制品以及医源性污染、传播的预防。

母婴垂直传播的阻断可采取抗病毒药物阻断、剖宫产、人工喂养等综合措施。这方面的研究和具体实施使母婴传播率降至 1%~2%。

孕母抗病毒治疗应从孕 14 周开始,剖宫产可避免胎儿经阴道娩出时受分泌物感染。母乳可传播 HIV感染,故杜绝母乳喂养和混合喂养,提倡人工喂养。

【预后】

HIV 感染者约有半数以上感染卡氏肺包子虫病,约 26% 的病人伴有 Kaposi 肉瘤,两种兼有者约占 7%,余 16% 左右有其他机会感染和/或肿瘤,常死于严重感染和肿瘤。大多预后不良。抗病毒药物的问世及最佳治疗方案不断修订完善,早期发现、及时治疗可望改观预后。

控制 AIDS 的最终目标是生产疫苗,主要指望基因工程重组疫苗的制备。

2009 年美国和泰国合作研发的 RV144 疫苗(又称泰国三期)可将人体感染艾滋病毒的风险降低 31.2%。此种疫苗已被 WHO 和联合国艾滋病规划署(UNAIDS)认可,但保护率并不理想。

研制疫苗需克服注射疫苗后不产生中和抗体以及病毒表面蛋白抗原变异很快这两大难点。

疫苗研究突破性成功,加上合理的药物治疗,积极的社会预防,本综合征的发病及预后可大为改观。

第五十一节　家族性寒冷性自身炎症综合征

家族性寒冷性自身炎症综合征(familial cold autoinflammatory syndrome,FCAS)是自身炎性疾病的一种,是一种遗传性复发性非侵袭性的炎症性疾病。属于冷卟啉相关的周期性发热综合征(cryopyrin-associated periodic fever syndrome,CAPS),是一组罕见常染色体显性遗传自身炎性疾病的一种。

【病因】

致病基因位于 iq44 上的 CIASI 基因,编码冷卟啉蛋白。有家族遗传史。

【临床表现】

患儿常于出生 6 个月内发病,当暴露于寒冷环境后数小时内即可出现发热、荨麻疹、结膜炎、关节疼痛、肌肉酸痛、头痛乏力等非特异性症状。

24 小时内上述症状自行缓解,但第二天可复发。只要暴露于寒冷环境即可发病,并持续终生。

重症患儿可出现肾脏淀粉样变。实验室检查有白细胞增多,血沉加快、CRP 升高。

【诊断】

Hoffman 等学者提出的 FCAS 诊断标准,可供临床诊断时参考。①发病年龄为出生后 6 个月内;②暴露于寒冷环境后出现反复间歇性发热,皮疹;③症状发生时有结膜炎表现;④没有耳聋、眶周水肿、淋巴结肿大和浆膜炎症状;⑤症状大多能在 24 小时内自行缓解;⑥具有常染色体显性遗传的遗传特性。

确诊需做基因学检测。

【治疗】

1. 非甾体抗感染药　能减轻患儿的疼痛。

2. 糖皮质激素　减轻发热、皮疹、缓解疼痛。

3. 阿那白滞素　这是一种重组人 IL-1 受体拮抗剂,近期有学者报道,治疗这类疾病有效。

【预后】

本综合征大多有自限性,唯重症患者若出现肾脏淀粉样病变,则预后不良,常为致死原因。

第五十二节　狼疮样综合征

狼疮样综合征(lupus-like syndrome，LIS)是一组疾病的总称,是能引起红斑狼疮(systemic lupus erythe-matosus，SLE)样临床表现(发热、皮疹、浆膜炎、关节炎、低补体、低血三系、狼疮肾炎等)疾病的总称。但不是红斑狼疮,两者有区别的。

【病因】

1. 感染

(1)病毒感染:EB 病毒、人类微小病毒 B_{19}、HIV 等。

(2)细菌感染:梅毒、奴卡菌、螺旋体感染等。

(3)寄生虫病:弓形虫病、利士曼原虫、锥虫病等。

2. 药物　药物性狼疮(drug-induced lupus erythematosus，DILE)是指连续用药超过一个月,大多数月至数年后引起的 LIS。

目前已发现大约超过 90 种药物可引起 DILE。美国每年有新增病例在 15 000~30 000 例之间。

(1)目前可引起 DILE 的药物有:氯丙嗪、甲基多巴、奎尼丁、异烟肼、普鲁卡因胺、肼苯达嗪等。

(2)可能引起 DILE 的药物有:青霉胺、抗甲状腺药物、柳氮磺胺嘧啶、噻嗪类利尿剂、β-受体阻滞剂等。

(3)个别引起 DILE 的药物:丙戊酸、α-干扰素、降脂药、胺碘酮、来氟米特、口服避孕药、肿瘤坏死因子拮抗剂等。

3. 原发免疫缺陷病(primary immunodeficiency，PID)　多种 PID 相关基因突变最终可引起狼疮样综合征。

(1)补体缺陷病:补体有缺陷时,补体对于免疫复合物及凋亡细胞清除障碍时即可出现狼疮样综合征,尤其是早期 Clg,Clr,Cls,C2,C4 等有缺陷者。

(2)自身炎症性疾病可引起狼疮样综合征:①干扰素介导的自身炎症性疾病,例如 Cryopyrin 相关周期热综合征;② TREX1，SAMHD1，ADARI，IFIH1，RNASEH2A-C 等基因突变引起的 Aicardi-Goutieres 综合征等易合并狼疮样综合征。

(3)自身免疫性淋巴细胞增生综合征早期即可出现狼疮样综合征,是由编码细胞凋亡途径的 FAS 或 FAS 配体基因突变所致的淋巴细胞增生性疾病。

(4)PIK3CD 基因突变导致 PIKδ 过度活化综合征,其中半数可存在狼疮样综合征。

4. 肿瘤　某些肿瘤,如脑膜瘤、淋巴瘤、毛细胞白血病、乳腺癌、卵巢癌的副肿瘤可表现为狼疮样综合征,甚至狼疮样综合征为首发症状。

【临床表现】

狼疮样综合征是由感染、药物、原发免疫缺陷病和肿瘤等多种复杂病因所致。不同原因所致的狼疮样综合征的临床表现存在显著的差异。略举以下数例。

1. 感染所致的 HIV 病毒感染　可出现多种风湿样临床表现,如关节炎、血管炎、肌炎、狼疮样综合征等。人类微小病毒 B_{19} 感染,可引起暂时性自身免疫反应,并出现发热、皮疹、关节痛、胸膜炎、心肌炎、肾炎等狼疮样综合征。

2.药物性狼疮　一般在药物使用1~3个月以上,甚至数年后发生。主要临床表现为发热、肌痛、关节痛、非致畸性对称的小关节炎、口腔溃疡、盘状红斑、颧部红斑等。神经系统和肾脏很少累及。

3.自身炎症性疾病所致者　以 Aicardi-Goutieres 综合征为例,其表现为雷诺征、冻疮样皮疹、溃疡、高免疫球蛋白血症及自身抗体阳性等。以椎体软骨发育不良为例,其临床表现为身材矮小、脊柱干骺端发育不良、颅内钙化点以及伴发关节炎、肾炎、低补体、自身抗体阳性等。自身免疫性淋巴细胞增生综合征,主要表现为肝脾淋巴结肿大、高淋巴瘤风险、葡萄膜炎、狼疮样综合征(肾小球肾炎、肝功能异常),自身抗体阳性等。

4.副肿瘤综合征　雷诺现象、浆膜炎、亚急性皮肤狼疮、ANA 阳性等。

【诊断】

不同原因引起的狼疮样综合征临床表现各异,没有统一的临床特征,诊断手段各异。尤其应重视 SLE 和狼疮样综合征的鉴别。诊断时应注意年龄、性别、发病时间、特殊家族史、用药史、既往病史、临床特点是否典型以及对激素和免疫抑制剂的疗效反应等。

补体的测定、自身抗体测定、细菌病毒 IgM 抗体的出现和持续时间、ANA 阳性。

【治疗】

不同病因所致的狼疮样综合征的治疗,既针对病因又兼顾狼疮样表现,尽量避免误诊和不恰当的治疗。

第五十三节　冷凝集素综合征

冷凝集素综合(cold agglutinin syndrome)又称冷凝集素病(cold agglutinin disease), 1966 年由 schbothe 首先提出。早在 1918 年 Clough 与 Richter 就曾证实过本综合征的存在。本综合征是冷致病性溶血综合征(cryopathic hemolytic syndrome)的一种类型,另一种类型叫阵发性冷性血红蛋白尿(paroxysmal cold hemoglobinuria PCH),又称 Donath-Landsteiner 综合征,1904 年系由 Donath 及 Landsteiner 发现。

【病因】

本综合征是由于体内冷抗体低至 20℃,使红细胞破坏增速所引起的一种自身免疫性溶血性疾病。各作者统计在自身免疫性溶血性贫血(AIHA)中,冷凝集素综合征计 7.7%~25%。

【临床表现】

临床上有特发性和继发性两种,前者原因不明,后者多继发于结缔组织病,如淋巴瘤、淋巴肉瘤、肝脏疾病、支原体肺炎及传染性单核细胞增多症等。原发性的 CAS 较为稳定,病情活动时进展也慢,仅个别患者在冬季可有血红蛋白尿,但并不伴有发热、寒战及肾功能不全,其症状与阵发性冷性血红蛋白尿(PCH)及温抗体型 AHA 所见不同,大多患者在寒冷环境中表现有耳郭、鼻尖、手指及足趾的发绀症状,但室温升高后即见消失。随着体温降低,流向皮肤及皮下组织血液中的冷抗体作用活跃,致使红细胞凝集并与补体相结合。红细胞凝集素导致局部血流滞缓,此为手足发绀的主要原因。与 Raynauds 征不同,所有手指都可受累,指甲先转为暗灰色,低温暴露较久者可变白色。在罕见情况下单个或数个手指端可发生坏疽,可能与冷球蛋白有关。患者体征很少,仅可见贫血和黄疸,但肝、脾、淋巴结肿大并不明显。继发性者起病急骤,主要症状为肢端发绀和雷诺征,伴有程度不等的贫血和黄疸,血片中球形红细胞增多,可能由于 IgM、巨噬细胞与 C_3 结合的红细胞相互作用,部分被吞噬的红细胞因表面积减少而变为球形,冷凝集素试验阳性,滴度高,黄疸指数增高,间接胆红素增高,骨髓象示红细胞系统增生。临床经过呈自限性,原发病痊愈时,本病亦随之而愈。

【诊断】

冷凝集素试验阳性,效价可高至 1:1 000 甚至 1:1 600(正常低于 1:64)。结合临床表现,可诊断为 CAS。静脉抽血时,在室温下可呈现红细胞自体凝集现象,有认为在 4℃时冷凝集效价增高,并不一定提示有溶血反应,如在 30℃时,在白蛋白或生理盐水内,凝集素效价仍然增高具有 CAS 的诊断价值。贫血程度与寒冷接触密切与否有关,多数有相当稳定的轻至中度贫血,球形红细胞增多,渗透性脆性增加,在酸性血清中易破坏,因此部分病例酸溶血试验也可阳性,血白细胞和血小板数多为正常。即使无明显血红蛋白尿,含铁血红素尿亦可能阳性,有轻度高胆红素血症。

【治疗】

对本综合征目前尚无特殊治疗,应注意保暖,肾上腺皮质激素疗效较差,脾切除术疗效不肯定。对于恶性淋巴网状细胞疾病所致的可应用苯丁酸氮芥、环磷酰胺、青霉胺和硫唑嘌呤等尚有一定疗效。

【预后】

本综合征较温抗体型自体免疫溶血性贫血为好,大多数患者可耐受轻度贫血,很少影响劳动力,较严重病例多死于贫血或输血反应。

第五十四节　冷炎素相关周期热综合征

冷炎素相关周期热综合征(cryopyrin-associated periodic syndrome,CAPS),又称为冷炎素(cryopyrin)病(cryopyrinopathy)。该综合征以反复发病的多系统炎症、发热、关节痛、荨麻疹为主要表现。其包括3种疾病:①家族性寒冷性自身炎症综合征(FCAS);② Muckle-well综合征(NWS);③新生儿多系统炎性疾病或慢性婴儿神经皮肤关节综合征(NDMID/CINCA)。

【病因】

CAPS为常染色体遗传病,其责任基因为位于染色体1q44的NLRP3,也称为CIAS1。编码细胞内NOD样受体(NLRs)家庭成员之一的NALP3即cryopyrin。CIAS1突变属于功能性获得性突变(gain-of-function),突变型冷凝素的自我抑制有缺陷是可能的原因。

另外环境因素或其他修饰基因,或体细胞嵌合体与本综合征的表型亦起着重要作用。

【临床表现】

CAPS共同的临床特征是反复发作的多系统炎症,主要表现为发热、荨麻疹和关节痛。可导致中枢神经系统、皮肤、肌肉、骨骼、关节、眼、耳等。

所包含的3种疾病,临床表现分别如下。

1.FCAS　寒冷导致的多系统炎症反应,遇冷1min至8h,平均2.5h即可出现临床症状。常见荨麻疹、关节痛,还可出现发热、寒战、头痛、嗜睡、结膜炎等,遇冷后10h外周白细胞可升至300×10^9/L。

2.MWS(又称荨麻疹-耳聋-淀粉样变综合征)　以反复发生的慢性炎症为特征,主要表现为反复发作性发热、头痛和荨麻疹样皮疹,关节炎或关节痛。继发肾脏淀粉样变,出现进行性感音性耳聋等。

3.NOMID/CINCA　以反复发作的慢性炎症为特征。可累及皮肤(慢性荨麻疹)、肌肉骨骼(生长板和骨骼软骨过度生长,致手、足、踝、腕、肘等关节炎症和畸形)、中枢神经系统(头痛、惊厥、认知能力低下、智力发育迟缓、无菌性脑膜炎等),其他亦可较早出现进行性感觉神经性耳聋、葡萄膜炎、视神经炎等损害,肝、脾、淋巴结可肿大,生长发育迟缓等。

【诊断】

根据临床表现,但三种综合征之间界限并不清晰。可有一种不典型表现,亦可有不止一种疾病的特征。

国际儿童风湿病实验研究组织(paediatric Rheumatology Intermational TrialsOrganisation,PRINTO)提出的国际ALDs注册项目Eurofeverl的诊断标准如表1-10所示。

表1-10　CAPS临床分类标准

临床表现	得分(分)
荨麻疹样皮疹	25
神经感觉性耳聋	25
结膜炎	10
无渗出性咽炎	25
无腹痛	15
诊断的cut-off值	≥52分

*具有典型临床表现的患儿不能测到 NLRP3 突变，则称为突变阴性的 CAPS。

【治疗】

本综合征无特异有效的治疗方法。

根据欧洲儿童风湿病防治项目（SHARE）提出的 CAPS 治疗建议应尽早开始白细胞介素 IL-1 抑制剂治疗，并适用于任何年龄和血型患儿，并指出，没有证实其他免疫抑制剂或生物制剂对 CAPS 有效。

IL-1 制剂可选用阿那白滞素（anakinra）、利诺纳塞（rilonacept）和卡那单抗（canakinumab）。对 NOMID/CINCA 患儿还可考虑利沙度胺和托珠单抗（IL-6 受体单抗）可能有效。

短期对症治疗亦可考虑使用非甾体抗感染药（NSAIDs）和糖皮质激素，但不宜作初始的基础治疗。

必要的视力、听力矫正的辅助治疗和物理疗法等综合措施亦不可少。

【预后】

CAPS 的亚型不同，病情程度亦各异，治疗早晚和药物选择出现不尽相同的预后。随着 IL-1 阻断剂的应用，病情和预后均有所改观，并发症也会明显减少，远期效果对预后的影响尚无定论。

第五十五节　猫叫综合征

猫叫综合征（Cri-du-chat syndrome）又称 Cat-Cry 综合征、5p 综合征、5p 单体综合征（5p monosomy syndrome）、Lejeune 综合征等。发生频率估计在活产婴儿中为 1/50 000~1/100 000。自 1963 年 Lejeune 等首先报告以来，国外已有 150 余例，国内也报告了多例，在婴儿期女性发病率高，约 70% 的新生儿患者为女性，但男性的存活率高，故儿童期患者多为男性。

【病因】

本综合征是由一条早复制的 B 组第 5 号染色体短臂缺失所引起的，而且多数缺失是两次断裂的结果，如果这种断裂分别发生在短臂和长臂上，将形成环状的染色体，尚有第 5 号染色体易位到 C、D 或 G 组染色体上，嵌合体及臂间倒位等。从理论上染色体部分缺失的原因至少有 4 种：即末端缺失、中间缺失、易位和短臂内的不等互换，有人发现缺失部分均有 $5p_{14}$，因此 $5p_{14}$ 被认为是猫叫综合征的特征区。有人报告，短臂缺失部分的长度短者为短臂的 30%，长者为 85%，一般为 50%，亦有报告缺失 10% 也可引起轻型症状。从染色体的变化来看，第 5 号染色体的短臂上有司发音的遗传基因，当此处缺失时，可发生音调的变异。

【临床表现】

（1）最显著的特征为婴儿期有微弱的、悲哀的、喵喵似猫叫的哭声，此哭声在呼气时发生，吸气时不出现，其产生机制不明，有人认为可能是会厌软骨软弱或喉软化导致呼气时喉部漏气所致，也有人认为与脑损害有关。典型哭声常在幼儿早期逐渐消失，但有些年龄较大儿童及成人患者仍有像猫叫样的独特哭声。

（2）病儿出生时体重低，平均体重≤2 500g，身长低于正常儿，平均头围 31cm，生长发育迟缓，病儿 2 岁时才会坐，4 岁才会坐。有些病儿似婴儿样卧床不起，不会说话或只能简单说几个字。智能低下，智商多低于 20。脑电图可有异常。

（3）头部形及特殊面容，面部发育不良，头小而圆，满月脸，两眼距离过宽及小下颌均很明显，眼睑裂轻度斜向外下，有内眦赘皮，斜视，白内障，耳郭低位，高腭弓，牙齿不齐及悬雍垂分叉等。随年龄变化，小头持续存在，但脸变长，内眦赘皮变轻，下颌骨发育不良更为明显。

（4）肌张力过低，随年龄增长张力增高，反射增强，出现一种痉挛性步态，原始反射持续时间较长或反射减弱，常见远侧掌屈指纹中止于第二指间隙的垂直处，近侧掌屈指纹正常，也常见通贯手，高中轴三角，手指螺形纹增多。

（5）50% 的病例可有先天性心脏畸形，以室间隔缺损，动脉导管未闭为多见，很少发生发绀类先天性心脏病，偶有尿道下裂、隐睾、阴蒂肥大等。肾及各种骨骼畸形如脊柱侧弯、并指（趾）和肋骨畸形等亦可见。

皮纹学所见，有手指弓形纹和斗形纹频率高、双手通贯手、三叉点移向掌心和小鱼际处。

【诊断】

本综合征没有恒定的临床特征,但特殊的猫叫样哭声见于多数病婴,特别在出现典型的面部异常时,则可高度怀疑本病。严重者智力障碍,身材矮小,小头,眼距宽,眼裂向下斜是易于确认的症状,但随着年龄增大,哭声和面部异常可以正常化,年长儿的临床表现有相当的变异性,诊断不像婴儿时期可以根据临床特点,许多病例须靠染色体检查确定诊断

【治疗】

本综合征尚无特殊治疗,多在婴儿期夭折。预防感染性疾病及传染病的发生,对多数病儿有时可活到成人,但体重及身长均低于正常。本病的发病率虽低;但仍宜开展遗传咨询进行产诊断。国内确诊的 3 例中有 2 例其母均在服用避孕药时受孕,是否与药物有关尚难断定,另一例之父常接触荧光和电磁波,所受到辐射的量和累加量是否也足以引起本综合征均有待探讨。

【预后】

本综合征死亡率低,多数病儿可活到成人,迄今有最长活到 55 岁的报告,但体重及身长均低于正常,常伴有严重智力缺陷,说话能力差等。

第五十六节　猫眼综合征

猫眼综合征(cat eye syndrome)又称 22 三体综合征、虹膜缺损-肛门闭锁、部分三体型 G 综合征、Schmid-Fraccaro 综合征等。1878 年 Haab 曾报道过一例脉络膜及虹膜部分缺损、肛门闭锁并伴有肾脏囊肿的病例,以后 Schmid 和 Fraccaro 等定为是一种新的染色体综合征。1965 年 Schachenmann 作了进一步研究和描述,故称 Schachenmann 综合征。本综合征为增多一个 22 号染色体而引起的畸形改变。

【病因】

本综合征是由于常染色体畸变,患者第 22 号常染色体额外多了一个,使染色体总数为 47,最近用荧光分带技术证明,是第 22 号染色体长臂部分三体型所致。1971 年 HSU 等提出本综合征为独立的疾病,大都是新生的,而不是遗传的,在新生儿发生率为 1/30 000~1/50 000,Welter 等认为,此综合征比较罕见的原因可能有二:①含有两个 22 染色体的配子不易受精,即使受精,胎儿的流产率高;②足月产胎儿存活率低,在做出诊断前已死亡。

【临床表现】

(1)患者智力发育障碍,面容特殊呈大鼻孔,小颅畸形。

(2)眼部畸形:两眼距离过远,小眼球,眼裂外斜向下,呈逆向先天愚型眼裂,可有斜视,虹膜下方垂直缺损,很像猫眼,还可出现高度近视、白内障、脉络膜缺损、视网膜发育不全。

(3)耳壳畸形:两侧耳前出现瘘管及前庭后瘘管,Fakshi 等认为听力障碍为本综合征的一个特征。

(4)心血管损害:40%~50%伴发心血管畸形,常见的为法洛四联症,三尖瓣闭锁,此外还有完全性肺静脉异位引流,房间隔缺损及室间隔缺损等。

(5)部分患者可发生先天性肛门闭锁及直肠阴道瘘。

【诊断】

具有上述临床表现,染色体检查性染色体正常,第 22 号常染色体长臂部分三体型的患者即可确诊。尚应结合临床与 21-三体综合征、XXY 综合征及有缺失 D 三体型患者相鉴别。

【治疗】

本综合征目前尚无特殊治疗方法。

【预后】

预后差,常在做出诊断前已死亡。极少数有活到成年期的。

第五十七节　孟德尔综合征

MEGDEL 综合征（MEGDEL syndrome）由 Wortmann 等于 1993 年首先报道的一种常染色体隐性遗传病。全球仅有近 50 例报告，国内陈建等学者于 2017 年报告一例。

【病因】

MEGDEL 综合征是一种常染色体隐性遗传病，本综合征为属于继发性 3-甲基戊烯二酸尿症（3-MAG 尿症），由定位于 6q25.3 的 SERAC1 基因突变所致。6q225.3 基因编码的 SERAC1 蛋白在身体各处均有表达，它是线粒体功能、胆固醇运输及磷脂重塑的一种必需蛋白。

【临床表现】

综合各临床报告，MEGDEL 综合征的临床表现主要有以下几个方面。

1. 精神运动发育迟滞　新生儿期起病，最初表现为低血糖、黄疸延迟消退和找不到病原菌的败血症样临床表现。

2. 痉挛及肌张力障碍　婴儿期出现喂养和生存困难，轴性肌张力低下等。2 岁开始神经系统症状逐渐明显，出现进展性肌张力障碍和痉挛性瘫痪，部分患儿可出现癫痫及已获得技能完全丧失。

3. 获得性小头和感音性耳聋　呈进展性，语言完全丧失。

4. 丙氨酸转氨酶波动性增高　并可发展为致命性肝功能衰竭。

5. 头颅 MRI　可出现"Leigh 样脑病"，壳核尾状核头部为主的基底节区对称性病变。磁共振图谱（MRS）可见 NAA 峰下降，高乳酸峰等。

【诊断】

（1）根据临床主要特征性表现：精神运动发育迟滞、感音性耳聋、痉挛和肌张力障碍。其次有线粒体脑病，视神经萎缩等。

（2）影像学显示脑萎缩，基底节病变。MRI 和 MRS 有助于其他线粒体病的鉴别。

（3）血液体液检测：血清丙氨酸、乳酸升高，胆固醇水平下降，尿液气相色谱质谱分析，3-甲基戊烯二酸升高。

（4）基因测序可确诊。

【治疗】

本综合征以支持疗法为主，尚无特异性治疗方法。可使用巴氯芬改善进展性痉挛状态，有癫痫发作者，可采用抗癫痫药，但注意避免使用影响线粒体功能类的药物，如丙戊酸等。

【预后】

患儿因神经系统症状是持续存在且呈进展性的，故预后大多不良，已报道的病例中最大存活患儿为 19 岁。

第五十八节　免疫球蛋白正常的细胞免疫缺陷综合征

免疫球蛋白正常的细胞免疫缺陷综合征（the syndrome of cellular immunodeficiency with immunoglobu-lins）即免疫球蛋白正常的淋巴细胞减少症（Lymphopenia with normal im-munoglobulins），又称 Nezelof 综合征、胸腺发育不良（thymic hypoplasia）、伴正常免疫球蛋白的胸腺发育不全免疫缺陷病（thymic dysplasia with normal immunoglobulins and immuno-logic deficiency）、伴免疫球蛋白的联合免疫缺陷（SCID with immuno-globulin）等。本综合征由法国 Nezelof 于 1964 年首先报告，以后 harkin、Hitzig、Buckley 等也报告了相似病例。本综合征主要特点是患儿免疫球蛋白总量正常或增高、淋巴细胞减少、反复感染等。

【病因】

本综合征为常染色体隐性遗传性疾病,发病原因可能与骨髓干细胞有缺陷和胸腺发育不良有关。从本综合征胸腺移植治疗往往无效,而骨髓移植治疗常能奏效的事实证明其基本病因以骨髓多能干细胞缺陷为主。

患儿的胸腺发育不良,重量在 2g 以下,淋巴结无生发中心,只有少数淋巴细胞和 60%~70% 的浆细胞散在分布于网状细胞之间,脾脏主要由红髓(red pulp)组成,脾小结主要由网状细胞组成,未见生发中心,整个淋巴组织胸腺依赖细胞区缺乏淋巴细胞。

【临床表现】

本综合征起始时间多在婴儿后期或 1~2 岁后,较"严重联合免疫缺陷病"为迟。

常见临床表现为反复上呼吸道感染、肺炎、中耳炎、副鼻窦炎、革兰氏阴性杆菌败血症;白色念珠菌病;重症水痘、麻疹等。感染常迁延化、慢性化伴生长发育迟滞。

体格检查时常无扁桃体,但淋巴结尚存在。X 线检查无胸腺阴影,末梢血淋巴细胞明显减少,低于 1.2×10^9/L(1200/mm^3),中性粒细胞大致正常。OT、PHA 等细胞免疫检查阴性或明显减低。

【诊断】

根据婴儿后期开始出现的反复感染,结合细胞免疫功能低、免疫球蛋白含量正常或增高、末梢血淋巴细胞少、X 线检查无胸腺影、淋巴结活检胸腺依赖细胞区发育缺陷等可诊断。

本综合征在诊断时须与 Di George 综合征鉴别。本综合征胸腺有胸腺上皮细胞和间质细胞存在,只是缺少淋巴细胞和 Hassall 小体,使 T 细胞减少,而 Di George 综合征则缺乏胸腺上皮和腺间质,T 细胞基本阙如。后者还同时存在甲状旁腺功能低下、大血管畸形等异常。

【治疗】

(1)转移因子:每周 1~3U,皮下或肌内注射。

(2)骨髓移植:对本综合征治疗有效,亦可作胎肝输注治疗。

(3)控制感染:选用有效抗感染药物积极控制感染。

【预后】

一般病例预后不良,常于幼儿期死于重症感染,有条件做骨髓移植者有治愈的可能。

第五十九节　免疫缺陷、着丝粒不稳定、面部异常综合征

免疫缺陷、着丝粒不稳定、面部异常综合征(immunodeficiency, centromeric instability, facial anomalies syndrome, ICFS),是一种罕见的常染色体遗传病,有不同程度的免疫缺陷,着丝粒不稳定和面部发育异常,Maraschio 等于 1988 年将这些临床特点组合出现的综合征缩写成 ICF 综合征,1999 年发现了第一个相关基因。截至 2017 年世界范围内共报道 ICFS 患者约 77 例。胡思翠等 2019 年报道了国内首例患者。

【病因】

第一个发现的相关基因是 DNA 甲基化酶 3B(DNMT3B),目前已证实 DNMT3B、ZBTB24、CDCAT、HELLS 四种突变基因。

目前本综合征根据不同的基因突变可分为 4 种亚型:① ICF 1 型(DNMT3H);② ICF 2 型(ZBTB24);③ ICF 3 型(CDCAT);④ ICF 4 型(HELLS)。

国内报道的首例 ICFS 患儿携带 DNMT3B 基因第 8 内含因子 c.922.2A > G 剪切位点突变和第 23 外显子 c.2477G > A 错义突变。该突变引起 DNA 修复功能缺陷而致病。

ICF 综合征最显著的遗传学特征为染色体着丝粒不稳定。

【临床表现】

(1)面容发育异常:宽眼距、低耳位、内眦赘皮。

(2)语言运动发育迟缓,少数有智力障碍。

（3）免疫缺陷：以体液免疫缺陷为主，低或无丙种球蛋白血症，尤以 IgG 及其亚群缺乏为著。

（4）婴幼儿期即反复出现重症感染。

【诊断】

（1）根据临床"三联征"：①面容畸形，②着丝粒不稳定；③免疫缺陷。

（2）基因检测：DNMT3B 基因突变，包括错义突变、插入突变、缺失突变、复合杂合突变、内含子突变等多种类型。目前已发现 43 个突变位点。

（3）染色体着丝粒不稳定，以 1、9、16 号染色体为主，极少数为 2、10 号染色体异常。

（4）根据突变基因不同再分别明确患者属于 4 个亚型中的哪个类型。

【治疗】

（1）本综合征尚无特效治疗方法。

（2）造血干细胞移植是有效的治疗方案，虽可使患者免疫功能完全恢复，但并不能作为常规治疗。

（3）免疫球蛋白替代疗法，因静脉丙种球蛋白半衰期仅 28 天，故需每月使用一次，方能控制或预防感染，剂量为 300~400mg/kg。

【预后】

常因机会感染、呼吸道感染发展至脓毒症难以有效控制而死亡，若有造血干细胞移植的可能则患儿的预后可明显改观。

第六十节　染色体畸变 8-三体综合征

染色体畸变 8-三体综合征（Trisomy 8-syndrome）又称 8-三体综合征，8-三体嵌合体综合征等。本综合征的染色体改变为 8 号染色体呈三体，2/3 嵌合体，1/3 完全型，使染色体总数为 47，从而导致临床出现头面部、骨骼系统畸形，关节运动受限等一系列症状的一种综合征。其发生率为 1/（25 000~50 000），男性多见，男：女约为 3：1。1962 年儿科医师 Warkay 等即已发现这种染色体的异常，故后人曾以 Warkay 命名为 Warkay 综合征。

【病因】

为染色体畸变，患儿多在胚胎期自然流产，极少能生存，且 8-三体易表现为嵌合型，胎儿可能表现有非常严重的先天性畸形，活婴产生严重病残。

【临床表现】

（1）先天性头面畸形：如前额高且突出，可见大头、长脸、鼻宽且上翘、上唇长、下唇厚而外翻、耳大低位、对耳轮平、腭弓高，可有腭裂。

（2）骨骼、关节异常：颈短宽、肩窄、躯干长。常见骨骼畸形，如腰部脊柱后凸及侧弯，脊椎异常或增多、脊柱裂、多余肋、凹胸、骨盆发育不良或狭窄。四肢骨关节病变常见，如短肢畸形、指细长、屈曲指、关节强直、畸形足、蹬外翻等，婴儿期手掌及足底有很深的皱裙，指甲发育不良，凸起，初生时可阙如。

（3）新生儿时体重、躯体发育尚正常，男性可有隐睾、睾丸发育不良及青春期延长，以后还可出现精神发育障碍，智力低下，反应迟缓，皮肤增厚。

（4）实验室检查：染色体核型为 47,XX（47,XY）8-三体型。

【诊断】

具有上述临床表现，染色体检查第 8 号染色体呈三体者即可确诊。

【治疗】

本综合征目前尚无特殊的治疗方法。产前羊水穿刺做染色体检查，若发现本综合征时应尽早终止妊娠。

【预后】

完全三体多出现自然流产中，少数完全三体及嵌合体可活到儿童及成年期，但多数有轻至重度智力障碍，仅少数无智力障碍。

第六十一节　染色体畸变 13-三体综合征

染色体畸变 13-三体综合征（trisomy 13-syndrome）又称 Patau 综合征、Bartholin-Patau 综合征、D 三体综合征、D_1 三体综合征、13~15 三体综合征等。

【病因】

本综合征为染色体异常疾病，1960 年由 Patau 首先报道，患儿细胞染色体总数有 47 条，多了一条 13 号染色体。根据新生儿调查的资料其发病率为 1/4 600~1/20 000，我国婴儿患本综合征者估计为 1/86 050。高龄母亲生育患儿的概率较高，女婴略多于男婴。

【临床表现】

患儿有多种畸形，比 18-三体综合征及 21-三体综合征均严重，以兔唇、耳下垂、小眼和多指（趾）畸形为基本特征，鼻及口发育不良，头颅小，角膜混浊，皮肤上可见毛细血管扩张或毛细血管瘤。患儿智力极为低下，经常合并有癫痫，肌张力降低或增高，有时出现共济失调，眼球震颤与耳聋。80% 以上有先天性心血管畸形，常见者依次为右位心（65%）、室间隔缺损（60%）、动脉导管未闭（48%）、房间隔缺损（44%）。男性 80% 有隐睾，女性可有阴蒂肥大及双阴道、双角子宫。皮肤皱褶异常为本综合征重要表现，60% 有通贯手，轴三射极高，呈 t'' 或 t'''，手指多弓形纹，无名指有桡侧箕纹，拇指见高弓形纹。X 线检查，骨龄落后，头颅骨及肋骨异常，有时缺乏第一、第二脊柱，可见骶骨增生。

【诊断】

染色体核型检查对诊断有肯定性意义。染色体核型 80% 为标准 13-三体型（47，+13），其次为易位型 [46，-D+t（13qDq）]，即第 13 号染色体的长臂与 D 组中 1 条染色体长臂易位，其中发生较多的是七（13q、14q），少数病例核型为 13 三体与正常核型的嵌合体，核型为 47XX（或 XY）+13/46XX（或 XY）。

【治疗】

本综合征无特殊治疗方法，只可依其畸形程度对症治疗或行手术矫形术。

【预后】

预后不佳，常发生死产，Magenis178 例分析，50% 在新生儿期死亡，1/3 病例存活至生后 3 个月，仅 Marden1967 年报告的 1 例女孩活至 10 岁，这是极为少见的。大部分由于心脏或其他严重畸形而夭折。易位型和嵌合型的存活率高于三体型病儿。

第六十二节　染色体畸变 18-三体综合征

染色体畸变 18-三体综合征（Trisomy 18-syndrome）又称 Edwards 综合征，亦曾被称为 E 三体综合征。本综合征发病率仅次于 21-三体综合征。由 Edwards 在 1960 年首先描述，其发生率约为 1 : 8 000 活产婴，女性发病较男性多（4 : 1）。父母年龄均较大，以过期产、胎儿活动减弱、小胎盘或单支脐动脉者多见。母亲秋冬季受孕者发生率高。

【病因】

为常染色体畸变，染色体核型为 47，XX（XY），第 18 号染色体呈三体。

【临床表现】

据 Smith（1969）观察，本综合征临床症状可多达 115 个以上，十分复杂，主要表现如下。

常为过期儿，但出生时体重较轻、精神和运动发育迟缓、体格小、哺乳困难、对声响反应微弱。主要临床特点为多发畸形、小口、小眼、下颌短小、耳位低、枕部后突、兔唇、腭裂、腭弓高窄、四肢肌张力高、手指屈曲呈紧握状、第三指与第二指重叠、蹬趾圆大、屈向足背。弓形指纹常在 6 个以上，亦为本综合征特点，有人认为弓形指纹少于 6 个者可排除本综合征。皮纹学特点除方形指纹比例极高（80%10 个手指中有 6~7 个以上为方形纹）外，约 40% 为通贯手，约 50% 第 5 指只有一个屈曲，25% 有三叉点移向掌心。胸骨短，约 85% 有不同类型的先天性心脏病,最常见的为室间隔缺损(96%),其次为动脉导管未闭(69%)、房间隔缺损(22%),心血管畸形是患者早死的重要原因。其他如胃肠道畸形、肾脏畸形亦颇多见。染色体核型分析约80%为47,XY(XX),+18,约10%为嵌合型46,XY(XX)/47,XY(XX),+18,后者临床症状轻微。

【诊断】

具有上述一系列临床体征,特别是枕部后凸,皮肤纹理的特异性变化与多发性先天性畸形,经染色体检查后发现核型为47,XX(XY)+18,或嵌合型46,XY(XX)/47,XY(XX)+18和非整倍48,XXY+18即可确诊。

【治疗】

本综合征目前尚无特殊治疗方法,产前作羊水检查,若发现本综合征时应尽早终止妊娠。

【预后】

本综合征的预后差,约半数常在出生后2个月内死亡,文献报道能活到3个月者约30%,1岁存活者不到10%,活到10岁者仅1%~2%。男婴的平均寿命为2~3个月,女婴为10个月,仅极少数病例可以活到20岁。

第六十三节　染色体畸变 21-三体综合征

染色体畸变-21三体综合征即21-三体综合征(21-trisomy syndrome)又称先天愚型、软白痴、伸舌样痴呆、Down综合征等,是人类第一个描述的染色体疾病,也是最常见的染色病之一,在所有智能落后疾患中占10%~15%之多,其发生率为1/(70~1500)。若按其母亲年龄统计,则发生率随年龄而明显增高,如30岁以下的母亲中发生率为大于1/1 000,35岁以后的发生率为1/300~1/45。

【病因】

其发生是生殖细胞在减数分裂过程中,由于某些因素的影响发生不分离所致,一般认为与母亲高龄、放射线照射、病毒感染(传染性肝炎)、自身免疫性疾病(慢性甲状腺炎)、化学药物及口服避孕药等有关,一般将21-三体综合征的核型分为三型,即21-三体型、易位型及嵌合型。

环境因素对母亲减数分裂染色体不分离有很大影响,化学和其他因素如放射线等在精子发生期间可诱发不分离。一些染色体断裂因素也能诱发不分离(如铍、聚氯二苯),而父亲从工作环境把这种诱发剂带回家中,母亲置身于这种环境也能诱发不分离,父亲精液受毒素如环磷酰胺作用再转到母亲身上,也是母亲受影响的可能因素。

【临床表现】

此综合征表现有特殊面容和智力发育障碍。多数病儿在出生时其特殊面容已很明显。在婴儿期即因肌张力降低和韧带松弛,关节可过度活动。至于智能障碍在婴儿期除少哭外,若不仔细检查常不易与正常者相区别,但随着年龄的增长而日趋明显,智商一般在25~75之间。坐、立、走以及性发育均延迟。患儿性情温和。典型病儿的面容表现有眼距宽、眼裂小,两眼外侧上斜,有内眦赘皮,虹膜边缘常有白色颗粒状斑点(Brushfield斑点),但少数正常人中也可发现。舌外形较长,常伸出口外,其舌体并不增大,而是硬腭窄小之故。鼻梁低,外耳小,出牙延迟、常错位。头围较正常为小,常有枕部扁平,囟门关闭可延迟。头发细、软、较少。皮肤较粗糙,颈部较短,身长偏矮,四肢短,手指短而粗,小指尤短且向内侧弯曲。手掌纹只有一条,呈通贯手。第一与第二指(趾)距离增宽。肤纹的特点有:尺箕为多,第四指及小指以桡箕为多,atd角增大。若染色体检查属嵌合型者,则按正常细胞株的百分比,临床表现可相应地有不同差异。20%~50%的病儿伴有先天性心脏病,以室间隔缺损为最多见,可占半数。白血病的发病率及先天性白血病的发病率均比一般人要高。X线骨盆检查常显示髋外翻,平时易罹各种感染。

【诊断】

本综合征依据特殊面容、异常体征及智力落后容易诊断。有的21-三体综合征患儿表现在出生时即很显著,有的体征到1岁才明显,有时怀疑为21-三体综合征,但仅靠临床不能确定时,特别在早产儿及新生儿,临床特点往往不典型,故不应轻易下诊断,对疑诊病例应进行染色体检查。21-三体综合征患儿的血淋巴细胞核型可分 3 种,其中标准型和易位型者不易从临床表现予以区别,嵌合型者则临床表现甚为悬殊,可以从接近正常到呈典型病儿的表现。

染色体检查是诊断本综合征常用的主要方法。国内宋奉侠自 1983 年以来,用受检者的耳血培养进行染色体 G 显带分析,收到与静脉血一致的满意效果,为患儿提供了简便、易行、能被患儿与家长所接受的一个方法。为儿科染色体检查和遗传病普查提供了简便的方法。

红细胞超氧化物歧化酶(SOD)活性测定可用于对本综合征的诊断。SOD 基因定位于 21q22 蛋白,本综合征患儿比正常人多一份拷贝,因而 SOD 含量和酶活性增高,在其发病过程和临床表现中有重要作用。患儿的 SOD 含量为正常者的 1.5 倍,活性增加约 70%,明显高于正常人正常值范围,故可用来作本综合征的诊断,尤其对某些使用染色体显带检查未能确诊可疑本综合征的患儿,是一种有较大参考价值的鉴别诊断方法。

1. 产前诊断

(1)荧光 DNA 探针原位杂交法:本法在羊膜穿刺术的 24 小时内即可检出本综合征胎儿,使早期羊膜穿刺术优点更为突出。

(2)血清特异性 β-1 糖蛋白(SP-1):母亲 SP-1 水平检测可作为本综合征胎儿产前诊断的一个有价值的血清学参数,母血 SP-1 值当于第 90 百分位数,符合中位数的 1.8 倍,可诊断为异常,其中 75% 为三体性 Down 综合征胎儿。

(3)尿毒抗嗜中性粒细胞磷酸酶活性测定:怀有 Down 综合征胎儿的母亲该酶活性均值为正常对照组的 1.65 倍,以正常均值的 1.4 倍为阳性,可筛选出本综合征胎儿 79%,假阳性率 5%。

2. 染色体分型

(1)标准型:所有细胞均显示存在 1 个额外的 21 号染色体,即 47,XX(或 XY)+21,约 95% 病例属此型,其发生机制多为受精卵早期细胞分裂时染色体不分离,多数与母亲年龄有关(约 72% 母亲大于 30 岁),其原因尚未明,可能与母亲体内卵母细胞受精较迟或母方系嵌合型有关。

(2)易位型:占 21-三体综合征中的 2.5%~5%,多为罗伯逊型易位,即着丝点融合,其额外的 21 染色体易位到另一端着丝点染色体上,其中以 D/G 易位:t(14q21q)为最常见,D 组中最常见为 14 号,少数 15 号。另一种 G/G 易位:21q21q 或 21q22q 者较少见。易位型病儿的母亲年龄在 30 岁以上者多见。

(3)嵌合体型:仅占本综合征的 2%~4%,其中最多见者为体内有 2 种细胞株,一种正常而另一株为 21-三体细胞。其表型随 21-三体细胞的多寡而异,可从外表正常直到呈典型 21-三体综合征的表现。正常表型的父母(平衡易位携带者)可因出生一个 21-三体综合征子代而被发现。

【治疗】

目前还没有能够促进智能发育的特效药物,因此对患儿训练是极为重要的,早期试用 γ-氨酪酸、谷氨酸、维生素 B_6 及 B_1 对促进小儿精神活动、稳定肌力和促进肌力有一定作用。近年来也有人应用大剂量叶酸治疗,可使智商提高 10%~25%,但停药后智力又恢复原状,如再接着用药,智力可重新提高。

本综合征根据病因方面的了解,可针对以下情况进行预防:①妇女应避免在 40 岁以后生育;② 25~30 岁的母亲如生有 21-三体综合征病儿时,应检查母亲的染色体,30 岁以下母亲再生出此综合征患儿的危险性较大,因 8%~9% 的易位型三体综合征是 30 岁以下母亲所生,如母亲染色体检查有 15/21 易位畸变,应以节育为好。如这样母亲已怀第二胎时,可做产前羊水检查,进行羊水细胞培养,检查胎儿染色体核型,如患儿染色体异常,可终止妊娠;③对母亲为 21-三体嵌合型者,妊娠时可作羊水穿刺检查;④妊娠期间,尤其早期应避免用化学药物打胎或服用磺胺类以及 X 线照射,预防传染性肝炎的发生。

【预后】

本综合征的预后,由于医疗防治水平提高,存活期明显延长,轻症病人可以生存至成年,但有智能不足,25%~30% 死于 1 岁以内,50% 于 5 岁前死亡,活到 40 多岁的占 8%,50 岁以上者仅 2.6%,平均寿命 20 岁左右,曾有活至 74 岁的报道。寿命长短取决于是否有并发症,如伴有先天性心脏病同时患严重呼吸道感染时,常导致心力衰竭而死亡。21-三体综合征的女性可以生育,所生后代半数发病,男性21-三体综合征者迄今尚未发现有生育力。

唐氏综合征的产前母血筛查:20世纪70年代,英国学者应用甲胎蛋白(AFP)产前筛查NTD的过程中,发现孕有唐氏综合征胎儿的母亲血清中AFP浓度下降。20世纪80年代后期Wald等发现了,孕有唐氏综合征的胎儿母亲血清中多种生化指标有改变。目前确定与唐氏综合征有关的母血生化指标有:①妊娠相关蛋白A(PAPP-A);② AFP;③游离雌三醇(uE$_3$);④ hCG(或游离-βhCG)。

唐氏综合征胎儿母亲血清中妊娠相关蛋白A、AFP和uE$_3$浓度明显低于相同孕周的孕妇血清中的数值中位数,血清中hCG(或游离-βhCG)浓度则明显升高。

国际普遍应用的孕妇血筛查唐氏综合征的生化指标如下。

妊娠早期筛查指标:　PAPPA+游离-βhCG

(结合孕妇年龄)

妊娠中期筛查指标:　AFP+hCG(或游离-βhCG)

(结合孕妇年龄)　　　加或不加 uE$_3$

根据相关资料通过筛查风险率的评估结果假阳性率为5%时,唐氏综合征胎儿的被检出率为60%~70%。

第六十四节　染色体畸变综合征

染色体畸变综合征(chromosomal aberration syndrome)系指由于染色体发生种种异常,如整个染色体组成倍增加,个别染色体整条或某个节段的增减,以及由于染色体个别节段改变位置所造成的染色体结构上的改变,而引起的一组多种表现形式的症候群。

【病因】

本综合征发生的病因很多,目前认为有如下几种因素。

1. 物理因素　电离辐射,如 α、β 和 γ 射线,可以使染色体发生畸变,而发生染色体畸变综合征。

2. 化学因素　口服避孕药、氨甲蝶呤、阿糖胞苷、柔毛霉素、氯丙嗪、解热镇痛药等,都可以引起染色体的异常。

3. 生物因素　某些病毒和支原体感染,如传染性肝炎和血清性肝炎、流感、麻疹、幼儿急疹、流行性腮腺炎等,可以诱发染色体畸变。

4. 年龄因素　高龄母亲易发生卵细胞突变,可能导致胎儿发生染色体畸变综合征。

5. 遗传因素　通过活产新生儿调查,发现不少染色体畸变综合征是由于遗传成分异常所致。

染色体异常表现为数目异常和结构异常,其中又可分为常染色体(autosome)异常和性染色体(sex chromosome)异常。

1)染色体数目的异常:

(1)多倍体(polyptoidy):正常人体细胞的染色体有46条,2n=46,为二倍体(diploids);生殖细胞中有23条染色体, n=23,为单倍体(haploids);若染色体的数目以 n 为基数成倍地增加,成为3n、4n,则称为三倍体(triploid)、四倍体(tetraploid),通常称作多倍体,可见于恶性肿瘤细胞,偶见于严重的多发性畸形,多在胚胎早期流产或分娩后死亡。单倍体和多倍体都是染色体组成倍的增减,所以统称为整倍体(euploid)。

(2)非整倍体(aneuploidy):其染色体数目不是以 n 为基数而成倍地增减,而是染色体数目增减一条或数条,少于46条者,称亚二倍体(hypodiploid),例如先天性性腺发育不全(45, X)。多于46条者,称为超二倍体(hyperdiploid),例如三体综合征(47+21)、克氏综合征(47, XXY)。非整倍体的出现是由于生殖细胞成熟分裂时部分染色体发生不分离性畸变或丢失所致,另有假二倍体(Pseudodiploid),染色体数虽为46条,但有某号染色体结构的增减。

(3)嵌合体(mosaicism):当一个个体的一种或多种组织内,细胞染色体的核型呈现不同时,即一个个体中存在着一个以上细胞系,称嵌合体。例如某些性分化异常中出现的45X/46, XX 嵌合型、21-三体综合征中的嵌合型 47+21/46 等,嵌合体的发生主要由于受精卵早期卵裂时或胚胎早期分裂过程中发生染色体畸变所致。又如某些真两性畸形中,染色体核型为 46XX/46,XY 嵌合,有人认为系异卵双胎孪生嵌合的结果。

2)染色体结构异常:

(1)断裂(breakage):指染色体于某处发生断裂,且在断裂后,断端发生移位,通常在臂的末端和着丝粒附近最易发生,断裂后立即愈合,可以不产生异常,如断裂后发生重新组合则可导致染色体结构的异常。

(2)缺失(deletion):一条染色体某一点发生断裂,而后并未重接,则该断片在丝状分裂时因无着丝粒,不与纺锤丝相连即不能定向移动,随即消失,以致形成一条末端缺失的染色体,如 5p-综合征。若一条染色体发生两次断裂,两个断裂端重接,即形成中间缺失的染色体,若一条染色体长臂各发生一次断裂,缺失两个末端片段,有着丝粒片断的两个断端重接,就形成着丝粒环形染色体。

(3)重复(duplication):由于两个染色体均发生断裂,其中一臂的断裂部分移到另一臂的断裂处,并且愈合,从而使得一条染色体的遗传物质缺失,而另一条染色体额外增加了遗传物质。

(4)某一染色体发生两次断裂,中间片段旋转 180° 后重接称倒位。倒位发生在同一臂内称臂内倒位,发生在长短臂之间称为臂间倒位。倒位后虽染色体的外形未变,但遗传物质的顺序发生了改变。

(5)易位(translocation):两条染色体分别发生一次断裂,断裂交互重接,叫作相互易位(reciprocal translocations),若两条染色体的任何两条臂上都发生断裂,断裂后的断片相互交换,并且愈合,则叫作对称互换(symmetrical interchanges),如断裂后带有着丝粒的两个断端相互愈合,则形成双着丝粒染色体和无着丝粒断片,以后无着丝粒断片丢失,又叫作不对称互换(asymmetrical interchanges)。

(6)等臂染色体(isochromosome):染色体正常复制时,着丝粒进行纵裂,如果着丝粒进行横裂,则将形成两条等臂染色体。

(7)环状染色体(ring chromosome):断变发生在染色体的两个末端,断片丢失,两个断端相互融合,形成环状染色体。

【临床表现】

由染色体畸变所致的疾病甚多,其中与常染色体有关的称为常染色体综合征,与性染色体有关的称为性染色体综合征,主要有流产、畸胎、死胎、死产、新生儿遗传病和性分化异常等表现。

【诊断】

染色体异常大多数是由于双亲的一方生殖细胞染色体不分离所引起的,但双亲的年龄、疾病、辐射、化学诱变、服用甾体类药物、病毒感染等均可影响染色体正常的生理改变。近年来通过医学遗传学的研究,对染色体畸变综合征的诊断技术有了很大的提高,对妊娠 14~16 周的胎儿行羊膜腔穿刺术,做羊水细胞染色体的核型分析,染色体异常而自然流产者 50%,占孕三个月以上流产者 35%,占死产 8%,占新生儿死亡 5%,亦可发生先天性多发畸形、痴呆、性发育异常,故迫切需要进行产前诊断。甲胎蛋白测定、皮质类固醇和内分泌物质的分析有助于判断某些遗传综合征,以诊断染色体畸变病。文献报告及临床观察到先天性卵巢发育不全(45XO)的胎儿血中甲胎蛋白浓度亦增高。通过胎儿镜可直视胎儿情况,并可经胎盘血管抽取胎儿血液标本以诊断重型血红蛋白病和 Duchenne 肌营养不良症。

【治疗】

各种染色体畸变综合征治疗的办法尚不多,效果也较差,但若病损范围不大,仍可用手术或内科疗法加以纠正。近年来由于分子生物学、医学遗传学的进展,以及临床诊断的进步,对有些遗传病由"不治之症"变为可治之症已成为现实。遗传工程技术、基因治疗等乐观的设想,有可能对遗传性疾病进行根治,但目前研究尚在萌芽阶段,已初步用于临床,有人估计 20~25 年后可能普及,虽如此,但对遗传病的预防和根治却提供了广阔的前景。

【预后】

视染色体畸变类型和严重度以及治疗情况决定其预后。

第六十五节　溶血性尿毒综合征

溶血性尿毒综合征(hemolytic uremic syndrome，HUS)，又称 Gasser 综合征。溶血性尿毒综合征最早由 Gasser 氏于 1955 年提出,本综合征主要特点为急性微血管性溶血性贫血。表现为急性肾功能衰竭、血小板减少及血管内凝血,常伴有早期胃肠炎及出血。按流行病学、临床及实验室资料将其分为原发性及继发性两大类,前者又分为典型(流行性)及非典型(散发性)两种。有些病例有家族性。极少数病例可以复发。原发者多见于婴幼儿,典型发病者有一定的地区性,夏秋季多发,前驱表现为胃肠炎,预后较好。非典型发病者常是单发,前驱表现多为上呼吸道感染或脓毒症,也可见于胃肠炎,易发生严重的肾衰竭、急腹症及其他严重的神经系统并发症,急性期病死率很高或易发展为终末期肾脏病(ESRD)。

【病因】

(1)感染:已知多种细菌(福氏、宋内、志贺痢疾杆菌等)均可导致本综合征,目前认为 $O_{157}:H_7$ 最多见,它能产生强烈的志贺毒素(verocytotoxin)。其他还有产志贺毒素的 O_{26}、O_{55}、O_{91}、O_{103}、O_{111}、$O_{104:14}$ 等。其次是病毒(柯萨基、腺病毒、呼吸道合胞病毒、EB 病毒、水痘等)所致的感染可引起本综合征。

1983 年 Karmali 的文献报道溶血尿毒综合征继发于出血性肠炎,推测肠管出血性大肠杆菌 $O_{157}:H_7$ 感染及其产物 Vero 毒素(非洲绿猴细胞毒素)与本综合征的发病有着密切的关系。1990 年 Milford 的资料,298 例溶血尿毒综合征患者中,有腹泻的 178 例进行了粪便检测,结果有 58 例(33%)属肠管出血性大肠杆菌感染者。以后 Neill 报告的一组溶血尿毒综合征患者中的 58% 属于肠管出血性大肠杆菌感染。均提示两者的密切关系, Vero 毒素有 4 种,其中 VT_1、VT_2 和 VT_{2vh} 是人类出血性肠炎及溶血尿毒综合征的致病毒素,而 VT_{2vp} 与上述疾病无关。目前 Vero 毒素的检查方法有反向乳胶凝集试验、酶联免疫吸附试验(HLISA)、DNA 探针和聚合酶链反应(CPR)等方法。Oku 报告用泡沫酶联吸附试验能够检出低至 20~50pg/ml 浓度的 Vero 毒素,PCR 法则具有灵敏度高、结果迅速的优点。

(2)家族性 HUS:在同一家族甚或同胞兄弟之中发生本综合征并不十分罕见,属隐性遗传性疾病。Felaheff 报告一家 3 个同胞患 HUS,最后死于尿毒症,并指出若第 1 胎患 HUS 死亡,其后同胞有可能患 HUS,如第 2 胎亦患 HUS 则为家族性 HUS。

(3)其他:药物、化学制剂、机体免疫缺陷、恶性肿瘤等亦可引起 HUS。

近年来有人认为本综合征的发生与局部血管内凝血和免疫有关。并认为本综合征可能和血小板减少性紫癜是同一疾病,两者都由于内生性前列腺素不足所致。在典型的发病中,由于病原体的毒素损伤了肾脏血管内皮细胞,血小板及凝血系统瀑布式的被激活,前列环素(PGI_2)产生减少,形成血栓性微血管病(TMA),引起急性肾病。肾外的 TMA 也可发生,它与血栓性血小板减少性紫癜很难鉴别,但后者多发生于成人。Levin 等指出,导致 HUS 的因素至少有 5 种:①缺乏产生 PGI_2 的血浆因子;②存在着产生 PGI_2 的抑制因子;③ PGI_2 降解过快;④存在血小板凝集因子;⑤存在内皮细胞毒性因子。非典型 HUS 中常存在 1~4 种异常。而典型 HUS 很少有持续性 PGI_2 异常或血小板凝集因子,故采用一般的支持疗法大多可自然恢复。某些呼吸道病毒或细菌所产生的神经氨苷酶,可去掉细胞表面糖蛋白中的 N-乙酰神经氨酸,使位于红细胞、血小板及肾小球内皮细胞膜上原封闭的 T-抗原暴露后,与患者体内自然产生的抗 T-IgM 抗体结合,损伤血细胞及肾脏。澳大利亚学者研究认为, HUS 小儿可能伴有前列腺环素合成需要的血浆辅因子缺乏, PGI_2 内因性缺乏或有 PGI_2 抑制物存在,从而使血小板聚集作用加强,导致微血管病变,产生局灶或广泛性肾皮质坏死而引起急性肾功能衰竭。某些免疫缺陷患儿易患本综合征。发病前常有前驱感染史,血液中免疫球蛋白变化,检到免疫复合物及补体 C_3 下降等,均说明本综合征的发生与免疫有关。

HUS 的发病机制:首先是细菌毒素致内皮细胞损伤,其次为补体系统的异常活化。

HUS 的病理改变:以多脏器微血管病变,微血栓形成为特征,肾脏受累最为严重,其次为肠、脑、心、脾、胰、肾上腺等器官。

【临床表现】

（1）发病年龄多数在儿童,尤其6个月左右的婴儿,无性别差异。

（2）前驱期:表现为一般非特异性感染性疾患的症状,如发热、烦躁、食欲差等,亦可有明显的胃肠炎、急腹症样表现甚至消化道出血,酷似溃疡性结肠炎。少数表现为呼吸道症状,占10%~15%。前驱期持续几天至两周或更长,其后可有1日至2周的无症状间歇期,但是约有半数病例直接出现急性期症状。典型的$EO_{157}:H_7$感染最初1~3天未非血性腹泻,之后为血性便,表现为出血性结肠炎。一般自腹泻开始到出现HUS的时间为5~13天。

（3）急性期:①溶血性贫血,由于严重贫血加以高容量血症及电解质紊乱,可导致充血性心力衰竭,血红蛋白可在几小时内降低到30~50g/L,网织红细胞升高,贫血程度与肾脏损伤程度并不完全呈平行关系;②急性肾功能衰竭,轻者仅表现有一过性尿量减少;重者表现肾功衰竭,可高达90%以上;少尿期平均2周左右,无尿期超过平均10天,还可并发充血性心力衰竭、高钾血症、代谢性酸中毒、高尿酸血症、肺水肿及全身水肿;利尿期出现较缓慢,肾功能恢复情况和肾脏病理损害程度相一致,部分病人经2~6个月肾功能恢复,少数呈进行性恶化,亦可开始表现为轻型,复发时出现严重肾功能衰竭出血;③出血,几乎所有病人都有出血征象,黑便或呕血,少数并发硬脑膜下血肿或视网膜出血,罕见出血点及瘀斑;④神经系统损害,半数病人仅有嗜睡、易激惹、震颤及肌阵挛,28%~52%出现惊厥、昏迷、肢体瘫痪,甚至呼吸中枢麻痹而死亡,多数病人经数周或数月恢复,仅少数病人留有不同程度后遗症;⑤心血管系统损害:表现为心脏扩大,心律紊乱,体循环淤血,肺水肿,充血性心衰,高血压甚至高血压脑病。

（4）慢性期:轻型在数周或数月内肾功能显著好转,重型(溶血性贫血,BUN增高,血小板减少并有下列表现之一者,高血压、抽搐、尿少、无尿大于24小时)则发展为慢性肾功能衰竭,其中15%死于儿童及青少年期。

【诊断】

（1）急性溶血性贫血,如起病急,短期内发生严重贫血、黄疸、网织红细胞增高。周围血涂片见到红细胞碎片及异形红细胞,呈尖三角形、钢盔形、半月形等,红细胞边缘不等,呈锯齿样,约半数病例凝血酶原时间延长,并有Ⅱ、Ⅶ、Ⅷ、Ⅸ及Ⅹ因子减少。

（2）肾功能不全,血尿素氮(BUN)迅速升高,血清钾升高。CO_2CP下降。不同程度的血尿及蛋白尿,血管内溶血时,血浆血红蛋白增加,结合珠蛋白消失,出现血红蛋白尿和含铁血黄素尿。

（3）血小板减少。

（4）网织红细胞增多。

（5）红细胞碎片和异形红细胞。

Kaplan根据病情轻重分为两型。轻型诊断标准:溶血性贫血、尿素氮增高、血小板减少,并有下列并发症之一者,即高血压、抽搐、尿少。重型除上述三大症状外,尚伴有无尿或同时存在以上三种并发症。

（6）本综合征须与其他原因引起的急性肾功能衰竭、肾小球肾炎、溶血性贫血及DIC等鉴别。

【治疗】

经实践证明,免疫抑制剂、抗凝血剂、抗血小板药、纤溶激活剂、PGI_2、维生素E、输入IgG、输入血浆及血浆交换等疗法有些被放弃,有些已很少使用。而综合的支持疗法,包括输血,控制水、电解质平衡及早期透析等,在降低HUS病死率中有显著作用。

1.综合的支持疗法

（1）维持体液、电解质平衡:HUS病人脱水时,要及时充分补液,此时不必考虑肾功能。入院时细胞外液容量如果正常,要根据体液的丢失量给予补充,即按300ml/m²+尿量+胃肠道丢失量,早期采用静脉补液及大剂量呋塞米(3~4mg/kg静脉慢注),48小时后血尿素氮及肌酐迅速下降,呋塞米减量维持3~7天,所有病人出现多尿,出院后随访2个月,均恢复正常。由于大量红细胞溶解可导致高尿酸肾病,加重原有的肾小球肾病,呋塞米可进到小管腔阻断钠离子在Henle襻再吸收,大剂量呋塞米能促进尿酸排泄或增加稀释的尿流。维持没有梗阻的小管开放,同时抑制少尿及无尿病人的管球反馈,促进利尿。HUS病人除有明显的低钾、低钠血症外,一般不需处理。严重的高钾、高磷血症只有通过透析才能解决。

（2）控制氮质血症:当呕吐、腹泻缓解后,口服以氨基酸为主的碳水化合物制品,能限制氮质血症,但是早期透析是绝对必要的。Siegler主张当BUN>54mmol/L（150mg/dl）时开始透析。作者治疗了60例患者,使急性期的病死率下降到3%,此后又治疗了107例,采用完整的透析方案,包括特殊培训的人员,自动腹膜透析机,婴儿使用的腹透及血透条件,早期透析结合超滤,取得了满意的疗效。

（3）补充红细胞:由于迅速溶血,24小时内红细胞压积可下降10%或更低。当红细胞压积下降到15%（或Hb<6g/d）,或出现了贫血症状,如奔马律时,应立即按每次5~10ml/kg,或少量多次输浓缩红细胞悬液5~10ml/kg,使血红蛋白保持在90g/L以上。一般很少输血小板,因为输血小板等于又提供了沉积在血管内的物质而加重肾脏损害。

（4）控制高血压及惊厥:HUS病人中大约50%发生高血压,通常是不稳定和间断性。当收缩压为16~17.3kPa（120~130mmHg）时,舌下或口服硝苯吡啶每次0.25~0.5mg/kg,如果持续性高血压,可口服甲基多巴每日10~15mg/kg。由于高血压、严重的氮质血症及低钠血症可引起脑水肿,或脑TMA引起脑梗死,使40%的HUS病人发生惊厥。通常静脉给予地西泮每次0.2~0.3mg/kg,为防止再发,再缓慢静注苯妥英钠15~20mg/kg,同时要限制水的输入,并降低血压及采用甘露醇脱水等综合疗法。

（5）营养:一旦呕吐、腹泻停止,肠道营养应重新开始,当病人开始规律透析,不必再给以氨基酸为主的饮食。有时存在严重的持续性结肠炎、肠缺血、坏死并有穿孔时,应采用全肠道外营养（TPN）,TPN处方中去掉或减少钾、磷、镁,而给予大量蛋白（每日2~3g/kg）,以促进正氮平衡。此时,HUS在急性肾衰期,当三酰甘油>1.925mmol/L（175mg/dl）时,脂蛋白脂酶可能被中和,为防止基本脂肪酸不足,应给予足够的脂肪（0.5mg/kg,3次/周）。

2. 特殊疗法

（1）免疫抑制剂:Lieberman指出,自1966年起已停止使用类固醇,因为没有疗效,而且促进高凝和导致Shwartzman反应。Gutterman等应用长春新碱成功治疗原发性HUS,提示此药有一定的积极作用。基于STX能引起炎症细胞因子的增加,补体旁路活化是使用肾上腺皮质激素的理由,使用后可迅速降低血肌酐水平,但尚不宜推广使用肾上腺皮质激素。

（2）肝素疗法:有人认为肝素治疗HUS有效,但是Proesmans等在有对照组的前瞻性研究中认为肝素无效。因为诊断HUS后,再给予肝素已为时过晚,大量块状纤维沉积造成的缺血性损害已经发生,纤维蛋白的继续沉积又没有实验室证据,全身的肝素化有威胁生命的危险,目前已不用肝素进行治疗。

（3）纤溶激活剂:为促进血小板-纤维蛋白血栓溶解,有人试图使用纤维蛋白溶酶原激活酶——链激酶和尿激酶,帮助消化血栓。但亦有报道链激酶治疗组与对照组无显著差异,有人将尿激酶直接注入8例HUS肾动脉中,也未出现明显作用,因为纤溶疗法已为时过晚。

（4）抗血小板药:血小板在血管内被激活参与HUS的发病。因此有人试用血小板凝集抑制剂治疗HUS,一前瞻性的对照试验,应用阿司匹林和双嘧达莫,结果治疗组未发现有益的证据。

（5）PGI_2的输入:目的是补充HUS中PGI_2的不足,以改善血小板的凝集。Beatle等通过中心静脉插管给患者输入PGI_2,剂量由2.5ng/（kg·min）,逐渐增加到30~55ng/（kg·min）,维持8~10天,剂量大于50ng/（kg·min）时,出现低血压及心搏缓慢,减速后症状缓解,取得一定疗效。但因PGI_2是一种强有力的血管扩张剂,因此不被推广。

（6）defibrotide的应用:它是由哺乳类器官提取的多聚脱氧核苷酸,能增加PGI_2的产生,促进纤维蛋白溶解和抗血栓作用,且不表现出肝素样的活性,应用该药及支持疗法治疗HUS,剂量为每日10mg/kg,静脉输入,持续9~21天,所有病人的纤维蛋白原降解产物（FDP）迅速下降及血小板升高,肾功能逐渐恢复,高血压及神经系统损害得到改善,未出现副作用。

（7）维生素E疗法:HUS患者存在脂类过氧化及维生素E浓度降低,为防止脂类过氧化提高PGI_2水平,采用维生素E（每日$1g/m^2$,口服至少7天）治疗16例HUS患儿（其中12例有预后不良指征）全部存活,15例肾功能完全恢复,1例轻度损害。但是另一组15名HUS的血清维生素E水平及其与总脂质的比率和正常对照组(19名)无显著差异,因而不支持维生素 E 在 HUS 的病理生理作用,但是由于价格低廉,毒性小,应进一步评价它的疗效。

(8)IgG 静脉内输入:从正常人提纯的 IgG 在试管中能抑制急性期 HUS 病人的血小板凝集。Sheth 等应用大剂量 IgG(每日 400mg/kg,静滴超过 6 小时,连用 5 天),治疗 3 例 HUS,促进临床症状缓解。但是,它被推广还有待前瞻性的对照实验结果。

(9)输入血浆或血浆交换(PE):新鲜冷冻血浆(FFP)输入,目的是补充血浆中缺乏的正常因子。剂量为 10ml/(kg·12h),连用 7 天,同时服用鱼肝油(5ml/d,口服 8 天)及维生素 E(100mg/d,口服 2 个月),治疗 2~3 天后神经系统症状进行性恢复,3 个月后肾功、血红蛋白、血小板及视力均恢复正常。但在另一组对照试验中该法没表现益处。如果是肺炎双球菌等感染,使 T-抗原暴露而引起的非典型 HUS,输入全血或 FFP 可加速血小板凝集和溶血,因为多数成人血浆中含有抗 T 抗体。如何鉴定 T-抗原暴露,通常根据:①严重的肺炎双球菌感染引起的 HUS;② ABO 血型鉴定困难;③直接 Coombs 试验阳性。此时纠正贫血应采用洗涤后的红细胞;采用 PE 可移出神经苷酶、抗-T 抗体及 PGI_2 产生的抑制因子。但考虑到小儿进行 PE 的危险,维持血管通道困难及费用昂贵,因此,目前不被推广。

【预后】

HUS 总病死率小于 10%,目前积极开展透析及采用综合治疗措施,已使 D+HUS 急性病死率下降至 5% 以下。急性期病死率高,不同地区、不同经济状况及医疗条件对预后也影响。有人总结有以下情况者预后不良:①年龄超过 18 个月;②输血 6 次以上;③白细胞持续高水平现象;④无尿 3 天以上;⑤病后 10 天重新出现出血现象;⑥神经系统症状出现较晚者;⑦继发性 HUS 由系统性红斑狼疮、恶性肿瘤等引起的。并指出年龄小于 18 个月者溶血较轻,尿毒症不常见,病程亦短,预后较好;血小板及纤维蛋白降解产物恢复正常者,预后亦较好。

有学者报道病死率虽有下降,但后遗症发生率约有 50%,包括不同程度的蛋白尿、血尿、高血压、慢性肾功能不全、终末期肾功能衰竭。还可致罕见胰岛素依赖性糖尿病和神经系统损害。蛋白尿持续一年以上者远期预后不良。

还有人以下列几点来判断预后:①一般儿童预后好于成人;②临床上持续高血压或有心功能不全者预后差,病程后期出现神经系症状者预后差;③常染色体隐性遗传的 HUS 有复发的可能,且病死率相当高;④少尿期超过 3 天者;⑤无尿期 7~10 天者;⑥病理改变越重,尤其是皮质坏死或明显的血栓性微血管病变者,远期预后差。

第六十六节　三 X 染色体综合征

三 X 染色体综合征(XXX chromosomal syndrome)又称三 X 体超雌综合征、Jacobs 综合征、三 X 或多 X 女性(XXX female),是一种多 X 染色体状态,比正常女性多了一个 X 染色体。1959 年由 Jacob 氏首先报道,以前曾称超雌综合征,然本综合征并无超雌的特异性。其发生率约每 1 000 个活产女婴中占 1 例,这是由于一个带 XX 染色体的卵子与一个带 X 染色体的精子结合,染色体总数为 47,其外貌为女性,常有内眦赘皮、眼距宽,约 70%病例到青春期可有正常月经,正常乳房发育,性发育正常,可受孕生育正常子女,但有时也可以分娩染色体异常的子代。另 30%的病人卵巢功能低下,原发或继发闭经或月经不正常,乳房发育不良等,这类患儿多从智力差的教养院小儿中检查出来。约 1/3 患者伴有某些器官的先天畸形,如先天性心脏病、先天性髋关节脱位等。患者可有精神缺陷,X 染色体越多,智力发育越迟缓,总指嵴纹理减少,弓形纹及桡箕纹越多,染色体核型多数为 47,XXX,少数为 47,XXX/46,XX 嵌合型。极少数为 48,XXXX,49,XXXXX 等多 X 女性。对 3X 综合征的患者做口腔黏膜涂片检查,于细胞核膜内侧缘可见两个性染色质小体,体细胞核内 X 小体数增多,其数目为 X 染色体数减 1。本综合征尚无特殊治疗。

第六十七节　外胚层发育不良免疫缺陷综合征

外胚层发育不良免疫缺陷综合征(anhidrotic ectodermal dysplasia with immunodeficiency,EDA-ID),是一组罕见的原发性免疫缺陷病,1986 年首次有本综合征的报道。

【病因】

因胚胎分化期间上皮-间质相互诱导的细胞信号受阻或移行障碍所致。在免疫机制方面,由于 NF-KB 涉及 LL-IR 家族、TLR4、TCR、CD40、TNFR、VEG-FR3、EDAB、BANK 等,患儿会出现多样表现,如低丙种球蛋白血症,自身及炎症性疾病,易感染,IgM 增高综合征,抗体反应及 NK 细胞活性受损等。

该综合征由于遗传或遗传因素所致。其分子遗传学基础,根据遗传方式可分为 X 连锁 EDA-ID(XL-EDA-ID)和常染色体显性遗传的 EDA-ID(AD-EDA-ID)。

非遗传型者其致病因素可能有染色体畸变、病毒感染、体内激素异常。致病基因分别为 NEMO、IxBa。X 连锁多见,NEMO 基因位于 xq28,长 23b,包括 12 个外显子,NEMO 的假基因(IKBKCP)在 3-10 外显子上与 NEMO 有 99.8%的同源性。NEMO 基因遗传方式为 X 隐性遗传,部分缺陷,蛋白表达(+)。

【临床表现】

临床上根据有无汗腺异常分为有汗型和无汗型两种类型。无汗型临床表现较重,遗传学上有其异质性。

根据遗传方式可将其分为 4 型:①Ⅰ型为 X 连锁隐性遗传男子型,症状典型;②Ⅱ型为 X 连锁性遗传女子型,为基因携带,只有部分症状;③Ⅲ型为常染色体隐性遗传,常伴智力低下,父母近亲婚配;④Ⅳ型为常染色体显性遗传,类似少汗型,两性均可患病,有并指(趾)畸形。具体临床表现如下。

(1)外胚层发育不良:生后即有皮肤角化过度,色素沉着,牙齿、黏液腺、皮脂腺,尤其是汗腺发育不良,毛发结构和分布异常,血管异常,身材矮小,智力低下等。

(2)免疫学异常:抗体反应及 NK 细胞的细胞毒性受损,高 IgM 血症和低丙种球蛋白血症,自身免疫性病和炎症性疾病,如炎性结肠炎(NEMO colitis)等。故对细菌、病毒、结核菌、肺孢子虫等易感。由于牙齿、黏液腺方面的缺陷更易导致呼吸道感染,并影响胃肠吸收功能。

(3)出汗型异常表现:男女均可发病,以女性略多,表现在毛发缺陷、甲发育不良、掌趾角化过度或牙齿发育不良(称发育不良三联症)。

(4)其他表现:部分患儿可表现有并指(趾)和脚趾阙如、唇腭裂、淋巴性水肿、骨硬化病等。

【诊断】

(1)根据临床表现。

(2)皮肤活检:皮肤变薄、皮突变小、毛囊和皮脂肪减少、汗腺和汗管阙如。

(3)出汗试验:证实汗腺功能,有汗或无汗。

(4)X 线检查:缺指、多指、并指(趾)、缺牙等。

(5)免疫力检测:高 IgM 及低丙种球蛋白血症、NK 细胞的毒性受损,T 细胞增殖力低下等。

(6)基因分析:NEMO 及 IRBa 基因分析,并注意 NEMO 假基因和体细胞嵌合现象。

【治疗】

本病尚无特殊治疗方法,只能做相应的对症处理。因汗腺功能缺失和萎缩无有效出汗调节体温功能,应避免高温环境,做有效的物理降温,保持咽部湿润度,预防中暑。

静脉注射丙种球蛋白,经验性使用抗生素以预防细菌感染。几乎所有 AD-EDA-ID 患儿均常有白色念珠菌和肺孢子虫感染,应早期、足量使用抗真菌药物和复方新诺明等,亦属预防性用药。

【预后】

本病患者生活质量差,常因继发细菌、病毒、真菌、肺孢子虫感染而不治身亡。

第六十八节　外胚层发育不良综合征

外胚层发育不良综合征(congenital ectodermal defect syndrome)又称先天性外胚层缺陷, Siemen 综合征,是一种外胚层发育缺损的先天性疾患,累及皮肤及其附属结构,如牙和眼,间或波及中枢神经系统,有时可伴有其他异常。本综合征罕见,1848 年 Thurman 首先描述,1875 年 Wedderburn 报告一家族4代10例均为男性患者,1962 年 Singh 等收集世界文献中的 105 例,并报告1例具有典型临床表现的女性患者,国内文献至 1985 年前共报告 39 例。吕冰清等于 1987 年报告4例,其中男童女童各2例,均伴有神经损害。

【病因】

本综合征病因未明,有人认为是常染色体显性与性联隐性遗传所致的疾病, Goeckerman 认为胚胎在第 3~4 个月突然受损是其原因之一。一般认为与遗传因素有关,曾有女性外胚层发育异常和9号染色体臂间倒位有关的报告,吕冰清报告的4例染色体均正常,关于遗传方式颇有争论。男性发病明显占优势,女性仅占 10%,但在女性也有不完全型。有人将其分为四型。①伴性隐性遗传传男子型:症状典型,最常见。②伴性隐性遗传女子型:为基因携带者,只有部分症状。③常染色体隐性遗传:掌跖角化过度,牙发育不良,汗少,常合并智力低下,父母为近亲婚配。④常染色体显性遗传:类似有汗型,两性皆有患病,智力迟缓,常有多指趾、并指(趾)畸形。

【临床表现】

本综合征表现为指(趾)甲发育不良、粗糙、混浊,甲板中央凹陷、干燥松脆或脱落,可有慢性再生性甲周炎;汗腺与皮脂腺较常人为少,皮肤菲薄、干燥、掌跖角化过度;缺牙或牙发育不良;毛发稀少,毳毛稀少细弱或阙如,眉毛稀少或 2/3 处无毛,睫毛亦少。泪腺发育不全者易致结膜、角膜干燥。此外,有些病例还伴有中胚层或内胚层发育缺陷,如并指缺指或多指畸形、黏膜萎缩变性、味觉减退、发音嘶哑、萎缩性鼻炎、嗅觉减退等。临床上分有汗型和闭汗型两类,以闭汗型症状较重。因无法调节体温,夏季体温升高,表现似暑热症或容易中暑,婴幼儿可出现热性惊厥。文献报告 20%~30% 的患者合并智力低下。

临床上往往有不同的表现度和不完全的外显率,并非每个病例都具有全部特征。此外,还有合并 Friedreich 共济失调、眼震、脑干发育缺陷等少见病例的报告。

【治疗】

本综合征系外胚层发育不良所致,故无根治疗法亦无特殊治疗。对闭汗型,尤其是婴幼儿夏季给予凉爽环境,要预防高热惊厥、传染病、呼吸道感染等。牙齿缺损者可装假牙,有助于咀嚼和说话。皮肤干燥、局部表皮阙如或附件缺损等应尽量避免不良刺激与外伤,并注意预防感染。

总而言之,治疗的目的是帮助患儿适应环境,建立接近正常的生活。

【预后】

本综合征如果处理及时,预防得当,可享有正常寿命,有些症状并非一成不变,如部分病例牙发育不好,可随年龄增长而消失。

第六十九节　先天性 β-蛋白缺乏综合征

先天性 β-蛋白缺乏综合征(congenital beta-protein deficiency syndrome)又称 Bessen-Kornzweig 综合征、棘红细胞症-无 β-脂蛋白血症、棘红细胞症-脂肪痢。

本综合征 1950 年由 Bassen 和 Kornzweig 首先描述,主要特点为畸形的红细胞(棘状细胞)和血清 β-脂蛋白的缺乏。

【病因】

本综合征为一组先天性脂质代谢异常的遗传性疾病,为常染色体隐性遗传。主要表现为 β-脂蛋白阙如或降低,红细胞形态和脂肪结构异常,肠管绒毛形态异常和脂肪吸收障碍,网膜色素变性、中枢神经障碍等。

【临床表现】

（1）出生时多为正常婴儿，生后不久，身高和体重的增长均迟于同龄儿童。

（2）多有脂肪泻和腹胀，但至 4~5 岁时脂肪泻常自行减轻。

（3）10 岁以后出现动作笨拙，共济失调，腱反射消失，肌力减退，深、浅感觉减退等，均以下肢显著。常被误诊为 Friedreich 型共济失调。

（4）眼球震颤、斜视，至青春期时可因视网膜色素变性而出现视野暗点，视力减退。严重且持久者或失明。

（5）青春期可有心律失常、充血性心力衰竭等。

【实验室检查】

（1）血：红细胞外形和结构改变是本综合征特征之一。红细胞有突刺（棘红细胞），呈锯齿状，对机械性损伤的敏感性增高，在溶血卵磷脂试验中破坏率增加。正常血清不能改变其形状，正常红细胞也不被患者血清影响。但用孪生同胞的血清可使 80%的红细胞外观恢复正常。红细胞含有异常的生化成分。

（2）血脂：β-脂蛋白缺少、胆固醇低，总磷脂低、三酰甘油低、卵磷脂和神经鞘磷脂增加。

（3）大便：脂肪含量高。

（4）特殊检查：^{131}I 三酰甘油研究显示吸收降低，木糖和维生素 B_{12} 吸收试验正常。

【诊断】

根据临床表现的特点及实验室检查可予以诊断。

【治疗】

本综合征无特殊治疗方法。低脂饮食可减少肠症状。曾报告静脉注射棉籽油有益，但副作用大，不利长期使用。有报告说用中链三酰甘油代替长链三酰甘油可获改善，但神经和眼部病变呈进行性发展。

【预后】

本综合征预后不良。

第七十节　先天性免疫缺陷综合征

先天性免疫缺陷综合征（congental immunodeficiency syndrome）又称先天性反复感染综合征，是指一组因抗体和/或细胞免疫系统原发性缺乏或障碍而引起的一种或多种免疫功能不全的综合征。美国 Bruton 于 1952 年首先报告一例先天性丙种球蛋白缺乏症，以后各国相继报告。我国于 1976 年由上海第二医科大学附属新华医院率先报道一例原发性细胞免疫缺陷病（先天性胸腺发育不全症），以后各地陆续有报告。

原发性抗体缺乏症自生后 1 周至 15 岁发病者占 58%，重症联合免疫缺陷均发生在 1 岁以内。

各类型原发性免疫缺陷的相对发病率为：①细胞免疫缺陷 5%~10%；②体液免疫缺陷 50%~75%；③联合免疫缺陷 10%~25%；④补体缺乏<1%；⑤吞噬功能缺陷 1%~2%。

【病因】

本综合征大多数确切的病因及发病部位尚未十分清楚。已初步明确的有以下几种。

（1）遗传基因异常：免疫系统的发育是受遗传控制的，父母染色体异常可能影响胎儿免疫系统的正常发育，引起免疫缺陷病。其中常染色体异常引起者有重症联合免疫缺陷病、Nezelof 综合征（免疫球蛋白正常的淋巴细胞减少症）等；性染色体遗传引起者有重症联合免疫缺陷的 Bruton 型、Gitlin 型丙种球蛋白缺乏症等。

（2）免疫组织器官的先天发育障碍：先天性脾脏发育不全引起的体液免疫缺陷病，第 3、4 咽囊发育障碍引起的先天性胸腺发育不全（Di George 综合征）等。

（3）淋巴细胞内在的酶缺陷：如腺苷脱氢酶缺乏所致重症联合免疫缺陷病。

（4）免疫活性细胞间调节机制失常：如普通变异性免疫缺陷。

（5）宫内病毒感染：在宫内胚胎早期感染某些病毒，可使其免疫系统发育停滞导致免疫缺陷病。例如妊娠早期的病毒感染可引起胎儿胸腺细胞发育障碍导致 T 细胞功能不全;宫内麻疹病毒感染的胎儿可引起低γ-球蛋白血症伴高 IgM。

【临床表现】

这类综合征的突出临床表现就是自幼儿出现的反复急慢性迁延性感染。细胞免疫缺陷的患儿对病毒、霉菌和结核菌、利斯忒菌易感;体液免疫缺陷常发生细菌性(细胞外化脓菌和低毒力致病菌、条件致病菌)感染;联合免疫缺陷患儿则前两种情况兼而有之。补体缺陷及吞噬功能缺陷者以严重细菌感染为多见。

(1)最常见的临床表现:反复呼吸道感染、慢性迁延性局部或系统感染、低毒力或条件致病菌的机会感染、暴发型或重症感染(脓毒症、感染性休克、脑膜炎等)。

(2)常出现的临床症状:发育迟钝、精神萎靡或易激惹、食欲不振、面色苍白、贫血、生活能力低下;脓皮病、结膜炎、中耳炎、鼻窦炎、骨髓炎;吸收不良综合征、扁桃体和淋巴结发育不良等。

(3)偶见症状:进行性痘疹、重症病毒感染、皮疹和毛发脱落、化脓性淋巴结炎、鹅口疮和霉菌性肠炎、肺孢子虫病性肺炎、肝脾肿大等。

(4)特殊并发症:自身免疫性疾病、运动失调、毛细血管扩张症、先天性毛发-软骨发育不全、湿疹-血小板减少性紫癜、部分白化症、原因不明的内分泌障碍等。

【诊断】

根据自幼出现的反复感染结合家族史进行考虑,区别分类诊断。

(1)细胞免疫缺陷的诊断条件:①严重病毒、真菌或细胞内致病菌感染史;②淋巴结、扁桃体发育不良;③ X 线检查胸腺阙如或发育不良;④周围血淋巴细胞计数低于正常值;⑤迟发型变态反应、OT 试验等阴性;⑥淋巴母细胞转化率低等。

(2)体液免疫缺陷诊断条件:①反复严重细菌感染;②检测各种免疫球蛋白,尤其球蛋白很低或缺乏;③接种菌疫苗(小儿麻痹活疫苗、白喉类毒素、伤寒菌苗等)后相应抗体产生能力低;④同种血细胞凝集素很少或缺乏;⑤末梢血 B 细胞或浆细胞消失;⑥骨髓、直肠黏膜、淋巴结活检找不到浆细胞等。

(3)补体缺陷的诊断方法:主要通过血清总补体 CH50 和 C_3、C_5 等补体的测定。

(4)吞噬细胞缺陷的诊断方法:①中性粒细胞、单核细胞计数及形态学观察;②骨髓细胞形态学观察;③中性粒细胞吞噬功能试验、白细胞杀菌功能试验、巨噬细胞吞噬功能试验显示杀菌力低、功能不足或有缺陷;④ NBT 还原试验(慢性肉芽肿及其他中性粒细胞酶缺陷者此反应常呈阴性)。

(5)鉴别诊断:见表 1-11 及表 1-12

表 1-11　原发性免疫缺陷(体液、细胞、混合性)病的鉴别

病名	发病年龄	性别	遗传方式	临床特征
体液免疫缺陷病				
性联丙种球蛋白缺乏症(bruton 型)	4~6 个月	男	性联隐性	反复发作细菌感染,血清 IgG 含量<1g/L, IgA 和 IgM 含量极低,扁桃体和全身淋巴组织发育不良,预后不良
获得性(迟发性)低丙种球蛋白缺乏症	5 岁至成人	男,女	可有家族性	常见,对各种化脓性细菌易感,血清中三种 Ig 均低,易合并吸收不良综合征,自身免疫性疾病及淋巴系统肿瘤,少数病例后期可合并细胞免疫缺陷
婴儿暂时性低丙种球蛋白缺乏症	婴儿期	男,女		婴儿常见,对化脓性细菌易感,症状较 bruton 为轻,血清 Ig 含量均低。预后良好,多于 18~30 个月自然恢复
选择性 iga 缺乏症	任何年龄	男,女	常染色体隐性	发病率较高,临床症状较轻,易反复患呼吸系和肠道感染,血清 iga 低于 5mg%, IgG 和 IGM 含量正常,分泌型 IgA 也低,易合并自身免疫性疾病、肝硬化等
细胞免疫缺陷病				
先天性胸腺发育不全(di george 型)	新生儿	男,女		特殊外貌(眼距增宽、上唇沟短、下颌小、耳轮过低、有切迹),新生儿期低钙抽搐。可伴先天性心脏病,对各种病毒和结核菌、霉菌易感

续表

病名	发病年龄	性别	遗传方式	临床特征
慢性皮肤黏膜念珠菌病	任何年龄	男,女		皮肤黏膜慢性或反复念珠菌感染、部分合并内分泌疾病,如甲状腺功能减退、肾上腺皮质功能减退等。对白色念珠菌抗原皮试无反应
混合性 T-B 淋巴细胞联合免疫缺陷				
严重联合免疫缺陷(scid)				
瑞士型	出生至 6 个月	男,女	常染色体隐性	自婴儿出生即对细菌、病毒、霉菌原虫等易感,胸腺发育不良,血清各种 Ig 值均低,预后不良
Gitlin 型	6 个月以内	男,女	性联隐性	临床症状与病理较瑞士型略轻,生存期也较长
腺苷脱氨酶(ADA)缺乏	婴幼儿期	男,女	常染色体隐性	出生后对各种致病微生物易感,常有持续鹅口疮及顽固性腹泻。X 线示骨、骨质发育不良。血细胞 ADA 缺乏易反复发生病毒、细菌、霉菌感染,淋巴结及脾常肿大
nezelof 综合征	婴幼儿	男,女	常染色体隐性	可并发淋巴瘤,淋巴细胞计数低,血清 Ig 正常与偏低
免疫缺陷伴运动失调毛细血管扩张症	1 岁以内	男,女	常染色体隐性	胸腺发育不良,小脑共济失调,毛细血管扩张,反复肺部感染。约80%患者 IgA 缺乏。常伴血 AFP 升高、肝功能损害、生殖腺发育不良
Wiakott-aldrio 综合征	1 岁以内	男	性联隐性	胸腺发育不良伴湿疹,血小板减少性紫癜,血清 IgM 值甚低,同族血凝素减少。易发生细菌及病毒感染

表 1-12　原发性免疫缺陷病的分类(根据 WHO,1979)

病名	常见的表现型		估计的细胞缺陷的基础水平	发病机制	遗传因素
	功能缺陷	细胞异常的			
重症联合免疫缺陷					
网状组织发育不全	CMI、Ab 和吞噬细胞	↓ T 细胞、B 细胞、吞噬细胞	造血干细胞	不明	常染色体隐性
瑞士型	cm+ab	↓ T 细胞和 B 细胞	淋巴样干细胞	不明	常染色体隐性
ADA 缺乏	CMI+Ab	↓ t 细胞 ±b 细胞	淋巴样干细胞或早期 t 细胞	ada 缺乏	常染色体隐性
有 B 细胞	cmi+ab	↓ t 细胞(伴或不伴有 b 细胞的正常同型差异)	早期 t 细胞、早期 b 细胞	不明	性联或常染色体隐性
其他类型	-	-	-	-	-
先天性腺发育不全(Di George 综合征)	cmi 伴 ab 受累及	↓ T 细胞	胸腺	胚胎期 3、4 腮囊发育不良	无遗传性
PNP 缺乏	cmi+a	↓ T 细胞	T 细胞	PNP 缺乏	常染色体隐性
免疫缺陷伴运动失调毛细血管扩张	cmi+ab(部分性)	↓ T 细胞 ± 浆细胞(主要为 IgA、IgE、± IgG)	早期 t 细胞、b 细胞分化不良	不明,可能为胸腺上皮缺损或 DNA 修复缺陷	常染色体隐性
免疫缺陷伴胸腺瘤	cmi ± ab(易变型)	↓ 前期 b 细胞及 T 细胞,± ↓ T 细胞	造血干细胞	不明	无
性联丙种球蛋白缺乏症	Ab	↓ B 细胞	早期 B 细胞	不明	性联
转钴氨蛋白 Ⅱ 缺乏症	Ab+	↓ 浆细胞 吞噬细胞增多	B 细胞末期分化不良	维生素 B_{12} 的代谢障碍	常染色体隐性
选择性 IgA 缺乏	IgA	↓ IgA 浆细胞,± 个 β 淋巴细胞,± ↓ T 细胞	β 淋巴细胞的末期分化不良	1.? ↑ ts 2.? ↓ th 3.? b 细胞内在缺损	不明>常染色体隐性>常染色体显性,家族中可有他免疫缺陷患者
其他 Ig 或其亚型缺乏	Ab	↓ 浆细胞,↓ ±T 细胞	不明	不明或 ↑ ts	不明

续表

病名	常见的表现型		估计的细胞缺陷的基础水平	发病机制	遗传因素
	功能缺陷	细胞异常的			
分泌部位的抗体缺陷	分泌性 IgA	↓ 小肠 IgA 浆细胞 ↓ IgG、IgA	黏膜层上皮细胞	不明	不明
Ig 缺乏伴 IgM 增高	Ab	浆细胞，↑ IgM 浆细胞，± ↑ B 细胞	Bγ 和 Bα 淋巴细胞后期分化不良	不明	性联或常染色体隐性或不明
Ig 缺乏伴 IgM 正常并缺乏 γ 和 α 细胞	Ab	Bγ 和 Bα 淋巴细胞缺乏	早期 B 细胞或 B 细胞	同型分化作用不良	常染色体隐性或不明

第七十一节　先天性侏儒痴呆综合征

先天性侏儒痴呆综合征（Noonan syndrome）是一种正常染色体核型的遗传性疾病，最早由 Noonan 氏（1963）提出，故称为 Noonan 综合征，又名 Noonan-Ehmke 综合征。由于本综合征临床上酷似 Tunner 综合征，故又称为男性 Tuner 综合征，假 Tuner 综合征。其发生率为 1/1 000~1/2 500 活产婴。

【病因】

病因尚未完全阐明，近年来认为本综合征为多基因遗传，可为常染色体显性遗传，亦可为 X 与 Y 的相同位点的突变成为亚显微缺失。大多数研究中发现，PTPN II 基因错位突变，共基因位点在染色体 129 21.1，亦有发现为 NFI 基因突变表型的一部分，提示位点可能在染色体 17q 上。

【临床表现】

（1）男、女均可患病，临床表现为精神发育迟滞（生殖腺畸形者早有此症状）、生长发育障碍，男性者，男性生殖器分化或完全阙如或隐匿，女性由正常性腺发育到发育不良及闭经均有。

（2）各种不同类型的先天性异常；面容异常，如眼睑下垂、眼距增宽、两耳位置低、下颌小、颈短偶有颈蹼；躯体异常，如身材矮小，胸廓畸形（鸡胸、漏斗胸），脊柱侧凸等，手指异常；先天性心血管异常，以右心系统为重，但各种先天性心血管畸形均可发生，如肺动脉瓣狭窄、三尖瓣下移、右心室肥厚，偶见房间隔缺损、动脉导管未闭等。其他如悬雍垂异常、腭异常、肘外翻、指（趾）甲形成不全等。

（3）脑神经运动障碍（常侵犯 II、IV、V、VI、VII、XII 脑神经），肌肉阙如（胸肌、肱二头肌等）。

（4）智力低下，平均 IQ 为 86。

【诊断】

（1）染色体核型检查多为正常核型，颊黏膜染色体检查与其性别一致，即男性为阴性，女性为阳性。部分患者经染色体检查并无异常发现，而部分患者之双亲也有某种上述异常体征。

（2）典型临床表现。

（3）X 线心脏检查，内分泌检查亦有助于诊诊断。

（4）基因测序可以确诊。

本综合征应与 Turner 综合征相鉴别（表 1-13）。

表 1-13　Noonan 和 Turner 综合征的鉴别

临床表现	Noonan 综合征	Turner 综合征
身材矮小	不定（有时可正常）	必有
眼睑下垂	+	—
齿咬合	不齐	齐
心血管畸形	右侧心畸形（肺动脉瓣狭窄等），肥厚性心肌病	左侧心畸形

临床表现	Noonan 综合征	Turner 综合征
身材矮小	不定(有时可正常)	必有
智力发育	常低下	正常
生殖器	程度不等的发育不全	不发育

【治疗】

如为激素缺陷可用持续法或循环法补充,治疗应尽早开始,并按需要长期应用,有心血管畸形者应予以手术,有并发症者应做对症处理,迄今为止尚无有效的疗法。有报告用重组人生长激素治疗,可提高生长速率,改善成人后的最终身高。

【预后】

患者常因并发心力衰竭和继发感染而死亡。

第七十二节　线粒体 DNA 耗竭综合征

线粒体 DNA 耗竭综合征(mitochondrial DNA depletion syndrome,MDS),是一种线粒体 DNA(mitochondrial DNA,mtDNA)合成或复制障碍,导致其数量严重减少并累及多个器官或组织的一种染色体隐性遗传病,属于能量代谢障碍性疾病的一种。1991 年由 Moraes 等首次报道。

【病因】

由于复制和维护线粒体基因组的缺陷,造成线粒体拷贝数减少相关联的一组异质性综合征。致本综合征的基因有 12 种之多,其中有 3 类。

(1)影响脱氧核苷三磷酸(deoxy-ribonucleoside triphosphate,dNTP0)合成的基因(包括 TK2、TYMP、MPV17、SLC25A4、SNCLA2、SUCLG1、RRM2B、DGUOK 等)。

(2)影响 mtDNA 复制的基因(TWNK、TFAM、POLG)。

(3)未知功能的基因(TBXL4)。

这些基因某一或某二发生变异即可造成 dNTP 的合成受损或复制受阻。前者如 TK2 和 DGUOK,后者如 POLG。

TK2 和 DGUOK 基因变异使 dNTP 的合成受损,从而导致 mtDNA 数量减少、耗竭而发病。

TK2 等基因变异,兼有影响 DNA 合成和复制双重作用。TK2 基因变异导致 dTMP 和 dCMP 不足,使mtDNA 的复制受阻。

TK2 杂合错义变异 c.557C>G 和 c.341A>T 为新发现的变异位点,世界有报道 82 个病例,TK2 基因变异有 47 个。

国内学者王丽旻等的研究发现了首例 MPV17 的 c.263T>Ap.K88M,c.265T>Ap.M89L,c.152~148 缺失GTCCG 缺失移码复合杂合突变。此研究结果能否视为我国儿童患 MDS 的常见基因突变类型,尚待更多研究。

【临床表现】

不同基因以及不同的变异可在临床出现不同的表型。

(1)肌病型 MDS(TK2 基因变异所致):主要表现为进行性加重的肌无力、喂养困难、吞咽困难、血乳酸增高、肌酸激酶(CK)降低、肌酸激酶同工酶(CK-MB)升高,肌电图显示肌源性损害。

(2)脑肌病型(SUCLG1、SUCLA2、RRM2B 等基因变异所致):生后即喂养困难、发育迟缓、吞咽困难,逐渐出现肌无力和听力损害,眼睑下垂、抽搐等。

(3)肝脑病型(POLG 基因变异所致):以肝功能损害为首发,喂养困难、肌无力、抽搐、难治性癫痫、眼睑下垂、凝血功能降低等。

（4）脊髓小脑共济失调（infantile-onset spinocerebellar atalxia，LOSCA）型（由 TWNK 基因变异所致）：运动发育倒退、肌无力、喂养和吞咽困难、眼睑下垂、共济失调、MRI 可示髓鞘发育不良及脑萎缩，内囊丘脑异常信号等。

【诊断】

根据临床表现可进行分型诊断。做相关基因测序，发现基因突变可确诊。目前该综合征致病基因多达 12 种，基因变异位点不断被发现，有助于诊断和遗传咨询，优生优育。美国 2015 年已发布"序列变异解读标准和指南"可供参考。

【治疗】

本综合征无特殊治疗方法。

【预后】

大多预后不良，儿童死亡的居多。

第七十三节　新生儿红斑狼疮综合征

新生儿红斑狼疮综合征（neonatal lupus erythematosus syndrome，NLES）又称新生儿狼疮综合征、新生儿红斑狼疮等，是一种罕见的、发生在新生儿期或小婴儿的暂时性皮肤红斑狼疮。本综合征 1954 年由 Mecuistion 等首先描述，1976 年 Vondreheid 等对文献报道的 15 例作了临床和实验室特征的总结。本综合征以皮肤红斑狼疮和（或）先天性心脏传导阻滞为特征，对皮肤科和儿科临床医师都具有临床意义。本病好发于女婴，许多病例并不符合系统性红斑狼疮（SLE）的诊断标准，故称为 NLES，后又将其称之为 Mecuistion 综合征。

【病因】

本综合征病因尚不清。母体内与 SLE 相关的自身抗体在孕 12~16 周经胎盘传递给胎儿。母亲的 IgG 在孕最后 3 个月通过胎盘，等到足月时新生儿与母体内的 IgG 浓度几乎相当。少数患儿因母体的自身抗体于生后即可出现皮肤和心脏异常。早期报告的病例，患儿母亲多患有 SLE 综合征或 Sjogren 综合征。最近的资料表明，虽然 LE 细胞、血清抗 dsDNA 抗体和抗核抗体（ANA）常阴性，但在本综合征婴儿及其母亲的血清中均存在抗胞质的自身抗体——Ro（SS-A）抗体即沉淀素抗体和（或）La（SS-B）抗体阳性，与发病有密切的关系。由于 Ro 抗体属 IgG，可通过胎盘屏障，故近年来多认为本综合征的发病与母体 Ro 抗体经胎盘转移给胎儿的体液机制有关。即 Ro 抗体起源于母体，在妊娠时通过胎盘转移到胎儿体内，待出生后 Ro 抗体在日光因素的参与下产生皮疹，或引起先天性心脏传导阻滞。其皮损是自身免疫起源的一种免疫反应过程。随着婴儿的成长，Ro 抗体被正常的分解代谢所破坏，故抗体测定可转阴，皮疹也随之消失。

近来还发现，NLES 的 HLA 位点（HLA-DR3、HLA-B3、HLA-MB2、HLA-MT2）只见于母亲而不见于婴儿，因此目前认为 HLA 位与产生 SS-A 抗体而并不与组织损伤有关。

【临床表现】

1. 皮肤表现　大多患儿出生时正常，至 3 个月内出现皮疹，也有出生时即见皮疹者，皮疹与日晒有一定关系，在日光暴露区的颈、面部以及眶周尤为明显，在非暴露区，如头皮、前胸和下肢的也可发生。皮疹形态以局限性或融合性环状红斑为主，呈虹膜状、多环状或地图状，其间可有中央性表皮萎缩，但无滤泡和瘢痕形成，周围有脱屑。其皮损类似亚急性皮肤型红斑狼疮（SCLE）的损害。

此外尚可出现皮肤色素脱失、毛囊角栓、毛细血管扩张和疤痕等盘状红斑狼疮（DLE）的改变。皮疹多在出生后 6~12 个月中自行消失，留下暂时性的色素沉着或色素减退斑。

2. 心脏表现　先天性完全性心脏传导阻滞（complete congenital heart block，CCHB）是新生儿狼疮综合征的最主要又最严重的临床表现。15% 左右以先天性心脏传导阻滞为特征，可不伴皮疹而为本病的唯一表现。最常见的是完全性房室传导阻滞，也可为不完全性右束支传导阻滞，临床表现为心动过缓。

组织学有传导系统炎症和纤维样变，少数有心肌炎、心肌病和心衰共存，还有房间隔缺损和动脉导管未闭等先天性心血管畸形。传导系统病理改变是不可逆性的,故心脏传导阻滞的变化是恒久的。

3.其他表现　罕见多系统受累,全身症状轻微,个别可有发热、肝脾肿大、肺炎、溶血性贫血、白细胞和血小板减少等。

【诊断】

根据临床特征,特别是患儿及其母亲的血清学特征,诊断并不困难。关键在于尚无皮损的先天性心脏传导阻滞,患儿应及早疑及 NLES 的可能性,并及时作患儿和母血抗-Ro(SS-A)、抗-La(SS-B)抗体检查,以免漏诊。最近有学者报告 NLES 患儿及其母亲血清无抗-Ro(SS-A)、抗-La(SS-B)抗体,经凝胶双向扩散法检查母亲、婴儿血清抗-U1RNP 抗体阳性,故提出 NLES 可伴有 U1RNP(nPNP)抗体,是否能作为诊断指标,有待积累更多的资料。

皮肤活检,具有表皮基底细胞水肿、表浅淋巴细胞浸润和表皮萎缩等改变。免疫荧光检查,皮肤-表皮连接处有颗粒状 IgG 存在,也可见少量 IgM 和 C_3。

【治疗】

患儿应避光,皮损局部可用温和湿润剂和非氟化类固醇制剂,因皮疹可自行消退,故难以评价疗效。

对存活的有先天性心脏传导阻滞的患儿,需长期使用起搏器。CCHB 最早在孕 22 周即可发生,引起胎儿心动过缓和心力衰竭。如能在胎儿期即发现心脏传导阻滞,分娩前即应准备好起搏器。或在孕期合适时引产后使用起搏器。

本综合征仅有皮损者多能自然缓解,预后良好。有传导阻滞者不仅病变持久、死亡率可高达 22%。

最近有学者观察报道,NLES 患儿在青春期发展成 SLE,认为本病并非自限性疾病,而是家族性 SLE 的一部分。故对 NLES 患儿应定期随访至成人期。

【预后】

本综合征临床表现和受累系统、脏器有一定差异,预后也不一。

第七十四节　新生儿猫叫综合征

猫叫综合征又称 5P 综合征(neonatal Cri-du-chat Syndrome)。新生儿期出现的猫叫综合征则称为新生儿猫叫综合征。其发病率为 1/50 000。猫叫综合征是第一个染色体部分缺失综合征。

【病因】

EMA5A 和 CTNND2 基因与神经系统发育后,存在于 5P15.2 区域,缺失就影响脑和神经系统的发育。5号染色体短臂(P)部分缺失所致。高调样猫叫声可能与喉骨发育有关。E3 泛素连接酶是 MARCH6 定位于内质网上的,参与蛋白质降解途径,其可能参与猫叫样声音的形成。5P 在 5 791 886~7 539 901 一个 1.7Mb 的区域 10 361 807~15 728 105 的一个 5.4 Mb 区域 22 178~5 539 182 的一个 5.5Mb 区域均与高调样猫叫声有关。

【临床表现】

新生儿期即出现的高调样猫叫样哭声。喂养不耐受、频繁胃食管反流、易呛奶窒息,生长发育迟缓。小头圆脸畸形,少数马蹄内翻足,眼睑狭小,关节挛缩等多发畸形,智力发育障碍。

【诊断】

染色体核型分析及基因检测为确诊依据。猫叫综合征关键基因为单倍剂量不足的敏感基因。其中有 TERT(1 253 166-1 295 625)、CTNND2(10 971 951-11 904 154)、SEMA5A(9 035 025-9 546 120)、MARCH6(10 353 638-10 440 387)。

【治疗】

无特殊治疗方法。

【预后】

多在婴儿期夭折。少数亦可活至成人,曾有报告活至 55 岁者。

第七十五节　性联 γ-球蛋白缺乏综合征

性联 γ-球蛋白缺乏综合征(Bruton syndrom)即性联 γ-球蛋白缺乏症(Bex-linked agammaglobulinemia)，又称 Bruton 综合征、Bruton 病(Bruton disease)、先天性 γ-球蛋白缺乏症(Congenital agammaglobulinemia)等。由 Bruton 氏于 1952 年最先报道一例 8 岁男孩，1962 年由 Good 正式命名为 Bruton 综合征。此后日本学者合屋等报告了本综合征的存活病例，Herrod 给新生乳兔注射 6-巯基嘌呤，制造了本综合征的动物模型，为认识和研究本综合征提供方便。目前已有存活 20 年以上的病例报告。

【病因】

本综合征可能是淋巴样干细胞分化为前 B 细胞(pre-B 细胞)的过程出现障碍，这个学术观点已被动物实验所支持。给初生动物注射 6-巯基嘌呤可引起类似全部免疫球蛋白减少或体液免疫功能降低，淋巴结生发中心发育不良，浆细胞缺乏等病理改变。切除鸟类腔上囊后，可引起全部免疫球蛋白含量减少，抗原刺激下抗体产生水平明显减弱。

【临床表现】

本综合征仅见于男性，常在出生后 5~6 个月开始发病，少数在 4~5 岁时发病。主要表现为反复频繁的细菌性感染，特别是化脓性感染，例如肺炎、中耳炎、脓毒症、脓胸、脑膜炎、脓皮病等。常见病菌有葡萄球菌、链球菌、肺炎双球菌、流感杆菌等。由于肺部反复感染可导致支气管扩张症及慢性间质性肺纤维化。患儿对病毒性感染除麻疹病毒较易感外与正常儿童相比并无易感性增加的现象。

由于从婴儿期即出现反复感染，可导致患儿发育迟缓：营养不良、生活能力低下等。常合并各种自身免疫性疾病，如红斑性狼疮、皮肌炎、类风湿性关节炎等。患儿外周淋巴组织发育不良，扁桃体阙如或很小，全身浅表淋巴结不易触及，虽长期感染但淋巴结和脾脏无明显肿大。

实验室检查的主要特点是末梢血缺乏 B 细胞和血清中免疫球蛋白含量明显减低或缺乏。血清免疫球蛋白总量在 2~2.5g/L(200~250mg%)以下，IgG 低于 1g/kg(100%)，血清同种血细胞凝集素明显减低。淋巴细胞总数正常，但膜荧光阳性淋巴细胞阴性。

患儿对各种疫苗反复注射均无应答反应，锡克试验(即使反复用白喉类毒素注射)无阳性或阳转。静脉注射噬菌体 φ×174 两周内仍不见清除亦无抗体产生(正常人 4 天内将噬菌体完全从血清中清除并很快产生相应抗体)。

活检(淋巴结、鼻黏膜、结肠黏膜及慢性炎症组织活检)找不到浆细胞。本综合征患儿 T 细胞功能基本正常。

X 线检查未见胸腺肥大和肺门淋巴结肿大的征象。

【诊断】

本综合征的诊断可根据临床和实验室检查两方面的资料加以分析判断。首先是生后 5~6 个月开始出现的反复感染，以及末梢血中 B 细胞和浆细胞消失、免疫球蛋白缺乏或低下(免疫球蛋白总量在 2.5g/L 以下，IgG 在 1.0g/L 以下)、血清同种血细胞凝集素明显减低、细胞免疫功能检查基本正常等。此外，预防接种后特殊抗体产生能力消失、鼻或直肠黏膜组织中难以找到浆细胞等亦有助诊断。

【治疗】

（1）γ-球蛋白疗法：γ-球蛋白肌内注射，开始按每次 0.1g/kg，隔日 1 次，连续使用 3 次后，按同样剂量每月肌内注射 1 次，以补充 γ-球蛋白，并保持血中 IgG 浓度在 2.0g/L。

（2）血浆疗法：采用同型新鲜血浆每次 10~15ml/kg，每 3~4 周静脉点滴 1 次。

（3）骨髓移植：选择 HLA 配型一致的供体作骨髓移植，以重建免疫系统。

（4）抗生素疗法：根据临床及细菌培养结果包括药敏测试结果，选择有效的抗生素控制感染。

【预后】

本综合征预后较差，常因反复感染而导致发育迟缓、营养不良，或严重感染而夭折。早期确诊并适当给予免疫替代和/或免疫重建治疗可望改善预后,已有存活 20 年以上的报告。

第七十六节　胸腺发育不全综合征

胸腺发育不全综合征即 Di George 综合征,又称先天性胸腺不发育症、先天性胸腺不发育伴甲状旁腺功能过低症、先天性胸腺和甲状旁腺缺乏症、先天性甲状旁腺和胸腺缺损综合征、咽囊综合征、第 3,4 咽囊发育不全综合征、胸腺不发育(thymic aplasia)、胸腺未形成(thymic agenesis)等。

Marington 早在 1928 年就报道了死于胸腺缺乏症的病例,后来由 Di George 于 1965 年提出 "先天性胸腺不发育"(congenital aplasia of thymus gland)这一病名,以后人们即称之为 Di George 综合征。

洪庆成等于 1980 年在全国第一次新生儿学术会议上报告了国内首例。

【病因】

本综合征系因胚胎时期第 3、4 咽囊(或称腮囊)发育失败或障碍而造成胸腺、甲状旁腺发育不良,由于胸腺不发育,细胞免疫系统就不能进行分化,形成 T 淋巴细胞成熟发生障碍的一种先天性疾病。多数学者认为本综合征虽属先天性疾病却与遗传无关。亦有学者提出属常染色体隐性遗传性疾病的观点。

晚近有学者认为,本综合征可能由于药物或病毒等因素引起损害所致, 1986 年 Sulik 提出本综合征的部分病例是由于乙醇或其代谢产物的毒性作用所引起。国内梅贵春等诊断的 1 例其母在妊娠 1 个月左右时曾有过酒精中毒史,与 Sulik 的观点相符。

近几年的研究发现,神经嵴的细胞在咽囊衍化器官的发育过程中起重要作用。1990 年 Kirby 和 Waldo 报道,鸡胚神经嵴切除后出现的畸形在人类婴儿中也可看到,典型的就是 DiGeorge 综合征。所以这个综合征可归咎于神经嵴细胞移行不良或过多死亡。

胚胎期胸腺对人体细胞免疫功能的形成极为重要,它产生胸腺细胞迁徙到身体各处,构成免疫活性细胞且能使来自骨髓的多能干细胞在胸腺内分化增殖,在胸腺素的作用下,发育成免疫活性 T 细胞, Van Mierop 和 Kutsche 等在 1986 年报道过 50 例 Di George 综合征的患儿, 43 例尸检中 30 例无胸腺, 13 例严重发育不良(重量小于 3g),胸腺阙如或发育不良,则细胞免疫系统不分化,淋巴结胸腺依赖区淋巴细胞缺少,网状内皮系统增生,脾小动脉周围淋巴鞘阙如。T 淋巴细胞生成减少,细胞免疫功能低下,致使患儿生后不久即易反复感染。甲状旁腺和部分主动脉弓结构也由第 3、4 腮弓发生, Van Mierop 等报道的 43 例中 22 例检查了甲状旁腺,其中 12 例阙如, 8 例发育不良或数目减少或两种情况兼有,仅 2 例甲状旁腺正常,故临床大多表现甲为状旁腺功能低下以及大血管畸形。

【临床表现】

据 Stiehm 的资料(1988 年),Di George 综合征的发病率是 1∶66 000。

本综合征临床表现与分型有关,如能查见部分正常的胸腺组织者称部分型 Di george 综合征,胸腺组织完全未发育者则称为完全型 Di George 综合征。本综合征的主要临床表现有以下几方面。

1. 甲状旁腺功能低下　新生儿期出现症状生后数小时即可表现为低钙血症和手足搐搦,此乃出生后第 1 周内的死亡原因之一。存活者因长期低血钙,皮肤色素沉着、干燥等,毛发稀少脱落,晶体发生白内障,牙齿发育不全和脑部基底节钙化等。甲状旁腺功能低下者可有样癫痫样发作(包括大发作、小发作、局限性发作、Jackson 发作以及精神运动性发作等)并出现脑电图异常。

2. 反复感染　患儿表现出高度的易感性,自出生后不久即可出现反复感染。其临床表现轻重不一,是新生儿和婴儿期夭折的重要原因之一。若能存活并超过新生儿期的患儿,感染的病原以细胞内病原体为主,包括病毒、细菌、真菌和原虫,以多种病原体混合感染为多见。临床则以呼吸道、消化道、泌尿道及皮肤等部位多见,可表现为重症肺炎、脓皮病、慢性腹泻、败血症、脑膜炎等。

3. 特殊面容　常见眼距过宽、人中过短、双耳低位、外眦下斜、下颌过小等。

4. 心血管及其他畸形　如先天性大血管畸形(主动脉弓右位,主动脉缩窄)、心内膜垫缺损、食道闭锁、外耳畸形、鱼嘴样口、阴茎发育不全等,有严重畸形者往往生后不久即死亡。

5.对疫苗接种不能耐受　对各种预防接种,如牛痘、麻疹疫苗、卡介苗等,可发生致死性反应。

6.实验室检查　有胸腺依赖性免疫机制和胸腺非依赖性免疫机制"分离现象"。末梢血中 T 细胞阙如或极度减少,淋巴细胞几乎全部由 B 细胞组成。血清免疫球蛋白含量正常,各成分比例也大致正常。细胞免疫试验(如 OT 等)均呈阴性或反应极低。

7.X 线检查所见　胸部正位片见纵隔阴影窄小,侧位像可见胸骨后有异常透光度增强影。最可靠显示胸腺的手段是纵隔充气摄片或采用胸腺静脉造影术,对新生儿则受技术限制难以实施。腹部平片有时可见肾脏钙质沉淀,脑组织内有时也可见钙质沉积征象。

【诊断】

(1)特殊面容及其他畸形。

(2)胸部 X 线片检查缺乏胸腺阴影。

(3)末梢血淋巴细胞减少。

(4)低血钙、高血磷。

(5)迟发皮肤超敏试验(如 OT、PHA 腮腺炎抗原等)阴性,玫瑰花环形成减少、淋巴母细胞转化率极低等细胞免疫功能低下或缺陷。

大多数病例于死后经尸检和病理检查发现胸腺发育障碍、甲状旁腺阙如等而确诊。

【治疗】

(1)有甲状旁腺功能低下者,应提高血钙达到正常,急性抽搐时应静脉补充钙剂,抽搐缓解阶段服用钙剂并配合维生素 D 或 1,25(OH)$_2$ 胆固化醇或双氢速甾醇进行治疗,根据疗效掌握适当剂量。注意供应低磷饮食。因甲状旁腺素过敏反应较多,主张不用或慎用者居多。经上述治疗无效者则可考虑甲状旁腺移植,效果良好。

(2)免疫功能缺陷者须对 T 淋巴细胞免疫状态作数月的随访观察后,确定不能自然恢复时可先给予胸腺素治疗。胸腺素的用量为 1~250mg/m²,肌注或皮下注射,每日 1 次,1~3 周后改为隔日或每周 1 次,持续数月。使用胸腺素治疗后细胞免疫功能仍不能恢复者,须考虑胸腺移植,采用人胚胸腺,最好一开始就选择 HLA 配型一致的胎儿胸腺,否则易被排斥,一般常能在移植 1~4 天后患儿细胞免疫反应即可恢复。

(3)畸形矫治:对有心血管、消化道和泌尿道畸形者须根据畸形的严重程度、矫治的可能性以及术后对功能的影响等方面予以综合考虑。

(4)患者如果需要输血或使用血液制品,使用前应以放射线 15~35Gy 照射来消除淋巴细胞的免疫活性,避免发生抗宿主反应。

(5)积极预防和治疗感染。

第七十七节　胸腺淋巴再生缺陷综合征

胸腺淋巴再生缺陷综合征(thymic lymphoclasia syndrome)即原发性淋巴细胞减少性免疫缺陷症(primary lymphopenic immunologic deficiency),又称 Gitlin 综合征、伴性隐性淋巴细胞减少性免疫不全(X-linked recessive lymphopnic immunologic deficiency)、Glaneman-Rinniker 综合征等。本综合征是指胸腺干细胞功能不全,不能再生淋巴细胞,使血中淋巴细胞和抗体生成缺陷。1950 年起各国学者发现了一些患无淋巴细胞症的小儿,1963 年由 Gitlin 详细描述了胸腺淋巴发育不全症后即以 Gitlin 综合征命名。

【病因】

本综合征属性染色体或常染色体隐性遗传,动物实验证明是由于胸腺在胚胎发生时期出现障碍,引起胸腺干细胞机能不全,不能再生淋巴细胞,使血中淋巴细胞减少和抗体生成缺陷。

【临床表现】

仅男性发病,生后即可发病。临床表现主要是反复严重感染,对细菌、病毒、真菌等病原的高度易感性,同时表现为生长迟缓和发育不良。多数患儿末梢血淋巴细胞总数在 2×10⁹/L 以下,淋巴细胞本身分化不完全,胸腺组织分化极原始,机体特异性抗体产生能力低下,免疫球蛋白值极低。

【诊断】

根据生长落后、发育不良、反复感染等临床表现以及末梢血淋巴细胞明显减少、淋巴结内淋巴细胞耗竭(lymphocyte-depletion)、胸腺发育不良、各种免疫球蛋白减少等实验结果可以诊断。

【治疗】

(1)免疫球蛋白:每次 100~200mg/kg,隔日一次,肌内注射,连续三次后改为每次 100mg/kg,每月肌注一次。

(2)免疫重建:可适当选用胎肝、胸腺、骨髓移植等可能重建患儿的免疫机构。

(3)防治感染:选用适当的抗生素和抗感染药物积极预防和治疗感染。

【预后】

预后较差,一般患儿常于 2 岁以内死于各种致命性感染,采用胸腺、骨髓移植者预后可望改观。

第七十八节　严重联合免疫缺陷综合征

严重联合免疫缺陷综合征(severe combined immunodeficiency syndrom, SCIS)又称瑞士型无丙球蛋白血症,表现为 T 淋巴细胞和 B 淋巴细胞免疫功能的全面缺陷,其临床特点是生后 3 个月开始起病,反复严重感染,很快恶化,多于 2 岁内死亡。

【病因】

本综合征为一种遗传性疾病,有两种遗传方式,一种是常染色体隐性遗传(瑞士型),一种为伴性遗传。由于分子生物学、分子免疫学的发展,发现此病有高度的异质性。从器官、细胞、分子和基因四个方面来看,本综合征的发病机制如下。

1. 胸腺的异常　①辅助细胞缺陷;②胸腺内环境受累,胸腺不能接受或吸引干细胞分化为成熟 T 细胞;③胸腺素的缺陷。

2. 造血干细胞缺陷　①可影响 T、B 细胞和粒细胞发育;②细胞结构异常。

3. 腺苷脱氨酶(Adenosine deaminase ADA)缺陷　①使 T、B 细胞受累;② T 细胞生长因子的缺陷。

4. 遗传因素　为散发性和性连锁常染色体隐性遗传。

【临床表现】

本综合征患儿多于生后 3 个月起发病,甚至有在新生儿期即出现症状,也有晚至 6~9 个月者,与环境中致感染因素的多少有关。

1. 严重感染　各种致病原均可使之引起严重感染。广泛性口腔及尿布包裹区念珠菌感染常为首发症状,而且未用任何抗生素治疗之前即已出现。肺部感染见于所有病人,绿脓杆菌性肺脓肿及卡氏肺囊虫感染是常见的死亡原因。患者对病毒感染极为敏感。卡介苗接种可引起严重结核菌感染。

2. 胃肠功能紊乱　多有慢性腹泻,有的可分离出常见致病菌(沙门菌、致病性大肠杆菌),也可能病因不明,可能为肠道发育不良,肠道感染或输血后的移植物抗宿主反应。大便呈水样、血性或黏液脓性,腹泻常迁延不愈,继而可致营养不良。

3. 皮肤损害　可有皮肤感染、各种皮疹甚至剥脱性皮炎等,皮损多种多样,持续时间长短不一。

4. 移植物抗宿主反应　系在出生前或出生时接受了母血,或生后接受了含有活性淋巴细胞的血液制品,常在输入后 3 周内出现皮疹、黄疸、腹泻、呼吸急促、心律不齐、高血压等。

5. 实验室检查　外周血淋巴细胞绝对值低于 $2 \times 10^9/L$,这些淋巴细胞均系无标记细胞。白细胞总数减少,即使感染也不增高。在新生儿期淋巴细胞可多于 $3 \times 10^9/L$,常见嗜酸粒细胞比例增多。骨髓中浆细胞、淋巴细胞均减少。淋巴结活检可显示生发中心完全消失,无浆细胞和淋巴细胞,淋巴结基质可仅含有散在的肥大细胞和嗜酸粒细胞或偶见淋巴样细胞的小集落,无任何淋巴细胞组织结构。尸解见脾脏、扁桃体、阑尾或肠道均无淋巴样组织结构。胚胎型胸腺亦是本病的特征,胸腺不发育,不能在前纵隔显出,一般小于 1g,

无哈氏小体,仅有少数淋巴细胞。T淋巴细胞功能试验均异常,免疫球蛋白基本消失,丙种球蛋白总量不超过 2.5g/L。抗体生成障碍,对特异性抗原刺激缺乏应答。同族红细胞凝集素效价减低。

【诊断】

(1)小儿有反复出现各种感染,结合上述其他表现,诊断一般不难。尤其是毒力不强或条件致病菌致病而全身反应重者,治疗困难而有反复多系统感染者,更应注意本综合征的可能。

(2)及时进行各种免疫学的检查,免疫球蛋白测定、细胞免疫功能测定、白细胞及淋巴细胞功能测定等有助于诊断。

(3)与其他免疫缺陷病做鉴别。

【治疗】

1. 一般治疗　充足丰富的营养和热量,提倡母乳喂养,因其中含有一定的抗体成分,亦可给予分泌型 IgA 每日 50~150mg 口服,对控制腹泻有利。肌注丙种球蛋白,每次 25~100mg/kg,每 1~2 周一次。输血或输血浆时,须经 20~60Gy 照射或冷冻处理方可输入。有卡氏肺囊虫性肺炎时可用 SMZco 治疗,按每日 100mg/kg 用药。对其他感染均须采取相应的有效措施。

2. 特殊治疗

(1)酶的替代疗法:伴有酶缺陷的 SCIS,有 1/2 常染色体隐性遗传的 SCID 病人伴有红细胞、淋巴细胞和其他细胞的腺苷脱氨酶缺乏(简称 ADA 缺乏)。ADA 能使腺苷转化为肌苷。ADA 缺乏时,红细胞可发生毒性作用,细胞内环酸腺苷(CAMP)浓度增加从而抑制淋巴细胞的增殖和抗体形成。检查患病胎儿羊水细胞的 ADA 活性只有正常胎儿的 1%,有助于产前诊断。

(2)其他因子的补充:有试用胸腺素、干扰素等,但疗效不肯定,仍在实验之中。

(3)胎儿肝脏或胸腺移植:可使病人免疫功能重建,但获得成功率 40%存活 6 个月,两种组织同时进行移植后,长期免疫重建者可达 24%。有报告 2 例完全获得免疫重建,大约需 2 年以上,并需要无菌隔离条件。一般认为同时移植同一胎儿的胸腺和肝脏干细胞,其成功率比单独移植肝脏或胸腺细胞为高。但大多数患儿仍缺乏 B 细胞免疫,须定期输注丙种球蛋白。

(4)骨髓移植:骨髓移植可纠正本病的免疫缺陷,输入 HLA 配型完全相同的同卵双生或兄弟姐妹的骨髓可大大减少移植物宿主病(GVHD)的发生。也可应用胎儿胸腺和胚肝作移植治疗。如 HLA 不合或输入未经照射的全血,可发生致命性 GVHD,表现为输入后 7 天左右,面部到全身包括手掌、脚掌出现斑丘疹,继而表现为全身水肿,血细胞进行性减少,骨髓呈再生障碍,另有黄疸和肝脏损害,多死于感染和广泛出血,有资料报道在移植后 6 个月存活率达 63%。29%的病人在骨髓移植后 6~9 个月存活。具有免疫功能的重建。HLA 基因配对的骨髓移植,文献报道可存活 7~8 年,存活最长者达 11 年,这种骨髓移植,对治疗此病是确实可行的。

对疑似病例应争取早期诊断。对已发现有本病的家庭,需注意其兄弟,应置于定期随访监察之下,不待出现严重感染就进行免疫功能检查。对异常者应避免疫苗接种,采取措施防止感染。

【预后】

本综合征预后不良,常于 2 岁内死亡。

第七十九节　药物超敏反应综合征

药物超敏反应综合征(drug-induced hypersensitivity syndrome, DIHS),又称伴有嗜酸粒细胞增多和多系统症状的药疹(drug rash with eosinophilia and systemic symptoms, DRESS)。是一种具有发热、皮疹、淋巴结肿大、嗜酸细胞增多、变异型淋巴细胞增多等血液异常和心、肺、肝、肾多器官受累为特征的全身性严重药物不良反应。

【病因】

引起 DIHS 的常见药物有磺胺类、别嘌呤醇、柳氮磺吡啶、氨苯枫、抗癫痫药(卡马西平,拉莫三嗪等)、阿司匹林。

其发病机制尚不明确,目前认为遗传因素、个体药物活性代谢产物解毒功能的缺陷、相关病毒的再激活等为发病的相关因素。药物基因组学的研究发现 DIHS 的发病与多基因相互作用有关。

常能在 DIHS 患者中检测到人类疱疹病毒-6(HHV-6),而未见于与其他类型皮疹的患者,有学者认为 HHV-6 感染-再激活引起一系列免疫机制紊乱而发病。

【临床表现】

发热和皮疹是最主要的临床表现,常会持续 1~8 周。皮疹常见部位为脸颊、躯干、四肢。可伴随口、面、唇水肿和黏膜病变。周围淋巴结肿大以及心、肺、肝、肾损害。个别可有甲状腺和中枢神经系统病变。

实验室检查可显示血嗜酸粒细胞、ALT、AST 升高,外围血炎症指标(WBC,CRP,ESR)升高,可有血清肌酐升高。

【诊断】

2006 年日本药物评议小组在厚生省提出的修订版,是在《DIHS 诊断标准(2002 年)》基础上修订的诊断标准。

(1)使用某些特定药物三周以上后出现的斑丘疹。

(2)停用致病药物后症状迁延两周以上。

(3)体温高于 38℃。

(4)伴有肝功能损害,谷氨酸氨基转移酶大于 100U/L。

(5)伴有以下一项血液改变:①白细胞升高(>11×10⁹/L);②出现异型淋巴细胞(>5%);③嗜酸粒细胞升高(>1.5×10⁹/L)。

(6)淋巴结增大。

(7)HHV-6 再激活。

满足 7 项者诊断为 DIHS。仅符合以上 5 项者诊断为非典型 DIHS。

目前尚可采用皮肤斑贴实验和淋巴细胞刺激实验作为病因学诊断的可靠方法。

【治疗】

(1)立即停止致敏药物或可疑药物,并多饮水和适当输液促进药物排出体外。

(2)糖皮质激素:该药物应用是治疗的关联性措施。一般采用甲强龙 10mg/kg 冲击治疗。常规静滴 3 天,随后可改用甲泼尼龙药片口服维持并视病情逐渐递减口服量直至停服。

(3)使用氯雷他定抗过敏。

(4)伴有免疫功能低下和/或重症感染的 DIHS,因不宜使用大剂量激素冲击疗法,则考虑静脉滴注丙球或行血浆置换疗法。

(5)保肝,护肾,和胃健脾及对症支持治疗亦很重要。

【预后】

有报告本病病死率高达 20%。早期诊断、及时停用致敏药物、使用糖皮质激素是治疗本病及改善预后,降低死亡率的关键。

第八十节　遗传性周期发热综合征

遗传性周期发热综合征(hereditary periodie fever syndrome, HPFS)又称自身炎性发热综合征(auto-inflammatory fever syndrome, AIFS),是一组自身炎症性疾病(auto-inflammatory disease),或称之为遗传性复发性非侵袭性炎症性疾病。单独叙述的家族性寒冷性自身炎症综合征(FCAS)就是这一组疾病中的一种。除 FCAS 外,主要的还有穆克勒-韦尔斯综合征(MWS)、婴儿神经皮肤关节综合征(chronic infantile neuro-logic cutaneous and articular symdrome,CINCA)等。

【病因】

本综合征是炎症反应信号途径分子基因突变所致。

【临床表现】

1. 常见临床表现突出的症状

（1）发热：大多 2~8 天，甚至 2~4 周。

（2）关节痛、关节炎。

（3）皮疹。

（4）眼部病变。

（5）多脏器、多系统受累和损害。

（6）代谢障碍和免疫异常。

2. 共同特征

（1）复发性周期性发热。

（2）发热持续时间大多相同，比一般原因不明的发热时间短，少则 2~8 天，至多 2~4 周。

（3）多系统炎症（滑膜、浆膜、皮肤、眼睛）表现。

（4）实验室检查，急性期反应物显著升高，但始终查不到感染性病原，亦无自身免疫性疾病的证据。

（5）本综合征有自限性，在无症状间歇期患者可完全正常。

【诊断】

根据上述临床特征及基因检测可做出临床诊断和确诊。

【治疗】

不同类型的综合征分别可采用非甾体抗感染药（萘普生）、糖皮质激素、重组人 IL-1 受体拮抗剂（阿那白滞素）、秋水仙碱、免疫球蛋白、γ-干扰素、环孢素、西伐他丁、益赛普等。

【预后】

本组综合征大多有自限性，有的经适当治疗可控制症状，改善预后。肾淀粉样变是预后不良致死因素。

第八十一节　原发性卵巢发育不全综合征

原发性卵巢发育不全综合征（primary dysfunction of ovrian syndrome）又名 Turner 综合征、Turner-Varry 综合征、Turner-Vurich 综合征、XO 综合征、X 单体综合征、先天性卵巢发育不全、蹼颈综合征、翼状颈综合征等。此综合征 1938 年由 Turner 首先描述，是一种先天性染色体组合异常的疾病，发病率为流产女婴中的 0.4‰，较多见于流产儿。为人类唯一能生存的单体综合征，其基本核型为 XO。是小儿时期女性侏儒的原因之一，成长后出现第二性征不发育，为成人中原发性闭经的原因之一。

【病因】

本综合征染色体核型为 45，XO，缺少一个性染色体，另外，还有各种组合的嵌合体，在嵌合体中以 XX/XO 出现率为最高，染色体属于嵌合体者少见流产，较易成活，症状亦较轻，有认为在 XO/XX 型中，X0 细胞比例越高，性染色体的百分比例越低，畸形相对较多，相反，XX 细胞比例较高时，性染色体百分比亦高，畸形也相对较少。其发生是由于减数分裂时，卵子或精子的性染色体不分离，使一个无性染色体的卵子与一个带 X 染色体的精子结合，或由一个带 X 染色体的卵子与一个无性染色体的精子结合而成，绝大多数有这类异常的胎儿常发生自然流产，活产的远较睾丸发育不全症为少。

【临床表现】

女性患者外形除生殖器、乳房不发育，闭经及缺乏第二性征之外，尚有出生体重低，体型矮小，呆板面容，智力正常或稍低，颈部皮肤呈蹼状，两乳距较远，随年龄增长而显现色素痣、肘外翻、指甲过凸等症状，可并发心、肾、骨骼的各种先天畸形，以主动脉缩窄为多见，约占 70%，其次是肺动脉狭窄，心间隔缺损和其他瓣膜疾患。心血管畸形与患者的核型和有无颈蹼有一定的关系，Paani 报告 46 例有颈蹼的 Turner 综合征患者，10

例有心脏病,而 25 例无颈蹼者则全无心血管的改变。Nora 等对 40 例有心血管异常者进行了心导管检查和核型分析,其结果是 Turner 综合征表现型伴有肺动脉狭窄者,可以基本肯定其核型决非 45,X;若病人伴有主动脉缩窄,最大的可能是 45,X。新生儿时期如有颈后皮肤过度皱叠以及手背、足背发生水肿等特殊症状,可用于早期诊断。10~12 岁时尿中有大量促性腺激素(LH、FSH)而雌激素量很低,即性染色体的数目与总指嵴数有一个反比关系。颊黏膜涂片细胞上的性染色质形态学如 80% 有改变,则有助于诊断。

【诊断】

染色体核型检查对诊断有肯定意义,核型分析可分下列几种类型:① 45,XO 者即典型的 Turner 综合征;② 46,Xdel(XP)或 46,Xdel(Xq)显示 X 染色体短或长臂缺失;③ 46Xi(Xq)即等臂染色体,其原因是 X 染色体的分裂是横裂而不是纵裂,产生的染色体仅有 X 染色体两条长臂或两条短臂,后者常在细胞中消失;④ 45X0/46X,即嵌合型亦可为 45,XO/47,XX。据估计 96%~98% 的 45,XO 胎儿于自然流产中淘汰,因此有人怀疑少数幸存者均系嵌合型。

【治疗】

本综合征的治疗在于青春发育期口服雌激素以刺激乳房及生殖器发育,剂量宜小,如己烯雌酚 0.1~0.5mg/d,连服 20 天后停 10 天,再继续重复用药 6 个月或直至月经出现,然后进行周期的雌激素-孕激素疗法,每个月治疗 3 周,每日加服 1mg,在第 3 周,每日加服黄体酮,此种疗法虽能引起月经来潮,但终身不排卵不能生育。

Turner 综合征患儿的 rhGH 疗效与开始治疗的时间(年龄)、疗程、遗传身高、骨龄及治疗时 Ht-SDS 等因素相关。开始治疗的年龄越早、治疗前生长速率越快,疗效越长,使用 rhGH 的疗效越好。另外,rhGH 治疗前,45,X 核型组身高明显低于其他核型组身高,rhGH 治疗前后两组 Ht-SDS 及生长速率无显著差异,但随着治疗时间越长,其他核型组 Hr-SDS 比 45,X 核型组有改善趋势。另外对 GHR 外显子的多态性,对 Turner 综合征患儿 rhGH 疗效无明显影响。

【预后】

患者可有正常智力,且有正常的寿命。

第八十二节 侏儒-网膜萎缩-耳聋综合征

侏儒-网膜萎缩-耳聋综合征(dwarfism-retinal atrophy-deafness syndrome)又称 Cockayne 综合征、Neill-Dingwall 综合征、小头,纹状体小脑钙化和脑白质营养不良综合征、长肢侏儒综合征、染色体 20-三体综合征等。1936 年由 Cockayne 首先报道。1984 年陈学如曾报告一家三例。截至 1980 年文献报道已有 100 余例。本综合征多于幼年起病,以原发性视网膜变性、恶病质貌、不匀称矮小、长肢体侏儒症、共济失调、早老面容、皮肤对光敏感、神经性耳聋和中枢神经系统障碍为特征。

【病因】

本综合征病因未明,多为常染色体隐性遗传性疾病。有可能是一种累及多种组织的脂质代谢病。病理特点是脑白质有片状嗜苏丹性脱髓鞘,引起严重脑萎缩,基底节和小脑有钙化和铁的凝结。可见星状细胞广泛增生、苍白球有色素沉着、视神经萎缩等病理改变。本综合征患儿过早衰老与胸腺激素的含量明显减少有关。患儿易感染可能系 IgA 含量减少或细胞免疫功能减弱所致。本综合征胸腺激素减少的机制还不清楚,可能是胸腺激素停止产生,或与循环中的抑制因素有关。本综合征患儿的基因 XP7 个互补组中的 XPB 和 XPG 基因定位与着色性干皮的患儿相同。

【临床表现】

出生时正常,患儿后期起病,多在 4 岁左右出现症状,消瘦、矮小、侏儒状、脊柱侧弯、四肢细长和弯曲畸形。面容似早老症,但不脱发,头围小、脸瘦削、眼窝深陷、鼻尖。皮肤表现苍白、厥冷、常有日光性皮炎及色素沉着、皮下脂肪薄、不出汗。眼部症状有角膜混浊、瞳孔不规则、小瞳孔、远视、视网膜色素变性、眼球震颤、视神经萎缩并进行性加重,大都在 10 岁以后失明,运动障碍表现为共济失调、步态不稳、舞蹈、手足徐动、震颤、中枢性或末梢性瘫痪。神经性耳聋随年龄增长而加重。起初也可有惊厥,发作频繁。后有进行性智力减退。

X 线检查常有颅骨增厚、钙化,脊柱常有后突、椎体变平、第五指、趾骨的末端及指甲缺损,其他指末节及指甲发育不良,关节挛缩,骨化中心出现正常。

【诊断】

在有上述临床表现时当考虑本综合征。但应与早老症、Bloom 综合征、Rothmund-Thomson 综合征和 Addison 病等相鉴别。

本综合征对光敏感是一个特征性表现,因此皮肤光敏感试验有助于诊断。用紫外线照射患儿暴露部位的皮肤后,观察皮肤成纤维细胞集落形成,本综合征患儿试验的结果是成纤维细胞集落形成显著降低。本病与着色性干皮病有共同之处,个别可同时并存。

【治疗】

本综合征目前尚无特殊治疗方法。

【预后】

本综合征病程进展慢,可能存活至中年以上,但也有在儿童期死亡者。

第八十三节　Brugada 综合征

Brugada 综合征(Brugada syndrome,Brs)是常染色体显性遗传的心律失常病。常以晕厥和猝死为首发症状,常无先兆的一组综合征。

【病因】

Brs 是编码心脏 Na^+ 通道的基因 SCN5A、甘油-3-磷酸脱氢酶等基因突变所致。SCN5A 基因突变可造成多种心律失常和传导障碍,除 Brugada 外还可引起先天性长 QT 综合征 3 型(LQT3)、PCCD 等。SCN5A 基因突变在同一家系中可致多种表型重叠存在。1999 年 Bezzina 发现了基因突变 A1795ingD,2001 年 Kyndt 等报道了 SCNSA 基因的新突变 G1406R。2016 年李小梅等报告一家系父子两者 SCN5A 基因上存在一致的移码突变,儿子以 Ⅰ 度房室传导阻滞为主,父亲呈典型的 Ⅰ 型 Brugada 心电图表现。基因 SCN5A 突变位点是相同的。李氏学者此次发现 SCN5A 基因新的突变位点为 Y68F。

心律失常产生的机制是动作电位 Ⅰ 相复极末期内外离子流偏移,跨膜复极电位离散度增加,造成缺损窗口,当室性期前收缩落在易损窗口时,便出现室速、室颤等严重心律失常。

【临床表现】

（1）室性心动过速。

（2）可自发自动终止的心室颤动。

（3）晕厥以及夜间濒死样呼吸困难。

（4）睡眠和静息状态下的猝死。

【诊断】

1.心电图　可分三型。

（1）Ⅰ型:突出的"穹隆型"ST 段抬高,大于 2mm(0.2mV),伴 T 波倒置。

（2）Ⅱ型:J 波幅度抬高 2mm,或右侧胸前导联 ST 段呈逐渐下斜抬高,在基线上方仍≥1mm,ST 段图形呈"马鞍型"(saddle back),T 波直立或双相。

（3）Ⅲ型:J 波幅度抬高 2mm,或右侧胸前导联 ST 段顶点抬高大于 1mm,伴有直立 T 波。

Ⅱ型、Ⅲ型的心电图表现尚不能作诊断依据。必须在基线状态时,右胸导联(V1~V3)至少有一个导联呈现 Ⅱ 和 Ⅲ 型的 Brugada 综合征的心电图表现,而且应用钠离子通道阻滞剂后,转变为 Ⅰ 型的心电图特征,同时有上述临床表现者,方可诊断为 Brugada 综合征。

2.诊断标准　欧洲心脏学会,2005 年制订。基线状态时或应用钠离子通道阻滞剂后,至少 1 个右侧胸前导联(V1~V3)出现典型的 I 型 Brs 心电图表现。同时伴有以下 6 项中至少 1 项临床表现者。

（1）心室颤动（可自行终止的室颤）。

（2）多形性室性心动过速。

（3）心电生理检查,诱发室性心律失常。

（4）晕厥以及夜间濒死样呼吸困难。

（5）家族成员中有"穹隆型"ST 段抬高患儿。

（6）家族史中有小于 45 岁心脏猝死者。

仅有 I 型 Brugada 综合征的心电图特征,则称为特发性 Brs 样 ECG 改变。II 型和III型 Brs 心电图不能作为诊断依据。当出现基线状态,右侧胸导联(V1~V3)至少一个导联出现 II 或III型心电图表现,且应用钠离子通道阻滞剂后,变为 I 型 Brs 心电图的情况时,且有上述临床症状方可诊断为 Brs。

3. 基因位点检测　有 SCN5A 基因移码突变,尚需注意可能有新的突变位点,例如 Y68F。

【治疗】

1. 目前尚无明显疗效的药物

2. 临床可试用的药物　①首选奎尼丁;②次选异丙肾上腺素,可使 ST 段回落。小剂量静脉注射对 Brs 继发的心律失常似有预防和治疗作用,有的病例可出现较好疗效。

3. 非药物治疗有两种选择

（1）射频消融术:对 Brs 继发的恶性心律失常有预防和控制作用。尚需大样本病例临床研究所验证。目前仅为有潜在临床价值。

（2）埋藏式心脏转复除颤器(implantable cardioverter defibrillator, ICD)的使用:该治疗是 Brs 的治疗及预防室颤猝死的有效措施。

对于有症状的 I 型患儿或无症状但诱发电生理检查出现 VT 者,应给予 ICD 治疗。

【预后】

若有反复晕厥或出现多形性室速和室颤者,可猝死。

第八十四节　爱勃斯坦综合征

爱勃斯坦综合征(Ebstein syndrome)又称 Ebstein 畸形、三尖瓣下移畸形,本综合征于 1860 年由 Ebstein 首先报道,在先天性心脏病中约占 1%。

【病因】

本综合征系三尖瓣向右心室移位,使血流动力学发生改变,构成一系列的临床特征。由于功能性右室腔小,舒缓期不能接纳正常的血容量,加上收缩功能较差,三尖瓣关闭不全以及可能合并的流出道梗阻,使右心室搏出量减少,三尖瓣闭锁不全或狭窄,房间隔缺损等综合因素,造成了右房淤血,压力增高,心房平面的右向左分流,右室搏出量减少。在临床上出现发绀,心脏扩大,心力衰竭。右房淤血还可形成血栓,有时发生体循环栓塞及脑脓肿。由于右房扩大,房化心室不应期缩短,易激性增加以及存在异常传导束,往往出现心律失常。

【临床表现】

症状轻重不一,包括心悸、气喘乏力、头昏和右心衰竭等,约 80% 的病人有发绀,约 20% 的病人有阵发性心动过速史。体征示心脏浊音界明显增大,而心前区搏动微弱,心前区可闻及三四个心音,第一心音可分裂,其延迟出现的成分增强,第二心音分裂而肺动脉瓣成分减轻,常有心房音。胸骨左下缘可有收缩期吹风样和舒张期隆隆样杂音,肝脏可肿大并有收缩期搏动。

X 线胸片示心影增大,常呈球形,搏动弱,右心房可甚大,肺血管影正常或减少。心电图示右心房肥大,完全性或不全性右束支传导阻,PR 间期延长,胸导联联 R 波电压低, V_{1-4} 的 ST 段和 T 波改变,10%~25% 的病人有 B 型预激综合征。超声心动图示:三尖瓣隔瓣叶和后瓣叶下移,前瓣叶大,关闭延迟且动作异常,右心房增大,室间隔动作也异常。

【诊断】

根据临床表现有心悸、气喘、乏力、头昏和右心衰竭等。结合 X 线胸片特征性改变以及心电图、超声心动图异常可予以诊断,临床有发绀者须与三尖瓣闭锁和其他发绀型先天性心血管病相鉴别,无发绀者须与心肌病和心包积液等相鉴别。

【治疗】

(1)手术适应证:一般认为患者在 15 岁之前心功能多为Ⅰ~Ⅱ级,宜采用内科疗法,成年病人如出现心脏明显扩大、心力衰竭、严重发绀、阵发性栓塞和威胁生命的心律失常等症状则需要外科治疗。

(2)手术方法:至今尚无理想的手术方法,对于根治性手术仍有争论。原则上手术要求解决以下几个问题:①将低位的三尖瓣置于正常的解剖位置;②纠正三尖瓣反流或狭窄;③如果存在房间隔缺损应予以关闭;④解除右室流出道梗阻;⑤增加右室功能流量。

具体手术方法包括:①心外分流术;②三尖瓣成形及房化心室折叠术;③三尖瓣置换术。

【预后】

本综合征轻型者预后较好,心脏显著增大者预后差,7%的病人在 70 岁前由于右心衰竭或肺部感染而死亡。

第八十五节　病态窦房结综合征

病态窦房结综合征(sick sinus syndrome)即心动过缓-过速综合征(bradycardia-tachycardia syndrome, BTS),又称窦房性晕厥、恶性房性心律失常、窦房结功能不全等。本综合征是由于窦房结、心房和房室结区的器质性病变,使其起搏频率降低或发生传导阻滞。窦房结失去了心脏起搏主导作用,因而产生各种心律失常,并伴有心、脑、肾供血不足的临床症状,称为病态窦房结综合征。本综合征最早由 Laslett 于 1909 年报道一例,1967 年 Lown 氏首先用窦房结病态综合征的名称。

【病因】

(1)胎儿宫内生长发育障碍:窦房结动脉畸形和发育不良,主要是起搏细胞和过渡细胞数量不足和分化不良。

(2)先天性心脏病手术后:小儿病态窦房结综合征常见于先天性心脏病心内直视手术后,如大血管移位的 Mustard 矫治术及房间隔缺损修补术等,多于术后数周内发生,短者可立即发生,长者可达 4 年、8 年或 11 年之久,而多数是在术后 1~8 个月。心内手术中,上腔静脉插管,切开心房或手术缝合损伤窦房结,造成出血,坏死及窦房结动脉栓塞等,终致窦房结脂肪变性及广泛纤维化。

(3)先天性心脏病的血流动力学改变,使窦房结受压、牵拉或低氧血症也可导致窦房结功能障碍,经手术纠正后,窦房结功能可恢复。

(4)心肌炎(柯萨奇病毒)、心包炎、其他全身所致的心肌病。

(5)病因不明:部分病例经过各种检查未发现全身或心脏有任何异常,仅具有特异的心电图改变,因此有人认为本综合征是特殊类型的心房及心脏传导系统病变为主的心肌病。

(6)其他:亦有报道本综合征发生于 Q-T 间期延长综合征以及婴儿猝死综合征中。

小儿患者症状较成人为少,因小儿逸搏心律的频率一般较快,但亦可发生昏厥和充血性心力衰竭。

【临床表现】

本综合征临床症状多变,可无任何症状(缓慢的心率尚能维持足够的心输出量),或由于心动过缓或窦性静止,心输出量不足以维持全身脏器的血液供应而引起一系列症状。

(1)心、脑、肾供血不足的症状:苍白、心悸、疲乏、四肢发凉、头昏、眩晕、易激动、记忆力减退伴学习成绩差,严重者发生发作性晕厥和抽搐(阿-斯综合征)。由于小儿逸搏心律的频率较快,故症状较轻,不易被发现,少数病例因快速异位心律影响心功能而发生休克、充血性心力衰竭或栓塞现象

（2）持久性心动过缓,心律不齐,最慢心率小于 30 次/分,心动过缓多数在夜间加重,可用微型心电磁带记录仪 24 小时连续描记心电图。

（3）心电图表现:以缓慢心律为主。①窦性心动过缓伴窦房阻滞或窦性静止,交界性逸搏及逸搏心律;②过缓、过速心律交替出现,称快慢综合征;③房性期前收缩较室性期前收缩多见,少数病例可同时有房室传导阻滞,房内阻滞(P 波低平或双峰状,时间增宽);④逸搏心律,在缓慢心律的基础上发生结性逸搏、结性心律及房室分离。

北京儿童医院 1971—1980 年共收治病态窦房结综合征 8 例, 6 例考虑为心肌疾病所引起, 1 例原因未明, 1 例于胎儿期已发生心率慢,胎心 50~60 次/分, 3 岁时因流行性脑脊髓膜炎住院,当时为心房扑动-颤动,以后为持续性结性心律,心率 52~66 次/分,此例可能是先天性病态窦房结综合征。8 例均以慢性心律为主,表现为窦性心动过缓、窦房阻滞、结性心律,仅 2 例有阵发性室上性心动过速。5 例经阿托品试验均为阳性。

【诊断】

1. 症状　病态窦房结综合征症状轻重悬殊,起病可急可缓,以隐袭起病者,短者数月,长者 10 年。心电图改变虽是诊断本综合征不可缺少的依据,但有时可完全正常,而且本综合征的症状具有多变性和间歇性,早期不易被发现,为了早期明确诊断应注意以下几点。

（1）凡有不明原因抽搐的患儿,要注意心脏听诊,及时做心电图,并连续观察心电图的变化。

（2）对可疑病例注意心率的动态变化,特别是夜间心率。

（3）如患儿出现室上性心动过速,应注意与本综合征鉴别。

（4）注意心电图中 P 波改变,如 P 波时隐时现或形态改变,提示有 SSS 可能,如长期持续无 P 波则可确诊。

（5）有条件者,对可疑病例进行 24 小时心电监护,则绝大多数可及时明确诊断。

2. 实验室检查　本综合征的确诊除结合临床表现及心电图改变以外,尚应进行窦房结激发试验。窦房结受交感、副交感神经支配,兴奋迷走神经及应用 β-阻滞剂均可抑制窦房结功能,引起窦性心动过缓及窦房阻滞,对这类病人进行窦房结功能激发试验,以区分是病理性或为迷走神经功能亢进所致,常采用以下几种窦房结功能激发试验。

（1）阿托品试验:阿托品 0.02mg/kg,溶于生理盐水 2ml 迅速静脉注射,分别在注射前、注射后即刻、1 分钟、3 分钟、5 分钟、7 分钟、10 分钟、15 分钟、20 分钟作心电图,注射后心率增加少于注射前心率的 20%~30%,或心率小于 100 次/分,或出现异位心律为阳性。但本试验阴性不能排除本综合征,在病态窦房结综合征中,阿托品试验可呈假阴性,阿托品用量 0.01mg/kg,则假阴性更高,应结合临床表现和其他试验的结果加以判断。

（2）运动试验:运动试验比较简便、稳妥且安全,国外小儿采用运动量为次极量,做平板运动试验 2 分钟,速度为 3.2km/h,运动前后描记一段心电图,阳性结果判断标准同阿托品试验。亦可采用下蹲 30~40 次或上、下楼梯 3 分钟,分别在运动前、运动后即刻、2 分钟、4 分钟、6 分钟作心电图。运动后心率增加不超过原心率的 20%~30%或心率小于 100 次/分,或出现异位心律为阳性。

（3）测定窦房结功能恢复时间:用电极导管在右心房内起搏,利用超速抑制的方法测定窦房结功能恢复时间。在右房快速起搏一段时间后突然停止起搏,测量最后一个起搏信号后的 P 波至下一个窦性 P 波出现的时间,正常小儿为 420~1280ms,如超过正常高限,则为窦房结功能不全。此法虽较可靠,但为创伤性检查方法,又需要一定设备,故不便于推广使用。

（4）Holter maitor 心电图监测 12~24 小时,可以观察到一系列的心电图变化,可协助诊断,是一可靠的无创伤性的检查方法。

【治疗】

（1）查出病因者应针对病因治疗。

（2）药物治疗:以防治心动过缓为主,常用阿托品、异丙基肾上腺素,以提高基础心率,预防阿-斯综合征发作。但这类药物往往不能奏效,剂量不易控制,可引起期前收缩或快速心律失常,尤其是对快慢综合征者更难于掌握。

（3）激素:病情严重者可静脉点滴地塞米松,好转后改口服,剂量为每日 1~1.5mg/kg,疗程一个半月左右。激素可减轻窦房结及其周围组织的炎症渗出,有利于恢复。

（4）洋地黄:有充血性心力衰竭或快速心律失常者应用。洋地黄可使窦房结恢复时间缩短,但并不使心率明显减慢,因此不增加心室停搏的机会。

（5）胺碘酮:有报道对 BTS 用本药治疗获得成功,本药可使体循环血管阻力下降及冠状动脉平滑肌松弛,改善冠状动脉血流,从而改善窦房结灌注。

（6）永久性按需起搏器:对频发阿-斯综合征、BTS 综合征药物治疗无效者,心力衰竭不能控制者应采用电起搏治疗,安装永久性按需起搏器。

（7）中药:附子、干姜、麻黄、红参及玉竹等亦可提高心率。据报道重用细辛 15~50g(成人剂量)治疗本综合征有获效颇捷未见不良反应的良好结果,打破了"细辛不过钱(3g)"的陈规,能否用于小儿病例有待临床探索。

（8）国内夏宏等率先报道了静脉点滴烟酰胺治疗病态窦房结综合征有效。成人剂量每日 300~400mg,少数用每日 2 000~2 200mg,连续 2~4 周,有效率达 84%。烟酰胺可增强窦房结功能,促进房室传导,该作用可能与促进钙内流有关,该药尚有正性肌力作用,但尚未见用于小儿病态窦房结综合征的报道,可供儿科临床医师参考。

【预后】

及时确诊,合理治疗,尤其是人工心脏起搏器的临床应用可使重症病例的预后有所改观。

第八十六节　低心排出量综合征

低心排出量综合征(low cardiac output syndrome)是心脏外科最严重的生理异常,是导致术后病人死亡的主要原因之一。正常人的心排出量按每平方米面积计算,也就是心指数为 3~4L/(min · m²)。如心指数降低至 3L/(min·m²)以下,而有周围血管收缩,组织灌注不足的现象,称为低心排出量综合征。

【病因】

法洛四联症右心室流出道梗阻解除不彻底或肺动脉畸形矫正不彻底是产生术后低心排出量的重要原因。除血容量的不平衡,舒张容量不足可影响心搏出量外,主要的原因是心内操作期间,需阻断心脏循环,缺血、缺氧可对心肌造成损害,致使心肌收缩不全。此外,术后如有换氧不足,缺氧或酸血症均可加重心肌收缩不全。心动过速或心动过缓影响房室舒张不全。心律失常如缺氧性或手术创伤所引起的三度传导阻滞,也常是术后低排出量的原因。另外,心脏受压影响心室的充盈,如心包压塞或心包缝合后紧束等也是术后低排出量的原因之一。冠状动脉供血不足和冠状动脉气栓所致心肌梗死则是偶见的病因。

【临床表现】

心排出量的下降,需低至心指数 2.5L/(min · m²)时才出现一些临床症状,如心率增快,脉压变小,血压下降(收缩压低于 12kPa),桡动脉、足背动脉脉搏细弱,中心静脉压上升,末梢血管收缩,四肢发冷、苍白或发绀等。尿量可减少至 0.5~1ml/kg 以下。此时心排血量等监测的结果:可示心指数小于 2L/(min·m²),搏血指数小于每次 25ml·m²,周围血管阻力大于 1 800dyn·s/cm⁵,氧耗量 100ml/(min·m²),乳酸大于20mg%。

临床上,血压的下降,中心静脉压的上升和尿量显著减少,已足以明确低心排征的诊断。Kouchakos 等指出,当低心排出量一般临床征象未出现时,如有下列情况应怀疑本征:①血压下降;②左房压增高;③末梢灌注不足;④代谢性酸中毒。

【诊断】

（1）根据病史及临床表现。

（2）床旁摄片或超声波检查有助于心包填塞的诊断。

【治疗】

本综合征处理主要是调节心率、调节心脏前后负荷和增强心肌收缩力。

（1）心率缓慢者需静脉注射抗副交感神经药物，如阿托品 0.5~1.0mg；或静脉滴注异丙肾上腺素（0.5~1.0mg/250ml），即可使心率增快，增加心排血量。三度房室传导阻滞除可试行滴注异丙肾上腺素溶液外，多需应用起搏器增快心率。室性心动过速可静脉注射利多卡因 50~100mg。如数分钟内未见成效，需行电击转复心律。

（2）调节心脏前负荷：心脏的前负荷是指左室舒张末压，即在一般状况下，增加回心血量能增加心排量。首先是输血、补液增加血容量，从而增高心室充盈压。

（3）增强心肌收缩力：在适当的扩充血容量后，低心排如不改善则需应用增进心肌收缩力的药物。静脉注射 10%氯化钙 3~5ml 可有即刻效应，但作用短暂。在心率增快的病例，如血钾不低，可静注毛花苷 C，在动脉收缩压低于 10.6~12.0kPa 的低血压病人，尚须持续滴儿茶酚胺类升压药物，多巴胺可增加心肌收缩力和增加心率，大剂量可使血管收缩，一般剂量 16~20μg/（kg·min）。异丙肾上腺素作用于 β 肾上腺能受体，可增加心肌收缩力，并舒张血管，降低血管阻力，因此能改善心排血量，一般剂量为 1~2μg/min，但应注意此药可引起心律失常。

（4）减低左心后负荷：左心后负荷增加，可减低心排血量。左心后负荷主要取决于左室容量和主动脉阻抗，后者又主要取决于动脉的顺应性和小动脉的阻力，故使用血管扩张剂可以降低这两方面的因素，从而增加心排血量。其中硝普钠可通过降低动脉压、肺动脉压、左房压等，从而影响心排血量。

【预后】

本综合征的预后决定于下列因素：①低心排血量的程度；②治疗开始时间；③术后机械性梗阻的程度，残余分流或逆流的程度。

第八十七节　短 Q-T 综合征

短 Q-T 综合征（short Q-T syndrome，SQ-TS），是一种遗传性、特发性、心脏结构正常的心电图紊乱综合征。心电图上 Q-T 间期持续或慢频率依赖性（矛盾性）短于正常范围，一般≤300 毫秒，伴阵发性房颤、房扑、室颤和（或）室速乃至心源性猝死为特征的非器质性心脏病。

【病因】

SQ-TS 的病因是基因突变所致，由于编码钾离子通道的五个相关基因发生突变，心肌细胞复极过程中外向钾离子流强度、密度增加或动力学过程减慢，或内向钾离子流强度、密度增强或动力学过程增加，引起 Q-T 间期缩短。心肌跨壁复极离散度增大，由此增加心房、心室肌的电易损性，从而产生多种心律失常。

发生突变的相关基因有 KCNH2、KCNQ1、KCNJ2 等。

【临床表现】

（1）头晕、心悸、晕厥。

（2）严重者猝死。

（3）有 SQ-TS 家族史尤其家族中有猝死先征者。

（4）心电图改变：① Q-T 缩短；②快速心律失常（频发房性期前收缩、室性期前收缩、房速、室速、房颤、室颤、房扑）；③亦可有缓慢心律失常。

一般以一种心律失常为主多种心律失常并存的特征性心电图出现。

【诊断】

（1）临床表现及家族史。

（2）基因测序发生的突变。

（3）根据 Bazett 心率校正公式得到 Q-TC，Q-TC≤300 毫秒为短 Q-T 间期。

（4）结合快速心律失常的存在。

（5）与后天病因或诱因引起的短暂性 Q-T 缩短,即获得性继发性 Q-T 间期缩短相鉴别,虽然后者亦可诱发严重心律失常。

【治疗】

（1）药物治疗:奎尼丁可延长 Q-T 间期,减少恶性心律失常和猝死发生的可能。

（2）射频消融术,疗效尚不确定,但可针对快速型心律失常的治疗。

（3）植入型心率转复除颤器（ICD）:安装 ICD 是目前公认最有效的治疗手段。但尚缺乏大规模临床循证医学,费用昂贵,尚难普遍开展。此外 ICD 植入会存在窦性心率下对 T 波过分感知而不适当放电,导致患儿心理抑郁等有待克服的缺点。

【预后】

注意去除诱因,适时选择上述治疗措施,可改善临床症状和患儿的不适感,但可能随时存在猝死的风险。

第八十八节　二尖瓣狭窄伴房缺综合征

二尖瓣狭窄伴房缺综合征（Lutembacher syndrome）又称 Lutembacher 综合征、房间隔缺损伴二尖瓣狭窄等。

1961 年 Lutembacher 首先描述先天性继发孔房间隔缺损（以下简称房缺）,合并先天性二尖瓣狭窄时称 Lutembacher 病, Espino-Vela 和 Taussig 认为 Lutembacher 病有房缺合并二尖瓣狭窄,而二尖瓣狭窄可为先天性的,亦可为后天性的,同时发现有明显的肺动脉高压存在。直至 1976 年 Craig 和 Gueron 证实 Lutembacher 氏病的二尖瓣狭窄都为风湿性引起的。根据 Gueron 的看法,近年来对本综合征的概念有所改变。认为在二尖瓣病变（包括二尖瓣狭窄、二尖瓣关闭不全、二尖瓣裂、降落伞样二尖瓣、腱索断裂、二尖瓣黏液瘤等）基础上,合并心房水平有左向右分流（包括继发孔房缺和部分性肺静脉异位引流）,但需除外原发孔房缺,都可称为 Lutembacher 氏综合征。

【病因】

本综合征病因及发病机制简述如下:由于二尖瓣狭窄时可阻止左心房血流向左心室,使大量左房血经缺流向右房,造成右心负荷加重,压力增高,以致右房和右室扩张肥厚,并且使大量血液在肺部淤积,很快形成肺动脉高压。而左心室则因血流较少可有发育不良。

【临床表现】

（1）女性多见。

（2）心悸、气短、乏力。

（3）15%~40%有风湿史,60%有充血性心衰史。

（4）心尖部舒张期滚筒性杂音及开瓣音,常伴有舒张期震颤,胸骨左缘旁第Ⅰ~Ⅱ肋间可听到Ⅱ级左右收缩期杂音,伴以震颤。肺动脉第二音高亢和分裂。有时可听到哈气样舒张期杂音（graham-steel 杂音）,系由功能性肺动脉瓣关闭不全所致。心尖部可闻及明显的第一音亢进,有时在心尖部出现收缩期杂音,可能由于二尖瓣增厚,左向右分流量过大,大量血流经三尖瓣口而产生。

（5）心电图: V_1 导联出现宽 P 波,右心室肥厚与右束支传导阻滞的图形,如合并房室传导阻滞,可见 PR 间期延长。左心房肥大不易被发现,一旦出现左房肥大,则对诊断有极大帮助。

（6）超声心动图:可见左房和右室内径扩大,房间隔缺损。

（7）X 线:可与单纯的巨大房间隔缺损相似,有显著的右心增大和肺动脉扩张,肺门血管显著增大,搏动强烈,肺血增多。但与单纯房间隔缺损（ASD）不同,本症有左心房增大,若二尖瓣狭窄较重, ASD 较小更为明显,可作为与单纯 ASD 重要的鉴别点之一。本综合征的左房增大程度,不如风湿性二尖瓣狭窄者明显。因本综合征常较早出现肺动脉高压,故可根据肺动脉主干及肺门血管显著增大,并有强烈的搏动可与单纯性二尖瓣狭窄相鉴别。

（8）心导管检查及造影:可确立本综合征的诊断。左心房造影可见 ASD,可以显示二尖瓣狭窄较差。二尖瓣狭窄严重，ASD 较小时，可显示左心房增大，舒张期二尖瓣呈拱顶状突向左心室。有时于舒张早期可有造影剂通过二尖瓣狭窄瓣口显示喷射的药柱。

【诊断】

根据典型杂音、X 线、心电图、心导管及左房、左室选择性造影可以确诊，在听诊时应注意心尖区杂音以明确二尖瓣病变，尤其对继发孔房缺病人，亦不应忽视。本综合征应与单心房、肺静脉畸形引流、二尖瓣关闭不全进行鉴别。

【治疗】

手术治疗是根治本综合征的方法，通过手术以解除二尖瓣狭窄及修补房间隔缺损。术前和术后宜用抗生素，以防发生细菌性心内膜炎。

【预后】

本综合征若能及时手术且无并发症，则预后良好。

第八十九节　法洛三联畸形综合征

法洛三联畸形综合征（Fallot's trilogy syndrome）即先天性发绀三联症（肺动脉狭窄合并继发孔型房间隔缺损，包括卵圆孔未闭，加上右心室肥厚），基本上属于肺动脉狭窄的范畴，占所有先天性心脏病发病率的 10% 以上，多见于女性。国内有报告的 331 例先天性心脏病中占 69%。本综合征主要是肺动脉狭窄伴心房水平的分流，大约有 1/4 肺动脉狭窄病人在心房水平有右向左的分流，在婴儿尤为多见。

【病因】

在胚胎第 6~9 周，肺动脉三个瓣叶的发育障碍导致肺动脉瓣畸形，使肺动脉开口太小，右室血流排出发生困难，右心室和右心房压力升高，肺动脉压力降低，迫使卵圆孔开放，引起心房水平右到左分流，临床上出现发绀。

【临床表现】

（1）发绀：本综合征出现发绀的时间一般较晚，甚至延迟至青春期或成年期才出现，极少数病例在生后即出现发绀。发绀的程度颇不一致，约 1/3 患者无明显发绀，或在剧烈活动后出现轻微发绀。约半数病例发绀明显。

（2）蹲踞：极少数病例有此症状。

（3）杵状指（趾）、呼吸困难、心力衰竭：如肺动脉瓣膜狭窄较严重，在婴儿期即可发生右心衰竭甚至死亡。

（4）胸骨左缘第二肋间可听到Ⅳ~Ⅴ级喷射性收缩期杂音，肺动脉瓣区第二音减弱，少数患者在三尖瓣区有响亮的全收缩期杂音（源于三尖瓣闭锁不全）。

【诊断】

（1）临床上发绀出现较晚，仅有房间隔缺损的体征而无室间隔缺损的体征。

（2）X 线检查：心脏外形增大，以右室增大为主，右房明显增大，肺动脉段突出，心影呈二尖瓣型。肺血流少，无右位主动脉弓。如有漏斗部及瓣膜同时存在狭窄，则脉动脉段可有突出。

（3）心电图：电轴右偏，在Ⅱ导联可见明显高尖 P 波，提示右房肥大，右胸导联表现为右心室肥厚和 T 波倒置，个别表现为不完全性右束支传导阻滞。

（4）心导管检查：右心室压力常显著增高，约半数超过 13.3kPa（100mmHg），如同时测得肺动脉与右室之间有显著的压力差存在，则可证实为三联症。在无发绀的三联症中，右心房血氧增高，表现为由左到右分流，或虽有双向分流而以左到右分流为主。有发绀的病例中，以右到左分流为主，动脉血氧饱和度降低，常在 80% 左右。

（5）造影：右室选择性造影时仅见肺动脉狭窄而不见主动脉提早显影。选择性染料稀释曲线测定：在右房注入染料可出现右至左分流曲线，而在右室注入染料显示正常曲线。右室造影可以了解梗阻的类型、右心室腔的大小及肌小梁肥厚情况等。

【治疗】

确诊为本综合征的病例应及时进行手术治疗,通过心脏手术矫治方可获得长期生存,本综合征与法洛四联症手术方法有所不同,除在体外循环的条件下施行根治手术外,还可用较简单的低温麻醉,阻断循环的条件,施行肺动脉瓣的剪开和心房间隔缺损的修补而得到根治,因此本综合征与法洛四联症的鉴别诊断很为重要。

【预后】

本综合征瓣膜狭窄多较严重,在婴儿期即可发生右心衰竭甚至死亡,但多数患者可活至成年。有时亚急性细菌性心内膜炎和脑脓肿是致死的原因。

第九十节　法洛四联畸形综合征

法洛四联畸形综合征(Fallot's tetralogy syndrome)又称 Fllot 综合征、法鲁四联症(Fallot tetralogy),曾称为蓝色婴儿综合征、先天性青紫四联症、发绀病等。是一个独特的联合畸形,由 Fllot 于 1888 年对本综合征做了较详细的描述。在青紫型先天性心血管畸形中,本症是最多见的一种,占 6%左右,其基本特点是肺动脉口狭窄,室间隔缺损(VSD),右心室肥厚,主动脉右移、骑跨。其中前两项为主要畸形。若无 VSD 及主动脉右移、骑跨,而只有肺动脉漏斗部狭窄,右心室肥厚及房间隔缺损(ASD),称为法洛三联症,四联症中若无主动脉右移、骑跨者,称为不典型法洛四联症,本症约有 1/3 病例合并 ASD。在法洛四联症中, 20%~30%的病例合并右位主动脉弓, 5%兼有左侧上腔静脉汇入冠状静脉窦或左房的畸形,在程度严重的本症中,右室流出道明显梗阻,甚至闭塞而形成肺动脉闭锁。然而亦有极少数病例肺动脉漏斗部狭窄很轻微,青紫很轻,甚至可以无青紫现象,称为无青紫型法洛四联症或名为 VSD 伴轻度肺动脉口狭窄。

【病因】

本症主要是由于胎儿时期心脏发育的障碍所引起。这种障碍的根本原因虽然尚未彻底了解,但近年来由于遗传学、胚胎学、生物化学、传染病学和代谢疾病的科研进展,目前已有不少认识。其主要原因可分为遗传因素和环境因素两类。

【临床表现】

(1)青紫:婴儿时期动脉导管未闭之前,可不显症状。动脉导管闭合后,一般在 3~6 个月就出现青紫,常为全身性,其程度因肺动脉狭窄的程度和主动脉右移的程度而有不同。

(2)呼吸困难:因血氧含量下降,活动耐力减小,稍一活动即有呼吸困难,常于哺乳、啼哭、行走时出现。

(3)蹲踞:是本综合征的特殊症状之一,患儿每于行走不远后自动采取蹲踞的姿势或取胸膝位,使体循环的阻力增高从而减少右向左的分流,又可促进静脉血回流,增加血液氧合,使缺氧改善。

(4)缺氧发作:由于右心室流出道漏斗部的肌肉暂时性痉挛,以及体循环静脉血回流入右室突然减少,使肺循环血流量明显减少而引起。往往突然发病,易在哺乳、啼哭、排便时发生。出现严重呼吸困难时,鼻扇,青紫加重,颜面呈苦闷状,哭声微弱,两眼球上窜,意识丧失,痉挛发作。缺氧发作是 1~2 岁婴儿的特殊问题,发生率为 20%~25%,轻者持续一分钟左右自行缓解,重者可以持续数小时,多为阵发性发作,开始于生后 3~4 个月,4~5 岁时自行消失。

(5)杵状指(趾):多见于 6 个月以后的患儿,多数病例还可见到结合膜毛细血管扩张。

(6)脑脓肿:由细菌性栓子和血液黏稠度增加引起,多见于 2 岁以后患儿,常常有明显青紫和红细胞增多、剧烈头痛、呕吐、意识障碍、轻偏瘫、神经系统定位体征。除脑脓肿外还可以并发急性偏瘫。

(7)心脏检查:心脏大小多正常,胸骨左缘 2~4 肋间可闻及Ⅲ~Ⅴ级喷射性收缩期杂音,较粗糙伴收缩期震颤,杂音位置偏高者提示瓣膜狭窄,偏低者提示漏斗部狭窄。如狭窄严重,右室流出道大部分阻塞则听不到杂音。肺动脉区第二音往往减轻或消失,肺动脉狭窄严重者在心尖区可听到主动脉的喀喇声,少数病例在胸骨左缘第二肋间或背部可以听到连续性杂音(侧支循环形成所致)。

【诊断】

（1）如有青紫、阵发性呼吸困难、反复缺氧发作病史,蹲踞而病程中少有或没有充血性心力衰竭病史及上述的心脏杂音应疑及本综合征。

（2）血液检查:血内血红蛋白增加,红细胞增多,可达 10×10^{12}/L 以上,通常为($6 \sim 8$)$\times 10^{12}$/L,红细胞压积增高,血小板计数及血内纤维蛋白原含量降低,可有出血倾向。

（3）X线检查:根据肺动脉狭窄、VSD 和血流动力学改变,本综合征的 X 线表现可分为:①轻症型(X 线变化与单纯肺动脉瓣狭窄相似或与单纯 VSD 相似);②典型四联症型:表现为心脏呈靴形,以右室增大为主,肺门影缩小,肺野血管纤细,主动脉常向右前移位,至上纵隔影增宽;③重症型四联征:典型靴状,心脏中度扩大,右室、右房扩大、左室萎缩、主动脉向右前移位更突出,肺野有较多侧支循环的网状影。

（4）心电图:电轴右偏,右室肥大,第 2 标准导联 P 波高而尖,显示右房肥大,右心前区导联 R 波增高,ST 段压低,T 波倒置,V_1 导联中出现 RS 型或 qR 型,aVR 导联中 R/Q 大于 1。部分患儿有先天性 P 波,P 波异常的发生率随年龄而增加。

（5）超声心动图:其特征为主动脉前后径增宽且位置偏前,主动脉前壁与室间隔不连续,主动脉骑跨于室间隔之上与左、右室相通,室间隔增厚,主动脉瓣和主动脉后壁与二尖瓣前叶保持正常的连续性,右心室前壁厚度增加,右心室流出道变小,左房和左室正常。

（6）心导管检查:患者右心室压力增高,一般在 $8 \sim 12$kPa($60 \sim 90$mmHg)之间,少数可高达 21.3kPa(160mmHg)以上,肺动脉压力降低,一般在 $0.667 \sim 1.33$kPa($5 \sim 10$mmHg)。右心房压力往往在正常范围内,当心导管自肺动脉撤回至右心室时,如收缩压突然增高而舒张压降低,则为肺动脉瓣狭窄的指征,如收缩压逐渐增高,而舒张压降低,在肺动脉及右心室压力曲线之间有过渡型压力曲线存在,则显示漏斗部狭窄。若导管自右心室直接插进主动脉,即能证明主动脉右移。如导管自右心室插进左心室,则显示室间隔缺损的存在。

肺动脉狭窄不严重者,可于心室水平测得左向右分流,右室血氧含量高于右房。一般病例周围动脉血氧饱和度下降,可低达 50%~80%,甚至更低。

（7）心血管造影:通过右心导管将造影剂注入右心室,作选择性造影,可见造影剂自右心室经室间隔缺损流向左心室。此项检查对明确诊断和手术方案的制订均有重要意义。

法洛四联症尚须与大动脉转位、总动脉干以及艾氏(Eisenmenger)综合征、埃勃斯坦畸形(Ebstein anomaly)、法洛三联症等其他青紫型心脏病相鉴别。

【治疗】

本综合征平时除注意预防感染外,应摄入足够水分,如遇高热、呕吐、腹泻等情况,更需注意及时补液,防止血液过于浓缩而发生脑栓塞等并发症,贫血者应补充铁剂,婴幼儿则需特别注意合理护理,以免引起阵发性脑缺氧发作。

大多数病例可以手术治疗。手术分两类。一类系体循环分流手术,如锁骨下动脉与同侧肺动脉端侧吻合,降主动脉与左肺动脉侧面吻合及升主动脉与右肺动脉侧面吻合等。此类手术的目的在于增加肺循环血流量,使缺氧现象有所改善,等待患儿成长至合适年龄再根治。另一种手术系心内直视术或根治术,即在体外循环下切开右心室,解除肺动脉狭窄,修补室间隔缺损,一次根治全部畸形,是最理想的手术方法。近年来于婴儿期采用深低温麻醉或深低温加以必要的体外灌注,进行直视修补,不断取得成功,提高了疗效,降低死亡率。

【预后】

本综合征为青紫型先天性心脏病中预后较好的一种。肺动脉越狭窄,预后越差,可早期死亡。轻症者可活至成年,但超过 20 岁者很少。最常见的并发症是亚急性或急性细菌性心内膜炎、脑血管血栓形成及脑脓肿。有以上并发症者预后不良。

第九十一节　法洛五联畸形综合征

法洛五联畸形综合征(Fallot's pentalogy syndrome)较为少见,系法洛四联畸形综合征加上房间隔缺损,房间隔缺损存在由心房水平右向左分流,减轻了右心室的负荷,但加重了左心室的负荷,从临床表现上,特别是发绀出现及其性质与法洛三联畸形综合征及四联畸形综合征无甚区别,但心电图及X线可以显示左心室肥厚。这一畸形必须做出鉴别,因为法洛五联畸形综合征不能作体循环与肺循环吻合手术,否则可引起左心负荷增大的危险。有些病例则由于右心室增大明显,左心室增大被遮盖,不能显示,这时有赖于心导管检查及心血管造影。

第九十二节　肺动脉高压右至左分流综合征

肺动脉高压右至左分流综合征(Eisenmenger syndrome)即艾森门格综合征(Eisenmenger syndrome),又称肺动脉管阻塞性疾病、肺动脉高压四联症等。本症最早由 Eisenmenger 于 1897 年报道。近年来将凡属先天性心血管畸形,左、右心腔相交通,呈左到右分流,因肺血流量的增加而发生肺小血管的器质性病变,引起器质性肺动脉高压,导致右到左分流,出现持久性发绀者,统称为 Eisenmenger 综合征。狭义的仅指一种复合的先天性心脏血管畸形,包括心室间隔缺损、跨位主动脉、右心室肥大与正常或扩大的肺动脉。该综合征最多见于室间隔缺损,且发生最早。一般在年长儿发生,少数可在 2 岁左右即出现。

【病因】

一般认为在两个循环之间有大缺损才易于发展成为 Eisenmenger 综合征,此乃肺血流量增加而发生肺小血管器质性病变,但有些患者虽有大缺损存在,而肺血管阻力并不增加。有人认为肺血管阻力的增加可能是生后就存在的,但大多数患者在发展成本症之前均证实有较大左到右分流。单纯 VSD 在 2 岁以前很少发展到 Eisenmenger 综合征,有 5%~10% 的病例系于 2 岁以后逐渐发展成梗阻性肺动脉高压症,高位 VSD 及 PDA 如缺损较大,右心室及肺动脉直接受主动脉压力影响,故肺动脉压力增高更明显,易发生本症。其他复杂畸形如房室通道、完全性大血管错位、总动脉干等易引起本症。

【临床表现】

(1)患儿原来由于左向右分流,肺部充血,易有呼吸道感染,发生梗阻性肺动脉高压后,初期由于左向右分流量逐渐减少,故肺部感染明显减少,随后左右心双侧暂无分流,临床症状似缓解,但在轻微活动时即出现气促、疲乏和短暂发绀,最后因右心压力超过左心,血液自右向左逆流则出现持续发绀,呼吸困难及全身浮肿等心力衰竭症状。有时甚至有咯血。

(2)肺动脉高压症状:婴儿时期表现为呼吸急促、多汗、体重不增,喂养困难,随年龄增加症状逐渐加重,活动受限,至青春期青紫明显,出现杵状指(趾)及红细胞增多症。

(3)胸骨左缘有抬举冲动感及肺动脉瓣关闭的激动感,心前区膨隆,搏动强烈,在胸骨左缘第二肋间可闻及短促的喷射性收缩期杂音,杂音之前常有喷射性的喀喇音,肺动脉区第二音显著亢进,分裂不明显。在肺动脉瓣区或胸骨左缘,由于肺动脉瓣关闭不全可听到柔和的舒张期杂音,在右心衰竭时,在三尖瓣区可听到全收缩期杂音。产生肺血管阻塞性变化之后杂音较前减轻,甚至消失。

【诊断】

当第一次检查已表现为右向左分流时诊断较难,一般根据如下。

(1)根据临床症状、体征及随年龄进展过程,可估计有肺动脉高压存在。

(2)X线:心脏可在原已扩大的基础上略见缩小,右心室增大、肺动脉段凸出,主动脉及其分支扩张,周围支细小呈截断状。若为 ASD 则肺动脉及其主要分支扩大较为显著,而室间隔缺损时则仅是轻度到中度扩大,PDA 时不仅主肺动脉及其分支扩张,且主动脉弓亦扩张,可有漏斗征,肺门血管影增粗,搏动明显。

(3)心电图:右房肥大,右室中度或重度肥厚,RV_1 明显增高。PDA 及 VSD 当原心电图上左心占优势的图形逐渐消失,代之以右心占优势,提示肺动脉高压的进展。有些病例左室亦可肥厚。

（4）心导管及造影检查:当临床上能确诊时不需作此项检查。心导管检查肺动脉压力明显增高,与主动脉压相等或更高,动脉血氧饱和度降低,选择性血管造影有助于确定缺损的部位。

本综合征应与法洛三联症相鉴别,但后者杂音粗糙,肺动脉区第二音减弱或消失,导管检查肺动脉压力低,而右室压力较高,连续测压可发现明显压力差,故不难鉴别。此外还需与四联症鉴别。

【治疗】

本综合征无特殊治疗,患者已失去进行外科手术矫治的机会,仅能对症治疗,有心力衰竭者可用洋地黄及利尿剂,有缺氧及继发肺部感染应积极应用抗生素治疗,进行其他手术或拔牙时亦需用抗生素预防。有人用氨茶碱、苯唑林、利舍平等,以期扩张痉挛的血管,但均未达到满意疗效。

【预后】

本综合征预后差,可因顽固性心力衰竭而死亡,故在婴儿期即有肺高压者应及早手术治疗。

第九十三节　高血压性间脑综合征

高血压性间脑综合征(hypertensive diencephalic syndrome)又称 Page 综合征,由 Page 于 1935 年首先描述。

【病因】

本综合征是一种原因不明,下丘脑功能失调所引起的一组综合征,可能是由于间脑的血管舒缩中枢功能障碍所致,表现为间脑的交感、副交感神经中枢的刺激症状。

【临床表现】

本综合征常见于青壮年女性,以发作性头痛、眩晕、耳鸣、喉部发热感、上下肢异常麻木感、冷感等自主神经症状及情感的暴发,无诱因或由窘迫和兴奋引起面部、上胸部,少数在腹部周期地出现红斑,其上有小汗珠。发作时,四肢发冷、苍白和呈微黑斑驳的颜色,血压不稳定,发作时升高,有时低热,并有基础代谢率增高。

【诊断】

皮内注射 0.25mg 组胺可诱发症状。本综合征须与间脑性癫痫及嗜铬细胞瘤相鉴别。

【治疗】

经交感神经切断术后,症状消失,注射组胺不能再引起发作。

【预后】

本综合征呈良性经过,很少有高血压的血管、肾脏等并发症。

第九十四节　脚气样综合征

脚气样综合征(beriberi-like syndrome)是由于维生素 B_1 缺乏而出现多发性神经炎、下肢浮肿、心脏扩大、心力衰竭等脚气性心脏病表现的综合征。

【病因】

由于对维生素 B_1 吸收障碍或消耗过多,存在隐匿性维生素 B_1 缺乏,当合并过劳、高热、气温过高、病毒感染等时,维生素 B_1 可进一步降低而出现一系列的临床症状。

【临床表现】

1.症状、体征

（1）症状:心悸、气促、下肢浮肿、口唇发麻、四肢麻木、感觉异常。

（2）体征:①四肢肌张力减退至消失,腱反射消失等多发性神经炎表现;②心界两侧扩大、心率增快、第一心音减弱、心尖部收缩期杂音、奔马律、两肺啰音、颈静脉怒张、肝大、胸水、腹水等心力衰竭表现;③脉压增大、水冲脉、毛细血管搏动、股动脉枪击声等周围血管征表现。

2. 辅助检查

（1）心电图：心动过速、低电压、T波低平或倒置、QT间期延长等。

（2）循环时间测定：正常或延长。

【诊断】

根据临床出现多发性神经炎、下肢浮肿、心脏扩大、心力衰竭等临床特点及心电图检查异常等可予以诊断。

【治疗】

（1）维生素 B_1 50~100mg 肌注，每日 1 次，症状控制后改为 10mg，每日 3 次口服，维生素 B_1 对治疗本综合征有特殊疗效。

（2）对症处理：如出现心衰时，可用利尿剂，本综合征属高排血量型心衰，洋地黄效果差。

【预后】

诊断明确后及时应用维生素 B_1 治疗，预后佳。

第九十五节　雷诺综合征

雷诺综合征（Raynaud syndrome）即雷诺病，又称肢端动脉痉挛症、肢端动脉痉挛综合征等。1862 年由 Raynaud 氏首先描述了一组肢端缺血、坏疽的病例，并指出寒冷或情绪激动可引起周围循环障碍，此后多数学者对这类病变都称之为雷诺病，1901 年 Hutchinson 指出手指皮肤颜色改变是许多疾病所共有的症状。1932 年 Allen 等主张将具有雷诺症状的病人，分为雷诺病和雷诺现象两类。近年来人们认为没有必要将出现雷诺症状的病症分为两种类型，而应称为雷诺综合征。许多雷诺病病人随着病期的延长相继发现结缔组织病、动脉闭塞性疾病等原发性全身性疾病，而且在暂时没有发现原发性病变的患者均存在免疫功能异常。

【病因】

本综合征的病因至今尚未完全明确，一般认为可能与中枢神经功能紊乱、交感神经功能亢进有关，或与性腺功能有关；也有人认为是血液循环中肾上腺素和去甲肾上腺素含量增高的结果。近年有人认为本综合征是某些全身性疾病的局部表现，高寒冷、情绪激动或精神紧张是主要诱因。其他因素有感染、疲劳和月经来潮等。总而言之，有关因素为：①中枢神经功能紊乱引起交感神经紧张度增高；②肢体小动脉对交感神经反应过敏；③血液中儿茶酚胺类物质过多；④遗传因素；⑤内分泌因素。

【临床表现】

本综合征是一种血管疾病，大多数见于寒冷地区，冬天多见。发病年龄常在 20 岁以前，几乎都发生在女性。起病缓慢，病程较长。发病时的典型表现是指（趾）皮肤颜色呈间歇性改变，先苍白、后发绀，最后转为潮红。皮色的恢复常从手指基部开始，逐渐向指尖延展。各手指并不同时恢复，而有先后，与颜色改变的同时局部有冷、麻、烧灼和刺痛感。受累的指（趾）有明显的对称性，有的伴有局部营养不良甚至溃疡、坏疽，病程长者可发生全身性疾病。

本综合征不仅见于肢端，也可发生于其他脏器，如脑、心、肺等脏器可同时有血管痉挛性表现，只是发生于不同的血管床和在不同时间为不同因素所激发。

【诊断】

主要依据指（趾）端皮色间歇性改变，多为对称性；寒冷、情绪激动能诱发本综合征；桡动脉和/或足背动脉搏动良好；指（趾）偶伴溃疡或坏疽，早期无原发性疾病可寻，晚期则常可发现。结合冰水激发试验、握拳试验、紫外线照射试验、X 线检查末节指（趾）骨脱钙；甲皱微循环检查指端血管明显减少或消失，血流变慢或停滞等可资诊断。

本综合征的诊断并不困难，但尚须与一些类似疾病，如硬皮病、网状青斑、手足发绀等做出鉴别。

【治疗】

（1）药物治疗：一般采用肾上腺素能受体或交感神经节后纤维末梢阻滞剂和血管扩张剂,如妥拉唑林（口服 25~50mg,每日 3 次）、利舍平（每日 1mg）、胍乙啶（每日 10~30mg）、甲基多巴（每日 1~2g）等,均为对症治病,疗效欠佳。近年来有应用前列腺素,司坦唑醇等报道,以及采用血浆交换、生物反馈等疗法而取得较好疗效。

（2）手术治疗：只是对少数病人病情较重,为了控制发作,才施行交感神经切除术。

寒冷常是本综合征的激发因素,故在预防措施中,首先应注意避免冷冻,保持全身及四肢局部温暖;尽量避免暴露于寒气中或避免接触冷水甚为重要。日常生活中可饮少量酒类饮料,但应避免吸烟,以免尼古丁对血管收缩的刺激作用。避免一些外伤,因轻微损伤容易引起指尖溃疡或其他营养性病变。防止情绪激动和其他精神因素的干扰也是一项重要的预防措施。

【预后】

本综合征预后尚好。

第九十六节　颅内高压综合征

颅内高压综合征（intracranial hypertension syndrome，IBS）是指脑实质液体增加引起的脑容积和重量增多所致的一系列临床表现。

【病因】

颅内高压综合征的主要病因是脑水肿,具体有感染性、缺氧性、出血性、中毒性、水电解质紊乱以及占位性等病因。

（1）急性颅内感染：各种病原引起的颅内感染,如脑炎、脑脊髓膜炎、脑膜脑炎、脑脓肿、耳源性颅内感染等,常于感染后 24 小时即可出现脑水肿。

（2）颅外感染：中毒性菌痢全身中毒症状加惊厥所致脑缺氧,重症肺炎、重症肝炎、败血症、脓毒症均可致脑水肿。

（3）颅内出血：脑血管畸形和动脉瘤破裂、脑外伤致颅内出血、蛛网膜下隙出血、血小板减少性紫癜及血友病、再生障碍性贫血、脑型白血病所致的颅内出血、婴儿维生素 K 缺乏、颅内血管炎血管破溃等出血。

（4）缺氧性脑水肿：溺水、溺粪窒息所引起脑缺氧、颅脑损伤、休克、肺性脑病、严重贫血、癫痫持续状态、心力衰竭、呼吸衰竭等严重缺氧数小时即可出现脑水肿。

（5）水和电解质失衡紊乱：急性水中毒、低钠血症、各种原因的酸中毒。

（6）中毒：铅汞等重金属中毒、食物中毒、药物中毒、酒精中毒、维生素 AD 过量中毒、一氧化氮中毒等。

（7）颅内寄生虫病：脑型囊虫病、脑型血吸虫病、肺吸虫病脑型、脑型疟疾、阿米巴脑脓肿等。

（8）颅内占位：脑肿瘤、脑血管瘤、颅内较大血肿等。

（9）其他：瑞氏综合征、急性肾炎伴发高血压脑病和各种代谢性疾病。

颅内高压脑水肿可有血管源性水肿、渗透性水肿、细胞性（细胞内和细胞外）水肿、间质性水肿等多种类型。

引起脑水肿的机制可由微循环障碍和血-脑屏障通透性增加,氧自由基损害、细胞内 Ca^{2+} 超载、兴奋氨基酸在脑细胞受损时大量释放,一一氧化氮（NO）致组胺诱发血-脑屏障等微血管通透性改变,以及酶屏障系统改变可致血管源性脑水肿等错综复杂的交织的发病机制。

【临床表现】

（1）头痛：大孩子会诉头痛,以前额和双颞为主,小婴儿以烦躁、尖哭为主。前囟未闭者呈现前囟膨胀紧张、颅缝分开、头围增大、头部浅表静脉怒张、破壶音阳性,而头痛相对不明显。

（2）呕吐：与饮食无关的不伴恶心的喷射性呕吐。

（3）意识：颅内高压、大脑皮质广泛受损及脑干上行网状结构的损伤可致患儿躁动、狂躁和不同程度的意识障碍,甚至进入昏迷。

（4）血压:收缩压可上升 2.67kPa（20mmHg）以上,血压旁调增强,脉压增宽。

（5）惊厥:肌张力增高,上肢内旋、下肢伸直性强直、痉挛,或角弓反张呈去大脑强直（decerebrate rigidity）表现,或去皮层强直（decorticate rigidity）。亦可出现抽搐或痫样发作。

（6）眼部表现:眼球突出,复视,视野向心性缩小,盲点扩大。眼底视盘水肿,视网膜反光强,小静脉淤张,小动脉痉挛。

（7）体温:体温调节中枢受压后出现体温调节障碍,短期内体温可急剧升高,出现难以控制的高热和过高热。

（8）呼吸和循环障碍:严重者出现脑疝、呼吸衰竭、心跳呼吸骤停。

意识障碍、瞳孔扩大和血压增高伴缓脉和库欣三联征（cushing triad）,则出现颅高压危象,此为脑疝先兆,应警惕发生脑疝。

【诊断】

（1）收集病史:查找引起脑水肿颅内压增高的病因。

（2）上述症状和体征

（3）颅内压测定:①腰椎穿刺测脑脊液压力,腰椎穿刺成功应缓慢拔出针芯防止脑脊液瞬间过快喷流致脑疝;②侧脑室穿刺引流测压,是安全准确的方法,可视为金标准;③用非损伤性颅压监测仪对前囟未闭的患儿行前囟测压;④感应器直接颅压监测法。

（4）影像学检查:① X 线颅骨片上示指压征;② CT 扫描:示脑组织丰满,脑沟回变浅,脑室偏小,中线移位等;③ MRI:T_1 和 T_2 加权像值均延长,动态磁共振波谱（MRS）更加灵敏。

（5）脑电地形图:亦可供参考。

（6）经颅多普勒超声（tronscranial dopplor,TCD）:虽不特异但敏感性好。

（7）神经生化蛋白标记物:①神经元特异性烯醇化酶（neuron specific enolase，NSE）;② S-100B 蛋白两项指标检测亦有助诊断。

【治疗】

颅内高压综合征的治疗,由于该病症的危重性和进展迅速、危及生命的特点,应属于抢救性治疗范畴,其重点:一为积极降低颅压,二是早期消除病因。前者是治标,后者是治本,临床治疗过程中应该是标本兼治。

1. 去除病因　抗感染纠正缺氧和休克,改善通气状况,去除颅内占位病变等根本性去除病因治疗措施,可有效制止病情进展,抢救患儿生命。

2. 降低颅压治疗　①高渗脱水剂:甘露醇、10%甘油果糖、高渗盐水、白蛋白。②利尿剂:呋塞米,高效利尿使全身脱水,使脑组织脱水,还可减轻心脏负荷。③糖皮质激素:地塞米松对肿瘤伴脑水肿效果较好。④巴比妥类:戊巴比妥钠和硫喷妥钠等,可减少脑血流,降低脑有氧和无氧代谢率。⑤强心苷类:颅高压伴心功能不全者有显效。

3. 辅助措施　①充分供氧,或高压氧;②呼吸机、控制性人工通气;③低温疗法（hypothermia theropy）:体温每下降 1℃,脑代谢下降 6.7%,颅内压下降 5.5%;④控制性脑脊液引流（cerebrospina fiuid drainage）,前囟穿刺或颅骨钻孔后穿刺,将穿刺针滞留于侧脑室,借助颅内压监测控制脑脊液流速,平均每分钟流出 2~3 滴为宜,使颅内压持维持在 2.00kPa（15mmHg）;⑤去骨瓣减压术（decompressive craniectmy）该疗法对颅外伤、颅内出血以及各种病因的脑疝,可快速、充分减压,及时清理血肿见效快,在手术时机的掌握和远期预后尚无定论;⑥护理要点,静卧、休息,避免躁动,预防咳嗽痰堵,头位抬高 30°,保持正常体温和血压,昏迷患儿的专职护理等;液体疗法,入量应根据出量辨证调整,视尿量、尿比重、血电解质、渗透压、是否用脱水剂、心肾功能状况而及时调整输液种类和剂量,国外主张用半张液,北京儿院主张用维持液;⑦备好人工气道和机械通气,以利于中枢性呼衰的急救。

【预后】

视原发病的控制和降颅压的效果,良好的护理,适当的液体疗法和营养支持而不同。本综合征虽极高危度,但亦有希望获得新生。

第九十七节　脉动脉高压右至左分流综合征

肺动脉高压右至左分流综合征即艾森门格综合征(Eisenmenger syndrom),又称肺动脉管阻塞性疾病、肺动脉高压四联症等。本综合征最早由 Eisenmenger 于 1897 年报道。近年来将凡属先天性心血管畸形,左、右心腔相交通,呈右到右分流,因肺血流量的增加而发生肺小血管的器质性病变,引起起器质性肺高压,导致右到左分流,出现持久性紫者,统称为 Eisenmenger 综合征。狭义的仅指一种复合的先天性心脏血管形,包括心室间隔缺损、跨位主动脉、右心室肥大与正常或扩大的肺动脉。该综合征最多见于室间隔缺损,且发生最早。一般在年长儿以后发生,少数可在 2 岁左右即出现。

【病因】
一般认为在两个循环之间有大缺损才易于发展成为 Eisenmenger 综合征,此乃肺血流量

的增加而发生肺小血管器质性病变,但有些患者虽有大缺损存在,而肺血管阻力并不增加。有人认为肺血管阻力的增加可能是生后就存在的,但大多多数患者在发展成本综合征之前均已证实有较大左到右分流。单纯 VSD 在 2 岁以前很少发展到 Eisenmenger 综合征,约有 5%~10%病例系于 2 岁以后逐渐发展成梗阻性肺高压症。高位 VSD 及 PDA 如缺损较大,右心室及肺动脉直接受主动脉压力影响,故肺动脉压力增高更明显,易发生本综合征。其他复杂畸形如房室通道,完全性大血管错位,总动脉干等易引起本综合征。

【临床表现】
(1)患儿原来由于左向右分流,肺部充血,易有呼吸道感染,发生梗阻性肺动脉高压后,初期由于左向右分流量逐渐减少,故肺部感染明显减少,随后左右心双侧暂无分流,临床症状似缓解,但在轻微活动时即出现气促,疲乏和短暂发绀,最后因右心压力超过左心,血液自右向左逆流则出现持续发绀,呼吸困难,及全身浮肿等心力衰竭症状。有时甚至有咯血。

(2)肺高压症状:婴儿时期表现为呼吸急促、多汗、体重不增,喂养困难,随年龄增加症状逐渐加重,活动受限,至青春期青紫明显,出现杵状指(趾)及红细胞增多症。

(3)胸骨左缘有抬举冲动感及肺动脉瓣关闭的激动感,心前区膨隆,搏动强烈,在胸骨左缘第二肋间可闻及短促的喷射性收缩期杂音,杂音之前常有喷射性的喀喇音,肺动脉区第二音显著亢进,分裂不明显。在肺动脉瓣区或胸骨左缘,由于肺动脉瓣关闭不全可听到柔和的舒张期杂音,在右心衰竭时,在三尖瓣区可听到全收缩期杂音。产生肺血管阻塞性变化之后杂音较前减轻,甚至消失。

【诊断】
当第一次检查已表现为右向左分流时诊断较难,一般根据如下。

(1)根据临床症状、体征及随年龄进展过程,可估计有肺高压存在。

(2)X 线:心脏可在原已扩大的基础上略见缩小,右心室增大、肺动脉段凸出,主动脉及其分支扩张,周围支细小呈截断状。若为 ASD 则肺动脉及其主要分支一般扩大较为显著,而室间隔缺损时则仅是轻度到中度扩大, PDA 时不仅主肺动脉及其分支扩张,而且主动脉弓亦扩张,且可有漏斗征,肺门血管影增粗。搏动明显。

(3)心电图:右房肥大,右室中度或重度肥厚,RV1 明显增高。PDA 及 VSD 当原心电图上左心占优势的图形逐渐消失,代之以右心占优势,提示肺高压的进展。有些病例左室亦可肥厚。

(4)心导管及造影检查:当临床上能确诊时不需作此项检查。心导管检查肺动脉压力明显增高,与主动脉压相等或更高,动脉血氧饱和度降低,选择性血管造影有助于确定缺损的部位。本综合征应与法洛三联症相鉴别,但后者杂音粗糙,肺动脉区第二音减弱或消失,导管检查肺动脉压力低,而右室压力较高,连续测压可发现明显压力差,故不难鉴别。此外还需与法洛四联征鉴别。

【治疗】
本综合征无特殊治疗,患者已失去进行外科手术矫治的机会,仅能对症治疗,有心力衰竭者可用洋地黄

及利尿剂,有缺氧及继发肺部感染应积极应用抗生素治疗,进行其他手术或拔牙时亦需用抗生素预防。有人用氨茶碱、苯唑林、利舍平等,以期扩张痉挛的血管,但均未达到满意疗效。

【预后】

本综合征预后差,可因顽固性心力衰竭而死亡,故在婴儿期即有肺高压者应及早手术治疗。

第九十八节　毛细血管渗透综合征

毛细血管渗透综合征(capillary leak syndrome，CLS)是指各种相关因素造成的毛细血管损伤,出现血管通透性增加而引起大量水分和胶体、晶体物质渗漏到组织间隙,出现的一系列临床表现的综合征,大多发生在新生儿期,发生在新生儿的可称为新生儿毛细血管渗漏综合征(neonatal capillary leak syndrome, NCS)。

【病因】

(1)严重创伤:手术、外伤、烧伤。

(2)重症感染:脓毒血症、败血症。

(3)呼吸窘迫综合征。

遇有上述情况时,可致毛细血管内皮细胞损伤,毛细血管通透性增加,蛋白质等大分子物质及晶体物质以及血管内水分进入组织间隙,引起组织间隙晶体渗透压、胶体渗透压升高,全身水肿,有效循环血量下降,进一步导致组织缺血缺氧。

【临床表现】

(1)低氧血症、呼吸困难。

(2)低血容量性休克、血压和中心静脉压低。

(3)急性肾脏缺血、少尿无尿。

(4)脏器水肿。

(5)全身水肿,体重非正常性明显增加。

(6)低蛋白血症。

【诊断】

(1)诱因基础疾病,如严重急性感染和相应的临床表现。

(2)上述临床表现。

(3)实验室检查:低氧和低蛋白血症的检验指标。

(4)排除单纯性肾功能不全。

【治疗】

(1)积极治疗原发病是最为安全的,包括抗感染、抗休克、机械通气等。对新生儿而言仅积极抗感染和对症治疗往往效果不佳,尚需采取以下措施。

(2)乌司他丁:是尿胰蛋白酶抑制剂,其可调节炎症反应、抑制白细胞过度激活、保护血管内皮细胞和基膜;改善微血管内皮细胞功能障碍,从而抑制血管通透性,达到治疗 CLS 的目的。乌司他丁用量每次20 000U/kg,2 次/天,连用 5 天。

(3)羟乙基淀粉:是人工胶体,通过阻塞作用阻断微血管内白蛋白的渗漏,目前常用于临床上快速恢复血容量,从而改善 CLS 的病情。剂量羟乙基淀粉每次 50ml/kg, 2 次/天。

(4)白蛋白:白蛋白是中分子量胶体,可通过维持胶体渗透压、协调保护血管内皮细胞的稳定性、抑制炎症反应、抗氧化,保护血细胞,保护重要器官,帮助创伤修复等作用机制治疗 CLS。白蛋白用量:1g/(kg·次),2h 后同等剂量追加一次,以后视 CLS 病情酌情追加剂量。

(5)呋塞米:在使用白蛋白后可立即使用呋塞米 1 次,剂量为每次 0.5~1mg/kg。后续是否需继续使用,视出入量和病情酌定。

(6)严格控制患儿出入量:①若 24 小时尿量超过生理需要量,第二天补生理需要量;②若 24 小时尿量小于生理需要量,第二天的补液量等同前一天的尿量。

【预后】

使用乌司他丁的患儿相比羟乙基淀粉的疗效好,相应预后亦较好。羟乙基淀粉是人工胶体,白蛋白是中分子量胶体,两者用于治疗 CLS 尚有很大争议,是否三者序贯或同时用于 CLS 的治疗尚待研究,目前多数学者主张使用乌司他丁,既有一定疗效并可改善预后,尚未发现明显不良反应。

总体说来 CLS 的预后,主要取决于原发病的及时发现,及早治疗和合理有效的治疗方案。

第九十九节 三尖瓣闭锁综合征

三尖瓣闭锁综合征(atresia of the tricuspid orifice syndrome)为三尖瓣先天性闭合,不存在瓣孔,常伴右心室发育不良。

【病因】

本畸形系因胎儿房室通道发育畸形所致,常合并其他畸形,如房或室间隔缺损、动脉导管未闭、肺动脉发育不良或大动脉转位等。

【临床表现】

一般在婴儿时期即有青紫、气促,甚或发作性缺氧昏厥、生长发育迟缓,存活稍长者则见有杵状指(趾)、蹲踞等病状。患儿生长发育较差,心脏搏动见于心尖区。多数病者胸骨左缘或心前区可听到收缩期或连续性杂音,主动脉瓣区第二音单一,为主动脉瓣关闭声。

X 线胸片示:心脏呈中度增大,但也可正常大小,在大血管转位不伴肺动脉口狭窄者心脏可明显增大。肺动脉主干区凹陷或不隆起,肺血流量常减少。

心电图示:电轴偏左,有左室肥厚,P 波高尖,有时见双峰。

超声心动图主要表现为三尖瓣回声阙如,以及出现一很小的前心室腔,可见到二尖瓣、半月瓣相连续。

【诊断】

婴儿时期出现青紫、气促、生长迟缓等症状,结合 X 线、心电图、超声心动图等可予以诊断。

【治疗】

本综合征青紫严重者可施行上腔静脉与右肺动脉或体循环动脉与肺动脉吻合术, 6 个月以上患儿手术效果较好。有学者将带瓣膜的人造血管连接右心房和肺动脉,同时关闭房间隔缺损,使腔静脉回流的血液全部进入肺循环,因而从生理上得到矫治,取得较好的效果。

【预后】

本综合征预后不良,半数以上于 1 岁内死亡。

第一百节 上腔静脉阻塞综合征

上腔静脉阻塞综合征(superior vena caval obstruction syndrome)是由于各种病因而引起完全或不完全的上腔静脉阻塞,致使血液回流受阻而引起发绀,颜面、颈、上肢浮肿,以及上半身浅静脉曲张、静脉压增加等的一组综合征。最早由 William 与 Hunter 于 1857 年报道, 1904 年 Fischer 提议用上腔静脉综合征来命名上述症状,到 1936 年由 Ochsner 与 Dixon 正式命名为上腔静脉阻塞综合征。

【病因】

本综合征病因很多,可分为静脉病变和外来压迫,以后者较为多见。

(1)上腔静脉受压迫:上腔静脉位于纵隔,它较之下腔静脉更易受外来压迫,使静脉变窄或阻塞,静脉回流障碍。常见的有:①肺癌是上腔静脉梗阻最常见的原因,特别是右上叶肺癌可以直接压迫,包绕或侵犯上腔静脉;②纵隔肿瘤,如畸胎瘤、淋巴瘤、胸腺瘤等都可压迫或累及上腔静脉;③非特异性或特异性淋巴结炎也可压迫或累及上腔静脉;④纤维性纵隔炎可引起明显的纤维组织收缩,从而压迫或牵拉上腔静脉;⑤升主动脉瘤或主动脉弓瘤也可压迫上腔静脉。

（2）上腔静脉病变：①先天性上腔静脉梗阻；②上腔静脉炎和血栓形成。

【临床表现】

症状的轻重与发病的急缓和梗阻的部位有密切关系。急性上腔静脉梗阻发病急，侧支循环尚未形成，多有严重头痛、头晕、头胀、嗜睡和憋气等症状。而慢性者则有：①面、颈、躯干和双上肢水肿；②颈静脉充盈，胸部和腹上部表浅侧支静脉扩张扭曲及皮肤发绀；③喉、支气管和气管水肿引起咳嗽，呼吸困难，声嘶、喘鸣；④咽部水肿发生吞咽困难；⑤眶周水肿，结合膜充血伴眼球突出；⑥脑水肿及颅内压增高症状；⑦周围静脉压升高，双上肢静脉压高于下肢。

【诊断】

根据临床典型症状和体征，诊断并不困难，为进一步确定病变性质、部位、范围等，尚需做以下特殊检查。

（1）测定上肢和下肢静脉压，若上肢静脉压明显高于正常，并高于下肢静脉提示上腔静脉梗阻。

（2）胸部 X 线检查：纵隔障增宽或见包块阴影。

（3）上腔静脉造影：可明确阻塞部位、性质范围、程度、侧支循环的范围以及是否合并血栓形成。

（4）Hussey 握拳试验：让患者拳头握而放松，一分钟 30~40 次，静脉压较先前能升高 1.25kPa 为阳性。充血性心力衰竭时则为阴性。本试验因握拳活动增加了供血量，加之回流受阻而使压力升高。

（5）束胸带试验：束以较宽布带于胸下部，如静脉压升高 2.5kPa 以上，即阳性，借此，还可以得知阻塞在奇静脉入口以下，因为束胸后，阻碍了经胸腹壁的侧支循环。

（6）食道钡餐检查：显示食道静脉曲张，主要在食道上段，病程长者较为广泛。

（7）其他：如痰细胞学、纤维支气管镜、淋巴结活检等检查有利于确定恶性病变。

（8）循环时间测定：大致正常，因试剂经侧支循环回流心脏，时限不甚延长。

本综合征须和慢性充血性心力衰竭、缩窄性心包炎、一侧腋静脉血栓等鉴别，上下肢静脉压测定和循环时间测定有助于鉴别。

【治疗】

因本综合征的病因不同，梗阻部位和范围不同，治疗方法也有很大差异。

（1）放射治疗：继发于恶性病变者，以放射治疗为主。

（2）内科治疗：常用利尿剂减轻水肿，抗凝剂限制血栓扩展，类固醇激素减轻脑水肿和呼吸困难及化学治疗缩小肿块体积。

（3）手术治疗：包括各种旁路移植术和静脉切除术，可迅速解除上腔静脉梗阻。

【预后】

预后主要取决于原发病的性质、进展速度和侧支循环情况，病因为良性者，一般能存活多年，恶性者预后不良。

第一百〇一节　手-心畸形综合征

手-心畸形综合征（Holt-Oram syndrome）即心血管-肢体综合征（cardiac-limb syndrome），又称 Oppenheimer 综合征、Holt-Oram 综合征、心房-手指综合征（atriodigital syndrome）、上肢心血管综合综合征、家族性心脏和上肢缺陷、心房指趾发育不全、心房及指发育不良综合征（atriodigital dysplasia syndrome）等。本综合征于 1944 年首先由 Nicolas Stonon 报告一例，1949 年 Oppenheimer 再次报告 3 例，到 1960 年 Holt 和 Oram 报告了一家系 4 名发病，并追溯家族四代 9 人受累，1961 年本病被 Mckusick 命名为 Holt-Oram 综合征。文献中所报道的先天性心脏病伴发心外畸形的百分率相差很大，但一般认为，最易发生的心外畸形是骨骼系统，其次是消化系统。

【病因】

（1）胚胎学因素：本综合征的骨骼畸形发生于上肢是有其胚胎学基础的，上肢芽的发生及原始心血管的主要分化过程均起始于胚胎的第四周,且都在2~3周内完成。因此,上肢和心脏有可能同时受某些因素影响而发生变异。根据Gegenbaur的原始翼理论,尺骨及其附近相当于原始鳍线的主干,桡骨是另4个附属线之一,且发生于尺骨之前,尔后又趋于消失,故桡侧骨骼更易受累。由于下肢分化晚于上肢,所以下肢不受累及。这可能有助于说明本综合征的桡侧骨骼更易受累的原因。

（2）遗传学因素:一般认为本综合征属常染色体显性遗传,但亦有一些单发病例的报道。仅个别人报道患者的第16对染色体上有微小的变异,绝大多数人证明患者细胞的核形是正常的。在本综合征家族中,凡有先天性心脏病者都伴有不同程度的上肢畸形,而有上肢畸形者却未必有先天性心脏病,但二者对后代的遗传性并无差异,因此均视之为本综合征患者,其后代发病的机会约为50%。

（3）药物影响:妊娠一个月内服用抗癫痫药物,可导致胎儿发病。

【临床表现】

（1）心血管畸形:本综合征有心血管异常者占60%~70%,在同一家族中患者的心脏畸形改变有差异。最常见的心血管畸形是房间隔缺损（多系Ⅱ孔型,也有Ⅰ孔型与Ⅱ孔型并存者）和室间隔缺损,其次是心脏传导系统异常及心肌病,而动脉导管未闭、大血管转位、冠状动脉异常、二尖瓣狭窄或脱垂、肺动脉狭窄、三尖瓣闭锁等极少见。临床上可出现先心病的多种症状和体征,如心悸、气短及乏力等,严重者可出现充血性心力衰竭及并发感染性心内膜炎。主要体征为胸骨左缘2~3或3~4肋间闻及收缩期杂音,伴震颤,肺动脉瓣第二音亢进及分裂,肺动脉瓣区收缩期杂音或三尖瓣区舒张期杂音。

（2）骨骼、肌肉畸形:骨骼畸形可累及双侧上肢,以左侧较重。前臂、腕及桡侧骨骼的变异或阙如最为常见,桡侧腕骨可因骨化延迟使第一掌骨基底部接近中线,与其他掌骨并列,鱼际可消失,由于拇指与其他四肢处于同一水平,故失去对掌功能,拇指变异是本综合征特征性改变,常为半脱位,并指,拇指三节、末节弯向尺侧、分叉状、短小或阙如或拇指仅存软组织而无骨骼。

（3）其他症状:少数患者可伴有高腭弓,腭裂,身材矮小,面部发育不全,面部血管瘤,两侧瞳孔大小不等,外耳道闭塞及胃肠道和泌尿生殖系等畸形。

【诊断】

（1）家系调查:对兼有房间隔缺损等先天性心脏病和以上肢,尤其拇指发育不全和缺陷的病例进行家系调查。有一个家族中四代9人发病。

（2）超声心功图、心导管、心电图、X线、染料稀释曲线等检查,以确定先天性心脏病类型。

（3）骨骼X线摄片和染色体检查。

本综合征应与马方综合征、范可尼贫血、伸舌样痴呆及其他染色体异常所致的上肢-心脏畸形相鉴别。

【治疗】

（1）手部畸形可作矫形术。

（2）心血管畸形,尤其是心房、室间隔缺损宜做修补术。

（3）对并发症,如亚急性细菌性心内膜炎或充血性心力衰竭,按常规予以彻底治疗。

本综合征为特发性,防止后代发生畸形是一个重要问题。后天因素的影响常促使遗传缺陷的暴露。妊娠前3个月为肢芽与原心管的分化与敏感期,应注意避免精神与理化因素的不良刺激,外伤与用药均应注意。有些药物,如苯妥英钠、丙米嗪、反应停等在妊娠期应用时可产生上肢或躯体的畸形。放射线的照射缺氧、过量的维生素A等也可致畸,应予以警惕。

【预后】

本综合征预后取决于心脏缺陷,若无致命或复杂的心血管畸形,预后一般良好。

第一百〇二节　双胎输血综合征

双胎输血综合征（twin-twin transfusion syndrome）又称胎儿间输血综合征（feto-fetal transfusion syndrome）（twin-twin transfusion syndrome，TTTS）、单卵双胎间输血综合征、胎盘输血综合征（placenta transfusion syndrome）、联体综合征、贫血-红细胞增多综合征等。本综合征系指单卵双胎中一个胎儿的血经胎盘进入另一个胎儿所发生的供血儿失血性贫血和营养不良,受血儿多血症和发育不良,呈现多血质状态的一组症候群。1942 年由 Hereditz 最先报告了本综合征, 1955 年 klingber 及 1956 年 Rausen 等从不同角度对本综合征进行了研究。Rausen 观察统计了 130 例单卵双胎妊娠,发生本综合征的 19 例,占 15%,另一种统计发病率在 4%~35%之间,是所有双胎妊娠的 1%,说明此综合征并非罕见。

双胎分双卵双胎和单卵双胎两种,单绒毛膜双胎即后者又分三种类型:①双羊膜囊双绒毛膜;②双羊膜囊单绒毛膜;③单羊膜囊单绒毛膜。本综合征大多发生在单卵双胎双羊膜囊,单绒毛膜类型中,约占 70%。

【病因】

胎盘血管存在短路分流是本综合征的病因,即两胎儿的胎盘血管的吻合异常,动脉-静脉、动脉-动脉、静脉-静脉吻合,引起一个胎儿血流向另一个胎儿分流,从而引起两个胎儿血液分布发生明显异常。如果这种吻合发生在胎盘表面多可代偿,不致危及胎儿,倘若发生在胎盘深部则可发生此综合征。一般认为只有动脉与静脉吻合,脐动脉压力为 8kPa（60mmHg）,脐静脉压力为 4kPa（30mmHg）,由于存在着较大的压力差,这种吻合才会发生本综合征。也有研究得到不同的结果,仅仅只发现动脉与动脉吻合而未发现动脉与静脉间的吻合,认为造成本综合征的病因是由于压力差的关系,即吻合支较粗,子宫内压高于体外,致使血流向已娩出的胎儿,造成此胎儿的多血质状。Faxelius 的观察结果双胎先娩出者成为供血儿。有人对此做如下解释:先娩出的胎儿实际上是最先受到挤压,尤其在经产道时,可能还把血液挤压给了在宫内的第二胎儿,而且当第一胎儿全部娩出后为了钳夹脐带而将新生儿提起,这时即使宫内压稍高,也不能使宫内胎儿的血液转输给已出生的第一胎儿,相反第一胎儿成了供血儿。Klebe 在 1972 年指出,患儿的血流异常,可以发生在产道内或出生后,因而强调了处理好脐带的重要性。但是,有的胎儿在产前即发生本综合征,甚至死于宫内,所以分娩中发生本综合征,并非唯一原因。

【临床表现】

（1）供血儿:呈失血性正色素性贫血（红细胞大多在 2.0×10^{12}~4.0×10^{12}/L）、营养不良和水肿,体重低于受血儿。严重的出生后如能存活,可表现为苍白、不安或休克,临床易被认为苍白窒息,但本综合征与苍白窒息的不同之处是可有浅表的自主呼吸和微弱的哭声,对外界刺激反应较灵敏,心率略快等特点,可与苍白窒息加以区别。

（2）受血儿:呈多血质状,红细胞明显增多,甚至可以达到 8.0×10^{12}/L。全身皮肤红色,由于接受供血儿含氧量很低的脐动脉血,在宫内长期处于缺氧状态,因而发生多血症和发育不良。受血儿可因高血红蛋白而引起呼吸困难、心脏扩大、充血性心力衰竭、静脉栓塞、四肢坏疽、高胆红素血症、核黄疸等。

【诊断】

先从两个胎儿性别相同、共用一个胎盘、两个患儿中间为两层羊膜相隔,可无绒毛膜,以确定是单卵双胎。若两个小儿的血红蛋白相差 5g 以上,应考虑本病。有的供血儿已有红细胞代偿性增生使贫血减轻,症状不显著,血红蛋白差别在 5g 以下,有的则未超过 3.3g。供血儿血红蛋白一般在 200~300g/L,受血儿可达 37~180g/L,红细胞压积可达 82%。

从临床表现小儿一红一白、一大一小、羊水一多一少,内脏如心、肝、肾、胸腺等也一大一小也可以做出诊断。

孕妇妊娠 20 周后,若出现羊水过多症,可通过 X 线摄片或超声检查测定胎儿双顶径（BPD）,以发现双胎胎儿大小上的明显差异及羊水多少的差别（受血儿羊水过多而供血儿的羊水过少）,从而预测本综合征的存在。产前诊断目前多提倡做 B 超检查,产前 B 超提示单绒毛膜双胎、同性别、单胎盘,一胎羊水过少,另一胎羊水过多。

【治疗】

供血儿有急慢性失血,如血红蛋白在 13g/L 左右,无须处理,若低于 130g/L 或出现严重低血容量时,应输给新鲜血和综合处理。

受血儿因红细胞过多,血液黏稠度也较高,可出现血流缓慢、微循环障碍、脏器灌注不足、组织缺氧。遇呼吸困难、心脏负担过重等危重征象时可分次适当(10ml/kg 体重)放血,同时输入等量或略多于放血量5%~10%的葡萄糖溶液,或以血浆、4%白蛋白液进行交换输血,以降低红细胞压积和血液黏稠度,以期红细胞压积达60%为宜。亦可以酌情选用东莨菪碱等血管扩张药,以改善微循环。氧吸入等综合措施也很重要。

有主张产前处理,可在胎儿镜下探查胎盘的交通血管,进行激光凝结血管的选择和选择性减胎术。

【预后】

如出生后能存活,处理及时,则预后相对较好。但是 TTTS 出现愈早则预后愈差,早出现者未经治疗的围产儿死亡率达 100%,孕 28 周前诊断并进行处理者,围产儿死亡率仍有 20%~45%,故不容乐观。有人主张腹腔镜行减胎术,至少可保全其中一个胎儿。

第一百〇三节　胎儿-母亲输血综合征

胎儿-母亲输血综合征(fetal-maternal transfusion syndrome)又称胎儿出血综合征,是指由于某种原因胎儿的血液通过胎盘时发生出血,其血液经绒毛间隙进入母体血液循环所造成的胎儿贫血或母亲溶血性输血反应的一组症候群。由 Weiner 于 1948 年报道并描述,至 1964 年由 Cohown 确立了本综合征的病因和命名,本综合征较为少见。

【病因】

妊娠 12 周末胎盘形成,绒毛血管内的胎儿血与绒毛间隙血窦中的母体血相隔着绒毛血管壁、绒毛上皮及绒毛间质,至妊娠后半期绒毛的细胞滋养层消失,只留下合体细胞层,此时胎儿循环与绒毛之间的间隔更少。当胎盘表面因扩张而变薄或胎盘屏障有小裂隙时,胎儿血即可进入母体。也可发生在羊水穿刺损伤胎盘后,外倒转手术后及分娩过程中。

【临床表现】

(1)胎儿慢性失血:由于长期反复小量出血,胎儿已渐适应,新生儿一般状况良好,仅可表现苍白,呈缺铁性低色素性贫血,贫血的程度可达中至重度,血红蛋白可低至 40~60g/L。

(2)胎儿急性失血:在分娩前或分娩时短期内出血,新生儿可出现苍白、心动过速、血压低,脉搏弱甚至扪不到、急性呼吸窘迫。血红蛋白开始可正常, 24 小时后迅速下降,呈正色素性巨细胞性贫血。个别严重失血者可发生死产。

(3)如母子血型不合,母体可出现寒战、发热、黄疸等输血反应,严重者可引起急性肾功能衰竭。据报道,母子血型不合尤其是在 Rh 不合时,当 0.03~0.07ml 的胎儿血进入母体,即可使母体致敏,在产后到产后 6 个月内产生抗体。在下一次妊娠时,若有母血漏入胎儿或抗体进入胎儿体内,即可发生胎儿溶血性贫血、黄疸、核黄疸及胎儿水肿综合征等。

【诊断】

当新生儿出现苍白,血红蛋白低于 120g/L 时,应考虑为本综合征的可能。确诊需依赖母血中查出有胎儿血红蛋白存在。最简便的方法是红细胞胞影检查法(Kleihauer 胎儿红细胞计数法),必须在生后数小时内从母耳垂取血涂片检查。

胎儿血红蛋白在酸洗液中不被洗脱,仍留在细胞内,故胎儿红细胞呈红色;母亲血红蛋白可被洗脱,红细胞呈现无色细胞影,此法简便,不仅可以帮助诊断本综合征,还可根据胎儿红细胞所占百分数,粗略估计失血量,如结果为 1%,胎儿失血量约为 45ml。用此法研究发现 50%妊娠中有胎儿血进入母体,输入量在 0.5~40ml 者占妊娠的 8%。

此外,可测定母血中特异性免疫抗体效价或测定母血中胎儿血红蛋白的含量。

本综合征应与新生儿苍白窒息、新生儿溶血症相鉴别。

【治疗】

急性失血的新生儿需及时输血、血浆或白蛋白,以扩充血容量。并同时供氧。

Mollison 提出的供血量可按下列公式计算:(12-X)×6× 体重(kg),12 指需要提高到的血红蛋白数值,

X 是新生儿血红蛋白的测值,6 是指成人血红细胞压积在 33% 时每 6ml 血中含血红蛋白 1g,也即可使新生儿每公斤体重血红蛋白提高 1g。

慢性失血及急性失血纠正后均需补充铁剂,按铁元素每次 2mg/kg 计算,每日 3 次,共 3 个月。

【预后】

本综合征除少数母子血型不合的下一次妊娠有可能发生的核黄疸等预后恶劣,其余经及时治疗预后良好。

第一百〇四节　体位性心动过速综合征

体位性心动过速综合征(postural orthostatic tachycardia syndrome, POTS)是直立不耐受(orthostatic intolerance, OI)的一个类型。1993 年 Schondorf 和 Low 首先提出 POTS 的概念。

临床表现主要是心率过度增快伴有直立不耐受症状,心慌、胸闷、乏力、头晕、头痛、恶心等,严重时会发生晕厥而对患儿感到紧张和压力,影响其日常生活和学习。

【病因】

目前 POTS 的病因和发病机制尚不清楚。以往研究认为是中心血容量降低和自主神经功能紊乱所致。有学者研究发现血浆尾加压素Ⅱ水平降低,廖莹等研究亦发现患儿中存在尾加压素Ⅱ含量的异常(降低)。近期研究发现了降钙素基因相关肽(calcitonin gene related peptide, CGRP)家族中的中介素是维持机体自稳态调节的重要物质。

POTS 发病因素有:①自主神经功能紊乱;②睡眠不足时皮质醇分泌增多,皮质醇与儿茶酚呈正相关,儿茶酚胺水平增高是重要发病机制之一;③血容量相对正常儿童低 20%,体质量指数(body mass index, BMI)明显低于正常血容量者,这是可能更容易激发 POTS 患者的发病机制之一。引起肌肉泵功能降低,回心血量减少,从而促发 Bezold-Jarisch 反射,引起矛盾性心率减慢、血管舒张、血压降低、一过性脑供血不足,从而导致晕厥。BMI 与自主神经功能有关,BMI 低者易出现直立性低血压和便秘等自主神经功能失调。

【临床表现】

POTS 最主要的临床表现是以直立后心率过度增加为其特征。平时表现多为心慌、胸闷、乏力、头晕、头痛、恶心、易疲劳、活动不耐受、面色苍白甚至晕厥。

【诊断】

POTS 的诊断,按照 2009 年《儿童晕厥诊断指南》和 Siger.W 等学者的建议,其诊断标准为:①多为年长儿童;②具有 OI 的表现,如头晕、头痛、黑蒙、心悸、恶心、视物模糊等,严重时患儿可出现晕厥,症状持续 1 个月以上;③达到直立倾斜试验(HUTT)诊断 POTS 的阳性标准:患儿在直立倾斜的 10 分钟内心率增加 $\geq$ 40 次/分或心率最大值 $\geq$ 120 次/分;④除外其他可引起 OI 症状的疾病,如脑血管病变、器质性心脏病等。

直立倾斜体位时心率增加与其血浆中介素含量升高幅度有关。中介素是降钙素基因相关肽家族中的新成员,在体内分布甚广,在心肌细胞、内皮细胞、血管平滑肌细胞、成纤维细胞中均能表达中介素。动物实验提示中介素有剂量依赖性地舒张血管,降低动脉压力,增加心率作用。李红霞等研究发现,平卧状态下 POTS 患儿血浆中介素含量低于对照组, POTS 患儿直立倾斜试验(head-up tilt test, HUTT)阳性时血浆中介素含量较平卧状态下明显升高,而且发现 POTS 患儿 HUTT 阳性反应时与平卧状态血浆中介素含量的差值与心率变化值成正相关。临床研究的结果提示直立状态下中介素含量升高可能参与 POTS 的发病过程,导致心率增快,其机制尚待进一步研究。

【治疗】

儿童 POTS 由多病因所致,发病机制复杂且尚未十分明确,因此对这一组疾病的治疗具有明显的异质性。

有学者提出用美洛托尔和盐酸米多君治疗本综合征取得初步疗效。盐酸米多君又名甲氧胺福林,化学名为 1-(2, 5 二甲氧苯基)-2-甘氨酰胺-乙醇-(1)盐酸,是分子量为 290D 的前体药物,口服后可在消化道完全吸收,在血液中经氨基乙酰水解后转化成活性化代谢物——去甘甲氧胺福林,以发挥作用。该药服用后迅速吸收,能较快地缓解患儿 OI 症状并降低心率。治疗剂量在儿童用药上尚未统一,起始量为 2.5~5.0mg/d,分 2 次口服。或 1.25mg/次,一日 2 次,每次间隔 8 小时,一周后若 HUTT 转阴者仍按 1.25mg/次,一日 2 次维持治疗,似为阳性者改为 2.5mg/次,再隔一周再次复查 HUT,如转阴则按原剂量继续治疗,通常服 6 个月如无晕厥发作即可停药。

POTS 的药物治疗仅在常规性一般治疗无效的患儿才考虑使用。在药物方面,更需个体化选择,由于 POTS 病因复杂,发病机制迥异,难以用单一药物治愈所有类型的患儿,故需个体化选择,可供选择的治疗药物除米多君外,还有可乐定、盐皮质激素,β-受体阻滞剂等。

18 岁以下儿童及青少年 POTS,对口服米多君除极少数血压偏高,消化道不良反应外,未见明显副作用,耐受性较好。口服效果比补液和美托洛尔更好。个体化治疗原则如下。

1. 基础治疗

(1)自主神经功能锻炼。

(2)睡眠促进疗法,每日睡眠需≥8 小时。

(3)口服补液盐(ORS)。

(4)综合基础治疗(包括健康教育、自主神经功能锻炼、ORS)。

2. 药物治疗

(1)β 受体阻滞剂:通过抑制交感神经活动,拮抗高儿茶酚胺作用,从而达到减慢心率,缓解临床症状的目的。

(2)α 受体激动剂:盐酸米多君是 α_1-肾上腺素能受体激动剂,其不仅能作用于相应血管受体起到收缩血管增加血管阻力,增加回心血量的作用,而且能降低血浆去甲肾上腺素水平,从而减缓心率。

POTS 使用口服补液盐(oral rehydration salts,ORS)目前被认为是首选治疗方法。但疗效报道不尽相同,若事先测得尿钠浓度 124mmol/24h 作为界值,尿钠水平低者疗效会明显提高。另外通过直立试验中心率的变化,亦能对快速选择治疗方法有帮助,患儿治疗前卧立位心率差达 41 次/分或直立后 10 分钟内最大心率达 123 次且无肾功异常及水电解质失衡者选用 ORS 是有效的,特别是卧立位心率差值为 41 次/分时,预测 ORS 治疗的敏感度为 72%,特异性为 70%。这些无创又简便的方法对选用 ORS 有效治疗 POTS 有重要临床意义。

【预后】

因为临床上有盐酸米多君可作为本综合征的药物治疗选择,且在降低心率、缓解 OI 症状方面获得满意疗效,患儿药物的耐受性较好,少数的轻度副作用均为可逆性的。因此,具有良好的临床应用前景,至于如何按个体摸索最小最佳有效剂量,更科学地评价米多君的疗效,有待开发更多生物标志物和血流动力学指标来指导个体化的治疗。

一般米多君的疗程在半年左右,停药后是否会复发,复发的症状轻重等有待进一步研究。由于有更好的治疗药物,因此对本综合征的预后就乐观了不少。

第一百〇五节 乌尔氏综合征

乌尔氏综合征(Uhl's syndrome)即所谓羊皮纸样右室(parchment right ventricle),又称 Uhl 畸形、右心室心肌发育不全(right ventricle muscle aplasia)。患者的瓣膜往往正常,但右室的心肌尽为纤维组织所组成,菲薄如纸,右室失去功能,右房的血流大多汇入左房,到肺部换氧的血源是来自动脉导管或支气管动脉。临床表现为发绀明显,心前区搏动微弱,可闻及三尖瓣反流的杂音。心电图示右房及左室肥大的图形,右室的电压很低。X 线检查可见心脏扩大、肺野血管影减少或正常。根据临床表现及上述检查很难明确诊断。手术治疗可使临床症状得到缓解。

本综合征预后极差,多在出生后数月内死亡。

第一百〇六节　下腔静脉阻塞综合征

下腔静脉阻塞综合征(inferior vena caval obstruction syndrome)系多种原因引起的下腔静脉发生阻塞性的变化,随着发生阻塞部位的不同,其临床表现亦不相同。Budd(1846)、Chiari(1899)提出了阻塞发生在肝静脉段的下腔静脉,称为肝静脉阻塞综合征,或 Chari-Budd 综合征。

【病因】

(1)先天性异常:即下腔静脉先天性发育不全,静脉内形成膜样物阻止血液运行,或者静脉一段变成狭细而阻塞循环。

(2)肿瘤:下腔静脉原发的肿瘤,例如平滑肌瘤、腹膜后肿瘤,小儿以肾胚胎瘤多见,由于肿瘤压迫而致下腔静脉阻塞。

(3)血栓性疾病:包括原发性及继发性血栓性疾病,前者原因不明,后者由于特发性腹膜后纤维化、脱水、红细胞增多症,血液凝固性增强均可成为阻塞的诱因或原因。

【临床表现】

临床症状根据阻塞部位的不同而有很大的差异。

(1)上段下腔静脉阻塞(下腔静脉肝部):引起肝脏的回流障碍,临床表现类似急性或慢性的肝外性(Chiari-Budd 症候群)闭塞。表现为腹水、肝大、肝功能障碍,常合并高醛固酮症、水钠潴留增加等。

(2)中段下腔静脉阻塞(肾静脉流入部):血栓阻塞一般多发生于肾静脉流入部为多,肾脏疾患、血压降低、脱水等为血栓性阻塞的诱因,可使肾静脉一并阻塞而引起肾病综合征的表现,久之可引起不同程度的肾功能衰竭以及出血性肾梗死。

(3)下段下腔静脉阻塞(肾静脉以下):两下肢肿胀,浅表静脉(皮下、下腹部及侧腹部)扩张,血流方向均朝向头侧,如果阻塞延及髂静脉、股静脉及大腿静脉,则两小腿可有色素沉着和溃疡发生。亦可有步行障碍、下腹痛等。

【诊断】

凡是出现双侧性下肢静脉功能不全和胸、腹壁广泛性浅静脉曲张的病人,都应想到下腔静脉综合征的可能。关于病变范围的判断:凡是阻塞位于下段的,仅有下肢、生殖器和肛门部位的表现;位于中段者,尚有肾脏受累的依据;位于上段者,将出现以肝静脉阻塞为主的症状。

下腔静脉造影是最可靠的诊断方法,对显示下腔静脉阻塞的部位、范围、腔内抑或腔外阻塞以及侧支循环形成的情况可以做出较明确的诊断。腔内阻塞征象有:①阻塞端呈杯口或截断现象;②阻塞部位呈充盈缺损。而腔外阻塞的征象有:①下腔静脉阻塞部成角;②狭窄段较广泛,与正常段逐渐过渡;③下腔静脉呈扭曲的轮廓。由腹部肿瘤所致的阻塞,采用 CT 检查可明确阻塞的平面范围,另外对病变性质也能大致做出诊断。

静脉肾盂造影若发现输尿管受压、移位则应怀疑特发性腹膜后纤维症,如见有输尿管凹陷现象,则可疑及侧支循环的静脉弯曲。

【治疗】

本综合征目前尚无特殊有效治疗方法。如果下腔静脉的阻塞是由于下肢或盆腔深静脉血栓形成繁衍所造成的,在急性期时可采用抬高下肢,应用抗凝、祛聚药物,如肝素、双香豆素化物、低分子右旋醣酐、双嘧达莫等,借以防止血栓进一步扩展。为消除水肿,宜低盐饮食,并服用利尿药物。如出现肺栓塞症状,应考虑作下腔静脉结扎或下腔静脉滤网成形术,以防栓塞再发。对慢性期病人,如侧支循环能起到有效的分流作用,仅须对症处理,尽可能保护下肢,如多抬高上肢、避免体力劳动、外穿弹力裤等。对慢性阻塞尤其是静脉流入部以下的阻塞则为非手术治疗的适应证。因为阻塞部位有发生再通的可能,下肢发生循环障碍,尤其发生溃疡,可用不全交通支结扎术、皮肤移植等治疗。

第一百〇七节 二尖瓣脱垂综合征

二尖瓣脱垂综合征(mitral leaflet prolapse syndrome),又称收缩期喀喇音-杂音综合征、收缩中期喀喇音-收缩晚期杂音综合征等。系 Barlow 于 1963 年首先提出。随着超声心动图的临床应用,本综合征诊断率大大提高。国内周苓怡等 1993 年报告过小儿二尖瓣脱垂综合征,有资料统计占同期住院二尖瓣病变患儿的50%,提示本综合征在儿童期有一定的患病数,需引起儿科临床医生的重视。

本综合征表现为心脏听诊时闻及收缩中期喀喇音及收缩晚期杂音伴心电图 T 波改变,临床症状可有可无,并且常不典型。多数患者有胸痛、头晕、乏力、气急、活动受限等。

【病因】

二尖瓣脱垂综合征可为原发性或继发性,约 30% 的患者不能查出原因。

本病主要见于:①冠心病;②心瓣膜黏液样变性;③马方综合征;④风湿性瓣膜炎;⑤肥厚型及充血型心肌病;⑥先天性房间隔缺损;⑦外伤;⑧结节性多动脉炎。

儿童主要继发于先天性心脏病。

正常人心室收缩时由于乳头肌的协同收缩使腱索拉紧,可防止二尖瓣翻入心房内,当二尖瓣瓣叶腱索或乳头肌发生病变可引起二尖瓣脱垂。这些病变可由先天性心脏病所致或二尖瓣黏液退行性变,破坏了瓣膜结构、心肌病局限性心肌收缩异常、乳头肌供血不足收缩力降低等而造成二尖瓣脱垂。

二尖瓣脱垂多见于后叶,前叶脱垂较为少见。

【临床表现】

症状多不典型,大多数患儿有不同程度的气促、乏力、活动受限,少数可有心前区锐痛,持续时间不定,与劳累无关。有些患儿早期出现反复肺炎和心力衰竭,有的出现心律失常。部分患儿临床可无症状。

典型病例心脏听诊可闻及特征性收缩期杂音伴收缩中期喀喇音,合并有舒张期二尖瓣反流性杂音或心尖区闻及响亮的爆破震颤性或雁叫样杂音。心动过速时,杂音增强,喀喇音提前,心动过缓时杂音减轻,喀喇音延迟。

常规心电图检查可以正常,但常在下壁,有时在侧壁导联可见非特异性 ST-T 改变及 T 波倒置。室性期前收缩、室上性心动过速、窦房结功能不全、房颤等心律失常颇为常见。有的可表现左房肥大。X 线胸片示肺淤血、肺充血、左房左室增大等。

超声心动图检查:

(1)M 型超声心动图的特点为:①收缩晚期瓣叶后移;②全收缩期两个瓣叶或其中之一呈吊床样改变;③收缩期前向运动之后有收缩中期切迹及收缩晚期后向运动;④收缩早期二尖瓣前叶因力求与脱垂的后叶接触而突然向后下陷。以前两者最为常见。

(2)二维超声检查的特点为:①二尖瓣叶超越瓣环平面的上移;②两个瓣叶接合点的后移。

心导管检查,除合并心内畸形外一般无异常。

左心室造影典型改变为一个或两个瓣叶于收缩末脱垂,伴或不伴二尖瓣关闭不全。

【诊断】

心脏听诊有典型的杂音和喀喇音,结合病史、临床表现进行诊断。超声心动图检查是一种无创伤性、可靠的诊断依据。必要时可做心导管检查或左心室造影术以排除其他心脏器质性病变以助确诊。

【治疗】

本综合征无特殊治疗方法,治疗原则为:①预防感染性心内膜炎;②控制心力衰竭;③治疗心律失常;④普萘洛尔治疗。普萘洛尔可降低心室壁肌张力,降低耗氧量,使心肌氧供达到平衡且由于减慢心率使脱垂减轻。但有传导阻滞、心动过缓的患儿不宜用普萘洛尔。对伴有冠状动脉痉挛者,普萘洛尔不仅无效,反而会加重其痉挛,可考虑使用钙离子拮抗剂——异搏定等治疗。如有严重心律失常应予以相应的治疗。二尖瓣中、重度脱垂伴明显反流者往往合并有心力衰竭,须及时做出判断和给予相应治疗。

当二尖瓣关闭不全严重者或有腱索断裂者有条件时应作人工瓣膜置换手术。

【预后】

本综合征预后取决于病变程度及并发症的有无和轻重。常见并发症有:胸痛、进行性二尖瓣关闭不全、感染性心内膜炎、血栓形成,严重心律失常、心力衰竭及猝死。

单纯二尖瓣轻度脱垂者预后良好,而合并有心内畸形,二尖瓣中、重度脱垂伴有明显反流者,往往合并有心力衰竭,须及时诊断和治疗。

第一百〇八节　小心脏综合征

小心脏综合征(small heart syndrome)是指胸部 X 线检查显示心脏阴影缩小,轻度活动后心排血量相对不足,出现眩晕、心悸、胸骨后疼痛、呼吸急促和易疲乏等,小心脏状态多为先天性大小方面异常,并无器质性改变。由于心脏大小和心脏功能相一致,因而本综合征可有心排出量不足,出现相应症状。也有人认为,小心脏综合征在循环衰弱症中较多见,是神经循环衰弱症的一种特殊类型。本综合征最早由 Lannec 于 1926 年发现。至 1944 年由 Master 重新强调了本综合征的独立性,才引起人们的重视。

【病因】

小心脏状态系先天性异常,仅有生理学上相对的功能不全,并无器质性异常,所以不同于心力衰竭。心脏在解剖学上的大小和心功能是相一致的,否则心搏出量即相对地减少,不能向组织器官提供足够的血液,中枢神经系统(脑)尤为敏感而引起一系列列症状。阿部氏(1977)发现直立性调节障碍患者中小心脏综合征的发生率比正常人明显升高,在 115 例直立性调节障碍小儿中发现 15 例(13.0%)呈现小心脏状态,而在一般学龄儿童中,其发生率仅为 1.68%。但是,心脏偏小的未必都有症状。

【临床表现】

1. 症状　多见于儿童和青年,性别无显著差异。

(1)轻微活动后出现心悸、气促、胸痛、心律失常、眩晕、眼前发黑、耳鸣、头痛等。休息或平卧时无特殊症状,站立尤甚,突然起立时可诱发症状产生。

(2)常伴有失眠、易激动、自制力减退等神经官能症和自主神经功能失调的症状。

2. 体征　脉搏加快,血压降低(收缩压降低,脉压缩小),皮肤苍白,出汗等表现。

【诊断】

(1)体位改变时出现上述临床表现。

(2)胸部 X 线检查:示心脏阴影缩小,表现为:①心胸比例小于 0.40(小儿小于 0.42),心胸比例通常代表心脏大小,对本综合征具有诊断意义;②心脏横径小于 9cm(正常成人为 12~14cm)。

(3)心电图无特殊异常,运动负荷试验可因心肌缺氧而出现 ST 压低和和 T 波倒置。有时标准导联 I 呈小的 qrs,而 II、III 导联呈相对的或绝对的大 QRS,亦可见 II T 降低。

(4)超声心动图显示心脏缩小。

【治疗】

解除患者与家人的顾虑,鼓励多参加体育锻炼,增强体质。但运动量应适当,不宜过劳或过分体力活动。Maceter 认为,适当运动,可逐渐提高心肌收缩力和心搏量。部分病人可予以安定、镇静剂。儿童则不需特殊治疗。

【预后】

本综合征预后良好,至成年症状即可消失,多可自行痊愈。

第二章 心血管系统

第一节 心包切开术后综合征

心包切开术后综合征(post-pericardiotomy syndrome),系心脏直视手术后 3 周左右出现的一组综合征群。该综合征有别于细菌性心内膜炎和体外循环后综合征。

【病因】

本综合征病因尚不明,有人认为是病毒感染所致。近年来,不少人认为系心包或心肌受到创伤后的自身免疫反应所致。

【临床表现】

心脏直视手术后数周至数月(一般术后 3 周),病人可有全身不适感、胸痛,疼痛有时尖锐放射至上腹部、肩背部,体位改变及呼吸时加重。少数患儿可有发热,偶有咳嗽及肌肉关节疼痛。体检可听到心包摩擦音,一侧或双侧胸膜渗液和心包渗液而使心脏扩大。可以有心力衰竭症状、肺梗死形成或肺动脉栓塞,而周围静脉则无此现象。

心电图示心包损害的图形,血沉往往增快,白细胞计数增高,以中性粒细胞为主,有时嗜酸粒细胞较多,可有贫血存在。

【诊断】

根据病史和临床表现容易诊断,但须与体外循环后综合征、细菌性心内膜炎相鉴别。

【治疗】

轻症呈良性,经过卧床休息数日至数周,症状即自行消退。此外,吲哚美辛每日 1.5~2.5mg/kg,或肾上腺皮质激素有助于本综合征的治疗,水杨酸盐类对本病症无效。对于重症有心包填塞时,可行心包穿刺抽液。

【预后】

本综合征轻症者呈良性经过,偶有心包填塞等危及生命的征象出现。

第二节 心包缩窄综合征

心包缩窄综合征(Hutinel-Pick syndrome)即缩窄性心包炎综合征(Constrictive pericarditis syndrome),又称 Pick(F)综合征、Pick 病、Pick 综合征、Hutinel-Pick 综合征、Friedel-Pick 假性肝硬化、Concato 病、Bemberger 病、Hutinel 病、Curschmann 冻糖肝、糖衣肝、假性肝硬化、结霜样肝、纵隔心包炎、心包炎-假性肝硬化综合征、多发性浆膜炎、慢性腹膜炎、广泛性慢性肝周围炎、进行性多发性浆膜炎等。

本综合征最早于 1881 年由 Concato 在意大利以纵隔心包炎的名称做了报道。1884 年由另一位学者以冻糖肝(Sugericed liver)为名,1886 年 Pick 又以心包炎-假性肝硬化为名,1903 年 kelly 以多发性浆膜炎为名分别作过报道。Hannesson 则认为 Concato 和 Pick 的报道都是多发性浆膜炎的严重类型。我国 1951 年开始有报告,临床并不少见,而以"糖衣肝"为题的病例报告在 1965 年和 1985 年各见一例。

本综合征是指心包缩窄患儿出现的心悸、气短、颈静脉怒张、肝大、下肢浮肿、腹水、胸腔积液等一组症候群。心包缩窄并非都由心炎症所致,因此以心包缩窄综合征的命名比缩窄性心包炎综合征为妥。

【病因】

本综合征的病因比较复杂,Hannesson 认为病因有以下几种。

(1)感染:结核感染占大多数,少数为梅毒、伤寒、真菌、疟疾、肺吸虫等,化脓性心包炎占 32%。

（2）中毒。

（3）结缔组织病：如风湿病。

（4）创伤性。

（5）原因不明（占61%）。

结核感染是最常见病因，结核杆菌常经以下途径侵犯浆膜：①肺、纵隔、腹腔内结核病灶直接扩散至浆膜；②淋巴或血行播散；③机体变态反应性异常增高引起浆膜渗出。

国内仁济医院56例心包缩窄手术患者，经病理证实为结核者占50%，但多数学者认为大多是"非特异性"的，病因未明。Keith认为非特异性者占60%，上海复旦大学儿科医院的11例患者，非特异性者为6例。

国内有一组72例儿童心包炎患者中，肺吸虫性感染者20例。肺吸虫所致的心包炎常发生在斯氏肺吸虫流行区，其特点有：①病史一般较长，有明确的感染潜伏期；②全身症状不明显，心包炎症可以单独出现或同时伴蠕虫移行于其他部位的症状，如皮下包块、胸腔积液、眼球突出等；③外周血嗜酸粒细胞增多，血沉增快；④心包渗出液多为橙黄、葡萄酒样或血性，内含嗜酸粒细胞及夏科雷登结晶，心包腔或其他部位可发现蚴虫，但无成虫及虫卵；⑤病情迁延，发生心包缩窄综合征的机会较多。

Pick认为腹水系因心包缩窄影响血液循环，出现心脏压塞症状，继而产生肝淤血和腹水。

Goldberger认为肝大及腹水可能是下腔静脉高压，引起肝静脉、门脉高压所致，或因心包炎扩展到膈肌，使发自肝和腹膜，穿越膈肌进入胸腔的淋巴管闭塞所致。他还认为由于肝内静脉压显著增高，肝脏严重充血，使肝包膜覆盖一层渗出物，即肝包膜的渗出并非炎性渗出。

至于糖衣肝的形成，则可能是毒力较低的细菌引起浆膜结缔组织慢性增生所致，其特点是肝脏表面覆盖一层厚而亮的坚韧纤维膜，类似冻糖。下腔静脉压力增高影响肝静脉回流，炎症可从横膈直接波及肝横膈面引起玻璃样渗出和/或在有腹水时肝脏充血，从包膜的淋巴管中渗出蛋白质沉着于肝包膜而形成玻璃样被膜。

【临床表现】

本综合征的临床表现有三个方面。

1. 静脉回流障碍引起的症状

（1）静脉怒张，尤以颈外静脉多见，辽宁报告的58例患儿，53例有静脉压升高，测值在1.80~4.75kPa（180~475mmH$_2$O）。循环时间延长。

（2）充血性肝大，可达肋下脐平线或更大，一般无压痛。

（3）腹水。

（4）水肿，以下肢为著，其程度与肝大、腹水轻重不成比例。

（5）胸腔积液，单侧或双侧，以右侧多见。

2. 心脏受压引起的症状

（1）心率加速，脉搏细弱，心音遥远、微弱及奇脉。

（2）血压降低，脉压差变小，多在4kPa以下。

（3）血运不足产生呼吸急促、疲乏、轻度发绀等。

（4）X线胸片及透视下心影多不大，心搏减弱或消失，左或右或双侧心缘无波齿。可为心包钙化征等。

3. 心电图表现　窦性心动过速，QRS低电压，T波低平、倒置，P波增宽有切迹等。

【诊断】

根据病史，急性心包炎患儿经半年或更长时间后出现肝大、腹水、颈静脉怒张而无心脏杂音；心脏搏动减弱或消失，肺淤血，心包钙化等X线征象及心电图改变；必要时结合心脏切面超声检查等进行诊断。

【治疗】

本综合征一旦确诊应尽早施行有效的心包切除术，而且是唯一有效治的疗方法。上海复旦大学儿科医院的经验，应在内科治疗并腹水基本消退后方可手术，在气管插管复合麻醉下进行，多采用胸部正中切口，切除增厚的心包，从左心缘、心尖开始，两侧主膈神经，心脏与大血管交接处的缩窄环必须切除，膈面心包粘连紧密的也尽可能切除,以充分游离。

糖衣肝患者可手术切开肝包膜,并剥离肝动脉鞘,也可考虑脾摘除术。

【预后】

患儿若能早期确诊及时手术,治疗效果较好,预后相应也较好。经手术者术后 3~12 年随访资料,全部手术病例均健在,颈静脉压术后即恢复正常,腹水消退,肝大缩小,心功能正常, 3 例已成年,并能胜任农业劳动。

年龄较大,病程过长,缩窄程度严重者,若已引起心肌萎缩,即使手术效果也差。

第三节　心动过速后综合征

心动过速后综合征(posttachycardia syndrome)是指阵发性房性心动过速、室上性心动过速或室性心动过速发作超过 1 天后,部分病人由于舒张期缩短,冠状动脉供血不足,可在心电图上出现持续较久的 T 波异常(低平、双向、倒置或类似冠状 T), ST-T 改变, ST 段下移, 有时还伴有 QT 间期延长,但 QRS 波群无变化,此即心动过速后综合征或心动过速后 T 波综合征。在发作停止后,还可持续数小时至数天,亦有持续长达 10 天的报告,最长不超过 8 周,本综合征本身并不提示有器质性心脏病的存在,也无须治疗,本综合征的自觉症状为极度的疲劳感,也可有轻度的一过性心脏扩大。

第四节　心面综合征

心面综合征(cardiofacial syndrome)又称非对称性哭泣面容、先天性嘴角降肌发育不良综合征。本综合征于 1969 年 Cayler 发现本征患者常伴有心血管畸形。其特征为嘴角降肌发育不良或缺失而导致患者哭泣时两侧下唇不对称。

【病因】

本综合征病因尚不明。

【临床表现】

因患侧嘴角降肌发育不良,哭泣时下嘴唇不能向下运动,致使下唇不对称地被牵拉到健侧。不哭泣时两侧下唇对称,面容正常。20%以上的病例伴有口周器官,如软腭闭锁、唇裂、下颌及耳发育不良等。颅面部及四肢骨骼畸形、肾缺失、智力障碍亦有报道。

心血管损害:5%~10%的病例伴有心血管畸形,以室间隔缺损为常见,此外可见法洛四联症、房间隔缺损、大动脉转位、三尖瓣闭锁、心室发育不良和毛细血管瘤等。

【诊断】

根据面部畸形及心血管损害的特点可予以诊断。

【治疗】

本综合征主要以手术治疗心血管畸形为主,下唇不对称随年龄增长逐渐减轻,不需特殊治疗。由于本综合征有明显的家族发病倾向,故对患者的家族成员应做常规相应检查。

【预后】

本综合征有心血管畸形者若能适时手术治疗,则预后良好。

第五节　心源性脑缺氧综合征

心源性脑缺氧综合征(Adams-Stokes syndrome, ASS)即 Adams-Stokes 综合征,简称阿-斯综合征,又称 Morgagni-Adams-stokes 综合征、Spen 综合征、无效的特发性心室起搏综合征、完全性心脏传导阻滞综合征等。最初由 Gerbezius 于 1719 年报道,之后 Morgagm(1769)、Spens(1793)、Adams(1827)、Burnett(1827)

报道。但 Stokes 在 1846 年首先把阿-斯综合征与心功能改变联系起来,认为阿-斯综合征是心率缓慢的病人发生的晕厥和抽搐。阿-斯综合征的正式命名是在 1889 年。对于阿-斯综合征的确切定义是有分歧的,Stokes 的早期描述仅包括心动过缓而引起的脑缺血症状,传统上仅把高度房室传导阻滞而引起的晕厥及抽搐称为阿-斯综合征。随着医学的发展,阿-斯综合征概念的范围逐渐扩大。多数作者把心室活动过快或过慢引起的心输出量过低所导致的晕厥均包括在阿-斯综合征内。1961 年 Johansson 提出他认为最佳定义:阿-斯综合征是"非麻醉病人由于心律突然变化而产生的急性脑缺血发作。"

【病因】

阿-斯综合征的病因很多,其中冠心病(非心肌梗死性)占首位,男性心肌梗死占第二位,而女性心瓣膜病为第三位。高血压性心脏病、心肌病和风湿性心脏病也是常见的原因。近年来文献报道的一些少见病因有以下几种。

(1)病毒性心肌炎:其发生机制主要为心脏传导阻滞。

(2)营养不良性肌强直:该病是心肌病的病因之一,可伴有各种心脏传导阻滞。

(3)甲状腺功能亢进:约 10%的甲亢病人可发生甲亢性心脏病,表现为一定程度的心脏扩大、心力衰竭或心律不齐,也可发生不同程度的房室传导阻滞。其中极少数发生Ⅲ度房室传导阻滞伴阿-斯综合征,可为甲亢病人猝死的原因之一。

(4)风湿热:风湿热引起阿-斯综合征发作甚为罕见,然而一旦发生,预后凶险,可致猝死。

(5)颅内病变:脑血管意外可导致心肌损害和心律失常,有人称之为"脑-心卒中"。

(6)电解质紊乱:尤其是钾的平衡失调,可引起各种心律失常,有发生阿-斯综合征的危险。

(7)某些药物:如洋地黄类药物、锑剂、奎尼丁、肾上腺素、汞剂等。

(8)麻醉、手术过程中及手术后,尤其是室间隔缺损修补术后。

(9)原发性肺动脉高压综合征,发绀型先天性心脏病等。上述各种病因分别可引起心脏停搏而导致脑部血液供应突然中断而引起发作。

【临床表现】

(1)起病:每次发作经数秒至 2 分钟 30 秒,轻者心跳仅相隔 3~4 秒,患者可不察觉,相隔时间稍长,可有眼前发黑、眩晕或头轻的感觉,眼睛凝视,状似癫痫小发作,一瞬间又恢复常态,如心脏停搏达 10 秒,可有昏迷,面色苍白如死,肌肉抽动、青紫及瞳孔散大,如达 20~40 秒,可发生强直性的惊厥。

(2)发作时心律往往为房室传导阻滞,阵发性心室颤动、窦房阻滞、室性心动过速。自主神经反射性停搏,如压迫颈动脉窦、颈部肿瘤、衣领过紧、转头、屏气、使劲排尿排便,甚至吞咽、体检时压舌、阿托品滴眼等,均曾有激发本综合征发作的报告。

(3)心脏恢复跳动时,可见面部、上肢及下肢一阵潮红,这种改变与癫痫不同,癫痫在抽搐时面色由深红转为紫红,抽搐停止时,面色苍白。

(4)少数病例惊厥亦可发生于心室恢复跳动时,如停搏较久,心跳即使恢复仍可有昏迷,待清醒时有烦躁及视力和言语模糊。

(5)心电图:周氏等(1987)报道 27 例阿-斯综合征心电图变化,发作间期心电图示高度房室传导阻滞或病态窦房结综合征,而发作时心电图示缓慢室率及快速室性心律失常。对于难于获得发作过程中心电图记录的患者,用 Holter 心电图捕捉间歇发生的心律失常,或者能测得发作瞬间的心律改变,对诊断很有价值。

【诊断】

(1)心脏病病史及药物史。

(2)典型的临床表现。

(3)心电图检查可确定心律紊乱的性质,但须注意有的患者在发作后呈正常的心电图,或仅显示轻微的房室传导阻滞,以免误诊。

本综合征须与其他原因的晕厥相鉴别。

(1)确定或排除可能发生晕厥的各种器质性心脏病。

（2）普通晕厥（血管抑制性晕厥）常由于过度兴奋、精神刺激、惊恐、剧痛等因素诱发。

（3）位置性低血压，由于对血压的反射性调节机能不全，于身体从卧位起立时，血压降低而晕厥。对此患者测卧位与立位的血压差异，可阐明这种晕厥。

（4）颈动脉窦晕厥：由于颈动脉窦感受器受到刺激，反应过敏，晕厥的机制类似心律失常诱发的晕厥。或者通过血管运动中枢引起血管的舒缩功能障碍，类似于血管抑制性晕厥，而无心律的显著改变。吞咽神经反射性晕厥亦属同类机制。

（5）脑血管阻塞性缺血：一过性脑缺血晕厥有脑血管疾病为基础，脑卒中常伴有偏瘫、感觉障碍、语言障碍、神经系统定位症状等。

（6）癫痫：主要症状为抽搐，常突然发作，发作前有先兆，发作时可跌伤碰伤，咬破唇舌，大小便失禁，抽搐终止后一段时间内有神志不清，疲乏无力的表现。脑电图检查对诊断癫痫有参考价值。

【治疗】

治疗有3个目的：迅速恢复循环机能、恢复排血有效的心搏节律和防止复发。除了针对基础心脏病作病因治疗外，还要防治诱发因素，而主要的治疗措施即是防治引起本综合征的心律失常。

（1）紧急处理：应分秒必争，避免过多检查，尽快进行心脏复苏治疗，包括电击除颤、拳击心前区、胸外心脏按压，呼吸同时停止者应进行人工呼吸。

（2）药物治疗：引起本综合征的心律失常多为过缓性心律失常，少数属过速性心律失常，而这些过速性心律失常中，多数是继发于心率过缓的，仅小部分是单纯的快速性心律失常。对这小部分患者可单纯应用抗快速性心律失常药物治疗，而对大部分直接或间接由心率过缓所致的患者，治疗重点在于提高心室搏动频率，或者在用抗快速性心律失常药物的同时，兼顾心率过缓的问题。

（3）抗快速性心律失常的药物治疗：一般终止室上性心动过速发作常用静脉注射维拉帕米、胺碘酮、甲氧胺、西地兰。现已证明室性心动过速本身可引起心肌大量丧失钾，使心律失常持续不断，最后导致室颤，因此纠正低钾和控制心律失常应同时进行。

（4）人工心脏起搏：是控制及预防发作最有效的方法，可分为临时心脏起搏（即由大隐静脉或贵要静脉插入双极起搏导管达右室尖部，连接体外按需型起搏器）及埋藏式永久型心脏起搏器两种。心脏起搏器作用为：①保证适宜的心室率，防止阿-斯综合征发作，因而减少猝死机会，延长生命；②提高基础心率后，减少继发于心率过缓的快速性心律失常的发生；③防止在一定条件下出现的心搏停顿过长的危险，例如对慢-快-停综合征以及对有心率缓慢反应的药物治疗中有其优越作用。近年来又有抗快速性心律失常的起搏器以及埋藏型自动除颤器，可直接控制、治疗单纯快速型心律失常。

【预后】

本综合征预后严重，自人工起搏装置应用于临床以来预后已大为改观。

第六节　心源性哮喘综合征

心源性哮喘综合征（cardiac asthma syndrome）又称 Ridley 氏综合征、阵发性夜间呼吸困难。

本综合征是左心室衰竭早期的典型表现。呼吸困难可连续数夜，每夜发作或间断发作。典型发作多发生在夜间熟睡1~2小时后，患者因气闷、气急而突然惊醒，被迫立即坐起，可伴阵咳、哮鸣性呼吸音或咯泡沫样痰。发作较轻的采取坐位后10分钟至1小时呼吸困难自动消退，患者又能平卧入睡，次日白天可无异常感觉。严重的可持续发作，阵阵咳嗽，咯粉红色泡沫样痰，甚至发作成为急性肺水肿。由于早期呼吸困难多在夜间发作，开始常能自消退，白天症状可不明显，因而常为患者所忽略，即使因此就医，也常因就诊时无心力衰竭的阳性体征而被忽视。发作时伴阵咳或哮鸣的可被误诊为支气管炎或哮喘。

此综合征发生机制可能与卧位时较多肺组织位于心脏水平以下，肺充血较重有关。同时，卧位时周围水肿液重新分布使回心血容量增加，心脏负荷更为加重。

第七节　心脏-耳聋综合征

心脏-耳聋综合征（cardio-auditory syndrome）又称 Q-T 间期延长综合征（Q-T interval prolongatation syndrome）。有三大特征：Q-T 间期延长、晕厥发作及耳聋。伴有先天性耳聋者又称 Jervell-Lange-Neilsen 综合征，是常染色体隐性遗传；无耳聋者又称 Romano-Ward 综合征，是常染色体显性遗传。

【病因】

本综合征病因目前尚不明，一般认为与交感神经功能不全有关，增加交感神经兴奋的情况，如情绪兴奋、体力活动等可诱发症状。多数情况下是心脏左、右两侧交感神经之间的张力不平衡，右侧交感神经张力低于左侧。根据以上推论，临床应用 β-受体阻滞剂和左侧颈胸交感神经节切除术取得了满意的疗效。病理研究发现窦房结、房室结、希氏束及心室肌内均有局灶性神经炎和神经变性。心室肌内的神经病变对心室复极异常和 Q-T 间期有重要关系，并提出这种神经病变是一种慢性病毒感染或某种非感染性变性造成的。其他的假设尚有心肌代谢，如心肌内某种酶的先天性缺乏及心室传导系统异常等。

【临床表现】

主要症状是短程的晕厥发作，常因激动、生气、忧虑、过度疲劳等诱发。部分病例发作前有胸闷、心悸、嗅觉或躯体感觉异常等先兆，继之眩晕、晕厥，持续数秒、10 余秒或更长时间，并可表现为苍白、出汗、发绀、全身抽搐、大小便失禁等症状，甚至猝死。发作后有数分钟定向力障碍，部分还有恶心、呕吐、头痛和全身不适，疲倦或嗜睡，常被误诊为癫痫或癔病。轻度发作无意识丧失，可感到一时性心悸、胸部发胀、视力模糊或眩晕。发作次数不定，有时一天几次，一年几次，甚至一生中仅 1~2 次，初次发作多见于婴儿或幼儿，也可延迟至青少年或更迟才发病，尤其是无耳聋者。

心电图以 Q-T 间期延长为其特征，T 波宽大、切迹、高尖、双向或倒置。多与 U 波融合。同一病人在不同时期或短瞬间 Q-T 间期和 T 波的变化很大，在情绪激动或运动时 Q-T 间期更延长，并有 T 波大小交替现象，尤在晕厥前易见到。晕厥时或其前后可见到频发室性期前收缩、室性心动过速、心室颤动，偶为心脏停搏。Q-T 间期延长，使心室易损期相应延长并后移，造成室性期前收缩易落在易损期而致心室颤动，它是晕厥、猝死的主要原因。Q-T 间期随年龄增长趋向于缩短。心电图常伴有窦性心动过缓。

【诊断】

典型病例诊断不困难，如 Q-T 间期延长及 T 波改变不明显，可于运动后再检查心电图，如出现 Q-T 间期更延长、T 波大小交替，仍可诊断本综合征。

【治疗】

本综合征若无症状且在运动后心电图无改变者，不需要治疗，但应定期作运动试验，若运动后 Q-T 更延长，有 T 波交替、室性异位心律等，应予以治疗。服用 β-受体阻滞剂普萘洛尔，疗效不满意时，应使用大剂量，使达到足够的阻滞作用，甚至出现副作用为止。有效阻滞的标志是晕厥发作终止，室律失常消失，而 Q-T 间期可缩短或无改变，因为普萘洛尔主要是预防异位心律的发生和避免交感神经的异常兴奋，不直接影响 Q-T 间期本身。遇心动过缓者可加用东莨菪碱，必要时安置按需起搏器。

苯妥英钠具有抗心律失常的作用，还能降低星状神经节轴突传递的作用，可与普萘洛尔联合使用。阻滞剂疗效不满意时，可手术切除左侧颈胸交感神经节。奎尼丁、胺碘酮等药物可使 Q-T 间期延长，加重病情，故禁忌使用于本综合征的治疗。

【预后】

本综合征随年龄增长，发作次数有减少趋势。应用 β-受体阻滞剂治疗后，本综合征病死率已由治疗前的 73% 下降到 6%。死亡病例中 2/3 不满 10 岁，其中半数小于 5 岁。

第八节　心脏糖原累积综合征

心脏糖原累积综合征(glycogenosis cardiac syndrome)即糖原累积症Ⅱ型,又称 Pompe 病、Pompe 综合征、播散性糖原累积性心脏肥大、先天性心脏横纹肌瘤、全身性糖原累积症神经肌肉型、糖原心综合征等。

本综合征于 1932 年首先由 Pompe 描述。主要是由于缺乏酸性麦芽糖酶,因而在全身各组织中均出现大量糖原堆积,其主要症状为心力衰竭和肌肉无力,幼年时期即可死于心力衰竭。

【病因】

本综合征有家族性,为常染色体隐性遗传,主要是体内缺乏酸性麦芽糖酶(α-1，4-葡萄糖苷酶),由此肌糖原的分解发生障碍,心肌和骨骼肌有糖原沉积,心肌因含大量的糖原呈夹板状,因此影响了心脏的收缩功能而产生心力衰竭。

【临床表现】

按发病年龄及其病程发展速度,临床分为三型。

(1)婴儿型:多在新生儿期发病,也可生后数月出现症状。表现为食欲不振、呕吐、生长发育缓慢,随之出现呼吸困难、青紫、烦躁、咳嗽及水肿等心功能不全症状。并表现有严重的肌张力低下、自发运动减少。4~5 个月时腱反射消失。进行性衰弱,几乎呈完全性弛缓性瘫痪。咽部唾液壅塞,咳无力,呼吸浅,易发生肺炎,偶见巨舌,有不同程度的心肥大,可有心力衰竭。心电图显示 PR 间期缩短,T 波倒置,ST 段改变,肝中度肿大。血糖、血脂及酮体正常。

(2)幼儿型:在婴儿或幼儿期起病,病程进展较慢,除肌无力外,其他器官受累不一。

(3)成人型:发病晚,进展慢,30~40 岁症状明显,无心、肝等器官增大,仅有肌无力,有时可无症状。

【诊断】

用皮肤或纤维细胞、白细胞、肌细胞进行酶分析可确诊,肌活检可见糖原沉积,与其他各型糖原累积症不同,葡萄糖耐量和糖原反应皆正常,无低血糖、酸中毒或酮中毒。以肌型为主要表现者应与先天性肌弛缓相鉴别。

【治疗】

本综合征无有效治疗。

【预后】

预后不佳。婴儿型常于 6 个月至 1 岁内死亡,幼儿型多于 20 岁内死亡。

第九节　血管易位-两心室性肺动脉综合征

血管易位-两心室性肺动脉综合征(Taussig-Bing syndrome)即右室双出口综合征(double outlet right ventricle),又称 Taussig-Bing 综合征、Taussig-Bing 畸形、血管错位-双心室肺动脉综合征部分性大动脉转位、两大动脉起源右室等。由 Taussig 和 Bing 于 1949 年临床实践中发现并证实了这种畸形,以后将类似畸形统称为 Taussig-Bing 综合征。

【病因】

本综合征为一种先天性心血管畸形。病理可见室间隔缺损在室上嵴前上方,接近肺动脉瓣,无肺动脉瓣狭窄。主动脉完全移位起于右心室,较大的肺动脉左旋位骑跨,不完全起源于左心室。有右心室肥大。

【临床表现】

出生时即存在症状,有程度轻重不等的青紫,用力时有呼吸困难,发育障碍,心脏扩大,左侧第三肋间隙可听到全收缩期杂音,肺动脉瓣第二音亢进。心电图示右室肥大,完全性右束枝传导阻滞,约 80% 的病例有高尖 P 波。心脏 X 线检查右室、右房扩大,肺动脉段膨出,左室肥大,肺血管影深等。

【诊断】

本综合征可通过心电图、胸部 X 片、心血管造影、心导管检查等进行诊断。此外,周围血可见轻度红细胞增多症表现。

【治疗】

内科对症及外科纠治。

【预后】

本综合征大多数患儿均在婴儿期死亡,逾越婴儿期者,其预后青紫可持续或进行性加重,于存活数年之后,杵状指(趾)明显,病人可存活至 20~40 岁。

第十节　遗传性出血性毛细血管扩张综合征

遗传性出血性毛细血管扩张综合征(Rendu-Osler-Weber syndrome)又名毛细血管扩张综合征(Telangiectasia syndrome)、Goldstein 综合征、Rendu-Osler-Weber 综合征、Osler 病、Babington 综合征、家族性出血性毛细血管扩张症等。1896 年由 Rendu 首先发现,1901 年 Osler 将其列为独立的疾病,1924 年 Weber 将其定名为综合征,国内 1961 年起亦先后有报道。其特点为皮肤黏膜有多发性成簇的毛细血管扩张,患儿自幼开始有鼻出血和黑便等出血现象,系遗传性血管结构异常所引起的出血性疾病。

【病因】

本综合征发病原因尚未明确,主要特征为小动脉、小静脉和毛细血管有局限性的扩张和迂曲,外观有明显的血管扩张,由于局部血管脆性的改变,因而易于发生出血现象。其基本病理变化是血管壁变薄,毛细血管、小动脉及小静脉的壁有的地方仅由一层血管内皮细胞组成,其周围由一层无肌肉、无弹性的疏松结缔组织所包围,血管脆弱,不能收缩,以致毛细血管小动脉及小静脉发生血管瘤样扩大,严重者出现动静脉瘤,尤其见于肺部,国外曾报道一个家族 231 位成员中有肺动静脉瘘者占 15%,毛细血管扩张可发生在全身任何部位及内脏,但以皮肤、黏膜为多见。本综合征为常染色体显性遗传,男女均可得病,女性患者的出血征象稍轻些。为终身性疾病,纯合子者死亡率甚高,国内陆氏报告 30 例,华氏在一个家族 319 位成员中发现本综合征 98 例,表明本综合征的发病率不在少数,国外报告发病率为(1~2)/10 万。

【临床表现】

临床常见为同一部位反复出血或轻微受伤后出血不止,以鼻出血最常见,其他如口腔、胃肠道和肺部反复自发性出血者也不少见。有些病例以慢性低色素贫血伴大便潜血阳性,仅在内窥镜检查下才发现胃壁有典型的毛细血管扩张。本综合征的病灶特征为:在皮肤和黏膜上可找到鲜红色或紫红色小血管扩张,大小不一,一般直径 1~3mm,外观可呈斑点状、针尖状、蜘蛛状或小血管瘤状;通常散在性为多,也有数个扩张的血管聚合成斑片状。检查时压迫病灶部位可使其消退,用玻片轻压时可见到扩张的小动脉搏动。

患者经常反复出血,特别是胃肠道出血、月经过多、鼻出血。其出血量不一,每次可有数十毫升至千余毫升。如果出血频繁,持续时间过久,易致慢性失血性贫血,因而出现贫血症状,如头昏、眼花、心慌、乏力等。

实验室检查:本综合征是遗传性血管壁结构异常,有少数病例往往同时伴有非特异性止血功能异常。血小板计数和凝血时间正常。少数病例的出血时间延长、血小板黏附力减低、血小板对 ADP 的聚集不良、血块回缩不佳等。曾有人报道个别病例同时伴有血浆中因子Ⅷ缺乏、血管性血友病,也有凝血酶原时间延长、凝血活酶生成不佳、纤维蛋白原含量轻度减少等;在纤溶方面也有亢进的,如优球蛋白溶解时间轻度缩短和 3P 试验偶见阳性。

毛细血管镜下可见小血管扭曲和扩张,在病灶部位的毛细血管襻可有不同程度的扩张,针刺局部见血管不收缩,甚至可有出血现象。

【诊断】

本综合征的诊断要点有:①面部、口腔、鼻或手部有毛细血管扩张;②反复出现鼻出血或胃肠道出血未能找到其他原因;③有阳性家族史。其中以毛细血管扩张和小血管瘤为诊断的有力佐证。如果出血不严重,毛细血管的扩张程度亦不明显时,诊断较困难,有时要与蜘蛛痣、角化性血管瘤(红痣)、小静脉扩张等鉴别。

【治疗】

本综合征系遗传性终身性疾病,目前尚缺乏特殊治疗方法,临床上以对症疗法为主。鼻出血通常以纱条蘸血管收缩剂填塞,或用压迫止血或用吸收性明胶海绵止血;鼻黏膜烧灼治疗虽可获得暂时性疗效,但反复烧灼易致鼻黏膜萎缩甚至中隔穿孔。曾有人报道本病患者在妊娠期间出血倾向可以缓解。临床上曾应用雌激素(如己烯雌酚)以促进黏膜鳞状化生,对部分病例有疗效,但也有使黏膜干燥的副作用。胃肠道反复出血不易控制的,或动静脉瘘而有症状的,则应考虑外科手术。如果病灶为多发性的,手术也有一定的难度。

【预后】

本综合征的预后一般良好,但与出血情况的严重与否有关。出血过多的患者需输血,对于慢性出血而有失血性贫血者,应常规补充铁剂。难以控制的出血可致死,病亡率约4%。

第十一节　婴儿心-声综合征

婴儿心-声综合征(cardio-vocal syndrome)又称心脏声带综合征、心脏肥大-麻痹综合征、心脏性发音嘶哑综合征、Ortner综合征等。本综合征系指心血管疾病所致一侧或两侧声带麻痹,表现为声音嘶哑,与原有心脏病变联合存在。由Ortner于1897年首先描述,Condon于1985年报告两例婴儿病例。

【病因】

本综合征系由于左侧喉返神经在主动脉弓与扩张的肺动脉间受压所致。声带是由同侧的喉返神经所支配,造成声带麻痹最常见的原因为手术创伤或恶性肿瘤。由于心血管疾病引起的声音嘶哑多为一侧性声带麻痹。主动脉弓病变,例如梅毒性或动脉硬化性主动脉瘤、梅毒性主动脉炎等均可损害左侧喉返神经。心脏内在病变也可影响喉返神经,例如风湿性心脏病合并二尖瓣狭窄,使肺动脉扩大,左心房增大压迫左喉返神经,类似情况可见于冠心病、高血压心脏病等所致左心衰竭,先天性心脏病如房间隔缺损、动脉导管未闭、艾森曼格综合征和原发性肺动脉高压等。

【临床表现】

继发于左喉返神经麻痹的声音嘶哑是充血性心力衰竭的一种少见症状,因此应强调慢性声嘶作为先天性心脏病的表现,甚至是唯一的早期症状。Condon报告的一例患儿出生时哭声响亮,Apgar评分为8~9分,后一周开始出现声嘶,哭声低微,无喘鸣及梗阻声。7周时作直接喉镜及支气管镜检查,提示左声带正中麻痹。生后8周时首次闻及心脏非特异性收缩期杂音。胸部X线心脏影轻度增大,食道正常。4个月时出现进行性呼吸困难,心动过速,生长迟缓,食欲低下及哭时轻度发绀,有充血性心衰。胸片示心脏中度增大,ECG示双室肥大,经地高辛控制病情后做心导管、心血管造影,提示高位大型膜部室缺。

【诊断】

婴儿声带麻痹极少见,双侧者多见于中枢神经系统病变,尤其是脑膨出伴Arnold-Chiari畸形,其次为颅内高压在枕骨大孔压迫迷走神经。产伤亦可引起单侧或双侧麻痹,单侧尤以左侧声带麻痹常伴有先天性心脏疾患,常见于大型左向右分流先心病及动脉高压,亦可见于法洛四联症术后。遇声带麻痹的婴儿,应积极进行X线、心电图、心动超声图以及心血管造影等心脏方面的检查。严重先天性心脏病伴右位主动脉弓时,理论上讲先引起右侧声带麻痹,但因右喉返神经位于右锁骨下动脉的下方,所以相对安全而少累及。大多数病人左喉返神经的牵拉可能是较轻的,常可良好代偿而不出现症状。一旦婴儿出现哭声微弱即应通过直接喉镜仔细观察其声带,以及早发现声带麻痹。持久的喉返神经受损可致永久性声音嘶哑。

【治疗】

本综合征主要针对原发疾病进行治疗。

【预后】

本综合征如能及早做出诊断并能做手术矫治者,尚有可使声带的功能得到恢复。

第十二节　婴儿左冠状动脉畸形综合征

婴儿左冠状动脉畸形综合征(coronary left artery of anomalous origin syndrome)又称 bland-white-garland 综合征、左冠状动脉肺动脉起始异常综合征。

早在 1885 年 Brooks 及 1911 年 Abrikossoff 先后在成人及乳儿尸检时发现了不伴其他畸形的左冠状动脉起源肺动脉,直至 1933 年始被 Bland、White、Garland 做了临床分析,并作为一个综合征提出。本综合征是一种少见的先天性心血管畸形,在 Keith 病例中约占整个先天性心脏病的 0.24%,并认为约 30 万儿童中可发生一例。也偶有两侧冠状动脉均起始自肺动脉者及右冠状动脉起始自肺动脉而左冠状动脉起始自主动脉者。

【病因】

胎儿期左右室内血氧含量基本相同,压力也相似,因此,左冠状动脉起源于肺动脉的存在于生前对心脏无有害作用。出生后由于肺血管阻力降低,左冠状动脉供血明显减少,以致在生后几周或几个月即可导致心力衰竭。充血性心力衰竭的心动过速和循环机能不足,进一步增加左室缺血,可发生迅速恶化和死亡。因此,过去将左冠状动脉起源于肺动脉分为婴儿型(又称 Bland-White-Garland 综合征)及成人型两型,前者指在婴儿期即有症状和体征,死于生后第一年或第二年,后者指于儿童期无畸形证据而意外地于成年期发现的病例。近年来,一些学者认为整个儿童期可有不同程度的症状,死亡可发生于任何年龄至 64 岁或更多,但绝大多数死于生后一年内。幸存者均有相当量的直接或间接血液到达左室有关, 1756 年 Goor 将本综合征分为无侧支循环及有良好的侧支循环两类,并将后者又分为两组:①开始侧支循环极少或根本没有,以后才逐渐发生侧支循环,故于婴儿期可发生心肌缺血或心肌梗死;②开始冠状动脉间有侧支循环存在,此组于婴儿期未发生任何心肌功能不全症状。

【临床表现】

(1)起病:常于生后 2~6 个月开始起病,如不治疗,多于 1 岁内死亡。常死于前侧壁心肌梗死。

(2)发作性的面色苍白、多汗、青紫、气促、心跳加快及哮鸣,患儿有痛苦的表现,可能为心肌缺氧所致的心绞痛。往往发生于哺乳时,经数分钟缓解,缓解后可暂告平息。无杂音或仅有 I ~ II 级非常短促的喷射性收缩期杂音。

(3)左心房衰竭或充血性心力衰竭表现及二尖瓣关闭不全(心肌损坏累及乳头肌)的症状和体征。

(4)连续杂音综合征型:于胸骨左缘或肺动脉区闻及连续性杂音,或者是收缩期与舒张期杂音(此种杂音是血液由扩张的冠状动脉通过侧支循环向左冠状动脉分流而形成的)。可无自觉症状,脉搏与脉压均正常。

(5)成人猝死型:此型亦可发生于小儿,在无任何症状的情况下发生猝死。多因急性心肌梗死或严重心律失常所造成。

(6)呼吸道感染的症状和体征。

(7)部分病例可无症状和体征,直至充血性心力衰竭发作而被发现。

【诊断】

(1)心电图: T 波在肢体导联和左心前区导联倒置,为心肌病变的征象,除此,在 aVL、I 、V_5、V_6 导联上出现异常 Q 波,心前区导联 V 上甚至左心前区导联的 QRS 波呈 QS 或 QR 型者,则为心肌坏死的证据,诊断可以确立。

(2)X 线检查:可见心脏普遍增大,并以左室增大为主,可见左室呈瘤状膨出,心左缘搏动减弱,有时还伴有左心房扩大,尤其当有二尖瓣关闭不全时更为明显。肺门血管影增大及肺野充血。左前斜位左室后凸明显,与脊柱有部分重叠。右室不大,但于左前斜位右室缘的搏动较左室为著。

(3)心血管造影:可见右室较小,左室腔扩大,畸源的肺动脉因压力较低,不能由肺动脉显影,逆行升主动脉造影可仅见右冠状动脉显影,左冠状动脉影则往往阙如,如侧支循环茂密粗大,左冠状动脉可继右冠状动脉后显影,且由其中干归入肺动脉。

（4）婴儿出现了进行性心力衰竭症状而听不到杂音,或合并有肺炎,很少或无发绀,心电图有前壁心肌梗死图形,应疑及本综合征。

本综合征须与伴有左室增大的其他先天性心血管畸形相鉴别,如心内膜弹力纤维增生症、动脉导管未闭、肺动脉狭窄、室间隔缺损、三尖瓣闭锁等,亦须与心肌炎相鉴别。

【治疗】

一般认为本畸形应及早施行手术治疗,有心力衰竭者,应先用地高辛及利尿剂治疗,紧接着予以手术治疗。Pery 等按侧支循环分流量的大小决定手术方针。对侧支循环茂密者效果尚能令人满意,一般手术效果并不理想,多数患儿常于儿童期死亡,仅有 15%能活至成年。

【预后】

本综合征预后不佳,左右两侧冠状动脉起源者甚为少见,患婴往往于出生后 1~2 周内或婴儿期死亡,亦有少数病例可活至成年。

第十三节 右心发育不全综合征

右心发育不全综合征(hypoplastic right heart syndrome)的特点为肺动脉瓣闭锁,三尖瓣狭窄或闭锁,右心发育不全。在病理解剖学上可将本综合征分为以下几种类型分别叙述。

肺动脉瓣闭锁

肺动脉瓣闭锁是指右心室和肺动脉之间无直接交通,属青紫型心脏病伴血管减少的一类,由于肺动脉瓣互相融合,形成纤维膜或隔膜而导致肺动脉瓣闭锁。右室流出道亦有闭锁,肺动脉干因发育细小而变窄,尤以近侧端显著,三尖瓣口比正常小且增厚。右室腔变小,室壁增厚伴广泛的心内膜弹力纤维增生,室间隔多数完整。这一畸形常合并动脉导管未闭。若合并三尖瓣闭锁,右室非常小,而左室很大。此时,必须伴有动脉导管开放,肺循环才能得到一定量的血液供应。

【病因】

由于肺动脉瓣闭锁,右房的血进入右室后,通过三尖瓣口又返回右房,因此右房不但接纳体静脉回心的血液,还接受从右室返回右房的血液,而容易使右房发生过度负荷,使右房压力升高,右房高度扩张,最终导致卵圆孔开放,右房的血液经过卵圆孔进入左房、左室、主动脉,使主动脉内血氧饱和度降低,部分主动脉血液通过开放的动脉导管进入肺动脉及肺脏。

【临床表现】

（1）发绀:出生后 2~3 天即出现两颊、口唇及指端发绀。短时间内迅速恶化,出现呼吸困难或缺氧发作或右心衰竭。

（2）X 线检查:类似四联征。右心室和肺动脉干均明显发育不良。

（3）心电图:多数无右心室肥厚,故与法洛四联症不同,又因很少有电轴左偏,故又不同于三尖瓣闭锁。

【诊断】

根据出生后 2~3 天即出现发绀,或有右心衰竭的表现,确诊需要导管检查及右心造影。本征应与法洛四联症、永存动脉干合并肺动脉发育不良、艾森门格综合征、无并发症的大血管错位及完全性肺静脉连接异常相鉴别。

【治疗】

在新生儿期即进行手术治疗。

【预后】

本综合征预后不良,大多数病例在生后 3~4 个月内死亡。

三尖瓣闭锁

三尖瓣闭锁常与肺动脉口狭窄、肺动脉瓣闭锁、右心发育不全、室间隔缺损（VSD）、房间隔缺损（ASD）、动脉导管未闭（PDA）及大血管转位（TGA）畸形并存。很少单独存在，在先天性心血管畸形中占1.6%~2.4%。

【病因】

在胚胎发育第五周时，三尖瓣形成过程中发生增殖、吸收障碍，因而三尖瓣不能如期正常形成而产生三尖瓣闭锁。Van Park Praagh（1973）认为三尖瓣闭锁是房室管和室间隔有一定程度的排列不良所致。

由于下腔静脉回流入右房的血液因三尖瓣闭锁而必须经过开放的卵圆孔或房间隔缺损进入左房，使左房内的血液成为动静脉混合的血液而使氧饱和度降低。部分主动脉血液亦可经过PDA进入肺动脉、肺脏。右室及肺循环亦可以经过VSD从左室获得部分血液，或由支气管动脉获得部分血液。

在病理解剖学上，根据大血管、室间隔、肺动脉瓣的关系，将本畸形分为如下两大类。

（1）Ⅰ型：三尖瓣闭锁伴正常位置关系的大血管，约占69%。①Ⅰa，三尖瓣闭锁合并肺动脉瓣闭锁、室间隔完整无损，右室很小呈发育不全状；②Ⅰb，三尖瓣闭锁伴肺动脉瓣下狭窄和小型室间隔缺损，因有肺动脉瓣下狭窄的存在，阻碍了左室的血液经过室间隔缺损口进入右室、肺动脉内；③Ⅰc，三尖瓣闭锁伴大型VSD，但无肺动脉瓣狭窄。

（2）Ⅱ型：三尖瓣闭锁伴大血管转位，约占27%。①Ⅰa，三尖瓣闭锁，大动脉转位，合并大型VSD与肺动脉瓣闭锁；②Ⅰb，除三尖瓣闭锁、大动脉转位外，合并大型VSD、肺动脉瓣狭窄；③Ⅰc，只与大型VSD并存。

【临床表现】

（1）青紫：是一岁以后仅次于法洛四联症的青紫型损害，出生后即可出现青紫，且逐渐加重，呈中心型青紫，青紫程度主要取决于肺血流量的多少。青紫开始的时间是肺动脉梗阻程度的指标。

（2）低氧血症、酸血症及继发性红细胞增多症。

（3）蹲踞：呼吸困难、疲乏无力，合并大血管转位时，可有咳嗽或气喘。

（4）缺氧发作：多见于6个月以内的婴儿，与肺血流量显著减少有关。

（5）心力衰竭：由肺血流量显著增加、加重心脏负荷而引起。

（6）其他：少数病例可见到脑血管意外，脑脓肿（2岁以上青紫儿多见）及感染性心内膜炎。

（7）心脏杂音：杂音取决于所合并心脏畸形的类型，心尖区舒张期杂音（相对性二尖瓣狭窄所致），因三尖瓣闭锁故第一音呈单一音调，当存在肺动脉瓣狭窄时第二音亦呈单一音调。Vald报道49例中，心前区无杂音占18%，有轻微柔和收缩期杂音占30%，响亮粗糙收缩期杂音50%，仅1例于肺动脉瓣区有连续性杂音。

【诊断】

（1）出生后即青紫等临床表现。

（2）X线检查：心外形增大，以右房、左房、左室增大为主，心脏右缘平直，左前斜位见到右室部分如刀切直线状，或向内凹陷，此为右室发育不全表现。肺动脉段内陷，主动脉弓正常或扩张，肺血管影减少。若为Ⅰc、Ⅱc型者，肺血管增多。此外，亦可表现为靴状心，但左前斜位不仅见左室大，还可见到左房增大，可作为与法洛四联症的区别。如有大血管转位和肺血管增多可表现为"蛋形"等。

（3）心电图：电轴左偏，左室肥厚，左房、右房肥厚，约半数病例有较短PR间期，婴儿病例常有明显高尖的P波。

（4）超声心动图：右室较小，左室增大，右室腔的回声波不明显，三尖瓣回声波阙如，在左室腔内易找到三尖瓣回声曲线。

（5）心导管：导管不能从右房进入右室，但可从右房经房间隔缺损进入左房，肺静脉，右房压力高于左房。左房、左室、主动脉、肺动脉内血氧饱和度几乎相等。

【治疗】

尚无根治疗法,手术仅能增加肺血流量,减轻右房负荷。凡确诊的病例,均应进行手术治疗。

【预后】

本综合征预后较差,初生6个月内死亡率为49.5%,1岁时为60%,10岁时为90%。存活时间的长短与病型及血流动力学改变有关。

三尖瓣狭窄

本病较少见,分两种类型:①三尖瓣狭窄伴正常的肺动脉口,右室发育不全,特别是右室流出道发育不充分,右室变小;三尖瓣口比正常小,瓣膜增厚,部分融合在一起;②三尖瓣狭窄合并肺动脉瓣狭窄,还常伴有房间隔缺损、室间隔缺损、动脉导管未闭等。由于三尖瓣狭窄,右房内血液进入右室受阻,右房压力升高,右房血可经由房间隔缺损口流入左房,肺循环血流减少。临床表现与三尖瓣闭锁相似。对于肺血流减少的病例,应予以手术治疗。

【治疗】

能否手术治疗取决于肺血管的大小,肺动脉的发育程度和右心室腔的大小而定。

【预后】

本综合征预后不良,大部分病例死于生后3~4个月以内,所以主张在新生儿期即进行手术治疗。

第十四节　预激综合征

预激综合征(pre-excitation syndrome)即Wolff-Parkinson-White综合征,又称假性束支传导阻滞综合征、W-P-W综合征、异常房室激动综合征等。1930年由美、英两国Wolff、Parkinso、White等三位心脏病专家首先报道了本综合征的一系列心电图特征,后来即将这些心电图特征称为W-P-W综合征。

【病因】

本综合征可见于各种获得性心脏病,有时甚至是这些心脏病的首发表现,包括先天性心脏病、风湿性心脏病、心肌病、梅毒性心脏病等。通过心脏电生理研究,目前已证实本综合征是由于心房与心室间存在附加传导束引起。目前经组织学证实的房室附加传导束有:①房室副一束即肯氏(Kent)束;位于房室沟的左侧或右侧,连接心房与心室,预激综合征多由此束引起;②房束副束即詹氏(James)束;为后间束的另一纤维绕过房室结区的上部及中部而与房室束相连;③束室副束又称马氏(Mahaim)束;连接房室结与室间隔。以上附加传导束可单独存在或并存。近年来对并发顽固性心动过速的病例采用手术切断附加房室传导束,术后预激综合征及心动过速消失,进步证实了这一论点。

正常心脏冲动的传导从心房下传到心室要通过房室结区。有生理性的延缓(0.04~0.05秒),故一般PR间期在0.10~0.12秒以上。当心房与心室之间存在附加传导束时,冲动从心房下传到心室,同时通过房室间的附加传导束和房室结区两条途径。因异常的房室传导束越过了房室结区,故冲动提前到达心室,使一部分心室肌预先应激,因此PR间期缩短。这些异常的房室传导束是由普通心肌细胞组成的,传导速度慢,只能使部分心室肌除极,使QRS波起始部分畸形而粗钝形成预激波。而由正常房室结区下传的激动到达心室,循正常传导纤维——房室束、束支及浦肯野纤维迅速传播,使尚未除极的大部分心室肌迅速除极,故预激综合征的QRS波较正常增宽,时间延长而从P波到QRS波结束时间(P-J时间)仍正常。

多数预激综合征患者无器质性心脏病,少数见于三尖瓣下移畸形,纠正型大血管易位,三尖群闭锁,右位心,心内膜弹力纤维增生症,心肌炎及原发性心肌病。此外,尚有家族性发病的报道。

【临床表现】

(1)可发生于任何年龄,甚至新生儿亦可因患阵发性室上性心动过速而于恢复后被辨认有W-P-W存在。新生儿W-P-W多为暂时性,1岁以后可自行消失,此与新生儿期传导系统尚保留胚胎期房室间心肌纤维的连续有关。男多于女,约为3:2。

（2）20%~30%的阵发性室上性心动过速以后证实有 W-P-W 存在，所以当心律恢复后必须进行多次心电图检查，以免漏诊。

（3）一半以上的患儿发生阵发性室上性心动过速，有时可出现期前收缩。此种心动过速往往反复发作，尤其初次发病年龄在 1 岁以后者更易复发。

（4）伴有器质性心脏病者，则有该心脏病的症状与体征。

（5）偶有发生心房颤动而死亡者。

过去曾根据 Kent 束所在部位分为三型。A 型：Kent 束位于左右心室后部，δ 向量向前，故 V$_{1~6}$QRS 波的主波均向上；B 型：Kent 束位于右室右缘，δ 向量向左，故 QRS 波在 V$_{1~3}$ 呈 rS 或 QS 型，V$_{4~6}$ 呈 R 型；C 型：Kent 束位于左室左前缘，δ 向量向右，故 QRS 波在 V$_{5~6}$ 呈 rS 型，V$_{1~4}$ 主波向上，但 C 型极为少见。近年来电生理研究发现，Kent 束可存在于房室交界的各个部位，故心电图特征并非上述三型所能全面包括。

【诊断】

预激综合征为一心电图诊断，于心电图检查时偶然被发现，或因发生阵发性室上性心动过速而引起注意。预激综合征可为暂时性，持久性或间歇发作。新生儿期多为暂时性，1 岁以后可自行消失，此与新生儿期传导系统尚保留胚胎期的房室之间心肌纤维的连接有关。大约一半以上的患儿发生阵发性室上性心动过速，有时出现期前收缩，此种心动过速往往反复发作，尤其初次发病年龄在 1 岁以后者更易复发。

W-P-W 的心电图改变一般分为典型及变异型两种。

（1）典型 W-P-W：① PR 间期缩短，婴儿小于 0.08 秒，年长儿小于 0.10 秒；② QRS 波时间增宽，婴幼儿达 0.08 秒或大于 0.08 秒，年长儿大于 0.10 秒；③ QRS 波开始部分粗钝，挫折，形成预激波（Delta 波）；④ P-J 时间正常：婴幼儿小于 0.20 秒，年长儿小于 0.24 秒；⑤继发性 ST-T 改变：T 波通常和预激波方向相反。根据 V$_1$ 导联 QRS 的波形，将本型分为 A 型及 B 型，A 型 QRSV$_1$ 主波向上，B 型 QRSV$_1$ 主波向下。新生儿期 A 型多见，年长儿两型近似。B 型多见于器质性心脏病病人。

（2）变异型 W-P-W：分为以下两种。①房束副束预激综合征又称为 Lown-Ganog-Levine 综合征（LGL 综合征）；仅有 PR 间期缩短，婴幼儿小于 0.08 秒，年长儿小于 0.10 秒，QRS 波正常，无预激波；此型以往认为是起搏点来自冠状结（房室结区最高部位）的冠状结心律。现已证实由于房束副束旁路引起；②束室副束预激综合征；PR 间期正常，仅有 QRS 时间增宽，婴幼儿达 0.08 秒或大于 0.08 秒，年长儿大于 0.10 秒。

【治疗】

（1）单有预激综合征无须治疗。

（2）阵发性室上性心动过速需及时处理，快速洋地黄制剂可选用。胺碘酮对本综合征合并心动过速者有显著效果，可静注或口服，口服开始用量每日 5~10mg/kg，分 3 次，经 4~8 天后改为维持量，每日 3~6mg/kg。

（3）同步直流电转复：药物治疗无效或并发严重血流动力学改变者，可采用此法，发作终止后应继续服用洋地黄、胺碘酮、普萘洛尔或奎尼丁 6 个月至 1 年，以防复发。

（4）手术：对于顽固性心动过速者，可考虑手术切断附加房室传导束，术前应进行电生理研究标测异常传导途径。

【预后】

本综合征不伴有器质性心脏病者，一般预后较好，偶尔发生心房颤动而死亡者亦有报道。在婴儿室上性心动过速因心率太快，可以严重影响心功能甚至引起死亡。如并存心脏病其预后视原心脏病而定。

第十五节　原发性肺动脉高压综合征

原发性肺动脉高压综合征（primary pulmonary hypertension，PPH）即 Ayerza 综合征，又名 Arillaga-Aycrza syndrome、黑心病、丛状肺动脉瘤等。最早由 Helbe（1837）及 Romberg（1891）报道。之后 Ayerza（1911）对本综合征做了详细描述而将本综合征称之为 Ayerza's 征、Ayerza 病、Ayerza 综合征、Arillaga-Ayerga 综合征。Brenner（1935）对本病提出了一个新概念：即本综合征有肺动脉硬化、右心室肥厚，但无明显心脏和肺脏疾病。Krygien 认为本综合征是肺小动脉内膜增生,形成严重管腔狭小和阻塞。目前认为本综合征是肺动脉病变所致的阻塞性肺动脉高压。本综合征可发生于任何年龄。确切的发生率尚难估计,Wood 统计 1 000 例活婴中,占 0.17%。

【病因】

有关病因及发病机制尚不明确,可能系先天性。Clarke 等(1927)首先报告 PPH 有家族性因素,在文献中曾发现 25 个家庭中有 63 例 PPH 患者。Lin 等(1985)报道了两例亲兄弟同患本症,认为可能是家族性顽固性 PPH。此外有人认为与缺氧有关,亦有人认为与免疫状态有关,因而认为 PPH 可能是自身免疫性疾病。还有人推测 PPH 患者有一定程度的血管收缩存在,并认为应用血管扩张药有一定疗效。PPH 患者偶有血小板功能异常,纤维溶解酶缺陷及其他凝血机能障碍等,故认为 PPH 是血栓栓塞的结果。

【临床表现】

(1)运动性呼吸困难,进行性气急,倦怠、胸痛、咳嗽,有时咯血、发作性昏厥。40%的患者有非中心性发绀。

(2)右心衰竭症状亦可出现,如肝大、浮肿等。

(3)在肺动脉瓣或三尖瓣区可闻及收缩期杂音和收缩早期喀喇音,但较轻而短或不明显,缺乏震颤,同时可听到吹风样舒张期杂音,并呈窄的分裂。P_2 显著亢进,似雷鸣甚至可触及。

(4)心脏呈轻度或中度扩大,右心室抬举冲动在胸骨左缘明显。

【诊断】

(1)根据症状、体征、X 线表现:右心室增大,右心房扩大,左心房不大,肺动脉较明显突出,肺门血管扩大而周围血管纤细或减少,即所谓"肺门截断"现象和似修剪的树枝状。偶见肺动脉壁钙化。

(2)心导管检查:右心室和肺动脉压增高(一般肺动脉收缩压高于 4kPa,平均超过 2.67kPa 即可认为 PPH),而无心内分流,即可排除肺动脉瓣狭窄及左向右分流的先天性心脏病。

(3)心电图:电轴偏右,右房肥大,出现高尖 P 波和右心室肥厚。

(4)心血管造影:肺动脉干及主支明显扩张,而至周围分支急剧变细小,可借此项检查来否定左向右分流的先天性心脏病。

本综合征可能在出生后短时间内即确诊,亦可延迟至 60 岁以上才确诊。并须与艾森门格综合征相鉴别。

【治疗】

对本综合征尚无满意疗法,洋地黄、利尿剂和吸氧可改善症状,但不能改变病程。其他药物如抗凝剂、降压药、激素和血管扩张剂(如六烃季胺、溴苄胺、妥拉唑林、利舍平、甲基多巴)等均无满意疗效。

【预后】

本综合征早期不易被发现,当出现明显临床症状时,肺动脉压多已升高较久,一般自然症状出现至死亡为 2~3 年,甚至临床经过可更急骤,特别是在小儿,死亡可在最初症状出现的几周内发生,故本综合征预后甚差。

第十六节　长 Q-T 综合征

长 Q-T 综合征(long Q-T syndrome,LQ-TS)即 Q-T 间期延长综合征,又称特发性或家族性 Q-T 间期延长综合征(LQTS)、心-耳综合征、聋-心综合征、先天性心脏病-耳聋-耳畸形综合征、Jarvell-Lange-Nielsen 综合征、Ro-mano-Ward 综合征。本综合征多见于幼儿和青少年,甚至围产期新生儿。

【病因】

本综合征指以 Q-T 间期延长、室性心律失常、昏厥和猝死为特征的一组综合征。部分患者呈常染色体隐性遗传,其中伴有先天性耳聋者为贾-兰(Jarvell-Lange-Nielsen)综合征,先天性耳聋者称为罗-瓦(Romano Ward)综合征。以往对病因有以下三种意见。

（1）由自主神经功能障碍所致。实验中刺激或切除一侧星状神经节可以使 Q-T 间期延长,临床上影响交感神经张力的一些情况可以在本病诱发昏厥。

（2）由于先天性心肌缺失某些酶而引起。

（3）由于心脏的内神经变性所致。

病理学研究发现,本病患者窦房结和心室肌都有神经纤维变性,神经纤维和神经节细胞间有炎性细胞浸润,此种病变被疑由慢性病毒感染所致。耳的病变为科蒂氏器及位觉斑的退行性变。

目前分子遗传学研究已证实 LQ-TS 与编码心肌细胞离子通道蛋白的基因突变有关。LQ-TS 至今已发现 1 700 多种基因突变。

RWS 为常染色体显性遗传,后代发病率约 50%,为最多的一种类型,伴有神经性耳聋的 JLNS 为常染色体隐性遗传,临床相对少见。

现已明确 LQ-TS Q-T 间期延长的机制是基因突变导致离子通道失活或功能下降所致。此外,交感神经失衡亦是本分发的机制之一。

LQTS 可分为三大类型:

（1）Jervell-Lange-Nielsen 综合征常染色体遗传伴有先天性耳聋。

（2）Romdno-ward 综合征,常染色体隐性遗传,听力正常。

（3）散发型,无家族史亦无听力障碍。

【临床表现】

（1）症状:以突发性眩晕、晕厥为主。轻者有短暂眩晕发作,重者意识丧失,甚或抽搐、大小便失禁、猝死。初次发作可在幼年,也可在 20~30 岁。发作时间及次数不定。焦虑、恐惧过度均为诱发因素。发作开始时面色苍白,以后有发绀,发作后短期内有定向力障碍、恶心、呕吐、头痛及全身不适,发作 1 天内感觉倦怠和嗜睡。也可有短阵心悸和胸部发胀。贾-兰综合征患者有双侧高频性耳聋。

（2）体征:不发作时无体征。部分患者心率较慢。发作前可以听到期前收缩动,发作时心律不齐或听不到心音。

（3）心电图改变: Q-T 间期延长、T 波宽大,可有切迹、双相或倒置。同一患者在不同时间 Q-T 间期和 T 波形态可有变化。u 波长较大。Q-T 间期有随年龄增长而短缩的趋向。昏厥发作时心电图呈室性心动过速,多数为尖端扭转型,也可有心室停搏。发作前后有 T 波电压交替,频发室性期前收缩动。但也有在发作时仅有胸痛及 ST-T 变化而无昏厥及室性心律失常者。

【诊断】

诊断须加分析,要除外引起 Q-T 间期延长的其他原因,如电解质失衡(低血钾、低血钙、低血镁)有明确家族史, Q-T 间期延长并有昏厥发作者诊断不难。此外,还须除外家族性心室颤动,但此时 Q-T 间期并不延长。在不发作期诊断颇困难,作心电图运动实验出现 Q-T 间期延长及室性心律失常有助于诊断。在昏厥发作时须注意勿误诊为癫痫。Schwartz 等于 1985 年提出本综合征的诊断标准,见下文。

附:Schwartz1985 年提出的诊断标准如下。

1. 主要表现

（1）Q-T 间期延长(Q-Tc>440ms)

（2）紧张引起昏厥。

（3）家庭成员中有 LQ-TS。

2.次要表现

（1）先天性耳聋。

（2）T 波交替发作。

（3）心律缓慢。

（4）异常心室复极。

若符合 2 项主要表现或 1 项主要表现加 2 项次要表现即可确诊。

Jackman 等将 LQ-TS 分为三型。①心搏暂停依赖型（获得性）：Tdp 发作常在长时间歇或心率减慢后发生。②肾上腺素能依赖型（特发性、先天性）：常在交感神经兴奋（运动、惊吓、紧张）后发生，发作后即刻无心率变慢或心搏暂停现象。③中间型：有上述两型特点。

1993 年又提出新的 LQ-TS 诊断标准评分法（diagnostic criteria）。

【治疗】

LQ-TS 的治疗主要有：①药物治疗；②颈交感神经切除术；③心脏起搏除颤；④不同基因类型的相应治疗；⑤避免情绪激动和劳累，尽量预防晕厥频发而导致的心脏性猝死；⑥并发尖端扭转型室速应采取电击复律，使用阿托品或心房、心室起搏，将基础心率提高到>110 次/分，并禁用儿茶酚胺类，ⅠA、ⅠC 及Ⅲ类抗心律失常药。

（1）QT 间期延长但无昏厥、猝死家族史或复杂的心律失常史者可不必治疗，定期复查随访。

（2）QT 间期延长、有室性心律失常、猝死家族史者给 β-受体阻滞剂治疗。Q-T 间期延长并有昏厥发作者用 β-受体阻滞剂治疗。若仍有昏厥发作则加用苯妥英钠，对神经紧张者加用苯巴比妥治疗。普萘洛尔及苯妥英钠可使 Q-T 间期缩短，运动实验后室性心律失常减少，昏厥发作减少，普萘洛尔的用量根据疗效逐步增加，最多可达 120~160mg/d。近来根据报道酰胺脒嗪（卡马西平）治疗本综合征也可有效，剂量为 100mg，每日 3~4 次。钾/镁补充剂，对某种类型 LQ-TS，如 LQ-T2 和 LQ-T7 有效。常用 0.3%的氯化钾和 2.5%的碳酸镁。若经上述治疗无效，则考虑左颈胸交感神经节切除术（LCSD），用于高危的 LQ-TS 患者。

（3）起搏治疗。永久起搏器的植入适用于严重心动过缓、窦房结功能障碍的患儿，亦适合用于因心动过缓但不能耐受 β-受体阻滞剂治疗的 LQTS 患儿。埋藏式心脏自动复律除颤器（ICD）：对有反复晕厥的患儿在服用 β-受体阻滞剂的基础上仍未能控制者合并采用 ICD。

【预后】

本综合征未经治疗者病死率为 71%，用非 β-受体阻滞剂治疗者病死率为 35%。用 β-受体阻滞剂治疗者病死率仅 6%，但仍有 25%的患儿因昏厥继续发作需作神经节切除术，以防止尖端扭转型室性心动过速（Tdp），手术的开展使预后有进步的改观。

第十七节　主动脉瓣上狭窄综合征

主动脉瓣上狭窄综合征（supravalvular aortic stenosis syndrome）即 Williams-Beuren 综合征、特发性高钙血症、婴儿高血钙综合综合征、怪颜综合征等。本综合征首先由 Fanconi 等于 1952 年描述，1961 年 Williams 经左心导管检查最后确定了血管病变的特征，为主动脉瓣上狭窄伴有智力发育不全、面孔特殊、生长障碍、高血钙等特征性改变。本综合征约有半数病例同时有特殊的丑陋面容，故又称为小妖精综合征。

【病因】

病因尚不清楚，可能是一种遗传性疾病，属常染色体显性遗传，也有单发病例，这些病例具有正常的面容和智力，多数作者认为其性质属散发和相互无联系存在。曾有学者认为主动脉瓣上狭窄由婴儿期高血钙所致。但由于部分患者有主动脉先天性肌纤维发育不良而无高血钙，故多数学者认为本病的心血管缺损是胎儿期发育障碍的结果而非高血钙所致。高血钙的原因有人认为是妊娠母亲摄入过量维生素 D 和钙盐，或对正常量维生素 D 敏感性过高所致，亦有人认为是患儿维生素 D 代谢异常、灭活降低、血中维生素 D 活性水平较高所致。Culler1985 年的研究则表明患者有遗传基因缺陷，降钙素分泌不足，血钙清除障碍。本综合征通常分为以下 3 种类型。

（1）升主动脉发育不全型：系主动脉窦远端升主动脉普遍不全。

（2）纤维嵴型；为主动脉窦上升，因主动脉内膜增厚形成纤维嵴，引起主动脉根部环形狭窄。

（3）隔膜型：于主动脉瓣上形成一纤维组织的隔膜，中央仅留一小孔。

其血流动力学改变基本与主动脉瓣狭窄相同，由于瓣上狭窄，左心室排血受阻，心腔压力负荷增加，使左心室肥厚、扩大。又由于主动脉窦取于狭窄前的高压区，冠状动脉过度充盈、迂曲、扩张，可早期发生动脉硬化,也影响冠状动脉的血流供应。部分病人可合并多发性肺动脉狭窄而引起右心室肥厚。

【临床表现】

（1）特殊面容:面部饱满,前额宽,两眼远离,内眦赘皮,平鼻梁,颧骨及下颌凸出,尖下巴,长人中,嘴宽唇厚,牙齿异常。

（2）体格发育及智力延迟:约占 1／3,智商介于 30~70 之间。

（3）心脏症状:在婴儿或幼儿期罕见,有严重主动脉瓣上狭窄的较大儿童,可有运动性呼吸困难,晕厥或心绞痛发作。

（4）喷射性收缩期杂音 3~4 级,于右颈动脉及胸骨右缘第一肋间最响,胸骨上窝可扪及震颤,平静吸气时收缩期杂音减弱,伴肺动脉分支狭窄时,有时肺部可听到稍柔和的喷射性收缩期杂音,血压以右上肢偏高,左右差距在 1.3~3.3kPa。

（5）出生时体重偏低,生后 1~2 个月时出现高钙血症表现:血清钙多在 3mmol/L 以上,血磷相应偏低,碱性磷酸酶无大变化,如有肾钙化,可有蛋白尿,血清非蛋白氮和血尿素氮升高。

（6）其他:声音嘶哑等。

【诊断】

（1）根据特殊面容、智力及体格发育延迟等症状,结合高钙血症表现等可提示诊断。

（2）X 线检查:心脏无增大或中度增大,左室肥厚增大多较主动脉瓣或瓣下狭窄为轻,主动脉窦部扩大,无升主动脉狭窄后的扩张,或升主动脉反见缩小。右心缘上段较凹陷为其特征之一。合并肺动脉分支多发性狭窄者,还可见两侧肺动脉发育不对称的 X 线征象。合并严重肺动脉狭窄者可有右室扩大。

（3）心电图:胸前导联示左室肥厚,但亦可正常,随年龄的增长心电图变化常更显著,若合并有肺动脉分支或肺动脉瓣狭窄时,可有右室肥厚。

（4）心音图:杂音呈菱形,开始于收缩早期或中期,终止于第二音主动脉瓣成分之前,菱峰多在收缩中期,但无收缩期喀喇音。

（5）超声心动图:如狭窄较接近主动脉瓣,亦可被超声心动图所发现。

（6）左心导管检查:连续测定左心室与主动脉压力曲线时,可见左心室与主动脉收缩压之间压力阶差。如狭窄部分在瓣膜上有一段距离时,则心导管经此时可有第 3 种曲线,其收缩压与左室收缩压相等,而舒张压与主动脉舒张压相等。

（7）超声心动图:如狭窄较接近主动脉瓣,亦可被超声心动图所发现。

（8）心血管造影:①升主动脉发育不全:显示升主动脉普遍较窄小。②瓣上纤维嵴狭窄:见主动脉窦上方或瓣环上方显示一境界清楚的环形或局限性狭窄。③隔膜型狭窄:在瓣上主动脉根部可呈现一线带状充盈缺损。

此外,在瓣上狭窄时,均有主动脉窦增大,冠状动脉迂曲、扩张,可能伴主动脉关闭不全征象。

本综合征须与主动脉瓣狭窄等疾病鉴别。

【治疗】

对持续高血钙状态,须予以纠正,摄取低钙饮食和对症治疗;对主动脉病变可手术切除狭窄部肌纤维或隔膜,移植人造血管以解除主动脉狭窄;对因周围肺动脉狭窄累及右心并发生充血性心力衰竭患者,应予以洋地黄类药物和利尿剂,以减轻心脏负担;要预防感染,尤其当有心功能不全时。

【预后】

本综合征预后取决于高钙血症的程度和由此而引起的并发症,也取决于主动脉狭窄的程度和心脏代偿功能,如果治疗不当,可能死亡。

第十八节　主动脉弓综合征

主动脉弓综合征(takayasu syndrome)又称 Martorell Ⅱ型综合征、Takayasu 病、Raeder-Arbitz 综合征、无

脉症、闭塞性头臂主动脉炎、逆转的主动脉缩窄综合征等。

本综合征于 1908 年由日本眼科医生高安（Takayasu）最早报道，故称为 Takayasu 病。国内外亦有小儿病例的报道，我国郑氏报告 10 岁以下小儿 16 例，Gronemeger 报告一例黑人男孩年仅 7 个月。

【病因】

本综合征病因至今尚未完全了解，多数学者认为是一种由多种因素，包括结核杆菌、链球菌或病毒感染引起的自身免疫性疾病。近年来研究发现，本综合征患者伴有 HLA 的一些单型出现，如 BW_{52}、A_9 及 DB_9 等，提出遗传因素起重要作用，但亦不是唯一原因。本病是以大动脉中层损害为主的全层动脉炎，以侵犯主动脉弓（即Ⅰ型，主动脉弓综合征），胸、腹主动脉及其分支（即Ⅱ型，胸腹主动脉型），此外还有Ⅲ型（即Ⅰ型加Ⅱ型病变的混合型）为特征。其病理生理基础是动脉壁的炎症增厚及纤维化导致管腔狭窄闭塞，产生局部组织缺血的症状和体征。

【临床表现】

（1）起病：部分病例起病时仅表现为食欲差、消瘦、头痛、头晕等症状。部分病例有明显的急性炎症期，起病前有扁桃体炎、口腔炎、肺结核、上呼吸道感染等前驱症状。

（2）全身症状：反复发作，持续数周的发热，可有低热或高热，肢体缺血症状（凉、麻木、无力）。乏力、皮疹及肢体酸困等症状。此外尚可有中枢神经系统缺血发生头晕、癫痫样痉挛或肢体瘫痪。

（3）血压和脉搏：左右肢体血压明显差异为本病血压的特点，高血压居多，小儿时期高血压病因中，本病引起者占 2%。且可并发高血压脑病。如肢体动脉供血不足，肢体血压亦可下降。同时脉搏细弱或无脉及两侧肢体脉搏不等，常见于桡动脉、股动脉及足背动脉等。

（4）血管杂音：以腹部和颈部最常见。腹部杂音常在上腹部及脐上，多偏于一侧，可响可轻。颈部血管杂音常较响亮粗糙。偶在腹沟部、背部、脊肋角闻及，极少数在肘窝或腘窝闻及枪击音。

（5）心脏：胸部 X 线检查可见心脏增大，以左室为主的普遍增大居多，心脏增大程度与高血压程度不成比例。临床与胸部 X 线证实有心力衰竭者占 50% 左右。于心尖部或心前区可闻及Ⅱ/Ⅳ级以下的收缩期杂音，无重要诊断意义。

（6）眼：可有视力障碍、眼底异常（表现为血管痉挛狭窄、动脉硬化、少数有渗出性、缺血性、低血压性眼底），虹膜新生血管及葡萄膜炎等改变。进行性视神经周围动静脉性吻合形成及内障。

【诊断】

（1）有下列情况之一者需疑诊本病：①凡 10 岁左右小儿，尤其是女孩，有原因不明的发热应考虑本病；②反复持续性发热，血沉持续增快者应特别注意；③出现进行性高血压、高血压脑病、原因不明的心脏增大、心力衰竭者，并注意四肢脉搏强弱、血管杂音和血压，如在颈部或腹部闻及血管杂音或两侧肢体脉搏强弱不等则对诊断有很大帮助。

（2）静脉肾盂造影：患侧肾脏均较对侧直径小 1.5cm 以上，显影延长甚至不显影。亦有输尿管内造影剂显示密度增高，少数无异常发现。

（3）心电图：可见左室肥厚、心肌劳损、传导阻滞、ST-T 改变、异常 Q 波等。

（4）主动脉造影：表现为病变动脉壁毛糙不光滑，管腔有不同程度的狭窄或闭塞，少数见局部扩张或动脉瘤。肾动脉狭窄最多见，其次为腹主动脉、胸主动脉、肠系膜动脉及髂动脉。

（5）实验室检查：可见血沉增快、白细胞计数升高、贫血。旧结核菌素试验的阳性率各家报道不一致，但均认为本综合征与结核感染有关。部分病人尿蛋白（±~++）免疫功能检查（包括 γ 球蛋白、IgG、IgA、IgM、补体、E 玫瑰花结、抗核抗体）阳性率不高，无特异性诊断意义。各种自身抗体绝大多数阴性。

（6）肾图、肾扫描对诊断有一定帮助。

本综合征应与先天性主动脉缩窄鉴别，此外，肾动脉纤维增生症与本综合征亦有相似之处，亦应鉴别。

【治疗】

（1）肾上腺皮质激素：疾病活动期应用有助于病情静止。泼尼松每日 30mg，分 3 次服，3 周后减量，服药维持量长达 7~10 年。治疗成功，但是没有对照的报道，疗效尚待证实。大国真彦报道应用泼尼松每日 30mg

左右控制全身症状,然后逐渐减量,并用吲哚美辛每日 50~70mg,或阿司匹林每日 70~100mg/kg。泼尼松维持量尽量保持在每日 10mg 以下,长期应用。在此期间如患者血沉增快而无发热,激素可不必增量。若发热,关节痛重新出现,可改用间歇疗法,每周用激素 4 日,停药 3 日,然后逐渐改为每周用药 3 日停药 4 日,直至血沉改善,CRP 阴性时停止。

(2)合并结核感染者应同时抗结核治疗。

(3)对症治疗:及时积极地控制高血压危象和心力衰竭等并发症。可用利舍平、肼苯哒嗪、复方降压片降压,有高血压脑病则应用硝普钠快速降压。用丹参、酚妥拉明、低分子右旋糖酐扩血管改善微循环。用强心苷控制心力衰竭。

(4)手术:对于本综合征引起的顽固性肾性高血压及心力衰竭宜选择适当时机及时手术治疗。有的作者认为在病情稳定后半年至 1 年以后,有些作者主张只要急性炎症基本控制即可手术。

【预后】

本综合征患者往往死于脑血管病或心脏病。

第十九节　主动脉缩窄综合征

主动脉缩窄综合征(aortic coarctation syndrome)是较常见的先天性心血管畸形,占先天性心脏病的 1.1%~3.4%。本综合征分导管后型或称单纯型,相当于过去的成人型,约占 90% 及导管前型或称复杂型,相当于过去婴儿型,占 10%。导管前型主动脉缩窄即主动脉缩窄综合征,又称婴儿缩窄综合征或缩窄综合征。本综合征男多于女,为(4~5):1。缩窄常位于左锁骨下动脉及动脉导管之间,常呈广泛性狭窄,动脉导管常开放位于缩窄部远端且较粗大。本综合征常并发其他心血管畸形,其伴随畸形按伴发率依次为:①双瓣型主动脉瓣;②主动脉弓发育不良;③异常交通(PDA/VSO/ADS-房室管畸形和单心室);④左室流出道梗阻(主动脉瓣狭窄、单瓣融合主动脉瓣狭窄和主动脉闭锁);⑤左室流入道梗阻(左室和二尖瓣发育不良伴弹力纤维增生症、二尖瓣闭锁);⑥大血管位置畸形(大血管错位等)。

【病因】

于胚胎第 5~7 周,由目前尚未充分阐明的原因,主动脉在动脉导管的连接处发育异常,产生局部管腔狭窄。在胎儿期其血流动力学尚正常,肺动脉血经由动脉导管流入降主动脉。出生后,肺动脉血液入肺,由于主动脉缩窄,降主动脉血压低,肺动脉血液仍可经粗大的动脉导管流入降主动脉而产生一系列异常表现。

【临床表现】

(1)发绀:出生后双下肢即可出现发绀,而上肢肤色正常,交界线位于骨盆缘。如同时伴有左、右两心腔交通的心内畸形时,则发绀分布均匀。

(2)股动脉搏动减弱或消失:股动脉压力因肺动脉压力变化而有所不同,如合并 VSD,因肺动脉压力增高而使股动脉搏动可扪及。

(3)血压:下肢血压低于上肢血压,如迷走右锁骨下动脉开口部位于缩窄的远端,则右上肢血压较左侧低。

(4)脉搏:如伴有左或右锁骨下动脉畸形,或一侧锁骨下动脉位于缩窄的远端,则一侧桡动脉脉搏较对侧减弱或迟缓。

(5)心脏杂音因有无并发其他心内畸形而不同,有时无杂音,有时可在胸骨左缘甚或整个心前区闻及收缩期杂音,并有响亮的第二心音。

(6)心力衰竭:如出生后动脉导管闭合,而其他侧支循环尚未建立,更易引起严重循环障碍,可因心力衰竭而早期死亡。发生心力衰竭时,可发现心脏扩大、奔马律等。

【诊断】

(1)出生后即出现以骨盆缘为界的下肢发绀、股动脉搏动弱或消失及下肢血压比上肢低。

(2)X 线检查:心脏弥漫性扩大和肺血增多,并伴有其他心血管畸形征象。常无肋骨切迹可见,少数情况,如缩窄发生在左锁骨下动脉近端,或左锁骨下动脉起源部狭窄,则肋骨切迹仅见于右侧,相反,缩窄发生在迷走右锁骨下动脉的近端时,肋骨切迹发生在左侧。

（3）心电图:电轴右偏及右心室肥厚,甚至有左、右室肥厚的心电图表现,T波平坦、双相或倒置。

（4）心导管检查及造影:可确定缩窄部位、范围、程度,有无主动脉弓发育不良以及是否并发心内畸形。

【治疗】

本综合征治疗困难。常在出生不久即出现难以控制的心力衰竭,宜及早手术治疗。

【预后】

本综合征预后差,常死于难以控制的心力衰竭。

第二十节　左冠状动脉畸形综合征

左冠状动脉畸形综合征（left coronary artery malformation syndrome）又称婴儿左冠状动脉畸形综合征、冠状动脉窃血综合征、Band-White-Garland综合征。1908年Abbott首先发现一名患者的左冠状动脉起源于肺动脉,1911年有学者在一名婴儿发现本病,并合并有左心室动脉瘤,1933年Bland、White和Garland做了临床和病理分析报告,并认为在临床上能做出诊断。

【病因】

左冠状动脉畸形使左心缺乏动脉血供应,为了维持左心肌的血液循环,左冠状动脉和异常的左冠状动脉逐渐建立侧支循环。侧支循环不足者可引起左心明显的缺血和梗死病变,多见于婴儿,而侧支循环丰富者,心肌缺血的影响较小,病变也较轻。本综合征左冠状动脉的血流方向是逆流的,即由左冠状动脉进行性灌注入肺动脉,当分流量过多时,可出现"冠状动脉窃血"现象,即流经左冠状动脉的血液,因肺动脉压力低,直接分流入肺动脉,减少左心肌血液供应而可促使心肌缺血。

【临床表现】

患婴出生时情况尚好,最早在2~3周后,但多数在2~4个月内,出现心动过速、咳嗽、喘鸣、气急等心力衰竭症状,在这些症状出现前数星期或数月,患儿常于喂奶时或活动后发生阵发性烦躁不安,继气急之后可伴有面色苍白、盗汗,如同心绞痛样,甚至可有短暂昏厥,每次发作历时5~10分钟,嗳气后终止或缓解,此种发做出现后逐渐频繁,但不久即为气急等心力衰竭症状所代替。常并发上呼吸道感染、支气管炎或肺炎,患婴常有呼吸增快,每分钟可达50~100次,心脏扩大、心率快,但无杂音,在儿童期和成人,心脏不大,但在胸骨左缘下方闻及Ⅱ级收缩期或连续性杂音。

辅助检查:

（1）X线胸片:婴儿无特殊征象,心影有不同大小和外形。儿童期一般示心脏扩大,心尖圆钝,向外和向下突出至左腋,左心缘饱满凸起,合并二尖瓣关闭不全者,左心房可显示扩大。右心房正常或轻度扩大,肺门因心力衰竭而有充血现象,成人期心脏大小正常,或仅有轻度左心室和右心房扩大。

（2）心电图:多数婴儿心电图的特点具有成人急性前壁心肌梗死的表现,60%T波倒置,大多数左心前区导联ST段抬高,而T波跟着凹下。成人心电图表现可能正常,一般电轴左偏,ST段或T波缺血表现或示左心室肥大。

【诊断】

根据临床表现及X线胸片及心电图的特点可予以诊断。

【治疗】

外科手术治疗,结扎畸形的左冠状动脉并行吻合术以供给左心室血运,但疗效欠佳。

【预后】

本综合征预后差,患儿通常于2岁内死亡,偶有无症状者或症状终止的病例,可以存活至青春期或成年。

第二十一节　左心发育不良综合征

左心发育不良综合征（hypoplastic left heart syndrome）又名左室通道发育不良综合征，是一组严重的先天性心脏病。在生后一个月内的先天性心脏病的尸解中，本综合征的发病率占首位。本综合征最早由 Lev 氏于 1952 年报道，1958 年由 Nonan 及 Nadas 将此综合征进行了如下的分类：①主动脉狭窄（伴有二尖瓣狭窄或二尖瓣关闭不全）；②二尖瓣闭锁；③二尖瓣狭窄；④横行主动脉弓的闭锁；⑤主动脉弓发育不全。本综合征常伴有其他畸形，将近一半有心内膜弹力纤维增生症，心外伴发的畸形如美克尔憩室、泌尿生殖系畸形及其他系统的畸形。本综合征的特点为出生数月内即有心力衰竭的表现。

【病因】

本综合征病因至今未明，有下列说法。

（1）胎儿期卵圆孔关闭过早，致使左心无继续发育的必要。

（2）动脉导管管径特大，大量血流循动脉导管流向躯体下部，致使胎儿左心与主动脉弓的循环量减少。

本综合征包括左心发育不良、主动脉弓和降主动脉细小。由于左心循环在某部有狭窄或闭锁，而使左房、肺静脉及肺动脉扩张和压力增高，右室血流增加。左心的梗阻病变严重者，可使体循环的血流无法维持需要，如伴有动脉导管未闭，血流可由肺动脉导管向降主动脉供血，与胎儿循环相似，如右心房水平有分流，则分流方向由左向右。

【临床表现】

（1）心力衰竭：生后数小时到数日内即急剧发生心力衰竭，呼吸困难，绝大多数患儿均有发绀，但往往不严重，若肺血流量增多者发绀明显。

（2）明显呼吸性酸中毒症状。

（3）心前区常隆起，搏动活跃，大多数患儿的心前区听到收缩期杂音，偶有 2~3 级（Levine 氏分级）喷射性收缩期杂音，P_2 单一且较响亮，时有喷射音。

（4）脉搏细弱或阙如，上下肢血压较低。由于低血压，表现为少尿或无尿。

【诊断】

（1）生后不久即发生心力衰竭而无其他先天性心脏病的特征性杂音。

（2）心电图大多数有右室肥厚、右室扩大的图形，在 V_1 导联上可呈 qR 型，电轴常右偏，部分病例 P 波增高，极少数有电轴左偏。

（3）X 线检查显示心脏增大和肺充血，心尖上举，肺动脉扩大，肺内血管纹理增粗，下肺野有时可见克氏 B 线，心胸比例增大。

（4）右心导管检查：导管检查可发现右心室和肺动脉的收缩压增高，心房水平可发现左向右的分流，导管常能通过未闭的动脉导管而进入降主动脉。造影可直接提供诊断的资料，但需慎重考虑和仔细检查，极危重的婴儿不宜做导管检查。

（5）超声心动图对本病的诊断最为可靠，可见左室腔明显缩小，甚至阙如。主动脉直径极小，右室腔明显增大，右室后壁增厚。主动脉瓣闭锁者，主动脉根部明显缩小，主动脉瓣不易探及或阙如。二尖瓣闭锁者，无二尖瓣回声或明显畸变，动脉干扩张。可见动脉导管开放，或房间隔缺损、室间隔缺损及三尖瓣运动幅度增大。

本综合征应与主动脉缩窄、心内膜弹力纤维增生症、大血管转位、伴有心室间隔缺损的肺动脉闭锁等相鉴别。

【治疗】

内科治疗仅能延长数月的寿命，外科手术的疗效亦不理想。

【预后】

本综合征预后不良。此类畸形重者为死产，轻者可活至青春期，30% 左右的病儿死于生后 3 个月之内。

据统计，65%于生后35个月内死亡,死亡率仅次于大血管错位。Lambert统计,本综合征的死亡率占新生儿期死于先天性心脏病总数的22%。

第二十二节　左心房发育不全综合征

左心房发育不良综合征(hypoplastic left heart syndrome， HLHS)是一种罕见的先天性心脏畸形,其病情复杂危重,死亡率极高。

【病因】

胚胎发育早期形成的心血管系统发育畸形。

【临床表现】

出生时即可出现异常, Apgar 评分常可低至 1 分钟 1 分, 5 分钟 5~6 分。由于肺循环血流量大而体循环灌流不足,口唇发绀,呼吸急促。出生后一周内即可出现肺水肿,充血性心力衰竭,循环性休克,如不及时治疗,大多在新生儿期死亡。

【诊断】

心脏 CT 血管造影(CTA)可提示先天性心脏病,左心房发育不良、二尖瓣发育不良,可有房缺,动脉导管未闭、右心房心室扩大等表现,心脏超声,血气分析均有助诊断。

【治疗】

可行气管插管静脉窦全麻醉体外循环下,行 Norwood Ⅰ 期手术+Sano 分流术,目的是先建一个功能性单心室维持良好的体-肺循环平衡,后期做 Fontan 等 Ⅱ 期、Ⅲ 期手术。

【预后】

本综合征无手术条件者大多死于新生儿期。有手术可能者行 Norwood Ⅰ 期手术,其难度大,手术病死率可达 28%~37%。手术年龄大于 1 个月存在肺静脉梗阻的高危患儿,手术后死亡率则高达 58%。即使 Ⅰ 期手术存活,尚需进行 Ⅱ 期、Ⅲ 期手术。总体来说病情危重,死亡风险大,手术难度高,最终预后很差。

第二十三节　主动脉缩窄综合征

主动脉缩窄综合征(aortarctia syndrome)是较常见的先天性心血管畸形,约占先天性心脏病的1.1%~3.4%。本病征分导管后型或称单纯型,相当于过去的成人型,约占90%及导管前型或称复杂型,相当于过去婴儿型,占10%。导管前型主动脉缩窄即主动脉缩窄综合征,又称婴儿缩窄综合征或缩窄综合征。本病征男多于女,约 4~5：1.缩窄常位于左锁骨下动脉及动脉导管之间,常呈广泛性狭窄,动脉导管常开放位于缩窄部远端且较粗大。本病征常并发其他心血管畸形,其伴随畸形按伴发率依次为：①双瓣型主动脉瓣；②主动脉弓发育不良；③异常交通(PDA/VSO/ADS-房室管畸形和单心室)；④左室流出道梗阻(主动脉瓣狭窄,单瓣融合主动脉瓣狭窄和主动脉闭锁)；⑤左室流入道梗阻(左室和二尖瓣发育不良伴弹力纤维增生症,二尖瓣闭锁)；⑥大血管位置畸形(大血管错位等)。

【病因】

于胚胎第 5~7 周,由目前尚未充分阐明的原因,主动脉在于动脉导管的连接处发育异常,产生局部官腔狭窄而产生缩窄。在胎儿期其血液动力学尚正常,肺动脉血经由动脉导管流入降主动脉。出生后,肺动脉血液入肺,由于主动脉缩窄,降主动脉血压低,肺动脉血液仍可经粗大的动脉导管流入降主动脉而产生一系列异常表现。

【临床表现】

1. 紫绀　出生后二下肢即可出现紫绀,而上肢肤色正常,交界线位于骨盆缘。如同时伴有左、右两心腔交通的心内畸形时,则紫绀分布均匀。

2. 股动脉脉搏减弱或消失　股动脉压力因肺动脉压力变化而有所不同,如合并 VSD,因肺动脉压力增高而使股动脉搏动可扪及。

3. 血压 下肢血压低于上肢血压,如迷走右锁骨下动脉开口部位于缩窄之远端,则右上肢血压较左侧低。

4. 脉搏 如伴有左或右锁骨下动脉畸形,或一侧锁骨下动脉位于缩窄之远端,则一侧桡动脉脉搏较对侧减弱或迟缓。

5. 心脏杂音 因有无并发其他心内畸形而不同,有时无杂音,有时可在胸骨左缘甚或整个心前区闻及收缩期杂音,并有响亮之第二心音。

6. 心力衰竭 如出生后动脉导管闭合,而其他侧枝循环尚未建立,更易引起严重循环障碍,可因心力衰竭而早期死亡。发生心力衰竭时,可发现心脏扩大、奔马律等。

【诊断】

(1)出生后即出现以骨盆缘为界的下肢紫绀、股动脉搏动弱或消失及下肢血压比上肢低。

(2)X线检查:心脏弥漫性扩大和肺血增多,并伴有其他心血管畸形征象。常无肋骨切迹可见,少数情况,如缩窄发生在左锁骨下动脉近端,或左锁骨下动脉起源部狭窄,则肋骨切迹仅见于右侧,相反,缩窄发生在迷走右锁骨下动脉之近端时,肋骨切迹发生在左侧。

(3)心电图:电轴右偏及右心室肥厚,甚至有左、右室肥厚之心电图表现,T波平坦、双相或倒置。

(4)心导管检查及造影:可确定缩窄部位、范围、程度,有无主动脉弓发育不良以及是否并发心内畸形。

【治疗】

本病征治疗困难。常在出生不久即出现难以控制的心力衰竭,宜及早手术治疗。

【预后】

本病征预后差,常死于难以控制的心力衰竭。

第三章　呼吸系统

第一节　百日咳综合征

百日咳综合征(pertussis syndrome)是近十几年提出的病名,它是一个新的综合征。有人把一组临床百日咳症状统称为"百日咳综合征",也有些学者把百日咳杆菌和副百日咳杆菌引起的一组百日咳症状称为"百日咳综合征",还有人则将经病原学诊断明确的百日咳除外后,其他各种因子所引起的和百日咳症状几乎完全相同的一组症候称为百日咳综合征。由于真正的百日咳病原学诊断依据常常不易获得,早期确诊则更困难,因此我们认为在病原学诊断尚未明确之前可以将这一类临床症候统称为临床综合征。其中一部分患者经百日咳杆菌培养阳性、免疫荧光抗体染色获得阳性结果或特异性抗体滴度测定等实验方法能肯定病原体为百日咳杆菌的从百日咳综合征的笼统诊断中区分出来诊断为百日咳。

【病因】

根据上述概念,百日咳综合征可以是由百日咳鲍特杆菌和副百日咳杆菌(可能为百日咳鲍特杆菌的变异型)所引起。

百日咳杆菌和副百日咳杆菌过去都用培养特性和它们对柠檬酸盐和尿酸氧化酶作用特殊的利用能力来加以区别。这种鉴别方法最近已有不同见解。这两种细菌有共同的纤毛血凝素和脂多糖抗原,但百日咳毒素的产量不同。有人证实百日咳杆菌中存在噬菌体,并通过化学方法诱使百日咳杆菌朝着副百日咳杆菌方向变异。DNA杂交研究显示两者极其相似,所以有人提出了副百日咳可能是噬菌体被灭活的一种百日咳杆菌类型的假设。

此外,腺病毒也可以引起百日咳综合征,在有些百日咳综合征病例中曾检出衣原体、巨细胞病毒、呼吸道合胞病毒等,或恢复期血清中测出特异性病毒抗体的升高,所以这些也可能是百日咳的病原,尚需进一步证实。

【临床表现】

(1)病程:典型病例病程可分为卡他期、痉咳期(典型发作期)和恢复期,卡他期常为1~2周,痉咳期2~6周,甚至两个月,或更长,恢复期4~12周或更长。本综合征平均病程有报告为50.9天±32.1天。

(2)咳嗽:患儿常以1~2周的上呼吸道感染开始并伴有数日的低热,继之咳嗽不断加重,出现阵发性痉挛性咳嗽,任何小小的刺激均可引起痉咳,一阵咳嗽后常可闻及一种啼鸣声样、高音调的吸入性杂音,有人称之为犬吠声或鸡鸣样回声。这是由于气道阻塞最终转为通畅时,气流快速地进入胸腔而产生的声音。病人在用力咳嗽以清理喉咙和呼吸道的过程中,因所有空气排出而造成胸腔内压更明显的负压。

(3)呕吐:患儿在咳嗽和啼鸣之后,常发生呕吐,呕吐物多为黏液样和痰性物质。

(4)血常规:发病初期甚至持续在全病程中,有显著的淋巴细胞增多,白细胞总数每立方毫米可达数万甚至10万以上。

(5)主要并发症:百日咳所引起的主要并发症有呼吸暂停、缺氧、肺炎、肺不张、眼结膜出血、颅内出血、咯血等。还可以有低血糖和智力迟钝、语言障碍、听力异常等神经学异常。

(6)其他:有人测试百日咳患儿的肺功能,发现静态肺容量有轻微下降但尚无统计学意义。

【诊断】

百日咳综合征的诊断主要根据临床典型的症状,尤其是痉咳、啼鸣、呕吐三大症状,以及血象改变和流行病学史。

对确定是否系百日咳杆菌作为病原菌的患者可通过以下实验室方法进行诊断。

（1）百日咳杆菌的培养：特异性高，但时间较长，且有较高的假阴性率，尤其是病程后期采集的咳碟标本。目前鼻咽拭子炭末培养基培养，早期患儿可获得一定的阳性结果。

（2）鼻拭子免疫荧光抗体染色法，快速敏感，但必须要有经验者操作，才能避免较高的假阳性率，与培养法比较，免疫荧光抗体染色法显著敏感（阳性率分别为 57% 和 85%）。

单克隆抗体菌落印迹试验（monoclonal antibodies colony blot test）：将患儿待检标本用抗百日咳杆菌 LPS 和 FHA 单克隆抗体菌落印迹，若二者均呈斑点样阳性反应者即为百日咳杆菌。本法快速，48 小时即获结果且敏感性高。

（3）百日咳特异性抗体测定：急性期和恢复期血清滴度 4 倍或 4 倍以上升高，可作为回顾性诊断，而不能达到早期诊断百日咳综合征的目的。

（4）酶联免疫吸附实验（ELISA）：有学者应用酶联免疫吸附实验对 21 个百日咳家庭中的 97 名成员进行检查，并用细菌凝集实验（BA）作对比，结果发现，47 例有症状的百日咳患者，ELISA 检查阳性者 35 例（75%），而 BA 检查阳性者仅 29 例（60%），因而认为 ELISA 对本综合征的早期诊断有帮助。

【治疗】

（1）红霉素：每日 50mg/kg，分次口服，疗程为 7~14 天，可降低疾病的传染性。多数患儿在红霉素治疗后 4~7 天无传染性，但少数至 10 天或更长时间仍有传染性。新的大环内酯类抗生素抗菌作用强，胃肠道反应小。罗红霉素 5~10mg/kg，分 2 次口服，7~10 天为一疗程。阿奇霉素 10mg/(kg·d)，一次顿服，5 天一疗程。氨苄西林疗效差，氯霉素有较好疗效，偶可引起粒细胞减少。

（2）沙丁胺醇：为 β_2 型支气管扩张剂药，有学者对照研究显示，沙丁胺醇能减少症状。

（3）类固醇的应用：Zoumboulakis 等在对照研究中发现应用类固醇能降低疾病的严重性，减少疾病的发作、啼鸣和咳嗽和呕吐的发生。

（4）百日咳高效免疫球蛋白：对照研究从未显示对预防或改善本病症有效。

（5）沙丁胺醇（Salbutamal）：应用该药治疗 6 个月至 3 岁的婴幼儿百日咳，能解除其痉咳症状。沙丁胺醇的作用可能与解除喉痉挛有关，从而可减轻婴幼儿的呼吸困难。剂量为每日 0.3mg/kg，分 3 次口服。治疗 24 小时后喘息次数显著减少，停药 24 小时后症状又加重。应用声音图检查口服沙丁胺醇后的患儿，声音图中清楚地发现喘息次数减少，时间也缩短，证明了用药效果。临床观察该药应用后患儿的咳嗽次数并无明显减少。最佳的剂量和适宜的疗程以及该药对婴幼儿的副作用尚有待进一步观察、研究。

（6）CPAP 和 PEEP：目前认为用呼吸道持续正压（CPAP）和呼气终末正压（PEEP）治疗严重百日咳伴有呼吸暂停和心率减慢的患儿，可改善呼吸功能和减轻缺氧状态。由于正压呼吸能对抗已经存在的肺不张，改善所有肺段的通气功能，且能减少喉痉挛、支气管痉挛的发作次数，但 CPAP 不能防止咳嗽及咳痰。若用经鼻的 CPAP 可以通过体位引流而使痰液排出，似更可取。有人应用此类急救措施，使一些已出现呼吸暂停、抽搐、脑病、严重缺氧等危象的百日咳患儿，最终获得治愈。有的患儿在体位引流、面罩吸氧无效时，使用 CPAP，氧气流量可用至 15L。

7. 免疫预防

（1）主动免疫：大多数国家使用 WHO 推荐的免疫程序。①基础免疫（basic immunity）：第一剂 6 周龄时接种，以后每间隔 4~8 周给后续剂一次，直至 6 个月龄前完成。②加强接种：完成基础免疫 6 个月，最好在出生的第二年后对 1~6 岁儿童加强接种一次。③完成基础免疫和加强剂后，预防百日咳的保护期可长达 6 年以上。④无论是全细胞疫苗或无细胞疫苗，都不具备长期保护作用，数年后仍需加强注射，方能减少发病率。

目前使用的主动免疫（active immunity）疫苗有全细胞疫苗和无细胞疫苗两种。

中国的免疫措施：① 2007 年开始普遍应用自主研发的含百日咳毒素（PT）和丝状血凝素（FHA）的无细胞百日咳-白喉-破伤风疫苗（diphtheria, tetanus, aceliularper tussis, combined vaccine, DAP），安全性和免疫效果均好于全细胞百日咳疫苗；②接种程序，3 个月、4 个月、5 个月龄初次免疫，18~24 月龄加强免疫。③有研究显示，我国 3 个月龄左右未接种 DTP 健康婴儿体内并不存在来自母体的百日咳特异抗体，故而患百日咳的风险性高，建议我国的 DPT 初次免疫与 WHO 建议的第一针基础免疫年龄一致起来，由 3 个月龄提前到 6 周至 2 个月龄。

（2）被动免疫（passive immunity）：对尚未接种过预防疫苗的体弱婴儿，在接触百日咳病例后，可采取注射抗毒素的免疫球蛋白积极预防。

（3）药物预防：对有百日咳患者接触史和免疫力差的婴幼儿，主张口服红霉素或复方新诺明 7~10 天，亦可口服三天阿奇霉素（希舒美）进行预防。

【预后】

适当有效治疗后大多预后良好。

第二节　成人型小儿呼吸窘迫综合征

成人型小儿呼吸着迫综合征（adult respiratory distress syndrome，ARDS）又称休克肺硬变综合征、成人透明膜病、成人型呼吸机能不全综合征、湿肺-出血性肺综合征、外伤后肺机能不全、进行性肺实变和进行性呼吸窘迫等。本综合征常在小儿感染性休克经治疗 10 余小时后，或在脑型或休克型中毒型痢疾，或在暴发型流脑经抢救好转后突然发生急性呼吸困难而转为本病，为目前休克、低血压纠正后的主要致死因素之一。

本综合征 1967 年由 Ashbaugh 等首先报道，尽管人们已认识本综合征 20 余年，但对本综合征的治疗仍无良策。

【病因】

任何原因均可使肺脏急性损伤者导致本综合征。

ARDS 与败血症、肺内感染、多发外伤、头外伤、濒临溺毙、氧中毒、骨折、休克、凝血异常、脑水肿和烟尘吸入、巴比妥和麻醉药过量、代谢性疾病（如胰腺炎和尿毒症）、结缔组织病、肺灌注不足和输液过量有关。其他因素如肺微血管通透性、支气管肺泡灌洗液内中性粒细胞蛋白酶过量和 II 型肺泡上皮细胞形成表面活性物质功能缺陷等均与该病过程有关（图 3-1）。

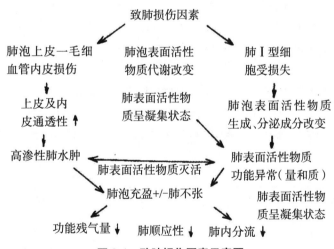

图 3-1　致肺损伤因素示意图

以上诸因素直接或间接损伤肺泡细胞和毛细血管内皮细胞，破坏其生理屏障，引起通透性增加，使血浆蛋白渗入肺泡及呼吸性细支气管，造成非心源性高渗透性肺水肿，出现急性严重低血氧呼吸衰竭。渗出的以中性粒细胞为主的炎性细胞，细胞所释放的介质、补体、细菌内毒素、氧自由基及各种蛋白酶参与了肺损伤和 ARDS 的发病过程。继发性肺表面活性物质分泌和功能异常是引起 ARDS 病情进展的重要因素，并易发生多器官衰竭。ARDS 发病机制见图 3-2。

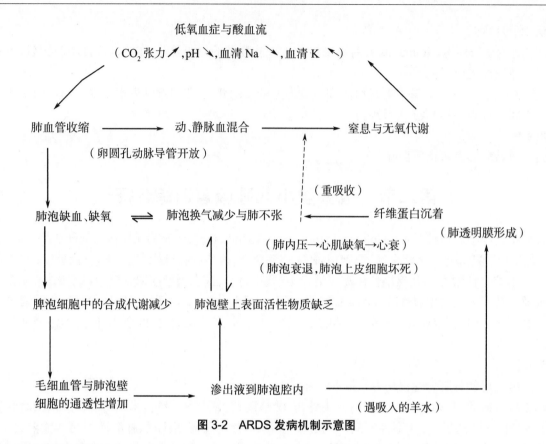

图 3-2　ARDS 发病机制示意图

【临床表现】

小儿 ARDS 与心肺疾患所致的肺水肿相似,但这些患儿并不存在心脏和肺脏的原发病,主要表现是呼吸窘迫和严重的低氧血症(吸入 100%氧的情况下 PaO_2 低于 9.33Pa),全部患儿均需要插管、控制通气和压力超过 1.18kPa 的呼气终末正压通气(PEEP)。肺顺应性降低,肺内分流增加,胸片显示弥漫性网状浸润,肺水肿和由斑片状浸润进展到密度较多的实变,最后可发展成间质性肺气肿、纵隔气肿和气胸。

【诊断】

根据小儿感染性休克经治疗好转后突然发生呼吸加快、吸气三凹征、胸闷发绀等症状,病情发展迅速,呼吸困难,极度窘迫,肺部检查正常或可听到多数细湿啰音,后期 X 线片可见小片状浸润影可予以诊断。

临床上 ARDS 常需与心源性肺水肿相鉴别,详见表 3-1,ARDS 的临床分级见表 3-2。

表 3-1　ARDS 与心源性肺水肿的鉴别

	心源性肺水肿	ARDS
病程	起病急骤	相对缓慢
缺氧发绀	缺氧、发绀	发绀明显、缺氧更严重
烦躁	严重	比较安静
体位	不能平卧	多能平卧
面色	苍白	暗红
痰	白色或粉红色泡沫	血痰、血水样痰
对强心剂、利尿剂、血管扩张剂的反应	较好的即时反应	治疗效果不明显
血氯低氧血症	较轻	明显
吸气原 P_aO_2	上升较快	吸氧 2 小时仍无反应

表 3-2　ARDS 临床分级

分级	症状和体征	x 线表现	吸空气		吸纯氧 15 分钟后	qs/qt
			$P_{a}O_2$（kPa）	$P_{a}O_2$（kPa）	$P_{a}O_2$（kPa）	
轻度	呼吸>35 次/分,*无发绀	无异常,或肺纹理增多,边缘模糊	<8	<4.67	<4.67	>10
中度	呼吸>40 次/分,可见发绀,肺部有异常体征	斑片状阴影或呈磨玻璃样改变,可见支气管气相	<6.67	≤5.33	<20	>20
重度	极度窘迫,发绀进行性加重,肺部广泛啰音或实变	上肺大部密度普遍增高,支气管气相明显	<5.53	>6	>13.3	>30

*应参照小儿标准(成人型呼吸窘迫综合征专题讨论会,1982,北京)

【治疗】

国外对 ARDS 的治疗主要采取机械通气给氧。国内治疗措施如下。

（1）对已出现的呼吸窘迫用 654-2,每次 5mg/kg,每 15 分钟 1 次静注,经 5 次后如有好转逐渐减量维持,如静注 654-2 后效果不显著,可采用酚妥拉明每次 0.5mg/kg,每 15 分钟静注 1 次,注射 5~10 次后呼吸窘迫可明显缓解,之后以小剂量静脉点滴维持至完全纠正。

（2）维持液体负平衡,应以最低速度,较低渗透压维持静脉点滴,并静脉应用呋塞米等快速利尿药。

（3）为了维持血压和心脏指数可用影响收缩力的药物,如多巴胺等,对皮质激素的使用尚有争论。

（4）采取机械通气给氧,改善氧合作用。肺的顺应性和肺内分流,使用呼吸器和 PEEP,保持氧饱和度在 90% 以上。PaO_2 在 8kPa 以上, $PaCO_2$ 在 6.67kPa 以下,如 PaO_2 在吸 60%氧时低于 8kPa 而 $PaCO_2$ 高于 6.67kPa,则患儿将要呼吸困难,这是人工通气的指征。

（5）莨菪类药物:654-2 能提高肺组织细胞膜中 β 受体的密度及 cAMP 含量,动物实验发现该药对 ARDS 大鼠肺组织中磷酸酯 A_2 具有显著的抑制作用。654-2 的抗感染、保护膜结构、减轻肺组织损伤和水肿程度等药理作用,适用于本综合征的治疗。

【预后】

本综合征预后与前驱疾病有关,休克的早期诊断及正确治疗是预防 ARDS 发生的关键,小儿预后较成人差,病死率在 60%~94% 之间,如能对 ARDS 及早认识及在治疗中抓住主要病理环节可降低病死率。

第三节　创伤窒息综合征

创伤窒息综合征(traumatic asphyxia syndrome),1937 年由 Ollivier 首先报道,故又被称为 Ollivier syndrome。本综合征是因胸部上腹部严重挤压伤,反射性的声门痉挛,致胸闷、呼吸困难,甚至呼吸停止而窒息。该综合征与 Perthes 病不同,后者系骨软骨炎综合征中的一种平髋症,两者不能相混淆。

创伤窒息综合征在 Ollivie 报道后,有人将挤压综合征与之相提并论,两者似有许多类似,亦有学者主张两者合而为一。又有学者将本综合征冠名为瘀斑状面罩。1964 年我国学者蔡民曾报道过 13 例。

【病因】

因胸部受严重外伤和褶刀样损伤,或因百日咳的痉挛性剧烈咳嗽、癫痫样发作、难产产程中胸部受挤压时均可致本综合征。因胸部受挤压时,反射性深吸气发生会厌紧闭,声门痉挛而致窒息。

【临床表现】

本综合征以青少年为多见,当胸部受严重挤压伤后,出现胸闷感、呼吸困难或有窒息感。严重者面、颈、上胸部皮肤紫蓝色夹有出血斑或压之褪色的充血瘀斑。眼睑肿胀、球结膜下出血、眼球胀感、眼前飞蚊症。昏迷、抽搐、肌张力增高、腱反射亢进。

【诊断】

有严重胸部、上腹部挤压史,上胸部以上呈紫蓝色瘀血并有上述临床症状,主要有呼吸困难、窒息感,在排除颅脑损伤后可做出诊断。

【治疗】

轻症者酌情休息或予以低流量氧吸入,可自然恢复。

有明显困难和窒息者需作面罩 CPAP,甚至气管插管或气管切开,人工辅助通气等急救治疗。

【预后】

经积极支持治疗又无其他并发损伤者,大多能完全康复,预后良好。

第四节　儿童过敏性鼻炎-哮喘综合征

儿童过敏性鼻炎-哮喘综合征(combined allergic rhinitis and asthma syndrome,CARAS),是 2004 年世界变态反应组织提出的名称。早在二十世纪九十年代,1996 年 Davison 等称之为"系统性呼吸道黏膜病",1997 年美国有学者提出的"同一气道,同一疾病",至 1999 年 Simons 提出了"过敏性鼻炎-支气管炎综合征",到 2000 年 Passalacgnd 等称之为"整体气道病""慢性过敏性整体气道疾病综合征"等。作者从二十世纪八十年代起在临床工作中就将 CARAS 作为一个整体病,诊断中使用过敏性鼻炎-哮喘症,对家长说明这是整体疾病在鼻部和肺部不同部位的表现,实质是一个病,无须另行五官科诊治,而由儿内呼吸科医生统筹兼顾地进行整体而统一的治疗。这些临床诊治意见和上述学者的观点是一致的。

过敏性鼻炎(AR)及其对支气管哮喘(BA)的影响(allergic rhinitis and its impact on asthma,ARIA)在 2012 年版的指南上就提出了上、下呼吸道疾病的整体性。大量流行病学资料亦证实了 AR 与 BA 的相关性。

【病因】

总体而言,过敏性疾病是 Th2 介导的疾病,TH 细胞的分化尤为重要。最近发现,微小 RNA(miRNA)在过敏性疾病患者中 miR-155、miR-146a,miR21 出现上调,而 let-7 家族成员下调。其中上调的 miR 通过作用于 IL-2 的表达,起到促进 T 细胞分化成 Th2 而弱化 Th1 分化的反应。而 let-7 家族成员的下调,则通过上调 IL-12 表达起到促进 Th2 细胞反应的作用。

YuSQ 等 2011 年研究报告中,发现 AR 患者中 9miRNAs 较对照组升高 2 倍,以及 miR-224,miR-143 出现下调。Thai T-H 等于 2007 年研究就发现 miR-155 缺陷的 Th 细胞在体外就能向 Th2 偏移。至 2012 年 Yao R 亦发现在体外 miR-155 在 Trerg 细胞和 Th17 细胞的风化调节中起了重要作用。Liu F 等 2012 年在有哮喘的患儿和对照组配对比较的外周血中发现 miR-221 以及 miR485-3p 上调。从分子学角度研究的结果,这些发现均提示儿童 CARAS 的发病与基因有关。

【临床表现】

哮喘发作与鼻炎表现同时存在为其主要的临床特征。

【诊断】

1. 参考 2010 年儿童变异性鼻炎诊断和治疗指南、2008 年儿童支气管哮喘诊断和防治指南。

2. 哮喘预测指数:过去一年喘息≥4 次以上主要危险因素或 2 项次要危险因素。

(1)主要危险因素:①父母有哮喘病史;②特应性皮炎;③有吸入变应原致敏的依据。

(2)次要危险因素:①有食物变应原致敏依据;②外周血嗜酸粒细胞≥4%;③与感冒无关的喘息。

同一患儿同时出现 BA 和 AR 诊断标准,即应诊断为 CARAS。

【治疗】

治疗策略应该是上下呼吸道联合抗感染治疗,以减少药物重复使用提高临床疗效。

CARAS 治疗应遵循的五大原则如下。

1. 避免接触过敏源　先明确过敏源,才能尽可能地避免过敏源。

2. 药物治疗

（1）吸入糖皮质激素（innaled corticosteroids，ICS）：该疗法可同时控制 CARAS 患儿上、下呼吸道炎症，降低气道高反应性，减少因 BA 急性发作的次数。

一旦确定 CARAS 的诊断即应使用特殊的口鼻两用雾化罐，采用 ICS 同时进行上、下呼吸道联合抗感染治疗。亦有学者认为鼻内糖皮质激素喷入（或吸入）亦能提高患儿哮喘控制的效果，在改善哮喘预后方面尚存在一些分歧。Lohia 等 2013 年最新的一项荟萃分析指出，鼻内使用糖皮质激素显著控制了 CARAS 患者的哮喘症状，以鼻内喷入法效果更为显著。

（2）抗变态反应药物的应用：包括抗组胺药物、白三烯受体阻滞剂、肥大细胞稳定剂等。

CARAS 以哮喘症状为主者，不建议用抗组胺药，而建议口服白三烯受体阻滞剂。以鼻症状为主者，建议口服或鼻用第二代或新型 H_1 抗组胺药。抗白三烯受体药物同时能改善上、下呼吸道症状，因此建议 CARAS 患儿选用，可兼而治之。鉴于 AR 发病原因中炎症介质组胺起重要作用，在用抗白三烯受体药物的同时，联合应用口服或鼻喷第二代或者新型 H_1 抗组胺药物，疗效会更好。

（3）特应性免疫和非特应性免疫治疗：特异性免疫疗法就是俗称的脱敏疗法。是 CARAS 的重要疗法之一。但其使用有严格的限制，GINA 指出，只有在严格控制环境过敏源、药物干预下都无法控制病情时才考虑使用。其适应证：① 5 岁以上对常规药物治疗无效；②常规药物治疗无效，主要由尘螨过敏（诊断明确）合并其他致敏源少于 1~2 个；③家长理解该疗法的风险和局限性。

SIT 禁忌证：① 5 岁以下儿童；②家长无法理解本疗法的风险性和局限性；③ AR 合并持续性 BA 同时发作者；④正在使用 β_2-受体阻滞剂者；⑤合并有其他免疫性疾病者。

3. 免疫调节剂　匹多莫德、转移因子等药物在免疫调节方面有一定作用，可酌情选用。

4. 基因治疗　CARAS 发病机制中已提及该病症是 Th_2 介导的疾病。微小 RNA（miRNA）治疗变应性疾病是新的热点研究方向。

miRNA 是一种 19~25 个核苷酸长的单链 RNA 分子，在整个演变过程中有高度保守的特征，可调节靶基因转录后的基因沉默，一个 miRNA 能调节很多基因，在 T 细胞演变和激活中起重要作用。因为 miRNA 是一类能调节过敏性炎症过程的分子，所以寻找新的小分子 miRNA 的调节剂，有望成为治疗 CARAS 的新靶点。

5. 多联益生菌　近年研究和作者临床治疗经验显示多种益生菌[五联益生菌（乐童）、四联益生菌（爱敏康、必慧龙、玛西塔等）]可经肠淋巴系统吸收，转入呼吸系统，起保护呼吸道黏膜、改善患儿免疫功能和过敏状态。其机制有待进一步研究。

6. 患儿及家长教育　儿童 CARAS 是一种慢性免疫系统紊乱性疾病，诊治过程中应详细解释疾病的特点。治疗方法的目的、意义何在，坚持长期治疗的重要性，目前尚无特效迅速治愈本病症的方法，免疫调节是一个长期的过程，以提高患儿和家长对疾病的认识和治疗方案的依从性，先针对疾病的控制以保护气道完整性和肺功能的正常。随年龄增长，坚持长期药物治疗达到临床控制的目标。

7. 黄酮类化合物　有预防哮喘综合征的作用。有研究发现，孕期母亲摄入苹果量与儿童哮喘的发生呈负相关，提示孕母食用苹果有助预防儿童生后患哮喘。有学者综合 30 余年来 42 项相关研究，得出一个间接证据，即母亲妊娠期摄入蔬菜和水果，会降低子代儿童期哮喘的发生率。

目前以黄酮类化合物罗碧芷作深入研究，以 2.2mg/（kg·d）口服 4 周，血清白三烯水平降低了哮喘发作，给予 100 mg/（kg·d）控制哮喘更理想，并减少糖皮质激素吸入的剂量。罗碧芷是一种水溶性的生物性类黄酮素混合物，主要成分为原花青素，是从法国滨海松树树皮中提取的物质。具有抗哮喘作用。临床研究表明，在治疗哮喘的同时，证实了其不仅是有效的，还肯定了罗碧芷的安全性。罗碧芷长期干预治疗哮喘，对儿童和成人均不会产生任何不良反应。肯定了黄酮类化合物有助于哮喘的防治。其有效性和最佳干预剂量尚待进一步研究。

【预后】

坚持按规范治疗，长期治疗随年龄增长免疫调节达到平衡，不仅能保护肺功能不受或少受损害，大多病例能于 6~12 岁，迟至 12~18 岁有望痊愈。

第五节　肥胖通气不良综合征

肥胖通气不良综合征(obesity hypoventilation syndrome)即肥胖-肺换气低下综合征(obesity-pulmonary hypoventilation syndrome)，又称 Pickwilkian syndrome、肥胖症伴心肺功能衰竭、特发性肺泡低换气综合征、心肺-肥胖性综合征、肥胖-呼吸困难-嗜睡综合征、发作性睡病伴发糖尿病性高胰岛素综合征等。本综合征与过度肥胖通气功能低下有关，属肺泡换气低下综合征的一个分型。常见于体型极度肥胖的儿童。自 1955 年开始有本综合征的报道。1956 年由 Burwell 命名为 Pickwickian 综合征，以后陆续有报道。本综合征是指极度肥胖患者在没有原发性心脏或肺脏疾病的情况下，发生肺泡换气不良所产生的一系列症状，若能将体重减轻，则临床症状可明显好转。

【病因】

由于过度肥胖，纵隔障内大量脂肪堆积，造成患者肺活量、储备呼气量、功能残气量以及全部容量均进行性减少，且体重的不断增加，其不均匀的换气程度也加大，使安静时动脉血二氧化碳分压升高，而氧分压下降，再由于长时间处于缺氧状态，患者易发生继发性红细胞增多症，血液黏稠度加大，循环阻力增加，右心负荷加重，易发生右室肥厚，甚至右心衰竭。长期的动脉血二氧化碳分压增高，使中枢神经对高碳酸血症的反应低下，使血中二氧化碳增高所诱发的呼吸中枢兴奋，对低氧的呼吸反应也不灵敏而出现周期呼吸，扰乱患者休息，造成昼夜嗜睡，实际上是高度困乏的结果。

【临床表现】

(1)通气不足症状及体征：出现一系列呼吸衰竭症状；如青紫和呼吸窘迫，血气检查见低氧血症及二氧化碳潴留。

(2)呼吸方面症状及体征：呼吸浅促，夜间常有呼吸暂停发作，有周围性或混合性睡眠呼吸暂停现象，且伴上呼吸道梗阻及夜间睡眠打鼾现象。

(3)心脏方面症状及体征：早期症状有咳嗽、气短、心悸、下肢水肿等，右心衰竭加重时，可出现呼吸困难、青紫、尿少等，少数病人有全心衰竭表现。

(4)神经系统症状及体征：缺氧、乏力、头痛、烦躁不安、谵妄、抽搐、二氧化碳潴留，可致幻觉、精神异常、白天嗜睡，少数患儿智力减退或迟钝。

(5)肺功能检查：主要表现为限制性通气障碍，肺容量、肺活量、潮气量降低，功能残气量减低。

(6)血气变化：PaO_2 降低、$PaCO_2$ 升高，呼吸道感染后可发生急性呼吸衰竭。

(7)X 线胸片可见两侧横膈上抬、肺动脉段凸出、右心肥大。

(8)外周血红细胞增多，血胰岛素含量增高。

【诊断】

根据过度肥胖者伴有通气功能降低，临床表现有心脏及神经系统的症状及体征，结合肺功能检查及血气分析可予以诊断。

【治疗】

(1)减肥：为预防本综合征的根本措施，通过减肥后呼吸动力学异常可逆转，症状减轻，通气改善，睡眠呼吸暂停发作减少。

(2)药物治疗：①三碘甲状腺原氨酸类利尿剂，体重下降明显，但危险性大，可引起心律失常；②苯丙胺类食欲抑制剂：疗效差，副作用大，一般不用；③考来烯胺、新霉素：引起脂痢而减轻体重，副作用大；④人绒毛膜促性腺激素：可使体重迅速下降，副作用大；⑤黄体酮：可提高中枢对二氧化碳及缺氧的反应性，使通气增加而改善气体交换，纠正呼吸性酸中毒，改善心衰及红细胞增多症，但睡眠性呼吸停止仍存在。

(3)改善通气：局部铁肺、气管切开等使低氧血症，二氧化碳潴留及肺心病得到改善。

(4)吸氧：低浓度氧吸入可改善缺氧及心力衰竭，避免用高浓度氧，否则可致肺泡通气不良进一步恶化。

(5)防治呼吸道感染：呼吸道感染常是本综合征发展为急性呼吸衰竭及死亡的直接原因。

（6）抗凝治疗：防治血栓形成及栓塞。

（7）控制肺心病：心力衰竭及呼吸衰竭的积极有效治疗。

（8）手术治疗：胃或小肠通路改道术、下颌骨牙床钢丝固定术、迷走神经切断术，对减肥有效，但副作用大，甚至有危险，故难以接受和推广。

【预后】

积极对症治疗和减轻体重可望使病情好转。若不及时发现和抢救，呼吸衰竭、心力衰竭则可致死亡。

第六节　肺成熟障碍综合征

肺成熟障碍综合征（pulmonary dysmaturity syndrome）即 Wilson-Mikity 综合征，又称新生儿局灶性肺充气过度综合征、囊性肺气肿（cystic pulmonary emphysema）、早产儿肺间质纤维化 interstitil prematurity fibrosis、新生儿囊性肺气肿（neonatal cystic pulmonary emphysema）、肺发育障碍综合征、多泡性肺综合征等。1960 年由 Wilson 和 Mikity 最先报道。常见于极低出生体重儿（体重<1 500g）和孕期小于 32 周的未成熟儿。以出生后 2~4 周出现进行性、间歇性或反复出现的呼吸困难为特征。

【病因】

病因未明，可能与下述因素有关。

（1）肺发育不成熟：愈不成熟，愈易发病。

（2）O_2 中毒：由于本综合征病理变化与 O_2 中毒十分相似，如肺间质纤维化、肺不张、肺气肿等。

（3）病毒感染：曾有报道于本病患者分离到 ECHO19 型病毒。

早期肉眼可见肺组织极度不成熟，后期肺苍白的高度膨胀区被凹陷的不张区所分隔，在实质中伴有囊肿、气肿区和增厚的纤维隔。肺弥漫性高度膨胀，可覆盖心脏。显微镜检查：肺泡壁增厚，伴毛细血管增殖和单核细胞广泛浸润支气管，毛细支气管与肺泡壁的上皮细胞增生及纤维化，肺泡过度膨胀，可呈融合状态，其周围肺泡可有不张。

由于肺间质纤维化，不张的肺泡和高度膨胀的肺泡中气体分布明显不均，血流灌注减少，通气/血流比例失调，气体交换障碍，导致缺 O_2 和 CO_2 潴留。另外，肺血管阻力增高，引起肺高压导致右向左分流的肺源性心脏病。

【临床表现】

本综合征多发生于孕期未满 32 周的未成熟儿，体重小于 1 500g，少数报告偶见于足月儿伴有胎粪、羊水吸入史或给高浓度氧史，出生体重最大者为 2 240g，母在孕期常无异常，部分于出生时有胎儿窒息或异常分娩，如胎膜早破、胎盘早期剥离等。

一般在出生时呼吸窘迫，吸氧以后改善，但不久又复发，或出生时未见异常，而后出现进行性呼吸迫促、呼吸暂停和发绀等呼吸功能不全征象。

主要症状常于生后 2~4 周逐渐开始，出现呼吸困难、气促、呼吸增快，伴有胸骨下或肋间吸入性凹陷、发绀或呼吸暂停，轻度咳嗽，这些症状可呈进行性、间歇性或反复出现，起病后 4~8 周症状明显加重，持续数周到数月，最长者可持续 2 年。给予少量氧气（浓度为 25%），略可改善缺 O_2 情况。在疾病期间病婴食欲差，偶有呕吐。有 1/4 病例在生后 1~2 个月死亡，存活者在数月后症状逐渐减轻到消失。但在生后第 1 年内经常继发下呼吸道感染。本症患儿体重与胎龄愈大，症状愈轻。胸部体征在早期多不明显，仅在继发感染时可闻及湿啰音或哮鸣音。本病的任何阶段都可并发肺源性心脏病，进而产生充血性心力衰竭。此外尚伴有骨质疏松和肋骨骨折。

X 线检查的早期表现为两侧肺纹理粗糙，网状斑点状浸润影，普遍性小囊肿，分布在肺的各叶，囊肿增多成多空泡的表现。后期囊肿界限更加明显，伴过度透亮区。最后出现囊肿愈合和过度透亮的代偿肺，横膈变平。X 线改变与临床表现轻重一致，亦与病理病程分期相平行，见表 3-3。

表 3-3　临床、X 表现和病理变化的关系

	出生 6 天	第一期早期 （6~30 天）	第一期后期 （1~4 个月）	第二期 （1~5.5 个月）	恢复期 （3 个月至 2 岁）
临床表现	常无特殊，1/6 病例第一期早期改变	高度呼吸困难，暂时青紫，吸入性凹陷	严重，明显呼吸困难，吸入性凹陷，肺部有湿啰音	临床症状严重性降低，吸入性凹陷消失，肺啰音消失	能耐受正常运动。体征（—）
X 线表现	常清晰	弥散性间质浸润，普遍性小囊肿（1~4mm）在肺各叶	两肺纹理粗糙，网状浸润，囊肿融合，界限更加明显	上叶残留条索样浸润，肺底部气肿，横膈变平	清晰
病理	—	肺发育不成熟	高度膨胀和不张	弥漫性气化过度	—

　　实验室检查结果可显示肺功能明显降低，呼吸道阻力增加。CO_2 潴留，右向左分流，肺容积和动力顺应性降低，肺活量和肺顺应性正常。PaO_2 降低，$PaCO_2$ 较肺泡 PCO_2 高，可增加至 7.3~10.3kPa（55~77mmHg），并随 pH 降低而增加。O_2 饱和度在 43%~90%，通常中等度降低在 85% 以下，pH 中度降低。其他实验室检查包括血常规、细菌、霉菌培养、呼吸道病毒分离均无异常，弓形体、组织浆虫病皮肤试验阴性，OT 试验阴性。大便中胰酶胰凝乳酶均正常。较早期病例支气管造影检查示支气管结构正常。

【诊断】

　　本综合征诊断要点为：多见于孕期小于 32 周，起病于出生后第 2~4 周，起病隐匿，以后有呼吸困难、咳嗽、暂时发绀，可伴胸骨下、肋间吸气性凹陷，或有呼吸暂停。胸部体征不明显。

　　（1）支气管肺发育不良症（bronchopulmonary displasia），详见表 3-4。

表 3-4　Wilson-Mikity 综合征与支气管肺发育不良症的鉴别

	Wilson-Mikity 综合征	支气管肺发育不良症
早产	多小于 32 周	偶为足月儿
低体重	多小于 1 500g	多小于 1 500g，偶体重正常
肺透明膜病史	常无	有
用高浓度氧及呼吸器历史	偶见	有
病因	不明，可能主要为肺不成熟	氧中毒，呼吸器损伤，肺透明膜病及肺不成熟
起病年龄	多在出生第二周发病	多在 hmd 治疗 2~3 周后
肺功能不全临床表现	起病隐匿，出生后两个周病情逐渐加重	出生后即非常严重
X 线检查	生后头 6 天肺片多正常	生后几小时 X 线片即呈异常，可分四期
	生后 1~3 周两肺小囊状明影 2~12 个月肺野已正常，肺底先于肺尖，个别病例肺部改变到 2 岁才完全消失	第 1 期：网点状阴影或星毛玻璃样 第 2 期：整个肺野透亮度大减实变 第 3 期：大小不等的囊腔影 第 4 期：弥漫性肺气肿，有时透亮区更扩大，心影正常
病程	慢性，病情较轻	慢性，自生后病情非常严重凶险
预后	较好	差

　　（2）未成熟儿慢性肺功能不全（chronic pulmonary insufficiency of prematurity），多见于未成熟儿、极低出生体重儿，生后 4~7 天发病，持续 2~4 周，常见症状为呼吸暂停，胸片显示慢性进行性肺膨胀不全，实验室检查血氧低下，血碳酸增高。缺乏 RDS 或支气管肺发育不全的 X 线表现。通常 60 天完全恢复正常。

　　（3）此外尚须与胰腺囊性纤维性变、先天性心动脉导管未闭、肺透明膜病等鉴别。

【治疗】

　　按未成熟儿常规处理。主要是采用对症及支持疗法，大多数患儿可逐渐恢复，合并感染时预后差。少数

死于急性期。婴儿在吞咽动作未完善前,喂养时应特别谨慎。

皮质激素理论上似可减少肺纤维化,但激素可加重 O_2 对肺的毒性。对气道阻力增加者,可试用茶碱以降低气道阻力,肺内纤维化愈少的病儿疗效愈好。茶碱剂量为 12 小时 2mg/kg,使血浓度在 5~12mg/L。

【预后】

本综合征可死于急性期,死亡率为 25%~50%,有 10%~15% 的婴儿因呼吸衰竭或右心衰竭死亡。存活的婴儿于数周或数月后症状可逐渐减轻,经数月至 2 年胸部 X 线转为正常,有完全治愈的可能。

第七节　肺动脉栓塞综合征

肺动脉栓塞综合征(pulmonary artery embolism syndrome)又称 Hughes-Stovin 综合征。本综合征由 Hughes 和 Stovin 于 1959 年首先描述。

【病因】

本综合征病因尚未明了,可有感染性、先天性、梅毒性和外伤性 4 个方面的假说。感染性肺动脉瘤系继发于先天性心脏瓣膜畸形、动脉导管未闭等而有亚急性细菌性心内膜炎,感染栓子脱落而进入肺内所致,也有报告末梢静脉的感染性血栓脱落而引起肺栓塞和肺动脉瘤。先天性肺动脉瘤常可合并先天性心脏病,特别是室间隔缺损、动脉导管未闭等情况下,导致严重肺动脉高压而有助于肺动脉瘤的形成。梅毒性肺动脉瘤曾被考虑,但未查见梅毒螺旋体。目前认为肺动脉瘤的发生与持续性肺动脉高压有关,但也有肺动脉瘤发生在没有肺动脉高压的病例。在支气管动脉中有无机盐沉积于内弹力层,纤维组织取代肌层和弹力组织,从而影响肺动脉的营养。

【临床表现】

病程可分为三期:第一期内由于颈静脉血栓可使颅内压升高,出现头痛、呕吐、视力障碍等症状,脑脊液压力升高和血沉加快。第二期反复出现浅部和深部静脉血栓形成,并有发热,但抗生素无效,亦无脾肿大和败血症证据。第三期以咯血为主,此时方注意到胸部。胸部 X 线检查时,可见肺门附近有局限性结节阴影,有时误诊为肿瘤。咯血持续数周,最终因瘤破裂大咯血而死亡。

【诊断】

根据临床三期表现的特点,结合胸部 X 检查见肺门处有局限性结节阴影时可予以诊断。

【治疗】

本综合征尚无适当的治疗方法。

【预后】

由于本病在生前诊断较困难,一经明确诊断后亦无特殊治疗的方法,故预后都不良。

第八节　肺-肾综合征

肺肾综合征(lung-kidney syndrome)又称 Good-Pasture 综合征、肺出血-肾炎综合征(pulmonary hemorrhage-nephritic syndrome)、伴肺出血的肾小球肾炎、伴肾小球肾炎的肺出血、肺性紫癜、出血性间质性肺炎与肾炎、肺含铁血黄素沉着症与肾病、肺紫癜与肾炎综合征等。

本综合征最早由 Good-Pasture 于 1919 年报道,1958 年 Stanton 等报道了 9 例此类患者,1967 年 Maddox 发现肾切除后肺出血可中止,以后即将其命名为 Good-Pasture syndrome,直至 1967 年由于对本综合征的免疫发病机制有所突破,才重新引起人们的关注。本综合征是以突发性肺出血伴有其他肺部症状,同时合并进行性肾小球肾炎以至发生尿毒症和呼吸功能衰竭为特征的一组综合征。

【病因】

肺-肾综合征由多种病因引起,由于某些病因使机体同时产生了抗肺泡、肾小球基底膜抗体,并由此攻击了肾小球与肺,发生 I 型变态反应。至于同时向肺泡和肾小球发生免疫复合物沉积并激活补体(Ⅱ型变态反应）的发病机制，尚无确切的解释。既往认为本综合征主要是由基底膜（GBM）抗体介导引起，免疫荧光检查示 IgG 沿肾小球基底膜呈线条状沉积，此症仅一部分可确诊为 Good-Pasture 综合征，另一部分患者临床酷似 Good-Pasture 综合征，但其免疫荧光则示 IgG 沿 GMB 呈颗粒状沉积，血中抗 GBM 抗体阴性。实际此部分病例系免疫复合物性肾炎（ICGN）。自身免疫机制在本病起重要作用，表现为 ICGN 者，是由于免疫复合物沉积于肾小球及肺泡的相应部位而引起。临床上肺部病变出现于肾病变之前，肾功能多急速恶化，可于数周至数月内死亡。

【临床表现】

临床特点为咯血、贫血、肺部间质性炎症浸润和进行性肾功能衰竭。

（1）年龄：儿童到老年均可发病，多见于 16~30 岁（75%~95.4%），无种族差异。

（2）起病可能和感染有关，尤其是病毒感染，Wilson 报道 32 例，44% 有先驱上呼吸道感染，17% 有类流感症状，病毒感染或其他因素，如何使机体产生对肺及肾小球基底膜的共同抗体尚不清楚。

（3）肺部：起病急，发热、咳嗽、咯痰、咯血、呼吸困难，甚至发生呼吸功能衰竭。咯血的程度可由血痰到较大量的咯血。

（4）肾脏：蛋白尿在起病早期多不明显，但病程中始终存在，甚或出现肾病综合征的所见，镜下血尿及管型均可见到，肉眼血尿少见，肾功能障碍发展迅速，平均约 3 个半月即须透析维持肾功能，血尿素氮升高，血清补体下降较多见。此外尚有尿少、头痛、高血压、浮肿等。

（5）其他：苍白、肝脾肿大、心脏扩大、皮肤紫癜、便血、白细胞升高以中性粒细胞最明显。本综合征的贫血和肺部表现极似肺含铁血黄素沉着症。

【诊断】

（1）发病急：大多以呼吸道感染征象首先出现，且有进行性加重的趋势，先有咯血，很快出现肾炎改变，并出现肾功能衰竭表现。亦可以轻重不等的肾小球肾炎起病，而肺部异常症状则可在病程较晚阶段才显示出来。

（2）实验室检查：白细胞增多，蛋白尿、尿沉渣有红白细胞管型。痰中除有红细胞外，可见含有"含铁血黄素"的上皮细胞。

（3）X 线检查：肝部可见有几毫米甚至 1~2cm 斑点状阴影。同时可见有纤细的不规则的条索状阴影。

（4）肾脏病理改变为新月体肾炎，血中抗基底膜（GBM）抗体阳性。

（5）确诊要靠活体组织检查（甚至仅能在尸检时始能确诊）。

本综合征须与特发性含铁血黄素沉着症、结节性动脉周围炎、类似的血管炎、系统性红斑狼疮、弥漫性血管内凝血、风湿性肺炎、肺出血及肾炎伴发于免疫复合物疾病等鉴别（表 3-5）。

表 3-5　Good-Pasture 综合征的鉴别诊断

病名	好发年龄（岁）	血清抗 gbm	血清抗 dna	冷凝试验	冷球蛋白	血清补体	免疫肺脏	荧光肺脏
Good-Pasture 综合征	20~30	+	—	—	±	正常	局灶线状 IgG 沉积在肺泡壁	线状 IgG 沿基膜沉积
特发性肺含铁血黄素沉积症	~10	—	—	+	—	正常	—	—
免疫复合物性肾小球肾炎伴肺出血	无年龄特点	—	—	+	±	低或正常	不详	颗粒状 igg 沉积
系统性红斑狼疮	10~30	—	+	+	+	低	颗粒状 IgG 沉积于肺泡壁	系膜性及颗粒状 IgG 沉积
弥漫性血管内凝血	无年龄特点	—	—	—	—	正常	不详	纤维素沉积于毛细血管腔内
结节性多动脉炎	30~40	±	—	—	±	正常	不详	不一，常为阴性

1976 年 Teichman 提出的诊断条件为：①反复咯血；②血尿、管型尿等肾小球肾炎样改变；③小细胞低色素性贫血，用铁剂治疗有效；④肺内有吸收迅速的游走性斑点状浸润影；⑤痰中可发现有含铁血黄素的巨噬细胞，即可诊断；⑥用直接免疫荧光法或放射免疫，反复检查血液可证明有抗肾小球基底膜抗体；⑦肾脏或肺活检，于肾小球或肺泡囊基底膜有免疫球蛋白沉着，且呈线状排列。

【治疗】

（1）肾上腺皮质冲击疗法为主要治疗方法。

（2）疾病早期 Scr<530μmol/L（6mg/d）时采用血浆置换及细胞毒类药物可取得良好的效果。

（3）使用葡萄球菌蛋白 A 进行血浆免疫吸附治疗。

（4）肾切除：双侧肾切除仅在各种保守疗法治疗无效且大出血不止者才考虑，此法对某些大量肺出血病例疗效迅速而明显，但亦有无效的。肾切除后仅靠血透维持短暂的生命。

（5）透析：血液透析或腹膜透析。

（6）肾移植：曾报道对某种病例取得一定疗效。

（7）对症治疗：大咯血患者除用止血药物外宜予以输血。抗生素治疗仅有预防感染的意义，对本综合征无积极的治疗效果。

【预后】

本综合征预后不良，平均存活时间仅 6~11 个月。大多死于肾功能衰竭，肾移植远期效果如何，有待观察。

第九节　特发性肺含铁血黄素沉着综合征

特发性肺含铁血黄素沉着综合征（idiopathic pulmonary hemosiderosis syndrome）又称肺含铁血黄素沉着性溶血性贫血、原发性肺褐色硬变征、特发性肺棕色硬结综合征、Ceelen 综合征、Ceelen-Gellerstedt 综合征等。本综合征 1931 年由 Ceelen 首先报告，多见于小儿时期，由于肺泡反复出血，肺内沉着大量含铁血黄素。有人认为本综合征可能是 Goodpasture 综合征的一个变异型。

【病因】

本综合征的发病原因尚不完全清楚，目前较多认为与自身免疫有关，或与病毒感染产生抗原抗体免疫反应有关，其他如牛奶过敏等均可为诱因。因免疫反应选择性地作用于肺泡，引起肺泡毛细血管出血，以铁的异常积累于肺脏为特征，但亦有少数病例的病理变化涉及肾、心、胰等器官。

【临床表现】

本综合征主要在小儿时期发病，大多数是幼儿。发病以春季最多。可分为三期。

（1）急性出血期：起病突然，以阵发性发作的呼吸困难、青紫、发热、咳嗽、咯血丝痰、心悸、脉速、苍白、乏力及贫血为特征。肺部体征不尽相同。X 线胸片可见肺野中有边缘不清，密度浓淡不一的云絮状阴影，双侧多于单侧，右侧多于左侧，絮状阴影于 2~4 天内消散或可见重现等巨大变化。约半数病例可见肺门增大，2/3 病例由于淋巴回流受阻可见右侧叶间膜增厚，胸片中还可见 2/3 病例的心脏有不同程度的扩大。

（2）慢性反复发作期：急性期过后常进入此期，症状反复发作，常有肺内异物刺激所致的慢性咳嗽、胸痛、低热、哮喘等，咯出物有少量较新鲜的血丝或小血块，X 线肺片呈现两肺纹理粗厚，纹理间可见境界不清的细网状、网粒状或粟粒状阴影，多为双侧对称，其病程多在 6~12 个月以上。

（3）静止期或后遗症期：静止期是指肺内出血已停止，临床无症状。后遗症期是指肺内反复出血后形成较广泛的间质纤维化，临床表现为多年发作的病史及不同程度的肺功能不全，X 线胸片显示纹理多而粗，并可见小囊样透亮区或形成纤维化、肺不张、肺气肿、支气管扩张或肺心病等改变。有时可见肝、脾肿大及杵状指（趾），个别病例并发肾炎。

实验室检查：血象呈低色素小细胞性贫血，网织细胞增高，血小板正常，出凝血时间正常，痰液及胃液可找到吞噬含铁血黄素颗粒的吞噬细胞，肺组织活检亦可见同样细胞。

【诊断】

凡幼儿或儿童有复发性缺铁性贫血伴有呼吸道刺激性症状如咳嗽、咯血、气促、喘鸣音者即应提高对本综合征的警惕。由于婴幼儿时期可将肺部出血吞进胃内,然后呕吐出来,并不出现咳嗽,所以对原因不明的幼儿吐血,亦须与本病鉴别,应拍 X 线胸片。如肺片中显示云絮影或弥散点状影,用肺炎不能解释时应疑及本症。在急性期应进行查痰,寻找肺含铁血黄素巨噬细胞,作为确诊的依据。年幼儿不会吐痰,则可从胃液中找含铁血黄素巨噬细胞,其阳性率可达 95%,但在某些患儿须反复多次寻找始获阳性。

慢性期必须做肺活检确诊。

【治疗】

(1)急性发作期的治疗:由于大量肺出血,患儿出现呼吸困难及血红蛋白急剧下降,此时应卧床休息。间歇性正压供氧适合于气促病儿,少量多次输入没有变态反应病的供血者的新鲜血,有利于严重贫血者或发生休克的病人,但须严密观察输血反应。肾上腺皮质激素在急性期控制症状的疗效较肯定,可用氢化可的松 4~5mg/(kg·d)静脉点滴,或口服泼尼松 1~2mg/(kg·d)。一般在症状完全缓解后 2~3 周渐减至最低的维持量以控制症状,维持时间一般为 3~6 个月。对症状严重,X 线病变未静止及减药过程中有过反复的病人,疗程应延长较久,可达 1~2 年,如停药过早易复发。激素治疗无效者可试用其他免疫抑制药物如硫唑嘌呤,从 1.2~2mg/(kg·d)增加到 3~5mg/(kg·d),常与肾上腺皮质激素同用,并且继续维持直至临床及实验室所见均无病态 1 年以上,另可试用环磷酰胺及活血化瘀中药,曾有报道用三棱、莪术静脉滴注获效者。对发病年龄较小的婴儿以及并发变态反应性疾病,如湿疹、喘息性支气管炎的患儿,要多考虑牛奶或其他食物过敏反应的可能性,最好停用牛奶 2~3 个月,代以豆浆等代乳品,并观察其可能发生的效果。如药物无效,又有明显溶血反应、脾功能亢进或血小板减少者,则可考虑做脾切除术。

(2)慢性反复发作期的治疗:除用小量皮质激素作维持剂外,可试用活血化瘀及促进免疫功能的药物以及祛铁药物。有报告用铁铬合剂去铁铵(desferrioxamine,去铁敏)每日 1.6g,分 3 次肌注,可使 24 小时尿的铁排出量显著增加,缺铁性贫血也有改善的可能,试用这些药物时均应追踪观察。

(3)静止期的治疗:病变静止时或症状大部分消失后应重视日常肺功能锻炼,并注意生活护理。

【预后】

本综合征预后不良,病程中可呈发作性和自发性缓解,最后肺纤维化影响心肺功能而致死,少数病人病情呈急剧进展,数周内即死亡,由于肺内大量出血导致急性呼吸衰竭。

第十节　弯刀综合征

弯刀综合征(scimitar syndrome,SS)又称镰刀综合征、笔刀综合征、镜像肺综合征、肺发育不良综合征、支气管右肺综合征、腔静脉-支气管综合征、先天性肺静脉叶症候群、短弯刀综合征、HALASZ 综合征、右肺静脉异常连接综合征等。本综合征于 1960 年首先由 Neil 等详细描述后而命名。早在 1936 年 Chassinac 和 Coope 经尸检后首次报道。因异常肺静脉在 X 线下显示特殊的血管影像,状如古代武士佩带的弯刀而得名。它是一组包括右肺发育不全、右肺静脉畸形引流至下腔静脉和心脏右移似右位心在内的先天性心肺血管发育异常的病例,有时可合并其他心血管系统的异常,如由体循环向肺异常供血等。目前确诊的 SS 最小发病年龄为出生后 24h,最大年龄为 70 岁。

【病因】

本综合征病因不明,但具有明显的家族性,常见连续两代发病。多数学者认为是由于在胚胎期一度存在的胚芽发育障碍,而后又因逐渐消退的肺静脉丛和大静脉系统以及卵黄静脉系之间的连接发生了永久性的残留所致。而右肺发育不全或心脏向右转位,是由于右肺异常反流静脉的阻塞性因素所造成的,体循环向右肺发生异常的供血与肺的隐居现象机制相似。本综合征的病理生理变化均与肺静脉反流异常所造成的"左向右分流"有关。遗传学研究方面,目前国内尚无家系报道,国外文献有 3 例亲代和直系子代均诊断为 SS 的病例。

【临床表现】

本综合征男女均可罹患,但女性较男性发病约高 2 倍。发病年龄最常见于 10~20 岁之间,亦可生后就患本综合征的。可有反复发热、咳嗽、胸痛、疲劳和肺炎的病史,常有不同程度的呼吸困难,易反复发生右肺感染,可导致支气管扩张,部分病人因发育障碍造成躯体短小,心血管损害是由于右肺静脉畸形引流,导致心浊音界和心尖搏动右移,有时甚至误认为右位心,可于胸骨左缘第二肋间闻及喷射性收缩期杂音,如杂音广泛,应注意有无其他先天性心脏病的可能性。常见的先天性心脏畸形有房间隔缺损、法洛四联症、右位心。

SS 临床表现主要取决于血流动力学改变、右心容量负荷、继发肺静脉狭窄程度、合并其他心血管畸形的程度和患儿的肺部发育情况,因此临床表现差异很大。单纯的 SS 患者可无临床症状。伴随有心血管和肺发育不良的除可出现上述临床表现外,还可出现出生后的呼吸急促和日后的反复呼吸道感染、发育迟缓,甚至心力衰竭等危象。

临床可分为两型:

(1)婴儿型:临床症状较重,早期即可出现呼吸窘迫、反复肺部感染(RRI)、咯血、心力衰竭和发育迟缓。

(2)成人型:临床症状较轻或无症状,常在体检中偶然发现,患其他疾病时体检发现右肺发育不良和心脏右移,或由于呼吸窘迫等症状入院检查经心血管造影后才确诊 SS 的。

【诊断】

依据症状及体征,结合 X 线检查特征性表现,即可提示诊断。做心导管和心血管造影检查可明确诊断。1965 年 Halasz 提出 3 项诊断标准可供参考:①右肺发育不全;②X 线检查示沿右心缘的肺静脉弯刀状阴影;③心脏向右移位,状似右位心。

目前诊断本综合征的有关检查有以下几种。

(1)胸部 X 线检查:其 X 线特点为异常静脉影平行于右心缘(后前位),而侧位观察,在心脏后面、心脏、气管、纵隔均向右移位,右肺发育不良。

(2)心导管造影(angiocardiography, ACG)检查:导管可能进入异常肺静脉。右房或下腔静脉的血氧含量增高,证实有左向右的分流。并可作选择性造影,显示肺静脉异常回流的具体途径,SV 有无狭窄和各种心血管畸形。ACG 可谓 SS 诊断的金标准。

(3)选择性右心或肺动脉造影:可以显示发育不良的右肺动脉和异常连接的右肺静脉,如有肺动脉分布异常也可显影。

(4)心电图:示右心室肥厚,不完全右束支传导阻滞。

(5)超声心动图(echocardiogram, ECG):SS 超声心动图直接可见图像在常规切面胸骨旁、心尖切面及剑下双房心切面不能探及完整的肺静脉。间接征像见心脏信号右移;肺动脉高压;右心室增大;下腔静脉或肝静脉扩张;血流频谱可见不同于正常血流频谱的汇入下腔静脉的异常血流频谱的形态等。此检查手段能诊断 SS 及伴随的心脏缺损、畸形等异常,但因其难以完全显示右下腔静脉异常走行和肺部发育情况,故ECG 仅作为首诊和筛查 SS 的影像检查方法。

(6)计算机断层血管造影(computed tomography angiography, CTA):多层螺旋 CT 具有更高的时空和密度分辨率,更强大的图像后处理功能,虽然是一种无创、有效的影像检查方法,对诊断和制订 SS 手术方案及评估疗效均有价值,但造影剂可致过敏甚至休克,并可因婴幼儿心率、心律的生理特点而造成心搏伪影而影响图像质量,造成部分病变的漏诊,因此 CTA 并非 SS 的首选检查方法。

【治疗】

本综合征无严重的临床症状,但需与其他肺部疾病相鉴别,以避免不必要的或不恰当的外科手术。有右肺静脉完全异位引流至下腔静脉者应施行手术,移植至左心房。右肺静脉部分反流至下腔静脉者,视分流量大小而定。肺循环血流量增多($Q_p/Q_s>1.5$),右心房增大,肺血管狭窄者,是手术的指征,且为有效的治疗方法。

目前尚无手术指征的明确指南,手术的目的是把 SV 重新引入左心房减少左向右分流,降低肺动脉压力,同时可纠正伴随的心脏畸形,改善心功能,提高患儿生活质量。

手术方法包括栓塞或结扎异常体动脉、病变肺的切除、右肺静脉转流入左心房以及合并心内畸形的矫治等方案。

SS 的治疗主要仍以内科治疗为主,包括控制肺动脉高压、抗感染、防治心力衰竭等。

【预后】

出现心力衰竭者预后不良。

有手术指征的 SS 而无手术条件者,以及出现术后伴发病(SV 狭窄与梗阻)的,明显影响预后。

当前正在研究新的手术方式,一旦成功,有望改善预后。

第十一节　先天性中枢性低通气综合征

先天性中枢性低通气综合征(congenital central hypoventilation syndrome,CCHS),是一种罕见的自主神经系统缺陷而出现的呼吸控制障碍。全球发病率约为 1/200 000。1970 年由 Melling 等最先报道。

【病因】

CCHS 是由于化学感受系统的中枢整合部位异常所致,PHOX2B 基因突变为主要致病原因。PHOX2B 基因位于 4q12 染色体,其突变点位于 PHOX2B 基因的第三个外显子,引起丙氨酸重复序列的长度改变,基因型在 20/24~20/33 之间,多数为 20/25、20/26、20/27。这种突变称为多聚丙氨酸重复序列突变(polyalanine-expansion repeat mutatio,PARM)。极个别可呈现部分或全部基因丢失突变。

少数为非丙氨酸重复序列突变(non-PA repeat mutation,NPARM),包括无义突变、错义突变、移码或终止密码子突变。

【临床表现】

(1)出生后即可出现症状,可见反复发绀,但无焦虑、躁动、鼻扇和三凹等呼吸困难表现。

(2)主要表现是低通气、血 PCO_2 持续升高,PO_2 持续降低而出现发绀。

(3)常在睡眠时出现通气不足,而清醒时通氧是充足的。

(4)呼吸系统外表现可有先天性巨结肠,神经嵴源性肿瘤,如星形胶质细胞瘤、成神经细胞瘤、神经节细胞瘤等。

(5)自主神经功能障碍,出现心律失常、心率减慢、体温下降、瞳孔异常、多汗、焦虑等。

【诊断】

1.诊断条件　患者存在睡眠相关的肺泡低通气,并除外原发性心肺疾病和代谢性疾病,排除脊髓、呼吸相关神经病变等。

2.基因检测　存在 PHOX2B 基因突变。

(1)不仅新生儿和婴幼儿存在本综合征,儿童甚至成人都可能存在。对有原因不明的出现高碳酸血症和低氧血症者均应警惕 CCHS 的可能。除患者外,对确诊者父母亦应做基因检测以除外本综合征。

(2)行相应检查明确有无 CCHS 常见并存的神经嵴肿瘤和先天性巨结肠。

(3)注意排除和鉴别脊髓、呼吸相关的神经、呼吸肌的原发病变引起的低通气疾病、代谢性疾病和先天性心脏病。

【治疗】

1.通气支持　常用通气支持方式有正压通氧、负压通氧和膈肌起搏。长期有效的家庭通气治疗可提高患儿生存率。

国际上比较认可的是当患儿达到 7 岁时可进行无创双水平正压通气(bi-levelpositive airway pressure,Bi-PAP)。适合于睡眠时使用。

膈肌起搏是一项有效且可行的通气方式,尤其适用于需 24 小时通气的患儿,可保持患儿的活动性并改善其生活质量。

2.药物

（1）氨茶碱、咖啡因和多沙普仑等呼吸兴奋剂对本综合征治疗无效。

（2）孕激素：女性患者在觉醒状态下使用一种类似孕激素的药物去氧孕烯（DSG），可改善 CO_2 通气敏感性。另外有动物实验研究，用去氧孕烯的活性代谢产物依托孕烯（ETO）可提高新生大鼠呼吸方面的化学敏感性。去氧孕烯和五羟色胺能药物联合应用或许有治疗本综合征而改善通气功能的作用。

（3）格尔德霉素和姜黄素：格尔德霉素是 HSP90 特异性抑制剂，它的衍生物 17-西烯胺基-17 去甲氧基格尔德（17-AAG）和姜黄素可经泛素-蛋白酶体、自噬体休克蛋白系统，纠正蛋白质的异常分布来提高多聚丙氨酸突变的 PHOX2B 基因转录活性，并能清除突变蛋白聚集物，也就是说通过抵抗突变蛋白毒性而对本综合征起一定的治疗作用。

3.常规治疗

（1）早期进行神经发育检测并进行干预。

（2）营养支持，对有吞咽困难，胃食道反流等消化道症状者应用胃肠动力药和营养支持是必要的。

（3）伴巨结肠者择期作外科结肠根治术。

（4）有心脏骤停者视适应证安装心脏起搏器。

（5）有视觉异常可能出现眼肌麻痹的 CCHS 患儿，定期进行视觉评估，必要时慎重选择眼科手术矫治。此类患儿尤其是迟发型患者的手术麻醉处理是需要特别慎重的。

（6）有神经源性肿瘤者，审慎选择相关治疗措施。

【预后】

CCHS 如能早期诊断，合理的通氧治疗或许可能获得较好的预后，存活至成人。该综合征是终身性的，其结局并不理想，药物治疗的效果尚有不确定性和个体差异。

今后的研究方向在于 PHOX2B 基因是否可以作为产前筛查的依据以及通过基因治疗能否达到彻底治愈。

第十二节　纤毛运动障碍综合征

纤毛运动障碍综合征（dyskinetic cilia syndrome）即不动纤毛综合征（immotile cilia syndrome），又称原发性纤毛运动障碍综合征、纤毛运动不良、纤毛运动不良综合征等。1904 年 Siewert 首先报告病例，称之为内脏易位、鼻旁窦炎和支气管扩张三。而后 Kartagener 详述本综合征而定名为 Kartagener 综合征。继又发现综合征偶可伴其他发育异常，如大血管错位、三或两腔心，家族可见同样病患而确定本综合征为先天性常染色体遗传病。1975 年 Conner 等发现 Kartagener 综合征病人有纤毛和微绒毛不能摆动，故定名为纤毛不动综合征。随着电镜的应用，将本综合征黏膜做电镜检查，发现纤毛超微结构异常，动力短臂缺陷、放射轮轴缺陷等致使纤毛摆动不能。近年又有学者进一步研究并报告纤毛结构可无异常，但摆动不协调而患病，故改称纤毛运动障碍综合征更为确切。

【病因】

纤毛运动障碍综合征的发生有明显的家族倾向，属常染色体隐性遗传。本病的发生率约在 1/10 000 左右。白种人发病率为 1/40 000。

纤毛为呼吸道柱状上皮细胞伸出的可动的小突起，人类鼻黏膜纤毛的直径约为 0.3μm，长 4~6μm，每个柱状上皮细胞有 50~100 个纤毛。每个纤毛柱状细胞除纤毛外，还有 300~400 个微绒毛（Microvilli），这些微绒毛除增加上皮细胞的表面积，有利于水分和某些物质在细胞表面的交换外，又能保持水分，维持黏膜的湿度。纤毛运动的能量来自三磷腺苷的降解，纤毛内的 ATP 酶称纤毛蛋白（dynein），它存在于纤毛蛋白臂（dynein arm）中，纤毛蛋白臂中产生的能量可使外周微小管滑动，导致纤毛的弯曲和运动。纤毛不能在空气中活动，它需要一个液体介质。因此，呼吸道黏膜表面的液体对维持纤毛功能是很重要的，即需要一个完整的黏液纤毛运输系统。纤毛活动的频率约为 1000 次/分，并以 5mm/min 的速度向鼻咽部运输黏液痰。吸入鼻内的颗粒性物质可在 10~15 分钟内被清除出鼻腔，如果黏膜表面干燥，纤毛运动可停止。

纤毛运动能力低下或运动方向不协调都可直接影响纤毛运输功能。不动纤毛综合征的患儿鼻黏膜活体检查可呈纤毛蛋白臂缺失和纤毛方向不规则等。有人认为纤毛蛋白臂缺陷的纤毛仍能活动，但活动的波形不正常，因而没有清除功能。所以黏液纤毛清除功能的消失是由于纤毛不活动或纤毛活动不协调所致。黏液纤毛运输功能可因下列因素而受到损害：①吸入冷、干空气或二氧化硫等刺激性气体；②黏膜表面黏液层量过少或过多、质的方面过于黏稠或稀薄；③局部用药，如可卡因等；④长期暴露于粉尘中；⑤长期接触铬、镍蒸气；⑥急性感染，特别是病毒感染；⑦ Kartagener 氏综合征。

先天性纤毛结构异常有三种类型：①动力臂缺陷；②放射轮轴缺陷；③放射轮轴缺陷伴外周微管移位。其中以动力臂缺陷为最常见类型。

【临床表现】

（1）婴幼儿主要是黏脓性鼻漏，反复发作急性中耳炎，顽固性的咳嗽、咯痰和反复肺部感染。

（2）年长儿的突出表现是慢性或复发性中耳炎。

（3）青少年以慢性鼻窦炎多见。

（4）成年人则常出现复发性支气管炎、支气管扩张、鼻息肉等。

（5）其他常见的表现有头痛、眩晕、失嗅、男性不育，约有半数患者有内脏反位。

儿童有顽固性分泌性中耳炎和多次急性发作，有持久的咳嗽和反复支气管炎发作的应怀疑此综合征。部分临床资料见表3-6。

表3-6　5 例纤毛运动障碍综合征临床资料

年龄（岁）	病程	主要症状和体征	胸片特点	上颌窦瓦氏位	支气管镜检查	分泌物培养	支气管黏膜电镜检查	诊断
11	6 年	间断咳嗽、咯痰，黄黏痰多，双肺干性啰音	双肺心影外缘片状致密影，右下多囊状阴影	双上颌窦黏膜增厚	主支气管黏膜正常，右中下及左下呈囊性扩张，造影符合	产气杆菌，甲型溶血性链球菌	短臂阙如，放射轮轴阙如，外周微管排列不整齐	纤毛运动障碍综合征，上颌窦炎，支气管扩张
4 个月	3 个月	生后 9 天咳嗽，上周绀，肺湿啰音，右位心，腹部 b 超内脏易位	右位心	（-）	支气管黏膜红肿，黏稠分泌物多		纤毛结构不良，缺少一对微管，呈 8+2 结构，ab 短臂阙如，放射轮轴缺陷	纤毛运动障碍综合征，右位心，内脏易位
6	8 个月	间断咳，咯黄黏稠痰，发热，肺湿啰音，两上颌区压痛	双肺纹理重，右位心	右上颌窦炎	支气管黏膜充血，分泌物多造影两侧扩张阙如现象	绿脓杆菌	ab 短臂和放射轮轴有	纤毛运动障碍综合征，上颌窦炎，支气管扩张，右位心
9	40 天	间断发热咳嗽，左胸痛，咯白痰，左胸隆起，左肺湿啰音，右位心	右位心，左肺中片状阴影	双上颌窦炎	鼻黏膜活检因	（-）	（-）	纤毛运动障碍综合征，右位心
8	4 年	咳嗽 4 年，2 年反复喘，曾因喘持续 4 次住院，肺有哮鸣音及湿啰音	（-）	右上颌窦炎	支气管黏膜正常，分泌物不多		纤毛结构不良，ab 短臂阙如，放射轮轴阙如，9+2 结构部分失常	纤毛运动障碍综合征，哮喘病，右上颌窦炎

注：4 例均作纤维支气管镜检查，例 4 做了鼻黏膜纤毛清除功能试验（蔗糖法），结果存在清除障碍（-）示阴性。

【诊断】

黏液纤毛运输功能最好用支气管黏膜进行测定，对年幼儿童可取鼻黏膜法。纤毛超微结构检查对已有内脏反位和典型临床表现的患者来说，必要性不大，对于没有遗传学线索、又无内脏反位的非表型患者的诊断就显得尤为重要。但纤毛超微结构检查也有一定的局限性。结构异常的发生率在呼吸道的不同部位各不相同，就在同一张切片中，不同区域的表现也可不一样。所以一次活检并不能反映呼吸道总的病理改变，更不能以此来解释黏液纤毛运输异常和临床支气管扩张或鼻窦炎等的发病原因。因此超微结构的检查只有在十分必要时进行。

诊断本综合征的线索是:①顽固而不一定严重的鼻炎和中耳疾患;②上述肺部表现;③遗传学联系。确诊的依据应是黏液纤毛运输功能消失,它比纤毛超微结构异常更具重要性。

【治疗】

根据外源性 ATP 可激活缺乏纤毛蛋白臂的纤毛,以及 ATP 可改善由于应用利多卡因所致的纤毛静止等现象,本综合征可用 ATP 治疗,有人认为 ATP 仅可使无明显结构改变的受损的鼻黏膜纤毛功能得到恢复。至于呼吸道有明显感染时应适当使用抗生素治疗,慢性反复发作的感染仅考虑或者是长期给予局部和/或全身抗生素治疗显然是不妥的。在没有获得足够免疫缺陷依据时,一味依赖免疫调整剂治疗也可能无济于事,所以尽管本综合征的发生率不高,作为儿科医生应考虑到这种可能,一旦诊断初步确立,可使用 ATP 治疗。

【预后】

本综合征预后良好,虽支气管和肺部经常感染,但肺功能损害进展缓慢。如能正确采用物理疗法可改善病人的情况。

第十三节　小儿单侧肺异常透亮综合征

单侧肺异常透亮或过度透亮综合征(unilateral lung abnormal lucidity syndrome)即 Macleod syndrome,又称 Swyer-James 综合征、Swyer-James-Macleod 综合征等。系一种 X 线征象,而不是一个病名,自 1953 年 Swyer 及 Tames 首先报告 1 例 6 岁小儿患"单侧肺气肿"后, 1954 年 Macleod 相继报道 9 例。国内外文献中陆续有报道,如单侧肺异常透亮、肺动脉发育不全、单侧无功能肺、特发性单侧透亮肺、单侧透明肺等,虽其名称不同,但均有同样的 X 线表现,即病侧肺较健侧肺的透亮度明显增加。此征象发生率虽不高,但临床工作中经常遇到。

【病因】

产生本综合征的原因及机制,尚有不同意见。

(1)小儿时期的肺部感染可能为本综合征的潜在原因,其中尤以病毒性(包括腺病毒、合胞病毒)肺炎更有特殊意义。Reid 报告 2 例小儿,均在患麻疹后出现单侧肺过度透亮,在患麻疹前曾作胸部 X 线检查,未见异常,故证明本综合征系生后感染的结果。有人认为肺部感染并非为本综合征主要的、直接的原因。

(2)先天性发育异常所引起,单侧肺过度透亮亦常见于肺动脉异常,多数为肺动脉发育不全,极少数为肺动脉阙如。据患单侧肺过度透亮病人的血流动力学检查,发现患侧肺血管有不同程度的阻力增加,这样能使大部分血液流向健侧肺,患侧肺循环血量即见减少。Raymond 等报道 5 例获得性单侧肺动脉发育不全病例,强调儿童时期肺炎为造成肺动脉发育不全的重要因素。

(3)本综合征亦可由于单侧支气管被外物阻塞(包括支气管分泌物及异物),从而产生单侧异常透亮的 X 线变化。Margolin 对 4 例单侧肺过度透亮作支气管镜检查,其中 2 例曾有异物吸入史,但未见任何异物存在。

(4)单侧支气管受外物的压迫,引起呼吸通道不畅或阻塞,可发生两侧肺透明度的差异,如胸腔肿瘤或囊肿等。

【临床表现】

本综合征多见于儿童,男性发病高于女性,其临床表现极不典型,可毫无自觉症状,仅在体检时发现。亦可有肺或支气管的反复感染病史,咳嗽、多痰,偶见咯血。患侧叩诊呈鼓音,听诊时呼吸音减弱或消失,有时可闻细湿罗音或散在干罗音。若患侧系左肺,则心浊音界缩小或消失;患侧为右肺,则肝浊音界下降。若因异物吸入,则多有典型病史,剧烈呛咳,继而出现呕吐及呼吸困难。片刻后症状逐渐减轻或缓解,以后视异物停留部位而出现不同症状,当发生单侧肺异常透亮时,异物多位于单侧支气管内。

【诊断】

本综合征的诊断主要依靠 X 线检查,其次是支气管造影,血管造影也有助益。

1.X 线检查　为诊断本综合征的主要手段。胸部 X 线摄片可见患侧全肺过度透亮或肺门阴影缩小,肺血管纹理纤细、稀疏和(或)变直,透视检查于深呼吸时见纵隔及心脏轻度推向健侧,深吸气时纵隔向患侧摆动,或病侧膈肌运动范围较受限制,其顶部扁平,位置较低。分层摄片显示患侧肺血管稀少,此系因肺泡充气压迫所致。

2.支气管造影　可见其表现随不同病因而变化,由于肺血管异常引起的单侧肺过度透亮时,可见支气管病变分布范围广泛,且有不同程度和类型的支气管扩张,以及支气管树外围(5~6 级和 6~7 级以下)分支的不充盈或变形等。

3.血管造影　部分病例患侧肺动脉直径狭小,周围充盈不良或完全无充盈。

诊断本综合征的过程中须注意与以下疾病做鉴别。

1.胸壁畸形　包括脊椎后侧凸、乳房阙如、单侧性胸大肌消瘦。

2.对侧肺透明度减低

(1)胸膜增厚:小儿时期当肺部有感染时,胸膜亦常被侵及,一般无渗出液或渗液极少,迅速吸收后留有纤维素层而形成粘连。直至以后进行胸膜手术或死后尸解时,方发现胸膜粘连增厚。胸部透视,健侧相对性透亮。

(2)渗出性胸膜炎:单侧胸膜腔内有小量积液时,若体征不明显,可平卧摄片,则见患侧肺透明度减低,而对侧肺透明度增加。

3.肺气肿　临床上常将肺气肿分成四种:即代偿性肺气肿、梗阻性肺气肿、间质性肺气肿、肺大泡。前两种肺气肿可造成单侧肺过度透亮。

(1)代偿性肺气肿:多见于肺炎肺不张时,由于局部(大叶)功能不全,为了补偿换气量的不足,造成其他肺叶过度膨胀,一旦疾病痊愈后,气肿现象随之消失。

(2)梗阻性肺气肿:由于异物吸入或主、分支气管腔内黏稠分泌物堵塞,即发生部分梗阻。吸气时因膈肌与辅助呼吸肌的强烈收缩,致肺泡内压力与外界气压的差距增大;同时支气管腔因反射作用,呈暂时扩张,故空气较易流经梗阻部位而进入肺泡。呼气时支气管呈收缩状态,肺泡内蓄积的空气逐渐增加,最后使肺泡壁的弹性逐渐消失,严重时可破裂而形成局限性肺气肿。

肺气肿时胸廓膨隆,肺占位面积增大,肋间隙增宽,膈肌运动受限制或低位变平,患侧肺动脉外围分支稀疏细小,但肺动脉主支或肺门处分支则明显扩大,此为其 X 线特点。此外肺透明度增高,特别是呼气时透明度不见降低,甚至深呼气时处于吸气状态,为呼气受阻和和残气增加的表现。

4.单侧气胸　多突然起病,有严重气急、鼻翼翕动、呼吸浅表、胸痛、频咳、青紫等症状。但也有的病例起病缓慢而无明显症状,须与单侧肺过度透明鉴别。

【治疗】

本综合征应着重病因治疗。是感染所致者,主要治疗为抗感染。若为异物引起者,应及时作异物取出或清除。一般症状不明显者常无手术治疗的必要。

【预后】

预后与病因有关,并取决于病变范围和病情。若为异物引起,则在排除异物后,即能恢复正常;如属气管压迫则须将病因消除。一般单侧肺异常透亮,预后良好,Katz 随访 1 例达 15 年之久,未见变化。故若症状不明显,则无必要进行手术治疗。

第十四节　哮喘性肌萎缩综合征

哮喘性肌萎缩综合征(Hopkins syndrome)即哮喘性肌萎缩(asthmatic amyotrophy)、Hopkins 综合征,又称急性哮喘并发脊髓灰质炎样损害。1974 年和 1975 年分别由澳大利亚 Hopkins 和 Danta 报告,至 1980 年由 Manson 将其命名为 Hopkins 综合征。本综合征的主要特点是于小儿哮喘发作后一周左右出现类似脊髓前角灰质炎样的单肢弛缓性瘫痪。

【病因】

本综合征病因尚不明。关于本综合征的病因目前有以下几种学说。

其一认为是药物引起,与应用氨茶碱有关,但并非所有病例都接受过黄嘌呤衍生物的治疗,也未应用过其他神经毒性药物,因此难以成立。

其二是病毒感染学说,根据患儿脑脊液均有细胞数增高,病变性质属于炎症,推测可能是种亲神经的未定病毒感染所致。由于感染和激素的应用,哮喘患儿免疫机能被进一步抑制,使体内潜在病毒得以侵入脊髓前角引起发病。

其三认为就是脊髓前角灰质炎,可能是在使用脊髓灰质炎活疫苗免疫后、在哮喘发作后、机体免疫机能低下时,所引起的脊髓前角或前根炎症。但有人对发病前都曾进行过完整的灰髓炎疫苗免疫的患儿做粪便和脑脊液病毒分离,未能分离出脊髓灰质炎病毒,血清中脊髓灰质炎病毒抗体滴度也不增加。

【临床表现】

多见于 2~11 岁的男孩,婴儿期或发病前都进行过完整的脊髓灰质炎灭毒活疫苗免疫。哮喘发作时曾用过激素、茶碱类药物等。于哮喘发作后 4~11 天迅速发生单侧肢体弛缓性瘫痪,并可出现四肢乏力,受累肢体肌张力减退,腱反射消失但无感觉异常。半数病例可出现脑膜刺激征,并有轻度肌肉疼痛和压痛。日久之后受累肢体呈麻痹和肌肉萎缩,大多难以满意恢复。脑脊液检查全部病例均有细胞数增高,以淋巴细胞或中性粒细胞为主。肌电图呈失神经原改变,可有运动神经传导速度减慢。脑脊液及粪便中未分离出脊髓灰质炎病毒,少数病例粪便中分离出其他病毒(ECHO18、柯萨奇病毒 B_6、腺病毒 3 型等)。血清中脊髓灰质炎病毒抗体滴度不增高。

【诊断】

根据病史、计划免疫史、临床表现及有关检测进行诊断,须与脊髓灰质炎作进一步鉴别。

【治疗】

以支持疗法和对症处理为主。

【预后】

虽对生命无威胁,但常留有后遗症。受累肢体功能难以完全恢复。

第十五节 新生儿急性呼吸窘迫综合征

新生儿急性呼吸窘迫综合征(acute respiratory distress syndrome, ARDS),一般指出生初期阶段的新生儿出现呼吸困难,伴有全身发绀、心动过速、鼻扇、呻吟、烦躁等综合征群者,是严重威胁新生儿生命的呼吸危重症。据国际新生儿 ARDS 多中心研究,本综合征的病死率约为 20%。

【病因】

随分子遗传学水平研究的不断进展,已发现其发生与肺表面活性蛋白(SP-B)基因突变或多态性相关。采用基因克隆和 DNA 测序等基因分析技术,目前已发现其基因突变包括无义密码子、错义、移码和剪接位点突变。主要分布于 SP-B 基因的前 9 个外显子上,尤以第 2、4、7 外显子分布尤著(图 3-3)。

【临床表现】

主要有全身性发绀,血 PaO_2 低于 4.0~5.3kPa(30~40mmHg),小儿呼吸急促,呼吸次数超过 60 次/分,或呼吸节律不规则,呼吸暂停,心动过速,心率大于 160 次/分,有吸气性三凹征,呻吟不已,鼻翼翕动,烦躁不安。因不同的肺源性或非肺源性呼吸困难均能出现此综合征,故必须详细检查,多方考虑,方能做出正确诊断。

实验室检查:应作胸部摄片,红细胞压积,白细胞计数和分类,动脉血的 pH、PO_2、PCO_2、血糖测定以及血培养等。有先天性心脏病体征者,除一般检查外,有条件者作心脏血流的分流试验。

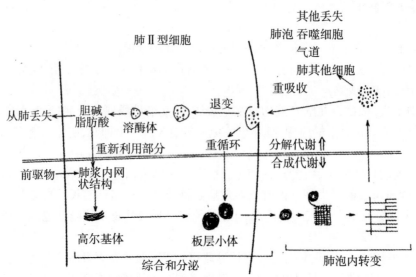

图 3-3　肺泡表面活性物质之代谢示意图

新生儿 ARDS 的诊断传统方法是胸部 X 线与 CT 检查,但此类检查有其局限性,重症患儿不宜搬动,难以做到随时检查和动态观察,射线损伤亦在所难免,尤其是胸部 CT 扫描射线危害更大,可能会有损伤 DNA 和更多潜在风险。因此床边肺脏 B 超既可避免上述危害,弥补其局限性,还能与湿肺相鉴别。

在超声检查中, ARDS 主要表现为肺实质伴支气管充气征或支气管充液征。ARDS 主要病理特征是肺不张(实变),在胸 X 线上表现为“白肺”,一般不会发现胸腔积液或肺水肿等改变,而肺部超声检查彻底改变了对 ARDS 的传统概念,不仅可以有肺不张,还可出现不同程度的肺水肿和胸腔积液。超声还能对两侧或一侧不同肺野的病理变化细化地加以区分,哪侧有实变,哪个肺野有积液,均能提供更多更细的临床及医学信息,不仅有利于与湿肺鉴别,亦有利于 ARDS 的确切诊断和治疗指导及呼吸机使用和撤离的依据。

在 ARDS 的诊断上仅凭临床加 X 线“白肺”征,误诊率是偏高的,往往将湿肺当 ARDS 治疗,出现治疗过度。据有关资料,在临床上诊断为 ARDS 的患儿中77%实际上是湿肺[暂时性呼吸窘迫综合征(transient tachypnea of newborn, TTN)]。Rocha 等 2010 年的资料,对胎龄小于 37 周,因典型 ARDS 死亡的 40 例病儿做病理检查,仅有 17 例(42.5%)患儿有肺透明膜形成, 17 例中的 15 例还属于绒毛膜炎病理改变,是继发的 ARDS,只有 2 例系原发性的 ARDS,可见传统方法诊断 ARDS 误诊率之高。

TTN 的超声检查主要显示为肺水肿,若出现肺实变,则可除外 TTN,及时按 ARDS 积极治疗,这对新生儿常见的 TTN 和 ARDS 的鉴别、确切诊断、合理治疗是非常有价值的,这优于 X 线检查的诊断手段,应予以积极推广。

当然肺超声检查也有某些局限性,对支气管肺发育不良(bronchopulmonary dysplasia,BPD)难以做出准确诊断,对肺水肿程度尚乏定量指标,对新生儿气胸诊断亦有一定困难等。超声对新生儿肺脏疾患具有便捷、无损伤、价廉、易掌握、可动态观察、诊断准确可靠等优点。对新生儿肺脏疾患而言,可替代 X 线检查。

【诊断】

2014 年成立了新生儿 ARDS 国际多中心多学科协作组, 2017 年制订并发布了 ARDS 蒙特勒诊断标准(Lancet Respiratory Medicin,2017)。

1. 基本诊断标准

(1)急性起病。

(2)氧合障碍伴随残气量下降,需要正压通气以利肺复张。

(3)肺水肿引起的呼吸衰竭不能完全用心力衰竭来解释。

(4)胸 X 线片提示双肺弥漫性透光度下降。

2. 需注意的问题

（1）关于临床损伤因素：①脓毒血症是 ARDS 的重要病因；②吸入相关肺损伤（胎粪吸入）；③新生儿肺炎。

直接损伤因素：严重肺部感染，严重肺液吸收障碍，肺出血，不适当呼吸支持，低氧血症，氧中毒，吸入胎粪、羊水、胃内容物，呛奶，溺水，有毒气体吸入，肺部挫伤。

间接损伤因素：败血症，坏死性小肠结肠炎，窒息，寒冷损伤，脑损伤，创伤和心脏手术，体外循环，输血、换血，低血压，弥漫性血管内凝血，频繁呼吸暂停。

（2）关于蒙特勒诊断标准：出生胎龄小于 40 周的新生儿（包括早产儿），从出生到矫正胎龄 44 周，出生胎龄≥40 周的新生儿，则从出生到出生后 4 周。相应年龄段的新生儿（包括早产儿），只要符合相应时间范围，不受次数限制，反复出现症状，均适用于 ARDS 蒙特勒诊断标准（表 3-7）。

表 3-7　临床特征在早产儿 ARDS 与 NRDS 中的区别

特征	NRDS	ARDS
年龄	胎龄越小，可能性越大	不确定
体重	体重越轻，发病率越高	不确定
起病特点	逐渐加重，3 天内渐缓解	逐渐加重，3 天缓解不明显
母源性疾病情况	轻	严重
肺部损伤情况	肺泡腔受损无或轻；肺血管和炎症细胞浸润少；均匀透明膜，成圈且贴壁	直接肺损伤以肺泡腔受损为主；间接肺损伤以肺血管、肺间质损伤和炎症细胞浸润为主，散在透明膜，透明膜不成圈，可不贴壁
肺泡灌洗液成分	白细胞、蛋白浓度低，或正常	白细胞、蛋白浓度高
伴随情况	少见其他器官功能异常	常合并其他器官功能异常
炎症反应	少见	多见
病理生理基础	ps 减少或者缺乏	肺泡毛细血管壁弥漫性损伤
胸部 x 线片	颗粒影、支气管充气征、毛玻璃样改变、白肺	双肺弥漫性浸润影，甚至白肺
心脏超声	通常无心脏病	心脏病可能
肺部超声	a 线消失、肺实变、支气管充气征、肺泡间质综合征、白肺等	类似 nrds，根据损伤因素不同而有所区别
产前糖皮质激素应用	反应好	反应差
对 ps 反应	明显好转	有一定好转
ps 使用次数	1~2 次，剂量小	需要多次，剂量大

注：ARDS 为新生儿急性呼吸窘迫综合征；NRDS 为新生儿呼吸窘迫综合征；PS 为肺表面活性剂。
资料来源于郭静雨，标准解读中华儿科杂志 56（8）：571

早产儿如胎龄仅 28 周，于出生后 2 个月龄、3 个月龄、4 个月龄（即相当于胎龄 36 周、40 周、44 周）若再次因感染或其他因素所致的呼吸窘迫表现者也符合蒙特勒诊断标准。

出生胎龄≥40 周的新生儿，若在出生后 4 周，无论出现呼吸窘迫症状的次数多少，亦符合新生儿 ARDS 蒙特勒诊断标准。

新生儿 ARDS 的生物学标志：血液 E-选择素-clars 细胞蛋白（clara cell secretory protein 16，cc-16）和表面活性物质特异性蛋白-A（pulmonary surfactant protein A）浓度显著升高，可作为早期诊断和判断病情严重度的参考指标。

【治疗】

除针对各种病因的特殊治疗有所不同外，其一般治疗方法，基本相同。

新生儿急性呼吸窘迫综合征（NRDS）是新生儿常见的危重病症，通常需要呼吸支持治疗。目前的治疗方案，以肺表面活性物质替代治疗和机械通气为主。

因有创通气会带来严重并发症,目前临床更多地倾向采用无创通气模式。包括经鼻间隙正压通气(nasal intermittent positive, NIPPV)、经鼻持续正压通气(nasal continuous positive airway pressure, NCPAP)、加热加湿高流量鼻导管通气(heated humidified high-flow nasal cannula, HHHFNC)、无创高频振荡通气以及神经调节辅助通气等。其中 NIPPV、NCPAP、HHHFNC 已应用于临床。

1971 年 Gregory 等首次把气道正压通气应用于新生儿 ARDS 的治疗中,并取得成功,迄今已近 50 年,该技术在数十年内不断被改良,最初将其改为 NCPAP。NCPAP 虽然是治疗 NRDS 简单有效的通气模式,但其并不能持续改善通气,尤其是对呼吸能力较差的新生儿疗效欠佳,并出现相当数量早产儿治疗的失败。在 NCPAP 的基础上给予间歇正压,又改良为 NIPPV,并可使用与 NCPAP 相同的呼吸机装置。发达国家在近十余年来,在新生儿病房逐步应用于早产儿 ARDS 的治疗。由于 NCPAP 可能会造成新生儿鼻部机械损伤,影响喉部吞咽功能,其机械噪音可能会损伤新生儿听力,故又进一步改良。将 HHHFNC 替代了 NCPAP。不仅患儿更易耐受,而且操作更为简便,更重要的是避免了 NCPAP 的上述缺点,被逐步应用于新生儿呼吸系统疾病的治疗中。

目前 NCPAP 和 NIPPV 主要用于呼吸暂停、拔管后呼吸支持和呼吸支持的初始治疗模式。

多数学者认为 HHHFNC 的有效性和安全性尚缺乏足够的研究证据,尚需进一步研究才能普遍应用于 NRDS 治疗。

当出现以下五项指标中的两项或以上者说明 NCPAP 或 NIPPV 治疗失败,需及时改为气管插管机械通气:①呼吸窘迫加重;②呼吸暂停发作(需面罩正压通气处理)≥2 次/h;③间隔 30 分钟以上的两次动脉血气 pH<7.2;④间隔 30 分钟以上的两次动脉血气 $PaCO_2$ 大于 9kPa(68mmHg);⑤ FiO_2>0.40 才能维持 SPO_2≥88%,且持续 30 分钟以上。

NRDS 是儿科常见危重病症,通常需呼吸支持治疗。

无创高频振荡通气以及神经调节辅助通气作为新的无创通气模式,有望应用到临床实践中。在临床救治过程中应根据患儿实际病情结合现有设备状况选择合适的无创通气模式。

【预后】

本综合征病因复杂,预后各异。大多临床表现危重,预后不良。随着新生儿监护条件的改善和改良心肺机(ECMO)的临床应用,抢救成功率会逐步提高。

第十六节 咽-结膜综合征

咽-结膜综合征(pharyngo-conjunctvai syndrome)是上呼吸道感染综合征的一个型,又称咽-结膜热。

提出本综合征的本意在于避免把诸如流行性出血热等严重疾病早期相混淆,把复杂疾病视为本征而延误诊断。

【病因】

病原学方面与咽综合征类似,以病毒感染为主。本综合征有较强的传染性,可通过呼吸道和手、患者用品交叉感染。

【临床表现】

除咽综合征临床表现外,另一特征性表现即单侧或双侧睑、球结膜充血,眼痛、畏光、分泌物增多等眼部症状。

【诊断】

与咽综合征相同,临床表现有眼结膜炎症表现,虽可根据临床表现一目了然地做出临床诊断,但需除外其他全身性疾病的咽结膜炎表现。

【治疗】

抗病毒和对症治疗,对小婴儿的"红眼睛"尽可能少用或不用眼药水,因其中含防腐剂对结膜有刺激和损害。

【预后】

一般数日内即可痊愈,需预防集体机构的交叉感染。

第十七节 右肺中叶综合征

右肺中叶综合征(right-middle Lung lobe syndrome)即中叶综合征(middle lobe syndrome),又称中叶-舌部综合征、右肺中叶不张综合征、急性暂时性中叶疾病、右中叶慢性肺不张合并肺炎、Brock 综合征、Graham-Burford-Mayer 综合征等。1937 年由 Brock 最早报道,后人称 Brock 综合征,1948 年 Graham 进一步研究发现本综合征肿大的淋巴结为非特异性炎症并命名为右肺中叶综合征。部分学者认为不仅右肺中叶亦可指左肺舌叶,故曾有中叶-舌叶综合征之称。

【病因】

本综合征并非单一因素所致,凡能引起肺门淋巴结肿大、压迫右肺中叶或左肺舌叶支气管的炎症病变均可引起,结果导致肺炎和肺不张。右肺中叶易患肺不张是由于中叶支气管较其他支气管相对细长,开口位于上下肺叶淋巴引流的交汇处,周围有淋巴结分布,因此易受肿大淋巴结的压迫和侵蚀,形成狭窄和梗阻。中叶支气管不仅细长,且与右总支气管呈锐角相交,故引流不畅,易为先天性分泌物及黏膜水肿所阻塞。另外由于中叶较小,位于上下叶之间,解剖学上具有相对独立性,但又缺乏侧支通气,更易发生肺不张。本综合征病因可为非特异性肺炎及淋巴结炎,引起其周围淋巴结肿大,压迫支气管造成阻塞,引起中叶不张。严重者可累及胸膜。支气管淋巴结核、结节病等均可引起本综合征。

有学者提出支气管异物或肿瘤引起者,不包括在本综合征内。

归纳起来引起中叶综合征的病因有以下三类。

(1)结核性:小儿原发型肺结核时,可因肿大的淋巴结压迫中叶支气管而引起中叶综合征。此外,肿大的淋巴结腐蚀支气管引起支气管穿孔,干酪样组织和肉芽可阻塞中叶支气管,引起中叶综合征。

(2)非结核性:由右肺中叶本身的炎性病变所致。中叶支气管黏膜炎症、水肿使管腔变窄,管腔充满黏液、白细胞及其碎屑,使支气管引流受阻。所引流的支气管周围淋巴结肿大,可压迫支气管,更易使其发生梗阻。梗阻又加重感染,使淋巴结更为肿大,形成互为因果的恶性循环。Des 报道 30 例右中叶综合征患儿中,23 例呈特异反应性体质,实验室检查结果也提示有感染存在。

(3)其他:组织胞质菌病、结节病等凡能引起支气管淋巴结肿大的疾病,均可引起本综合征。

病理分期:①第一期(肺不张期),有急性淋巴结炎和中叶肺不张的症状,但无梗阻肺炎的症状;②第二期(梗阻性肺炎期),有梗阻性肺炎,形成本综合征最初的临床症状,在此期间, X 线表现与一般肺炎难以鉴别;③第三期(恢复或进展期),若治疗得当,淋巴结缩小,引流通畅,炎症消退,梗阻消失,发生肺不张的肺组织张开。若治疗不当,梗阻持久与反复肺实质性炎症,会形成支气管扩张和肺组织慢性纤维化,甚至会形成肺脓肿或脓胸。

【临床表现】

本综合征可见于儿童及其他任何年龄段的患者,常呈急性起病、发热、反复咯血及肺炎,发作的间歇期有慢性咳嗽及易疲劳。急性发作时有肺炎体征,间歇期有支气管扩张或慢性肺化脓体征。

急性炎症或异物引起的起病急,结核引起的起病缓慢。有咳嗽、气短、胸痛、右肺呼吸音减弱,叩诊浊音,部分病例可闻及啰音。胸部 X 线于前弓位可见三角形阴影,基底向心脏并与之融合,尖端向肺野。在右前位,中叶呈均匀性或不均匀性的致密阴影,边缘模糊不清似炎性病变。一组 50 例患儿临床表现的分析见表 3-8。

表 3-8 50 例右肺中叶综合征临床表现

临床表现	例数	百分比(%)	临床表现	例数	百分比(%)
发热	39	78	右胸部塌陷	3	6
咳嗽	47	94	右下肺叩浊音	37	74
咯痰	23	46	右下呼吸音减弱	37	74
喘憋	26	52	无任何体征	13	26
胸疼	2	4	白细胞<10×10⁹	15	30
肺啰音	17	34	中性分叶升高	15	30
右肺管音	3	6	冷凝集试验升高	1	2

【诊断】

中叶综合征应具备以下三个条件:①中叶支气管旁淋巴结肿大;②支气管狭窄;③中叶肺不张与阻塞性肺炎。本综合征临床表现无特异性,单从临床症状、体征不易确诊,需根据临床症状、依靠 X 线胸片并结合其他辅助检查进行诊断。

1.X 线检查

(1)后前位:可见右侧肺门下部、右心缘旁有密度增加的三角形阴影,其大小、形状、位置和致密度可因中叶不张的程度和炎症轻重的不同而不同。阴影上界较清楚,不超过肺门阴影的中位,其他部分边缘不清楚。水平叶间隙多向下移位。

(2)前弓位:可见一典型三角形阴影,基底向纵隔,尖端向肺野,两侧边缘锐利。

(3)右侧位:在中叶部可见一梭形阴影,并可观察肺门部位有无肿块或淋巴结钙化情况。根据叶间隙的变化,侧位易看出中叶肺不张的程度和胸膜粘连的情况,故侧位片在本综合征的诊断更为重要。

2. 支气管镜检查 可发现中叶支气管口被压,黏膜红肿或分泌物堵塞情况。有时 X 线检查改变轻微而支气管镜可发现明显异常。

3. 支气管造影 造影能将中叶支气管及其分支的情况全部显示出,若中叶支气管及其分支不能充盈或充盈不良,整个中叶支气管所占面积明显缩小,则表示中叶肺不张。造影对本综合征的确诊有一定价值。

在诊断过程中须与叶间积液相鉴别。

病因诊断需同时进行,以期能及早进行合理的治疗。

【治疗】

(1)抗感染和对症治疗:由细菌感染引起者,在初次急性发作期,应给予足量有效的抗生素,以期支气管淋巴结炎和肺实质性炎症尽快消失。呈特异性反应体质者,应给予脱敏治疗。有支气管痉挛症状者可使用解痉及支气管扩张药。

(2)抗结核治疗:结核感染所致者,宜尽早使用抗结核药物和激素治疗。治疗方法与治疗活性原发型肺结核及支气管结核相同。抗结核治疗宜早期合理使用,会有较好疗效,病程越长,治疗较晚者则效果越差。

(3)支气管镜检查及抽吸和灌洗:可改善支气管阻塞状态,既是检查确诊的方法又是一个良好的治疗手段。对小儿进行这项操作必须强调技术的熟练和操作的轻巧,一定要做到稳、准、轻、快。

(4)手术治疗:病程过久经抗感染或抗结核治疗已达数月以及支气管抽吸等均未见效者,提示叶肺实质已经发生不可逆性病变,可考虑手术行肺中叶切除。

【预后】

早期确诊,合理治疗可使本综合征痊愈,反之则可出现肺实质不可逆性病变。一般来说有手术指征者及时手术,术后预后良好。

第十八节 原发性呼吸窘迫综合征

原发性呼吸窘迫综合征(idiopathic respiratory distress syndrome,IRDS)又称肺透明膜病、未成熟肺(lung immaturity），是新生儿的常见病，以低体重儿的发病率最高。病理以肺泡壁及细支气管壁上附有嗜伊红性透明膜和肺不张为特征。本综合征虽为自限性疾病，但可引起中枢神经系统的后遗症，也是早产儿常见的死亡原因。

【病因】

由于缺乏肺泡表面活性物质引起，肺泡表面活性物质由肺泡Ⅱ型细胞产生，它能降低表面张力，保持肺泡张开，保留一定残气，肺泡表面活性物质主要成分是卵磷脂，在胎儿 20~24 周时肺内已出现这种物质，但量不多，到 35 周以后迅速上升，若胎儿缺乏这种物质或早产，呼吸时肺泡萎陷，产生进行性肺萎陷，由于气体交换减少，肺组织缺氧，毛细血管和肺黏膜渗透性增高，液体外漏，其中纤维蛋白沉着，形成肺透明膜，更阻碍了换气。

肺透明膜病的病理生理以及肺透明膜病的血乳酸、周围血管阻力、pH 和周围血流量变化见图 3-4、图 3-5。

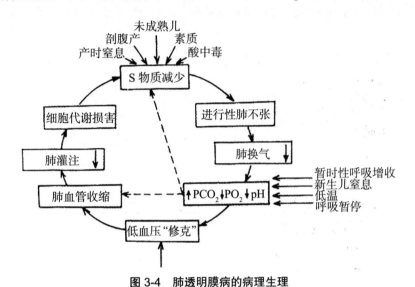

图 3-4　肺透明膜病的病理生理

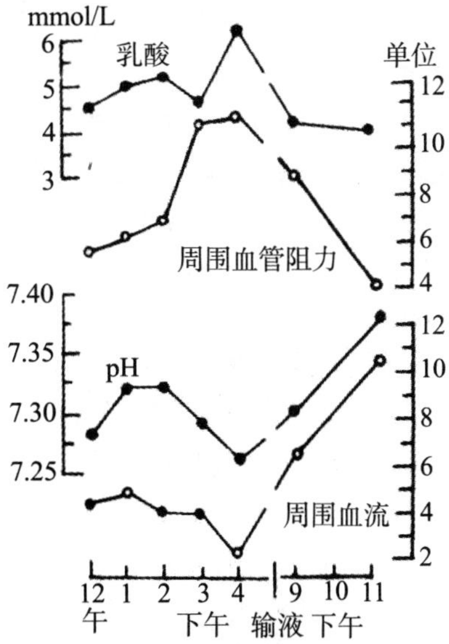

图 3-5　肺透明膜病的血乳酸、周围血管阻力、pH 和周围血流量变化

【临床表现】

多见于早产儿、剖宫产和异常分娩，新生儿母亲患糖尿病者发病也高。主要为生后 6~12 小时内出现呼吸困难和青紫，呈进行性加剧，呼吸频率超过每分钟 60 次，严重时呼吸可转慢，不哭时出现呼气性呻吟，常有

鼻扇、三凹征、面色青灰或苍白、四肢肌张力低下、低血压、低体温、呼吸音减低、吸气时听到细小湿啰音,发病数小时后可有四肢水肿。血气分析有 PaO_2 及 pH 降低,代谢性酸中毒,而后出现呼吸性酸中毒,$PaCO_2$ 增高。胸部 X 线摄片肺透光度降低,呈颗粒状、网状或毛玻璃样阴影,伴有支气管充气征。

【诊断】

根据临床表现特点结合国外 Fulham 评分法,对新生儿肺透明膜病的患儿可依据发绀、呼吸频率、呼气性呻吟、吸气凹陷、鼻扇、呼吸暂停、心率、体重、体温、呼吸音、血气分析、胸部 X 线所见 12 项进行评分诊断,出生后 8 小时评分大于 15 者很可能为原发性呼吸窘迫综合征,评分小于 20 分经过良好,在 20~30 分之间者尚可,在 31~41 分者实际上已无希望。

【治疗】

(1)产前诊断高危儿,主要检查羊水中卵磷脂和鞘磷脂的比例(L/S),若 L/S 等于或大于 2,说明胎儿肺已成熟,发病率仅 1.5%,若 L/S 在 1.5~2 之间,肺尚未成熟,出生后发病率为 35%,L/S 小于 1.5 者,发病率为 78%。

(2)产前 48 小时前给母亲用激素,可使肺表面活性物质增加。

(3)围产期的监护工作。

(4)改进新生儿人工呼吸器。

(5)给患本病的新生儿应用肺泡表面活性物质(pulmonary surfactant,PS)。

目前外源性肺泡表面活性物质替代疗法,对降低本综合征死亡率具有十分重要的意义。肺泡表面张力与磷脂、卵磷脂等成分的关系见表 3-9。

表 3-9　肺泡表面张力与 PS 物质某些成分的关系

	肺泡表面张力(dyn/cm)	磷脂(mg/g 湿重)	卵磷脂(占总磷脂的百分率)
正常 RDS 婴儿	23	10.5	46.4
RDS 已愈婴儿	3	17.4	56.9
正常肺	6	22.3	58.8

注:$1dyn=10^{-5}N$

肺表面活性物质制剂有三类:①天然 PS(natural surfactant),是从成年动物(主要为牛、猪、羊)肺泡灌洗液和足月妊娠产妇羊水中提取的,生化成分较齐全,与自源性 PS 相似,在目前各种 PS 制剂中最常用且疗效较好;②合成 PS,主要为各种人工合成磷脂,按正常人 PS 主要成分配方,其优点为不存在异种蛋白产生免疫反应的忧虑,但疗效不如天然 PS;③混合 PS,以天然 PS 与合成磷脂按一定比例配制。

给药途径是将 PS 制剂混悬于 3ml 生理盐水中,用细硅胶管经气管插管,按不同体位缓慢滴入气道,使 PS 均匀分布于两肺。每次剂量 50~200mg(磷脂)/kg,24~48 小时重复一次,视病情而定。如 FiO_2 达到 0.6 或吸气压峰值达到 1.96kPa(25cmH2O)仍不能维持 PaO_2 在 6.67kPa 以上时应重复使用。PS 疗法宜早期给药,在生后数小时内,临床诊断一旦确定即应给予。用于预防宜在生后第一次呼吸前给予。

综合治疗时应注意保暖纠正酸中毒、保持呼吸道通畅(拍背、及时变换体位、雾化吸痰、及时给氧)。根据 PaO_2 调节给氧浓度,使 PaO_2 维持在 8~12kPa(60~90mmHg)为宜。如不能使缺氧发绀缓解时,应用人工呼吸。

【预后】

本综合征病死率高,应作好孕妇保健工作,预防早产,对高危儿及未成熟儿要及时预防窒息。

第十九节　早产儿呼吸窘迫综合征

早产儿呼吸窘迫综合征(respiratory distress syndrome,RDS)又称肺透明膜病(hyaline membrane disease,

HMD）。是新生儿尤其早产儿严重威胁生命的呼吸系统疾病,常需肺表面活性物质(pulmonary surfactant, PS)治疗、辅助通气治疗等急救和特效措施。

【病因】

引起早产儿出生后呼吸困难的常见疾病除 RDS 外,还有宫内感染性肺炎、胎粪羊水吸入综合征,更多的是暂时性呼吸困难——湿肺(transient tachypnea of newborn,TTN)。欧洲学者的回顾性研究数据显示,胎龄 $30\sim36^{+6}$ 周 RDS 发生率是 4.9%,而 TTN 发生率是 14.3%,国内陈文的资料 $28\sim36^{+6}$ 周 RDS 和 TTN 发生率分别是 4.9% 和 11.1%。

1959 年 Arery 及 Mead 首次发现 RDS 是缺乏 PS 所致,部分新生儿尤其是早产儿因肺发育尚未成熟,肺上皮细胞合成分泌 PS 不足,胎龄越小, PS 量越低。PS 是由 Ⅱ 型肺泡上皮细胞合成分泌的一种磷脂蛋白复合物,其中卵磷酯即磷脂胆碱(phosphatidyl cholin, PC)是起表面活性作用的重要物质,其次有鞘磷脂和硫脂酰甘油(phosphaeidylglycerol,PG)。PS 中蛋白质约 13%,其中能与 PS 结合的蛋白质称为表面活性物质蛋白(surfactant protein, SP),包括 SP-B、SP-C 和 SP-D 等可与磷脂结合,增加其表面活性作用。

PS 覆盖在肺泡表面可降低肺泡表面张力, PS 量不足时肺泡表面张力增加,呼气末保持功能残气量(functional residual capacity, FRC)降低,肺泡趋于萎陷。肺顺应性下降,气道阻力增加,通气/血流降低,气体弥散障碍及呼吸功增加,从而导致缺氧和缺氧导致的代谢性酸中毒。通气功能障碍所致的呼吸性酸中毒。

缺氧又可导致毛细血管通透性增加,液体漏出,使肺间质水肿和纤维蛋白沉积于肺表面,形成嗜伊红透明膜,进一步加重气体弥散障碍,加重缺氧和酸中毒,并抑制 PS 合成,造成恶性循环,严重缺氧和混合性酸中毒又可出现持续肺动脉高压(persistent pulmonary hypertension of newborn,PPHN),加重病情。糖尿病母亲所生婴儿 RDS 发生率比正常孕母所生孩子增加 $5\sim6$ 倍,因血液中高浓度胰岛素能拮抗肾上腺皮质激素对 PS 合成的促进作用。在分娩未发动时行剖宫产,由于缺乏宫缩,儿茶酚胺和肾上腺皮质激素的应激反应较弱,影响 PS 的合成分泌,故择期剖宫产儿的 RDS 发生率也较高。

近年研究表明,早产儿呼吸窘迫综合征是由于 PS 缺失或显著减少所致,还有一种遗传易患性参与其发病。

据 Clark 等病因学研究的资料,有很多环境因素和基因因素可能会决定 RDS 的发病及严重度,诸如高龄孕妇、绒毛膜羊膜炎、剖宫产、男性、胎次、出生体重等,而早产儿是最危险的因素。

基因因素在早产儿 RDS 的遗传易患性方面发挥着重要作用。目前多采用候选基因法以确定 RDS 的遗传易患性。

白种人 RDS 发病率高于黑人,而且严重度亦高于黑人,此现象无 PS 脂类含量差异而是与肺表面活性物质蛋白 A(surfactant protein A, SP-A)等位基因差异有关。提示基因因素在早产儿 RDS 的发病机制中有一定的作用。目前多采用候选基因法以确定 RDS 的遗传易患性。

RDS 发病机制中 PS 缺乏是最重要的, PS 的功能是降低肺泡气-液界面的表面张力,防止弥漫性肺不张。候选基因是编码 4 中 PS 基因的 PS-A、PS-B、PS-C、PS-D 基因。此外尚有内皮型-氧化氮合酶基因、三磷腺苷结合转运体 A_3(adenosine triphosphate-binding cassette transporters A3,ABCA3)基因参与早产儿 RDS 的发病。

遗传发病机制已引发国内外学者的关注。目前有候选基因尚在进一步研究之中,由于基因的多态性与 RDS 发病的相关性,发病中发挥的作用,发病的风险等有待进一步研究,早产儿 RDS 的遗传与研究有助于深入认识 RDS 的分子发病机制,对于 RDS 的分子诊断,及早发现易患人群,减少发病,及早发现和抑制疾病的发生和发展,可减少死亡,改善预后,有望将来的基因治疗。

【临床表现】

出生后 6 小时内出现呼吸窘迫,呼吸急促,大于 60 次/分、鼻翼翕动、呻吟、吸气性三凹征、发绀(动脉血还原血红蛋白>50g/L)。严重者呼吸浅表、节律不整、肺呼吸音低,有时可闻及细湿啰音。甚至出现肌肉松弛、呼吸暂停。病情若有好转者其肺顺应性改善,肺血受阻力下降,此时可出现动脉导管开放(30%~50%的患儿),分流量大者可出现肺水肿、肝脏进行性肿大、喂养困难和心力衰竭。

【诊断】

（1）典型的临床症状。

（2）X 线检查其特征性改变为：①毛玻璃样（ground glass）改变，两肺呈普遍性透亮度降低，可见弥漫均匀一致的细颗粒状影；②支气管充气征（air bronchogram），在弥漫性不张肺泡（白色）的背景下，可见充气的清晰可见的树枝状支气管（黑色）影；③白肺（white lung）双肺野均呈白色，肺肝及肺心界均消失。

（3）彩色多普勒超声检查：有助于动脉导管开放的确定。

（4）实验室检查：①血气分析，pH 和动脉氧分压（PaO_2）降低，动脉二氧化碳分压（$PaCO_2$）增高，碳酸氢根减少；②泡沫试验（foam test）：取患儿气道吸引物或胃液，1ml 加 95%乙醇 1ml，振荡 15 分钟后沿管壁有多层次泡沫形成，可排除 RDS，若无泡沫有助于诊断 RDS，介于两者之间作为疑似诊断；③肺成熟度判定：测定羊水或患儿气道吸引物卵磷脂/鞘磷脂（L/S）值≥2 提示肺成熟，1.5~2 可疑，<1.5"肺未成熟"。

【治疗】

机械通气和应用 PS 是本综合征治疗的两大关键性措施。

1. 氧疗和辅助通气　①吸氧；②持续气道正压通气（CPAP）；③常频机械通气（CMV）。

2.PS 替代疗法　对确诊 RDS 或对胎龄较小、体重较轻的早产儿在产房内即预防性使用，最好生后立即或确诊后立即给予，越早应用效果越好。使用前先确认气管插管的准确位置，将干粉剂 PS 稀释后摇匀，经气管插管缓慢注入肺内，为防止黏滞的药物发生气道阻塞，故在 PS 从呼吸道扩散到肺泡之前应用复苏气囊加压通气或增加机械通气的压力，应用 PS 后，当潮气量迅速增加时及时下调吸气峰压（PIP）及呼气末正压（PEEP）。

（1）PS 的种类：①从猪、小牛肺提取的天然型 PS；②在天然提取的 PS 中加入了 PS 的主要成分的改良天然型 PS；③人工合成的合成形 PS；④人工合成类似天然型 PS 的叫重组 PS，以称第二代 PS。其中以②疗效最佳。

（2）剂量：每种 PS 都有他的推荐剂量，一般用量为首次 100~200mg/kg，再次给予时予以 100mg/kg。大多数患儿仅需首剂，对于持续不能离氧、需要机械通气的 RDS 仍在进展的患儿需使用第 2 剂，甚至第 3 剂。

3. 一般治疗　按常规措施予以保温，监测体温、心率、呼吸、血压、动脉血气。纠正酸中毒，保证液体和营养供给，液体量第一天给 5%或 8%葡萄糖液 65~75ml/（kg·d），以后逐日增加，液体量过多易导致动脉导管开放和肺水肿。根据有无感染、细菌培养及药敏试验适当选用相应的抗生素。

4. 关闭动脉导管　在限制入液量并使用利尿剂的基础上使用吲哚美辛或布洛芬，药物使用一次及重复使用一次无效者、有明显血流动力学变化严重影响心肺功能者考虑手术结扎。

【预后】

加强高危孕妇妊娠及分娩的监护和治疗。拟行剖宫产或提前分娩者准确测量羊水中 L/S 值，有早产迹象的孕妇于产前 24 小时至 7 天，给孕母肌注地塞米松或倍他米松可明显降低 RDS 的发生率和病死率。胎龄小于 32 周的胎儿力争生后 30 分钟内，最迟不超过 24 小时内应用 PS 会有良好效果，存活和预后均较好。

第二十节　纵隔压迫综合征

纵隔压迫综合征（mediastinum stressed syndrome）是一组症候群，凡纵隔内任何组织或器官的病变，都可对呼吸道、心血管和食管等产生压迫症状。其病因可为先天性组织异常，或为原发性或转移性肿瘤，也有的由淋巴结炎和脓肿所引起。因受压部位和性质不同，其表现亦不一致。

【病因】

1. 前纵隔病变　有胸腺病变、畸胎瘤类、恶性淋巴瘤和腺管性肿瘤等。

（1）胸腺病变：婴幼儿期常能见到胸腺肥大或增生，前者无症状，随年龄增长而逐渐缩小，常在 1 岁内消失；亦有退化缓慢呈不对称增大，或位于纵隔底部。在 X 线片上胸腺增生与肿瘤不易鉴别。若给予口服泼尼松 2mg/（kg·d），5 天后摄片复查，肿块消失者为良性胸腺增大，停药数周后，可能会再度出现。若持久存在,则需要作胸腺活检。此法对不满 18 个月龄的小儿,可避免一次手术,但不宜用于有呼吸道受压或年龄较大的患儿,因淋巴瘤亦可在胸腺发生,此时不易鉴别。也可以行纵隔充气造影或断层摄影,对诊断具有一定的帮助。

(2)恶性淋巴瘤:纵隔为淋巴瘤的好发部位,X 线片所见的特征性表现为肿块呈分叶状,界限不清,外形较大,并常与无名动脉或腔静脉相连,若进行组织活检时,偶可引起大量出血,过大的淋巴瘤可引起致命的呼吸窘迫。

2. 中纵隔病变　多见于淋巴结病变和支气管囊肿引起的压迫。

(1)支气管源性囊肿:多为良性疾病,约占纵隔肿瘤的 1/3,是由于胚胎时期支气管发育异常,移位于纵隔而成,有 1~5mm 薄壁囊腔,常附着于气管或支气管壁上,接近气管分叉部,囊腔与支气管不相通,囊壁与支气管壁结构相同,腔内壁为柱状上皮细胞组成,一般囊肿为单房性,内有隔膜和黏液样液体。临床上常无症状,常于健康检查时发现,如囊肿发生感染,可破入支气管,产生继发感染,出现发热、咳嗽、咯痰、气急等症状,当囊肿位于气管或支气管后面,介于气管和食管之间时,随囊肿的大小可致气管、支气管和食管发生不同程度的压迫症状,重者具有咽下受阻感、呼吸困难,偶有支气管囊肿与支气管相通,其囊内可见液平面。

(2)淋巴结肿大:纵隔淋巴结多数位于上、中纵隔,接近气管及其分支处,可因结核、真菌或结节病等引起。在儿童期的结核和组织胞质菌病感染时,多伴有明显肺部症状,但以淋巴结肿大为主,皮试可帮助前者的诊断,若反应阴性,则可取斜角肌淋巴结或纵隔淋巴结肿块进行活检。中纵隔淋巴结肿大所引起的压迫症状以淋巴瘤为最常见。

3. 后纵隔病变:神经源性肿瘤和消化道重复是儿童期较为常见的后纵隔病变,急性纵隔炎与纵隔脓肿系由于前后纵隔感染所致。

(1)神经源性肿瘤:为小儿常见的纵隔肿块。有报告本病占纵隔肿瘤的 32.6%。

(2)消化道重复:在纵隔内所有消化道重复畸形中,食道重复囊肿为 10%~15%,位于食管下半部肌层之间,偶与食管腔交通。巨大囊肿可致呼吸窘迫。

(3)急性纵隔炎与纵隔脓肿:前纵隔脓肿多数由颈部感染蔓延所致,而后纵隔脓肿多数为食管穿孔所引起,两者皆可因肺部感染而致淋巴结肿大化脓,使纵隔受压(上腔静脉综合征)。由于脓肿发生部位的不同,其症状和体征亦有差异,一般有寒战、高热、胸骨后疼痛、咽下困难与全身中毒等症状。急性化脓性纵隔炎可有严重的毒血症症状。结核性纵隔脓肿有时不易与肿瘤相鉴别。

【临床表现】

症状与肿物的大小、部位、生长速度以及是否压迫、侵犯邻近组织器官有关。良性肿物虽已增长很大,但在临床上可无任何症状,仅在透视检查时发现。无症状的纵隔肿瘤中,以神经元源性纵隔肿瘤占的比例最大。

严重的呼吸道压迫症状多见于恶性度高的纵隔肿瘤。可有胸闷、胸痛,其程度不是很严重。由于纵隔内各器官排列紧密,并无空隙,因此不论肿物的大小,皆可挤压邻近组织及胸膜而产生不同程度的压迫症状。

当星状神经节或颈交感神经、肋间神经及壁丛受压时,可引起 Horner 综合征。膈神经受压时,在透视下可见到横膈运动异常,在正常情况下吸气时横膈下降,呼气时横膈上升;若在膈神经麻痹时,吸气时横膈上升,呼气时下降,此即所谓"横膈矛盾运动"。

由于主动脉及其分支受压,可发生颈动脉和桡动脉的搏动不相称,如心脏、下腔静脉或动脉受压,可致心脏功能不全或充血综合征。食管受压可引起吞咽困难和咽部疼痛,胸导管受压,可引起乳糜性胸水或腹水,若畸胎瘤穿入支气管时则咳出毛发或皮脂样物。胸腺肿块有时发生重症肌无力症状。小儿出现深部腱反射增强与腿部无力,若同时胸片有纵隔包块,则提示该肿物已伸展至脊髓管。如已有 Horner 综合征时,说明已有交感神经受累。胸腺囊肿有时在锁骨上摸到囊状包块。

实验室检查:胸部正侧位摄片及 X 线的特殊检查,包括选择性 X 线断层摄片、CT 扫描、心血管造影、心血管计波摄影、脊髓造影等。当发生食管、气管受压时,需做气管或食管镜或造影检查,放射性同位素示踪检查,以确定受压的部位和程度。

对疑为包虫病或毒浆原虫病引起者,应做皮肤敏感试验及血清补体结合试验,此外尚可作超声波、香草扁桃酸(VMA)测定及骨髓细胞检查和培养等,若仍不能确诊,则应作颈淋巴结特别是斜角肌淋巴结检查。

【诊断】

主要依靠 X 线检查及纵隔淋巴结活检,体征可作参考。

【治疗】

可由各种不同原因引起,确诊后应行病因治疗。如为纵隔肿瘤,均应做手术切除。即使是良性肿瘤,因其大部分有恶变的倾向,早期施行手术亦属必要。淋巴瘤可应用放射线或抗癌药物治疗。淋巴结结核则给予正规抗结核治疗。化脓性纵隔淋巴结炎或脓肿,应用有效抗菌药物或手术排脓。

【预后】

本综合征的预后取决于病因,结核和支气管源性囊肿为良性疾病,抗结核及手术治疗效果较好,恶性淋巴瘤等癌性病变所致者预后不良型。

第二十一节　阻塞性睡眠呼吸暂停综合征

阻塞性睡眠呼吸暂停综合征(obstructive sleep apnea hypopnea syndrome,OSAS),是指睡眠中胸腹运动存在而口鼻气流中止大于 2 个呼吸周期 10 秒以上的呼吸暂停。是睡眠时上气道塌陷阻塞引起的呼吸暂停和通气不足,伴有打鼾、睡眠结构紊乱、频繁出现血氧饱和度下降,患儿白天常有嗜睡表现的一组征群。

【病因】

睡眠中的呼吸暂停,包括 OSAS、低通气综合征、上呼吸道阻力综合征、慢性肺部及神经肌肉疾患引起的睡眠呼吸障碍。儿童则以 OSAS 最常见。可分为中枢性、阻塞性和混合性三类。

OSAS 的病因有解剖因素(Pierre-Ronin sequence、肌无力、肥胖等)、先天性疾病和其他因素(表 3-10)。

表 3-10　儿童 OSAS 病因

解剖因素	先天因素	其他
上呼吸道	尖头并指(趾)畸形	肌病
鼻中隔偏移	猫叫综合征	神经肌肉疾病
鼻息肉	颅面骨发育不全	肿瘤
鼻甲肥大	唐氏综合征	家庭因素
后鼻孔狭窄或闭锁	纳赫尔面骨不全综合征	胃食道反流
巨舌	比埃洛宾综合征	
腺样体或扁桃体肥大	肥胖通气不良综合征	
小下颌	特雷彻科林综合征	
上颌寄生胎	胰腺囊性纤维化	
颞下颌关节强直	黏多糖病	
下呼吸道	少年类风湿性关节炎	
喉气管蹼	脑瘫	
气管闭锁	希阿利畸形	
气管内损伤	颅底畸形	
气管外压迫(甲状腺肿)	小颅面	
喉气管软化	咽脑膨出	

儿童 OSAS 大多数由腺样体肥大和扁桃腺肥大所致。婴幼儿 OSAS 中阻塞部位约 52% 在上颚,48% 在舌后。

腺样体肥大堵塞后鼻孔,扁桃体肥大堵塞的是口咽腔。两者共同导致上气道狭窄,吸气时阻力增加。由于下气道负压因素,又使上气道软组织塌陷,致使软腭和舌根贴近咽后壁,从而加重气道阻塞。如此出现呼吸暂停和低通气,其后果是缺氧和二氧化碳潴留、脑缺氧及睡眠结构紊乱、深睡期减少或缺乏,进而患儿可出现性格改变、行为异常、智力减退、认知能力下降、记忆力差,并影响患儿生长发育,且增加日后患心血管疾病的风险。

【临床表现】

（1）夜间打鼾,睡眠不安。

（2）白天活动增多,张口呼吸、口干、易激惹、注意力不集中、乏力、日间困倦、打瞌睡、异常行为和表现、学习成绩下降等。

临床表现详见表 3-11。

表 3-11　儿童 OSAS 症状

白天症状	夜间症状
行为困难	
活动增多	
不正常的害羞	张口呼吸
上课注意力不集中	打鼾
学习成绩下降	出汗
反叛或攻击行为	睡眠不安
发育延迟	流涎
语言缺陷	磨牙
吞咽困难	梦游
食欲下降	继发夜间遗尿
生长困难	噩梦
白天睡觉或瞌睡	夜间恐惧
晨起头痛	
张口呼吸	

*资料来源:《诸福棠实用儿科学》第八版。

【诊断】

1. 多导睡眠图(polysomnography, PSG)监测(诊断睡眠呼吸障碍的金标准)

（1）作 6~7 小时以上,连续监测以下几方面:①脑电图、眼动电图、下颏肌电图、心电图;②测血氧饱和度、潮气末二氧化碳分压、鼾声、口鼻气流、血压和食管压力及 pH 等。

（2）诊断标准:① 1 岁以上,每小时睡眠中阻塞性呼吸暂停次数大于 1 次,SaO_2<92%;②潮气末二氧化碳分压(End-tidal PCO_2, $PETCO_2$)儿童>7.05kPa(53mmHg)或 60%以上的睡眠时间中 $PETCO_2$>6.00kPa(45mmHg)。

2. 自动持续气道正压系统　仅检测胸腹呼吸运动、经鼻气流和血氧饱和度,可同步监测上气道阻力,显示呼吸暂停和鼾声。

3. 腺样体肥大的诊断标准

（1）鼻咽侧位片:腺样体最突出点到颅底骶的垂直距离为腺样体厚度 A,硬腭后端至翼板与颅底突出点间的距离为鼻咽腔宽度 N。

A/N 比值:Ⅰ度(正常):≤0.6;Ⅱ度:0.61≤A/N≤0.7;Ⅲ度:A/N 0.71。

（2）Muller 诊断标准(电子鼻咽喉镜检):

Ⅰ度:鼻后孔通畅,阻塞面积<25%。

Ⅱ度:阻塞面积<50%。

Ⅲ度:阻塞面积<75%。

Ⅳ度:阻塞面积≥75%。

（3）丹麦 Einbla N7000 夜间多导睡眠监测和中国《儿童 OSAS》诊治指南

低通气定义:口鼻气流信号峰值缩小 50%以上,不少于 2 个周期,并伴有 3%以上血氧饱和度下降。

OSAS 诊断标准:

轻度异常:低通气指数(apnea-hypopnea index, AHI)大于 1。

中度异常:AHI>5。

重度异常:AHI>10。

【治疗】

(1)保守治疗:观察、体位治疗、减肥。

(2)内科治疗:吸氧、药物。

(3)持续正压通气(continuous positive airway pressure,CPAP)。

(4)外科治疗:扁桃体、腺样体切除或其他颌面手术。唯缺乏可测定的手术指征,腺样体、扁桃体大到什么程度需手术治疗。根据 PSG 监测的结果,AHI>5 者为推荐手术指征。鼻咽侧位片 A/N 比值等测量值可供参考。

需动态观察患儿体质指数(BMI)与 AHI 指数的动态正相关数据。还应充分与家长沟通,对符合手术指征者亦应充分征求和尊重家长的意见,详细交代和权衡利弊,并有一个适当的观察时期,考虑成熟后给予择期手术。

【预后】

OSAS 对患儿有一定危害,在保守和内科治疗无效的情况下,有手术指征的,手术不仅能改善症状,也对预后起决定性作用。

第四章　消化与营养

第一节　Berardinelli-Seip 综合征

Berardinelli-Seip 综合征（Berardinelli-Seip Syndrome），又称先天性全身脂肪营养不良症（congenital generalized lipodystrophy，CGL）。

1954 年由 Berardinelli 首先报道，1959 年 Seip 又做了新的报道，故以该二位学者命名为 Berardinelli-Seip 综合征。是一种基因突变所致的染色体隐性遗传病，患病率约为 1/12 000。

【病因】

随着分子生物学的发展，通过定位克隆技术基因测序已明确的 BSS 基因有 4 个，AGPAT2、BTRF、BSCL2、CAVI。亚洲病例多为 BSCL2 突变所致，BSCL2 基因突变类型有错义突变、缺失突变、插入突变、衔接突变以及复杂重排 5 种。突变基因形式共 30 余种。国内劳文芹等报道的病例为位于第 6 外显子的复合杂合突变，c.782dupG（p.Ile 262Hisfsx12）。

【临床表现】

（1）自出生后即出现全身脂肪萎缩。

（2）四肢肌肉肥大，类似肢端肥大症。

（3）黑棘皮病。

（4）肝大伴脂肪浸润。

（5）高脂血症，高胰岛素、低瘦素血症。

（6）其他表现。可有智力低下，低发际，浓密头发，黑色体毛、大耳、高腭弓等特殊面容。

【诊断】

根据临床表现和血生化检查进行临床初步诊断，确诊依据为基因检测。

【治疗】

本综合征无有效治疗方法。

【预后】

可活至成年。

第二节　贲门消失综合征

贲门消失综合征（cardiac achalasia syndrome）又称先天性食管扩张（congenital dilatation of esophagus）、先天性贲门痉挛或贲门弛缓消失症（congenital cardiac spasm，cardiac achalasia）。

【病因】

本综合征病因未明，有人认为是由于食管壁内神经丛有变性，而致自主神经功能失调，交感神经作用较强，引起食管运动不协调，使贲门发生痉挛性收缩，当食物下咽时至食管下端贲门部时，不能顺利通过，导致食物潴留，食管上端有扩张。

【临床表现】

本综合征可发生于新生儿，也可见于数月或数岁的小孩，5~6 岁时可能出现较重的呕吐症状。进食时随即呕吐，吐出物内无胃液。有时吐出物为宿餐的食物，可有食物反流，可见夜间睡眠中枕旁有吐出物污迹。患儿很快营养不良而瘦弱。本综合征特点是间歇性时轻时重的咽下困难。有时可因情绪波动或进食有刺激性食物而诱发加重。较大儿童可诉胸骨下段或上中腹部有哽噎感或疼痛。

【诊断】

有上述表现当即怀疑本症,确诊可作食管钡餐造影,早期可见食管上中段正常或轻度扩张,贲门部有间歇性缩窄现象,晚期食管高度扩张,有时在食管部可见液平面,为大量食物或液体潴留所致,贲门部狭窄如萝卜根状。胃镜检查能发现扩张的食管和可能存在的炎症或糜烂。

【治疗】

注意饮食控制,少食多餐,避免过冷过热饮食。可用扩张疗法,90%患者效果良好,对扩张效果不好者,可行食管贲门部肌肉黏膜下切开术。

【预后】

本综合征经适当治疗后,预后尚好。

第三节　肠炎后综合征

肠炎后综合征(post enteritis syndrome)又称肠炎后持续性腹泻,是小儿胃肠炎的一种常见晚期并发症。

【病因】

目前尚不了解其确切的发病因素,可能与乳糖或双糖不耐受有关,少数为牛奶蛋白不耐受。也可发生于轮状病毒及细菌性肠炎之后,但更多见于持续的沙门菌感染时。上述改变以及婴儿免疫机能变化可产生双糖酶缺陷和肠吸收表面减少的持续性肠病。

【临床表现】

多见于3个月以下的男孩和低体重儿。饮食中热量较低,既往有腹泻史及营养不良,用过抗生素及止泻药者较易发生本病。临床特征有多种,如暂时性脂肪泻,伴持续性肠病的双糖吸收不良,牛奶蛋白不耐受和伴营养不良的迁延性腹泻。

【诊断】

根据病史及临床特点做出诊断。

【治疗】

早期认识本综合征的诱发因素,及时治疗,包括营养调整,除有明确指征,如细菌性痢疾或合并肺炎外,应避免用抗生素及止泻药。对乳糖不耐受的患儿给限制双糖的饮食,必要时外源性补充乳糖酶,应避免长期反复的饥饿疗法。严重病例应用调整的饮食或要素饮食及胃肠道外营养疗法。

【预后】

本综合征致严重营养不良者易继发感染,可危及生命。

第四节　肠易激综合征

肠易激综合征(irritable bowel syndrome,IBS),在儿童中的发病率较高,据意大利学者的流行病学调查结果约为13.9%,我国局部省市的流行病学调查研究显示发病率为13.25%。

【病因】

(1)胃肠动力异常:患儿的腹痛随排便而缓解,提示与胃肠功能紊乱有关。有学者研究,餐后患儿乙状结肠的动力增加,可持续3小时之多,结肠的收缩频率增加、幅度增大。

(2)胃肠激素(gastroinal hormone):目前研究的结果显示,5-羟色胺、胃动素、胆囊收缩素、血管活性肠肽、钙基因相关肽、生长抑素、P物质、一氧化氮等胃肠激素和物质可影响胃肠运动。胃肠激素作为肠道肽能神经释放的神经传递介质或调节介质起胃肠动能调节作用。亦可对胃肠道感觉神经末梢起直接作用或通过对平滑肌细胞的相应受体的作用机制调节胃肠道感觉和运动。此外,胃肠肽可通过中枢神经影响胃肠运动。

(3)炎症和免疫因素:有的患儿在急性肠道感染痊愈后出现IBS症状,提示与感染因素有关。胃肠道炎症可导致内脏痛觉敏感。胃肠道因感染致局部损伤后释放的 K^+、ATP、前列腺素 E_2 和缓激肽等化学介质可直接作用胃肠道感觉神经末梢而引起其他细胞释放组胺、神经生长因子、5-羟色胺等痛觉介质,刺激邻近感觉神经末梢和感受器受损伤。

(4)内脏感觉异常:包括消化不良和 IBS 在内的多种功能性胃肠疾病的重要致病因素,已被广泛认为是内脏过敏释放,不仅感觉阈值降低, IBS 患儿还会出现内脏和内脏以外的肩、背、大腿等部位的躯体放射痛,以及出现尿急、尿频、恶心等症状。提示 IBS 患儿内脏感觉传入信号在脊髓水平与常人不同。

(5)社会心理因素:社会心理应激因素会影响正常人和 IBS 患儿的结肠动力,动力异常也会影响心理状态。研究发现,IBS 患儿的心理压抑、焦虑和性格内向、烦躁情绪等均可以增加疾病的发生频率。

人体大脑中枢神经系统(CNS)和肠神经系统(ENS)之间形成的脑-肠轴,可涉及躯体与内脏调节反应的双向作用系统。

【临床表现】

IBS 临床表现个体差异大又缺乏特异性,故患儿临床表现各异,除肠道症状外尚可出现某些怪异的肠外躯体症状。常见症状以腹痛、腹泻或便秘为主。

(1)腹痛:腹痛以发生于脐部及下腹为多见,多出现在餐后、便前,或进食冷饮后。腹痛性质呈痉挛性、阵发性或绞痛样,往往在排便后会有明显的缓解或消失。腹痛同时可伴有面色发白、乏力、腹胀、恶心等。

(2)便秘或腹泻:大便干结呈羊粪粒状,排便困难,大便频率小于每周三次。

腹泻常发生在白天餐后,睡眠中极少出现。大便不成形,有时稀溏或水样便。便秘腹泻可交替出现呈慢性间歇性发作。

(3)肠外症状:有自主神经功能紊乱和平滑肌功能异常表现的症状。①消化不良症状;②头痛、乏力;③潮红、盗汗;④腰肩背大腿疼痛;⑤纤维肌痛综合征;⑥非心源性胸痛。

【诊断】

IBS 罗马Ⅲ诊断标准如下。

(1)近 2 个月内至少每周 1 次的腹部疼痛或不适,同时伴下列症状 2 项或 2 项以上:①排便后症状改善;②排便频率改变;③粪便性状变化。

(2)解释上述变化的解剖、代谢异常及炎症反应、肿瘤。

上述诊断标准主要针对 4~18 岁儿童和青少年。

患儿体格检查正常,生长发育正常。

诊断时应与患儿和家长进行融洽的交流,深入沟通,进一步了解患儿的家庭和社会心理状态,有助于诊断和鉴别诊断。

【治疗】

1. 目的　确诊 IBS 后应明确患儿虽有不适但并非严重疾病,更不会致命。有效安慰家长和患儿,缓解或减轻临床症状。同时应避免诱发症状和多种应激因素及焦虑情绪。

2. 方法

1)饮食疗法:纠正不吃早餐,较少食用蔬菜水果,喜欢进食含防腐剂的饮料、冷饮及暴饮暴食、挑食、偏食等饮食行为异常。避免对肠道有直接刺激的食物,如乙醇、咖啡因、人工甜味剂、反式脂肪酸等。

有乳糖不耐受者建议饮用酸奶或经煮沸后的鲜奶、特殊配方奶。天然高纤维膳食并逐渐加量有减少肠胀气的可能。

2)药物治疗:

(1)肠微生态制剂可调节肠道菌群,改善结肠运动,分泌和吸收功能。以多联益生菌(4 种或 5 种多菌种数量多活性高的制剂)效果较好。

(2)调节肠道运动:①多选择性钙离子拮抗剂,匹维溴铵、奥替溴胺,可缓解肠平滑肌的高反应性,改善腹痛、腹泻、便秘提高痛阈;② $5-HT_4$ 受体激动剂:替加色罗除具有促动力作用,尚可减慢直肠传导神经的传导率,提高结肠、直肠扩张的痛阈,调节内脏感觉,有效缓解腹胀、便秘、腹痛等不适症状;③纤维素制剂:对便秘型 IBS 有效。纤维素可降低结肠内压而缓解疼痛,并有利于排便的通顺;④抗抑郁药:阿米替林是三环类抗抑郁药物,对存在抑郁症状的 IBS 患儿,试用后即可提高情绪,还能改善肠道症状。尤其对夜间腹痛、腹泻患儿的效果更显著,其次可选择的药物有帕罗西汀和氟西汀等。

(3)心理治疗:使患儿缓解紧张和情绪问题。尚可选用行为治疗、生物反馈治疗、催眠治疗等非药物性疗法。

【预后】

本综合征属功能性、心理性问题,非致命严重疾病,酌情处理可缓解临床症状,预后良好。诊疗过程中防止将急腹症误诊误治,也需注意对本综合征无须过度的检查和治疗。

第五节　动脉-肝发育不良综合征

动脉-肝发育不良综合征(arteriohepatic dysplasia syndrome,ADS),先天性肝内胆管发育不良综合征又称胆汁淤积综合征。1932 年由 Sweet 首先报道,在一个家族中发现了多例肝外胆管闭锁,其中 2 例伴有心血管异常。1956 年和 1969 年 Alagille,1973 年 Watson 和 Miller,1976 年 Greenword,2014 年李丽娜等分别报到了此综合征。

直至 1975 年 Alagille 再次报道,并提出诊断标准之后即命名为 Alagille 综合征。该综合征属不完全显性遗传,临床变异度高,给诊断带来相当大的困难,其发病率为七万分之一。

【病因】

Alagille 综合征是一种常染色体不完全显性遗传疾病,有家族发病倾向。分子遗传学研究证实该综合征 97%的患儿中存在的 JAG1 基因突变或缺失。极少数为 NOTCH2 基因突变所致。

最常见的胆管闭锁(BA)、胆管缺乏、先天性胆管扩张、巨细胞病毒感染、citrin 蛋白缺乏、特发性婴儿肝炎、PFIC、PNAC、α_1 胰蛋白酶缺乏症、Alagille 综合征、门静脉分流、线粒体病、甲状腺功能减退症等。除 BA 是儿童胆汁淤积综合征的主要病因外,CMV 感染应引起足够重视。法国的资料显示 CMV 感染占主要病因的 15%,国内资料中分别占 24%,29%。甚至在未找到明确病因的胆汁淤积症患儿中 CMV 感染率为 45.6%,远高于发达国家。遗传性肝病占的比例在增加,发达国家的资料其构比已占 16%~25%之多。

【临床表现】

出生后即呈现持续性黄疸,3 个月左右出现全身皮肤瘙痒,肌腱或皮下伴有色素斑和黄色瘤的慢性肝内胆汁淤积征象。严重者可早期即出现进行性肝衰竭,常误认为胆汁淤积症,临床变异度高。

典型的临床特征为五个方面:①慢性淤胆;②特征性面容;③脑部畸形;④心血管异常;⑤脊柱畸形。

近年发现的病例 40%~74%可合并肾损害,甚至有学者将肾脏损害列为诊断标准之一。另外大多数(50%~90%)患儿有明显的生长发育迟缓。

【诊断】

(1)见陶土样便有助于 BA 的诊断。

(2)无放射性影像检查:腹部 B 超简便、无创,可重复操作,是已被广泛应用的鉴别 BA 和非 BA 的首选检查方法。

(3)核素显影:肝胆核素动态显影在诊断 BA 方面有它的独特性,其敏感度为 90%,准确度 84.5%,特异度 80%。尽管如此,仍可出现假阳性,需综合临床资料和其他检查,全面分析诊断,核素显影并非必须或唯一确诊 BA 的手段。

特殊面容对本病有很大的诊断价值。其面容多表现为脸小、额宽且前额突出,眼窝深陷,眼距宽,下颌尖且向前突出。经典的诊断标准为肝活检。病理证实在肝内小叶间胆管数量减少或阙如,并具备上述五个临床特征中的任意三项。对于未能行叶活检和肝活检无上述特征者按修订标准符合四个或以上主要临床表现亦可诊断。

临床疑似患者应及早完成脊柱摄片、眼科检查、心肾超声检查,完善血生化检查。必要时心血管造影或磁共振检查以了解心内结构和周围肺血管状况,肝活检病理检查是确诊的重要手段。

随着分子遗传学的发展,有条件者可做基因检查,此为先进的诊断方法。如能测得 JAG1 或 NOTCH2 基因突变,可视为诊断的金标准。不仅可免除肝活检等创伤性检查的痛苦,还可为预后及遗传咨询提供重要信息。

【治疗】

目前无特殊疗法,以对症治疗、支持疗法为主,包括口服考来烯胺、熊去氧胆酸安泰乐、锌制剂和中药,配合低脂饮食,多种脂溶性维生素的补充以及严重影响功能的心血管异常的纠治等。近年有部分胆汁向外转移术,能缓解顽固性皮肤瘙痒及部分活体肝移植(LRLT)的报道。

尚需进一步对本病的分子机制做深入研究,使将来从分子或基因水平对本综合征的早期治疗成为一种可能,或许会有较理想的效果。

【预后】

Alagille 综合征的致死率为 10%~20%,早期主要因严重心脏病,晚期因肝、肾功能衰竭和颅内出血而致死。多数患者预后尚好,黄疸可在数年或成年后消失,发生肝衰竭者并不多见。随基因和分子生物学研究的进展,对本病早期诊断和研究更有效的治疗方法,会对预后大为改观。

第六节 短肠综合征

短肠综合征(short bowel syndrome)又称广泛小肠切除后综合征。系广泛小肠切除 70% 以上而产生的呕吐、腹泻等症状为特点。一般情况下,切除 30% 小肠对机体无明显损害,切除 50% 小肠对消化吸收有较大影响,但机体能在较短时间内通过代偿而恢复,但切除 70% 以上小肠,常可出现短肠综合征。

【病因】

(1)先天性短小肠:为一罕见畸形,小肠最短者仅 25cm,大都伴有肠旋转不良畸形。

(2)后天性广泛小肠切除后:进行小肠广泛切除的疾病以新生儿肠闭锁、肠扭转最常见,其次为脐膨出、坏死性小肠结肠炎、腹裂及胎粪性腹膜炎等。少数病例有肠道发育不良、广泛无神经节细胞症及门静脉栓塞等或兼有两种或更多的畸形。

Georgeson1992 年曾回顾前 12 年治疗过的 52 例,病因包括坏死性小肠结肠炎 26 例(50%),腹部缺损 11 例(22%),空回肠闭锁 6 例(12%),中肠扭转 4 例(8%),巨结肠 3 例(6%),部分肠扭转、泄殖腔外翻各 1 例(2%)。

【临床症状】

先天性短小肠者,绝大多数在新生儿期即出现症状,临床表现以持续性胆汁性呕吐和腹泻为主。若大部分肠段被切除,肠道排空时间显著缩短,由此产生如下一系列症状。

(1)腹泻及脂肪泻:回肠切除后可引起胆盐的肝肠循环障碍及胆盐库减少,结果脂肪消化、吸收障碍而引起脂肪痢。未吸收的脂肪酸刺激肠黏膜而致腹泻。

(2)消化吸收障碍:肠道排空迅速,使食糜不能充分与小肠黏膜接触,胰酶活性降低,肠内细菌产生的毒素影响上皮细胞的吸收功能。这些因素均可引起各种营养物质消化、吸收障碍。伴随脂肪吸收不良的是脂溶性维生素的缺乏。回肠切除者维生素 B_{12} 有明显吸收障碍。故可有贫血症状。

(3)水电解质紊乱:腹泻可致水、钠、钾丧失,未被吸收的脂肪酸与钙、镁结合被排出。因此,可见低钠、低钾、低钙、低镁血症及低血容量。脂肪酸与钙大量结合使草酸游离而被重吸收,可出现肠源性高草酸尿症,且易有泌尿系结石。

(4)生长发育影响:营养吸收的缺乏,可致营养障碍,微量元素缺乏,患儿在术后一年内常出现生长发育迟缓,甚至停顿。

【诊断】

根据小肠切除手术史,结合临床表现进行诊断。

【治疗】

1. 非手术治疗 Tilson 将广泛小肠切除后的临床过程分为三个阶段。

（1）腹泻期：可持续 1~3 个月，以腹泻为主要症状，并常伴有严重的水、电解质紊乱。治疗以静脉补液为主，供给充分的热量，并维持水、电解质平衡。有条件者可给予全静脉营养。

（2）适应期：此期持续数月甚至 1 年以上。临床上以腹泻与营养不良为主，常伴有严重贫血及软骨病。如过早进食普通食物可加重腹泻。

（3）恢复期：此时糖及蛋白质的吸收已逐渐恢复正常，但脂肪吸收仍有障碍。如食物中脂肪含量过高，可使腹泻再次加剧，因此应给予低脂饮食，如采用中链脂肪则效果更好，另外应补充维生素 B_{12} 等。

近年有应用要素饮食治疗本病的。要素饮食由 L-氨基酸、单糖、中链脂肪、维生素、无机盐及微量元素组成，含有人体所需的各种营养成分，其特点是不需消化而被直接吸收，治疗本病疗效显著。要素饮食详见附录。

2. 手术治疗 小儿广泛小肠切除后，代偿力强，绝大多数可采用非手术疗法治愈，故小儿手术指征较成人严格。临床常用手术有：倒置肠段的应用、循环肠襻、人工括约肌方法、迷走神经切断加幽门成形术等。

3. 腹膜内胎儿小肠移植治疗短肠综合征的动物实验 虽然小肠移植被认为是治疗短肠综合征的选择方法，但因它的免疫源性与其他脏器不同，因而至今未取得长期效果。小肠的肠系膜淋巴结（Peyer 淋巴集结）、黏膜固有层和内皮细胞下含有大量的淋巴细胞，形成所谓"肠联合淋巴系统"。在肠移植时不仅产生对宿主（受体）免疫系统的强烈刺激，也可产生移植物对宿主的反应，小肠免疫源性取决于这种肠联合免疫细胞的数量。

胎儿小肠的免疫状况有利于移植手术，目前正在从事胎膜内胎儿小肠移植治疗本综合征的动物实验研究。

【预后】

本综合征可严重影响小儿的生长发育甚至危及生命。要素饮食和静脉营养的开展，预后可有改观。

国内研制的要素饮食是以中国人母乳氨基酸成分为基础，鱼蛋白水解物为主要成分的一种设计合理的制剂。

国产要素饮食的配方，每 4184J 含葡萄糖 189g，氨基酸及短肽 41g，脂肪 10g，无机盐等 4g，具体成分如下。

（1）氨基酸：苏氨酸 1.4678g，精氨酸 1.9106g，缬氨酸 1.6400g，胱氨酸 0.3116g，蛋氨酸 1.0824g，酪氨酸 0.4223g，异亮氨酸 1.5375g，门冬氨酸 2.3616g，亮氨酸 2.5666g，丝氨酸 0.7954g，苯丙氨酸 1.2013g，谷氨酸 5.7400g，赖氨酸 2.7805g，甘氨酸 2.40268g，色氨酸 0.4077g，脯氨酸 1.1972g，组氨酸 0.5656g，丙氨酸 2.3575g，总计 30.7482g。

（2）维生素：维生素 A 2000~2500u，维生素 D 400~500u，维生素 E 12~15u，维生素 B_1 1~1.3mg，维生素 B_2 1.5~2.0mg，维生素 B_6 1.3~1.5mg，维生素 B_{12} 2~5μg，维生素 C 2~5μg，维生素 K 75~100mg，叶酸 4mg，烟酸 50~80μg，泛酸钙 9~10mg、6~9mg。

（3）无机盐及微量元素：钾 750~1 000mg，钙 750~1 000mg，钠 500~750mg，磷 1 000~1 200mg，氯 1 200~1 500mg，镁 150~200mg，锌 5mg，铜 阳性，铁 阳性，锰 阳性。

本配方中热量与氮的比配是 635.36J：1g 氮。因婴幼儿热卡与氮的最佳比值为 627.6J：1g 氮，故此配方完全符合要求。

在氨基酸比例方面，除考虑了 8 种必需氨基酸外，增加了小儿必需的组氨酸、精氨酸。配方中的含氮物均由浓缩鱼蛋白经酶水解后提供，其水解率为 76%，游离氨基酸为 L 型，必需氨基酸与非必需氨基酸之比为 49：51，短肽为 24%，不含长肽及蛋白质，使之更符合营养学要求。

配方中的碳水化合物以葡萄糖形式给予，既能完全吸收又可提高要素饮食的渗透压。

配方中的脂肪则由大豆油加适量鲨鱼油乳化而成，可提供必需脂肪酸、脂溶性维生素及部分能量。

配方中的维生素、无机盐及微量元素是根据生理需要决定的。

短肠综合征（SBS）的治疗已有数十年的经历,但仍停留在支持性的治疗阶段,最终治疗需肠移植。移植并发症多,死亡率高,不可能普遍进行。近年来人工肠备受关注。

通过在具有吸收表面的生物支架上放置胃肠道干细胞,达到类似天然肠道,并致力形成新生血管以发展血液供应。已有研究成功,以 5 天龄新生儿作为细胞供体,而获得质量最高的组织工程小肠的报道。

第七节　发-肝-肠综合征

发-肝-肠综合征(tricho-hepato-enteric syndrome，THeS)是一种严重的肠道疾病,以难治性腹泻为主要特点的罕见病。

【病因】

本综合征是常染色体隐性遗传病,由 SKIV2L 或 TTC37 基因的单核苷酸突变所致。SKIV2L 基因位于 6 号染色体 6P24-3-P21.2,已发现有 8 种基因变异。STTC37 基因位于 5 号染色体 5q14.3-q21.2,已发现有 9 种该变异的基因。

肠道症状主要因肠道上皮细胞分化异常、肠道内分泌细胞免疫反应以及肠微绒毛萎缩所致。

【临床表现】

（1）腹泻:为难治性腹泻,新生儿期即可出现肠道症状,常需静脉营养支持,生长发育极为缓慢。

（2）肝脏:肝功能异常,甚至肝功能衰竭。

（3）头发和面容:头发细软易脱落,面部畸形,表现为鼻根过宽,突出的额头和脸颊。

（4）其他表现:皮肤牛奶咖啡斑,免疫异常,宫内生长受限或小于胎龄表现。可能伴有先天性心脏病、血小板减少等。

【诊断】

临床表现尤以出生后即难以治愈的持续和反复腹泻结合特殊面容为主要疑诊点。

确诊金标准是基因 SKIV2L 和 TTC37 测序结果。

【治疗】

无有效药物治疗,仅以静脉营养支持患儿的生长发育,但生长发育难以达到正常水平。

【预后】

因长期不愈的腹泻而出现代谢性酸中毒和生长发育落后,长期静脉营养又会加重业已存在的肝功能损害,能脱离静脉营养支持者预后较好,多数患儿精神发育迟滞,亦可导致肝功能衰竭和感染等并发症。

第八节　腹泻-低钾-无酸综合征

腹泻-低钾-无酸综合征即胰源性霍乱,又称 WDHA 综合征、Verner-Morrison 综合征、水泻综合征、肠血管活性肽瘤等。1957 年由 Priest 首先报告, 1958 年 Verner 及 Morrison 曾报告过两例。1961 年 Murray 等补充了临床表现并以症状的英文字头称为 WDHA 综合征。WDHA 是取的水泻(watery diarrhea)、低血钾(hypokalemia)及无胃酸(achlorhydria)英文第一个字母。是肿瘤分泌消化道激素引起的腹泻、低钾、无胃酸等一组症候群。

1973 年 Bloom 测得本综合征患者血浆肠血管活性肽均升高,证实本综合征为肠血管活性肽瘤。

【病因】

胰岛细胞瘤中 D_1 细胞和具有 APUD(amine precursor uptake and decarboxylation cell)瘤特征的神经母细胞瘤等分泌过量的肠血管活性肽(或称舒血管肠肽)等物质。本综合征的一系列症状小儿多由于成神经节细胞瘤、神经母细胞瘤,成人多由于胰腺非 β 细胞瘤或增生、肺癌、嗜铬细胞瘤等肿瘤,过多分泌舒血管肠肽(VIP)而引起,有人把分泌 VIP 的肿瘤称之为 VIP 瘤。部分可因碘造影剂、放射治疗、化疗后,由肿瘤产生 VIP 而致本综合征。有人认为胰多肽(PP)、前列腺素 E(PGE)和 VIP 瘤所分泌的 VIP 一起与氨酸肽(PHI/

PHM）有关。还有人认为本综合征可能是多发性内分泌腺瘤 I 型（MEA I 型）的一部分症状。

VIP 使小肠上皮腺苷酸环生化酶活化，细胞内环腺苷酸（cAMP）生成增加，抑制水、电解质的吸收使其分泌增强。大便丢失大量钾致低血钾症，VIP 可抑制胃酸分泌造成低酸或无酸（图 4-1）。

【临床表现】

（1）腹泻：是本综合征的主要症状，小儿大便量也达 20ml/（kg·d）以上，似霍乱样腹泻，外观尿样或水样，不含血、脂肪、黏液等，臭味小，检不到细菌，大便内含钾呈高值（约为正常人粪便排钾量的 5 倍）。禁食并不能改善腹泻症状。

（2）低钾血症（血钾平均为 2.2mmol/L）和水、电解质失衡。

（3）低胃酸或无酸：小儿胃酸大多正常或低酸，症状不如成人明显。

（4）腹胀、腹痛、腹部不适：由于肠液分泌增多使结肠扩张所致，但肠鸣音并不太明显。

（5）皮肤潮红：VIP 使血流增加所致。

（6）其他：小儿可有骨龄延迟、身材矮小，而成人的胆囊肿大、高血钙症在儿童患者少见几乎未见。

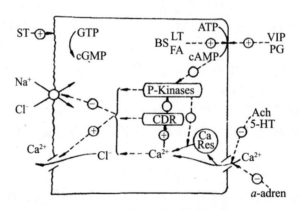

图 4-1 VIP（舒血管肠肽）可抑制胃酸分泌

（7）原发肿瘤的有关表现。

【诊断】

根据临床表现，特别是长时间大量的腹泻，检不到致病菌，难以用抗生素或抗菌药物控制的，禁食不能改善的腹泻是本综合征的特征。

空腹测血浆 VIP 增高可提示 VIP 瘤的可能（VIP 正常值为 50pg/mel），VIP 超过 100~200pg/ml，甚至可高达 6 000~7 000pg/ml，PP、PGE、PHI/PHM、神经降压素、生长激素抑制素也可增加。用免疫荧光染色在肿瘤组织中可以找到这些激素。

为了明确诊断原发肿瘤应做超声波、CT 扫描、75Se-蛋氨酸、胰腺扫描、血管造影等检查，小儿检查的重点是肾上腺、椎旁神经节、胰腺等。

有人主张水样腹泻伴低钾血症同时有血浆 VIP 升高的病例可做剖腹探查以明确原发肿瘤及淋巴结、肝等转移病灶的诊断。

【治疗】

（1）对症治疗：补充水分、电解质，纠正酸中毒。

（2）中心静脉营养。

（3）药物治疗：①吲哚美辛，腹泻与 PG 有关的病例有效；②氯苯酰胺（Loperamide），每日 0.4mg/kg，水样腹泻可被控制，但也有无效者。

（4）手术疗法：切除原发肿瘤及转移病灶是唯一根治方法，由于小儿 VIP 肿瘤多数非恶性或恶性程度不高，能切除的机会较多，肿瘤如能完全切除，症状可迅速好转，血浆 VIP 值可恢复正常；生长发育也可追赶上来。

（5）化疗：不能切除肿瘤的病例可用皮质醇类激素加链脲霉素、5-氟尿嘧啶等治疗。

止泻药不能缓解本综合征的腹泻,故不宜使用。

【预后】

本综合征预后视原发病的程度而定,胰岛细胞瘤约55%以上为恶性,而具有APUD瘤特征的神经母细胞瘤等则为良性肿瘤,预后与手术早晚、切除完全与否等有关。

第九节　肝豆状核变性综合征

肝豆状核变性综合征(hepatolenticular degeneration syndrome,HDS)即Wilson病,又称Kinnier-wilson综合征、Westphal-strumpell综合征、进行性豆状核变性、肝-脑变性、假性硬化症等。1919年由英国神经病学家Wilson首先报道,后德国神经科医师Westphal和Strumpell又进一步加以描述,迄今已有70余年。

【病因】

本综合征属常染色体隐性遗传, P型ATP7B基因异常导致铜在体内储积。主要由铜代谢障碍引起,铜在肝、脑、肾沉积引起病变,其病因尚未完全明了,有人认为是先天因素所致的铜蓝蛋白合成障碍,近年来有的研究提示由于肝细胞内存在一种特殊的蛋白,与铜有极强的亲和力,致使铜蓝蛋白合成不足,患者肠道铜吸收及转运正常,经胆汁排泄的铜减少。在正常情况下,由食物中摄取的铜,先与白蛋白疏松结合,并迅速运载到肝脏,在肝细胞内铜与α_2球蛋白结合成铜蓝蛋白,转输到血液中,多余的铜则经胆汁排泄到肠道内。此外,有少量的铜自尿中排出。在血浆中,95%以上的铜以铜蓝蛋白的形式存在,只有少量的铜与白蛋白疏松地结合。本病血浆中铜蓝蛋白显著减少,而与白蛋白结合的铜增多,此种铜易与白蛋白分离而沉积于各种组织中,尿铜排出亦增多,铜盐的沉积引起组织破坏,引起相应的症状。

【临床表现】

本综合征是一种因代谢障碍引起的多系统病变,肝病为早期症状,神经症状常在儿童期或少年期才出现,亦有到成年后才起病者,则进展缓慢。

(1)肝病:呈轻重不等的慢性肝硬化现象,肝功能检查异常,肝脏症状大多在神经症状出现前发生,但有时可能甚为轻微而未被注意。肝病可呈暂时性好转,或反复发作而渐趋严重,亦有迅速出现黄疸、腹水、浮肿而急剧恶化的。由于肝脏病变还可出现继发的各种现象,例如维生素A缺乏、食道静脉曲张等,脾功能亢进也为常见的现象。

(2)神经精神症状:脑部的损害是弥漫性的,但以基底节的病变较为明显,故出现进行性的震颤、舞蹈病、手足徐动等不自主动作、肌张力增高,动作不协调,有进行性的步态及举止障碍,终至卧床不起,当头面部肌肉受累时,则流涎、构音不清、吞咽咀嚼困难,并呈强笑面容。有时亦可出现腱反射亢进及伸直性足跖反射。患儿记忆力逐渐减退,注意力不集中,学习成绩退步,情感缺乏控制,到晚期精神症状更为明显,无故哭笑,出现幻觉、痴呆,均日渐严重。

(3)肾病变:出现血尿、蛋白尿,其症状可类似急、慢性肾炎,亦常见氨基酸尿,有些病例表现为肾性佝偻病,并以此为首发症状。

(4)贫血:有些病例发生溶血性贫血,这是由于肝细胞损害使大量的铜迅速释入血引起的。此外,铜蓝蛋白与铁的利用有关,故铜蓝蛋白减少后可引起缺铁性贫血,若有肝硬化及脾功能亢进,则更容易引起贫血。

(5)角膜色素环:在角膜边缘上有铜盐沉着,形成棕黄而带绿色环,称为Kayser-Fleischer(K-F环),是本综合征特有的体征,但在疾病早期可能尚未出现。

(6)其他:许多患儿有关节酸痛,摄片可见骨质疏松、脱钙,呈佝偻病样改变。有时甚至出病理性骨折,皮肤常因铜盐沉积而变黑,易有齿龈及皮下出血,有些患儿伴有内分泌障碍,如闭经、性早熟等,后者可能与肝硬化有关,因肝脏灭能作用的减弱而使雄激素过多,肝豆状核变性的患儿常有生长落后。

【诊断】

凡遇原因未明的肝病、溶血性贫血、肾脏病变或其他上述症状,及以进行性锥体外系症状为主的神经系统疾病时,都要考虑到本综合征的可能性而须进一步检查。下列几点是主要的诊断依据。

（1）角膜色素环：应用裂隙灯检查。若发现角膜边缘部位有棕黄而带绿色的 K-F 环时，诊断基本上可以成立。

（2）铜蓝蛋白测定：患儿血铜蓝蛋白在 200mg/L（20mg/d）以下（正常 200~400mg/L）。若测铜氧化酶活力，多低于 0.1 光密度。

（3）尿铜排泄量：增多，大于 100μg/d（正常小于 50μg/d）。

（4）肝铜含量：肝含铜量增高，一般大于 250μg/g 干燥肝（正常小于 50μg/g 干燥肝）。

（5）成纤维细胞培养：铜含量增高。

（6）核素铜检查：口服或注射 ^{64} 铜后，正常人可测得 ^{64} 铜浓度增高，以后转移至肝脏。24 小时后血 ^{64} 铜又升高。但患者第二次血 ^{64} 铜升高不明显。

（7）确诊依据为基因测序显示 ATP7B 基因突变。

因与疗效直接有关，本综合征早期诊断甚为重要。由于正常新生儿血铜蓝蛋白较低，到 3~6 个月后才达正常水平，且检查方法不够简便，故新生儿期筛查目前尚不能进行，但对每一患儿的血缘家族均应仔细检查及随访，以便可以早期发现尚无临床症状的患儿，及早治疗。

【治疗】

（1）减少铜吸收：锌制剂，硫酸锌 0.1~0.2g，每日 2~3 次口服。应用锌剂可减少青霉胺用量。

（2）促进锌排泄：青霉胺（penicillamine），从小剂量起逐步增加剂量，最大量为 20mg/kg，每日 2~3 次，饭前半小时服用，首次应用先作青霉素皮试。同时补充维生素 B_6 10~20mg/次，一日 3 次。

（3）低铜饮食：避免食用肝、贝类、蘑菇、巧克力、玉米、蚕豆、豌豆等含铜量高的食物。

【预后】

早期治疗可使症状消失，越早治疗预后越好。

第十节　肝肺综合征

肝肺综合征（hepatopulmonary syndrome，HPS）是一种致死性很高的综合征，是由肝脏疾病导致肺部病变的严重性疾病。1884 年最早有人发现一个肝硬化伴有发绀、杵状指的患者，于尸检时发现了肺血管扩张。直至 20 世纪 90 年代由 Krowka 定义 HPS 为"三联征"（进展性慢性肝脏疾病、肺内血管扩张、气体交换异常导致的低氧血症）。儿童终末期肝炎中 HPS 占 9%~20%，发病年龄最低为 6 个月的婴儿。

【病因】

儿童肝肺综合征的病因不仅未能十分明确而且极其复杂，大致有以下几方面。

（1）慢性肝病、慢性活动性肝炎。

（2）隐源性肝硬化。

（3）先天性肝纤维化。

（4）自身免疫性肝炎。

（5）先天性胆管发育异常（胆管闭锁、先天性胆管扩张综合征）。

（6）先天性肝外门体静脉分流性血管性疾病。

（7）肝豆状核变性。

（8）酪氨酸血症等遗传代谢性疾病。

（9）α_1-抗胰蛋白酶缺乏症。

HPS 的发病机制主要是肝脏疾病导致肺内血管扩张（intrapulmonary vascular dilatations，IPVD）、新生血管增多，亦可能出现肺动静脉交通或肺动静脉畸形（pulmonary arteriovenous malformation，PAVM）等因素引起的肺内右向左分流导致的动脉血氧合异常。

迄今未发现直接相关的遗传基因，只是有些研究发现了携带单核细胞趋化蛋白-1（monocyte chemotactic protein-1，MCP-1）2518G 基因的患儿更易发生 HPS。

【临床表现】

1. 儿童 HPS 的主要临床表现

（1）呼吸困难。

（2）中心性发绀。

（3）肝掌。

（4）杵状指（趾）。

（5）蜘蛛痣。

（6）生长发育迟滞。

2. 进行性呼吸困难

3. 直立性低氧血症

【诊断】

目前公认的诊断标准如下。

（1）存在门脉高压，伴或不伴肝硬化。

（2）取座位时动脉血气，动脉氧分压 PaO_2 < 10.6kPa（80mmHg）或肺泡-动脉氧分压 P(A-a) O_2 ≥2.00kPa（15mmHg）。

（3）通过对比-增强超声心动图（contrast-enhanced　echocardiography, CEE）、^{99m} 锝标记的大颗粒白蛋白核素扫描（macroaggregated albumin lung perfusion scan, ^{99m}TC MAA）等检查到 IPVD 证据。

（4）胸部 X 线：肺间质改变。

（5）胸部增强 CT：肺内 IPVD 动脉图像。

（6）肺血管造影：可显示肺内血管分流。

（7）肺功能：用力肺活量下降，最大用力呼气量更易下降，一氧化碳弥散功能（DLCO）下降。

（8）血脑钠肽（brain natriuretic, BNP）：有肺血管分流时，BNP 值升高。

【治疗】

治疗的目的是纠正严重低氧血症。分内科、外科两大类治疗方法。

1. 内科疗法

（1）氧疗：①Ⅰ型，轻、中度患儿的低氧血症通过吸氧可得到改善，甚至用 100%氧吸入。②Ⅱ型，因肺内直接动静脉交通对氧疗低氧血症几乎无改善。

（2）药物治疗：目前尚无特效药物用于治疗本综合征，就有关报道以下几种药物可用于治疗 HPS，但疗效均有待证实，有些不宜用于儿童患者，其中有诺氟沙星、氟哌酸、阿司匹林、亚甲蓝、奥曲肽、左旋硝基精氨酸甲脂、吲哚美辛、前列腺素等。

2. 外科疗法

（1）肺动脉栓塞治疗、胆管闭锁手术疏通、经颈静脉肝内门体分流术（TIPS）、中断异常门脉系统交通、重建正常门脉血流从肝入肺循环等术式和方法，效果也不理想。

（2）原位肝移植（orthotopic liver transplantation, OLT）：是唯一疗效确切、可以根治 HPS 的方法，肝源、经济负担及术后并发症限制了临床应用。

【预后】

HPS 预后差，有较高的病死率，肝硬化者发展到 HPS 后的寿命仅 2.5~4 年。

第十一节　肝静脉阻塞综合征

肝静脉阻塞综合征（hepatic vein obstruction syndrome）又称 Budd-chiari 综合征（BCS）、Chiari 综合征、Rokitansky 综合征、肝静脉血栓形成综合征、肝静脉反流障碍综合征等。由于某种原因而致肝静脉或/和下腔静脉闭塞。闭塞可先发生于肝静脉而后延伸到下腔静脉，或与之相反。1846 年 Budd 首先记载了肝静脉血栓形成，1898 年 Chiari 报告 13 例,并将本综合征作为独立的类型。1970 年 Hirooka 将本综合征分为七型,但就目前手术水平,有人根据下腔静脉阻塞的特征、肝静脉受累的情况将 Hirooka 分型简化为四型。

【病因】

肝静脉或其主干和(或)下腔静脉肝段受压、血栓形成、新生物的闭塞或壁上有膜或网状物。肝后上部分邻近肝静脉主干和下腔静脉的各种病变,如恶性肿瘤、血管瘤、血肿、阿米巴脓肿、囊肿(如包虫囊)、梅毒的树胶肿等可压迫肝静脉。红细胞增多症(原发或继发)、镰状细胞贫血、白血病、溶血性贫血等血液疾病,长期服用避孕药,腹部钝伤,慢性炎症性肠炎,急性酒精性肝炎,胆管炎,胰腺炎,盆腔感染,静脉闭塞性疾病以及妊娠,可通过血凝固机制异常,或静脉内皮损伤,发生血栓形成而导致本病。此外还有 30% 的病例病因不明。

小儿则以先天性肝静脉狭窄、肝静脉内膜炎为主要病因。

【临床表现】

婴儿至老年均可患本综合征,男女发病率大致相等。

急性 BCS 突然发生腹痛,腹部迅速膨胀,体格检查可发现黄疸,肝大伴压痛,大量腹水,但肝颈静脉回流征阴性,血压低,小便少,血磺溴酞钠(BSP)潴留,转氨酶上升。手术时见肝大,呈紫蓝色。病人大部死于循环失常、肝功能衰竭或胃肠出血。慢性 BCS 时,症状发生较慢,可有黄疸、脾肿大、蜘蛛痣。

【诊断】

本综合征肝功能损害程度相对较轻,主要表现为 BSP 异常潴留、碱性磷酸酶和转氨酶轻度升高,血浆白蛋白可下降,但蛋白电泳 γ 球蛋白不升高。下腔静脉膜性闭塞者常有蛋白尿。

可做腹腔镜检查、B 型超声波检查,同位素扫描、血管造影检查,如肝静脉造影、经皮肝静脉造影、下腔静脉造影、选择性腹腔动脉造影等。

本综合征须与心源性肝淤血、肝硬化和肝小静脉闭塞病相鉴别。

【治疗】

可采用如手指或导管的直接破膜术等根除性手术和各种门-体静脉转流或断流术等非根除性手术。不能手术者则应设法减少腹水,可利用利尿剂或行腹部超滤过回输,但效果是暂时性的。1976 年曾有用肝移植治疗成功的报告。

【预后】

急性型者出现急腹症后几天,迅速死于休克或肝昏迷;慢性者的预后决定于病因、闭塞的部位、程度,以及能否经手术得到纠正,一般可存活数月至数年。

第十二节　肝内胆管发育不良和先天性心血管畸形综合征

肝内胆管发育不良和先天性心血管畸形综合征(Watson-Alagille syndrome),又称 Watson-Alagille 综合征,动脉-肝脏发育不良等。由 Watson 等于 1973 年首先报告, Alagille 等于 1975 年进行了综合报告。近 10 年来,世界各地相继报告,并公认以肝内胆管发育不良、先天性心血管畸形、特殊面容和椎骨缺陷为主要表现的一组先天性发育异常,为一新的综合征。目前许多学者称之为肝内胆管发育不良和先天性心血管畸形综合征。

【病因】

本综合征病因尚未明确,但主要认为有以下三种。

(1)遗传因素: Watson 和 Alagille 等报告的病例均有一定比例的家族史,有学者认为这种综合征系外显率不同的常染色体遗传,也可能是常染色体隐性遗传。更多的学者对本病患儿进行染色体检查均未发现异常,尚无足够的遗传学证据。

(2)感染:宫内或新生儿的某种感染,特别是风疹或其他病毒感染可能是本综合征的病因。持这种观点的学者们的主要理由有:①本病表现的心血管畸形、发育障碍等,与宫内病毒感染所致的病变有许多相似之处;②少数病例风疹病毒抗体滴度升高,个别患者可见巨细胞病毒抗体增高;③新生儿期肝组织学检查常可发现小叶间胆管有不同程度的炎症反应。但尚未证实风疹病毒、巨细胞病毒、乙型肝炎病毒等与这种综合征有直接因果关系。弓形体感染和先天性梅毒等原因亦已除外。

（3）药物:妊娠期使用某些药物如孕酮,可引起胎儿胆汁淤积,有人观察到少数患者的母亲孕期有使用过黄体酮的历史,但与本综合征的关系尚难肯定。

【临床表现】

本综合征无性别差异,两性发病基本相等。发病年龄自生后数日到 20 岁不等,约半数病例 3 个月内出现症状。临床主要表现如下。

（1）肝内胆管发育不良所致的胆汁淤积和肝脏病变:所有病例均有肝病症状,肝损害的严重程度差别很大,早期主要表现是阻塞性黄疸,大多发生于出生后 3 个月内,早者可开始于生后数天,与生理性黄疸相重叠;发病晚者可迟至 10 岁以后方出现黄疸。黄疸程度多为轻到中度,其深度常有波动。常有与黄疸程度不成比例的皮肤瘙痒。肝脏大比较显著,尤以左叶最为突出,半数病例可伴脾脏肿大。有肝脏病变的一般症状,如乏力、消瘦、肝掌、消化道症状、出血倾向等。晚期可出现肝硬化、脾功能亢进、肝功能衰竭。

（2）心血管畸形:心血管畸形是本综合征的重要组成部分,绝大多数患儿有一种或几种心脏或/和血管发育异常。这些病变主要有:①肺动脉狭窄;②肺动脉狭窄合并其他心脏和/或血管畸形;③无肺动脉狭窄而仅有房间隔缺损、室间隔缺损、动脉导管未闭等心血管畸形单独或联合存在。

（3）特殊面容:前额突出、眼距略宽、双眼下陷、颌小而突出,偶见鼻梁低平、耳郭畸形等。

（4）骨骼病变:X 线检查可发现半数以上病例椎骨畸形,颈椎和胸椎均可受累,以下部胸椎最为常见。主要表现为椎弓发育缺陷,由于前部椎弓未融合,致使一个或多个椎体分裂而呈蝶形。另外还有肋骨缺损等其他骨骼畸形。

（5）其他表现:生长发育落后、性发育延迟。神经肌肉症状(下肢无力、腱反射减弱或消失)、高脂血症及黄脂瘤等。

【诊断】

肝内胆管发育不良、先天性心血管畸形、特殊面容和椎骨发育缺陷是本综合征的主要特点,在诊断本综合征时除肝内胆管发育不良造成的胆汁淤积为必备条件外,其他几种特点不一定都存在。诊断本综合征可进行的有关检查包括肝胆病变的实验室所见,以胆汁淤积和肝功能损害的指标为主,胆红素(主要是直接胆红素)升高、SGPT 升高、胆酸和碱性磷酸酶显著升高(胆酸正常值为 0~15μmol/L)。甘油三酯亦增高,血清脂蛋白电泳可见 β 脂蛋白增加而 α 脂蛋白减少或缺乏。心脏 X 线检查、心电图、心导管、心脏超声显像及心血管造影可发现心脏、血管畸形。骨骼 X 线检查可显示骨发育异常。肝组织活检可见:①肝内胆管发育不良,管腔狭窄和/或数量减少,严重病例肝内小胆管阙如;小叶间胆管狭窄或闭锁、减少或消失;②肝外胆管系统正常;③胆汁淤积;①肝细胞损害,如透明变、空泡形成等;⑤炎症反应;⑥肝纤维组织增生;⑦少数病例可见新的小胆管增生。

【治疗】

（1）饮食:限制动物性脂肪,供给足够的植物性脂肪有利于改善高脂血症。

（2）药物:补充脂溶性维生素 A、D、K、E 等,常需较大剂量,重症病例应注射给药;考来烯胺 8~16g/d,可降低血清胆酸和血脂,服药后可使患儿瘙痒减轻、黄脂瘤减少或消失;苯巴比妥每日 3~5mg/kg 可增加胆汁分泌,缓解部分症状,与考来烯胺联用效果较好;皮质类固醇试用于本综合征未能缓解症状。

（3）手术治疗:心血管畸形若有手术指征,应及时进行手术矫正。

【预后】

本综合征预后相对较好,适当的治疗及心血管畸形经手术矫正后,可改善预后并能较长时间存活,也可有正常的生活和学习能力。

第十三节　肝-肾综合征

肝-肾综合征(hepato-renal syndrome)系指在患严重的肝脏疾病或肝胆系统疾病之后,所并发的急性肾功能衰竭。1932 年由 Helwig 最先报道。随后在肝-肾综合征的概念上有些混乱,1973 年 Conn 提出假性肝-肾综合征(Pseudo-Hepatorenal syndrome)这一新概念,将发生在肝病基础上的肾功能衰竭称为肝-肾综合征,而将疾病过程同时累及肝、肾两器官,肾脏疾病累及肝脏或肝、肾两脏器疾病共存的情况称之为假性肝-肾综合征。亦有人主张将本综合征称为狭义的肝-肾综合征而将两者统称为广义的肝-肾综合征。

【病因】

小儿时期的急性重型肝炎、亚急性重型肝炎、重症全身性感染并发的中毒性肝炎和急性中毒所致的急性弥漫性肝坏死、肝豆状核变性、胆管梗阻等疾病病程中所并发的急性肾功能衰竭皆称之。本综合征发病机制还不甚清楚,可能是肝病引起水、电解质代谢紊乱,导致循环血量减少,发生周围循环衰竭-休克,从而引起肾脏的肾小管缺氧、坏死而发生急性肾功能衰竭。

【临床表现】

(1)在上述疾病病程中,突然或逐渐出现少尿、无尿、氮质血症、酸中毒、高血钾症等急性肾功能衰竭症状。

(2)具有明显的肝脏疾病,尤其是出现了肝功能衰竭的临床表现者,如黄疸、出血、昏迷、腹水、脱水、休克等。

(3)肝功能显著受损,包括蛋白质代谢异常、胆红素代谢及酶学异常。

(4)尿常规的变化类似肾小球肾炎或无明显异常,尿钠不高,尿渗透压高于血浆,示肾小管浓缩功能保留。

(5)低钠血症表现为食欲不振、疲乏、嗜睡、烦躁、恶心及呕吐等。

【诊断】

(1)除外并存的原发性肾实质疾患和肾功能不全状态。

(2)在严重的肝脏疾病病程中,出现了肾脏的功能不全,并呈进行性加剧。

(3)化验:尿素氮显著增高、血肌酐值上升、二氧化碳结合力减低、高钾血症、低钠血症、肌酐清除率降低等。

(4)随肝脏疾病的好转,肾脏病态得以相应的改善。

【治疗】

(1)当病儿出现少尿、无尿的症状,不能明确是由于有效循环量不足还是肾功能不全所致时,可静滴一次甘露醇或试用一次呋塞米,如果用药后仍不见尿量增加,说明已发生肾小管坏死。

(2)治疗休克和补充循环血量,维持血容量和血压,以保证充分的肾脏血流。

(3)对症处理:包括少尿和高度水肿时,试用利尿剂,出血性休克宜早期大量输血,有高钾血症时,应采取相应的对抗措施,有感染时应选用有效抗生素,积极控制感染。

(4)大剂量肾上腺皮质激素,一般以短期使用为宜,泼尼松龙每日 1~2mg/kg,琥珀酸氢化可的松每日100~200mg,但需慎重应用。

(5)急性肾小管坏死的肾功能衰竭常为不可逆性,目前尚缺乏有效疗法,少尿、无尿时应严格控制液体入量,必要时可用腹膜透析或人工肾。

【预后】

本综合征有明确诱因时,祛除诱因,合理治疗预后较好,而自发者预后较差。发生氮质血症后则生存期短暂。

第十四节　功能性腹痛综合征

功能性腹痛综合征(functional abdominal pain syndrome，FAPS)就是功能性腹痛(FAP)，罗马Ⅲ将原有的"功能性腹痛"分为两部分：儿童功能性腹痛(FAP)和儿童功能性腹痛综合征(FAPS)。

以往认为FAP是心理疾病，缺乏器质性疾病的依据，目前认为FAP是独立的临床疾病。而FAPS必须包括FAP的某些时间具备的FAP临床表现，两者有非常接近的关系。也有学者认为两者就是一个病，只是在发作持续时间和频率上略有差别。

【病因】

（1）症状性病因：多为上呼吸道感染、化脓性扁桃腺炎、肝胆疾病、肠道寄生虫病、泌尿系统疾病，出现了腹痛的症状。

（2）腹腔器质性病变：如急腹症、肠梗阻、肠套叠、阑尾炎等。

（3）功能性病因：消化功能紊乱的腹痛，消化功能紊乱又多因饮食不当、便秘、过多进食冷食、杂乱零食所致的功能消化不良。

（4）精神性病因：精神压抑、情绪紧张等。

（5）感染性病因：近年研究结果显示幽门螺杆菌是某些腹痛(慢性胃炎、十二指肠炎、再发性腹痛等)的感染病原。

（6）脑肠轴(brain-gut axis)综合病因：有的学者认为"脑肠轴"与本综合征密切相关，其发病机制上存在着生物-社会心理模式，其症状与中枢神经系统、肠神经系统调节功能改变有关。如内脏神经敏感性增加，黏膜免疫和炎症反应功能改变，胃肠动力学改变等因素。

（7）遗传因素病因：遗传因素在儿童本综合征发病中亦是个重要病因。某些遗传因素使某些个体易患SFPAS，另一些患儿可因环境因素及患儿的态度通过多种途径影响FAPS的发生、发展。G蛋白多态性与5-HT水平(受5-HT再摄取转运体的多态性影响)两者可叠加影响CNS和肠道的相关行为。

【临床表现】

（1）腹痛：较大儿童可主诉腹痛部位、性质，持续性还是间歇性，检查时注意腹部体征有无肌卫、压痛、反跳痛、包块、肠型等。

年龄较小儿童往往主诉不清或不可靠，检查时也不能很好地合作，甚至恐惧、抗拒体检。医生就需察言观色，结合腹部耐心细致地扪诊。注意患儿有无反常的剧烈哭闹，面色苍白，出汗，精神不振或烦躁不安或有特殊体位，往往提示患儿不适。首先考虑有腹痛存在。在无法获得腹部扪诊结果时，可使用一剂水合氯醛口服或灌肠(剂量10%溶液0.3~0.5ml/kg)，待患儿入睡后再行腹部体征的检查，必要时做肛门指诊，有助于排除肿物或肠套叠。

（2）注意饮食正常与否，呕吐和大小便情况及性状，有助于判断病因。

（3）发作时间：腹痛偶而发作，每日发作还是间隔数日发作，持续发作，餐中发作、餐前餐后发作，发作过后间歇期犹如常态，还是萎软不振，这些表现亦有助于判断腹痛性质和推测病因。本综合征往往发作过后腹部柔软，嬉戏如常。

（4）无发热，大小便检查无异常。

【诊断】

1.根据上述反复腹痛又可除外炎症、肿块及消化系器质性病变者。

2.实验室检查　包括大便、尿、外周血象及CRP，必要时肝肾功能生化检验、幽门螺杆菌检测、胃电图、胃镜、十二指肠测压、胃排空试验、实时超声等，以发现有无消化道动力异常。

3.分类　罗马Ⅲ将功能性腹痛分为功能性腹痛(FAP)和功能性腹痛综合征(FAPS)两种，分别制订了诊断标准。其中FAPS必须25%时间具有FAP的临床表现。故两者既是分别的又是统一的。

（1）罗马ⅢFAP诊断标准：①发作性或持续性腹痛；②未达到其他功能性胃肠病(FCID)的标准；③没有

可以解释患儿症状的炎性、解剖、代谢异常或肿瘤方面的证据。

每周至少发作 1 次,病程持续大于 2 个月,方可诊断。

(2)罗马Ⅲ FAPS 诊断标准:①必须至少 25% 的时间具备儿童 FAP 的临床表现;②具备以下条件:日常功能受到一定程度的影响;其他躯体症状,如头痛、腹痛或睡眠困难。

每周至少发作 1 次,病程持续大于 2 个月,方可诊断。

【治疗】

FAPS 的治疗原则是采取综合措施。

(1)症状性腹痛:积极治疗原发病和对于腹痛的对症治疗。

(2)器质性病变所致者,分别按疾病种类予以内外科治疗。

(3)必要的心理治疗,建立良好的医患关系,解除患儿和家长心理负担,克服抑郁和焦虑状况。及时予以认知-行为治疗,可降低腹痛程度并延长缓解期(甚至随访 6~12 个月很少复发)。

(4)药物治疗:5-HT 受体拮抗剂苯噻啶对本综合征尤其是伴偏头痛的患儿有较好的疗效,能减少腹痛天数,降低腹痛程度。

(5)中医中药治疗:根据不同病情施以辨证论治。

【预后】

大多经适当治疗腹痛逐步消失,趋于痊愈。预后良好。

第十五节　过敏性结肠综合征

过敏性结肠综合征(irritable colon syndrome, ICS),又称腹泻症(Toddler's diarrhea)、过敏性大肠综合征(irriable bowel syndrome)、慢性非特异性腹泻(chronic nonspecific diarrhea)等。

ICS 是一种反复腹痛、腹泻而无明确感染病原的一种慢性消化系统综合征,常因情绪紧张或受某种刺激后发病。自婴儿到成人均可发病,儿童表现随不同年龄而不同,有婴儿肠绞痛、再发性腹痛、非特异性慢性腹泻等。

【病因】

ICS 病因尚不明确。可能是食物或应激反应而发生的消化道激素异常分泌或自主神经系统功能紊乱所致。

近年认为牛奶蛋白不耐受或原发乳糖酶受体发育不完善内源性乳糖酶缺乏所致。

正常人进食至排便的时间为(25.4 ± 7.5)小时,ICS 患者这个过程的时间明显缩短,为(14.0 ± 4.2)小时。粪便在大肠内时间过短,水分未能被充分吸收,因而产生腹泻。患儿缩胆囊素和前列腺素 E_2 分泌增多。胃抑制性多肽和高血糖素分泌降低等内分泌激素的变化致结肠平滑肌运动亢进。

反复腹痛系自主神经功能失调和/或痛觉阈降低所致。

【临床表现】

(1)腹泻:常于 4~20 个月发生,每日首次排便性状半成形,以便即出现软便、稀便、黏液便,甚至带血性便,一日数次,持续数周至数月,间或偶有短暂便秘。其腹泻对抗菌药物、止泻药治疗无效应,益生菌疗效有限而生长发育并无明显影响。

(2)再发性腹痛:常有脐周阵性腹绞痛,能自行缓解,但反复发作,腹痛发作时可有面色苍白、拒食等表现,腹痛停止后表现如正常人。

【诊断】

(1)临床无明确病因的腹泻、腹痛。

(2)粪便培养无致病菌生长。

(3)乙状结肠镜检:黏膜充血,无出血和溃疡。

(4)下消化道钡餐造影:直肠、乙状结肠移行部可见分节性痉挛、黏膜皱襞紊乱、结肠袋增多等征象。

（5）除外感染性腹泻（痢疾、肠炎）、牛奶蛋白过敏等。

（6）尿检乳糖耐受试验，除外原发性乳糖不耐受。

【治疗】

（1）不限制患儿饮食，以正餐为主，限制冷饮、冷食。

（2）解除家长和患儿心理负担。

（3）多联益生菌调整肠道微生态平衡，建立肠黏膜生物屏障，减少刺激因素。

（4）山莨菪碱和谷维素或有疗效，可改善症状。

【预后】

可自愈，对儿童营养和生长发育无明显影响。

第十六节　黑斑息肉综合征

黑斑息肉综合征（Peutz-Jeghers syndrome）又称色素沉着息肉综合征、黑色素斑-胃肠多发性息肉综合征（pigmentarion-gastrointestinal polyposis syndrome）、Hutchison-Weber-Peutz 综合征、Peutz-Touraine 综合征、Peutz-Jeghers-Touraine syndrome、皮肤色素沉着症、遗传性胃肠道息肉伴黏膜、皮肤色素沉着症、口周雀斑-肠息肉综合征等。1921 年由 Peutz 首先报告，至 1981 年为止国内共报道 40 余例。婴儿期即可发病，但明显症状常出现于青少年期。本综合征的特点为口唇黏膜上有黑色素沉着斑点与小肠息肉。

【病因】

本综合征为常染色体显性遗传，由单一多效基因传递。约有一半病例有家族史，但也有无家庭史散发的、突发的非遗传性病例。男女发病率相等。近年来发现本综合征有隔代遗传现象，故有散发病例报告。息肉在组织学上属错构瘤。

有学者综合报告各段肠息肉发生率为：小肠 68.7%；大肠 56.2%；胃 52.7%；十二指肠 21.5%。

致病基因为 STK11 基因，中国人群中变异类型主要为点变异，但无固定的变异热点，变异分布于整个编码区。

【临床表现】

此类病人伴有皮肤及黏膜色素斑，多在出生时或幼儿期，偶在较大年龄时开始口唇黏膜上有圆形、椭圆形或不规则形状的咖啡色或黑色斑点，多分布于唇、颊黏膜、舌、齿龈、硬腭、手掌、蹠底、手指、足趾表面，颜色可以是棕色或黑色，为线状、卵圆形或不规则的 1~2mm 大小不等不融合的斑点，少数融成 5mm 以下的黑痣，除唇部色素可随年龄增长而稍变浅淡外，这些色素斑点终身不退，尤其是口腔黏膜色素斑稳定不退，具有诊断意义，色素斑的数量、大小、分布与胃肠道病损无关，有的患者仅有色素斑或只有消化道息肉。

息肉为多发的，但息肉数目远比家族性者为少，散在于胃肠道的各部，90%以上均集中在小肠，很少发生在胃、十二指肠。关于息肉的性质目前仍有争论，一般认为是良性腺瘤。临床上极少有恶性变者，与多发性家族性结肠息肉症不同，小肠息肉常引起复发性阵发性腹痛、呕吐、消化道出血和贫血，也容易引起肠套叠，常因发生肠套叠而需急诊手术。

本综合征尚可有眼部表现，眼睑缘、睑结膜、睑裂部、球结膜、巩膜、角膜、虹膜均可见斑点状棕色色素沉着，偶见结膜息肉。

此外，也有出现尿路、支气管、鼻息肉的报道，尚可伴发皮肤毛细血管扩张、白内障、斑秃、脊柱侧凸、外生骨疣及先天性心脏病等。

【诊断】

本综合征的口腔黏膜黑色斑点具有特征性，消化道 X 线钡餐或钡剂灌肠可以协助诊断。纤维胃镜、纤维结肠镜等窥镜可用于本病的临床诊断，还可以用以作息肉的摘除、观察疾病的本质和演变。胃肠道息肉多症状，少数有周期性腹痛、腹泻和消化道出血等。偶有因息肉诱发肠套叠而以急性肠梗阻为首发症状者，应在诊断时引起重视。另外，约 5%的病例只有息肉而无色斑，亦有 5%的病例只有色素斑而无息肉。50%左右的病例可无家族史,本综合征应与家族性结肠息肉病。Gardner 综合征、Turcot 综合征、幼年型结肠息肉病相鉴别。

电子小肠镜是近年发展起来的诊治深部小肠疾病的有效方法。单气囊小肠镜(single-balloon enteroscopy，SBE)是儿童 PJS 有价值的诊断方法。此检查方法需有经验的医师操作,由有资质的麻醉师实施气管插管和全身麻醉,必须具备奥林巴斯 SIF-Q260 型 SBE。事先应向患儿监护人说明此项检查的意义、必要性和风险。并签署知情同意书。

据罗艳红资料，PJS 在单气囊小肠镜检查中所见的息肉特点有:①大小不匀(直径在 1~6cm);②形态各异(形状有棒状、分叶状、立状、蘑菇状、扁平盘状;蒂有短蒂、亚蒂、长蒂、广基等);③数目不等(最少一枚息肉,最多无法计数);④分布不均(息肉的分布有在胃的,有在小肠、结肠的,也有多处分布的,多数病例息肉集中在空肠上段、回肠下段及结肠);⑤疏密不等。气囊辅助电子小肠镜可达小肠深部并可获得清晰的图像,既可通观整个小肠黏膜情况、作活检,又能在直视下对病变部位进行治疗。

基因检测首选 Sanger 测序或二代测序。

【治疗】

本综合征经确诊后以保守观察为主,有贫血者,可服铁剂,肠道症状明显,有剧烈腹痛或反复大量出血者有时需手术治疗。遇不能恢复的肠套叠或顽固性出血时,可考虑手术切除息肉或部分肠段,但不宜做广泛肠切除,以防发生吸收不良综合征。

以往对于小肠深部的息肉只能剖腹手术切除或术中内镜切除,部分患者可能要忍受多次手术治疗的痛苦和风险。SBE 的临床应用为 PJS 患儿的治疗提供了一种相对安全、便捷又有效的新的治疗手段。罗艳红等提出了小肠镜下息肉切除的入选标准为:手术指征不明确或者无法耐受手术的 PJS 患儿。息肉直径小于 0.5cm 可予以活检钳钳除,息肉直径在 0.5~5.0cm 的带蒂息肉注射盐水再引圈套切除息肉。

对于广基息肉、直径大于 5.0cm 已发生梗阻、消化道大出血、穿孔、恶变等并发症者,还有数量较多、体积较小的息肉,建议随访观察或外科手术肠管部分切除。

SBE 镜下切除小肠息肉效果显著,损伤小,并发症少,而且可作多次随访观察息肉状态,亦可反复治疗,不失为一项新的检查诊治手段。然而 SBE 需要高昂的设备、高超的技术,其难度较大。镜下息肉切除严重并发症有肠穿孔、肠梗阻、大出血等,安全性需进一步探讨和验证。

对色素斑则无须治疗,但从美容角度要求治疗者可酌情应用电干燥或冷冻疗法去除,也可使用激光治疗。

【预后】

以往认为 PJS 患者的病理检查均属错构瘤,不存在恶变的可能。本综合征临床上发生恶变倾向者较少(仅 2%~3%),但常可因对并发症的处理不及时或不恰当而造成患者的死亡。但国外调查表明, PJS 为典型的恶性肿瘤高发人群,其发生肿瘤的危险性是正常人群的 18 倍, PJS 患者消化道内和消化道外病变都易发生恶变。已有许多文献认为存在错构瘤-腺瘤-腺癌的演变途径,恶变率约 20%。

第十七节　黄疸肝脏色素沉着综合征

黄疸肝脏色素综合征(jaundice liver chromatsis syndrome)又称 Dubin-Johnson 综合征、Dubin-Sprinz 综合征、Sprinz-Nelson 综合征、先天性非溶血性黄疸、先天性非溶血性黄疸 I 型、先天性非溶血性黄疸直接胆红素增高型、黑色肝黄疸综合征等。1954 年由 Dubin 和 Johnson 及 Sprinz 等先后报道,为常染色体显性遗传,有家族史,多发生于青少年。

【病因】

本综合征黄疸发生时,血清结合胆红素增高,其原因是非结合胆红素在肝细胞内微粒体形成结合胆红素后,在肝细胞内转运和向毛细胆管排泄发生先天性缺陷,致使胆红素不能到达胆管而反流入血,导致结合胆红素与非结合胆红素在血液中增加,形成胆红素尿。

【临床表现】

以慢性间歇性黄疸为主,肝压痛或触痛,有轻度肝大,剧烈活动、感染后黄疸加深。实验室检查见血清胆红素总量为 68.4~153.9μmol/L,直接胆红素含量半数患者在 26%~86%。磺溴酞钠排泄试验,注药后 45 分钟潴留量常为 10%~20%,60 分钟与 120 分钟潴留量反较 45 分钟为大是其特点。

【诊断】

根据临床表现及实验室检查的特点,肝活检有褐质色素可确诊。

【治疗】

本综合征尚无特殊治疗。

【预后】

本综合征预后良好。

第十八节　家族性非溶血性黄疸综合征

家族性非溶血性黄疸综合征(Gilbert syndrome)又称 Gilbert 综合征、Gilbert 病、高胆红素血症 I 型、先天性非溶血性黄疸-非结合型、Gilbert-Lereboullet 综合征、Meulengracht 综合征、体质性肝功能异常综合征、青少年间歇性黄疸、生理性血胆红素过高症等。1902 年由 Gilbert 首先描述,以后 Meulengracht 也相应报道,属常染色体显性遗传,常有家族史。患者双亲中 25%,同胞中 50% 有血清胆红素升高,故认为本综合征可能由外显率不完全的显性基因所传递。

【病因】

本综合征的发病机制尚未完全清楚,胆红素升高的原因,一般认为是由于肝细胞缺乏葡萄醛酰基转移酶,以致不能有效地形成结合胆红素,使胆红素在血液中滞留而引起黄疸,黄疸按病理分类为肝性黄疸,肝细胞对胆红素代谢的先天性缺陷,即游离胆红素转化为结合型胆红素过程中有先天性缺陷。

【临床表现】

男女均可患病,男女之比为 4∶1,本综合征的黄疸多数出现在青春期前,常生后不久即发病,但可能持续多年不被注意,巩膜发黄为唯一症状。患者出现间歇性轻度黄疸,常因疲劳、情绪波动等因素黄疸加深,无肝大,多数无症状,或仅有轻度消化不良、上腹胀痛和疲倦等症状,常被误诊为肝炎。血胆红素升高的特点是禁食时升高,服用苯巴比妥则下降。

【诊断】

临床表现有轻度黄疸及消化道症状,实验室检查血胆红素总量有 80% 病例高于 51.3μmol/L,所增加的几乎全为游离胆红素,间接反应阳性,肝功能及肝组织学检查均正常。

【治疗】

本综合征无特效治疗方法,虽有长期黄疸,但对健康无妨碍,无须特殊处理,苯巴比妥可使胆红素水平降低。

【预后】

本综合征预后良好。

第十九节　间位结肠综合征

间位结肠综合征(Chilaiditi syndrome),又称 chilaiditi 综合征。1910 年,由放射科医生 Demetius chilaiditi 首先报道 3 个病例,后即用 Chilaiditi 名字命名为(Chilaiditi syndrome, CS)。该综合征是指肝和右侧横膈之间嵌入一部分肠管,同时有临床症状和影像学表现者称之。以男性多见,男性发病率是女性 4 倍。据 Joo Ye 资料发病率为 0.025%~0.028%。

【病因】

正常人体内结肠韧带和肝悬韧带起着防止结肠进入肝脏和横膈之间的作用,若膈肌或肝脏韧带发育异常时,结肠(主要是结肠肝曲、升结肠和横结肠)肠管即可嵌入,嵌入肠道相对于肝脏位置,可分为肝前型和肝后型。

【临床表现】

本综合征临床表现轻重不一,差异很大,甚至无临床症状,有症状者以胃肠道症状为主,包括腹痛、哭闹不安、恶心呕吐、慢性便秘、吞气症、肝硬化腹水等。部分患者可累及其他系统而出现心律失常、慢性肺疾病、发作性呼吸窘迫、反复呼吸道感染等。

【诊断】

当临床出现持久不愈的呼吸道症状伴消化道症状时即应考虑本综合征的可能,腹部 X 线平片和腹部超声检查可能正常。诊断则以采用腹部 CT,甚至高分辨率 CT 助诊为佳。

影像学检查应具备的特征性条件如下。

(1)肝上缘在右侧膈下。

(2)肠道位于右侧膈肌及肝部之间,肝与横膈间有透亮区或回声增强。分辨力高者 CT 上可显示结肠结构,相对应肝表面有压迹。

(3)肠道被充盈显示假气腹征。

本综合征膈下气体不随体位改变而变动,可与急腹症的气腹相鉴别。本综合征易并发肠扭转,首先要排除急腹症。

对本综合征患儿慎做肠镜检查,不作肝穿刺等侵入性操作,避免不必要的腹部手术,以防意外损伤。

【治疗】

本综合征多采用保守治疗,指导喂养和护理,保持大便通畅,若症状进行性持续加重,肠道缺血时间长,影响患儿生长发育者,可施行固定肝脏和结肠的根治手术。

【预后】

本综合征预后良好。

第二十节　结肠激惹综合征

结肠激惹综合征(Irritable colon syndrome)即小儿慢性非特异性腹泻(简称 CNSD),又称刺激性结肠综合征、应激性肠综合征、复发性轻性腹泻等,本综合征以反复发作性轻腹泻为特征。

【病因】

本综合征病因未明确,诱因可能为呼吸道或消化道的轻度感染,变态反应,情绪上的刺激,可由于上呼吸道感染促发或恶化。很多学者认为,脂肪摄入不足是 CNSD 的重要原因。而造成脂肪摄入不足经常是医源性的,即作为急性胃肠炎的治疗饮食或为了防止急性胃肠炎后发生乳糖吸收不良而限止乳类的摄入,以致引起腹泻不止。但有些 CNSD 患儿,腹泻原因可能与家族因素有关。这些患儿有的到年长后仍有腹泻。文献报道,慢性反复腹泻伴体重不足的患儿,使用正常饮食进行治疗可起到止泻作用,低热量饮食是 CNSD 原因之一。

【临床表现】

CNSD 主要见于 6~30 个月的婴幼儿,也有迟至 4 岁半者,腹泻持续时间一般在 2 周以上,并常反复发作,起病前常有便秘史,起病为隐性,也可为急性。抗生素、解痉剂和止泻收敛剂均无效。

患儿无发热,白细胞不增多,无其他中毒症状,食欲正常,腹泻次数以每日 3~4 次为多见,超过 6 次者少见,但亦有多达每日 10 余次的。一般清晨第一次大便量较多,完全成形或部分成形,以后大便稀可有黏液,上午便完,多数下午不再解稀大便。粪便镜检可见少数脂肪颗粒和植物纤维,腹泻严重者可导致臀部表皮剥脱。平衡试验表明,唯一吸收障碍的是水分,大便中出现少量脂肪球或淀粉颗粒并不提示吸收不良。

3~4岁时,腹泻自行停止,5岁以上仍有腹泻者罕见。腹泻中止后常发生慢性便秘,青年期以后常有消化道功能性疾患。

CNSD患儿有明显的家族史,兄弟姐妹或家庭成员中的成年人常有腹泻、便秘或其他消化道功能性疾患。

【诊断】

根据其特征性大便,阳性家族史,生长发育正常,体检无阳性发现,诊断并不难。

本综合征应与以下几种疾病做鉴别。

粥样泻综合征、原发性蔗糖异构酶缺乏、碳水化合物不耐受(如乳糖、蔗糖)、先天性失氯性腹泻、牛奶不耐受、肢皮炎性肠病、溃疡性结肠炎、神经节细胞瘤、调整素作用缺陷、葡萄球菌性肠炎和Schwachman综合征、胰腺增殖、胰腺囊性纤维性变等引起的慢性腹泻。

实验室检查:除大便常规化验外,必要时作汗液电解质测定、新鲜大便pH测定、血清免疫球蛋白测定、血清调理素容量测定、血管活性肠肽测定、24小时尿香草扁桃酸定量、钡灌肠、直肠压力测定、乙状结肠镜检、1小时血木糖试验、乳糖耐量试验、蔗糖耐量试验、血清胡萝卜素试验、小肠和直肠活检。

【治疗】

对喂养史中有脂肪摄入不足者,主要提高饮食中脂肪含量到每天每千克体重4g以上,最好是多价的不饱和脂肪,尽量从饮食中除去冷食或避免进食含多量碳水化合物的高渗饮料。

CNSD患儿在腹泻发作间期,常因出牙或继发感染诱发腹泻,这时不可限制饮食,否则反使腹泻经久不止。长期限制饮食,可导致长期热量摄入不足,影响小儿的生长发育。

【预后】

本综合征可致营养不良和影响小儿的生长发育。

第二十一节　局限性回肠炎综合征

局限性回肠炎综合征(Crohn disease)即克罗恩病,又称局限性肠炎、局限性小肠炎、末端回肠炎、肉芽肿性小肠结肠炎、非特异性肉芽肿性结肠炎等。1932年Crohn等最初将本病命名为局限性回肠炎。1973年WHO的医学科学国际组织理事会将本综合征统一称为克罗恩病。本综合征又称儿童慢性炎症性肠道病,是青少年时期的炎症性肠病,其病变常伴有纤维变或溃疡性肉芽肿,可累及消化道的任何部位,但主要侵犯回肠、空肠,其次为结肠。

【病因】

本综合征病因和发病机制尚不十分清楚,学说众多,有免疫学说、感染学说、遗传学说等,目前多注重于免疫方面的研究。近年来认为属于自身免疫性疾病。由于病毒引起感染的生物体或粪质内抗原损伤了结肠上皮细胞,使机体失去自我识别能力而致病。有人发现,本病病人血中有消化链球菌属和真杆菌某些菌体的循环抗体。这些细菌和其他一些继发细菌感染,可使本病持续并使病情加重。精神因素对本综合征的影响也很大。

【临床表现】

有人报告本综合征的发病率可高达8/10万人口,其中20%为儿科病人。Farmer曾报告522例青少年病人都在21岁以下发病,在诊断时仅1%在5岁以下,4%在10岁以下,35%为11~15岁发病。72%的患儿是在出现症状后2年内诊断的。全组平均年龄为15岁,男女发病相似。

本综合征为逐渐发病,主要症状有:消瘦、腹泻和腹痛。其他可有便血、食欲减退、体重下降。在肠道症状出现之前数月或数年反复发生关节炎、结节性红斑、口腔溃疡或不明原因的间歇性发热或晚间高热等。

20%~30%的青春期前患儿由于摄食不足,有发育迟缓,性成熟延迟。所有结肠病变和1/3回结肠病变患儿粪便中有鲜血。大多数患儿衰弱苍老,腹部检查可能有轻度弥漫性压痛或右下腹在病变结肠部位有显著压痛。右下腹可扪到肠襻或有充实感觉。有时右下腹部或耻骨上部可扪到大硬块,表示有脓肿形成。有时可伴有肠道外症状如结膜炎、眼色素层炎、关节炎、关节痛、杵状指（趾）、口疮性口炎和皮肤病变,如结节性红斑或坏疽性脓皮病,可协助诊断。如病变广泛则有明显的营养不良和消瘦、低蛋白血症。

Farmer 根据最初病变部位将本综合征分为以下四型。

（1）回肠结肠型:常为末端回肠延续到右侧结肠。周身症状较少,常有并发症。

（2）结肠型:累及全部或部分结肠,初期不伴小肠病变。有腹泻和直肠出血,似溃疡性结肠炎。

（3）小肠型:初期不伴结肠受累,有腹泻和吸收不良。

（4）肛门直肠型:病变愈在远端愈易患肛瘘,早期不伴近侧结肠病变。

本综合征的肠道内并发症:有肠道狭窄、穿孔、窦道形成、腹腔内小脓肿、中毒性巨结肠和癌变。肠道外并发症可有右侧输尿管梗阻、肾盂积水、肾结石、肝胆疾病（胆管周围炎、硬化性胆管炎）和其他自身免疫性疾病（坏死性脓皮病、虹膜炎、甲状腺炎、血小板减少性紫癜,溶血性贫血等）。

【诊断】

本综合征诊断较难。可根据病史、查体和免疫检查结果提示诊断。

钡剂灌肠时可见结肠节段性水肿、狭窄和鹅卵石样扩张,回肠环状襞增厚,回盲瓣增厚常为早期 X 线表现之一,晚期则见肠襻僵硬和狭窄,肠襻尚有分离现象。乙状结肠纤维内窥镜检查和病理组织检查可进一步明确诊断。直肠指诊可查出狭窄和直肠周围炎症。

诊断标准如下。

（1）临床表现如腹泻、腹痛、消瘦。

（2）手术或病理解剖、病理切片检查。

（3）X 线检查有克罗恩病的典型表现。

至少须符合以上诊断标准中的两项方可诊断。

附:日本消化学会拟定的诊断标准

（1）非连线性或区域性病变。

（2）铺路石样表现或纵形溃疡。

（3）全壁性炎症性病变（肿块或狭窄）。

（4）结节病样非干酪性肉芽肿

（5）裂沟或瘘管。

（6）肛门部病变（难治性溃疡、非典型肛瘘或肛门裂）。

具有（1）～（3）项为疑诊,加上（4）～（6）项之一者即可不确诊,或具有第 4 项,再加上（1）～（3）项中的两项,也可以确诊。以上为成人 Crohn 病的诊断标准,是否适用于儿童患者有待论证。

【治疗】

本病治愈困难,应尽可能抑制病变活动,病变不活动时不用任何支持疗法

1.内科疗法　治疗原则与溃疡性结肠炎相似,定期随访、早期发现和治疗并发症。

1）支持疗法

（1）饮食疗法:本病缓解期可用正常饮食,有发育迟延或营养不良时可给营养饮食,病变活动期有吸收不良时或有瘘管时,需用要素饮食。

（2）中心静脉高营养疗法:如饮食疗法无效,可输全血或人血白蛋白,以纠正低蛋白血症和贫血,如有严重营养不良时,可用中心静脉高营养疗法。

2）药物疗法:首选皮质激素,特别对小肠病变,无肠狭窄、脓肿或肠漏者,最好用泼尼松 $1\sim1.5mg/$（$kg\cdot d$）,分 $2\sim3$ 次口服,共 $2\sim4$ 周,直到临床症状和化验检查正常,以后剂量递减,达到隔日给药时（通常须经 $4\sim8$ 周）以后长期持续口服。其他药物可用水杨酸偶氮磺胺吡啶（ sulfasalazine）（灭滴灵）、盐酸苯乙哌啶、维生素 A、维生素 D 等。

2.手术疗法　2/3 的病人须手术治疗,尤其对并发症的治疗是有效的。

【预后】

本综合征反复发作,5 年复发率为 18%~50%,呈进行性加重,病死率约 7%。

第二十二节 裂孔疝-捩颈综合征

裂孔疝-捩颈综合征(hiatal hernia torticollis syndrome)又称 Sandifer 综合征,是以引起颈部与上部躯干的扭转痉挛为症状的一组疾病,或常有反刍、杵状指和蛋白丢失性肠病表现。

【病因】

发生机制尚不明。所有临床表现似与裂孔疝的存在有关。

【临床表现】

男孩多见,婴儿期发病,症状好发于饭后,有上腹部疼痛、呕吐等症状。患儿采取怪异的姿势以利于食物通过食道进入胃内。Snyder 曾报告一例 15 个月的男婴,餐后转头或左、或右、或前、或后或向前屈身,有时吐出非酸性食物。有人称之为"公鸡头样"的姿势。该例口服钡剂发现贲门括约肌弛缓性消失,伴食道显著扩张。本综合征尚可伴有缺铁性贫血和食道炎,以及斜眼及营养不良。

【诊断】

诊断线索来源于病史。X 线钡餐检查有助于诊断,常发现有裂孔疝。

【治疗】

本综合征手术纠正后,以上发作特征即可消失。

【预后】

本综合征手术效果较好,预后相应良好。

第二十三节 淋巴结-胆管综合征

淋巴结-胆管综合征(Ganglio-biliary syndrome,GBS)为肝门淋巴结肿大压迫胆总管所致,在小儿少见,我国朱火根于 1985 年曾报道一例。

【病因】

肝门淋巴结位于胆总管右侧或前壁,靠近胆囊管入口。淋巴结肿大是原发性的,淋巴结炎症的来源不明。肝蒂的淋巴组织与肠系膜淋巴系统相连接,且肠系膜淋巴结发炎时多伴有肝门淋巴结炎,因此淋巴结-胆管综合征可能与肠系膜淋巴结炎为同一疾病。其发病机制可能是胆管前淋巴结肿大,持久不消退,压迫胆总管而产生症状。

【临床表现】

上腹部阵发性疼痛反复发作,有时伴恶心呕吐、畏寒、发热。体征为剑突下及右上腹部明显压痛、反跳痛及肌紧张、墨菲征阳性、胆囊区可触及肿块。临床呈急性胆囊炎表现。

【诊断】

本综合征诊断困难,有频繁、剧烈的胆管绞痛,不同程度的阻塞性黄疸,因临床表现仅示胆管疾患,须剖腹探查才能确诊。

【治疗】

确诊后须将肿大的淋巴结摘除,如无胆囊炎或胆石症等并发症,则无须切除胆囊。

【预后】

本综合征的预后有待对有限病例的随访观察后方可判断。

第二十四节 轮状胰腺综合征

轮状胰腺综合征（rotapancreatic syndrome）是一种先天性胰腺器官异常。发生率无法统计，临床报道也不多。

【病因】

胚胎发育时造成的先天性内脏畸形。确切病因尚无研究定论。

在十二指肠的腹侧和背侧存在两个胰腺原基。在胚胎发育过程中，两个原基融合成一个胰腺的过程中，腹侧胰腺原基和十二指肠同向右转，当与背侧原基融合时致腹侧原基固定于十二指肠第二部造成胰组织把十二指肠完全包围，出现轮状形态的胰腺，因而随固定长度不同，出现程度不同的十二指肠狭窄，甚至闭塞。

【临床表现】

十二指肠闭塞程度的轻重不一。程度重的，新生儿期即可出现十二指肠闭塞症状，出现呕吐、上腹膨胀、排便异常。程度轻的至成人才出现症状，甚至一生中不出现任何症状，偶尔在作腹部其他手术时才被发现。

【诊断】

腹部 X 线平片即可见与十二指肠闭锁相似的二重像，十二指肠以下的肠管不见气体存在。

【治疗】

手术治疗是唯一治疗方法。无临床症状者可听其自然，无须处理。

【预后】

严重十二指肠闭塞者及时手术，预后良好。

第二十五节 慢性家族性非溶血性黄疸综合征

慢性家族性非溶血性黄疸综合征（Rotor syndrome）即先天性非溶血性黄疸胆红素增高Ⅱ型，又称 Rotor 综合征、慢性特发性黄疸、肝细胞无色素沉着慢性家族性黄疸等。系由 Rotor 于 1948 年最早提出，可能是先天性非溶血性黄疸胆红素增高Ⅰ型（Dubin-Johnson syndrome）的一种变型，是一种由于肝细胞胆红素代谢异常所致的慢性黄疸，并认为是一种独立的疾病。

【病因】

本综合征是先天性疾病，有家族遗传因素，文献记载有家族史者占 55%。以常染色体隐性遗传者居多，胆红质在肝细胞内转运异常，肝细胞摄入未结合胆红素障碍。肝脏病理学检查，仅有轻度肝细胞变性和汇管区有胆红素沉积，肝细胞内无棕色色素颗粒沉着。

【临床表现】

出生后短期即发病，或在儿童期开始出现黄疸症状，临床上以青少年多见，1969 年日本学者统计了 56 例本综合征患儿，其中小于 20 岁的占 92.8%，男女各半。发作时可有发热、上腹部不适、偶有腹痛、乏力、厌食、恶心、呕吐等症状，或仅有轻度倦怠。查体仅有轻度黄疸。肝脏大小正常或轻度增大，据统计腹痛、乏力、厌食、呕吐者日本较欧美多见。

【诊断】

血清胆红素轻度至中度增高，以直接胆红素为主，BSP 试验排泄延长，无再次上升现象，做胆红素负荷试验可进一步证实。肝功能测定无显著异常。为验证肝细胞对直接胆红素排泄障碍外，还有摄取障碍，可作靛氰绿（ICG）试验。本综合征最大转运能力低下，相对蓄积能力显著降低，表面摄取障碍，而Ⅰ型则正常，碱性磷酸酶一般不高。

【治疗】

无特效治疗方法，如有自觉症状，可给予对症治疗。有人发现，少数患者用非类固醇抗感染剂 Bacolome 有效。巴比妥类酶诱导剂对本综合征无效，不能达到退黄疸的作用。另可试用中草药。

【预后】

本综合征预后良好。

第二十六节　慢性特发性假性肠梗阻综合征

慢性特发性假性肠梗阻综合征(chronic idiopathic intestinal pseudo-obstruction syndrome)是指有反复小肠梗阻的小儿,除外机械性原因或其他病变后,出现一系列类似肠梗阻征象时应考虑本综合征的可能。

【病因】

推测本综合征病因是一种常染色体伴可变外显率的显性遗传性疾病,有肠动力学的紊乱。

【临床表现】

新生儿生后一天即可发病。表现为腹胀、呕吐、营养不良、腹痛、腹泻或便秘。症状以间歇性反复发作为特征。由于进行性加剧,摄食受限,多导致营养不良。

【诊断】

X 线检查,腹部平片显示肠襻扩张,伴气液平面。造影检查有动力紊乱和形态改变,但无普遍一致的表现。部分病例有食道远端 1/3 收缩欠佳及胃排空延迟,钡剂通过小肠有异常的向前-向后的推进运动。有不同程度的小肠节段性扩张,并有结肠的扩张袋形消失及伸长。小肠活检无诊断性意义。

【治疗】

手术改道、激素应用和特殊饮食均很少有效果。抗生素治疗可减少肠道细菌的过度生长,仅暂时缓解症状,最终导致严重营养不良而死亡。有作者提倡对本病患儿施行在家的全胃肠道外营养,可减轻症状,维持营养。

【预后】

本综合征的预后取决于营养补充和维持,大多数病例因难以长期进行人工全胃肠道外营养而最终死于营养不良或并发感染。

第二十七节　浓缩胆汁综合征

浓缩胆汁综合征(concentrated bile syndrome)又称胆汁块综合征(concentrated bile syndrome)、胆栓综合征、先天性免疫性溶血性肝炎等。

1927 年由 Still 报告了本综合征,以后由 Lightwood、Hsia 等进一步阐述并提出本综合征应与先天性胆管闭锁症及其他原因的黄疸相鉴别,有人统计了 156 例具有迁延性梗阻性黄疸的乳儿,其中只有 23 例(占15%)确实是由新生儿溶血所致的"浓缩胆汁综合征"。本综合征是指不包括肝胆畸形等解剖学异常的胆红素增加和继发性胆汁淤积。

【病因】

本综合征主要是新生儿 Rh、ABO 或其他血型不合引起的溶血性疾病,产生过量的胆红素。这些胆红素既损害神经系统甚至引起核黄疸,又会损害肝细胞的线粒体,直接导致肝实质性病变。由于胆汁中胆红素大量增加,胆汁浓度升高,逐渐形成浓缩胆汁并进一步形成胆汁栓,影响胆汁的流动和排出,反之又可影响肝细胞使肝细胞进一步受损,从而导致胆汁淤积,产生本综合征。

【临床表现】

（1）黄疸:多数患儿发生在产后数小时,最迟不超过 48 小时,常于第 3 天后加重,程度轻重不一,与贫血程度不成正比。持续数周至数月。

（2）贫血:大多呈重度贫血,病初不十分明显,常于病程 1~2 周时加重。

（3）肝脾肿大:中等或显著肿大。

（4）白陶土色大便。

（5）可有紫癜和出血倾向。

（6）实验室检查：①母儿间血型不合；② Rh 阳性；③ Coombs 试验直接阳性；④红细胞、血红蛋白明显减少；⑤尿胆原增加；⑥粪胆原明显减少；⑦血清胆红素明显增加；⑧絮状浊度等血清胶质反应阴性；⑨恢复期网织红细胞增多。

【诊断】

根据新生儿在生后数小时，最迟 2 日内迅速出现黄疸以及母儿血型不合、新生儿溶血性贫血、阻塞性黄疸等临床表现和实验室检查，结合肝脾肿大，脐带血直接胆红素大于 17.1pmol/L（1mg%）可做出诊断。在诊断过程中应与先天性胆管闭锁、新生儿病毒性肝炎、血管内皮细胞瘤、门静脉血栓形成、尼曼-匹克病以及胆红质结石所致的肝外胆管梗阻等综合征相鉴别。

1952 年 Hsia 提出的诊断标准如下。

（1）黄疸在出生后数小时，最迟在生后 48 小时内出现。

（2）黄疸持续 3 周以上。

（3）血清胆红素（包括总胆红素、直接胆红素和间接胆红素）增高，并具有梗阻性黄疸的特征。

（4）血清胶质反应（絮浊试验）阴性。

（5）母婴血型不合，新生儿有溶血性贫血的临床表现。

【治疗】

本综合征可于数周或数月内逐渐缓解并可自愈，故预后较好，死亡率不高。

根据患儿贫血、黄疸严重程度可适当使用白蛋白、光疗以防核黄疸的发生，严重贫血者可适当输血。另外应及时注意脂溶性维生素 A、D、K、E，尤其是维生素 D 的补充。水溶性维生素的供给以非口服途径给药为宜。肾上腺皮质激素也有一定效果。利胆类中西药物如茵陈去氢胆酸等可使胆汁分泌增加胆汁稀释，有利于胆汁排泄、改善瘙痒症等。

【预后】

大部分病例在 3 周后渐渐恢复，10%以下可发生核黄疸，极少数病例可发展成肝硬化。

第二十八节　热带巨脾综合征

热带巨脾综合征（tropical splenomegaly syndrome）又称热带巨脾病或特发性热带脾肿大。主要体征为慢性巨脾，并伴有肝大、白细胞及血小板减少、血清中 IgM 及疟疾抗体明显升高。

本病常见于疟疾流行的热带地区。在非洲等高疟地区均有不少病例报告。

【病因】

热带性脾肿大代表一种宿主对寄生虫特别是疟原虫的异常反应，基本上是一种免疫球蛋白代谢障碍的病，在长期抗疟药治疗下脾脏缩小，IgM 下降，因此认为与疟疾感染有关。

病人血清中补体 C_3 较低，血清抗补体活性的出现和冷疑球蛋白的存在，提示本综合征是一种免疫复合物病。用免疫荧光学方法可以在肝窦的肝巨噬细胞上发现 IgM、IgG 和 C_3。在高疟区由于存在反复且持续的抗原血症，因而产生了过多的免疫复合物，巨噬细胞清除这些复合物需要许多年，因而引起脾脏及肝脏的网状内皮细胞增生，导致器官的肿大。Fakunle 等（1976）认为 T 淋巴细胞对免疫球蛋白，特别是 IgM 产生的调节失常是本综合征发生的主要原因，Fakunle 等（1978）在本综合征患者中发现血液中 T 淋巴细胞比例减少，而 B 淋巴细胞增加，在脾穿刺液中 T 细胞比例则增加，由于本综合征的发生有种族性及家族性，因此可能存在对免疫球蛋白调节的遗传因素。

【临床表现】

本综合征的发病年龄为 8~65 岁，很少在 8 岁以前发病。临床表现为低热、贫血（血色素大多在60~100g/L），肝脏及脾脏肿大，以后者尤为明显。骨髓象明显增生，贫血主要是由于脾脏血细胞的储存量增加、脾功能亢进、血容量增加、血液稀释及反复胃肠道出血、红细胞寿命缩短，但在妊娠时却可急剧降低。部分病例可见到溶血及门脉高压症。

【诊断】

对本综合征具有诊断价值的检查是血清 IgM 明显升高及存在高滴度的疟疾抗体。肝脏活检发现肝窦中有淋巴细胞浸润。长期抗疟治疗后脾脏逐渐缩小、血清 IgM 下降及肝脏组织学变化好转。

【治疗】

在长疗程抗疟化疗后病情可有好转，但较缓慢，且常于停药后复发。氯喹及长效环氯胍等疗效相似。无效的病人可能发展至淋巴瘤或淋巴细胞性白血病，这种病人的淋巴细胞对植物凝素（PHA）的反应较差，有助于早期鉴定。

在有脾机能亢进时需行脾切除术，术后血清 IgM 下降，血液学改变好转，但如不进行抗疟治疗，则肝脏仍肿大，其组织学变化也不见好转。

【预后】

本综合征的预后据 Crane 等（1972）在新几内亚对 75 例患者追踪 6 年的结果显示，其死亡率为 29%~57%，并与脾脏肿大的程度成正比。

第二十九节　石膏综合征

石膏综合征（plaster syndrome）首先由 Willett 在 1878 年为描述 1 例因使用髋"人"字形石膏后产生急性胃扩张伴有恶心和反复呕吐的病例提出的。国内 1983 年沈侠报告 1 例。1987 年杨全城等报告 3 例，其中 1 例为 6 岁女孩，因左髋关节先天性脱位行 Chair 手术后髋"人"字形石膏固定，第二天哭闹严重、恶心、腹胀较剧、肠鸣音明显减弱，呕吐 2 次为胃内容物，呈脱水貌。经液体疗法同时拆去部分石膏，腹部石膏开窗后，胃肠道症状消失。Evarts 则认为石膏综合征这一命名实际上是一种误称，因为它也可以发生于采用不同方法治疗严重脊柱侧弯或后凸畸形的过程中，如骨盆牵引、脊柱内撑开器固定、躯体楔形石膏矫形、头颅-骨盆牵引等情况。目前仍沿用 Willett 提出的石膏综合征名称。

【病因】

肠系膜上动脉起源于腹主动脉，在胰腺颈部下缘穿出，于第一腰椎水平跨过十二指肠横部进入小肠系膜根部，它和腹主动脉的交角为锐角，平均 41°。十二指肠与横结肠系膜根部也就是相当于第二腰椎平面左侧位和空肠相连，此处肠曲常为来自膈的平滑肌纤维束组织，即屈氏韧带所悬吊及固定，为整个小肠中最固定的部位，十二指肠横部又完全固定于后腹壁，其前方为肠系膜上动脉，后方为腹主动脉及脊柱。由于以上的解剖特点，使十二指肠横部极易受压阻塞。其他如仰卧于制动床上，躯体石膏固定，脊柱牵引和腹壁肌肉张力下降亦为诱发因素。

【临床表现】

石膏综合征的产生是由肠系膜上动脉压迫十二指肠横部引起机械性阻塞，如未及时认识或拖延治疗，将导致急性胃扩张、呕吐、低血钾、低血容量、碱中毒而导致死亡。

【诊断】

根据病史及临床表现进行诊断。

【治疗】

（1）一旦诊断明确，应胃肠减压吸出全部胃内积液，同时禁食，直到吸出液正常为止，然后开始少量流质，逐渐增加。

（2）拆除石膏，经常改变体位，以解除十二指肠的受压。

（3）及时纠正水、电解质紊乱和酸碱平衡。

（4）以上措施无效时，可行剖腹探查。

（5）个别情况下需将已矫正畸形的内固定拆除，或减少矫正的角度或分期矫正畸形以防止此综合征的再发生。

【预后】

本综合征若不能及时发现和适当处理有可能导致死亡。

第三十节　食物蛋白性小肠结肠炎综合征

食物蛋白性小肠结肠炎综合征（food protein-induced enterocolitis syndrome，FPIES）又称食物蛋白性小肠结肠炎，是非 IgE 介导为主的消化系统食物过敏的总称，其中包括食物蛋白性直肠结肠炎和食物蛋白性肠病及乳糜泻。2007 年世界卫生组织提出食物过敏是影响儿童生长发育的首要问题。食物过敏目前已提升至全球范围的临床和公共卫生问题，而目前儿科临床医生对此认识尚少，FPIES 在临床上不具有特征性，缺乏有力的实验室检查，易造成误诊误治。

目前国内尚无关于 FPIES 的流行病学数据。以色列人群为样本的调查表明患病率为 0.34%，而意大利一项多中心研究报道表明 FPIES 在所有食物过敏性疾病中占 19%。总体看来由于关注度的提高，患病率是增加的。也许是真正的发病率在升高，尚需作大样本人群调查研究予以证实。

【病因】

FPIES 是非 IgE 介导的食物过敏反应，主要原因是婴幼儿摄入食物过敏源（以牛奶和大豆为主，少数的固体食物如米麦，花生，鸡肉，蛋，香蕉）后，激发了胃肠道的特异性免疫应答，涉及 T 细胞介导的免疫应答。当食入食物过敏源后 T 细胞会明显增殖，胃肠黏膜局部出现炎症，大量的 T 细胞分泌 TNF-α、IL-4、IL-5、IL-13 等炎性细胞因子，TNF-α 改变了肠道上皮之间的紧密连接从而引起肠道通透性增加，导致体液进入肠腔。通透性增加会使大量抗原进入肠道黏膜下层，激活特异性淋巴细胞，进一步引起肠黏膜的损伤。

小肠黏膜上皮细胞分泌的其他细胞因子 TL-6 等，在发病机制中可能亦发挥了作用。IL-13 则通过激活 TWEAK-Fn14 轴而破坏小肠黏膜屏障。有学者通过致敏食物激发试验确诊的 FPIES 患儿粪便中，测得 TNF-α 含量明显增多，从而证实 TNF-α 参与了发病机制。

另外有学者报道 FPIES 婴幼儿血清 IgE 一般阴性，而 IgG4 抗体和 IgA 抗体水平高于正常儿童的测值，提示 IgG 和 IgA 与本综合征发病机制可能有关。

【临床表现】

（1）反复呕吐：一般在食入食物过敏源后 1~3h 后发生，发生率在本综合征婴幼儿中几乎达 100%。

（2）腹泻：多在 5 小时后发生，存在不同程度脱水、腹胀、嗜睡、低血压等。

（3）血便：约 4.5% 患儿可出现肉眼或镜检的血便。

食入食物过敏源后，75% 为急性发病，此为 FPIES 的特征性临床表现。而呕吐和腹泻可以是急性发病，亦可以为慢性，表现为间歇性呕吐和慢性腹泻。长期呕吐、腹泻可引起营养不良、贫血、低蛋白血症、生长发育迟缓等。

严重反应的婴幼儿约有 1/3 曾出现一过性高铁血红蛋白血症，甚至需亚甲蓝治疗。IgE 介导型或混合型者除消化系统症状为主外，尚可有皮炎和呼吸系统表现。

【诊断】

食物激发试验是本综合征诊断的金标准。

Powell 提出在以下 5 项条件具备 3 项以上者即为激发试验阳性。①呕吐和（或）腹泻；②便血或粪便隐血试验阳性；③粪便中可见炎性细胞；④粪便中嗜酸性细胞增高；⑤外周血中性粒细胞增高。

由于激发试验可出现严重过敏反应的风险，加之大多数医院尚未建立激发试验的常规程序及处理严重过敏的预案和应急措施，因此虽为金标准而临床采用者尚少。

临床诊断大多使用 Powell（1986 年）和 Sichere 近几年提出的 2 个诊断标准。

（1）Sichere 诊断标准：①初诊小于 9 个月龄的婴幼儿；②再次摄入食物过敏源在 24 小时内即出现腹泻或反复呕吐，且除外其他原因；③除胃肠道反应外没有其他系统症状；④剔除食物过敏源后症状好转，和（或）激发实验阳性。

（2）Powell 诊断标准：①剔除食物过敏源后症状消失；②除外其他引起小肠结肠炎的原因；③使用含有低浓度食物过敏源的配方奶粉后症状不复发，且体重能正常增长；④激发试验阳性。

（3）辅助诊断措施有：①粪便隐血阳性，粪便中中性粒细胞、嗜酸粒细胞升高，粪便中检出 Charcot-Leyden 晶体；②血液中血小板增多、中性粒细胞增多血红细胞中高铁血红蛋白含量升高（高铁血红蛋白血症）；③血气分析，重症可出现代谢性酸中毒；④胃液分析，胃液白细胞增多。

这些虽不具有特异性，但有辅助诊断价值。此外尚有学者做过影像学辅助检查和内镜活检等，均非特异性，有创性检查并不推荐。

【治疗】

1. 本病症尚无特效治疗措施　治疗的前提是食物过敏源的回避。

（1）婴幼儿喂养方面：①纯母乳喂养，并指导母亲膳食中同样要回避食物过敏源，如牛奶、大豆等，因为牛奶和大豆蛋白可通过母乳进入患儿体内亦可导致 FPIES 的发生；②混合喂养或人工喂养者，应更换婴幼儿可以耐受的配方奶粉，可选用部分水解、深度水解蛋白奶粉，观察一周，症状不能缓解者则需换用氨基酸奶粉；③固体食物回避，纯母乳喂养者添加辅食时间应推迟至 6 个月龄之后，首先添加的是含铁米粉而不是蛋黄。若疑有稻、米、小麦等固体食物过敏者，可添加蔬菜泥或低敏水果泥等，一般认为黄色水果属低敏类食物，但芒果、菠萝致敏性较强，亦应回避。

2. 药物治疗　轻度或慢性 FPIES 并无治疗药物可选用，为缓解急性 FPIES 的并发症状或阻止病情发展需采用相应药物治疗：①有脱水酸中毒者可静脉输液，必要时加碳酸氢钠治疗；②有严重炎症反应时，可静脉使用类固醇激素；③一过性高铁血红蛋白血症者使用亚甲蓝；④微生态制剂可用于急性 FPIES 所引起的肠道菌群紊乱；⑤生物及免疫制剂对 IgE 介导的食物过敏有效，非 IgE 介导的过敏尚无循证依据；⑥抗过敏药物仅能缓解症状而对疾病的组织学改变无明显作用。

3. 变应原特异免疫治疗　目前临床治疗食物过敏的有效方法是对致敏食物的严格回避并对症处理。

由于上述措施只能暂时缓解过敏症状，要达到长期缓解，又不致于影响患儿主要食品的摄入，以保证患儿的基本营养和营养均衡及正常生长发育，近年变应原特异性免疫治疗（antigen specific immunotherapy，ASIT）已成为食物过敏治疗的热点。

所谓 ASIT 是通过不同方式（皮下注射、表皮免疫、口服免疫、舌下免疫等）逐渐增加患者接触变应原的剂量来提高耐受性，从而控制或减轻过敏症状的一种方法。

ASIT 治疗食物过敏是将数微克液状过敏源提取物含于舌下 2 分钟然后吐出或咽下，以此来诱导保护性免疫反应达到治疗过敏性疾病的目的。早在 2003 年 Mempel 等用猕猴桃提取液、2005 年 Enrique 用微量榛子、De Boissieu 等用逐渐增加牛奶蛋白的剂量，Kim 等用花生蛋白等对相应食物过敏的患儿进行研究，均证实了 SLIT 进行脱敏是安全有效的。

例如 Keet 等对 30 例牛奶过敏的患儿，以舌下给"药"的方法，在 4 周内将牛奶蛋白逐渐增加至 3.7mg 后再随机分 3 组，继续舌下给"药"7mg 组、口服给"药"1g 组、口服给"药"2g 组，60 周后 3 组食物激发试验阈值都有增加。

虽免疫治疗确已给许多食物过敏者带来希望，但仍有一些潜在风险，因此尚未被美国 FDA 批准在临床使用。应持慎重态度进一步深入研究。

【预后】

本综合征轻者会影响患儿营养状况，出现便血和营养不良、生长发育落后，急性重症者则可有严重临床表现，甚至低血压、过敏性休克。关键在于增加对该病的认识和重视，及早诊断，尽快对过敏食物回避。提倡纯母乳喂养，慎重选择适合品种的食物添加，更换适合的特殊配方奶粉，患儿的生长发育会追赶上甚至到达或超过正常。

FPIES 的发病年龄多数在 1 岁以内，病程长的可迁延至 3 岁，有报道 52% 的患儿在 1 年内好转，88% 的婴幼儿在 2 年内好转，94% 的患儿在 30 个月内好转。

第三十一节　维生素 B_6 依赖综合征

维生素 B_6 依赖综合征（vitamine B_6 dependency syndrome）又称维生素 B_6 依赖性惊厥,由 Hurst 等在 1954 年首次描述。主要表现为婴儿出生后 3 小时至 2 周内即可发生惊厥,虽其饮食中维生素 B_6 摄入量在正常范围内,但也发生惊厥等症状,并且应用普通止痉剂无效,而给大量维生素 B_6 方能控制其发作。

【病因】

本综合征可能是患者体内谷氨酸脱羧酶或其他酶蛋白分子结构异常和辅酶（磷酸吡哆醛）的亲和性降低,在普通浓度下无反应,必须有大量维生素 B_6 存在的情况下才发挥其活性作用。依赖综合征者其活性仅为正常的 1%,此时维生素 B_6 的需要量为正常小儿所需的 5~10 倍。有时孕母由于在妊娠反应期服用大剂量维生素 B_6,以致婴儿出生后仍需依赖较大量的维生素 B_6。有关维生素 B_6 依赖性惊厥的发作,是因为维生素 B_6 不能与其酶蛋白——谷氨酸脱羧酶结合,因而不能促进谷氨酸合成 γ-氨基丁酸。γ-氨基丁酸是中枢神经系统抑制性神经介质。其浓度的减少造成惊厥阈的降低,而使惊厥发生。

【临床表现】

出生后数小时即可出现惊厥,用抗癫痫药物很难控制发作,但输入维生素 B_6 则可在数分钟内控制发作,发作后一段时间内患儿常呈松软和无反应状态,可有宫内惊厥样运动的病史,分娩时常见胎儿窘迫和羊水被污染,出生时可有窒息。药理剂量的维生素 B_6 可控制发作,但停药后常在数天内发作,复发前常易激惹。智力发育常有受累,此外可有小细胞性贫血,尚可有草酸尿、草酸膀胱结石、黄嘌呤尿或半胱胺甲硫胺酸尿等。

此综合征包括:①维生素 B_6 依赖性惊厥;②维生素 B_6 依赖性贫血;③黄尿烯酸尿症;④胱硫醚尿症（cystathioninuria）;⑤同型胱氨酸尿症（homocystinuria）。其临床表现见表 4-1。

表 4-1　维生素 B_6 依赖综合征的临床表现

病名	估计异常的酶	生化学所见	临床表现	治疗（日用量）
维生素 B_6 依赖性惊厥	谷氨酸脱羧酶		生后数小时或生后 6 个月内发生惊厥,呈典型肌阵挛发作,有母孕期应用大剂量维生素 B_6 控制妊娠呕吐的病史	10~50mg
维生素 B_6 依赖性贫血	δ-氨基乙酰丙酸合成酶	血清铁及铁结合蛋白饱和度增高,利用铁合成血红蛋白发生障碍	小细胞低色素性贫血	10~100mg
黄尿烯酸尿症	犬尿氨酸酶	尿中黄尿酸、犬尿氨酸、犬尿酸排出增加	智能障碍	5~10mg
胱硫醚尿症	胱硫醚酶	尿中胱硫醚排泄	无症状	100~500mg
同型胱氨酸尿症	胱硫醚合成酶	血中蛋氨酸升高,尿中同型胱氨酸排泄	智能障碍,血栓形成,晶体脱出骨骼异常	25~50mg

【诊断】

婴儿期出现不明原因的惊厥、贫血或慢性腹泻,若排除了低钙血症、低血糖、低血钠及感染性疾病,则应考虑为本综合征。此外色氨酸负荷试验可以明确诊断,即予以口服色氨酸 50~100mg/kg（总量不超过 2g/次）,维生素 B_6 缺乏症患儿尿中可出现大量黄嘌呤酸,正常人无此现象,但在维生素 B_6 依赖病者此试验可能阳性,脑电图检查多有不正常频率及振幅的改变。最可靠的诊断依据是生化检查,包括以下几点。

（1）同型胱氨酸尿症的异常代谢产物检查:用亚硝基铁氰化钠检测尿液中的同型胱氨酸。

（2）患者血清中氨基酸含量分析:着重检测甲硫氨酸水平升高与否,便于初步辨别属何类型胱氨酸。

（3）酶活力测定:采用肝、皮肤或纤维细胞、外周白细胞培养,检测胱硫醚合成酶的活力。

【治疗】

维生素 B_6 肌注每日 2~10mg，或口服 10~100mg 直至痊愈。对治疗一些疾病所用药物为维生素 B_6 拮抗剂时，则须口服维生素 B_6 每日 2mg/kg。

【预后】

本综合征不同于维生素 B_6 缺乏症，是一种遗传性疾病，必须长期大量依赖维生素 B_6 才能改善临床症状和生化异常，预后并不乐观。

第三十二节　维生素 B_{12} 选择吸收不良综合征

维生素 B_{12} 选择吸收不良综合征（selective Vitamin B_{12} malabsorption syndrome）又称家族性选择性维生素 B_{12} 吸收不良综合征、先天性维生素 B_{12} 吸收不良、Imerslund 综合征、Imerslund-urals-beck 综合征等。1960年由 Imerslund 首先描述，是一种罕见的有家族病史的合并蛋白尿的维生素 B_{12} 吸收障碍，多在婴儿期发病，由于肠等吸收维生素 B_{12} 的受体功能不佳而产生一系列血液系统的综合征。

【病因】

本综合征病因尚未阐明，属常染色体隐性遗传性疾病，在摩洛哥犹太人近亲婚配的家庭中，本综合征发病率较高。1972 年 Macknzre 等研究结果指出本综合征的异常发生在维生素 B_{12} 内因子复合物与回肠黏膜受体结合之前。还有人认为本综合征可能是一种先天性缺陷，或肠壁的转运功能异常，其缺陷是内在因子与维生素 B_{12} 结合附着于肠壁黏膜之后，而在 B_{12} 与运钴胺素 II 结合之前的某一部位，附着于微绒毛受体上的复合物不能转运通过上皮细胞。

本综合征在患者同胞中多见，双亲常为近亲婚配，患者父母 B_{12} 吸收率较患者高，且不出现贫血，故认为本综合征为常染色体隐性遗传性。

【临床表现】

临床上有维生素 B_{12} 缺乏症的一系列表现和常见贫血症状，偶有神经系统的症状，多见于儿童，病情有波动，但很少有自限性。

实验室检查：周围血象和骨髓象检查，有大细胞性贫血的特征，红细胞系统有巨变，胃黏膜检查正常，胃酸和内因子分泌正常，回肠黏膜电镜活检正常。除不能吸收维生素 B_{12} 外，对其他物质吸收正常。血清维生素 B_{12} 含量明显减少，可有持续性蛋白尿，其他肾脏功能正常，亦有合并先天性肾脏和输尿管畸形以及轻度氨基酸尿的报道。

【诊断】

根据临床贫血的表现及实验室检查的特点可予以诊断。诊断依据主要有：①婴幼儿或儿童巨幼红细胞性贫血伴蛋白尿；②有阳性家族史；③排除其他原因引起的维生素 B_{12} 缺乏。

【治疗】

可用维生素 B_{12} 注射剂，并用叶酸、维生素 C 以及肝浸膏，经治疗后贫血可好转，但蛋白尿仍持续，产生蛋白尿的机制尚不明。病情严重者可输血及其他支持疗法。

维生素 B_{12} 的治疗剂量为每月 250μg 或每 2~3 个月给予 1 000μg，本综合征需终身补充维生素 B_{12}。

【预后】

本综合征若能及时诊断治疗，则预后良好，否则对患儿的智能有影响。

第三十三节　胃泌素增多综合征

胃泌素增多综合征又称 Zollinger-Ellison 综合征（Z-E 综合征）、引起溃疡细胞的胰岛综合征、溃疡性胰岛细胞瘤或胰源性溃疡综合征、胃泌素瘤等。其特点是，暴发性溃疡体质、胃酸分泌亢进、胰岛有非 β 细胞瘤。

本综合征由 Zollinger 及 Ellison 于 1955 年首次报告。1963 年 Jackson 等首次报告小儿 Z-E 综合征,本综合征在小儿虽属少见,但应引起儿科医生的重视。与成人相比,尚未见伴有多发性内分泌腺瘤的小儿病例。

【病因】

本病为常染色体显性遗传。由肿瘤分泌胃泌素所致。多发性内分泌腺瘤 I 型(除有胰腺肿瘤以外,在甲状旁腺、脑下垂体、肾上腺等处有肿瘤或细胞增殖)48%以上伴有 Z-E 综合征。而多发性内分泌腺瘤 II 型,有嗜铬细胞瘤、甲状腺髓样癌、甲状旁腺功能亢进时,可能与多发性分泌腺瘤 I 型有联系。Z-E 综合征包括多发性内分泌腺瘤 I 型和胰腺或十二指肠壁有胃泌素瘤者。

胃泌素的主要作用是刺激壁细胞使盐酸分泌增多,亦刺激胃蛋白酶的分泌和增加胃黏膜的血流。盐酸又刺激十二指肠,使其分泌胰泌素、胆囊收缩素和抑胃肽等激素。它们(主要盐酸)抑制胃窦部的 G 细胞,使其不释放胃泌素,这就是负反馈机制。而本病由于胃泌素瘤分泌大量胃泌素,无正常的负反馈机制。胃泌素持续增高,作用于胃黏膜壁细胞,使其增生、肥大,分泌大量盐酸,流入十二指肠和小肠,超过肠液的中和能力,形成消化性溃疡,大量胃酸可损伤肠黏膜,胃泌素亦有刺激肠蠕动,刺激胰液分泌增多,刺激胆囊收缩,抑制空肠对水和盐的吸收稀释肠内容物等作用,形成腹泻。肠内容的 pH 小于 4.0 时,脂酶不能活化,可引起脂肪泻。

【临床表现】

本综合征与消化性溃疡相似,小儿发病年龄在 5~16 岁,男女之比为 3:2,典型症状在初期不明显,疾病的发生发展是潜在性的,93%以上的病人有消化性溃疡,伴有间歇性腹痛、呕吐、黑粪和呕血。本病的特征是多发性溃疡,以十二指肠溃疡居多,胃溃疡占 6%。并容易发生在异常部位,如十二指肠下部、空肠上部、食管等处。90%为单发,常为大溃疡;10%为多发性。本病的溃疡用内科疗法常难治愈,作部分胃切除后数周迅速复发。40%的病例并发脂肪泻。因腹泻常致脱水、低钾血症及维生素 B_{12} 缺乏。

【诊断】

胃液检查:对筛选试验或未做手术病人的诊断有帮助。具体检查如下。

(1)夜间 12 小时胃液分泌总量:正常人不超过 400ml,患儿经常在 600~2 000ml 以上。

(2)夜间 12 小时盐酸分泌总量:正常人不超过 18mmol/时,患儿可为 23~164mmol/时。

(3)1 小时基础盐酸分泌量(BAO)85%病人超过 15mmol/h 以上,2/3 患儿符合此标准。BAO 在 5mmol/h 以上,应疑为本综合征。

(4)BAO:MAO:高胃泌素血症刺激壁细胞所得的 BAO 和用 histalog 每千克 2mg 或 Pentagastrin 刺激所得的最大盐酸分泌量(MAO)几乎相等,表示有产生胃泌素的肿瘤。本病 80%(BAO:MAO)大于 0.6 测定血清胃泌素也有一定的价值。小儿正常值为 1.1~168pg/ml,平均值 32.3pg/ml。超过 500~1000pg/ml,可高度怀疑本病,同时进行各负荷试验以与其他类似疾病鉴别,如蛋白刺激试验、钙刺激试验、胰泌素负荷试验。

若并发其他内分泌疾病的应做各有关筛选试验。

此外还可以进行:①X 线检查,可做上消化道钡剂检查、选择性腹腔动脉造影或胰血管造影;②CT 扫描;③纤维内窥镜检查除溃疡外,还可以发现十二指肠壁上的小肿瘤。

大多数患儿都是由于溃疡病急剧恶化做手术时偶然诊断的,说明术前确诊困难。血清胃泌素显著增高和胃酸分泌亢进可早期确定诊断。当不能测血清胃泌素时,若有以下各项之一者,应考虑本综合征的可能:①部分胃切除术后无效,近期溃疡复发或出现并发症者;②伴有胃酸分泌过多的严重腹泻;③吻合口溃疡;④原发性空肠溃疡;⑤X 线检查的异常改变;⑥消化性溃疡伴有其他内分泌异常,特别是甲状腺功能亢进;⑦肿瘤伴有非典型部位的溃疡。

【治疗】

(1)切除肿瘤:如同时有甲状旁腺功能亢进,应首先切除甲状旁腺,可减少血清钙、胃酸分泌和血清胃泌素。

(2)全胃切除术:对发育过程中的小儿病例是否有影响,有待探讨。

（3）西咪替丁：目前认为对本病应首先采用长期的西咪替丁治疗,可改善全身状态,控制胃的并发症,对开腹探查或切除肿瘤都有帮助。肿瘤有广泛转移时应与化疗联合应用。但目前本药疗效尚不巩固,有时可引起转氨酶增高,故对小儿服用本药须密切注意。

【预后】

本综合征能切除肿瘤者预后尚佳,成人即使单纯全胃切除术,5年生存率也有55%。术后胃泌素浓度逐步上升者预后不良。儿童患者报告尚少,预后有待追踪观察。

第三十四节　胃-食道反流综合征

胃-食道反流综合征(stomach swallow backflow syndrome)(GRES)又称胃食管反流病(gastro esophageal reflux disease, GRED)、松弛症(chalasia)、先天性短食道等,是指胃内容物频繁地反流到食道的一种远端食道功能不全症。

1950 年 Neuhaser 和 Berenberg 首先描述,1974 年 Randolph 等强调了婴儿下食道括约肌在发病中的作用,从而确定了本综合征的命名。

【病因】

（1）防止反流屏障失常：包括食道下端括约肌、横膈右脚肌、膈食道韧带、食道和胃之间的锐角和食道末端黏膜瓣等屏障发生障碍,使胃内容物反流入食道。

（2）食道蠕动功能障碍：当食物由胃反流入食道时,若食道功能良好,则食道上端可出现向下的继发性蠕动波,可迅速将反流的食物送入胃中,若食道功能有障碍,继发性蠕动被减弱,反流的胃内容物则可继续上溢。

（3）食道-胃解剖学异常：婴儿食道裂孔疝多伴有胃-食道反流。

近年来,学者们注意并正在研究婴儿胃-食道反流与哮喘的关系。

【临床表现】

有顽固呕吐、体重不增、反复肺炎、气管炎、窒息、哮喘等,部分患儿有食道炎及食道缩窄。90%以上的患儿有呕吐,呈喷射状,严重者可造成营养不良。呕吐物吸入可致呼吸道症状,如反复窒息、吸入性肺炎及支气管炎等。频繁的胃酸反流可致食道炎,婴儿表现为不安、激惹或拒食,年长儿自述胸骨后烧灼痛。炎症可使局部组织失血导致缺铁性贫血,严重者出现黑粪,甚至呕血。慢性食道炎可使食管发生缩窄。偶可发生食道痉挛,出现吞咽困难及疼痛。少见症状有反刍、杵状指和蛋白丢失性肠病,此即所谓 Sandifer 综合征,是指病儿有一种特殊的"公鸡头样"的姿势,伴缺铁性贫血和食道炎,手术纠正后,这种特征立即消失。6 个月以下的婴儿可有呼吸停止、发绀,酷似气管肺发育不全,甚至可发生突然死亡,为婴儿猝死综合征的原因之一。本病患儿常并有其他疾病,以中枢神经系统疾病最常见,食道-气管瘘、唇腭裂、胃肠道畸形、心脏畸形等也常见。

本综合征主要临床并发症见表 4-2。

表 4-2 GER 主要临床并发症

并发症	例数	(%)	并发症	例数	(%)
肺炎	64	71.1	窒息	6	6.7
鹅口疮	27	30.0	头颅血肿	5	5.6
低钙血症	17	18.9	硬肿症	5	5.6
体制不增及营养不良	15	16.7	败血症	4	4.4
黄疸	15	16.7	先心	4	4.4
腹泻	11	12.2	皮炎	4	4.4

续表

并发症	例数	（%）	并发症	例数	（%）
贫血	10	11.1	轻度脱水	4	4.4
脐炎	7	7.8	结膜炎	4	4.4
体温不升	7	7.8	酸中毒	3	3.3

【诊断】

胃食道反流在不同年龄的患儿中,临床症状差异较大,单一的检查方法有一定的局限性,诊断需根据临床症状及各项检测技术综合分析。

（1）食管 pH 监测:24 小时动态食管下端 pH 监测是诊断病症的金标准。常用参数为 Boix-Ochoa 综合评分大于 11.99 和酸反流指数（RI）大于 4%。

目前随科技的发展,已有主张结合生物电阻抗（impedance）技术判断非酸反流和气体反流。

（2）食管测压（esophageal manometry）:此项检查能显示下食管括约肌（lower esophageal,LES）压力低下、频发的 LES 一过性松弛（transient LES relaxation,TLESR）及食管蠕动收缩波幅低下或消失。

（3）上消化道钡餐造影:诊断标准为 5 分钟内 3 次以上反流。

（4）电子胃镜（upper endoscopy）:此项检查是一种安全可靠的诊断方法,可直观判断食道黏膜病变。

附:洛杉矶食管分级标准

0 级:食管黏膜无异常,即非糜烂性反流病（non-erosive reflux disease,NERD）。

Ⅰ级:食管黏膜点状或条状发红、糜烂,无融合现象。

Ⅱ级:食管黏膜有条状发红、糜烂,并有融合但小于周径的 2/3。

Ⅲ级:食管黏膜病变广泛发红、糜烂,融合呈全周性或有溃疡。

（5）胃食管同位素闪烁扫描:患儿吞服 ^{99m}Tc 标记液体,定时 γ 摄像,可观察胃排空、食管廓清和 GER。

【治疗】

1. 饮食治疗　稠厚的婴儿饮食,少量多次喂食,避免过饱和睡前进食。避免能降低下食管括约肌压力和增加胃酸分泌的食物（咖啡、酒类、高糖高脂饮料及辛辣食物）及药物（如钙离子通道阻滞剂）。

2. 体位治疗（body position）　将床头抬高 15°～30°,可改善婴儿呕吐,并主张仰位卧,不主张俯卧位,俯卧位虽能促进胃排空,减轻 GERD 症状,但有致婴儿猝死的风险。

3. 药物治疗

（1）胃肠动力促进剂（prokinetic agent）:西沙比利（cisapride）是非胆碱能非多巴胺拮抗剂,可促进全消化道动力,并增加 LES 压力,加快胃排空,减少反流,对心脏有副作用。多潘立酮（吗丁啉,domperidone）虽能增加胃排空,但有锥体外系副作用。

（2）抑酸剂:减少胃酸分泌,减轻反流食物对食管黏膜的刺激。先用质子泵抑制剂,奥美拉唑（omeprazole）0.5～1mg/（kg·d）或泮托拉唑（Pantoprazole）、兰索拉唑（lansoprazole）、埃索拉唑（esoprazole）等。后减量维持或按需治疗（on demand）。

H_2 受体拮抗剂（H_2RA）:西咪替丁[甲氰咪呱 5～10mg/（kg·次）,每日服四次,或雷尼替丁（ranitidine）4～6mg（kg·d）,或法莫替丁（famotidine）0.6～0.8mg（kg·d）,每日分两次服用。

（3）黏膜保护剂:常用制剂为蒙脱石散、麦滋林、硫糖铝等。

4. 外科治疗　食管裂孔疝、难治性溃疡、反复出血穿孔、狭窄者考虑外科治疗,常用 Nissen 胃底折叠术,远期效果尚不肯定。

手术指征:①保守治疗 6 周无效,症状严重,足以对健康和生命构成威胁者;②有严重并发症,如消化道出血、极度营养不良、生长迟缓等;③严重食道炎或缩窄形成;④呼吸道并发症如反复窒息、复发性吸入性肺炎、慢性耐激素性阻塞性气管炎等。

一般新生儿期不作抗反流手术,以 pH24 小时监测,提示病理性反流者可选用 Nissen 及胃底折叠术治疗。

【预后】

本病的预后与并发症密切相关,大多经内科治疗而有效,即使需手术治疗者,治愈率可达90%以上,故预后较好,有并发症者甚至可致婴儿猝死。

第三十五节　胃食管撕裂综合征

胃食管撕裂综合征(Mallory-Weiss syndrome)即食管贲门黏膜撕裂症,又称马魏氏综合征(Mauory-Weiss syndrome)、呕吐源性食管黏膜破裂综合征、贲门裂伤、食管贲门黏膜裂伤出血等。系Mauory-weiss于1929年首先描述,由于剧烈恶心、呕吐和其他腹内压力骤增而引起胃贲门及食道远端黏膜和黏膜下层撕裂,并发出血,称之为食道贲门黏膜撕裂综合征。1979年北京袁承文曾报告1例8岁女孩有广泛结核感染,由于频繁剧烈呕吐,使食管交界处黏膜撕裂出血而发生本综合征。

【病因】

由于剧烈恶心、呕吐、咳嗽及喷嚏、癫痫发作等使腹内压或胃内压力骤增,横膈及腹肌剧烈收缩,压挤扩张的胃,使食管内压增加,将食管下端与胃交界处黏膜撕裂呈不规则的线状纵行裂隙,如裂隙位于交界的食管侧,则出血量少,如在胃贲门一侧时,则由于黏膜下层血运丰富,出血较多,不易控制。本病多发生在食管裂孔疝的患者,当呕吐等原因引起腹压骤增时,胃食道交界处的压力大大增加,就更容易促成该部黏膜撕裂。

【临床表现】

本综合征好发于中年人,亦可发生在儿童,男多于女。主要是突然发生呕血或黑便,因黏膜撕裂出血部位在消化道的上端,故首发症状呕血比黑便多见,无痛性出血是本病特点,因系动脉出血,常因大量出血而引起休克甚至死亡。也有少数病例出血量较小,甚至仅在呕吐物中含有血丝或仅有黑便而无呕血。

【诊断】

(1)既往无溃疡病史,突然出现的呕血或(和)黑便,直接发生在前面所举的引起腹压或胃内压骤增的诸因素之后。

(2)X线钡剂检查往往无阳性发现。

(3)紧急纤维内窥镜检查,可发现贲门部或食管交界处、食管远端的黏膜有单个或多个撕裂伤,伤痕与食管和胃的纵轴相平行即可确诊,此项检查最好在出血后48小时内进行,否则可因裂口迅速愈合而影响诊断。

(4)急诊内窥镜检查阳性,若同时有食管裂孔存在,可协助诊断

(5)腹腔动脉选择性造影可发现出血部位,对本综合征的诊断有帮助。

本病应与食管自发性破裂(Boethea Ve综合征)相鉴别,两者病因、发病机制基本相同, Boethea Ve综合征有所谓三联症,即呼吸急促、上腹部触痛和颈部皮下气肿。发病时有突然发生的下胸骨后剧痛或上腹部撕裂样锐痛,并放射到左季肋部、下胸背部或左肩部。而本综合征无以上症状,为无痛性呕血或黑便。

【治疗】

(1)内科保守治疗:严重出血者应予以输血,除去引起腹压或胃内压增高的因素、胃肠减压、冰水胃灌肠、胃内输注去甲肾上腺素、静点垂体加压素、垂体后叶素、6-氨基己酸、氨甲苯酸和酚磺乙胺等。口服抗酸剂或西咪替丁静滴,口服中药止血药,如云南白药、三七等。也可在纤维内窥镜直视下,对出血部位直接止血,或试用三腔管压迫止血作为应急措施。

(2)紧急外科手术:主要结扎出血部位的血管和缝合黏膜撕裂处。

【预后】

本综合征经内科治疗和/或紧急外科手术治疗后常能康复。

第三十六节　无脾综合征

无脾综合征(Ivemark syndrome)又名无脾伴先天性心脏病综合征(asplenia with congen-ital heart disease syndrome)、脾脏发育不全综合征、先天性脾阙如伴房室和内脏转位综合征等。本综合征于 1940 年首先由 Rohlius 报告，1955 年由 Ivemark 作了详细描述。其特征是指先天性脾脏发育不全或无脾，伴有心脏大血管畸形兼有腔静脉、肺静脉反流异常，同时合并有胸腹腔内脏位置异常。

【病因】

本综合征病因未明，这种异常发生于胚胎 4~5 周，由于某些致畸因素的作用，如母亲妊娠期有病毒感染，造成胚胎发育中止而形成的多种畸形，以心血管脏器的畸形为主。在胚胎 24~27 周发育阶段造成某些因素时，正好是脾、肺叶发生，肺静脉发育以及胃、十二指肠最后固定的时期，使此发育陷于中止而构成的一种先天性多种脏器畸形的综合征。本综合征有家族史的报道，多个同胞罹患此征，其遗传方式属常染色体隐性遗传。以前认为此综合征罕见，世界上报道不足百例，但近十年国内已有 20 余例报告，说明本综合征亦并非罕见。

【临床表现】

本综合征的发生率约占出生者的 1/4 万，在先天性心脏病患者中占 2.23%。

(1)患者于出生后即有持续青紫，呼吸困难，生长发育迟缓，心动过速并呈现缺氧症状，酷似发绀型先天性心脏病。

(2)心血管异常的症状与体征。年龄较大者可有杵状指(趾)，约半数病例沿胸骨左缘有弥散的收缩期杂音。

(3)心电图异常，有起搏点的易变性。

(4)心血管造影，可证明心血管畸形的类别，以二腔心、肺动脉发育不全、三腔心、大血管错位、房间隔缺损等为主。此外，还以上腔静脉反流异常为特征。

(5)X 线胃肠检查或超声波检查可发现脾脏阙如或极微小，肝脏居中不偏，胃肠有转位。

(6)血液检查出现无脾的血液学征象，如有正成红细胞、周围血红细胞中可见豪周(How-ell-Jolly)小体及 Heiz 小体等。

【诊断】

(1)出生后发绀持续存在。

(2)内脏转位，左右对称性肝脏呈横位肝。脾脏阙如或极微小，脾动脉阙如。

(3)两侧上腔静脉残留，下腔静脉、降主动脉并行。

(4)周围血红细胞的 Howell-Jolly 小体的存在，具有确诊意义。

【治疗】

本综合征尚无可靠的疗法，常不宜作心脏外科的手术治疗，因其效果并不理想。

【预后】

本综合征预后不良，多在新生儿期、乳幼儿期，因重复感染、多系统栓塞而致心肺功能衰竭而死亡。1 年内死亡率 80%，2 年内死亡率 88%。

第三十七节　吸收不良综合征

吸收不良综合(malabsorption syndrome)征即 malassimilation 综合征，又称吸收障碍综合征、消化吸收不良综合征、Gee-Thaysen 综合征等，是指由各种疾病所致营养物质消化吸收障碍的一组症候群。可分先天和后天两大类。临床上以脂肪泻和体重减轻为主要表现，常有不同性质和不同程度的慢性腹泻，有的亦可无明显腹泻。

【病因】

胃肠道消化和吸收的生理过程十分复杂,多种疾病可影响消化和吸收过程的三个时期(腔内期、黏膜期和运送期)中某个或几个环节,从而影响营养物质的吸收。大部分营养物质需经消化分解为较小的分子,如碳水化合物分解为单糖或双糖;蛋白质分解为多肽和氨基酸;脂肪分解为三酰甘油和脂肪酸,方能通过小肠吸收。消化过程始于胃内的胃酸和胃蛋白酶,在近端小肠内继续受脂肪酶、淀粉酶和胰蛋白酶的作用。大部分被分解的营养物质通过小肠黏膜吸收。因此,消化和吸收两个过程之间关系十分密切,是相辅相成的,消化不良必然导致吸收障碍。若吸收功能障碍,即使消化功能良好也是无益的。

营养物质通过小肠细胞转运有四种方式,即主动转运、被动扩散、促进扩散和饮液作用。主动转运过程需要消耗能量,使物质逆着电或化学梯度转运入细胞内,由载体传递,并受到竞争性抑制作用;被动扩散不需消耗能量,物质顺着电或化学梯度转运,不需载体,也无竞争性抑制作用;促进扩散除有载体传递和竞争性抑制作用外,其他与被动扩散相似;饮液作用与吞噬作用相似。多数营养物质在全程小肠内吸收,但钙、铁、水溶性维生素、脂肪酸和三酰甘油主要在近端小肠吸收,但盐和维生素 B_{12} 主要在远端小肠吸收。因此,吸收不良综合征的病因繁多,发病机制复杂,如肝胆系疾病、胰腺疾病可通过影响消化过程使小肠腔内的食糜不能充分消化而引起吸收不良。各种小肠疾病如小肠解剖异常、小肠黏膜病变、小肠黏膜刷状缘疾病、肠道感染、淋巴管疾病以及心血管、内分泌等全身性疾病,均可通过不同机制导致吸收不良综合征。吸收不良综合征的病因分类见表 4-3、表 4-4。

表 4-3　吸收不良综合征分类

发病年龄	水样大便	水样伴血性大便	脂肪泻	正常大便
新生儿期	原发性与继发性乳糖酶缺乏症 原发性与继发性葡萄糖-半乳糖吸收不良 先天性丢氯性腹泻 肠激酶缺乏症	牛奶蛋白不耐受症 原发性免疫缺陷 wiskott-aldrich 综合征	纤维囊肿 短肠综合征	原发性低镁血症
1月至1岁	继发性双糖酶缺乏症 蔗糖-异麦芽糖酶缺乏症 原发性免疫缺陷(胸腺不发育伴低丙球蛋白症)	牛奶蛋白不耐受症 豆浆蛋白不耐受症	纤维囊肿 胰腺功能不足伴骨髓衰竭 原发性吸收不良综合征 β-脂蛋白缺乏症 肠道淋巴扩张症 Whipple's 病	维生素 B_{12} 吸收不良 叶酸吸收不良
1岁至青少年	继发性双糖酶缺乏症 寄生虫疾病 贾氏鞭毛虫感染		Wolman's 病 纤维囊肿 热带慢性吸收不良综合征 停滞综合征 原发性免疫缺陷	

表 4-4 吸收不良综合征的病因分类

小肠黏膜病变	
小肠黏膜细胞某种先天性缺陷与异常	
（原发性吸收不良）	
热带口炎性腹泻（tropic sprue）	病因未明，与小肠黏膜萎缩、炎症及细菌感染等有关
幼儿乳糜泻和非热带口炎性腹泻（nontropic sprue）	与小肠黏膜中缺乏肽酶有关
乳糖酶缺乏症	系小肠黏膜刷状缘缺乏双糖酶，致双糖消化吸收障碍
葡萄糖-半乳糖吸收不良症	常染色体隐性遗传病，刷状缘上己糖主动性转运的基因异常
无 β-脂蛋白血症（棘形细胞增多症）	常染色体隐性遗传，肠黏膜缺少脂蛋白合成酶，脂肪不能转运至乳糜管
小肠黏膜广泛性病变	肠黏膜绒毛遭受损害所致
小肠结核	
克罗恩病	
多发性憩室炎	
嗜酸粒细胞浸润性胃肠炎	
小肠缺血（肠系膜血管功能不全）	
放射性小肠炎	
淀粉样病	
小肠黏膜吸收面积减少	
短肠综合征	小肠大部分切除术后，胃-结肠瘘、小肠-结肠瘘等致某些营养素吸收障碍或小肠功能紊乱，食物经肠时间缩短
淋巴管病变	小肠淋巴管发生阻塞或淤滞淋巴液引流不畅时可影响脂肪酸、三酰甘油的吸
小肠多发性恶性淋巴瘤	
小肠结核及结核性肠淋巴管炎	
原发性小肠淋巴管扩张症	
先天性淋巴管发育不良	收与运输，从而导致脂肪泻
whipple 综合征	
肠道感染与细菌过度繁殖	
肠道感染	感染可使肠黏膜发生广泛性炎症和损伤以及功能紊乱而导致吸收不良
沙门菌、空肠弯曲菌等	
轮状病毒、norwalk 病毒等	
梨形鞭毛虫、钩虫、节裂头绦虫等	
肠道细菌过度繁殖、盲襻综合征、多发性小肠憩室炎、小肠间瘘或小肠-结肠瘘	肠道细菌过度繁殖（常大于 $10^7/ml$），竞争性吸收利用维生素 B_{12}，肠菌分解胆盐为游离性胆汁酸，影响脂肪乳化和吸收，细菌分泌的蛋白酶、毒素及其代谢产物可损害肠黏膜上皮细胞的超微结构，抑制刷状缘酶活性，使氨基酸和单糖吸收转运障碍，刺激肠壁分泌水、电解质导致严重水泻
小肠腔内食未完全消化和水解	
严重肝脏疾病（肝炎、肝硬化、肝癌等）	
肝内肝外胆管梗阻	胆盐缺乏影响脂肪乳化及消化不全，乳糜微粒形成障碍致吸收不良
回肠切除术后	
慢性胰腺炎	
胰腺囊性纤维化	胰酶分泌减少，使食糜的化学消化作用不能充分进行，脂肪水解作用减弱，导致吸收不良
胰腺癌	
药物性吸收不良	药物导致小肠黏膜形态学损害，干扰小肠黏膜和细胞内酶的活力，沉淀微胶粒物质（胆盐脂肪酸）改变另一种药物或食物内铁的理化性质
新霉素（卡那霉素、巴龙霉素、金霉素有类似副作用）	损害小肠黏膜，绒毛缩短，固有膜淋巴细胞和巨噬细胞浸润；沉淀脂肪酸、胆盐；抑制刷状缘双糖酶活力。影响脂肪、氮质、胡萝卜素、铁、维生素 B_{12}、维生素 K、木糖和葡萄糖的吸收，致脂肪泻、贫血、凝血酶原时间延长等
消胆胺（降脂树脂Ⅱ号 colestipol 和Ⅲ号-降胆葡胺 deae sephadex 亦有类似副作用）	属一种阴离子交换树脂，可结合胆汁酸和其他阴离子，增加这些物质在粪便内排泄，长期口服致脂肪泻、脂溶性维生素 A、维生素 D、维生素 K 吸收不良，可产生低凝血酶原血症和严重出血，骨软化症等

续表

抗酸药(氢氧化铝、三硅酸镁等)	中和胃酸,铝离子在肠道内与磷酸盐结合成磷酸铝由粪便排出,可导致低磷酸血症、高钙血症,骨软化症。肠道不吸收的 mg^{2+},长期大量口服引起腹泻导致吸收不良
抗思性肿瘤药(环磷酰胺,长春新碱更生霉素等)	干扰细胞核酸和蛋白质合成,抑制小肠黏膜隐窝细胞分裂增殖,从而造成黏膜细胞损害和吸收不良
双类(降糖灵、二甲双瓢、buformin 等	致线粒体基质颗粒改变,降低小肠黏膜上皮双糖酶活力,可引起双糖、葡萄糖、木糖、水、钠、维生素 B_{12}、氨基酸和脂肪吸收不良
泻剂(液体石腊)	妨碍脂溶性维生素 A、维生素 D、维生素 K 和钙、磷吸收,尚可引起蛋白丢失性肠病,木糖及葡萄糖吸收减少
其他(对氨基水杨酸等)	可引起脂肪维生素 B_{12}、叶酸、木糖和铁的吸收不良
全身性疾病 糖尿病 甲状腺功能亢进 甲状旁腺功能减退症 阿狄森氏病 原发性低丙种球蛋白血症 系统性红斑狼疮	导致吸收不良的机制迄今未阐明
其他 胃泌素瘤(zolinger-ellison 综合征) 小肠假性梗阻、原发性小肠运动过缓症等	肠内高酸度环境抑制脂肪酶活性,导致脂肪吸收不良,小肠运动障碍吸收不良

【临床表现】

各种原因引起的吸收不良综合征,其临床表现的差异很大,但其相同之处是脂肪、蛋白质、糖、维生素、矿物质和电解质等的吸收障碍,尤以脂肪吸收不良最为突出。常有的临床表现为腹泻、呕吐、腹胀,甚至酸中毒,低蛋白血症、浮肿、贫血、营养不良、体重不增,可有神经症状,如坐立不安、睡眠不宁、易受刺激、创伤修复能力低下等。大便性质可有水样便、脂肪泻、水样伴血性大便等,也可有正常大便。

各种吸收不良综合征的要点见表 4-5。

表 4-5 各种吸收不良综合征要点

病名	要点	注
乳糖酶缺乏	婴儿因非细菌性胃肠炎继发乳糖酶缺乏者颇多见,先天性者少见,到成年表现为乳糖不耐受者东方人较多,但能自觉避免乳类而不发生症状。腹泻为渗透性。大便 $pH \leq 6$,还原物质增加	新生儿期起病
葡萄糖半乳糖吸收不良	先天性者极少见。可继发于非细菌性胃肠炎和牛乳及黄豆蛋白过敏,细胞数减少及损伤而引起腹泻,单糖及双糖耐量试验曲线平坦。治疗方法为静脉补液,严重者需胃肠道外营养	新生儿期起病
果糖异麦芽糖酶缺乏	先天型是双糖酶缺乏症中较多见者,发病机制同乳糖酶缺乏,临床表现为水泻、腹胀、腹痛、脱水、体重不增,亦可为继发性,继发者几乎都伴有乳糖酶缺乏	喂果汁、糊精、麦芽糖等后起病
牛乳蛋白过敏	各种牛乳蛋白都可引起脂肪泻及乳糖不耐受症,尤以乳球蛋白最易损伤黏膜,表现为发热、呕吐、大便带血或水泻、脂肪泻、体重不增、贫血、嗜酸粒细胞增多,低蛋白血症及其他过敏性表现,诊断:停止牛乳后症状缓解,用牛乳挑拨又发病(从数毫升开始,每小时加倍量至 120ml 或发病为止,7 天无症状者,可排除诊断),治疗方法为禁饮牛乳及其制品最少 1 年	开始喂牛乳后起病。亦有腹泻不明显而患贫血者
黄豆蛋白过敏	表现为发热、呕吐,外周血白细胞增多,大便黏液带血,脱水和代谢性酸中毒。轻者可诊断为结肠炎。摄入黄豆蛋白后 24 小时内肠黏膜丧失绒毛结构,停食后数天内可恢复	
肠激酶缺乏	肠激酶存在于小肠吸收细胞微绒毛中,有激活胰蛋白酶的作用,缺乏时表现为腹泻、呕吐、水肿、低蛋白血症和贫血。诊断依据:十二指肠液不含肠激酶,外加肠激酶后蛋白质水解酶活力恢复正常,用胰酶代替疗法	
蛋氨酸吸收不良	此为隐性遗传性疾病。患者表现为腹泻、惊厥、气急。蛋氨酸经细菌酵解为 α-羟丁酸、α-氨基丁酸、α-丁酮酸吸收后由尿排出而发出特殊气味	婴儿期起病

续表

病名	要点	注
胰腺囊性纤维化病	从粪便中丧失。消化系统症状包括食欲亢进而营养不良,腹胀,大便次数及量增多,带油腻,臭气。可伴维生素 a、维生素 k、维生素 e 缺乏。新生儿常并发胎粪性肠梗阻及胎粪性腹膜炎,偶有阻塞性黄疸;婴儿出现直肠脱垂;较大小儿可有其他形式的肠梗阻(粪石、肠套叠),吸收不良的症状随年龄的增长而减轻。诊断依据:①汗水电解质浓度增加;②慢性肺部病变;③胰外分泌功能缺陷。新生儿筛查法正在发展中,治疗以多种性综合性为原则,胰功能不足用高能量、高蛋白及含中链甘油三酯的饮食,补充胰提取物及脂溶性维生素	起病于婴幼儿期
先天性氯化物泻	此少见的家族性疾病,乃因回肠氯-碳酸氢根交换障碍而致腹泻。氯离子不能逆化学电梯度被主动吸收,在肠腔中产生渗透性导泻剂作用。临床表现为水泻、腹胀、肠麻痹,以后发生代谢性碱中毒。大便氯化物增高、血电解质浓度降低是诊断依据,治疗包括长期用酸性及碱性钾盐以纠正电解质紊乱	新生儿期发病
原发性低镁血症	因镁吸收障碍,致甲状旁腺激素合成或释放减少而产生继发性低钙血症,婴儿出生后 2 个月内出现惊厥,可有腹泻、水肿、腹水、低蛋白血症,用 12.5mmoL/l[2.5mEq 镁(50% 硫酸镁 0.3ml)]肌注可控制惊厥而钙剂则不能。长期口服镁盐[每月可用到 12mmol/L(24mEq)]可使患者维持健康	
肠病性肢皮炎	锌吸收不良所致。多在断奶改为牛奶喂养后起病,首先出现腹泻,继而脱发及肢端皮炎。血锌明显减低,碱性磷酸酶(一种锌酶)也低,用锌剂治疗有效	婴幼儿期起病
维生素 B_{12} 吸收不良	钴胺转运蛋白(transcobalamin ⅱ)缺乏是隐性遗传病。维生素 B_{12} 从肠道吸收及经吸收细胞运转进入血液循环发生障碍,新生儿发生呕吐、腹泻和感染。全血减少,骨髓呈巨幼红细胞贫血象,血清叶酸及维生素 B_{12} 浓度正常,血清钴胺转运蛋白Ⅱ阙如,每周用维生素 B_{12}1 000μg 可获临床缓解	
无 β 脂蛋白血症	肠吸收细胞内质网不能合成低密度脂蛋白的蛋白部分或合成减慢。脂蛋白缺乏则乳糜微粒形成障碍,严重妨碍脂肪吸收,婴儿表现为脂肪泻。神经系统及红细胞有同样缺陷,故出现棘红细胞增多,儿童期出现共济失调及色素性视网膜炎,可凭脂肪泻、棘红细胞血象及血胆固醇极度降低做初步诊断。小肠黏膜活检可确诊,治疗用中长链甘油三酯饮食,补充脂溶性维生素	婴儿期起病
Whipple 病	主要表现为腹泻、发热、体重减轻、多发性浆膜炎、关节炎、腹痛、皮肤色素沉着。脂肪泻可能因肠淋巴管被巨噬细胞阻塞之故。肠黏膜及淋巴结活体组织检查找到特殊的 pas 染色的巨细胞可确诊,用抗生素治疗有效	婴儿期起病
Wolman 病	因细胞内脂酶(作用于甘油三酯及胆固醇脂)缺乏致内脏脂质堆积。婴儿期起病者表现为呕吐、脂肪泻、腹胀、肝脾大,贫血,血涂片见淋巴细胞空泡,腹部 x 线平片显示肾上腺增大并有钙化点	婴儿期起病
胆管梗阻	新生儿肝炎、先天性胆管闭锁、胆管囊肿及其他原因的胆管梗阻均因胆汁缺乏致脂肪吸收不良。胆盐为微胶粒形成所必需	
肠淋巴管扩张症	先天性或获得性淋巴管病变均导致脂肪泻、蛋白丢失性肠病、低蛋白血症和淋巴细胞减少。除腹泻外,呕吐、生长障碍是常见症状,亦可首先出现结膜或会阴部水肿,或乳糜性腹水,全身性淋巴管异常者有四肢对称性水肿。因蛋白质丢失可并发体液免疫低下,因再循环、长期淋巴细胞的丧失使细胞免疫缺乏更甚。肠黏膜活体组织检查可帮助诊断。治疗用含中链甘油三酯的饮食	
麦胶所致肠病	亦称非热带性口炎性腹泻(childhood celiac disease, nontropical sprue)。遗传方式未明,但患者较多为 hlab-8 型者。小麦及黑麦中的麦胶蛋白(gliadin)能对部分人产生小肠黏膜形态及功能损害,可能因患者有某些免疫障碍所致。摄入含麦胶食物后出现下列症状:慢性腹泻,易激惹,呕吐,生长障碍,贫血。少见症状有腹痛、手足搐搦、脱肛、便秘、免疫性皮炎。有时生长及青春发育延迟为唯一表现。常见体征包括腹膨胀、皮下脂肪丧失、四肢近端肌肉萎缩、舌光无苔、水肿、长睫毛;出牙迟和杵状指(趾)较少见。诊断依据:①肠吸收障碍现象;②十二指、空肠交界处肠黏膜活体组织检查示特征性组织学改变,表现为黏膜平坦,隐窝变长并示有丝分裂细胞增加,黏膜固有层中单核细胞增加,表皮细胞破坏,上述改变在近端小肠更明显;③严格禁食含麦胶饮食获得效应。实验室检查可作血清胡萝卜素测定、72 小时大便脂肪排出量。凡遇不明原因贫血伴缺铁或叶酸缺乏者,或钙吸收障碍者,均宜考虑此病的可能。治疗宜终生禁食小麦及黑麦,有人认为大麦及燕麦也不相宜。应注意含"水解植物蛋白"的食物大概也指麦胶	常在婴幼儿期起病

续表

病名	要点	注
热带口炎性腹泻	患者脂肪及维生素吸收不良,胃及近端小肠大肠杆菌生长。腹胀肠鸣、厌食。呕吐是最常见的症状,偶有发热、大便半成形或水样,可带黏液及血。少数有脱水、代谢性酸中毒和血电解质降低。治疗首先止泻和输液。抗生素治疗 2 周;叶酸 5mg,每日 3 次,共 2 周,然后每日 1 次,持续 4~6 个月	2 岁后起病
小肠淤滞症	先天性或手术后小肠不完全梗阻是儿童期小肠淤滞症的最常见的原因,由甲状腺功能低下所致者少见。症状有腹泻、呕吐、腹胀。可外科手术治疗,不能手术者服抗生素以减少肠上部细菌生长而改善肠吸收功能	
胰腺囊性纤维化病	此遗传性疾病在我国未见报道,国外有华裔病例。是多发性外分泌腺功能障碍,故有多系统症状,以呼吸系症状更严重,胰外分泌不足,十二指肠液中淀粉酶脂酶、蛋白酶不同程度的减少或阙如,摄入的脂肪及氮 10%~60%	起病于婴幼儿期

【诊断】

根据脂肪泻,粪脂检查或吸收实验及其他诊断实验阳性即可诊断本综合征,有条件时可作小肠黏膜或胰功能检查等以进一步探讨病因,确切诊断。诊断步骤见图 4-2。

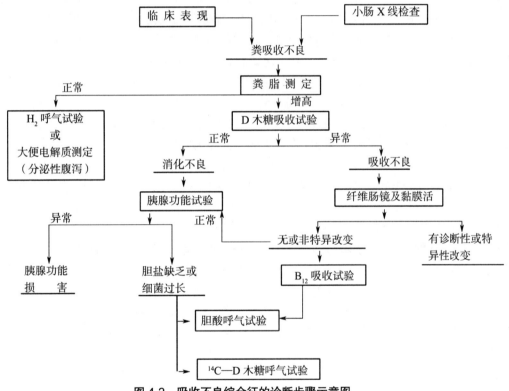

图 4-2　吸收不良综合征的诊断步骤示意图

【治疗】

病因明确者应尽早给予病因治疗。

病因尚未明确的先针对所缺乏的物质作替补性治疗,补充热量、矿物质和维生素的不足。有脂肪泻者给予胰酶口服。给患儿要素饮食(Element Diet)。

其他治疗,包括抗感染、止泻,支持疗法等,危重病例可用皮质激素治疗等。

无论何种原因的腹泻治疗后期均需补充锌元素,以利肠绒毛的修复。

此外,口服多联(4~5 种)益生菌,对肠道微生态平衡的调整、肠黏膜的保护、消化吸收功能的改善、免疫功能的提高均为有益。

【预后】

本综合征的预后取决于病因。不同病因,疗效各异,预后也大不相同。一般来说,只要早期合理治疗均可使病情缓解。

附录：肠吸收功能试验

在诊断和治疗慢性腹泻时，常须了解肠的吸收功能。

1. 碳水化合物吸收检查　食物中的淀粉、乳糖、蔗糖在肠道消化，胰 α 淀粉酶将淀粉水解为麦芽糖和麦芽三糖。肠刷缘微绒毛膜上的酶作用于麦芽糖、异麦芽糖、乳糖、蔗糖；它们在空肠中浓度最高。乳糖酶活性低常限制乳糖的消化吸收，其他双糖及低聚糖则水解迅速。小量双糖可弥散进入血液而由肾排出。葡萄糖及半乳糖通过吸收细胞的运转是钠依赖的主动过程，由蔗糖水解而来的果糖经过不同机制吸收。

消化或运转功能障碍时糖堆积在肠腔中，产生高渗透作用，使水从肠壁进入肠腔。它们在肠下段由细菌代谢为有机酸也促使水进入肠腔内，导致腹泻。用 pH 试纸可测得新鲜粪标本 pH 低，糖试纸（如 Clinitest）可证明有未吸收的还原物质存在。婴儿喂养方式，人工喂养者糖的用量，用抗生素时肠道细菌减少，随之使产酸减少，药物及尿的混入都可影响试验结果。母乳喂养的新生婴儿粪便 pH 常低于 6，含还原物质可超过 0.25%；牛乳喂养者 pH 大于 6，而还原物质较少。新生儿期后 pH<6 及还原物质超过 0.25%，可认为异常。

粪便还原物质检验如下：①液状大便 1 份加水 2 份置于试管中；②摇匀并取 20 滴置于另一试管，离心弃去沉渣；③加入 Clinitest 片或其他类似试剂，看颜色变化，还原物质超过 0.5%示吸收不良。测蔗糖：取大便 1 份加 1N 盐酸，煮沸 30 秒后试验（使水解为还原糖）。成形的粪便不需做还原物质检测。

做糖耐量试验者，宜先止泻 24 小时，在大便达到 pH 6 以上并不含还原物质的条件下，空腹 6 小时后进行。耐量试验后 24 小时内重复测定大便 pH 及还原物质。乳糖耐受试验用 20%该糖溶液口服，剂量 2g/kg（最大量 10g）。若服后毛细血管血葡萄糖增高不到 20mg/dl，且出现腹泻，大便还原物质超过 0.25%，pH 降到 6 以下，即可诊断为乳糖不耐受症。蔗糖耐受试验用 20%蔗糖溶液，剂量同乳糖，口服后若血葡萄糖增高不到 2.22mmol/L，且患者发生腹泻，大便 pH 降到 6 或以下者为阳性。

葡萄糖、半乳糖耐量试验剂量为 1g/kg，果糖剂量为 2g/kg，三者正常结果应为血糖升高 40mg/d 或更多。

呼气氢测定（hydrogen breath test）系测糖负荷后呼气中的氢浓度，原理是不吸收的碳水化合物在结肠中被细菌代谢为挥发性脂酸及氢，氢被吸收入血而全部由肺呼出。试验头 2 小时呼气中氢升高 10ppm 以上为异常。此试验可能是碳水化合物吸收不良的高灵敏诊断方法。

2. 脂肪吸收功能试验　食物中脂肪多为长链甘油三酸酯（旁链脂酸含 16~18 个碳原子），它们必须由胰脂酶水解为更有极性的甘油单酸酯和游离脂酸方能被吸收。胰腺分泌的碳酸氢钠中和胃分泌的盐酸使酶水解过程有合适的 pH，胆盐促进水解产物的乳化及增加其可溶性，都有利于消化及吸收的过程。不饱和游离脂酸的吸收则不需胆盐的参与。甘油单酸酯、胆固醇及脂溶性维生素在胆盐作用下聚成可溶的大分子和分子团（微胶粒），以被动弥散的方式透过肠吸收细胞。长链脂酸在吸收细胞内再合成为甘油三酸酯，并在存在胆固醇及 β 脂蛋白的情况下形成乳糜微粒而进入淋巴管。

中链甘油三酸酯（脂酸含 6~12 个碳原子）可不经胰脂酶水解而直接被吸收；由胰脂酶水解而来的中链脂酸为水溶性（它的吸收不需胆盐的存在），经细胞直接吸收进入门静脉。

（1）大便镜检：新鲜大便与水混合加盖玻片在显微镜下检查，因胰功能障碍致消化不良时大便脂肪滴增多，同时可见肌肉纤维。伴黏膜病变的脂肪泻大便中可见脂酸结晶的集聚（用偏极化光检验）。可染色帮助辨认脂肪。化验时需排除外来渗入（体温计润滑剂、油膏等）的可能；阴性而确有吸收不良怀疑者宜做平衡试验。

（2）血清胡萝卜素测定：胡萝卜素不能在体内产生或储存，故其血清含量反映食物中供应量或肠道吸收程度。血清浓度大于 100μg/L 者为正常，在摄入足够的情况下浓度低于 50μg/L 表示吸收不良。但此测定不能区分黏膜病变与胰外分泌不足。

（3）大便脂肪平衡：此试验可鉴定食物脂肪的吸收程度（吸收系数 CA）。小儿先用高脂肪饮食（每日 20g 以上）2 天以达到出入平衡，然后收集大便 3 天做化验。必要时可每晚用轻泻剂。记录每日摄入量，大便冷藏备检。婴儿每日大便脂肪排泄量少于摄入量的 15%（CA>85），其他年龄期少于 10%（CA>90）为正常。

3. 蛋白质吸收试验　蛋白质可由胰蛋白酶水解为氨基酸,但它在小肠中的消化主要是先由胰蛋白酶水解为寡肽,后者再由吸收上皮细胞刷缘中的氨肽酶转变为氨基酸。吸收细胞内还有胞质氨肽酶。因此胰酶功能不足时膳食中蛋白质的吸收利用可达 80%,而当吸收细胞受损伤时则蛋白质的吸收不良更明显。蛋白质吸收不良常与脂肪吸收不良(脂肪泻)联合存在。

(1)肠蛋白质丢失试验:用放射性标记(^{51}CrCl)血清蛋白,测定 4 天粪便的放射性,是检出蛋白质从肠壁渗出的方便可靠的方法。可用 ^{51} 氯化铬、^{125}PVP 或 ^{131} 碘-白蛋白静脉注射,注射后多次取血并连续 4 天收集不混入小便的大便。正常成人大便中排出注射量的 0.1%~0.7%,过度丢失者可达 2%~40%。

(2)胰功能试验:作为胰功能筛查,可测大便中胰凝乳蛋白酶量。新生儿至成人正常值为每克大便 75~839μg。胰功能不足及肠激酶缺乏者此值降低。

4. 小肠损伤的实验室检查

(1)D-木糖排泄与耐受试验:木糖排泄或吸收试验用于鉴别脂肪泻原因是在空肠还是回肠,病变在肠黏膜还是肠腔。木糖在上部小肠以加速弥散的方式被吸收,吸收后约 60%在体内代谢,40%从尿中排出。小儿空腹口服 0.5g/kg,然后测 5 小时尿中排出量,或在 30 分钟、60 分钟、120 分钟取血测血清含量(6 岁以下验血较好)。口服 1 小时后血清浓度低于 30mg/dl 可认为有近端肠黏膜病变, 5 小时尿排泄应超过口服量的 15%。肠上段细菌异常生长可影响木糖吸收,血容量改变及肾脏疾病可造成不正确的检验结果。

(2)维生素 B_{12} 吸收试验(Schilling 试验):维生素 B_{12} 在回肠远端特定部位吸收,测定此维生素的吸收时,先给示踪剂量放射性维生素 B_{12},可与内因子同时口服。2 小时后注射非放射性维生素 B_{12}1 000μg 使体内储藏达到饱和状态。肠吸收正常时, 24 小时尿中排出的标记维生素 B_{12} 应超过口服量的 7%,低于 2%提示严重吸收不良, 2%~7%为轻到中度吸收不良。回肠病变及小肠细菌异常生长可影响吸收;肾功能不全、血容量减少及血管外液增加可造成假性结果。检查时还应注意尿标本不受粪便污染。

5. 呼气试验:口服 ^{14}C-甘氨胆酸 10 微居里,正常人 4 小时内 ^{14}CO$_2$ 排出量小于总量的 1%, 24 小时粪内 ^{14}C 排出量小于 8%,吸收不良时呼气中 ^{14}CO$_2$ 和粪中 ^{14}C 的排出量可达正常人的 10 倍。

第三十八节　细胞外胆固醇沉着综合征

细胞外胆固醇沉着综合征(extracellular cholesterosis sydrome)即细胞外胆固醇沉着症(extracellular cholesterosis),又称 Ur-bach 综合征。由 Urbach 于 1932 年首先报告,系手足背和四肢呈紫红色、中央为棕黄色斑块结节的一种综合征,这种病损的组织学检查可见细胞外胆固醇沉着,因之而得名细胞外胆固醇沉着病。之前认为本综合征与持久性隆起性红斑是同一疾病。

【病因】

本综合征的病因未明,有学者认为是一种慢性血管炎,常显示血管内皮肿胀和不同程度的血管炎性改变,真皮有密集弥漫的中性粒细胞和嗜酸粒细胞浸润,而且细胞外有胆固醇沉着。这种慢性血管炎的发生,与细菌感染及其毒素作用有关。有人认为本综合征是一种变异型持久性隆起性红斑(erythema elevatum endurance,又称 Bury 综合征)或为其亚型。

【临床表现】

本综合征在小儿及各种年龄均可罹患。

临床上可分两型。

I 型:表现为钱币状斑块和结节,呈棕色中央区的紫红色。常发生于手足背,皮损亦可波及肢体、胸背、耳、舌等部位。

II 型:表现为淡紫色斑,其间有散在黄色小结节和丘疹。有的呈斑驳的色素沉着,表皮剥脱,形成奇特的外观。有时类似多形红斑。

两型皆有肝脾肿大,病程缓慢,可引起功能障碍,但多轻微,几年后可能自然缓解。

实验室检查:可能有氨基酸尿和免疫球蛋白增高。

【诊断】

本综合征根据上述临床特点结合实验室检查以及皮损活检所见可以确诊。

【治疗】

目前尚无特殊疗法。成人可试用氨苯砜治疗,儿童则慎用。皮损处注射曲安西龙可能有效。

据记载成人内服氨苯效果良好,曾有 48 小时即可见效的报告。成人剂量:开始 50mg,每晚服 1 次,连续 3 天以后改为 50mg,每日 2 次,连续 3 日如无反应,可增至 50mg,每日 3 次第 10 日开始 50mg,每日 4 次。儿童剂量为 1.4mg/(kg·d),尚无儿童治疗的经验,氨苯砜服用期间需服 6 日停 1 日,每 10 周停药 2 周并密切观察正铁血红蛋白血症及溶血性贫血以及晚期的白细胞减少等毒副作用。

【预后】

本综合征于数年后有自然痊愈的可能,一般不影响患儿生长发育及患者的生命。

第三十九节　纤维化充血性脾肿大综合征

纤维化充血性脾肿大综合征即斑替氏综合征(Banti syndrome),又名脾性充血、充血性脾大综合征、慢性充血性脾肿大、脾肝综合征、肝脾纤维化、脾性贫血(splenic anemia)等。该综合征 1898 年由 Banti 首先描述,1940 年 Thompson 认为肝内与肝外各种病理,能长期使脾脏静脉血压增高的都可发生 Banti 病,曾建议命名为"充血性脾肿大"。1945 年 Whipple 主张这个诊断名称仅用于肝外性门脉高压患者。本综合征是一种原因不明的充血性慢性进行性疾病。临床特点为慢性脾脏肿大、进行性贫血、白细胞减少及消化道出血等。晚期则出现腹水、黄疸、肝功能障碍和肝硬化等征象。最近发现本综合征往往与门脉高压并发,故将其归类为慢性充血性脾肿大,但目前认为脾大与"脾功能亢进"并非只是由于充血所致,因门脉减压之后仍可继续有脾大及脾功能亢进存在。

【病因】

本综合征病因尚未完全明确。目前认为此征并不是一个独立的疾病,而是由于慢性门静脉阻塞或肝硬化所引起的门脉高压、高度脾肿大、贫血与脾功能亢进的一组综合征。有三方面的病理生理可以形成门脉高压症:①门静脉梗阻;②肝硬化;③静脉炎或血栓形成。脾大可继发脾功能亢进,往往出现全血细胞减少现象。

【临床表现】

多见于较大儿童,发病缓慢,常因偶然发现脾大而引起家长注意。早期以腹部不适、消化不良、左上腹肿物、无力、苍白为主要表现。并发呼吸系统感染,如支气管炎或肺炎时,往往因咳嗽多而引起食管出血。此时,病变尚未累及肝脏,故症状较少。晚期常发生肝硬化的症状,如吐血、便血、腹水、水肿、重度营养不良以及胸腹部皮下静脉扩张(侧支循环)等。腹水一般不见于肝外性门脉高压症。

实验室检查可有以下几方面的异常。

(1)血象:呈现不同程度的贫血,白细胞减少,血小板正常或轻度减少,血块收缩不良及束臂试验阳性。

(2)骨髓象:早期无异常改变,中期粒细胞及巨核细胞的成熟可受限制,晚期红细胞成熟受到影响。

(3)凝血因子的改变:早期仅有脾肿大而无肝功能不良者,各种凝血因子无明显差异,晚期肝硬化时各种凝血因子与正常对照有显著不同。

【诊断】

诊断应根据体格检查、血液及骨髓象,排除其他脾大及全血细胞减少的疾病,如血液病、高雪病等先天代谢病、恶性肿瘤和各种感染等。病人的年龄、慢性脾脏肿大、进行性贫血、白细胞减少对本病诊断有重要意义。为了预后与治疗的目的,应进一步寻找致病原因,区分肝内性或肝外性。

(1)肝内性诊断要点:①肝炎病史;②肝脏肿大(或缩小);③肝功能试验呈阳性反应,凝血酶原复合体减低,凝血酶原时间延长,门静脉循环时间延长;④腹水;⑤肝脏活检有异常改变。

(2)肝外性诊断要点:①无肝炎史;②肝脏不大;③肝功能试验正常;④肝脏活检无异常改变。

食管静脉曲张是门静脉高压的一种早期表现,用钡餐检查约40%或更多病例可得阳性结果,如有吐血史则阳性率更高。必要时可施行经皮脾穿刺,做脾静脉造影,一般可以显示门静脉系统梗阻的部位、范围以及存在的交通支,对手术决策很有用。

在诊断过程中须与其他巨脾症,如慢性粒细胞性白血病、黑热病、尼曼匹克综合征、亚急性细菌性心内膜炎等相鉴别。

【治疗】

以脾功能亢进为主的病例,脾切除后良好效果,短期内血象迅速正常,终获痊愈。以门静脉高压为主的病例,须同时实施脾肾静脉吻合术。以肝硬化为主的病例,由于肝细胞已有严重损害,手术治疗并无裨益,应采取支持疗法,高蛋白、高糖类膳食、多种维生素、铁剂对贫血有功效,必要时给予输血,若同时伴有出血倾向者,以输新鲜血为宜。腹水明显者用利尿剂。对食道静脉曲张者,可由静脉注入加压素0.1~0.2U/min,能使内脏的动脉及肝动脉收缩,从而暂时减低门脉压使出血停止。

【预后】

本综合征预后多呈慢性过程,最终结局常因消瘦、衰竭、不能控制的大出血、严重肝功能衰竭或继发感染而死亡,有晚期病人经脾切后亦有治愈的机会,少数病人,病程进展快,1~2年内迅速进入晚期。

第四十节　小左结肠综合征

小左结肠综合征(small left colon syndrome)又称左侧小结肠综合征。是近年发现的一种新生儿胎粪便秘。本综合征是末端结肠梗阻的罕见原因,主要见于新生儿,40%的患儿母亲有胰岛素依赖性糖尿病。

【病因】

本综合征是一种新生儿胎粪便秘。Emery 曾怀疑这种便秘可能是由于肠壁肌间神经丛节细胞未成熟所引起,但是新生儿(尤其早产儿)直肠存在未成熟的神经节细胞,这是一种相当常见的现象,临床上不一定发生胎粪排出困难。以后不少学者发现小左结肠综合征病孩的母亲相当多是糖尿病患者,病孩为早产或剖宫产者较多,而且新生儿有低糖血症和高糖素血症。高糖素可抑制降结肠和乙状结肠的运动功能,从而间接地阻滞左结肠运动,病儿有低糖血症,低糖血使迷走神经的兴奋性抑制,而迷走神经支配范围到结肠脾曲为止,如此就出现左结肠呈收缩状态,而右结肠、横结肠直到脾曲发生扩张,用造影剂(如 Gastrografin 或钡剂)灌肠X线摄片可见对比鲜明的细小左结肠和扩张的横结肠、升结肠和盲肠交界或移行处恰在脾曲,发病机制详见图4-3。

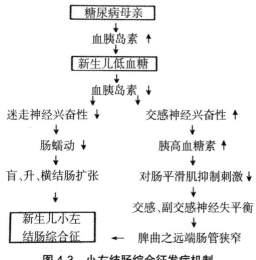

图4-3　小左结肠综合征发病机制

【临床表现】

小儿出生后 24~48 小时无胎粪排出,逐渐出现肠梗阻的症状:多次呕吐,腹胀但不紧张,也无压痛,小儿肛门位置、大小均正常。如做钡剂(或 Gastrografin)灌肠 X 线摄片,其特征是乙状结肠、降结肠明显狭窄,脾曲处在交界区,从左侧横结肠开始扩张,一直到盲肠。

【诊断】

本综合征的诊断,首先是胎粪性便秘的新生儿母亲有无糖尿病病史。Davis 报告 20 例小左结肠综合征中有 8 例其母为糖尿病患者,故对糖尿病妇女产儿应特别警惕。

主要的诊断手段是作钡剂(或 Gastro-grafin)灌肠 X 线摄片,其特征性改变是明确诊断的佐证。在诊断过程中,须注意与先天性巨结肠、胎粪塞综合征等相鉴别。其有别于先天性巨结肠的,是本病钡剂灌肠可见直肠扩张,而在后者则直肠呈痉挛狭窄状。其有别于胎粪塞综合征的,是 X 线检查常见液平面、脾曲移行区和钡滞留。

【治疗】

在治疗上除用盐水或稀释(0.5%)过氧化氢洗肠清除胎粪外,同时纠正低血糖。如右结肠持久严重扩张,有人主张施行盲肠造口术以预防穿孔。

【预后】

本综合征的演进多需几天才出现肠蠕动,排净胎粪而恢复正常。非外科手术处理通常预后良好。在此期间应严密观察,特别要重复 X 线检查,注意盲肠扩张的程度。文献曾报告过几例发生盲肠穿孔。

第四十一节　咽血综合征

咽血综合征(swallowed blood syndrome)是指新生儿出生时咽下母亲产道的血液和带血羊水,或者出生后从母亲破裂乳头吸入母血,于生后不久或 1~3 天内发生的呕吐,呕吐物呈棕色,也可有数量甚微的便血,往往在洗胃后即能止吐,无凝血机制方面的障碍。

【病因】

本综合征的病因系直接咽入母血。

【临床表现】

本综合征临床表现主要是呕吐,呕吐物呈棕色,可有微量便血。

【诊断】

诊断方面除进行有关化验,如凝血机制障碍所致的新生儿期出血症外,通过碱变试验以鉴别呕吐物中的血是母血不是儿血,加以确诊。因为儿血含胎儿型血红蛋白而母血含成人型血红蛋白,前者抗碱性强,后者抗碱性弱。碱变试验的操作方法和结果判断是取新生儿棕色呕吐物加水稀释,旋转后取悬液 5 份,加 1%氢氧化钠液 1 份,1~2 分钟后观察,悬液呈棕黄色为母血;红色为儿血。

【治疗】

本综合征无须特殊治疗,对呕吐的新生儿洗胃后即能止吐,必要时可作些对症处理。

【预后】

本综合征预后良好。

第四十二节　婴儿肠绞痛综合征

婴儿肠绞痛综合征(baby intestinal colic syndrome)综合征,主要表现为健康婴儿每天出现的、持续 3 小时以上难以安抚的烦躁或哭闹行为,属于一种行为综合征(behavior syndrome)。

最早发生的年龄通常在 2 周龄起始, 6~7 周龄为高峰发病期,大多能在 3~4 个月龄自行消失。据 Benninga 的资料,大约有 20% 的小婴儿受过此种困扰。

【病因】

本综合征的发病机制尚不清楚,大致与以下因素有关。

(1)胃肠动力异常:婴儿发育过程中其肠道神经系统功能可出现暂时性失调而导致肠道运动增强甚至肠痉挛。

曾有研究肠道中含有血管活性肽、胃泌素、胃动素和胃自己合成素等胃肠道蠕动调节的激素。在有肠绞痛的婴儿中可能存在这些激素的异常,当浓度显著增高时就会促进胃排空,增加小肠蠕动,甚至出现肠绞痛。

(2)自主神经失调:现有一种假说,认为婴儿中枢神经系统发育不平衡与婴儿肠绞痛密切相关。

(3)乳糖不耐受是个可能因素:某些小婴儿小肠乳糖酶缺乏或不足,使乳糖不能在小肠内充分分解吸收,部分进入结肠后被乳酸杆菌等酵解,产生乳酸和氢气等,使结肠扩张,出现肠胀气和腹痛。

(4)肠道菌群失调:研究表明,肠绞痛婴儿肠道菌群与健康婴儿肠道菌群不相同。学者曾分析过,结果肠绞痛婴儿肠道有较高水平的变形菌和较低的菌群多样化,与婴儿哭闹症状呈正相关。

(5)幽门螺杆菌感染:另外也有报告幽门螺杆菌感染可能亦是婴儿肠绞痛的一个诱发因素。

(6)环境因素:有研究发现,肠绞痛与各种围生期因素有关,诸如母亲受教育程度、吸烟习惯和家庭暴力等。此征常发生在母亲无喂养经验且有焦虑或父母在孕期存在过抑郁症的家庭中,这些患儿存在“难养”的气质,通常会有急躁和敏感的现象。或许母亲更敏感,亲子互动质量差,都与其有关。

(7)喂养障碍:母乳喂养不当、喂养困难、乳头定位困难、舌系带过短、口腔运动障碍,均可导致敏感婴儿形成根深蒂固的烦躁、哭闹。母婴间生理和心理因素、喂养方式受损均可导致喂养困难。

【临床表现】

(1)哭闹行为:无法安慰的突发性高音调哭闹,屈膝、蜷腿、握拳、面红耳赤,并扭曲头面部,表现出一副痛苦的状态。

(2)烦躁易激惹:常有间断无原因又无法预防和解决的不良发声烦躁和激惹现象。

(3)除上述哭闹行为和烦躁激惹表现外,在无症状间歇过程中患儿并无病态。无发热,无生长发育迟缓。

【诊断】

1. 罗马Ⅲ诊断标准(3个“3”)

(1)婴儿哭闹和烦躁不安必须突然发生突然停止≥3h/d。

(2)至少 3d/周。

(3)持续 3 周以上。

该标准有一定的局限性,过分“量”化,例如腹痛时间家长不可能准确计时,何况 3 小时与 2 小时 50 分又有何区别呢?

2. 罗马Ⅳ标准

(1)症状开始和停止的年龄段为小于 5 个月龄。

(2)由监护人反映,婴儿出现反复、长时间哭闹、烦躁或易激惹,且无明显原因,无法预防和解决。

3. 婴儿　无生长迟缓、发热或患病迹象

附加条件:①哭闹或烦躁不安 7 天内至少发生 3 次,每次持续 3 小时以上,最好由临床医生在电话或视频或面对面的探讨中观察到;②持续 24 小时行为日记所记录的内容中哭闹烦躁时间应≥3h。

在一个安静环境中,给患儿进行舒缓性非镇痛性有节奏的摇摆和每分钟 1~3 次的轻拍,这种安抚手法能使原来放下后即恢复哭闹的婴儿安静下来。亦可支持肠绞痛的论断。

【治疗】

(1)婴儿肠绞痛综合征的处理其实并不适合称谓“治疗”,需要的是“照料”,包括安抚性护理,解除父母焦虑,减少过度刺激,增加有效的抚慰,尤其是合理喂养。

(2)必要时可补充益生菌,口服抗胆碱能药物,可以解痉止痛,但没有一种公认低毒有效的药物可供选用,使用时需慎之又慎。

【预后】

本综合征是行为综合征,是一种自限性疾病,大多在5个月龄内完全康复。

有研究表明,有肠肠绞痛综合征的婴儿,在学龄前或学龄期更容易出现情绪和行为问题。Romanello 的研究提出了婴儿肠绞痛与青少年期的偏头痛密不可分。

第四十三节　婴儿肝功能衰竭综合征

婴儿肝功能衰竭综合征(infant hepatic failure syndrome, IHFS)是常染色体隐性遗传病,乃基因突变所致。

【病因】

本综合征是常染色体隐性遗传病,婴儿肝功能衰竭综合征是 NBAS 基因 1840 位上 G 缺失,导致第 416 位上氨基酸由丙氨酸(Aia)变成亮氨酸(Leu),发生移码突变。NBAS 2 型系等位基因突变所致。NBAS 蛋白涉及高尔基体到内质网逆行运转,已被认为是可溶性 N-乙基马来酰亚胺敏感因子附着蛋白受体的一个组成部分。此外,NBAS 在无义介导的 mRNA 量变中也有一定作用。

【临床表现】

(1)肝外表现:发育迟缓、身材矮小、骨质减少、畸形、视神经萎缩、脑萎缩、心脏病、癫痫以及自身免疫性疾病等。

(2)肝脏表现:常于发热性疾病过程中出现肝功能衰竭,肝危象包括呕吐昏睡、黄疸、凝血功能障碍、低血糖、高血氨、肝酶升高、频繁抽搐和意识障碍等肝性脑病征象。

【诊断】

临床表现可以疑诊,NBAS 基因测序可确诊。

【治疗】

抗感染、保肝治疗大多肝功能可恢复。

【预后】

大多预后良好,少数行肝移植后可不再出现肝脏危象。

第四十四节　婴儿肝炎综合征

婴儿肝炎综合征(Infancy hepatitis syndrome, IHS)是一组婴儿期起病,以黄疸、肝功能损伤、肝脏肿大及质地改变、直接胆红素升高的一组症候群。1952 年 Graig 等首先提出, 3 个月龄以内出现黄疸、肝脾肿大、肝功能损害为主的临床综合征,当时称为新生儿肝炎。经 20 年的研究后,将不同病因所致具有共同临床表现的新生儿肝炎改称为婴儿肝炎综合征

1981 年 10 月在武汉召开的全国病毒性肝炎儿科会议上做了进一步规定:凡 1 岁以内婴儿(包括新生儿)因各种病因引的黄疸、肝功能损害和肝脾肿大为主要表现的临床症候群命名为婴儿肝炎综合征(简称婴肝),它不是一个传统性疾病而是指一组一岁以内包括新生儿期起病,伴血清胆红素升高,肝大(或肝脾肿大)肝功能损害的临床综合征,其病因复杂,但以肝区病毒为主要特征,应积极作病因病原学检查,查明原因明确诊疗后不宜再用此名称。

【病因】

本综合征的病因复杂,可概括为以下几种。

(1)感染类:①肝炎病毒感染,如婴儿病毒性肝炎多为乙型肝炎,其次为甲型肝炎、非甲非乙型及甲乙混合型肝炎;据刘永良等报道 925 例病毒性肝炎,依次以乙型(53.8%),非乙型(23.8%),甲型(13.3%)为高,三者合计为(90.9%);②非肝炎病毒感染,如巨细胞病毒(简称 CMV)、传染性单核细胞增多症病毒(简称 EBV)、单纯疱疹病毒(简称 HSV)、风疹病毒、肠道病毒等;国内余明炎等对 106 例婴儿肝炎综合征进行病因

分析,通过 HBsAg、抗 HBc、HBeAg、抗 HBe、抗 EBVIgM,抗 CMV-IgM 以及血清胆红素、TTT,SGPT 检查后,结果原因不明者占 44.34%,初步明确病因者占 55.66%;其中以 CMV 感染为主,其次为 HBV 感染;CMV 感染已上升为婴肝的主要原因,应予以重视;HBV 感染仍为主要病因之一,并发现母亲 HBsAg 滴度越高,传给婴儿的可能性越大,若 HBeAg 阳性,90%以上可感染婴儿;③细菌感染类,如葡萄球菌、大肠杆菌、肺炎双球菌、伤寒杆菌感染等,以及这些细菌的毒素和弓形体所致的中毒性肝炎。据段、汤二氏报道 312 例非肝炎病毒感染以肺炎(24%)、败血症(7.4%)为多见。最近有人做了研究发现,弓形虫感染是新生儿肝炎综合征的重要病因之一。

（2）非感染类:①先天性代谢缺陷疾病所致的肝脏病变,如 a-抗胰蛋白酶缺乏症、半乳糖血症、酪氨酸血症、遗传性果糖不耐受症、肝糖原累积症;②先天性肝内外胆管梗阻,如纤维囊肿病及胆汁黏稠综合征所致的肝脏损害;③其他,如 Reye's 综合征、肝癌等。

患儿血浆 25(OH)D 浓度水平显著低于正常水平,提示该综合征患儿存在维生素 D 缺乏。维生素 D 系脂溶性维生素,肠道吸收需胆汁的协助。该综合征患儿肝功能受损,胆汁的分泌及排出将减少,肠道乳糜微粒的形成受影响。致维生素 D 的吸收发生障碍。有研究显示,IHS 患儿维生素 D 缺乏或不足率达 87.3%,维生素 D 缺乏不仅在儿童时期可出现佝偻病、骨软化症,影响儿童健康成长,甚至与将来成人的心血管疾病、内分泌系统疾病、神经系统疾病、结核易感性及癌症有关。所以 IHS 患儿的治疗中需补充足够的维生素 D 并监测患儿维生素 D 水平,根据 25(OH)D 水平,观察评价疗效及药物使用和调整剂量的依据。

本综合征具有细胞免疫功能缺陷及血清 ALT,AST 病理改变,可能与血锌偏低有关。有人报告婴儿肝炎综合征不仅有血锌减少而且有血铜值偏低。锌是 DNA 和 RNA 聚合酶等 80 多种酶的组成成分,具有稳定细胞膜结构与功能的作用,缺锌可降低 T 细胞功能而增加对感染的易感性。正常新生儿体内铜 50%存在于肝脏,其排出途径 80%在胆汁,本综合征血铜值偏低与发病是否有关有待研究。常见病因见表 4-6、4-7。

表 4-6　婴儿肝炎综合征常见病因及临床特点

	病类	共有症状	特异症状
肝炎病毒感染	急性乙型肝炎	黄疸、肝脾肿大	中度发热、消化道症状明显,一般状况差,大便呈灰白色,小便黄
	CMV	生后多有黄疸,肝脾肿大	多见出血性皮疹,呼吸困难,嗜睡、抽搐、昏迷
非肝炎病毒感染	HSV	出生 2~3 个月后,有进行性黄疸,肝脾肿大,多见暴发性	肺炎、半数皮疹疱疹,并发脑膜脑炎,新生儿多见头小畸形,眼部脉络膜炎
	先天性风疹	少数有黄疸,可有肝脾肿大	紫斑、头小畸形、耳聋、小眼、白内障,同时有先天性心脏病
细菌性感染	新生儿细菌性败血症	黄疸、肝脾肿大	体温不升、惊厥、有疱疹或出血点、皮肤感染灶,白细胞可低可高,血培养阳性
代谢性	果糖不耐受性	黄疸、肝脾肿大	呕吐、震颤、抽搐、昏迷、低血糖
先天性畸形	胆管狭窄或闭锁	生后黄疸继续加深,肝大	消化道症状轻,一般状况好、不发热、大便灰白、小便黄

表 4-7　婴肝病因检出率,死亡率及在婴肝的比例

	CMV		CID		乙肝		胆管异常		中毒感染		复合感染		不明	
	n	%	n	%	n	%	n	%	n	%	n	%	n	%
检出率	119/216	55.2	122/542	22.5	468/2292	20.41	41/70	24.11	47/200	23.5				
死亡率	31	26.1	14	11.47	21	4.48	41	100	27	57.4				
婴肝死亡	24	16.44	14	9.58	17	11.64	38	26.2	27	18.1	7	4.8	19	13
比例		1∶0.25				1∶0.1				1∶0.25				1∶0.4

【临床表现】

主要表现为黄疸。可出现在新生儿的早期,往往因黄疸持续不退而就诊。婴儿期肝炎,不论其病因如

何,一般共有以下特点。

（1）起病急,病情变化急剧,多在发病三周内发生肝功能衰竭。

（2）黄疸前期短,据文献报道15%没有黄疸前期,出现呼吸道症状更为多见。

（3）病情重,病死率高。国内谢重等报告82例婴儿病毒性肝炎,重型肝炎为8.5%,较儿童重型高2.7~4.0倍。周庆均报告372例儿童肝炎分析:1~2岁肝炎患者病情重者占72.7%,2~12岁为10.6%,前者为后者的11.6倍。国内张婉华报告婴儿急性肝炎认为是诊断急性乙型肝炎的重要依据之一。

如可疑细菌感染时,应做血、尿、粪、骨髓的细菌培养,早期明确诊断。如可疑巨细胞病毒感染应送尿检两次以上找包涵体。可疑先天性胆管梗阻和畸形者,除动态观察黄疸的变化外,并做胆管造影及肝脏超声波检查。

【治疗】

应根据病因给予相应的治疗,对病毒性肝炎病例应尽力减轻黄疸程度和缩短持续时间,并补充营养、脂溶性维生素,密切观察患儿的精神、食欲的变化,防病情变化。某些感染用抗生素治疗。代谢疾病如半乳糖血症可使用饮食疗法控制:停止使用乳类食品,用糕干粉、代乳粉另加维生素、无机盐及按时加辅食品等。先天性胆管闭锁需转至外科手术。

有人用单味金钱草（四川大金钱草）治疗本综合征取得较好疗效。以单味金钱草30~60g水煎成100ml,每日分两次服。两周为一疗程。金钱草有促进胆汁分泌,松弛胆管括约肌的作用,其主要成分有酚性物、甾醇、氨基酸等,其中氨基酸对肝胆疾病有良好作用,其他成分的治疗作用尚待进一步研究。

中药制剂大黄片治疗本综合征,可使胆汁流量增加,有降低血胆红素的治疗作用。门冬氨酸钾镁（PMA）亦可用于本综合征的治疗,以注射液5ml（含钾1.36~1.56mmol）加入10%葡萄糖液100ml由静脉缓慢滴注,每日一次,连用221例,31例发展为暴发性肝功能衰竭,发生率为14.0%,而31例中有26例死亡,病死率为83.9%,且以2~5个月为最多。因此婴儿期肝炎的病情重,病死率高,国内外文献报告基本一致。这与婴儿期肝组织结构尚未发育完全有关,肝脏解毒功能较差,加之婴儿免疫功能不完善,容易发生免疫耐受性,一旦患罹肝炎,则重型多,病死率也高。

曾纪骅等检测27例临床甲状腺正常婴儿肝炎综合征患儿血清甲状腺素浓度,发现无论有无并发症,血清T_3值均降低,rT_3升高,FT_3I降低。随病情与肝损害改善,血清T_3和rT_3可趋向正常。作者指出当临床婴儿肝炎综合征患儿血清T_3、T_4显著降低,尤其T_4极低者,预后不良,应予以重视。

注:T_3 3,3′,5-三碘甲腺原氨酸;rT_3 3,3,5-反三碘甲腺原氨酸;T_4 3,5,3′,5′-四碘甲腺原氨酸;FT_3I游离T_3指数。

总之,本综合征的临床表现除具有婴儿肝炎综合征共有的症状外,随病因不同,临床症状各异。

【诊断】

病因繁多,对于原因不明的疾患。首先要考虑常见病、多发病。通过临床检查手段,直到依据充足,足以排除多见病因时,可再分析其他疾患。要询问父母及家庭成员肝炎病史,据文献统计,小儿肝炎接触史较多,可高达80%左右,母婴传播乙型肝炎是我国主要的传播途径。因此,不仅应检查小儿有关病毒抗原抗体,而且应同时对母亲等作有关肝炎病毒的血清学指标和病原学检查,可提供诊断的可靠依据。据国内文献统计,急性乙型肝炎约20%测不到HBsAg,5%~10%患儿在症状出现时HBsAg转阴,因此在急性期除检测HBsAg外,还须同时检查一项或一项以上的其他指标,如HBeAg、抗-HBc、抗-HBcIgM等结果阳性,再结合临床症状,方可确立诊断。近年来,对抗-HBcIgM的检测国内外文献一致认为是3周,亦可使用该药的口服剂。该药有助于血清胆红素及GPT的恢复。由于本综合征存在血锌减少,血铜偏低的情况,有作者主张在治疗中应辅以锌、铜的供给,将有助于疾病的良好转归。

在婴儿肝炎综合征的综合治疗中可酌情使用"退黄剂"（羟甲烟胺、苯巴比妥、低分子右旋醣酐组成）,其目的是使胆汁变稀,胆管扩张,胆汁易于排出,减少胆汁在肝脏的淤积;促进肝细胞恢复等。

羟甲烟胺具有扩张胆管,增加胆汁分泌,使胆汁变稀易于排出,并且有消除胆管炎作用。

苯巴比妥系酶诱导剂,常用剂量3~5mg/（kg·d）。

低分子右旋醣酐有改善肝脏血液循环,扩张小血管小胆管;增加肝血流量,使胆汁变稀且能协同羟甲烟胺"退黄",常用量为 8~10ml /(kg·d)×5 天,间隔 4~5 天后再用一疗程。

本综合征的预防应采用以下措施。

(1)控制婴儿病毒性肝炎的传播,据国内段恕诚等报告,母婴传播乙型肝炎概率平均为 40%~50%,其中 HBsAg 和 HBeAg 双阳性的母亲所致的传播概率达 90%~100%。故母亲双阳性者,不宜生育,关于感染时期,国内外学者一致认为主要发生在分娩之后,于分娩过程中感染,其主要依据是分娩时携带 HBsAg 母亲的阴道分泌物中及刚出生的新生儿咽部分泌物和胃内容物中 HBsAg 检出率均达 95%以上,羊水 30%以上,被感染的新生儿中,绝大多数在生后 3 个月, HBsAg 才开始阴转。预防方法:①分娩过程中避免母血和阴道分泌物污染新生儿口腔、消化道、皮肤黏膜;②对于患"乙肝"和携带 HBsAg 的产妇有乳头外伤者,均主张暂停哺乳;③疫苗应用,对于婴儿主张用乙型肝炎免疫球蛋白(HBIg)和乙型肝炎疫苗,效果肯定。

(2)收治问题,国内外资料报告,对急性肝炎不分型收治存在交叉感染机会,原则上应分开收治为妥,如确诊"乙肝"者应收入传染病治疗,对未明确病因者可收入儿科病室,但应注意做好床边隔离,收入传染病房者仍应与其他肝炎分别隔离,直到明确诊断方可收入相应科室。

【预后】

本综合征的预后取决于病因,大多预后良好。

第四十五节　婴儿坏血病综合征

婴儿坏血病综合征(infantile scurry syndrome , ISS)即婴儿维生素 C 缺乏症,又称坏血病、Barlow 综合征、Cheadle-Moeller-Barlow 综合征、骨膜下血肿综合征等。

本综合征是因缺乏维生素 C 而引起的,尤其是 6 个月至 2 岁人工喂养的婴儿,以化骨障碍及出血倾向为其特征,过度角化性毛囊丘疹周围绕以毛细血管出血颇具特征性。

【病因】

(1)摄入不足:正常母乳可满足婴儿维生素 C 的需要,若哺乳期母亲长期不吃含维生素 C 丰富的新鲜蔬菜或水果,则母乳中维生素 C 含量就会不足。以牛奶、面糊、奶糕等为主的人工喂养儿,若不及时添加蔬菜(菜汤或菜泥)、水果等辅食,或补充维生素 C,是很容易发生本病的。小儿肠炎、慢性肠道功能失调,因过分限制进食蔬菜、水果者,也可造成维生素 C 摄入不足。

(2)需要增加:小儿新陈代谢旺盛,维生素 C 需要量相对较高,患感染、消耗性疾病对其需要量亦增加。

维生素 C 缺乏时,胶原和硫酸软骨素形成障碍,结缔组织形成不良,毛细血管通透性增加,致毛细血管出血;骨样组织基质形成障碍;牙质形成障碍,牙齿易脱落;肉芽组织生长不良,伤口不易愈合。此外,维生素 C 缺乏并可出现贫血和容易感染,这是由于叶酸在体内还原成四氢叶酸以及免疫球蛋白的合成都需维生素 C 的参与。

【临床表现】

(1)前驱症状:常有食欲不振、体重不增、消化不良、苍白、多汗、烦躁多哭、精神抑郁、生长、发育迟缓等。

(2)下肢疼痛:多数于换尿布时因下肢疼痛啼哭而被注意,患儿厌恶动其两腿,腿常呈外展位,不愿让人抱起或挪动。此乃骨膜下出血形成血肿,长管状骨的骨端部呈纺锤状肿胀致明显疼痛。

(3)肋骨串珠:肋骨和软骨交界处凸出呈"串珠"状,角度锐,于凸起的双内侧面可触及凹陷,此点有别于佝偻病"串珠",可称之为"坏血性念珠"。

(4)出血倾向:皮肤、黏膜可见瘀点或瘀斑,多见于下肢,如膝踝等易受压部位,严重者可有血疱。束臂试验 70%以上阳性。

(5)牙龈炎:乳齿周围牙龈呈紫红色肿胀,稍加按压即易出血,并易出现溃疡及继发感染。慢性者可出现牙龈萎缩、牙根浮露,最后牙齿松动而脱落。

(6)皮肤损害:常于前臂屈侧、腹和股屈侧见毛囊角质丘疹,角质栓下毛囊内有卷曲的毛发,叫"螺旋钻发",周围绕以毛细血管出血,此项是本病特征性皮损。

【诊断】

根据喂养史,乳齿周围齿龈呈紫红色肿胀,稍加按压容易出血及长管状骨的骨端呈纺锤状肿胀即可初步诊断。确诊须靠 X 线检查。X 线一般性改变为四肢长骨为主,骨质普遍疏松、骨小梁结构消失,如毛玻璃样,皮质变薄如铅笔画线。干骺端的表现:先期钙化带增厚、增宽,密度浓深形成一硬化带,此带常向两侧呈尖刺状突出,超过骨干范围之外,此带质脆易裂,贯穿增厚先期钙化带的骨折可致干骺分离移位。紧接先期钙化带的骨干侧出现一密度减低的横行透亮区。骨骺骨化中心——骨核:它的中央密度减低,透亮似毛玻璃样,而其周围有硬化环。接近干骺端的骨膜可见血肿阴影。

下列实验室检查亦有助于本病的诊断:①血浆维生素 C 含量正常值为 0.5~1.4mg%,患儿常低于正常值;② 24 小时尿维生素 C 定量,正常为 20~40mg,患儿小于 20mg;③维生素 C 负荷试验口服维生素 C 100~200mg,正常小儿 6 小时后约有 75%由小便排出,而患儿排出量极低。

若不能确诊时,对可疑此病症者,可给维生素 C 试验治疗,如有特效即可肯定诊断。

【治疗】

大剂量维生素 C 口服或注射。轻症口服维生素 C 每次 100~200mg,一日 3 次;重症需由静脉注射维生素 C 500~1000mg,以后改口服,疗程 2~3 周,疗效甚好。2~3 天后四肢疼痛即可减轻或消失,症状好转后维生素 C 减量,诸症消失后以每日 25~50mg 较长时间补充。同时应给予含维生素 C 丰富的食物,要养成吃菜同时喝汤的习惯。应提倡母乳喂养,母乳中含维生素 C 4~7mg%,酌情给予其他维生素,牙眼炎者要注意口腔卫生,骨骺病变明显者应保持安静。

【预后】

轻症经大剂量维生素 C 治疗后,1 周后出血症状即可消失,3 周后局部疼痛可缓解。骨骼改变的恢复需较长时间。

第四十六节 婴儿难治性腹泻综合征

婴儿难治性腹泻综合征(intractalbe diarrhea syndrome, IDS)是指始终未能找出致病菌,虽经一定的治疗,腹泻仍持久,最后导致营养不良与低蛋白血症的婴儿腹泻及其一系列并发症。由 Avery 与 Senshine 分别于 1968、1977 年报告了本综合征。

【病因】

引起 IDS 的病因各不相同,可引起本综合征的初发病有以下几种。

(1)胃肠道炎症性疾病:感染性腹泻、感染后腹泻、假膜性肠炎、溃疡性结肠炎等。

(2)胃肠道解剖异常:巨结肠、小肠狭窄、广泛性小肠截除后、小肠淋巴管扩张症、双重肠管等。

(3)胃肠道酶或生化方面失调:单糖不耐受症、多糖不耐受症、胰腺功能不足、肠病性肢端皮炎等。

(4)过敏性胃肠病:牛奶过敏、大豆过敏等。

(5)内分泌疾病:阿狄森病、多发性十二指肠空肠溃疡、甲状腺毒症等。

(6)其他:原发性免疫缺陷症、肾小管酸中毒、泌尿道感染等。

IDS 营养因素的病因学解释,见图 4-4。

【临床表现】

不同原发病引起的 IDS 临床表现有各自的临床特点。例如肠病性肢端皮炎以皮肤损害、慢性腹泻、秃发为特征;囊性纤维变以出生后不久即出现严重腹泻、腹部膨大、食欲亢进、体重日减、汗液氯化钠浓度增高为特点;神经节肿瘤可引起严重水样泻,有低钾、营养不良,各种常规治疗无效,血及肿瘤中舒血管肠肽 VIP 增高等特点;大面积肠截除术后的腹泻,由于食物通过肠道的时间过短,使消化吸收时间不足,所泄出的粪便中甚至可以见到食物原形;非特异性小肠结肠炎的临床表现为严重腹泻、呕吐、不安、体重下降,禁食或静脉营养可使症状减轻,恢复胃肠道喂养则症状又可加重。

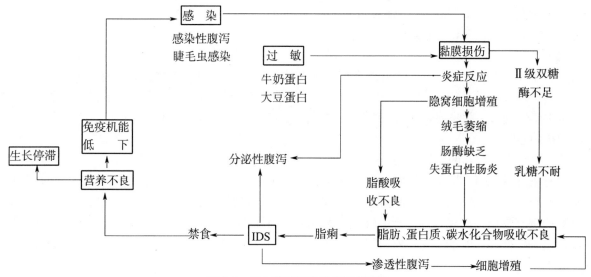

图 4-4　IDS 营养因素的病因学解释

总而言之,不论何种原发病引起的 IDS,其共同的临床特征是严重的腹泻、大量的丢失水分(可达每日 30~50m/kg 甚至 300ml/kg)、不同程度的酸中毒及电解质失衡、体重日降、精神不振、营养失调、低蛋白血症、维生素缺乏、常规治疗难以奏效,经久不愈等。

【诊断】

(1)Avery 曾在 1968 年提出 IDS 的诊断要点为:①发病年龄小,多为 3 个月以内的婴儿;②腹泻时间超过 2 周;③除外特异性肠道感染;④病程中可伴有乳糖不耐受症;⑤预后严重,但经过合理治疗仍有治愈的可能。

(2)对 IDS 的诊断过程应按下列程序进行分析:①详细询问病史与体格检查;②检验大便常规(包括虫卵和脂肪球等)、pH、还原酶、细菌培养;③尿常规及尿培养,测定尿氨基酸与儿茶酚胺;④血常规检验(包括红细胞形态学及血小板等);⑤血清电解质测定及总蛋白、白蛋白、球蛋白、免疫球蛋白、脂蛋白电泳等;⑥汗液氯化钠分析。

(3)根据病情还应选择下列进一步检查:①上消化道婴儿专用内镜检查;②直肠乙状结肠镜检查与直肠活检;③钡剂灌肠检查;④小肠活检,做形态学与双糖酶活性检查;⑤十二指肠引流分析,胰腺分泌物检查;⑥染色体核形分析;⑦血锌或发锌测定;⑧血清舒血管肠肽(VIP)测定;⑨葡萄糖与双糖耐量试验或呼吸 H_2 测定。

【治疗】

IDS 的治疗存在着许多尚未解决的问题,有待进一步研究。诊断一旦确立,应积极查明原因,去除原发因素是治疗的根本。

一般处理原则为避免滥用抗生素。提倡或争取母乳喂养,纠正水、电解质平衡,供给热量、蛋白质及维生素等营养物质,口服葡萄糖-电解质溶液可以纠正水、电解质平衡,但不宜久用,因其中缺少蛋白质成分不宜长期禁食,宜以母乳或稀释乳喂养,早期喂养有利于小肠上皮膜的恢复与双糖酶活性的恢复。口服奶方中少用或停用蔗糖,可加 2%~3% 的葡萄糖溶液。治疗 2~3 周后可用蛋白水解牛奶、人工配方乳、要素饮食等。此外尚可试服胆络氨、胆络氨乳糖分解酶、乳糖分解醇。必要时做全静脉营养,少量多次输血、血浆或白蛋白。

【预后】

本综合征预后取决于合理的治疗和营养,重症者迁延不愈可因营养不良、感染而致死。

第四十七节　原发性肠吸收不良综合征

原发性肠吸收不良综合征(celiac sprue syndrome)以前称为特发性脂肪泻、麸类性肠病、乳糜泻或粥样泻,又称 Gee 综合征、Gee-Thorsen 综合征、Heubener 综合征等。是消化系统的慢性功能性疾病,主要对脂肪与碳水化合物的消化和吸收功能减低。

【病因】

由于饮食中添加麸类(gluten)后出现腹泻。现在认为,此病以代谢异常为主因,有家族史与 HL-A$_8$ 有关,呈常染色体显性遗传伴不完全性外显率。患者对大麦、小麦、黑麦的谷胶中所含醇溶蛋白异常敏感,使肠黏膜发生中毒性损害。此病因观点尚有所争议,有人认为患儿肠道分泌型 IgA 不足也是致病因素。

【临床表现】

患儿大多为人工喂养的婴幼儿,最早发病于 6~9 个月,最多发生在 2~3 岁,发病徐缓,常发生在急性腹泻与呼吸道感染之后,消化功能不易恢复,典型症状表现为烦躁、腹泻、粥样大便、色灰白、量多、恶臭、腹胀、体重不增、四肢臀部脂肪消失、钙吸收障碍、骨骼发育迟缓,可伴有低蛋白血症、低钙血症、低钾血症、低脂血症等。重症病例有粥样泻危象、贫血严重,可发生大细胞或小细胞性贫血、舌面光滑无苔,常有裂痕,可同时有营养不良水肿、神经症状,如坐立不安、睡眠不宁、易受刺激、易疲劳。可伴有多种维生素缺乏,如维生素 A、D、B$_6$、K、C 等。

【诊断】

根据临床症状及大便特点,停用含谷胶的食物可好转,大便检查脂肪酸增多,有多量的游离淀粉颗粒,复方碘甘油将其染成深蓝色,X 线钡餐摄片可见肠内钡剂有不整齐的凝集,凝集处肠壁扩大,肠曲呈分节现象,且皱褶变粗,肠黏膜活检可确诊。

【治疗】

多用各种维生素和蛋白质,少进食脂肪和碳水化合物,避免麦类及多渣食物,供给充足水分,有贫血及营养不良水肿者,可以输血或血浆,有水、电解质紊乱时应及时纠正,补充维生素 B$_{12}$、钙、钾、锌等。并发感染时,选用适当抗生素。当限制麦类饮食后,症状即有明显进步。必要时可试用类固醇激素。

【预后】

早期合理治疗,适当限制麦类饮食等,可使病情缓解。

第四十八节　致死性家族性肝内胆汁淤积综合征

致死性家族性肝内照汁淤积综合征(fatal familial intrahepatic cholestasis syndrome)又称 Byler 综合征、重症肝内胆汁淤积伴进行性肝病等。1965 年由 Clayton 首先报道 4 个有亲戚关系的,称为 Byler 的 Amisch 家族中的 7 个病例,故又称为 Byler 综合征。

【病因】

本综合征系家族性先天性生化代谢异常伴反复发作的胆汁淤积、胆盐排泄障碍,病理表现为肝硬化。

【临床表现】

本综合征自婴儿早期即可发病,临床表现主要有反复发作的阻塞性黄疸,常伴感染发生。可有瘙痒、鼻出血、腹部隆凸、肝脾肿大。患儿可伴有脂肪泻、大便恶臭。且呈生长障碍。本综合征常为进行性致死性的。实验室检查可有血清胆红素浓度增高、碱性磷酸酶增高、凝血酶原时间延长等异常。

【诊断】

有亲缘关系的家族中,从婴儿早期开始出现反复发作性黄疸伴脂肪泻、肝脾肿大及侏儒时,应考虑本综合征。实验室检查及肝脏活体组织检查有助于诊断。本综合征与 Zellweger 综合征(脑肝肾综合征)、Alagille 综合征(肝动脉发育不良)、三羟基类胆固酸血症(胆酸代谢缺乏和胆汁淤积)等均属持续性肝内胆汁淤积病,在临床上鉴别诊断有困难。

【治疗】

本综合征以对症治疗为主,可用中性甘油三酸酯,用考来烯胺可减轻症状,但治疗后虽可改善症状,但不能阻止疾病的进行性。

【预后】

患儿常于 17 个月至 8 岁死亡。

第四十九节　周期性呕吐综合征

周期性呕吐综合征(cyclic vomiting syndrome)即再发性呕吐(recurrent vomiting)。是多见于学龄前期和学龄期儿童的一种功能性胃肠道疾病,临床以顽固性呕吐为主要特征。

【病因】

(1)本综合征可有家族史,与体质因素有关。

(2)诱发因素有:上呼吸道感染、便秘、饥饿、进食过多(尤其是脂肪)、剧烈运动、疲劳等。

(3)精神因素:焦虑、情绪波动、精神受刺激、偏头痛等。

(4)线粒体缺陷。

(5)胃肠动力和自主神经功能不良。

(6)下丘脑垂体肾上腺轴的激活。

(7)中医认为:情志抑郁、环境不适、所欲不遂、肝气不舒、胃氧上逆等可致呕吐。

【临床表现】

(1)呕吐:最突出的临床表现是呕吐。特点是刻板地发作性重复性呕吐,1 小时可呕吐 10 余次,一天可吐数十次,一年内可多次发作,每次发作可持续 5~7 天。呕吐程度多很剧烈,呕吐物可含有胆汁和血丝或呈咖啡样物质。大多伴腹痛但不剧烈,常不能进食,有顽固性恶心。

(2)自主神经症状,少数有高血压。

(3)神经系统症状,头痛、眩晕、畏光、忌高声。

(4)精神状态:神萎、嗜睡、不愿说话、不能交流。

(5)水电解质失衡:脱水、酸碱平衡紊乱、低氧、低钾、血、尿中酮体增高,血糖降低。

(6)发作间期可无任何症状。

【诊断】

(1)上述临床特征表现。

(2)2006 年罗马Ⅲ诊断标准:①发生 2 个或多个周期(每个周期持续数小时至数天)的剧烈恶心和不间断呕吐或干呕;②恢复到正常健康状态,持续数小时至数月。

(3)血、尿、便常规;血气、电解质、生化;肝肾功能。

(4)必要时全消化道钡餐造影和(或)内镜、头颅 CT、遗传病筛查等。

【治疗】

(1)避免触发因素,进行心理疏导,消除患儿恐惧心理。家庭环境和患儿的不良情绪等均可能诱发呕吐发作,积极进行心理治疗。

(2)饮食:初始宜禁食 4~8 小时,禁食而不禁水,可以半量 ORS 小口慢服,亦可给予凉糖水。呕吐消失后逐步恢复正常饮食。

(3)液体疗法:纠正低血糖,消除酮血症,平衡电解质。可给 4:3:2 溶液或 1:1 加碱液。有尿补钾,视血生化予以纠正电解质紊乱。

(4)药物治疗:①急性呕吐发作期可应用 5-羟色胺-3 受体拮抗剂(格雷司琼、昂丹司琼等)静滴;②重症呕吐者肌注氯丙嗪 0.5~1mg/kg,以镇静止吐;③急性发作期保护胃黏膜使用奥美拉唑,以减少空腹时胃酸对胃黏膜的损伤;④缓解期预防用药可参照协和医院儿科三联疗法:即赛庚啶 0.1~0.2mg/(kg·d)、丙戊酸钠 5~10mg/(kg·d),多赛平口服;⑤中医中药、针灸推拿等疗法。

第五章 泌尿与生殖系统

第一节 Alport 综合征

Alport 综合征（Alport syndrome，AS）即家族性遗传性肾炎综合征，又称遗传性血尿-肾病-耳聋综合征、Guthrie-Alport 综合征、Dickinson 综合征、遗传性肾炎-神经性耳聋综合征（Hereditary nephritis-nerve deafness syndrome）、家族性出血性肾炎等。

Dickinson 氏于 1875 年最早报道一家三代中，11 人有蛋白尿。1902 年 Guthrie 报道过一个家系中 19 人肾受累且有耳聋。Alport 于 1923 年开始发现并报道本综合征。直至 1961 年由 Williamson 正式命名为 Alport 综合征。

本综合征是一种家族性遗传性疾病，以反复反作性血尿，进行肾功能衰竭和高音频神经性耳聋或眼病为临床特征，亦有伴氨基酸代谢异常及血小板异常（血小板减少及肥大血小板）等。

【病因】

本综合征为常染色体显性遗传病，致病基因在常染色体上。

目前已知由 COL4A3、COL4A4、COL4A5 基因突变引起。这些基因分别编码肾小球基底膜（glomerular basement membran，GBM）中 IV 型胶原的 α3、α4、α5 链。目前上述基因的突变位点已能检测到 2 000 余种。不同的表型有不同的突变位点。

IV 型胶原 α 链的缺失影响了 α3、α4、α5 三螺旋结构的完整性，突变型 IV 型胶原蛋白 α 链的表达，导致肾小球基底膜分裂、足细胞脱落、肾小球硬化、肾纤维化，以及细胞外基质沉积，若干年后，最终导致终末期肾病阶段（end-stage renal disease，ESRD）。

本病是 X-连锁显性遗传性慢性进展性肾脏病，系基因变异所致。目前已知编码 IV 型胶原 α5 链的 COL4A5 基因位于 Xq22，由 51 个外显子构成，虽其突变达两千余种，但尚未找到突变热点。COL4A5 突变的常见类型有：最常见的是错义突变，还有剪切突变、框移突变。

突变位置与临床表型的相关性研究显示，突变位置在外显子 I-20 的 Gly-X-Y 突变临床表现相对较轻，而非 Gly-X-Y 突变和位于外显子 21-47 的患者临床类型较为严重。基因 5' 端突变相对较其他位置的错义突变影响更大。

突变类型：COL4A5 突变的类型与临床表型关系的研究显示结果尚无定论。普遍认为大片段缺失、截短突变、剪接突变和框移突变所致的临床表现最为严重，相比错义突变，可更早进入终末期肾病（ESRD）阶段。

本综合征临床表型与基因突变种类密切相关。AS 是以 X 连锁显性遗传为主，病理检查仅有轻微病变，或可见系膜增生，电镜检查有少数患儿表现为薄基底膜病。国内学者孙蕾等通过 4 年 25 例患儿回顾性分析，发现突变基因达 24 种，检出了 COL4A3、COL4A4、COL4A5 基因突变，其中有 16 种为尚未见国外报道过的我国学者的新发现。

【临床表现】

（1）年龄：多数在儿童早期发病，平均 6 岁左右，男性发病早且重，女性发病晚且轻，亦有到 20~30 岁无症状的病例。

（2）肾脏损害：无症状性血尿、复发性血尿，逐渐发展为持续性血尿。上呼吸道感染时血尿加重。幼儿和儿童期肉眼血尿明显。约 3/4 患儿有蛋白尿，蛋白尿从轻微开始，常伴随病程而逐渐加重。24 小时尿蛋白总量一般小于 1g。少数患儿初期以尿路感染为主要表现，发作时尿培养可获阳性。肾功能在幼童期大多正常，之后男性患者进展较快，至 20~30 岁即出现肾功能衰竭，女性患者在青春期进入肾功能不全。

（3）高血压：出现在肾功能衰竭的中晚期。

（4）耳聋：发病率为30%~40%，多在10岁以内出现，耳聋早期或单侧性耳聋可无症状，需用电测听器检查方可发现。一般为双侧性神经性耳聋（初期高音频耳聋），男性多见，女性伴发耳聋既少且轻。男性耳聋一般呈进行性加剧。听力障碍和肾功能障碍呈平行关系，各学者意见尚不统一。耳聋病因不明，病理学方面检查显示有毛细胞的减少和耳蜗的萎缩。

（5）眼部异常：15%~20%的病例可发生，男性多见。主要表现为先天性白内障，先天性眼球震颤，圆锥形晶状体，色素性视网膜炎，视网膜形成不全，角膜色素沉着等，最近报道了一种双眼对称性的黄斑周围变化，即环绕中心凹区出现白色或黄色明亮致密颗粒，认为这对本病症诊断有意义，多见于早期肾衰病人中。有眼部异常者，多属男性重症病例。

（6）其他：个别病例尚可合并多发性神经病变、骨骼肌萎缩、高脂血症、高脯氨酸血症、高脯氨酸尿症，亦有合并先天性鱼鳞癣、原发性肢端骨质溶解、肢端红痛症，婴儿期出现 Fanconi 氏综合征等。

【诊断】

（1）对临床上表现为复发性血尿及蛋白尿，年龄较小，发病情况不详，不能以常见的肾小球肾炎解释者，应疑及此病，做家系调查。早期诊断，肾病家族史极为重要。

（2）听力测定和眼部检查。

（3）必要时肾活检电镜检查可获确诊。本综合征与家族性良性自发性血尿甲髌综合征及各种具有血尿、蛋白尿及慢性肾功能衰竭的肾脏疾病相鉴别。

（4）遗传检测：是诊断 Alport 综合征的黄金诊断法，传统的一代测序 Sanger 法为金标准。目前已使用更便捷快速的二代测序、全外显子测序和全基因组测序。

（5）皮肤活检：在 COL4A5 基因疑似突变者使用，若发现皮肤基底膜 α5（Ⅳ）链有助诊断。当皮肤基底膜中Ⅳ型胶原不存在 α5 链时，提示 Alport 综合征为 X 连锁显性遗传。皮肤活检对 COL4A5 基因错义突变和 COL4A3、COL4A4 基因突变的诊断无大帮助。

Wang Y 等报道 ARAS 较 XLAS 更易出现肾功能衰竭、听力损害和锥形晶状体。国内曾报告一例 ARAS 以典型肾病综合征起病，此类表现较为少见，提示对治疗效果欠佳的肾脏疾病应考虑有 Alport 综合征的可能，尽早完善肾穿病理检查，以免误、漏诊。

电镜是诊断 Alport 综合征的重要手段。其特征性改变为肾小球基底膜缺乏 α5（Ⅳ）链的表达，但鲍曼囊、远曲小管基底膜 α5（Ⅳ）链的表达是正常的。Ⅳ型胶原的 α 链荧光染色检测在 Alport 综合征诊断中也有重要价值。

Alport 综合征的诊断依据（三项中任一项）：①肾组织电镜下肾小球基底膜呈典型的薄厚不均，致密层分层及篮网状改变；②Ⅳ型胶原 α 链染色异常；包括皮肤活检或肾组织活检Ⅳ型胶原 α 链染色异常；③COL4A3/4/5 基因突变。

临床常以① α5（Ⅳ）链染色异常；② COL4A5 基因突变；并结合 X 连锁显性遗传的肾脏病家族史进行诊断。

【治疗】

（1）无特异性疗法，腹膜透析、血液透析及肾移植可延长患者寿命，亦有少数病人在透析疗法治疗下存活达40岁以上。

（2）耐心做好遗传咨询，进行必要的遗传学方面的指导，对预防本病的发生是很重要的。本综合征的外显率仅50%，可隔代遗传，更应引起重视。

Alport 综合征自1927年起近一个世纪研究和不断认识，在治疗方面虽仍处于缺乏有效治疗手段的困境中，但在修复肾小球基底膜结构和延缓肾功能衰竭方面也取得一些进展。2009年 LeBleu 等通过动物实验应用骨髓干细胞对实验鼠进行治疗后，Alport 综合征模型小鼠肾组织病理和肾功能获明显改善，并提示羊水干细胞可能对以进行性纤维化为特征的肾脏病有保护作用，该疗法仍以动物实验研究为主。

2014年 Lin 等提出基因治疗，即利用转基因技术促使足细胞分泌正常 α3、α4、α5 链，修复肾小球基底膜,减慢肾脏病进展,达到治疗目的。然而尚缺乏安全有效的目的基因载体,转染效率低等因素,该疗法与上述干细胞疗法均面临严峻挑战,临床成熟应用为期甚远。

至于延缓 Alport 综合征肾功能衰竭方面的治疗进展相对上述疗法而言相对成熟,例如肾素-血管紧张素-醛固酮系统抑制剂的早期应用能有效延缓肾衰。

我国丁洁教授和美国 kashtan 教授于 2012 年发表过临床应用的建议为:①应该从患儿 1 岁开始监测其尿蛋白和尿微量白蛋白,至少每年重复 1 次;② 24 小时尿蛋白总量超过 150mg 的患儿需要治疗;③尿微量白蛋白(24 小时总量在 20~150mg)的男性患儿有以下情况之一时需要治疗:家系中有 30 岁前出现终末期肾脏病(end stage renal disease, ESRD)的家族史者;严重 COL4A5 基因突变(缺失无义和剪接突变)者。

关于治疗的建议,在用药方面分一线和二线治疗。一线治疗用 ACEI,二线治疗用 ARB 和醛固酮受体拮抗剂;少部分患者亦可联合用药(ACEI 联合螺内脂),控制尿蛋白效果比(ACEI 联合 ARB)较好,螺内脂可替代 ARB 或直接作为二线用药。

肾素-血管紧张素-醛固酮系统抑制剂保护肾脏的效果可能是通过调节肾脏血流动力学和抗纤维化机制达到的。

ACEI 和螺内脂的治疗作用可能是抗肾小球和肾小管间质纤维化的机制实现的,尚需深入研究才能进一步证明。

环孢素 A(Cyspin A)虽是一种免疫抑制剂,其还具有非免疫作用机制,通过稳定足细胞骨架,减少蛋白尿发挥作用,但需注意该药物的肾毒性。

【预后】

本综合征预后不良。男性病例呈进行性发展,常在 40 岁前死于慢性肾功能衰竭。女性病例预后较男性稍好,但若妊娠即可使病情恶化。

随着治疗研究的进展,在修复肾小球基底膜结构和延缓肾功能衰竭方面已初步显效,更多的新疗法进一步研究应用于临床后,预后有望明显改观。

第二节　IgA 肾病综合征

IgA 肾病综合征(IgA nephropathy syndrome)即良性复发性血尿综合征,又称 Berger 病、IgA-IgG 肾病、IgA-IgG 血管间质肾病变、系膜 IgA 肾病、局灶性肾小球肾炎、良性反复性肾出血、特发性肾出血、无症状性血尿等。1926 年由 Baehr 报告一组"良性血尿",此后有不少类似报告。

至 1969 年 Berger 描述一组病人在肾小球系膜中有 IgA 的局部沉积,同时有少量的 IgG 和补体 C_3 沉着,而病人无全身性疾病,故称之为 IgA-IgG 血管间质病变。后有人命名为 Berger 病。

IgA 肾病(IgA nephropathy)是指肾小球系膜区有显著广泛的 IgA 沉着的肾小球疾患,这是一个免疫病理性诊断。

IgA 肾病遍布世界各地,在儿童中约占肾小球肾炎的 10%(国内何威逊的资料为 16%)。

Sinniah 等综合报告的 268 例 IgA 肾病,临床以无症状镜下血尿最常见(45.9%),其次为肉眼血尿(17.2%)、肾病综合征(10.4%)及急性肾炎(9%)。

【病因】

本综合征原因不明。其发病与遗传、免疫、环境等多种因素有关。主要表现为复发性肉眼血尿或镜下血尿,一般伴有少量蛋白尿<1g/d。不伴有高血压、浮肿、大量蛋白尿或肾功能不全。儿童 IgA 肾病占原发性肾小球肾炎的 10%。少数病人有明显的家族史,其中部分病人为常染色体显性遗传。近来有人认为本综合征是由以 IgA 为主的免疫复合物在肾小球的沉着而引起的,并有特异性 IgA 抑制 T 细胞降低的依据。部分情况下,补体活性亦参与本病的发病。

IgA NS 是 Berger 和 Hinglais 于 1968 年首次提出的,当今已成为全球性最常见的原发性肾小球疾病。是急性肾炎综合征中最常见的病理类型。病理组织学以 IgA(尤其是 IgA1)在肾小球系膜区沉积为特征,临床则以发作性肉眼血尿伴或不伴蛋白尿为主要表现。它是一种自身免疫性疾病。本综合征有明显的基因遗传因素,存在着明显的地域和种族差异,最多见于东亚,非裔中罕见。

IgA NS 确诊依据为肾穿刺活检系膜区 IgA 或 IgA 为主的免疫复合物沉积,其来源于含 IgA 的循环免疫复合物。

在 IgA NS 家庭已首次成功应用全基因连锁分析确定了呈常染色体显性遗传的 6p22-23 染色体上的结合峰值。后续又发现另外几个位点的结合峰,从而证实本综合征明显的基因异质性。

免疫复合物在系膜区沉积的同时,补体也通过三个途径被激活,而 IgA 系膜区通常会有补体 C3 的伴随沉积。

IgA 肾病综合征先证者的相关基因为 COL4A5 基因 539G/A(Cly180Gin)杂合变异。亦有的先证者系 CFHR5 基因外显子 4,533A>G 杂合变异。目前资料提示 CFHR5 基因 533A>G 变异可能是良性,亦可能致病,其致病性尚不确定,有待进一步研究。

【临床表现】

中华医学会儿科学分会于 2010 年将儿童原发性 IgA 肾病分为 7 个类型。①孤立性血尿型(包括复发性肉眼血尿和孤立性镜下血尿型);②孤立性蛋白尿型(24 小时尿蛋白定量<50mg/kg);③血尿和蛋白尿型(24 小时尿蛋白<50mg/kg);④急性肾炎型;⑤肾病综合征型;⑥急进性肾炎型;⑦慢性肾炎型。

(1)发病年龄:以儿童多见,30%病例是在 20 岁以前起病,而且在儿童除非进行尿液检查,否则可能长期不被发现。往往男性占优势,小儿男女之比为 2∶1。

(2)诱因:上呼吸道感染是最常见的诱因,一般在咽痛等上呼吸道感染当天或 2~3 天内出现尿色深、红细胞管型和典型血尿。肉眼血尿很少超过 2~5 天。其他诱因如剧烈活动、皮肤感染、麻疹、水痘,偶见于预防注射后。

(3)腰痛:7%病人以此为最初主诉,如双侧性钝痛,可以很严重,常常反复发作并伴有肉眼血尿。腰痛可能由于疾病急性加剧时肾脏急性肿胀而引起的,常与肉眼血尿同时发生。

(4)约 70%病人在体检时偶尔发现,约 26%病人有肉眼血尿,20%左右病人有高血压,亦有报道在就诊时已有慢性肾功能衰竭。50%病人仅有蛋白尿和镜下血尿(早期)。2%病人有肾病综合征表现。

【诊断】

(1)典型临床表现:有感染史,间歇期短,发作性肉眼血尿或持续性镜下血尿,不伴浮肿及高血压。

(2)除外其他原因的血尿:红胞管型有助于肯定血尿来自肾脏,相差显微镜检查红细胞形态亦有助于确定血尿来自肾脏。

(3)肾活检:免疫荧光镜检查可见 IgA 在系膜区有明显弥漫性沉积为本综合征特征性改变,其主要为免疫球蛋白和 C_3 在系膜区沉积。50%病例有备解素沉积。确诊有赖于肾活检免疫荧光检查。

(4)约 70%病例皮肤活检可见 IgA、C3 等沉积在表皮基底部或毛细血管壁上。

(5)大多数病人血清 IgA 明显高于正常,鼻腔内分泌 IgA 增加。而 IgG 和 IgM 差异不大。补体水平及补体成分大多在正常范围,个别病例 C3 暂时性降低。30%IgA 患者血清中检测到循环免疫复合物。70%的患儿低糖基化 IgA1 升高。

(6)淋巴细胞转化为正常范围。部分病人 IgA·Fc·B 细胞和 SIgA·B 细胞数增高。T 细胞总数在正常水平,而 T 辅助细胞(OKT4+)明显升高,OKT8+正常,OKT4+/OKT8+比例增加,功能试验发现特异性 IgA 辅助细胞活性增加。

本综合征须和 Alport 综合征、家族性良性血尿、慢性或迁延性肾炎急性发作、无痛性结石泌尿道损伤、肿瘤和各种出血性疾病相鉴别。

【治疗】

目前儿童的 IgA 肾病综合征的治疗尚无统一规范,一般轻症患儿指轻度尿检异常,血压和肾小球滤过率(GFR)正常的患儿仅需定期观察随访,无须特殊治疗且预后通常良好。

对严重蛋白尿或/及肾活检病理组织学改变明显者,治疗措施有以下几方面。

1. 免疫抑制剂 为可能有效的措施,可明显减轻蛋白尿,降低发展至 ESRD 的风险。常用的免疫抑制剂:首选治疗 IgA 肾病综合征的是 CTX。常用的其他药物有硫唑嘌呤(AZA)、来氟米特(LET)、霉酚酸酯(MMF)等。

一般认为上述药物疗效优于糖皮质激素,Smerud 等应用新型制剂肠溶布地奈德取得较好疗效,可降低尿蛋白、稳定肾功能。

2. 非免疫抑制剂

(1)血管紧张素转换酶抑制剂(ACEI)。

(2)血管紧张素受体拮抗剂(ARB)。

*以上两种药物是治疗本综合征最为有效的非免疫抑制剂,已被 KDIGO 指南推荐为有明确疗效的治疗。

(3)鱼油:能降低血肌酐。

3. 扁桃体切除 或联合激素治疗可缓解血尿,并可预防 ESRD。

4. 其他治疗措施

(1)苯妥英钠(每天 4~6mg/kg,分 3 次口服)国内外均有人使用,但疗效并不确定。

(2)双嘧达莫。

(3)尿激酶。

5. 血浆置换及肾移植 有肾功能不全者可选用,肾功能衰竭者有匹配供体者可适当选用,但仍有三分之二的病人疾病会复发,常发生在肾移植后 2 个月至 3 年内。

【预后】

以往认为本综合征预后一般均较好,近来有不少报道,包括儿童病例,经 10 年以上追踪,约 20%病例发展为慢性肾功能衰竭,因此预后不全是良性的。伴有以下情况者预后较差:①尿蛋白大于 1g/d;②病理变化为弥漫性增殖性肾小球肾炎或硬化性肾小球病变;③系膜有广泛 IgA 和 IgG 沉着;④年龄较大者。

轻症和重症患者预后差距很大,轻者可自愈,肾病综合征型可发展为 ESRD。

目前对肠溶布地奈德对 B 细胞消耗或抑制、脾酪氨酸酶抑制剂及蛋白酶体抑制剂的研究正在深入。近年对遗传因子在发病机制中的作用及其作为靶向治疗的意义备受关注,待这些研究成功,并用于临床后本综合征会有有效的治疗,预后有望改观。

kincaib-smith 分析发现肉眼血尿似乎与预后不良关系最为密切,有肉眼血尿者易发生肾功能衰竭和高血压。而且肾活检有新月体者比无肉眼血尿者多。存活率曲线显示,50%有肉眼血尿的病例,自肾活检诊断开始 10 年内已发展为慢性肾功能衰竭,而 IgA 沉积多少无预后意义。

Lai 曾报告血、尿 AMG 水平增高可作为 IgA 肾病预后的指标之一。

影响本综合征的预后因素颇多,Wyat 认为与病程久、大量蛋白尿、肉眼血尿及病理变化严重程度有关。Nicholli 认为大量血尿与活检中肾小球新月体形成有关,是预后不良的特征。

第三节 Lightwood 综合征

Lightwood 综合征(Lightwood syndrome,LS)即肾小管性酸中毒(renal tubular acidosis,RTA),又称 Albright Ⅲ型综合征、Butler 综合征、先天性高氯性酸中毒、肾脏钙质沉着症、婴儿钙质沉着症、Lightwood-Butler-Albright 综合征等。1925 年 Lightwood 及 1926 年 Bueler 均报道了合并酸中毒的肾钙化症的小儿。1946 年 Albright 确定此等症状起因于肾小管功能障碍的酸中毒,并命名为 Lightwood- butler-albright 综合征,1951 年以来将此征命名为肾小管酸中毒(RTA)。

【病因】

RTA 是由于近端肾小管再吸收碳酸氢盐障碍和/或远端肾小管排氢离子功能障碍,而致发生持续性代谢性酸中毒。其生化特征是血清碳酸氢盐浓度降低,高氯血症,尿 pH 呈碱性、中性或弱酸性。本综合征可单独存在亦可合并于其他多发性肾小管功能障碍。

按肾小管受损部位可分为近端 RTA（Ⅱ型）、远端 RTA（Ⅰ型）、混合型 RTA（Ⅲ型）及Ⅳ型 RTA，按病因分为原发性和继发性。

【临床表现】

（1）原发性近端 RTA（Ⅱ型）：近端肾小管对碳酸氢盐再吸收缺陷。多见于男孩，生长缓慢，有酸中毒症状、低钠血症症状，患儿食欲不振，常有恶心、呕吐、乏力、便秘、脱水等症状。碳酸氢盐的肾阈值为 18~20mmol/L。氯化铵负荷试验时，可排出 pH 小于 5.5 的酸性尿。

（2）原发性远端 RTA（Ⅰ型）：远端肾小管分泌 H^+ 功能障碍，致使尿液不能酸化，而呈高氯性代谢性酸中毒。为常染色体显性遗传。女孩多见（约 70%），生长发育落后，顽固性佝偻病，可表现为骨痛及鸭步态。肾钙化、肾结石、肾绞痛、频渴、多尿、脱水、低钾血症、高氯血性代谢性酸中毒伴碱性尿或弱酸性尿。氯化铵负荷试验，尿 pH 不能降至 5.5 以下为与近端 RTA 重要的不同点。

（3）混合型（Ⅲ型）：兼有Ⅰ型及Ⅱ型的特征。见于婴儿，症状出现早，可在生后一个月即出现症状，多尿明显。

（4）Ⅳ型：其特点为持续性高血钾及肾源性高氯血性酸中毒，多有某种程度的慢性肾功能不全及伴有肾小管及间质疾病。肾素分泌减少，醛固酮分泌缺陷，肾酸化功能失调同Ⅱ型，尿碳酸氢盐排泄常为 2%~3%。且无其他近端肾小管功能异常。小儿患者可随年龄增长而酸中毒减轻。

【诊断】

凡有下列情况者须考虑 RTA：①不明原因的低钾症状，且反复发作；②不明原因生长发育迟缓，并可除外维生素 D 缺乏性佝偻病及侏儒症；③不明原因酸中毒，经一般碱剂治疗不易纠正，而尿 pH 中性或弱酸性；④不明原因多饮、多尿及脱水，而尿比重及尿糖正常，除外尿崩症及糖尿病者；⑤难治性脱水酸中毒。有上述情况时可进一步作碳酸氢盐滴定，尿钙、尿磷测定以便确诊。

（1）远端 RTA 的诊断：除临床症状外，主要根据酸中毒的程度与尿 pH 不成比例，尿 pH 持续高于 6。肾小球滤过功能正常。尿素氮和血浆肌酐正常。诊断困难者可做简易氯化铵负荷试验：口服氯化铵 0.1g/kg，在一小时内服完，服后 3~8 小时收集尿，如尿 pH 不能降至 5.5 以下为阳性。但小儿尽可能不做此试验，以免加重酸中毒而造成意外。

本综合征须与慢性肾功能衰竭、严重脱水酸中毒、垂体性或肾性尿崩症以及呼吸性碱中毒等鉴别。

（2）近端 RTA 的诊断：高氯血性酸中毒，当轻度酸中毒时，血浆 HCO_3 浓度高于肾阈值（17~20mmol/L），尿 pH 大于 6，但在酸负荷条件下（氯化铵负荷试验）尿 pH 可小于 5.5。应用碳酸氢盐或枸橼酸缓冲液的量须在 6mmol/(kg·d) 方可维持血浆 CO_2 结合力于 22mmol/L，此点可与远端 RTA 相鉴别。尿浓缩功能障碍比远端 RTA 时为轻。当血浆 HCO_3 浓度增高时，K^+ 由尿中排出增多，以往认为多饮、多尿的原因是由低钾血症造成尿浓缩功能不全，近年发现纠正低血钾后多饮、多尿仍存在，故考虑可能还有肾小管间质损害参与。

【治疗】

（1）近端 RTA：下述 2 种方法可交替使用。①碳酸氢钠每日 5~10mmol/kg；②枸橼酸盐缓冲液：枸橼酸钠 50g，枸橼酸钾 50g，枸橼酸 100g，加水至 1 000ml，每日口服 3 次，每次 50ml。

（2）远端 RTA 治疗方法有以下几种：①碳酸氢钠每日 1~3mmol/kg，分 4 次口服；②口服氯化钾每日 2mmol/kg；③枸橼酸 140g，含水的枸橼酸钠结晶 90g，加水至 1L；或用 15% 枸橼酸钠 1~1.5ml/kg；④双氢克尿噻每日 1.5~2mg/kg，可使尿钙排出减少；⑤合并肾性骨质病的病例用维生素 D_2 每日 500~10 000U，个别每日用 20 000U。随血钙、磷、碱性磷酸酶和骨病的变化而调整。对严重骨病，若维生素 D 疗效不佳，可每日使用 l-OH-D_3 1μg 或 1,25-$(OH)_2$-D_3，同时早期使用适量钙剂。

（3）混合型 RTA 需碱剂每日 5~15mEq/kg。

（4）Ⅳ型 RTA 伴矿物质、皮质酮不足和慢性醛固酮缺乏，可用氢氯噻嗪和碳酸盐制剂治疗。

（5）吲哚美辛：每日 2mg/kg，作为碳酸氢钠治疗近端 RTA 的佐剂，但是一般认为该药仅用于那些对大剂量碱剂无应答的患儿。应用吲哚美辛也可减少肾小球滤过率，甚至引起肾衰，但停药后迅速逆转。故对本药治疗近端 RTA 需进一步研究。

【预后】

　　RTA 预后与其类型、是否早期诊断和及时治疗有关。一般认为近端 RTA 预后较好,部分因肾发育不全的 RTA 婴儿,在 2 岁以后逐渐自愈。早期诊断和及时治疗可改善佝偻病等骨畸形,防止高钙尿症引起的脊髓质钙化、肾结石。生长发育亦可改善,甚至赶上同龄儿。难治的肾结石病例可以做甲状旁腺次全切除术。对于已出现肾钙化及肾功能不全者,则预后较差。

第四节　多发性肾小管功能障碍综合征

　　多发性肾小管功能障碍综合征即 Fanconi Ⅱ综合征,又称 De Toni-Debre-Fanconi 综合征、肾性糖尿性侏儒合并低血磷性佝偻病、骨质软化-肾性糖尿-氨基酸尿-高磷尿综合征、佝偻病性肾病性骨软化性甘氨酸磷酸盐尿性糖尿病综合征、骨-肾病综合征、家族性少年型肾病综合征、Lignac 综合征、Lignac-Fanconi 综合征、Faconi-Toni-Deber 综合征等。1931 年由瑞士 Fanconi 首先报告,1955 年以来已将 Fanconi 综合征一词泛指各种病因的复合性近端肾小管功能障碍。

　　本综合征是一种先天性代谢病,由于肾小管近球功能多发性障碍,在正常人中应被近球小管回吸收的物质,如葡萄糖、氨基酸、磷酸盐、重酸盐(钠、钾及钙盐),都在尿中大量排出,有的还伴有肾小管上皮细胞酸化功能和尿的浓缩功能障碍,出现骨骼变化和生长缓慢。

【病因】

　　本综合征至今病因不明,多数为常染色体隐性遗传,个别显性遗传。有报告半数病人发生在儿童,1931 年由 Fanconi 报告伴有明显发育障碍的佝偻病合并蛋白尿和糖尿;1933 年 De Toni 报告伴有低磷血症、糖尿、蛋白尿的佝偻病儿合并抗维生素 D 现象与代谢性酸中毒;1924 年 Lignce 等报告重症佝偻病合并发育障碍与肾脏病变者脏器内有胱氨酸累积症、肝豆状核变性、小儿肾病综合征等亦可合并此综合征。因此,Fanconi 综合征一词指各种病因复合性近端肾小管功能障碍,Fanconi 综合征的代谢紊乱见图 5-1。

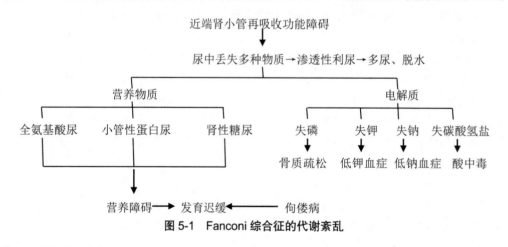

图 5-1　Fanconi 综合征的代谢紊乱

　　目前本综合征分为三类。

　　(1)原发性。

　　(2)继发性:继发性 Fanconi 综合征在小儿时期最多见,见于糖原累积病、半乳糖血症、肝豆状核变性、肾小管酸中毒及铅中毒等。总之凡是广泛累及近端肾小管再吸收功能的疾病均可引起。治疗除对症外,应针对原发病进行治疗。

　　(3)近端肾小管综合征:近端肾小管综合征无临床症状,仅有轻度近端肾小管功能异常,本文主要述及原发性 Fanconi 综合征。Fanconi 综合征的分类见表 5-1。

表 5-1　Fanconi 综合征的分类

原发性
　　家族性遗传性（AD,AR,XLR）
　　散发性
继发性
　　继发于先天性代谢障碍
　　　　胱氨酸病（AR）
　　　　糖原病（AR）
　　　　LOWE 综合征（XLR）
　　　　半乳糖血症（AR）
　　　　遗传性果糖不耐受（AR）
　　　　酪氨酸血症（AR）
　　　　肝-窦状核变性（Wilson 病）（AR）
　　获得性疾病
　　　　多发性骨髓瘤
　　　　肾病综合征
　　　　肾移植
　　中毒
　　　　重金属（汞、铀、铅、镉）
　　　　马来酸（maleic acid）、来苏儿
　　　　过期四环素
　　　　甲基 3-色酮（methyl 3-chromone）

注：遗传方式 AD=常染色体显性遗传，AR=常染色体隐性遗传，XLR=伴性隐性遗传。

【临床表现】

（1）一家族中多人发病，婴儿出生后 4~6 周开始发病。表现为生长缓慢、软弱无力、食欲差、呕吐及多尿、便秘亦常见。多数病人因营养不良、发热、呕吐、脱水及酸中毒而住院，亦可表现为烦渴及多饮、多尿。

（2）较大儿童虽经维生素 D 常用量治疗，仍显活动性佝偻病，可见体格矮小。

（3）混合型肾小管酸中毒表现。

（4）低分子肾小管性蛋白尿。

（5）血钙正常，低磷血症，碱性磷酸酶增高，低钠血症，低钾血症。

（6）先天性再生障碍性贫血，其特点除全血细胞减少外，尚有多发性先天畸形的体征，以皮肤棕色色素沉着最常见，特别在面部、鼻唇沟周围明显。其次为骨骼畸形，如拇指阙如或畸形，小头畸形等。亦可有肾脏、心脏等畸形。

（7）血糖正常，尿糖阳性，血二氧化碳结合力下降而尿 pH 呈中性或碱性。血中氨基酸正常或增高，尿氨基酸增高。

【诊断】

可根据临床表现的特点、家族史、X 线检查发现骨骼畸形及发育不全等可予以诊断。单从尿内碱性物和氨基酸增多以及血清碱性磷酸酶升高，尚不能与其他类型的佝偻病相区别。主要依靠尿糖增加，与矮小体型和佝偻病态（抗维生素 D 常用量）同时出现，说明肾小管功能异常是多方面的。如果还有高氯血性酸中毒和低钾血症则可确诊。对已有明显低血钾的病人，做糖耐量试验时需先补钾，因为糖原沉着时钾进入细胞内，血钾严重降低，常见出现休克样反应。

【治疗】

（1）先用大剂量维生素 D 控制佝偻病，每日 1 万~5 万 U，从较小量开始，必要时加大，同时追踪血钙及尿钙浓度，慎防高钙血症，也可用 1,25-$(OH)_2$-D_3，大剂量维生素 D 尚可部分恢复肾小管的转运功能。

（2）如用维生素 D 治疗数周未见功效，应加用电解质液，可用枸橼酸钠和枸橼酸钾合剂（钠盐和钾盐各 100g 溶在 1L 水中，钠、钾含量各为 2mmol/L）对缓解低血钾症和酸中毒有效，合剂用量为 2ml/(kg·d)，但须根据血清二氧化碳结合力和血钾浓度以调整剂量，即使没有低钾血症，也应持续口服钾盐，否则在大量补充时，更多的钾将由肾脏丢失。

（3）在发病晚期往往出现肾功能不全,须根据肾脏对电解质排泄的情况而调节钾、钠的用量。

（4）双氢克尿噻:此药可造成细胞外容积减少而提高碳酸氢盐肾阈。

（5）补液或口服补液以防脱水。

原发性病例多伴有胱氨酸大量存留体内,称为胱氨酸累积症(Lignac-Fanconi syndrome),除有上述症状外,尚有胱氨酸堆积于结合膜、角膜等处,表现有畏光,并常有喜食肉类等蛋白质食物的嗜好。

【预后】

本综合征治疗适当时,佝偻病、酸中毒和氨基酸尿均可见明显好转,但最后常发生肾功能衰竭和尿毒症,发病年龄越早的,预后越严重。

第五节 儿童 Gitelman 综合征

儿童 Gitelman 综合征(Gitelman syndrome, GitS),又称显性低钾低镁血症,患病率约为 1/40 000,其中日本人群中的发病率为 0.103%。该病症为常染色体隐性遗传,是一种肾小管生盐性疾病,表现为低血钾、低血镁、低尿钙、代谢性碱中毒、高肾素-血管肾张素-醛固酮,儿童期即已发病,但由于病状轻而隐匿,很少被临床诊断,常延至青春期或成年时才被诊断。随着基因诊断的临床应用和儿科学的发展,使其能及早诊断。

【病因】

大多数学者研究的结果表明 GitS 的发病基础是由于编码噻嗪类利尿剂敏感的钠氯同向转运体(Na-Cle-ontransorter, NCCT)的 SLC12A3 基因突变所致。NCCT 是 1 021 个氨基酸构成的蛋白质,有 12 个跨膜结构域,胞内有亲水的氨基端和羧基端,这就是噻嗪类利尿剂的主要作用特点。NCCT 基因编码位于染色体 16q13. 其突变大多为羧基端。人类的 NCCT 主要表达为肾远曲小管(DCT), SLC12A3 基因突变导致编码的表达于远曲小管细胞的 NCCT 结构及功能方面的障碍,导致远曲小管对钠、氯重吸收障碍,水丢失过多,出现低血容量从而激活肾素-血管肾张素-醛固酮系统引起低血钾,低代谢性碱中毒管腔侧钠回吸收增多引起管腔侧负电位, Mg^{2+}/Ca^{2+} 交换增加,尿镁排出增多,最终出现血镁降低。是 Bartter 综合征(BS)的一种变异型。致病基因为 SLC12A3 基因,变异类型主要为点变异。

【临床表现】

（1）临床表现:易疲劳,发作性无力,肌无力,肌麻木,手足抽搐等,可有不甚明显的多饮、多尿,生长发育无明显障碍,血压无异常,部分患儿可能有软骨钙质沉积、关节肿痛等。

（2）继发表现:糖尿病、酮症碱中毒。近期文献报告有此继发表现并认为与长期低血钾、血镁有关,补钾补镁后糖代谢异常能否改善尚待随访观察。

（3）生化特点:低血钾、低血镁、低尿钙、高尿镁、代谢性碱中毒等。

（4）激素测定:肾素-血管肾张素-醛固酮增高。

【诊断】

基因检测是本综合征诊断的金标准。

基因测序是通过血 DNA 对 SLC12A3 的 26 个外显因子进行 PCR 扩增的产物直接测序,患者可测得 2 个杂合致病突变,与父母检测结果等判断致病突变位于等位基因者可发展为患者。

最新研究显示约有百余个 SLC12A3 基因突变位点,包括剪切突变、无义突变、错义突变等。

此外有学者通过 DNA 测序研究 T60M 与 GitS 有一定关联,有待进一步研究。T60 M 是亚洲人最常见的变异,但在其他种族中尚未发现。

基因检测首选 Sanger 测序或二代测序。

在诊断时应与 Bartter 综合征相鉴别,临床上遇到初诊为 Bartter 综合征的患儿若出现抽搐并伴有低镁血症者,很可能是 GitS。

GitS 肾活检的病理特征与 Bartter 综合征相似,均为肾小球旁器细胞增生。前列腺素(PG)E_2 在 Bartter 综合征大多是升高的而本综合征大多正常亦有助于两者的鉴别。

【治疗】

目前 GitS 尚无法治愈,仅以对症和替代治疗为主来纠正血清电解质的异常。

针对低血钾以静脉或口服补钾为主,并避免高钠饮食。然而低血钾往往难以达到并稳定正常水平。而低镁血症,国内大多采用门冬氨酸钾镁,国外主张使用氯化镁($MgCl_2$),既可补充镁又能补充尿氯的丢失。镁剂补充剂尚可抑制软骨钙化的发展。

环氧化酶抑制剂吲哚美辛、远曲小管氯化钠运转阻滞剂氨苯蝶啶、醛固酮受体阻断剂安替舒通、血管肾张素转换酶、血管紧张素受体拮抗剂等已普遍使用于临床。对 GitS 的治疗效果已被认可,并无明显副作用出现。

国外有用分子伴侣的最新治疗措施,尚处于试验阶段。

【预后】

本综合征属终生不能治愈的遗传性疾病,但尚无继发肾功能损害和生长发育障碍,若能坚持长期药物治疗,支持和补充治疗的有效者,预后一般良好。

第六节　肥胖性生殖无能综合征

肥胖性生殖无能综合征又称 Frohlich 综合征, Babinski-Frohlich 综合征、Le-aunois-Cleret 综合征、肥胖性生殖无能性营养不良症、脑性肥胖症。本综合征以幼儿、学龄期男孩多见,肥胖、性器官发育不良、尿崩等为其特征。大多数由下丘脑、垂体或其邻近部位肿瘤,脑炎、脑外伤等多种病因引起,下丘脑病变为引起本综合征的重要原因。由 Frohlich 于 1901 年首先提出,国内自 1952 年起有少数报告。

【病因】

垂体肿瘤、颅咽管瘤压迫下丘脑为常见原因之一,以下丘脑部位肿瘤或炎症为最常见原因,脑炎、脑膜炎、脑脓肿、颅内结核、颅脑外伤也可引起。有的患者虽经多种检查甚至病理解剖亦未能发现有器质性病变,可能是原发性下丘脑-垂体功能紊乱。

动物试验表明,破坏下丘脑的某些区域如中隆、室旁核等。可产生类似本综合征的临床表现。提示下丘脑器质性损害导致其分泌与调节功能紊乱是引起本综合征的基本因素。

【临床表现】

本综合征 70%的患者年龄在 20 岁以下,男孩多见。

肥胖通常为中等度,多数在短期内迅速出现,其分布不均匀,以乳房、下腹部及腰部、外生殖器附近特别显著,呈女性型。面部及四肢相对为细,指、趾显得细而尖。

性发育障碍或性机能衰退是临床明显的特征。男童常有阴茎、阴囊及睾丸甚小,往往有隐睾,至青春期无外生殖器发育,胡须、阴毛、腋毛均缺乏,身材较矮小,音调尖细,皮肤细腻,亦可出现女性化乳房。女孩则乳房特别大而乳腺呈萎缩状态,内、外生殖器均发育不良,呈幼稚型,无月经来潮及第二性征出现或推迟出现。成年后发病者则第二性征逐渐衰退,性功能低下,生殖能力丧失。

两性均有骨龄迟延,有时出现尿崩症,多食、嗜睡、懒惰等亦较常见。智能大多正常。

此外可由原发病出现颅内压增高的症状,如恶心、呕吐、头痛、视力障碍、视盘改变、失明及蝶鞍扩大、鞍背菲薄且向后竖起、鞍底下陷、蝶窦变窄、后床突呈线状改变或破坏消失等,X 线片异常。有时本综合征可作为突出的临床表现而原发病往往不明显。

【诊断】

本综合征的诊断主要根据原发病、肥胖、性发育三个特点,无原发病者诊断稍困难,内、外生殖器官发育不良如为青春前期则诊断不易,如有下半身的肥胖,应考虑本病。

实验室检查尿促性腺激素浓度及性激素浓度降低;葡萄糖耐量试验常示耐量降低;X 线检查骨龄延迟现象;睾丸活检显示曲细精管明显萎缩,间质纤维化,无成熟精子,均有助诊断。神经系统 X 线检查有时可发现颅内病变。染色体检查无异常。

【治疗】

肿瘤病例应予手术摘除或放射线深部照射治疗,无原发病可寻者,可试用性激素制剂或甲状腺片。对幼小儿尽量不做性腺内分泌治疗,以防扰乱其可能具有的内分泌功能,半数病人可望至成人后开始性发育。对年长儿有高度性征发育不全时,可用绒毛膜促性腺激素以促进性腺成长,配合丙酸睾酮以促进第二性征的发育,剂量和疗程视病情而定。

【预后】

综合征的预后取决于原发病的性质及手术根治的早晚。

第七节　亨-舒综合征

亨-舒综合征(Henoch–Schonlein Syndrome)即舒兰-亨诺斯综合征、紫癜性肾炎(purpura nephritis,HSPN)、过敏性紫癜肾炎,2009年中华医学会儿科分会肾脏学会统一命名为紫癜性肾炎。

【病因】

紫癜性肾炎是指过敏性紫癜时肾实质受累,是全身疾病累及肾脏的一种综合征。一般认为先是一种血管炎性病变的过敏性紫癜,以后再累及肾脏出现紫癜性肾炎,但有学者认为肾炎是过敏性紫癜迟早会发生的肾脏病变,可视为过敏性紫癜的重要脏器损害,是疾病本身的一个重要部分。本综合征与遗传、免疫因素有关。食物、药物过敏及多种病原感染为诱发因素。含低糖基化IgA免疫复合物形成增多或清除能力下降,含IgA免疫复合物是改变病症的基础原因,该免疫复合物可造成肾脏组织的免疫损伤。

【临床表现】

1. 肾脏损害表现:过敏性紫癜患儿发生肾脏损害的时间大多在紫癜起病后的6个月内,作者遇见7年后才出现的病例,其发生率不一,在20%~100%。而97%是发生在紫癜6个月内,编者则认为肾脏损害是过敏性紫癜的一个重要临床表现,个别患儿甚至只有腹痛、便血,虽无紫癜,但出现了明显的肾脏损害。

肾脏损害的临床表现分多种类型:①弧主性血尿型;②弧主性蛋白尿型;③急性肾炎型;④慢性肾炎型;⑤血尿和蛋白尿型;⑥肾病综合征型;⑦急进性肾炎型。

患儿可逐渐出现慢性肾功能减退或衰竭,亦可在急性期因急进性肾炎早期即出现肾功能衰竭而致死。

2. 过敏性紫癜的一系列临床表现:本综合征的首先症状绝大多数为皮肤紫癜,皮损初为荨麻疹样或多形红斑样并迅速转为出血性紫癜。典型的紫癜分布于下肢、裸关节、臀部甚至布及全身,大多对称性分布,大小不等,微凸皮面,可呈芝麻大小或大片状形状不规则的紫癜。

(1)关节症状:最常见受累的是膝关节,其足踝、肘、腕关节均可受累,临床以疼痛和肿胀为主,常呈一过性,消退后无遗留关节功能异常。

(2)消化道症状:以脐周或下腹痛为主,有时很剧烈,著者曾遇见一例酷似急腹症,因剧烈腹痛先于紫癜而疑似急腹症,在剖腹探查的准备过程中突然出现皮损而确诊本症幸免一次不必要的手术。可出现不同程度的肠出血,亦可并发肠套叠、坏死和穿孔。

(3)呼吸系统受累症状:呼吸系统可出现肺出血。

(4)心血管系统症状:可出现心律失常等。

(5)中枢神经系统症状:中枢神经系统可出现高血压脑伤、一过性偏瘫、抽搐、舞蹈病。

(6)其他表现:偶会累及胆囊、腮腺、睾丸、肾上腺周围神经和骨骼肌。

【诊断】

1. 临床症状　以一目了然的皮肤紫癜、关节症状等为主要临床表现,外周血常规显示血小板不减少,对过敏性紫癜的诊断并不困难。

2. 肾脏损害　按中华医学会儿科学分会肾脏学组2009年制订的过敏性肾炎的诊治循证指南(试行)诊断标准为:过敏性紫癜病程6个月内出现的血尿和(或)蛋白尿。

(1)血尿:肉眼或镜下血尿。

（2）蛋白尿：①1个月内3次尿常规蛋白阳性；②24小时尿蛋白定量大于150mg；③1个月内3次尿微量白蛋白高于正常值。

三者达到以上任何一项即为蛋白尿。

3. 实验室其他指标　缺少特异性，部分患儿 IgA 水平增高，而 IgG、IgM 正常。C_3、C_4、C_{19} 大多正常。

4. 皮肤活检　可见 IgA 的沉积。

5. 肾脏病理改变　①光镜下以肾膜增生为主要病理改变，可出现灶状，节段性纤维素样坏死；②免疫荧光以肾小球内 IgA 沉积为特点，可见纤维蛋白和补体 C_3 沉积；③电镜下可见系膜增生，系膜基质增多，系膜区见高密度电子致密物沉积。

肾脏活检的指征：①无禁忌证；②以蛋白尿为主要表现；③急进性肾炎者。

1974年国际儿童肾脏病研究组织（ISKD）制定的过敏性紫癜肾炎的病理分型，共分6级。

Ⅰ级：肾小球轻微异常。

Ⅱ级：单纯系膜增生，分为局灶/节段；弥漫性。

Ⅲ级：系膜增生，伴有50%肾小球新月体形成/节段性病变（硬化、粘连、血栓、坏死），其肾膜增生可为局灶/节段，弥漫性。

Ⅳ级：病变同Ⅲ级，50%~75%肾小球伴上述病变，分为局灶/节段，弥漫性。

Ⅴ级：病变同Ⅲ级，超过75%肾小球有上述病变，分为局灶/节段，弥漫性。

Ⅵ级：膜增生性肾小球肾炎。

【治疗】

根据临床分型和病理分级选择相应的治疗。

（1）弧主性血尿或病理Ⅰ级：无特异治疗，密切观察。

（2）弧主性尿蛋白或病理Ⅱa级：血管紧张素转换酶制剂（ACEI）或血管紧张素受体拮抗剂（ARB）类药物。雷公藤总苷因毒副作用已弃用。

（3）非肾病水平蛋白尿或病理Ⅱb级、Ⅲa级：参考上一级用药或考虑使用激素联合免疫抑制剂。

（4）肾病水平蛋白尿，肾病综合征或病理Ⅲb级、Ⅳ级：糖皮质激素联合环磷酰胺（著者主张大剂量间歇静脉冲击治疗）。

（5）急进性肾炎或病理Ⅳ、Ⅴ级：甲泼尼龙冲击治疗1~2个疗程后改口服泼尼松+免疫抑制剂（环磷酰胺等）。

最新报道，使用血液灌流或血浆置换疗法可有效清除患儿血浆中的抗体，体液免疫反应介质素，有效控制症状，抑制病情进展，其确切疗效待进一步研究。

糖皮质激素对患儿肾损害的预防争议很大，国内外指南均不建议使用。

【预后】

预后与病理类型有关，发生肾功能衰竭的在2%~15%之间。

第八节　黄色瘤-肾上腺钙化综合征

黄色瘤-肾上腺钙化综合征即 Wolman 综合征，又称全身性黄色瘤伴肾上腺钙化综合征、肾上腺钙化-家族性黄色瘤、酸性脂酶缺乏病、肾上腺皮质类脂沉积综合征等，为一种罕见的家族性代谢性胆固醇及甘油三酯质累积病。1946年 Alexander 首先发现，1961年 Wolman 进一步描述，临床以肝脾肿大、贫血、消瘦、呕吐、腹泻及肾上腺钙化为特征。

【病因】

本综合征为常染色体隐性遗传病，由于酸性胆固醇脂水解酶（或 acid lipase，酸性脂酶）活性降低，导致大量胆固醇酯和甘油三酯在组织内蓄积，如蓄积于肝、脑、骨髓、脾、淋巴结、肾上腺、肠黏膜的巨噬细胞内。病理检查可见在脑中脂类蓄积于脉络丛、软脑膜、内皮细胞及神经元内。脑白质可有嗜苏丹红性改变。肾上腺的结构正常,但有肿大,呈鲜黄色,坚实含钙化组织。小球区带及束带保持完好。细胞肿胀含有空泡,内侧束带及网状带为有空泡的泡沫样胞质的大细胞所代替,并有坏死、脂质浸润和钙化。髓质狭窄但正常,肝脏肿大黄色、结构上有不同程度的不齐,细胞肿胀有空泡。脾、淋巴结、胸腺均有大的泡沫样细胞。其他器官和组织均有不同程度的细胞空泡形成。

【临床表现】

男女均可发病,症状发生较早,生后一周即可发病。先有严重呕吐、水样腹泻、腹胀,偶有严重黄疸。常有低热,患儿生长受阻、贫血,自第 6 周起呈进行性苍白,初期尚活泼机灵,第 9~10 周后活动减少。肝脾大、腱反射亢进,有肌阵挛、巴彬斯基氏征阳性,眼底正常。病程进展,运动和智力发育落后。

【诊断】

根据淋巴细胞中有空泡,骨髓有泡沫细胞,肝脾大,发育落后,X 线检查可见肾上腺钙化等可诊断。血清总脂质、胆固醇和甘油酯正常或稍低。组织抽取物定量定性分析有胆固醇和甘油三酯的改变。肠黏膜活检可见肠肌层神经丛神经元内有大量嗜苏丹红性沉积物。确诊可根据活体标本沉积物的生化分析以及酶的测定。

本综合征应与尼曼匹克病、糖原累积病、半乳糖血症等相鉴别。

【治疗】

本综合征尚无有效治疗方法。

【预后】

本综合征预后差,患儿常于生后数月内死亡。

第九节　急进性肾炎综合征

急进性肾炎综合征(rapidly progressing nephritic syndrome)即急进性肾小球肾炎(rapidly progressive glomerulonephnitis，RPG)、新月体性肾炎、毛细血管外肾小球肾炎等,是一组病情进展迅速,通常在几周或数月内死于肾功能衰竭,预后不佳的急性肾小球肾炎。1942 年 Ellis 即发现这一组综合征,本综合征于 1961 年由 De Wardmer 首次命名,shreiner 曾将本综合征分为链球菌感染和非链球菌感染后两大类。Pollak 等指出本病系一综合征,并列举 10 余种疾病可能伴发 RPG。矢崎雄彦将本综合征分为原发性和继发性两类,前者包括特发性急进性肾小球肾炎\膜性增殖性肾小球肾炎及膜性肾病,后者则继发于肺肾综合征、链球菌感染后肾小球肾炎、狼疮性肾炎等疾病之中。

【病因】

原发性者病因不明,根据免疫荧光技术可将本综合征分为以下三种类型:①抗肾抗体型肾炎或抗肾小球基底膜型(I 型);②免疫复合物型肾炎(II 型);③寡免疫复合物型(III 型)。

本综合征虽确切机制至今仍不清楚,早些年曾有提出可能与自身免疫有关后,至今大多数学者均认为与免疫机制有关。三个病理型的具体变化如下。

(1)抗肾抗体型(I 型):分为伴肺出血抗基膜肾炎(即 Coodpasture 综合征)和不伴肺出血抗基膜肾炎两种。外周血或肾脏洗脱液中可检测到抗肾小球基底膜(GBM)抗体,该抗体与基底膜结合,造成基底膜的损伤和断裂。抗肾小球基底膜抗体主要是 IgG,亦有 IgA 和 IgM 及备解素沉积。其产生与自身抗肾抗体形成有关,与某些内源性非肾性抗原有关。另外与某些诸如链球菌的微生物与肾基膜有效抗原性以及某些因素使正常基膜化学结构改变产生抗原性有关。

(2)免疫复合物型(II 型):外周血中可测出循环免疫复合物和冷球蛋白,免疫荧光检查不仅可见沿肾小球基膜上皮细胞侧呈颗粒状的沉积,抗体多为 IgG 和 IgM,并可见补体 C_3 沉积。

(3)寡免疫复合物型(III 型):III 型又可称为少免疫沉积型。是系统性小血管炎肾损害所致。外周血中未查及 GBM 抗体、免疫复合物,肾组织免疫荧光检测阴性,补体 C_3 亦不降低。而大多数患儿血清中抗中性粒细胞胞质抗体(ANCA)为阳性。

【临床表现】

（1）起病急剧,发病前一个月内有链球菌或非链球菌感染的病史。Mathew曾报道本综合征的发病以春季占首位,推测可能与呼吸道感染有关。其发病率占急性肾小球肾炎的1%~2%。

（2）发病年龄与急性肾小球肾炎不同,成人明显多于儿童,小儿中以年长儿为主,男性较多。

（3）前驱症状:1/3~1/2病人可有上呼吸道前驱感染,病前2~3周内可有疲劳乏力、发热、关节痛等症状。

（4）初期症状与急性肾炎相似,一般多在起病数天至2~3个月内发生少尿（即尿量每日少于250ml/m²）或无尿（每日少于50ml）,有时亦可较晚出现。病初少尿不一定和预后有肯定关系。持续少尿、无尿或反复加重,多表明肾实质损害严重,病情进展,预后不好。

（5）水和电解质紊乱、酸中毒、氮质血症以及由于水钠潴留引起的严重高血压和心功能不全。血压可随病情进展逐渐升高,少数病初即有明显的高血压。

（6）部分病人如能度过少尿期则进入多尿期,持续时间不等。

（7）浮肿病初即较明显,并逐渐加重,且多较顽固。部分病人呈现肾病综合征表现。

（8）实验室检查:尿检查示尿量少而比重低,血尿较持续,蛋白尿中度或重度,随病程进展尿蛋白可减少,血尿持续是本病重要的特点,尿沉渣可见大量红细胞、白细胞、各种管型及肾上皮细胞,尿中纤维蛋白裂解产物常持续增多。血液检查常有明显贫血,血沉增快。在特发性急性肾炎,血清补体多为正常或增高,γ球蛋白可明显增高,达蛋白总量的20%~50%。表现为肾病综合征的有明显低白蛋白血症及高胆固醇血症。血清尿素氮及肌酐呈进行性增高。部分病人血抗基底膜抗体阳性,血清免疫复合物阳性,补体C_3多正常,由于链球菌感染所致者可有一过性低补体血症,冷球蛋白可阳性,尿纤维蛋白裂解产物可持续阳性。由于肾功能不全可有代谢性酸中毒、高钾血症或其他电解质紊乱。

【诊断】

（1）既往无肾脏疾患。

（2）有急性肾小球肾炎的表现,肉眼血尿,高度水肿,重度高血压,大量蛋白尿,重度贫血及出血倾向,血沉明显增快。

（3）肾小球滤过率迅速下降,伴相应氮质血症,少尿或无尿（尤其少尿起始时间晚于1周以后者）。

（4）病情进展迅速、病死率高,病程多短于半年。

（5）病理检查示肾脏轻度至明显增大,镜检（包括肾脏穿刺活检）可见50%以上肾小球有新月体形成。根据前四项可做出临床诊断。比较公认的诊断标准归纳为以下6点:①既往无肾脏病史;②发病3个月以内肾功能急剧恶化;③少尿或无尿;④肾实质受累（血尿或蛋白尿）;⑤肾脏大小正常或轻度肿大;⑥肾活检显示50%以上（有学者认为20%即可）肾小球有新月体形成。

本综合征须与急性链球菌感染后肾炎、肺出血肾炎综合征、溶血-尿毒综合征,以及继发于全身性疾病,如系统性红斑狼疮等各种胶原病引起的继发性急进型肾炎相鉴别。

【治疗】

（1）一般治疗:卧床休息,无盐低蛋白饮食,维持水、电解质平衡,纠正酸中毒。有高血压者给降压药。少尿期可给利尿剂。注意保护残存的肾功能,禁用对肾脏有损害的药物并积极防治感染。

（2）肾上腺皮质激素及免疫抑制剂的应用:目前关于本综合征的治疗尚有不同意见,有人主张肾上腺皮质激素与免疫抑制剂联合治疗,但疗效不肯定。常用泼尼松每日1.5~2mg/kg合并环磷酰胺每日2.5~3mg/kg或硫唑嘌呤每日2mg/kg持续至病情缓解再减量维持治疗。近来有人采用甲基泼尼松龙冲击治疗,临床症状及肾功能均有改善。剂量为30mg/kg（最大剂量1g）加入5%葡萄糖溶液100~200ml中,在1~2小时内静脉输入,隔日一次,6次为一疗程,以后改为泼尼松2mg/kg分次口服。本疗法的副作用为短暂的头痛、心慌、发热、出汗和精神失常等。环磷酰胺冲击疗法:0.5~0.6g/m²每月一次,连用6次。

（3）抗凝药及抗血小板药的应用:鉴于目前对此疗法尚有争论,且易引起出血的副作用故应慎重。常用的有:①肝素,每次100~150U/kg,每4~6小时一次,静滴,具体剂量根据使凝血时间保持在正常值的2~3倍或介于20~30分钟之间,部分凝血活酶时间比正常对照组高1.5~3倍,疗程5~10天,如病情好转可使用皮下注射或口服华法林(苄丙酮香豆素),持续时间稍长;②双嘧达莫:每日 5~10mg/kg。分 3 次口服或缓慢静注。

有人应用四联疗法,即采用抗凝及阻止血小板聚集的药物如肝素、双嘧达莫、泼尼松和细胞毒药物联合治疗,取得一定的疗效。

(4)溶纤维治疗:尿激酶每日 15 000~30 000U,静脉给药,连用 1~2 周。

(5)透析和肾移植:透析指征如下。①严重肺水肿高血压危象;②血尿素氮大于 27mmol/L(80mg%)或非蛋白氮大于 71.4mmol/L(100mg%);③血钾大于 6mmol/L(6mEq/L),目前主张早期透析。肾移植须等待至血中抗肾抗体阴转后方能进行,否则效果不好,移植肾可再发肾炎。

(6)保护肾功能,及时采取对症治疗。

(7)中药:活血化瘀。

(8)血浆置换法:近来国外采用血浆置换法,目的在于去除血浆内抗肾抗体,免疫复合物等致病因子,已报道的病例效果颇为满意。国内医学界亦已逐步开展。

【预后】

本综合征预后严重,有以下情况多提示预后不良:①血清肌酐大于 442μmol/L(5mg%)。尿素氮大于 50.5mmol/L(150mg%);②少尿出现在发病 7 天以后,持续超过 3 周,无尿不仅在病初而且反复在病程中出现;③非链球菌感染后类型;④早期肾小球有明显栓塞和坏死性病变;⑤半月体形成的肾小球超过 70%以上。

本综合征大多数病例在数周至数月,个别在 1 年内因严重肾功能不全而死亡,远期结局取决于病因及肾小球受累数量、病变严重度。一般认为感染后(尤其是链球菌感染后)引起的急进性肾炎预后较好。曾有报告感染后发病者 66%存活,特发性者仅 8.8%存活。肾小球受累数量愈多,新月体愈大则预后愈恶劣。有报告 20%肾小球受累者 55%的病例死亡,而 80%肾小球受累,其周径的一半被新月体围绕者则 100%死亡。

附1　可表现为急进性肾炎综合征的疾病

1. 原发性肾炎综合征

(1)特发性新月体形成性肾炎。

(2)IgA 肾病。

(3)膜性肾病。

(4)膜性增殖性肾炎。

(5)抗 GBM 抗体肾炎。

2. 伴感染疾病肾小球肾炎

(1)链球菌感染后肾炎。

(2)细菌性心内膜炎。

(3)其他(HBV、HCV 肝炎)。

3. 系统性疾病肾炎

(1)SLE。

(2)过敏性紫癜。

(3)冷球蛋白血症。

(4)结节性多动脉炎。

(5)Coodpasture 综合征。

(6)Wegener 肉芽肿。

附2　新月体肾炎分类表（引自伊藤服部1997）

新月体肾炎分类		
免疫病理学分类	荧光抗体所见	肾炎
抗GBM抗体肾炎	线状沉积	抗GBM抗体肾炎
		Goodpasture综合征
免疫复合物肾炎	颗粒状沉积	狼疮肾炎
		紫癜性肾炎
		冷球蛋白血症性肾炎
		链球菌感染后肾炎
		IgA肾病
		膜增殖性肾炎
		膜性肾病
寡免疫肾炎	免疫沉积不明显	特发性坏死性新月体肾炎
		ANCA相关肾炎

第十节　急性肾炎综合征

急性肾炎综合征（acute nephritis syndrome）即急性肾小球肾炎（acute glomerulonephiritis），又称Bright综合征。为一组急性起病，以两侧肾脏弥漫性肾小球非化脓性炎症为主要病理特征的疾病，为感染后免疫反应所引起。多种感染可引起本综合征，其中以β溶血性链球菌感染后引起者在小儿期最常见，称之为急性链球菌感染后肾炎。1914年Fahr等提出急性肾炎，1972年Cameron首次使用急性肾炎综合征的命名。

【病因】

本综合征由多种病因引起，其中A族β溶血性链球菌感染（如咽喉炎、猩红热、皮肤化脓性感染等）后引起的免疫复合物型肾炎最为常见。但并非任何链球菌感染后均可致病。

近年从流行病学、免疫学及临床方面的深入研究，已有如下足够的证据，说明本综合征是由β溶血性链球菌A组感染所致的免疫复合物性肾小球肾炎。①肾炎起病前先有链球菌的先驱感染；②自链球菌感染至肾炎发病有一间歇期；③没有链球菌直接侵犯肾脏的证据；④血中补体成分下降；⑤血中可检出对链球菌及其产物的抗体（如ASO）、免疫复合物；⑥在肾小球基膜上有IgG和补体成分的沉积。

发病机制有几种观点，虽未完全明确，但比较公认的是链球菌抗原与宿主抗体反应形成可溶性复合物，该复合物难以被肾小球清除，于是沿基底膜沉积于内皮下，并激发补体系统炎症反应，基底膜遭受破坏，从而出现一系列临床表现。至于哪些成分作为抗原参与发病，可能的抗原有以下几种：①M蛋白；②T抗原；③内链球菌素；④链球菌致热外毒素（SPE-B）；⑤肾炎相关纤维蛋白溶酶受体（NAPr）；⑥肾炎纤维蛋白溶酶连接蛋白（NPBP）；⑦肾炎菌珠协同蛋白（NSAP）等。

目前认为必须是具有特殊M蛋白或T抗原的链球菌（即所谓致肾炎菌株）感染后方能发生免疫反应而致病。现已证实的致肾炎菌株有M抗原血清型12、1、3、4型引起的咽喉炎；49、2、55、57型引起的脓皮病以及T-14型皮肤感染。感染致肾炎型链球菌后，抗体对链球菌抗原产生抗体，在抗原略多于抗体的情况下，抗原与抗体结合形成可溶性免疫复合物，此种抗原抗体复合物不易被吞噬清除，亦不能自由通过肾小球滤过膜漏出，易被滞留在肾小球并激活补体系统。补体活化可释放出多种生物活性因子引起毛细血管通透性增加，基膜损伤，中性粒细胞浸润，溶酶体释放更进一步加剧组织损伤及炎症。毛细血管内皮损伤、胶原暴露以及组织蛋白酶的释放均可激活凝血系统及引起血小板凝集，并导致毛细血管内凝血及纤维蛋白凝聚。纤维蛋白沉积可刺激系膜细胞增生，如在肾小囊内沉积可刺激壁层上皮细胞增生，形成新月体，对肾炎的过程及预后有重要影响。

【临床表现】

1. 前驱感染　常为链球菌所致的上呼吸道感染,咽炎、颌下淋巴结炎、化脓性扁桃腺炎、猩红热等。皮肤感染也有重要意义,包括疖肿和脓疱病,我国南方地区因皮肤感染而致急性肾炎者占三分之一左右。常在夏季生疖疮秋天患肾炎。

2. 间歇期　急性肾小球肾炎综合征与链球菌感染等并非同时出现症状,期间有一无症状的间歇期。间歇期长短不一,皮肤感染后多在 20 天至 1 个月内,呼吸道感染后 10~15 天。

3. 发病年龄及发病率　据 Carapetis 2005 年的资料,全球儿童发病每年约占 10 万人群的 2 例。实际上亚临床表现患儿是有症状的 4~19 倍;庞大的患者易被忽略。

本综合征多发生于儿童及青少年,以 3~8 岁最多见, 2 岁以内罕见,男性略多,男女比例约为 2∶1。四季均可发病,但咽喉炎引起者在冬春季多发,脓皮病诱发者以晚夏早秋为高峰。全身症状不明显,可有低热、精神略差、食欲稍减、腹痛、腰痛、乏力等。主要症状如下。

4. 典型临床表现

(1)浮肿:为最常见及最早出现的症状。初期多表现为眼睑及颜面浮肿,渐波及躯干、四肢。浮肿一般呈均匀结实的非凹陷性水肿,程度不一,轻者仅眼睑略显浮肿,严重者全身水肿伴胸腔、腹腔及心包积液,随着尿量增多,浮肿逐渐消退。

(2)血尿:由于肾小球基膜受损,红细胞漏出或毛细血管襻局部坏死出血,以致每例急性肾炎患者均有不同程度的血尿,可表现为显微镜血尿或肉眼血尿。尿常呈浓茶色、洗肉水样或鲜红色。肉眼血尿一般在 1~2 周内消失,但显微镜下血尿可持续数月,运动后或交叉感染时血尿可暂时加剧。

(3)高血压:多数病例 30%~40% 在发病初期出现高血压,在病程 1~2 周后降至正常。发生高血压的原因曾认为系肾缺血,引起肾素-血管紧张素系统活性增高所致,但测定患者血浆肾素水平常为正常或减低,故高血压的产生机制尚不明。目前认为主要与水钠潴留有关。少数病人血压急剧增高,可出现高血压脑病,表现为头痛、恶心、呕吐、烦躁、视力障碍、意识模糊,并可突发惊厥及昏迷,此时多有脑血管痉挛、脑水肿及点状出血,是急性肾炎危重的症状,如能及时控制高血压,脑症状可迅速消失。

(4)循环充血症状:急性肾炎时肾小球滤过率降低,水钠排出减少,但肾小管再吸收能力并未下降,故水钠再吸收相对增多,使水钠在体内潴留导致血浆容量扩大而出现循环充血的症状。危重病例可因急性肺水肿于数小时内死亡。肺水肿的发生主要由于肺循环对容量扩张的储备能力较小,血浆容量增多时,肺血管床压力增高,而血浆胶体渗透压则因水潴留致血液稀释而降低,故水分易从微血管渗出而引起。一旦利尿消肿,血容量恢复正常,则循环充血症状亦随之消失。

5. 非典型病例

(1)无症状的亚临床肾炎:无上述三大症状,仅有镜下血尿,甚至尿检完全正常而血中补体 C_3 降低。

(2)以肾病为表现的急性肾炎:虽以急性肾炎起病,但蛋白尿和水肿表现突出,呈肾病综合征样表现。

(3)肾外症状性肾炎:此类患儿尿中改变轻微甚至常规检验属正常,而肾外的表现如高血压、水肿很明显甚至首发症状为高血压脑病,患儿急性期补体 C_3 下降, 6~8 周恢复典型规律性变化,以便与肾病综合征鉴别。

6. 急性期主要并发症

(1)高血压脑病:指血压急剧升高,出现中枢神经系统症状,如惊厥、昏迷等。临床可有频繁呕吐、视力障碍、嗜睡烦躁、失语、偏瘫,严重者可因脑疝呼吸衰竭而致命。

(2)循环系统:充血、肺水肿、心力衰竭等严重表现,在 20 世纪 50~60 年代急性肾炎患儿有 24%~27% 可见此类并发症,因就诊或急救不及时亦可出现死亡。著者曾遇一例门诊检查时表现尚可,在办入院手续过程中,往病房因爬楼梯未用手车,加重心脏负担,死于门诊入病房的途中,故有循环或中枢系统并发症者入院方式一定要用平车并专人护送。

(3)急性肾功能衰竭:曾有报告在 1948 例住院的急性肾炎患儿中合并本综合征的有 15 例,是主要死因。

7. 实验室检查

（1）尿检查：尿量减少，尿浓缩能力仍保持良好，比重常在 1.020~1.032。均有不同程度的蛋白尿，显微镜检查均示红细胞明显增多，尚能见到颗粒管型、红细胞管型及少量白细胞。

（2）血液检查：血沉增快，血清抗链球菌多种酶的抗体效价常增高，可持续 3~6 个月或更久，血清总补体、C_3 在发病第一个月内大多降低，第二个月后多已恢复正常，在多数患者血液循环中可测得免疫复合物。

（3）肾功能检查：严重少尿或尿闭，呈急性肾功能不全时可见显著氮质血症并伴代谢性酸中毒及电解质紊乱。肾小管功能改变较轻。

【诊断】

（1）典型病例具有浮肿，血尿及高血压时诊断无困难。

（2）尿常规：改变轻微或临床症状不明显者做血清补体 CH_{50} 及 C_3 检查有助于诊断。少数病例有浮肿、高血压，但尿常规改变极轻微甚至全无改变的病例，做血清补体 C_3 检查才确诊。

（3）肾穿刺活检：不仅能确切诊断，还能明确病理类型，因为是损伤性操作，患儿和家长依从性差。当今医疗工作中又增加了操作前需签同意协议书，更增加了接受操作的难度。

本综合征须和临床表现及本综合征相似的其他全身性疾患的肾受累，如过敏性紫癜性肾炎、狼疮性肾炎、溶血尿毒综合征、结节性多动脉炎及肺出血肾炎综合征等疾病鉴别。

【治疗】

本综合征属于局限性疾病，无须特殊治疗。重点在于加强护理，注意监护严重症状的出现并及时采取措施予以防止及控制。

1. 一般治疗

（1）休息：病初 2 周应卧床休息，待浮肿消退、血压控制、肉眼血尿及循环充血症状消失后可以下床轻微活动。血沉正常后可上学，但 3 个月内仍应避免重体力活动。

（2）饮食：在浮肿、少尿、高血压期间，应适当限制水、钠、钾、蛋白质的摄入。

（3）消除感染灶：存在感染灶时应给予青霉素或其他敏感的抗生素治疗。经常反复发生炎症的病灶应予以消除，但须在肾炎基本恢复后进行。

2. 对症疗法

（1）利尿剂的应用：有浮肿、少尿、循环充血者均可给予利尿剂。一般病例可口服双氢克尿噻，每次 1~2mg/kg，每日 1~2 次，有利尿降压作用。少尿及有明显循环充血者可给予速效强力利尿剂，常用呋塞米或依他尼酸静脉注射，每次 1mg/kg，根据病情每 4~8 小时可重复给予。

（2）高血压及高血压脑病：轻度高血压只需卧床休息，限制水、钠摄入及利尿。如血压继续升高，舒张压高于 12kPa 时则应给予降压药。常用利舍平口服或肌注，一次量 0.07mg/kg，最大量不超过 2mg，或肌内注射肼屈嗪 0.15mg/kg，二者联合应用效果更佳。血压迅速升高且有脑综合征象时应给予镇静剂，如安定、苯巴比妥等。可选用以下制剂如二氮嗪、硝普钠、硫酸镁等尽快降压。

（3）严重循环充血及肺水肿时应卧床休息，严格限制水钠摄入及降压，尽快利尿。烦躁不安时给予镇静剂如哌替啶（1mg/kg）、吗啡（0.1~0.2mg/kg）皮下注射。明显肺水肿者可给予血管扩张剂，如硝普钠、酚妥拉明等以减轻肺水肿，目前一般认为无采用洋地黄制剂的适应证，且易引起中毒，多不主张应用。上述处理无效者可考虑放血或透析疗法以减少血容量。

3. 中医药治疗：祖国医学对治疗急性肾炎经验丰富。采用辨证论治原则，对急性期浮肿、少尿、肉眼血尿患者有一定的利尿、消肿、减轻血尿的作用，临床已广泛应用。

【预后】

本综合征预后大多数是好的，有以下几个因素需要考虑。

（1）年龄：儿童与成人痊愈率分别为 95% 和 70%。

（2）一般认为流行性链球菌感染时的肾炎较散发性发生者佳，几乎 100% 患儿痊愈。

（3）急性期类似肾病综合征表现者，高血压持续 3 个月以上者以及肌酐清除率明显下降者，转入慢性肾炎者较多。

（4）疾病早期病理改变如有严重的上皮细胞增殖,严重而持久的内皮细胞增殖和以后转入硬化性改变者预后较差。

第十一节　季节性肾病综合征

季节性肾病综合征(seasonal nephrosis syndrome)的发病系花粉进入循环系统后,和反应抗体(IgE)或/和附着在嗜碱性粒细胞的其他敏感抗体(可能是特异的 IgG 亚型)相结合,产生脱颗粒,释放组胺和慢反应物质,使平滑肌痉挛和毛细血管通透性增加,引起蛋白尿,因而认为系牧羊草花粉作为抗原引起的变态反应所致。1975 年 Reeves 报道 3 例,发病都在牧羊草花粉季节。

【病因】

学者认为认为本综合征患者发生季节性蛋白尿可能存在两种异常体质:即一种称为特应性体质(atopic trait)和另一种认为存在某种缺陷,使肾脏通透性发生异常。

【临床表现】

本综合征的发病都在牧羊草花粉季节,因此肾病综合征的发病呈季节性,发病时患者血清中特异的 IgE 增高,特异的 IgG 下降,当肾病复发时血清补体 C_3 水平降低,测定循环免疫复合物的 C_{1q} 试验阳性。

【诊断】

根据本综合征发病季节的特异性及临床表现和实验室检查即可诊断。

【治疗】

采用花粉抗原浸出液作脱敏疗法效果较好,说明脱敏可引起 IgG "封闭" 抗体的产生,然而与花粉抗原结合,形成无毒的复合物。关于肾上腺皮质激素和免疫抑制剂对本综合征仅起短暂的疗效作用。

【预后】

本综合征预后尚好。

第十二节　家族性复发性血尿综合征

家族性复发性血尿综合征(familial recurrent hematuria sydrome)又称家族性再发性血尿、良性家族性血尿、家族性血尿综合征。

【病因】

家族性复发性血尿综合征一般以常染色体显性遗传为主,部分为常染色体隐性遗传。

【临床表现】

本综合征临床特点是持续性镜下血尿伴复发性肉眼血尿,后者常诱发于上呼吸道感染。长期持续血尿而肾功能几乎正常,或者有轻度降低,血压正常。这种非进行性复发性血尿,不仅见于家族性,还有散发性病例。

【诊断】

（1）家族史:进行家系调查。

（2）临床表现以及长期追踪而病情稳定。

（3）化验检查:尿镜下检查注意发现管型,以助除外肾实质病变所致的血尿, 24 小时尿蛋白定量正常或只含少量蛋白。其他化验检查正常。

（4）肾活检:光学显微镜下完全正常,但肾小囊内可见到红细胞。免疫荧光镜检查无免疫球蛋白和补体沉着,这一点可与其他肾小球肾炎相鉴别,电子显微镜下局部肾小球基底膜可变薄甚至断裂,可见灶性肾小球硬化和肾小管萎缩。

本综合征须和各种血尿相鉴别,尤其是再发性血尿(IgA 系膜肾病)和 Alport 综合征。如果家系内有肾功能不全者或听力障碍患者,则支持 Alport 综合征的诊断。

【治疗】

本综合征的血尿尚无有效疗法,须进行长期追踪观察。

【预后】

本综合征的肾功能无明显损害,因此预后良好。

第十三节　家族性肾小管吸收葡萄糖、氨基酸缺陷综合征

家族性肾小管吸收葡萄糖、氨基酸缺陷综合征(luder-Sheldon syndrome)即家族性肾小管葡萄糖及氨基酸重吸收缺陷综合征(familial renal tubular defective glucose-amino acid absorption syndrome),又称 Luder-Sheldon 综合征,是一种常染色体显性遗传病,以糖尿、氨基酸尿、尿中无磷酸盐为特征。

【病因】

本综合征病因未明。属遗传性疾病,其遗传方式为常染色体显性遗传。

【临床表现】

男女均可发生,婴儿期即开始发病,生长迟缓,由于肾小管功能缺陷,过多的氨基酸由尿中排出,葡萄糖、果糖及蛋白质同时亦排出。患儿常有中度佝偻病。但无低盐及低血钙表现。

【诊断】

根据临床表现及尿液检查发现大量氨基酸、糖尿,可考虑诊断。根据无高磷酸盐尿、无低血钾及低血钙,可与 Fanconi 综合征等类似综合征相鉴别。

【治疗】

治疗可用营养丰富的饮食,补充氨基酸,静脉输入复方氨基酸溶液等,常有良好的治疗效果。

【预后】

本综合征预后良好。

第十四节　巨大膀胱-巨大输尿管综合征

巨大膀胱-巨大输尿管综合征(megacystis-megaureter syndrome)又名巨大膀胱并发巨大输尿管征。并有人认为巨大膀胱或巨大输尿管应作为各自独立疾病来诊断。1973 年 Alken 最早报道。1977 年日本同村信夫对诊断本综合征的条件作了进一步概括。

【病因】

同村信夫认为:①先天性;②双侧输尿管扩张;③膀胱扩张;④不可逆性;⑤无下尿路梗阻;⑥无神经源性膀胱;⑦无排尿障碍。目前随着检查技术的进步,发现扩张的膀胱亦有可逆性的病例,输尿管扩张亦为可逆性。关于无下尿路梗阻的观点,目前亦发现了梗阻所在。

【临床表现】

尿路感染的反复发作及抗生素治疗不易痊愈为本综合征的重要表现。尿培养有致病菌生长。膀胱造影:可见膀胱扩张和输尿管反流。静脉分泌性造影:可见膀胱和输尿管巨大扩张。膀胱压测定较正常为高。

【诊断】

根据临床上出现反复发生尿路感染,结合静脉分泌性造影和膀胱造影可做出初步诊断。为了鉴别神经源性膀胱,可使用输尿管肌电图和 X 线电视连续观察证明输尿管的蠕动性,此外还可作膀胱镜检和膀胱造影,证实下尿路梗阻存在与否。

对输尿管和膀胱扩大到什么程度才可诊断,尚无标准。神经源性膀胱与本综合征的鉴别有时相当困难。

【治疗】

(1)积极和交替使用有效的抗生素来控制反复的尿路感染。

（2）两次或三次排尿法，第一次与平常一样排尿，之后隔5~10分钟第二次排尿，最后再隔数分钟第三次排尿。这样的排尿法可使反流入输尿管及肾盂的尿液尽量排空，以免尿液滞留引起尿路感染的反复发作。

（3）乙酰胆碱或 Besacdin 可提高输尿管和膀胱的收缩性。

（4）手术治疗，如扩大的输尿管和膀胱分别作成形术，以防反流。

（5）病情重又暂不能手术者，可先行膀胱造瘘，双侧输尿管皮肤造瘘或膀胱留置导尿管术。

【预后】

儿童期罹患易影响发育，反复尿路感染最终可影响肾功能，因而预后如何，取决于本综合征的病情轻重而不同。

第十五节　巨膀胱-小结肠-肠蠕动不良综合征

巨膀胱-小结肠-肠蠕动不良综合征（megacystis-microcolon-intestinal hypoperistalsis syndrome，MMIHS），是一罕见的综合征，1976年由 Berdon 等首次报道，作者建议用 Berdon 的姓氏命名为 Berdon Syndrome。

【病因】

MMIHS 有家族性发病的特点，经外显子扫描发现患儿平滑肌 γ_2 受体（ACTG2）与本病的发生最为相关。国内学者陶怡菁等报告的2例患儿均为 ACTG2 基因突变所致。基因测序 DNA 第770号为鸟嘌呤（G）变为腺嘌呤（A），导致256号蛋白质从精氨酸（ARG）变为组氨酸（HIS）。ACTG2 基因突变影响了尿道和消化道平滑肌细肌丝的合成，从而影响平滑肌的收缩，甚至丧失收缩能力。

【临床表现】

产前B超可查见胎儿期即有膀胱巨大，生后有明显腹胀，排尿后膀胱B超检查能显示膀胱增大。可有腹泻、尿路感染，钡灌肠可发现有巨结肠。易发生肠麻痹性粘连性肠梗阻，需手术松解且易复发。肠活检提示神经节发育不良。术中可见巨大膀胱、细小结肠等大体器官异常。

【诊断】

根据临床膀胱扩张、结肠细小，反复出现麻痹性肠梗阻，结合B超和手术探查所见，临床可得出诊断并可与全结肠型巨结肠、巨结肠类缘病、肠闭锁、尿道发育不全、梅干腹综合征等相鉴别。

肠活检及基因测序可明确诊断。

【治疗】

目前尚无对因治疗方法，临床症状体征明显，喂养困难，生长发育障碍，甚至出现麻痹性粘连性肠梗阻者，需手术松解，选择较好肠段造瘘，间歇或持续导尿，注意营养支持等，对具体病例尽量选择对其合适的治疗方案。国外已有对 MMIHS 行小肠联合移植的报告，但3年存活率仅为50%。

【预后】

适宜的治疗方法和合理的营养支持可延长患儿存活时间，但 MMIHS 是一种预后极差的先天性疾病，治愈无望，只能延长生存时间，至于产前诊断是否中止妊娠尚无统一意见。因难以进行创伤性胎儿肠活检，出生前尚不能确切诊断。尚受伦理等因素等影响。

第十六节　慢性肾炎综合征

慢性肾炎综合征（chronic glomerulonephritis syndrome）即慢性肾小球肾炎，各类肾小球肾炎病程超过一年，伴有不同程度的肾功能不全和（或）持续性高血压者，预后较差的肾小球肾炎称之为慢性肾小球肾炎。其共同的组织病理学特征均有肾小球玻璃样变、纤维硬化及萎缩。慢性肾炎可以进展缓慢而隐匿，长期不被发现；亦可进展到肾炎终末期而死于尿毒症，本综合征在儿科较为少见，分为原发性、继发性和遗传性三类。继发性肾炎常继发于全身性疾病，如系统性红斑狼疮、结节性多动脉炎、过敏性紫癜、肺-肾出血综合征、糖尿病等。遗传性慢性肾炎有 Alport 综合征、甲髌综合征等。慢性肾炎是慢性肾功能衰竭最常见的原因。根据

Habib 和 Giomantonio（1977）较大量的病例统计,26%~36%的慢性肾功能衰竭是由此综合征引起。

【病因】

本综合征的病因及发病机制均不明,病理改变可有多种不同类型,儿科常见者有以下几种。晚期均发展为不同程度的肾小球玻璃样变、纤维硬化而丧失功能。

（1）膜增殖性肾小球肾炎:表现为肾小球系膜细胞增殖,基膜内、内皮细胞下、上皮细胞下可有沉积物,内含 IgG、C_3、备解素等,以致肾小球毛细血管壁增厚,管腔狭窄或闭塞。由于血清中常示持续补体 C_3 降低,故又称之为持续低补体血症性肾炎,临床表现为肾炎或肾炎型肾病综合征,最终多发展为终末期肾功能衰竭。

（2）局灶性节段性肾小球硬化:初期病变仅累及近髓质区的肾小球,其余肾小球正常。病变逐渐蔓延至皮质肾小球,并出现肾功能不全及高血压。临床表现为肾病综合征。

（3）膜性肾病:病变为肾小球基膜增厚伴上皮细胞下大量沉积物,基膜呈钉突样突起或呈链环状包围沉积物。沿肾小球毛细血管襻有 IgG、C_3 呈颗粒状沉积。临床表现为肾炎或肾炎型肾病综合征。小儿预后优于成人,约 10%发生慢性肾功能不全,但很少发展至终末期肾功能衰竭。

（4）其他型:如弥漫性增殖性肾小球肾炎、IgA 系膜性肾病等均可发展为慢性肾炎。

【临床表现】

1. 起病及临床表现类型 本综合征起病、病情轻重及病程经过均不一致,可有不同的方式。

（1）起病表现为肾炎或肾病综合征,病情有时缓解,有时加剧,在感染或劳累后可急性发作。病程迁延至 1~2 年或数年、数十年后发展至慢性肾功能不全终末期。

（2）起病隐匿,病程进展缓慢而不被发觉,偶尔在检查中发现高血压或血尿及蛋白尿,进一步检查时方确诊。

（3）以严重贫血、乏力、生长发育迟缓等而就诊,检查时已有明显氮质血症。

2. 慢性肾功能不全的分期 在慢性肾炎病程中,肾功能可处于不同阶段。

（1）肾功能不全代偿期:此时肾小球滤过率已降低,内生肌酐清除率降至正常值的 50%,其他肾功能检查如尿浓缩功能、酚磺酞排泄率等亦减退,但尚未出现氮质血症,血清尿素氮及肌酐值正常。

（2）肾功能不全期:内生肌酐清除率低于正常值的 50%,其他肾功能进一步减退,血清肌酐大于 176μmol/L（2mg/d）,尿素氮增高并出现一些临床症状,如疲乏、不安、胃肠道症状、皮肤瘙痒等。

（3）尿毒症期:血尿素氮大于 21.4mmol/L（6mg/dl）,常伴代谢性酸中毒,出现明显的尿毒症表现,如精神食欲不振、面色苍白、乏力、骚动不安或嗜睡;消化道症状,如恶心、呕吐、腹痛、腹泻;心血管系症状,如高血压、循环充血、心包炎;呼吸系症状,如胸膜炎、肺水肿、肺出血;神经系症状,如意识障碍、肌肉颤动、抽搐等;血液系症状,如严重贫血、出血等。同时可伴有水、电解质失衡。此时常呈多尿、夜尿,尿比重低而且固定。

本综合征应与先天性肾发育不全、畸形伴或不伴感染、慢性泌尿道感染,尤其是肾盂肾炎、继发性和遗传性肾炎等疾病鉴别。在慢性肾炎急性发作时应与急性肾炎相鉴别。

【诊断】

（1）尿检查:轻到中度蛋白尿,尿蛋白为非选择性,晚期病例尿蛋白反可减少,可见各种管型,多数为细胞管型,晚期可见颗粒管型或蜡样管型,血尿为镜下血尿或肉眼血尿。

（2）尿纤维蛋白降解产物（FDP）阳性率为 68%,慢性肾炎普通型为 27%,肾病综合征型为 42.3%。终末期尿毒症为 73.7%。

（3）尿蛋白聚丙烯酰胺凝胶电泳:混合型蛋白尿的出现对各种肾小球肾炎有较大的鉴别诊断意义,据北京大学医学院附属一院儿科的观察,较重的慢性肾炎几乎全部属此型蛋白尿。在肾炎性肾病、单纯性肾病、急性肾炎和迁延性肾炎,此型所占的百分率为 577%、7.4%和 8.3%。

（4）C_3、尿 IgM 在慢性肾炎较重类型排出量明显高于迁延性肾炎及单纯性肾病。

（5）肾功能检查:早期肾功能不全表现为肾小球滤过率下降, PSP 排泄和尿浓缩功能减退。肌酐清除率降低至正常值的 56%时,血肌酐和血尿素氮才开始升高,因此早期测定血肌酐及血尿素氮并不能正确反映肾功能,应测定内生肌酐清除率,无溶质水清除率 CH_2O,其计算公式:$CH_2O=Uvol(1-Uosm/Sosm)$,CH_2O 为无溶质水,即不含溶质的水,Uvol 为排出尿量(ml/h),Uosm 和 Sosm 分别为尿、血渗透压。CH_2O 正常值-70±54ml/h,当尿液为高渗时(Uosm>Sosm),CH_2O 清除率为负值;低渗时(Uosm<Sosm),CH_2O 为正值;等渗时,CH_2O 为零。CH_2O 为负值时,表示肾脏有浓缩能力;为正值时,浓缩功能低下或丧失。CH_2O 趋于零是肾功能衰竭的灵敏指标。

(6)晚期尿比重固定在 1.010 左右,常伴有酸中毒及尿毒症的临床表现。

【治疗】

(1)去除已知的病因,避免剧烈活动,积极控制感染。

(2)激素和免疫抑制剂,大多数局灶性肾小球硬化对激素耐药,仅部分敏感。膜性增殖性肾小球肾炎用激素长程疗法有一定疗效。膜性肾病应用激素及免疫抑制剂可使病情缓解,但因膜性肾病有部分病例可自动缓解,尤其较轻病例。因此有人主张只在可能发生肾功能衰竭者采用,一般病例则不用。

(3)抗凝药物:如肝素、华法林、苯茚二酮与环磷酰胺及双嘧达莫联合应用,曾有人报道对治疗膜性增殖性肾炎有一定疗效,但由于缺乏严格科学性对照,且抗凝药物治疗容易并发出血,因此并未广泛采用。

(4)非肾上腺皮质激素抗感染性药物:较常用的有吲哚美辛,用量 25~50mg,每天 3 次,但仅改善临床症状,而肾脏病理变化并未好转,停药后病情又复发,且长期使用有胃肠道出血、穿孔和氮质血症,目前一般不主张用。双嘧达莫 5~10mg/(kg·d),有减少蛋白尿的作用,日本学者报道较多,但对血尿无明显疗效。

(5)发展为尿毒症时需长期或间歇透析治疗。近年对小儿终末期肾功能不全采用肾移植术,成功率已日益提高。

【预后】

本综合征预后较差。

第十七节　梅干腹综合征

梅干腹综合征(prune-belly Syndrome)即(Froelich syndrome,FS),是 Froelich1839 年报道的腹壁肌层缺损、隐睾和尿路畸形的一组三联征群。活婴中男性为主(女性仅占 5%),发生率为 1/29 000~1/50 000。

【病因】

FS 病因至今未明。可能为染色体隐性遗传,与 45XO 染色体重组有关。有学者认为胚胎期尿路梗阻或功能异常,导致尿路扩张,从而致腹胀、腹部发育缺损。另有学者认为原始中胚层发育障碍造成腹壁和尿道发育障碍。Stephen 和 Gupta 的研究结果认为本综合征病因是中胚层中部发育异常所致。Reinberg 等认为致畸物使中胚层侧板发育异常。

在胚胎第 6~10 周 wolffian 管与尿道前列腺部和膜部连接异常造成输尿管芽过度膨胀。尿道前列腺的囊泡扩张导致膀胱三角区增宽、巨输尿管、后肾发育不良,输尿管异位则导致继发性肾发育不良。

【临床表现】

(1)泌尿生殖系统畸形(包括膀胱、尿道、输尿管畸形),肾功能减退或肾功能衰竭。

(2)腹壁肌肉缺损。

(3)睾丸:双侧隐睾,精原细胞减少,间质细胞发育不良,睾丸可有恶性病变。

(4)泌尿生殖系统外畸形:65%~73%的患儿有胃肠道畸形、心血管畸形、足部和髋关节脱位畸形等。

【治疗】

(1)部分畸形的手术矫治。

(2)胚胎期分流术:膀胱膨大、输尿管扩张者可行膀胱羊膜腔分流术。

【预后】

本综合征临床畸形的程度和病情有非常大的差异,总体预后不良,严重者生后数日内死亡,大多出现肾功能不全,甚至肾功能衰竭,轻症者儿童期仍可保持良好的肾功能。

第十八节 尿道-眼-关节综合征

尿道-眼-关节综合征(urethro-oculoarticular syndrome)又称 Reiter 综合征、脓溢性特发性关节炎、尿道-关节炎、性病性关节炎、结合膜尿道滑膜综合征、Fiessinger-Leroy-Reiter 综合征、肠性多关节炎、Ruhr 综合征、Waelsch 综合征等。1916 年由 Reiter 首次报告,最早曾被称为"关节炎-螺旋体病",以后又与"淋病性关节炎"混淆,现知其为一独立综合征,与淋病无关。本综合征是以尿道炎、眼结合膜炎、关节炎三大主征为特点的疾病。国内 1983 年起也陆续有病例报告。

【病因】

本综合征病因未明,过去曾推测有诸多因素与之有关。近年则认为是在遗传背景感染诱发的免疫失调所致,与细菌、病毒、支原体、衣原体等感染有关。1973 年发现本综合征的发生与人类组织相容性抗原(HLA-B$_{27}$)有密切关系。示个体遗传与对环境引起疾病的易感性有关;也可说明为何人群在受到同一种或多种感染后仅少数人发生本综合征。本综合征病前多有腹泻,又似与肠道感染有关。尚发现本综合征患者有高丙种球蛋白血症、C-反应蛋白阳性、血沉快等特点,推测自身免疫反应在发病机制中有一定作用。

本综合征病理学上皮肤损害与脓疱性牛皮癣相似,可有重度角化不全,海绵状脓疱样改变。

【临床表现】

本综合征多见于 20~40 岁男性。学龄儿童亦有本综合征的报告。本病前多有肠道感染史,继而出现典型的三联症状。

(1)尿道炎:常为三联症的首发症状,表现轻重不一,可以轻至未被注意而重则有严重排尿疼痛、血尿、脓尿排出。可有环状龟头炎发生。尿路症状呈一过性,可自愈。

(2)眼结膜炎:约 50% 以上病例有此症状,常在尿道炎后 10 天左右出现,症状也轻重悬殊,可以单纯充血至有脓性分泌物,流泪、畏光,呈急性结膜炎表现。偶伴有虹膜炎及角膜炎。可在 1~3 周内自愈。

(3)关节炎:为三联症最主要的一个。呈对称性或不对称性,可累及膝、踝、跖、趾骨间关节以及上肢的肩、指指、指掌等关节,偶见于腕关节,发病关节有红肿、热感、疼痛、活动受限制等关节症状,病程迁延,多有突发。受累关节附近的肌肉可出现萎缩,严重者而致关节畸形。

(4)其他:三联症状在腹泻之后随之发生,单独出现或同时发生,常隔 2~3 周或更晚些。病后可有发热,热型不规则。尚有表现出精神萎靡、多汗、食欲不振、全身无力。个别有皮肤损害,局限性或全身性的皮肤角化、脓疱疮等病变,口腔黏膜损害,常与关节炎伴随发生或其后发生。

(5)实验室检查:有白细胞增高、血沉增快、抗链球菌溶血素"O"不高、血清总补体升高、类风湿因子阴性,C-反应蛋白阳性,血清免疫球蛋白(IgG、IgA、IgM)、肝功能半数可异常,HLA-B$_{27}$ 阳性率可达 60%~80%。

【诊断】

根据以上发病特点,三大主征并存诊断不难。如三大主征先后短时间内出现亦应考虑本综合征,如有两大主征也应怀疑是否为不全型的 Reiter 综合征。关节炎症突出时常误诊为化脓性关节炎或风湿热。怀疑时可行关节腔穿刺抽取滑液检查。本综合征滑液呈类风湿关节炎变异型特点:外观柠檬色,云雾状,黏蛋白凝块易碎,白细胞(5000~25 000)×10^6,中性粒细胞为 75%,涂片及培养无细菌生长。

诊断时宜排除风湿、类风湿病,青少年及成人患者尚应排除淋病性尿道炎、淋病性结合膜炎,则对诊断本综合征更为肯定。

X 线检查多数病例关节无变化,个别可有早期皮质侵蚀,骨膜下新骨形成和关节破坏,随后呈骨质疏松。

【治疗】

可用抗生素控制常见病原,以及其他非甾体类抗感染药,如保太松、吲哚美辛等和金制剂等,而阿司匹林、水杨酸类治疗效果不显著,严重的全身炎症反应者以激素疗效较佳,部分患儿可对靶关节作关节腔内注射治疗。也可根据患儿免疫功能测定状况,分别给予丙种球蛋白、转移因子、左旋咪唑等药物。对皮肤、眼、外阴、关节等症状可采取相应对症处理。

本综合征症状可自发缓解。眼结合膜炎常持续 5~10 天,偶至 1 个月。常单侧复发。关节炎则持续数月以上,常复发而导致关节强硬,发展为强直性关节炎。并发症可有心肌炎、心包炎、主动脉瓣膜损害、心传导阻滞、肺部浸润、青光眼、血栓性静脉炎等。

国内有报道甲氨蝶呤类药物使用有效,最近的报道采用生物制剂——肿瘤坏死因子,为本综合征治疗提供了新的选择。其效果有待临床进一步研究证实。

【预后】

本综合征预后尚好,多数儿童呈自限性过程,少数会造成畸形。

第十九节 膀胱过度活动综合征

膀胱过度活动综合征(overactive bladder syndrome, OABS)又称膀胱过度活动症、膀胱不稳定、不稳定膀胱等,是 2002 年由国际尿控协会(International Continence Society, ICS)提出的新诊断病名及具体概念。其主要表现为尿急、尿频和夜尿,伴或不伴有急迫性尿失禁,而无泌尿系统感染。有资料表明学龄儿童中患病率为 17.8%,韩国 5~13 岁儿童患病率为 16.59%。本综合征另一特点是与性别相关,女孩患病高于男孩,儿童随年龄增长呈下降趋势,与成人相反。我国目前尚无相关流行病学资料。

【病因】

(1)膀胱感觉过敏:当膀胱容量较小时(一般<100ml)即出现初始尿急,称为膀胱感觉过敏。某些相关物质直接或间接刺激传入神经纤维感受器,如尿道上皮组织等激活传入神经到达神经中枢,最后发生排尿反射。国内学者丰水强等研究提示,参与介导膀胱感觉的瞬时受体电位香草酸亚型 1(tansient receptor potential, TRPV1)过度表达是重要的膀胱感觉致敏因素之一。

(2)逼尿肌不稳定:储尿期逼尿肌异常收缩引起相应的临床症状,这种逼尿肌不稳定由非神经源性因素导致。实验研究证实膀胱内 Cajar 间质细胞具有起搏样功能,此乃膀胱兴奋的起源和调控枢纽。

(3)盆底肌及尿道功能异常:当脑干脑桥储尿中枢受刺激引起尿道外括约肌运动神经元连续不断的发射冲动,引起盆底肌肉收缩,进而增加尿道内压力。这一过程失去正常功能,可出现急性尿性尿失禁。

(4)其他因素:精神行为异常、激素代谢失调亦可造成尿失禁。Lai 等的研究提示精神压力水平和尿失禁之间存在正相关关系。

【临床表现】

(1)尿频。

(2)尿急。

(3)急迫性尿失禁。

【诊断】

OABS 的诊断,根据第三届国际尿失禁咨询委员会 2004 年制定的规则,诊断包括:①完整和全面的病史;②直接的体格检查;③适当的辅助检查;④必要的选择性检查等资料综合评价。

1. 病史

(1)尿频:目前尚无儿童尿频的定义标准。以成人排尿次数日间超过 8 次,夜间多于 2 次,每次尿量小于 200ml,定义为尿频。

(2)尿急:是一种主观的难以控制延迟的强烈的排尿欲望。

(3)急迫性尿失禁:定义为与尿急相伴随或尿急立即出现的尿失禁现象。

应详细询问排尿间隔时间、每次尿量及 24 小时尿量、饮水量、排尿前后有何感觉、有无排尿困难、是否伴有便秘、主观意念能否控制排尿欲望、有无泌尿生殖系统疾病及诊疗史、有无心理因素和家族史等。综合上述尿频、尿急和急迫性尿失禁,收集全面完整的病史,此乃诊断的最主要依据。

2. 体格检查

(1)男孩泌尿生殖系统:有无包皮过长或包茎、尿道口红肿及清洁状况。

（2）女孩：外阴有无尿布疹、阴唇粘连、分泌物等，以及尾骶部有无皮毛窦等。

3. 辅助检查

（1）尿常规：除外感染性因素。

（2）尿培养：排除泌尿道感染。

（3）血生化：排除肾脏疾病、代谢性疾病（糖尿病等）。

（4）泌尿系外科检查：尿流率测定以排除下尿路梗阻。

（5）泌尿系超声（包括残余尿量测量）检查：排除泌尿系畸形、结石、积水、肾外形及位置、输尿管有无扩张、膀胱容量大小等。

4. 选择性检查　怀疑某种病变时需完成以下检查。

（1）病原学检查（尿液、前列腺液、尿道和阴道分泌物）。

（2）细胞学检查（疑尿路上皮肿瘤者需作尿液细胞学检查）。

（3）腹部平片 KUB、CT、MRI、泌尿系内腔镜检查等。

（4）影像尿动力学检测：此项检查可作为 OABS 诊断的金标准，对此国内外尚存争议，但我国 OABS 诊断指南中将此项检查做可选检查项目之一。

【治疗】

目前因 OABS 的病因尚未明确，故在治疗方面尚无病因治疗方案，仅限缓解症状的治疗而已。

2014 年版 OABS 诊断治疗指南中，在治疗上提出首选治疗和可选择治疗两类。

1. 首选治疗

（1）行为疗法：生活方式的改变、膀胱训练、盆底肌训练、生物反馈等。生活方式的改变，不吃辛辣和刺激性食物，忌饮咖啡和碳酸饮料，保持大便通畅，控制总体饮水量，养成定时定量饮水的习惯。

（2）膀胱功能训练：保持心态平静，进行自我激励，逐渐延长排尿间隔时间，增加每次排尿量。做缓慢深呼吸，放松膀胱，转移注意力，降低膀胱敏感性。

（3）盆底肌训练：盆底有一群肌肉，若经反复锻炼可提高这群肌肉的张力，增强力度后可对抗逼尿肌非抑制性收缩。从而增强控制尿急的能力，训练方法是提肛动作，提缩肛门 10 秒，放松肛门 10 秒，周而复始，每日 2~3 次，每次做上述训练 20~30 次。

2. 药物治疗

（1）抗胆碱能药物：①托特罗定《中国泌尿外科疾病诊断治疗指南》推荐为治疗本病的一线药物，临床应用最广泛的药物，它是一种竞争性抗毒蕈碱药物，对膀胱逼尿肌具有高选择性，通过阻断 M_2 和 M_3 受体与乙酰胆碱的结合，起到抑制逼尿肌不自主收缩，调节膀胱容量，改善膀胱功能作用，从而缓解本综合征患者的尿频尿急；常用缓释型 4mg，每日一次口服，依从性好，副反应少；②琥珀酸索利那新，为新一代选择性 M 受体拮抗剂，2004 年欧洲首先上市，2009 年进入中国，此药已被国内外权威指南推荐为治疗本综合征的一线药物，该药对平滑肌上的 M 受体有高选择性，其作用是通过拮抗 M 受体，抑制膀胱逼尿肌非自主性收缩，且不影响膀胱的自主收缩，起到改善膀胱逼尿肌在储尿期的稳定性，改善患者尿频尿急等临床症状，口服常用剂量为 5~10mg/d，其疗效优于托特罗定，副反应有口干、便秘、视物模糊等，但发生率较低；③奥昔布宁（快速释放型）[oxybutynin-immediate release（OXY-IR）]是首个用于治疗本综合征的药物，由于其半衰期短暂，需频繁服药，而且患者难以坚持而弃用，针对其口服不良反应较多，先后研发了奥西布宁渗皮凝胶剂和渗皮贴。

口服药物是本病治疗的最基本方法，亦是患者易于接受的方法。其中最常用效果好的是抗胆碱能药物。

除上述介绍的三种药物外，尚有弗斯特罗定、曲司氯胺等。

（2）其他药物：除抗胆碱能药物外，尚可选择镇静抗焦虑钙通道阻滞剂、前列腺素合成抑制剂（吲哚美辛）等。肾上腺素受体阻滞剂则用于进展性的新措施。

以上药物在成人应用较少，应适量用药，由于经验有限，药物选择和剂量掌控上更需慎重。

除药物治疗外，还有骶神经电刺激神经调节、胫神经电刺激、DFL14817（一种强效选择性 TRPM8 拮抗剂）、针灸、中药和外科手术等可行的治疗方案。目前多采用联合疗法以解除患者的疾病痛苦。

【预后】

本综合征有相应治疗,预后尚好。

第二十节　膀胱-输尿管反流综合征

膀胱-输尿管反流综合征(vesico-ureteral reflux syndrome VURS),又名 Innes Williams 综合征,系由许多原因引起的尿液由膀胱向输尿管甚至肾盂逆流,并造成上行性尿路感染的综合征。

1893 年 Pozzi 最早发现输尿管远端反流并引起肾盂扩张的病例。1924 年 Bumpus 作 1 036 例膀胱造影后得出的结论是:正常成人无反流现象,反流者均属病理状态。1930 年 Campell 观察到正常儿童约有 12%的反流现象。

多数学者认为反流现象已继先天畸形、狭窄、外伤、结石、异物、感染、肿瘤、神经源性膀胱等 8 大病因之后成为第 9 位泌尿系疾患的病因。

【病因】

膀胱-输尿管反流综合征简称反流,是指尿液非生理性的自膀胱反流入输尿管、肾盂。正常人有一防止反流的生理结构和机制,即于输尿管膀胱连接部(ureterovesical junction)有类似瓣膜的功能,可起到防止尿液反流的作用。当类似瓣膜的功能不全时即可发生反流。

机体抗反流机制包括输尿管、膀胱和上述的输尿管膀胱连接部。在输尿管膀胱连接部,输尿管斜行伸入膀胱后,穿过逼尿肌,其中一段较长的部分被逼尿肌肌肉包裹,远端则位于膀胱内黏膜下,双侧输尿管的肌层呈互相交织状态延伸至膀胱三角区。输尿管由不规则螺旋形肌纤维构成,其正常蠕动时可产生 4.0kPa(40cmH$_2$O)的压力,推动尿液流向膀胱,膀胱具有一定的伸展性。不断接受由输尿管输送来的尿液,并保持膀胱腔内的低压状态,可阻止尿液后退和反流。当膀胱充盈时,伸入膀胱后段的输尿管受挤压而关闭(即类似瓣膜功能),如此可防止尿液的反流。在正常组织结构上,位于膀胱后的输尿管要达到一定的长度,其与输尿管管腔直径要达到 1:5,具备这两个条件方能起到抵抗反流作用。

反流既有先天性结构缺陷,又有后天性炎症、外伤等因素所致。

造成反流的因素有先天性反流因素和后天性反流因素两大类,即分为原发性及继发性两种,原发性主要为膀胱三角肌先天性脆弱,以及输尿管解剖上的各种异常;继发性则为膀胱内伤、结核及非特异性炎症引起。

反流还与膀胱排空功能紊乱有关,有一种称为功能失调性排出综合征(dysfunctional elimination syndrome, DES),这种综合征的患儿在膀胱收缩时,盆底肌和外括约肌不适当收缩,导致排尿压增加或无效排尿而至膀胱内压增高,容易造成反流。

炎症可导致 VUR,但与膀胱三角肌发育不成熟有关。2 岁以前有尿路感染者, 45%有反流,而大女孩只 20%有反流。反流可致肾、输尿管积水及发育停止,感染反复持久地存在,可引起肾瘢痕性萎缩,乃至肾功能不全、肾性高血压。现已证明在无细菌感染的 VUR 中,反流尿液的反流压力,也可引起肾瘢痕性萎缩。5%~15%VUR 患者可出现肾内反流,即尿液从肾盂经由肾乳头的肾直小管,沿集合管口上行散布,引起肾内炎症及肾损伤,亦称为"反流性肾病"。

【临床表现】

(1)反复发作及难以控制的尿路感染。

(2)尿常规:可有蛋白、红细胞、脓尿,亦可出现血尿。

(3)中段尿培养可发现致病菌,菌落计数亦异常。

(4)反复持久存在的 VUR,后期可出现肾性高血压及肾功能不全。

原发性 VURS 常见的三种情况表现为:①反复泌尿道感染(UTI)后,常见 VURS,特别是年幼儿,婴儿发生率可达 46%;②胎儿肾积水者出生后男婴更多见有 VURS,男婴反流的级别明显高于女婴;③女性患者的姐妹中 VUR 发生率较高。阳性患儿中 75%无症状,且级别较低。肾损害明显低于先证者。

合并功能失调性排出综合征的患者,可表现为尿急、尿频或排尿次数减少,甚至可表现为白天尿床、大便失禁或便秘。

【诊断】

出现伴有反复发作或持续不愈的尿路感染时,即应考虑本综合征。

临床疑有 VURS 可能者应选择性做下列检查以尽早确诊。

(1)超声波检查(可取代静脉肾盂造影):若见输尿管、肾盂扩张,提示有反流的存在。

(2)排尿性膀胱尿道造影(voiding cystourethrogram,VURG):是一种侵入性的诊断操作,需插管且有放射性暴露。但此法可将反流分级,评估上下尿道解剖结构,是确诊 VURS 无可替代的金标准。

(3)放射性核素检查:免除插管的痛苦,方法简便,接受的辐射量较低,可同时了解肾功能、有效血流量及肾显像。适用于患儿的随访,确定自然缓解,了解术后结果。

(4)二巯基琥珀酸扫描(dimercaptosuccinie acid,DMSA)是比超声、排泄性尿路造影和计算机扫描(CT)更敏感的方法,是目前公认的诊断肾瘢痕的金标准。

(5)尿流动力学检查:对继发性反流患儿,尤其是神经源性膀胱和后尿道瓣膜者,排尿功能障碍的患儿,进行尿流动力学检查,有助于指导治疗。

(6)磁共振成像(MRI):可诊断肾脏瘢痕,并能鉴别瘢痕和水肿。

(7)生物标记:有无反流性肾病(reflux nephropathy,RN)的存在,可通过生物标记法,若见肾小管上皮细胞及异形红细胞增多,蛋白尿、微量蛋白(尿 β_2-微球蛋白,α_1 微球蛋白,尿白蛋白,视黄醇结合蛋白)以及尿 N-乙酰-γ-氨基葡萄糖苷酶(N-Acetyl-γ-glutamyl-phosphate reductase,NAG)定量排出增多等均可提示早期的 RN,还可帮助诊断肾瘢痕形成的存在。

国际反流研究组(the International Reflux Study in children,TRSC)将反流程度分为五度。

Ⅰ度:反流仅达输尿管。

Ⅱ度:反流至肾盂、肾盏,但无扩张。

Ⅲ度:输尿管轻、中度扩张或迂曲,肾盂轻、中度扩张,但无或轻度穹隆变钝。

Ⅳ度:输尿管中度扩张或迂曲,肾盂、肾盏中度扩张,穹隆角完全消失,但维持乳头形态。

Ⅴ度:输尿管明显迂曲,肾盂、肾盏显著扩张,但多数肾盏失去乳头形态。

临床以反流分度,Ⅲ度以下为轻度反流,Ⅳ度以上为重度反流,确定反流分度,有利于病情估计和预后判断,并可采取有效的治疗措施。

【治疗】

1. 内科治疗

(1)长期抗生素预防热性 UTIS:急性期控制感染后改长期持续小剂量预防服药的方案,药物可选择阿莫西林、甲氧苄啶、头孢霉素等,大于两个月的患儿尚可选用磺胺甲恶唑及呋喃妥因。所谓小剂量是指使用治疗量的三分之一,睡前顿服。预防用药的疗程,依患儿年龄、反流程度、UTI 频度、瘢痕程度酌情决定。有建议用 5~7 年后即使仍有轻度反流,也无须继续服药,亦有主张用至反流消除。基于 1 岁以内患儿的发病率高,多数学者推荐用到 1 岁。

目前鉴于抗菌药物预防应用的有效性、细菌耐药和毒副作用等因素,并作过预防用药和不预防用药两组的对比研究,Ⅰ~Ⅳ级反流患儿两组 UTI 发生频率及肾瘢痕的形成和进展均无差异,因此目前主张 UVRS 患儿不用抗菌药物来预防,而是等待自然缓解。

(2)血管紧张素转化酶抑制剂(angiotensin converting enzyme inhibitor,ACEI)和/或肾上腺素能受体结合剂(adrenergic receptor binder,ARB)类药物:适用于 VURS 患儿表现已有轻度蛋白尿或高血压史,使用后不但可减少尿蛋白、血肌酐,血压及肾小球滤过率保持稳定。

(3)纠正排尿功能异常:对 DES 患儿应建立定时排尿制度,睡前排尿 2 次,尽量排空尿液以减轻膀胱压力;每日饮用足够的水分,促使多次排尿;训练盆底肌的生物反馈;膀胱过度活跃者以抗胆碱能药物(奥昔布宁)口服,每日 3 次,每次 2.5~5mg;鼓励食用高纤维膳食,保持大便通畅,并养成定时大便的习惯,清晨 7:00~9:00 为大肠神经活跃期,为排便最佳时段。如此可减少 UTI 反复,促进 VURS 缓解。

2. 外科治疗   膀胱-输尿管反流综合征的治疗方法存在诸多争议,有学者观察每天使用低剂量抗生素后十年的 3~4 级反流患者仍有一半以上存在反流,双侧反流者 61% 仍存在反流,还存在长期抗菌药物治疗的毒副作用和细菌耐药问题,甚至可出现突破性尿路感染的可能。虽然 1~3 级每年的自愈率为 13%,4~5 级反流者每年仅有 5% 的自愈率。经久不愈的 4~5 级反流患儿考虑外科手术治疗。

(1)男婴儿早期包皮环切可减少 URI 风险。

(2)内镜下注射治疗

目前已成为首选的治疗方法。微创的内镜下注射治疗已成为预防性长期使用抗感染治疗的替代疗法,高级别反流患儿一次性注射治疗有 87% 的成功率。

为达到抗反流的目的,可采用膨化剂如四氟乙烯(teflon, polytef)糊剂、胶原、自体脂肪细胞、软骨细胞或成肌细胞等,注射于输尿管开口下。美国批准适用于儿童的膨化剂仅限 2 种:①聚糖酐/透明质酸(Deflux);②悬溶于水溶液中的固体硅橡胶。植入后长期不消失地保留于原位,这些物质颗粒大,不能进入毛细血管和淋巴管内,故副作用小。纠正 VUR 的近期成功率可达 70%~90%,但有 2 年后复发率有 20% 左右。

(3)腹腔镜手术:经膀胱或膀胱外输尿管再植术,常用膀胱三角区改输尿管再植(cohen)术,成功率 98%。开放性手术纠正 VUR 方法以往是金标准。手术方法有多种,但多主张单侧分步进行,不论何种方式(膀胱内镜、开放式、腹腔镜、机器人)的输尿管再植均可认为是迅速而成功的纠正 VUR 的良好方法,外科手术成功率大于 95%。但是开放性手术创伤性、住院时间长。逐步被腹腔镜手术所替代。

欧洲泌尿协会(European Association of Urology, EAD)2012 年儿童治疗指南,对本病治疗选择的原则如下。

(1)1 岁以内儿童:早期肾脏处于新疤痕的风险更高,所以不论反流级别或有无肾瘢痕或症状,所有诊断为 URTS 的患儿均应立即给予抗菌药物预防。频繁 URT 的患儿外科或内镜是首选的纠正 VUR 的疗法。持续高级别反流(Ⅳ~Ⅴ)考虑外科治疗。

外科治疗的时机和方法尚未统一,原则为:①高级别反流开放性手术较内镜效果好;②热性 UTI、肾脏正常的持续低级别(Ⅰ~Ⅱ)反流尚无足够依据证明外科纠正对其有益。

(2)1~5 岁儿童:所有扩张性反流(Ⅲ~Ⅴ)首选抗生素预防。高级别反流或肾实质异常者,考虑选择外科治疗,所有排便训练后的儿童,均应做 DES 症状的详细调查,如有 DES 可能首先治疗 DES,如家长同意应考虑外科纠正。所有低级别反流,内镜治疗是明智的选择。无症状低级别反流,可选择密切监测而不用抗生素。

(3)一般原则:诊断后先行内科治疗。

UTI 发作和新瘢痕形成者,对不同风险人群,结合级别高低及有无 DES 存在,调整治疗方案。选择最合适的治疗方法,包括内镜和外科干预。肾脏正常有或无 UTI 病史的低级别反流,属低风险人群。如无 DES 可抗生素预防或不用药物,定期随访 UTI,并让家长明白患儿感染的风险。

【预后】

原发性 VURS,随年龄增长,膀胱壁内走行的黏膜下段输尿管长度逐渐延长,肌层发育完善,随着瓣膜作用的增强,反流可自行消除。

对大多数儿童患者无须过多干预治疗。但 VUR 易反复 UTI 及损害肾实质是令人担忧的,为保护肾功能,临床往往会选择内科或外科治疗,这两种治疗方案最终结局并无差异。

Ⅰ~Ⅱ反流的 VUR 五年自然缓解率为 80.6%~91.8%,Ⅲ级单侧反流,小于 2 岁为 70%, 2~5 岁为 30.5%, 5~10 岁为 43.6%,Ⅲ级双侧反流,小于 2 岁为 49.3%, 2~5 岁为 43.6%, 5~10 岁为 12.5%,Ⅳ级单侧反流为 58.5%,双侧反流为 9.9%。

膀胱-输尿管反流综合征(vesico-ureteral reflux syndrome VURS),又名 Innes Williams 综合征,系由许多原因引起的尿液由膀胱向输尿管甚至肾盂逆流,并造成上行性尿路感染的综合征。

早在 1893 年 Pozzi 最早发现输尿管远端反流并引起肾盂扩张的病例。1924 年 Bumpus 作 1 036 例膀胱造影后得出的结论是:正常成人无反流现象,反流者均属病理状态。1930 年 Campell 观察到正常儿童约有

12%的反流现象。

多数学者已认为反流现象已继先天畸形、狭窄、外伤、结石、异物、感染、肿瘤、神经源性膀胱等 8 大病因之后成为第 9 位泌尿系疾患的病因。

【病因】

膀胱-输尿管反流综合征简称反流,是指尿液非生理性的自膀胱反流入输尿管、肾盂。正常人有一防止反流的生理结构和机制,即于输尿管膀胱连接部(ureterovesical junction)有类似瓣膜的功能,可起到防止尿液反流的作用。当类似瓣膜的功能不全时即可发生反流。

机体抗反流机制包括输尿管、膀胱和上述的输尿管膀胱连接部。在输尿管膀胱连接部,输尿管斜行伸入膀胱后,穿过逼尿肌,其中一段较长的部分被逼尿肌肌肉包裹,远端则位于膀胱内黏膜下,双侧输尿管的肌层互相交织状态延伸至膀胱三角区。输尿管由不规则螺旋形肌纤维构成,其正常蠕动时可产生 4.0kPa(40cm-H_2O)的压力,推动尿液流向膀胱,膀胱具有一定的伸展性。在不断接受由输尿管输送来的尿液,并保持膀胱腔内的低压状态,可阻止尿液后退和反流。当膀胱充盈时,伸入膀胱后段的输尿管受挤压而关闭(即类似瓣膜功能),如此可防止尿液的反流。在正常组织结构上,位于膀胱后的输尿管要达到一定的长度,其与输尿管管腔直径要达到 1∶5,具备这两个条件方能起到抵抗反流作用。

反流既有先天性结构缺陷,又有后天性炎症、外伤等因素所致。

造成反流的因素有先天性反流因素和后天性反流因素两大类,即分为原发性及继发性两种,原发性主要为膀胱三角肌先天性脆弱,以及输尿管解剖上的各种异常;继发性则为膀胱内伤、结核及非特异性炎症引起。

反流还与膀胱排空功能紊乱有关,有一种称为功能失调性排出综合征(dysfunctional elimination syndrome, DES),这种综合征的患儿在膀胱收缩时,盆底肌和外括约肌不适当的收缩,导致排尿压增加或无效排尿而至膀胱内压增高,易造成反流。

炎症可导致 VUR,但与膀胱三角肌发育不成熟有关。2 岁以前有尿路感染者, 45%有反流,而大女孩只有 20%反流。反流可致肾、输尿管积水及发育停止,感染反复持久地存在,可引起肾瘢痕性萎缩,乃至肾功能不全、肾性高血压。现已证明在无细菌感染的 VUR 中,反流尿液的反流压力也可引起肾瘢痕性萎缩。5%~15%VUR 患者可出现肾内反流(intr-arenal reflux),即尿液从肾盂经肾乳头的肾直小管,沿集合管口上行散布,引起肾内炎症及肾损伤,亦称为"反流性肾病"。

【临床表现】

1.尿路感染 反复发作及难以控制

2.尿常规:可有蛋白、红细胞、脓尿,亦可出现血尿。

3.中段尿培养 可发现致病菌,菌落计数亦异常。

4.反复持久存在的 VUR 后期可出现肾性高血压及肾功能不全。

原发性 VURS 常见的三种情况表现为:①反复泌尿道感染(UTI)后,常见 VURS,特别是年幼儿,婴儿发生率可达 46%;②胎儿肾积水者出生后男婴更多见有 VURS,男婴反流的级别明显高于女婴;③女性患者的姐妹中 VUR 发生率较高。阳性患儿中 75%无症状,且级别较低。肾损害明显低于先证者。

有合并功能失调性排出综合征的患者,可表现有尿急、尿频或排尿次数减少,甚至可表现有白天尿床、大便失禁或便秘。

【诊断】

出现伴有反复发作或持续不愈的尿路感染时,即应考虑本综合征。

临床疑有 VURS 可能者应选择性做下列检查以尽早确诊。

1.超声波检查(可取代静脉肾盂造影) 若见输尿管、肾盂扩张,提示有反流的存在。

2.排尿性膀胱尿道造影(voiding cystourethrogram , VURG) 是一种侵入性的诊断操作,需插管且有放射性暴露。但此法可将反流分级,评估上下尿道解剖结构,是确诊 VURS 的无可替代的金标准。

3.放射性核素检查 免除插管痛苦,方法简便,接受的辐射量较低,可同时了解肾功能,有效血流量及肾显像。适用于患儿的随访,确定自然缓解,了解术后结果。

4. 二巯基琥珀酸扫描（dimercaptosuccinie acid，DMSA）　是比超声、排泄性尿路造影和计算机扫描（CT）更敏感的方法，是目前公认的诊断肾瘢痕的金标准。

5. 尿流动力学检查　对继发性反流患儿，尤其是神经源性膀胱和后尿道瓣膜者，排尿功能障碍的患儿，进行尿流动力学检查，有助指导治疗。

6. 核磁共振成像（MRI）　可诊断肾脏瘢痕，并能鉴别瘢痕和水肿。

7. 生物标记　有无反流性肾病（reflux nephropathy，RN）存在，可通过生物标记法，若见肾小管上皮细胞及异形红细胞增多，以及蛋白尿，微量蛋白（尿 β_2-微球蛋白，α_1 微球蛋白，尿白蛋白，视黄醇结合蛋白）以及尿 N-乙酰-γ-氨基葡萄糖苷酶（N-Acetyl-γ-glutamyl-phosphate reductase，NAG）定量排出增多等均可提示早期的 RN，还可帮助诊断肾瘢痕形成的存在。

国际反流研究组（the International Reflux Study in children，TRSC）将反流程度分为五度。

Ⅰ度：反流仅达输尿管。

Ⅱ度：反流至肾盂、肾盏，但无扩张。

Ⅲ度：输尿管轻、中度扩张或迂曲，肾盂轻、中度扩张，但无或轻度穹隆变钝。

Ⅳ度：输尿管中度扩张或迂曲，肾盂、肾盏中度扩张，穹隆角完全消失，但维持乳头形态。

Ⅴ度：输尿管明显迂曲，肾盂、肾盏显著扩张，但多数肾盏失去乳头形态。

临床以反流分度，Ⅲ度以下为轻度反流，Ⅳ度以上为重度反流，确定反流分度，有利于病情估计和预后判断，并可采取有效的治疗措施。

【治疗】

1. 内科治疗

（1）长期抗生素预防热性 UTIS：急性期控制感染后改长期持续小剂量预防服药的方案，药物可选择阿莫西林、甲氧苄啶、头孢霉素等，大于两个月患儿尚可选用磺胺甲噁唑及呋喃妥因。所谓小剂量是指使用治疗量的三分之一，睡前顿服。预防用药的疗程，依患儿年龄、反流程度、UTI 频度、瘢痕程度酌情决定。有建议用 5~7 年后即使仍有轻度反流，也无须继续服药，亦有主张用至反流消除。基于 1 岁以内患儿的发病率高，多数学者推荐用到 1 岁。

目前鉴于抗菌药物预防应用的有效性、细菌耐药和毒副作用等因素，并作过预防用药和不预防用药两组的对比研究，Ⅰ-Ⅳ级反流患儿两组 UTI 发生频率及肾瘢痕的形成和进展均无差异，因此目前主张 UVRS 患儿不用抗菌药物来预防，而是等待自然缓解。

（2）血管紧张素转化酶抑制剂（angiotensin converting enzyme inhibitor，ACEI）和/或肾上腺素能受体结合剂（adrenergic receptor binder，ARB）类药物：适用于 VURS 患儿表现已有轻度蛋白尿或高血压史，使用后不但可减少尿蛋白，血肌酐，血压及肾小球滤过率保持稳定。

（3）纠正排尿功能异常：对 DES 患儿应建立①定时排尿制度，睡前排尿 2 次，尽量排空尿液以减轻膀胱压力；②每日饮用足够的水分，促使多次排尿；③训练盆底肌的生物反馈④膀胱过度活跃者以抗胆碱能药物（奥昔布宁）口服，每日 3 次，每次 2.5~5mg；⑤鼓励食用高纤维膳食，保持大便通畅，并养成定时大便习惯，以晨 7：00~9：00 为大肠神经活跃期，为排便最佳时段。如此可减少 UTI 反复，促进 VURS 缓解。

2. 外科治疗　膀胱-输尿管反流综合征的治疗方法存在诸多争议，有学者观察每天使用低剂量抗生素后十年的 3~4 级反流仍有一半以上存在反流，双侧反流者 61%仍存在反流，还存在长期抗菌药物治疗的毒副作用和细菌耐药问题，甚至可出现突破性尿路感染的可能。虽然 1~3 级每年的自愈率为 13%，4~5 级反流者每年仅有 5%的自愈率。经久不愈的 4~5 级反流患儿考虑外科手术治疗。

（1）男婴儿早期包皮环切可减少 URI 风险。

（2）内镜下注射治疗：目前已成为首选治疗方法。微创的内镜下注射治疗已替代预防性长期使用抗感染治疗的替代疗法，高级别反流患儿一次性注射治疗有 87%的成功率。

为达到抗反流目的，可采用膨化剂如四氟乙烯（teflon，polytef）糊剂、胶原、自体脂肪细胞、软骨细胞或成肌细胞等，注射于输尿管开口下。美国批准适用于儿童的膨化剂仅限 2 种：①聚糖酐/透明质酸（Deflux）；②

悬溶于水溶液中的固体硅橡胶。植入后的长期不消失地保留于原位,这些物质颗粒大,不能进入毛细血管和淋巴管内,故副作用小。纠正 VUR 的近期成功率可达 70%~90%,但有 2 年后复发率有 20% 左右。

(3)腹腔镜手术:经膀胱或膀胱外输尿管再植术,常用膀胱三角区改输尿管再植(cohen)术,成功率 98%。开放性手术纠正 VUR 方法以往是金标准。手术方法有多种,但多主张单侧分步进行,不论何种方式(膀胱内镜、开放式、腹腔镜、机器人)的输尿管再植均可认为是迅速而成功的纠正 VUR 良好方法,外科手术成功率>95%。但是开放性手术全创性、住院时间长。逐步被腹腔镜手术所替代。

欧洲泌尿协会(European Association of Urology, EAD)2012 年儿童治疗指南,对本病治疗选择的原则为。

(1)1 岁以内儿童:早期肾脏处于新疤痕的风险更高,所以不论反流级别或有无肾瘢痕或症状,所有诊断为 URTS 患儿均应立即给抗菌药物预防。频繁 URT 的患儿外科或内镜是首选的纠正 VUR 的疗法。持续高级别反流(Ⅳ-Ⅴ)考虑外科治疗。

外科治疗的时机和方法尚未统一,原则上:①高级别反流开放性手术较内镜效果好;②热性 UTI、肾脏正常的持续低级别(Ⅰ-Ⅱ)反流尚无足够依据证明外科纠正对其有益。

(2)1~5 岁儿童:所有扩张性反流(Ⅲ-Ⅴ),首选抗生素预防。高级别反流或肾实质异常者,考虑选择外科治疗,所有排便训练后的儿童,均应做 DES 症状的详细调查,如有 DES 可能首先治疗 DES,如家长同意考虑外科纠正。所有低级别反流,内镜治疗是明智的选择。无症状低级别反流,可选择密切监测而不用抗生素。

(3)一般原则:诊断后先行内科治疗。

UTI 发作和新瘢痕形成者,对不同风险人群,结合级别高低有无 DES 存在,调整治疗方案。选择最合适的治疗方法,包括内镜和外科干预。肾脏正常有或无 UTI 病史的低级别反流,属低风险人群。如无 DES 可抗生素预防或不用药物,定期随访 UTI,并让家长明白患儿感染的风险。

【预后】

原发性 VURS,随年龄增长,膀胱壁内走行的黏膜下段输尿管长度逐渐延长,肌层发育完善,随着瓣膜作用的增强,反流可自行消除。

对大多数儿童患者无须过多干预治疗。但 VUR 易反复 UTI 及损害肾实质是令人担忧的,为保护肾功能,临床往往会选择内科或外科治疗,这两种治疗方案最终结局并无差异。

Ⅰ-Ⅱ反流的 VUR 五年自然缓解率为 80.6%~91.8%,Ⅲ级单侧反流为<2 岁为 70%, 2~5 岁 30.5%, 5~10 岁 43.6%,Ⅲ级双侧反流<2 岁为 49.3%,2~5 岁 43.6%,5~10 岁 12.5%,Ⅳ级单侧反流 58.5%,双侧反流 9.9%。

第二十一节 肾病-假两性畸形-Wilms 瘤综合征

肾病-假两性畸形-Wilms 瘤综合征即 Darsh 综合征。1970 年 Darsh 等首先报道 2 例肾病综合征(NS)伴男性假两性畸形(MPH)及 Wilms 瘤(WT),命名为 Darsh 综合征。1985 年 Habib 等报道 10 例 NS 伴有 MPH 及 WT,该 10 例皆小于 2 岁。表现为肾小球疾病、弥漫性系膜硬化。5 例 NS 伴 MPH 及 WT, 3 例伴 MPH, 2 例伴 WT。NS 的特点为起病早(2 周至 10 个月), 8 例 NS 中 7 例伴有高血压,除 1 例到 11 岁外其余皆于病后数月至 2 年就发展为肾功能衰竭,并有 1 例高血压者并发了肾静脉血栓症。Habib 等认为伴有 MPH 或 WT 的肾脏病变者皆可称为 Darsh 综合征。本综合征病因不明,由于早期发病并伴有胚胎发育不良性肿瘤和(或)性腺发育不良,皆提示本病是胎儿时期的发育不良。

第二十二节 肾病综合征

肾病综合征(nephrotic syndrome, NS)是以大量蛋白尿(24 小时尿蛋白大于 100mg/kg)、低蛋白血症[人血白蛋白儿童小于 0.03g/L),婴儿小于 0.025(2.5g/L)]、高胆固醇血症[血清胆固醇儿童大于 5.72mol/L

（220mg/dl），婴儿大于5.2mmol/L（200mg/dl）]及明显浮肿为共同特征的临床综合征。按病因可分为原发性和继发性两大类。继发性肾病综合征是指在诊断明确的原发疾病基础上出现的肾病综合征,可出现在各型的肾小球肾炎、结缔组织病(如系统性红斑狼疮、过敏性紫癜、结节性多动脉炎等)、恶性肿瘤(如何杰金病、白血病等)、溶血-尿毒综合征、肾血管病(如肾静脉血栓)、代谢性病(如糖尿病、淀粉样变)等疾病的过程中,也可由肾毒物质如青霉胺,三甲双酮,金、汞等重金属;昆虫毒素等引起。原发性肾病综合征在小儿多见,发病率居住院小儿泌尿系统疾病的第二位。为本节讨论的重点。

【病因】

本综合征发病机制尚不完全清楚,近年来认为其病因与多种因素有关。

（1）遗传因素:小儿肾病综合征在同胞及双胞胎中的发病率占2%~6%。

（2）过敏性体质:伊藤指出本综合征有过敏因素占35.3%(对照组为67%),此与$HLA-B_{40}$有关。

（3）免疫机制:本综合征与体液免疫、免疫复合物形成及细胞免疫有关。

（4）肿瘤因素:肿瘤初发症状表现为本综合征者屡有报告。

（5）其他:小儿肾病综合征可分为以下几种。①原发性肾小球疾病伴肾病综合征,病因不明,占小儿时期总数的90%;②先天性肾病综合征,病因不明;③继发性肾病综合征,继发于全身性疾病或链球菌感染后急性肾小球肾炎和急进性肾小球肾炎等。

原发性肾病综合征有多种病理类型,其中以微小病变型最为多见(约占80%)。此型在显微镜下肾小球基本正常,免疫荧光镜亦未发现免疫球蛋白或补体沉积,仅电子显微镜下见到肾小球上皮细胞足突融合。此种改变系继发于大量蛋白尿,为可逆性,于蛋白尿消失后渐恢复正常。单纯型肾病主要属此型。其次为局灶节段性肾小球硬化及膜性增殖性肾炎(约各占7%),少数呈系膜增殖型或膜性肾病等,此类病变临床多表现为肾炎型肾病。肾病综合征的病理生理变化及组织病理分型和各病理类型的特点见图5-2及表5-2、5-3。

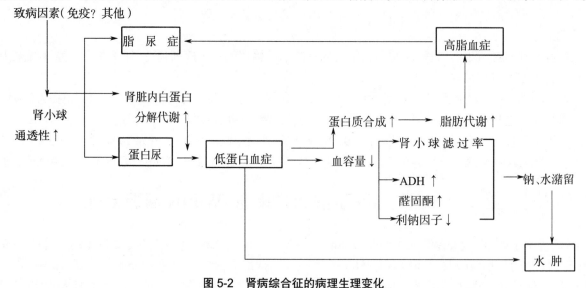

图 5-2 肾病综合征的病理生理变化

表 5-2 小儿原发性肾病综合征的组织病例分型

组织病理变化	非选择性病例						转入医疗中心病例			
	ISKDC		White		总计		White		Habib	
	例数	%	例数	%	例数	%	例数	%	例数	%
微小病变	398	76.4	66	88.0	464	77.9	45	64.3	209	51.5
灶性全小球硬化症	9	1.7							12	
灶性节段性肾小球硬化	36	6.9	4	5.4	4	6.7	8	11.4	35	8.6

组织病理变化	非选择性病例						转入医疗中心病例			
	ISKDC		White		总计		White		Habib	
	例数	%	例数	%	例数	%	例数	%	例数	%
膜性增殖性肾小球肾炎	39	7.5	1		40	6.7	8	11.4	53	9.4
单纯系膜增殖	12	2.3								
增殖性肾小球肾炎	12	2.3	4		7	2.7	7	10.0	41	13.8
膜性肾病	8	1.5			2	1.3	2	2.9	37	9.1
慢性肾小球肾炎	3	0.6				1.2				
不能分类	4	0.8				3.5			13	6.5
总计	521	100.0	75		70	100.0	70	100.0	400	100.0

表 5-3　各病理类型的特点

特点	微小病变	局灶性肾小球硬化	膜性增殖性肾小球肾炎	膜性肾病
好发年龄	1~6 岁	所有年龄	6~16 岁	1~14 岁
男女比例	2:1	3:2	1:1	3:1
血尿(%)	镜下为主(13)	肉眼少见,镜下(66)	肉眼(20),镜下(68)	肉眼(20),镜下(70)
高血压(%)	9	10	25	6
血清肌酐浓度升高者(%)	4	10	31	4
血清 C_3	正常	正常	下降者68%	正常
对激素初始敏感者(%)	98	25	差(可引起并发症)	差
对环磷酰胺反应	好	差或尚可	差	差
预后	很好	15 年病死率50%	10 年病死率50%	尚可
肾移植复发	无	有	有	少见

　　肾病综合征的病因和发病机制尚不完全清楚。近年已发现个别基因突变,可致 NS 发生以及对激素耐药的人体的特异性细胞免疫和体液免疫在 NS 发病机制中起重要作用。

　　Th_1/Th_2 细胞分泌的多种炎症介质参与了 NS 的发病机制。虽尚难定论是否为 NS 的根本病因,但目前已知白细胞介质(IL)和干扰素(IFN)、IL-21、IFN-γ 与肾病综合征的发病密切相关。

　　肾病综合征的体液免疫紊乱,以严重低 IgG 血症为主,在病情活动期 IgG 下降尤著。IgG 水平随病情好转呈上升趋势。IgG 降低的原因:①T 细胞活化抑制 B 细胞的分泌, IgG 分泌量减少;②尿中丢失增多;③分解较快。IgG 降低的同时 IgM 却升高,此乃 B 细胞活化和增殖能力低下时阻止了 IgM 向 IgG 类别转化的过程所致。

　　NS 患儿的低 IgG 血症可导致机体吞噬细胞活性以及血清免疫调节作用低下,特异性抗体形成减少,是肾病易复发和易感染的原因之一。IL-4 和 IFN-γ 对 IgE 具有调控作用,前者可诱导 IgE 合成,后者反之可抑制 IgE 合成。当 IgE 特异抑制因子缺乏时,致使患儿 IgE 水平明显升高。IgE 水平升高可提示 NS 的病情较重。

　　除体液免疫异常外,细胞免疫方面已证实 Th_1/Th_2 异常参与了 NS 的发病。

　　IL-21 是最近命名的 I 型细胞因子,它是 $CD4^+T$ 细胞活化后合成和分泌的,包括 133 个氨基酸残基和螺旋结构 4 个。4q26-q27 是 IL-21 的基因定位点。是具有多效免疫调节活性的细胞因子,具有调节 Th_1 和 Th_2

细胞平衡的作用,与肾病的发病关系密切。

NS 免疫紊乱,已由注重辅助性 T 细胞(CD4$^+$)和抑制杀伤性 T 细胞(CD8$^+$),即由 CD4$^+$/CD8$^+$逐渐转向 T 辅助细胞(Th),即 Th$_1$/Th$_2$ 的方向。

目前已知 Th$_1$ 细胞分泌细胞因子 IL-2、IFN-γ 和 TGF-β 等,而 Th$_2$ 细胞分泌 IL-4、IL-5、IL-6 和 IL-13 等。Th$_1$ 的细胞因子主要是介导细胞免疫及炎症反应,而 Th$_2$ 分泌的细胞因子主要参与体液免疫反应和变态反应。

有学者认为 INF-γ 在诱发和促进肾小球损伤方面是重要的中介因子。INF-γ 对肾脏的损害途径有三个:① T 细胞通过自身免疫介导肾脏损伤;②通过直接促进组织复合物(MHC 抗原)和补体沉积对肾的损伤;③通过促进生成 NO 途径。

INF-γ 是 NS 致病的淋巴因子之一,其在诱发和促进肾小球损伤方面起重要的中介因子作用。INF-γ 通过增加活性氧和 TGF-β$_1$ 等途径促使肾小球系膜增生。IGF-β$_1$ 可诱导肾小管上皮间质细胞转分化为肌成纤维细胞,破坏足细胞形态,参与蛋白尿形成。并具有拮抗激素稳定足细胞结构的作用,在 NS 形成中起重要作用。INF-γ 刺激巨细胞可产生 NO,它能有效抑制系膜生长的同时,亦使整个细胞基质沉积,从而促进肾小球硬化的发生、发展。INF-γ 能诱导某些表面分子物质,如 TEC 表面的Ⅱ类决定簇和细胞间黏附分子 1 (ICAM-1)等,这些物质的表达可导致肾脏损伤。

Matloubian 和 Wilbanks 等分别于 2000 年和 2001 年报道了趋化因子以膜结合型和分泌型两种形式存在的小分子分泌蛋白。趋化因子参与炎症和免疫应答过程。且能影响脂代谢。近年国内学者朱艳姬等于 2013 年报道了单纯性肾病综合征(NS)活动期血清 CXC 趋化因子配体 16)和 IFN-γ 水平显著升高, IFN-γ 的血清水平与胆固醇、24 小时尿蛋白定量呈正相关,与血浆白蛋白呈负相关。不仅如此, CXCL16 与 IFN-γ 也呈正相关。提示了炎症因子 IFN-γ 可能促进 CXCL16 的表达。这两者均参与了单纯性肾病综合征的发病。如此尚可以用 CXCL16 和 IFN-γ 水平的监测作为单纯性肾病综合征病情活动的指标。

核孔蛋白(nucleoporin, NUP)基因 NUP107、NUP93 和 NUP205 变异,方导致激素耐药型肾病综合征(steroid-resistant nephrotic syndrome, SRNS)。

NUPS 基因变异导致的常染色体隐性遗传型肾病综合征,临床称为早发性 NS,伴或不伴肾外表现。肾活检病理改变以局灶节段性肾小球硬化为(focal segmental glomerulosclerosis, FSGS)多见,这种类型多数为 NUP107 基因变异所致。少数由 NUP107 基因变异所致的 IgA 肾病, NUP93 基因变异所致的弧密性 NS 为弥漫性系膜硬化(diffuse mesangial sclerosis, DMS)伴 FSGS。

NUP107 基因定位于第 12 号染色体(12q 15,)含有 28 个外显子(NC-000012);NUP205 基因定位于第 7 号染色体(7q 33),含有 43 个外显子(NC-000007);NUP93 基因定位于第 16 号染色体(16q 13),含有 25 个外显子(NC-000016)。这些编码蛋白在人体各脏器及外周血白细胞内广泛表达。

核孔蛋白基因变异可阻碍核孔复合体装配,损害核孔蛋白间以及核孔蛋白与其他蛋白质的相互作用。SRNS 的发病机制就是足细胞损伤和变异识别的 BMP7 依赖的 SMAD 信号某核孔蛋白基因变异所致。

核孔蛋白基因变异分析有助于肾病综合征明确病因、指导治疗、判断预后,还可以提供遗传咨询和产前诊断。

微小病变型肾病综合征的发病机制:微小病变型肾病综合征(minimal change nephrotic syndrome, MCNS),是儿童期肾病综合征最常见的类型。其发病机制与 T 细胞分泌过多的细胞因子有关,与 B 细胞数目和功能变化有密切关系。CD80 可导致足细胞形态改变,从而改变了肾小球滤过膜的通透性。此外还有学者认为 rδT 细胞通过 CD28/B7-1-phosphor-SRC 激酶途径使足细胞损伤而致病。

【临床表现】

原发性肾病综合征分为单纯性肾病、肾炎性肾病以及先天性肾病。单纯性肾病表现为大量蛋白尿,由于肾病时白蛋白减少,负电荷丧失,以致蛋白质漏出。此时主要为分子量较小的白蛋白滤出,引起选择性蛋白尿,可持续 2 周以上, 24 小时尿蛋白多于每日 0.1g/kg;水肿为主要表现,开始于眼睑、面部出现浮肿,逐渐波及全身,浮肿呈凹陷性,随体位而变动,清晨多表现在颜面、骶部,下午则腹部、下肢最明显,浮肿程度不一,严重者甚至全身皮肤紧绷，白发凉,眼睑肿胀不能睁开,大量胸水、腹水可致呼吸困难。阴囊水肿使皮肤变薄而透明,甚至有液体渗出。肾病综合征时大量蛋白质由尿中丢失是造成低蛋白血症的主要原因,血浆中以白蛋白降低最为明显,而分子量较大的 α_2 球蛋白、β 脂蛋白等则增高。本综合征时血浆脂质包括胆固醇、磷脂甘油三酯等均增高,一般认为与低蛋白血症有关,其程度常与低蛋白血症成反比。血浆蛋白恢复正常后,血脂亦逐渐降至正常水平,但其他疾病如营养不良、肝病等引起的低蛋白血症并不出现高脂血症,故不支持低蛋白血症是产生高脂血症的原因。目前认为可能有多种因素影响脂代谢,如脂蛋白脂酶及白蛋白由尿中丢失使血脂增高,肝脏合成脂蛋白增加等均可能参与高脂血症的产生。

有人作肾病综合征患儿血锌测定,其均值为(7.35 ± 1.49)μmol/L,正常对照组测均值为(10.2 ± 2.86)μmol/L 提示本综合征有血锌低于正常值的存在,低锌还可致本综合征易复发。

肾病综合征有 10% 以上的病例可发生低钙血症,肾病并发低血钙的原因:①与长期应用皮质激素有关,该激素有拮抗维生素 D 的作用,使肠道对钙的吸收减少,肾脏排钙增多,血钙因而降低;②与反复使用呋塞米有关,常态下肾脏滤出钙的 25% 在亨利襻升支段吸收,呋塞米有抑制其对阳离子钙再吸收的作用,可产生急性高钙尿症;③与低蛋白血症有关。约 40% 的血钙与白蛋白结合,低蛋白血症时,蛋白结合的钙相应减少;④与肾功能不全有关,肾功能受损,排磷减少,血磷增高,机体在维持钙磷平衡的过程中,使血钙降低,高血磷尚可抑制肾小管细胞合成具有活性的 1，25-(0H)$_2$-D$_3$;⑤与稀释性低血钙有关。高度浮肿,水潴留可引起稀释性低钾血症,同时也可能出现稀释性低钙血症。

肾病综合征除上述四大生理异常外,肾炎型肾病尚因肾小球炎症及增殖性改变,可出现肾小球肾炎所引起的一系列病理生理变化如:①血尿,尿检查红细胞超过 10 个/HP;②反复出现高血压,学龄儿童大于 17.5/12kPa,学龄前儿童大于 16/10kPa,并排除用皮质类固醇所致;③持续性氮质血症,尿素氮超过 30mg/d,或血非蛋白氮超过 50mg/dl,并排除由于血容量不足所致者;④血总补体或 C$_3$ 反复降低。

【诊断】

（1）根据典型临床表现不难做出诊断,大量蛋白尿及低蛋白血症为诊断本综合征的必备条件。

（2）尿 C$_3$、尿 FDP 和蛋白尿选择性指数(SP)的测定有助于肾病综合征的临床分型及预测对皮质激素的疗效。一般以尿 C$_3$ 阴性,尿 FDP≤1.25μg/ml, SPI<0.1 者为单纯性肾病;反之则为肾炎性肾病。尿 FDP 仅对判断单纯性肾病,SPI 仅对判断肾炎型肾病有较高的符合率。据文献报告尿 C$_3$>1mg/dl 时可排除特发性类脂性肾病。

（3）尿圆盘电泳及尿免疫球蛋白测定:尿圆盘电泳表现为混合型时多考虑为肾炎型肾病,表现为高中分子型多考虑为单纯型肾病。肾炎型肾病,尿 IgM 阳性率为 63.6%,而单纯性肾病仅 2.8% 阳性。

（4）肾活检:根据肾活检可确定病理类型,有助于治疗及预后估计,一般将病理类型简单分为微小病变型(占 80% 左右)及非微小病变型,如局灶性肾小球硬化、膜性增殖性肾炎及膜性肾病。

北京曾于 1979 年分析过一组肾病综合征患儿的发病年龄,以小婴儿及 0~3 岁者以单纯型为多见(表 5-4)。

表 5-4　发病年龄(岁)

	0~		3~		7~		10~14		总数	%
	例数	%	例数	%	例数	%	例数	%		
单纯型	117	25.1	219	46.9	93	19.9	38	8.1	467	100.0
肾炎型	18	15.9	50	44.5	19	16.8	26	23.0	113	100.0

【治疗】

肾病综合征的治疗要根据初发初治、复发或频复发的复治,以及对糖皮质激素的敏感程度及病理类型制订治疗方案,还要在治疗过程中观察临床表现和根据实验室指标做个体化的微调。

本综合征治疗的目的为消除蛋白尿。加强全身支持疗法,积极防治并发症。本综合征病程长,易复发,故需坚持长期治疗及监护,应使家长及病员了解治疗要求及护理知识,取得充分合作,树立战胜疾病的信心。

对激素治疗反应的定义见表5-5。

表 5-5　对激素治疗反应的定义

疗效反应	定义
近期疗效反应（8周）	
激素敏感	泼尼松 1.5~2mg/(kg·d)，8周内消肿，尿蛋白阴性
激素高度敏感	泼尼松 1.5~2mg/(kg·d)，在4周内消肿，尿蛋白阴性
激素低度敏感	泼尼松 1.5~2mg/(kg·d)，在4~8周内消肿，尿蛋白阴性
激素部分敏感	泼尼松 1.5~2mg/(kg·d)，在8周内消肿，尿蛋白仍+~++
激素耐药	泼尼松 1.5~2mg/(kg·d)，在8周内尿蛋白+++或++++，消肿或不消肿
迟反应	8周时耐药或部分敏感，以后完全阴转
远期疗效反应	
转归判定	
基本痊愈	尿蛋白持续阴性，停药已达3年以上
完全缓解	尿蛋白持续阴性，停药未足三年
部分缓解	尿蛋白持续+~++
未 缓 解	尿蛋白持续+++或以上
复发情况	
无复发	一疗程后，持续尿蛋白阴转者
复发及反复	复发指完全缓解后7天内至少连续三次尿蛋白定性≥++；反复指在治疗过程中，尿蛋白转阴后出现以上同样变化
勤复发	指短疗法结束后，半年内复发2次或1年内复发3次以上者
激素依赖	对激素敏感，用药后缓解，但减量或停药2周内复发，恢复用量或再次用药仍然有效并重复3次以上者

*本文所用示意图及表，资料来源：《诸福棠实用儿科学》第八版。

（一）肾病综合征的糖皮质激素治疗

1. 初始肾病综合征的治疗（激素敏感型肾病综合征，SSNS） 若治疗4周内尿蛋白就转阴，可按照中华医学会儿科学分会2001年版方案治疗，4周尿蛋白未能转阴者按2009版治疗（两个版本的治疗方案附下）。

1）2001年版方案：

（1）诱导缓解阶段：足量泼尼松 2mg/(kg·d)（按身高的标准体重），最大剂量60mg/d，分次口服，尿蛋白转阴后巩固2周，一般足量不少于4周。

（2）巩固维持阶段：进入维持巩固治疗阶段，此时为减轻激素治疗的不良反应，通常将激素改为单日剂量隔日顿服，以原足量两天量的1/2量，隔日晨顿服4周，然后逐渐减量，每2~4周减2.5~5.0mg（建议>30mg每2周减5mg，30~15mg每4周减5mg，<15mg每4周减2.5mg）。

（3）维持阶段：减至隔日0.5~0.25mg/kg水平，选择一定维持缓解的剂量，维持1~1.5年后停药。

2）2009年版方案：

（1）诱导缓解阶段：足量泼尼松（泼尼松龙）60mg/(m²·d)或2mg/(kg·d)（按身高的标准体重计算），最大剂量不超过80mg/d（建议不超过60mg/d），先分次口服，尿蛋白转阴后晨起顿服，疗程6周。

（2）巩固维持阶段：隔日晨顿服1.5mg/kg或40mg/m²，共6周，然后逐渐减量（对<4岁的初发患儿，每日泼尼松60mg/m²4周，然后改为隔日60mg/m²4周，以后每4周减10mg/m²至减完）。

2. 序贯疗法 对用量2mg/(kg·d)激素治疗4周，尿蛋白仍阳性者，考虑使用序贯疗法。以大剂量甲泼尼龙[15~30mg/(kg·d)]，每天一次，连用3天为一疗程，最大剂量不超过1g。冲击治疗1疗程后，若2周内尿蛋白转阴，按激素敏感方案减量；如2周后尿蛋白仍阳性者，应加用免疫抑制剂，同时隔日晨顿服2mg/kg泼尼松，后每2~4周减5~10mg（建议每2周减5mg），后以一小剂量长期隔日维持，少数可停用。

3. 甲泼尼龙冲击疗法 对难治性肾病综合征（包括频繁复发、激素依赖、激素耐药者以及新月体性肾小球肾炎、膜性增殖性肾小球肾炎、局灶硬化性肾小球肾炎等）需采用甲泼尼龙冲击治疗方案。具体实施为甲泼尼龙（MP）15~30mg/(kg·次)（最大量≤1g），置于10%葡萄糖液100毫升内静脉滴注，维持在1~2h内滴注完，连用3d为1疗程，间隔1周，酌情重复使用1~3疗程。冲击后继口服泼尼松。

4. 复发及激素依赖型肾病综合征的治疗方案

（1）非频发发肾病综合征，主要是寻找复发诱因、控制感染，感染控制后部分患儿可获自行缓解。有感染时在积极有效控制感染的同时，停激素维持量增加，将现行的隔日口服泼尼松的同等剂量改为每日口服，1周后恢复原剂量隔日顿服或进行重新诱导缓解，泼尼松 2mg/（kg·d）连服 14 天或以上，直至尿蛋白连续转阴3 天后改泼尼松 1.5mg/（kg·d）隔日晨顿服 4 周，再用 4 周以上的时间逐渐减量。亦可采用冲出初次发病的疗程作重新诱导缓解。

（2）频复发或激素依赖型肾病综合征：①更换激素种类，由泼尼松改为甲泼尼龙；②改变激素减量方法，用移行减量法；③增加中剂量维持，0.5~1.0mg/（kg·d），隔日顿服，时间维持 3 个月；④延长拖尾阶段，以微小维持量维持 1 年至 1 年半；⑤加用免疫抑制剂，对①～④方法仍旧如未有效者，加用或可直接使用环磷酰胺、环孢素、他克莫司等适合患儿的免疫制剂，环磷酰胺作者建议以每次 8~12mg/kg，静脉冲击，每半个月连用 2天，3~6 个月后改为每 1~2 个月用 2 天，6~12 个月后酌情停药或再延长间隔时间使用 1~2 年。

5. 注意事项

（1）泼尼松足量超过 4 周，尿蛋白仍阳性者应尽早行肾活检，以明确病理类型并综合评价患儿全身情况，制订个体治疗方案。

（2）根据激素的治疗效应可将肾病综合征分为激素敏感型肾病综合征（SSNS）和激素耐药型肾病综合征（SRNS）以及激素依赖型肾病综合征（SDNS）。所谓 SSNS 是指以足量泼尼松 2mg/（kg·d）治疗≤4 周尿蛋白转阴者，而 SRNS 是以泼尼松 2mg/（kg·d）治疗超过 4 周尿蛋白仍阳性者，至于 SDNS 是指对激素敏感而在 2 次减量或停用 2 周内复发者。

（3）肾病综合征的治疗中要规范、合理、耐心细致地使用糖皮质激素，使用过程中注意检测血糖以便及时发现类固醇性糖尿病，并常规补充维生素 D 和钙剂，以防骨质疏松。

（4）糖皮质激素给药时间应避免睡前，单一用药，以免次晨自身皮质醇分泌的高峰，尽可能按生理分泌规律在早 8 时和/或下午 4 时给药。

（5）肾病综合征糖皮质激素的治疗多半属于中、长程疗法，需及时判断下丘脑-垂体-肾上腺皮质轴有否被抑制。大凡接受 20mg/d 以上糖皮质激素（按泼尼松计算）3 周以上和/或在治疗中出现库欣综合征临床表现者，可认为有可能已被抑制，若每日泼尼松 20mg 以下，使用少于 3 周，或每日小于 10mg/d（或相当剂量的其他制剂）则可能未被抑制。以此可作初步判断。

(二)难治性肾病综合征的霉酚酸酯和环孢素 A 治疗

1. 霉酚酸酯

（1）剂量：15~30mg（kg·d）或 800~1 200mg（m²·d），分 2 次口服。单日最大剂量不超过 2g。

（2）疗程：3 个月，总疗程 12 个月。

如尿蛋白减少不足 50% 判定为无效。有效者继续治疗，诱导期足 6 个月后减量维持治疗。维持剂量10~20 mg/（kg·d），总疗程一年。

（3）疗效：可降低危重患儿的复发频率，促进激素耐药者的完全缓解。

（4）不良反应：无严重不良反应。

2. 环孢素 A

（1）剂量：3~5mg（kg·d），分 2 次口服。用药 1~2 周后测全血环孢素 A 谷浓度，调整剂量使谷浓度维持在 80~120μg/L 之间。

（2）疗程：3 个月，总疗程 12 个月

如尿蛋白减少不足 50%，判断为耐药可停用。有效者继续治疗，诱导期达 6 个月后减量维持，维持量为1~3mg/（kg·d）。总疗程一年。

（3）疗效：在降低复发患儿复发频率、促进激素耐药者完全缓解方面的效果优于霉酚酯。

（4）不良反应：个别患者可出现反复头部不适，属于可逆性的，长期疗效和毒副反应待进一步研究探讨。

(三)激素耐药型肾病综合征的多靶点免疫抑制治疗

激素耐药型肾病综合征（SRNS）是指足量泼尼松治疗超过 4 周,尿蛋白仍阳性者,除外感染和遗传因素后应作肾穿刺确定病理类型后可选用免疫抑制剂治疗。可供选择的免疫抑制剂有霉酚酸酯（MMF）、环磷酰胺（CTX）、长春新碱（VCR）、他克莫司（TAC）、雷公藤总苷（TG）、利妥昔单抗（RTX）等。这些药物存在副反应大及容易复发的两大问题。

所谓多靶点免疫抑制疗法,就是利用不同免疫抑制剂作用于免疫机制不同环节,小剂量联合协同作用,减少毒副反应,提高疗效的治疗措施。常以激素与 MMF 和 TAC 联合。取最小的有效剂量,减少不良反应。目前在狼疮性肾炎（LN）中使用已取得疗效,通过借鉴可成为 SRNS 治疗的新方向、新方案。具体方案如下。

MMF:诱导期剂量为 20mg/（kg·d）,分 2 次口服,间隔 12 小时空腹服用。

（1）CSA:诱导期剂量为 3~4mg/（kg·d）,分 2 次口服,间隔 12 小时空腹服用。

（2）激素:在甲泼尼松龙冲击治疗 3 次后,改足量激素[2mg（kg·d）]分 3 次口服,尿蛋白转阴后改激素 2mg/（kg·d）,每晨顿服 4 周,以后改隔日 2mg/（kg·d）晨顿服 4 周。此后每 4 周减量一次,每次减量为 0.25mg/（kg·d）,直至停药。

（3）MMF 和 CSA 剂量的调节:诱导期剂量服用一周后如果出现不良反应,查 CAS 血药浓度,若超过 0.166μmol/L,可减量甚至停用。

（4）加用 CSA 和 MMF 的同时给予缬沙坦口服,剂量为 0.8mg/kg,每日 1 次,最大剂量限≤40mg/d。

（5）避免使用可能影响 CSA 和 MMF 血药浓度的药物,如大环内酯类抗生素、苯巴比妥以及卡马西平、氟康唑、利福平、炔雌醇等。

（6）总疗程六个月。

可根据不同的病理类型采用不同的多靶点免疫抑制剂治疗方案,有学者采用 CSA 联合 MMF 序贯疗法,亦有应用 RTX 联合小剂量 CSA、TAC 联合 TG,MMF 联合 TG 取得疗效的报告。

选用多靶点免疫抑制剂治疗儿童 SRNS 可获得早期和长期缓解的效果,且因选用最小的有效量,故减轻了药物的毒副反应。然而最佳联合和最适宜的有效最小剂量优化组合仍有待临床进一步研究探讨。

常见的 SRNS 病理类型有:①非微小病变（MCD）;②局灶节段性肾小球硬化（FSGS）;③膜性增殖性肾小球肾炎（MsPGN）;④膜性肾病（MN）等。

（四）婴儿型肾病综合征可采用大剂量辅酶 Q_{10} 治疗

婴儿期肾病,初始糖皮质激素耐药的婴儿型肾病综合征,尤其是伴有神经肌肉系统病变（脑病、晚发型脑病伴视网膜病变的多系统萎缩）者,是罕见的常染色体隐性遗传病。经基因检测系 COQ_2 基因变异致线粒体功能障碍所致。

羟基苯甲酸酯-聚甲基转移酶（COQ_2）催化辅酶 Q_{10} 生物合成,当 COQ_2 基因突变可导致辅酶 Q_{10} 缺乏,从而引起肾脏、神经、肌肉病变。国内徐可等学者报告的病例,基因检测结果 COQ_2 基因 2 号外显子 c.518G > A（p.Arg173His）和 6 号外显子 c.973A > G（p.Thr325Ala）,均为错义实变。

婴儿型肾病综合征可使用大剂量辅酶 Q_{10} 治疗,具体方法:辅酶 Q_{10} 100mg/次,3 次/天或 30mg/（kg·d）,一般使用 3 周后体征和生化指标均有明显改善,运动发育亦较前进步。

辅酶 Q_{10} 为亲脂性分子,是唯一的脂溶性抗氧化剂,是线粒体呼吸链的氧化还原载体。其参与等离子体和溶酶体的电子传递系统的多个代谢过程。

目前第一个被发现与辅酶 Q_{10} 缺乏相关的基因,就是对羟基苯甲酸酯-聚甲基转移酶（COQ_2）基因,位于染色体 4q21,22-q21,23,现已发现有 7 个外显子。迄今已发现 PDSS1、PDSS2、COQ2、COQ4、COQ6、COQ9、ADCK3、ADCK4 等 8 种相关基因变异导致辅酶 Q_{10} 缺乏而致病。

这类婴儿型如能早期通过该基因测序获得明确诊断,可避免长时间大剂量的无效激素治疗,避免过度治疗的毒副作用。早期大剂量辅酶 Q_{10} 补充治疗可获得疗效并改善预后。然而大剂量辅酶 Q_{10} 使用的疗程适宜的剂量以及该药物的不良反应尚需及进一步验证。

（五）对激素依赖型与耐药型肾病综合征的治疗

对激素依赖型与耐药型肾病综合征,可选用他克莫司（tacrolimus,toc,又称 FK506）治疗。FK506 初始剂量为 0.1~0.2mg/（kg·d），饭前 1 小时或饭后 2 小时，分两次口服。服用 2 周后用化学发光法测定 FK506 血药浓度，根据血药浓度和尿蛋白情况调整剂量，以维持 FK506 血药浓度在 5~10μg/L 为宜。当血药浓度小于 5μg/L 或大于 10μg/L 时，应该调整服用量，小于 5μg/L，在原剂量基础上增加 0.025~0.050mg/（kg·d），大于 5μg/L 时减少 0.025~0.050mg/（kg·d）。

当临床表现获得有效缓解时，维持用药 1~2 个月后，给患儿开始逐渐减量，总疗程 6 个月至 2 年。若在有效血药浓度范围内用药 8 周仍有大量蛋白尿者视为无效，则停用他克莫司。

他克莫司是新一代钙调神经磷酸酶抑制剂（CNI），该药有较强的免疫抑制作用，是 CSA 的 10~100 倍。其毒副反应较少，尤其突出的优势在于其肝脏毒性小，可用于伴有肝功能异常者。

该药作用机制与 CSA 相似。其副作用小，复发率低，缓解率高，缓解时间短，有望成为治疗 NS 的二线药物。但个体差异大，需个体化治疗。使用 FK506 的同时给予糖皮质激素治疗。

（六）肾病综合征的左旋咪唑治疗

作者从 20 世纪 50 年代初即开始使用左旋咪唑治疗反复呼吸道感染，免疫力低下的患儿。左旋咪唑作为一种驱虫药，临床实践中发现其具有免疫调节作用。根据国外文献，1980 年 Tanphaitr 等首次报道左旋咪唑可治疗肾病综合征，尤其是在微小病变型肾病综合征（minimal change nephrotic syndrome）应用文献的启发下，临床用于治疗肾病综合征取得一定的治疗效果，但对其机制尚未明确。随着国际上在不同国家的应用和研究，初步明确左旋咪唑治疗肾病综合征的机制并探讨出多种治疗方案。

1. 左旋咪唑的作用机制

（1）左旋咪唑能激活 T 淋巴细胞，并对免疫应答具有高度选择性。既有诱导 I 型和 II 型细胞因子免疫应答平衡，又能增强白细胞介素-18 的表达。

（2）左旋咪唑能诱导糖皮质激素受体（glucocorticoid receptor，GR）的表达和 GR 信号传导的激活。

（3）左旋咪唑影响树突细胞的成熟和活化，从而增强免疫应答。

总之左旋咪唑能激活 T 淋巴细胞，平衡肾病综合征患儿的 I 型和 II 型细胞因子，使患儿免疫调节趋于平衡。

2. 治疗肾病综合征的病例选择

3. 左旋咪唑的给药方法

（1）左旋咪唑 2.5mg/kg，隔日给药，疗程 6 个月至 1 年。

（2）左旋咪唑 2.5mg/kg，每日给药，疗程平均 18.7 个月。

（3）左旋咪唑 2.5mg/kg，每周 2 次给药，疗程平均 9.9 个月。

（4）左旋咪唑 2.5mg/kg，每周 3 次给药，疗程短，长期视类型而定。

自 1980 年首次应用左旋咪唑治疗 MCNS 以来，各国学者左旋咪唑给药方法不一，以 2.5mg/kg，隔天给药疗法居多。近几年的研究结果以每日给药法，有较高的缓解率。

最佳给药方法仍需进一步探索。

4. 疗效

（1）对激素敏感性肾病综合征（stepoid-sensitive nephrotie syndrome，SSNS）确切有效，可减少复发和激素的累积使用量。

（2）对频复发性肾病综合征（frequent relapse nephrotic syndrome，FRNS）疗效更为明显。

5. 左旋咪唑的不良反应（前两者常见，后两种少见）

（1）胃肠道不适。

（2）中性粒细胞减少。

（3）流感样症状。

（4）惊厥发作。

（七）肾病综合征的咪唑立宾（mizoribin，MZB）治疗

咪唑立宾为嘌呤类似物，是咪唑核苷类药物的一种，1971 年由日本旭化成从布雷菲德菌素 M（Eupenicillinum brefeldianum M)-2166 菌中分离得到,已广泛用于临床。因其生物利用度高,副反应小,耐受性强,疗效好,故可用来治疗 FRNS 和 SDNS。MZB 常规治疗剂量为 3~5mg/(kg·d),疗程 1~2 年,联合 GC 治疗则可延长缓解时间、减少复发率和 GC 用量。另一种疗法为咪唑立宾"冲击疗法"。冲击疗法的剂量为6~10mg/(kg·d)每日 1 次,每周 2 次,应用 1~2 年。冲击疗法不仅可提高 MZB 血药峰浓度,而且能使 MZB在体内累积剂量低于常规剂量治疗,副作用更小,复发率明显低于常规治疗,故该疗法优于常规治疗。

MZB 需有适当的血药浓度,峰值为 1.12×10^{-5} mol/L(3~5μg/ml),谷值为 1.93×10^{-6}~1.123×10^{-5} mol/L(0.5~3μg/ml),才能奏效,其是一种新型免疫抑制剂,口服吸收迅速,仅 2~3 小时即可达血药峰浓度。MZB是通过抑制淋巴细胞增殖,发挥其生物学作用的。使用对象年龄最后小于 10 岁,且未使用过除激素外的其他免疫抑制剂者,病理类型属微小病变型,疗效似更好些。主要不良反应有胃肠道反应、高尿酸血症、血液系统障碍和过敏等,偶见骨髓抑制和肾功能衰竭。

（八）肾病综合征可使用黑皮质激素类药物治疗

肾病综合征(nephrotic syndrome, NS)的治疗中常会出现对现有药物耐药或依赖而最终进入终末期肾病,因此在治疗方面既有新药又有老药新用两个方面出现。

Berg 于 1999 年意外发现促肾上腺皮质激素(adrenal corticotropic hormone, ACTH)可诱导激素耐药的NS 获得缓解,笔者在 50 年代末 60 年代初几乎都采用 ACTH 治疗 NS,有较好疗效,以后却被价廉且治疗便捷的口服糖皮质激素所替代,ACTH 逐渐被弃用。目前又被重新提出来用于临床。

黑皮质激素系统的药物包括 ACTH 以及合成的 α-MSH 类似物,包括 AT214、RM-493、MS05 以及 melanotan Ⅰ、melanotan Ⅱ 等。

ACTH 是目前唯一批准用于治疗 NS 的黑皮质类药物。既往仅知 ACTH 可通过与肾上腺的 MC2R 结合促进肾上腺产生糖皮质激素。

天然 ACTH 对微小病变型(minimal change disease, MCD)肾病的治疗,早在 19 世纪 50 年代已肯定了它的较好疗效。近年在成人特发性膜性肾病(idiopathic membranous nephropathy, iMN)对激素无反应者,ACTH 治疗能获得缓解,对激素耐药的 MCD 以及节段性肾小球硬化 ACTH 治疗可获得部分或完全缓解。

有研究证实,ACTH 具有降脂作用,降脂有助于改善蛋白尿,ACTH 可直接调节肝脏脂蛋白代谢,在 NS治疗过程中具有稳定脂蛋白 J 和 F 水平,起到稳定脂代谢平衡的作用。ACTH 除降脂作用外,还可降低蛋白尿,改善肾功能。

不仅如此,ACTH 可通过 J 脂蛋白阻止补体介导的足细胞损伤。ACTH 可预防甲泼尼龙所致的股骨头坏死,天然 ACTH 尚有诱导 β 细胞合成胰岛素的作用和全身免疫调控。

成人 ACTH 使用剂量为 1mg 肌注,每周 2 次,疗程 8 周至 1 年不等,长疗程者维持较长稳定状态。对儿童尚无专题研究报告。其长效制剂虽已用于治疗婴儿痉挛症、多发性硬化、痛风性关节炎、自身免疫性疾病和 NS,有对照研究 ACTH 对 iMN 的疗效不亚于联合免疫抑制治疗的效果。合成的黑皮质激素 α-MSH 已开始做临床前研究,将为难维持性肾病综合征提供更多治疗选择。

黑皮质激素类药物可致厌食、行为异常、情绪改变、睡眠障碍和寻常痤疮、脂溢性皮炎、皮肤色素沉着等,还可能增加黑色素瘤的风险。这些不良反应,使用时需引起重视。

对儿童激素耐药的 NS 有待临床进一步研究。

（九）中医药治疗

中医通过辨证施治,在肾病综合征的治疗中占有重要地位和独到之处。单纯性肾病激素治疗有禁忌者,纯中药治疗而愈的病例不乏报道。中药在清除水肿,改善激素、免疫抑制剂的副作用方面有良好作用。对血瘀者用丹参、川芎、当归、益母草、泽兰叶等组方。脾气不足、肾虚不固者以党参、黄芪、山药、茯苓、白术、仙灵脾、补骨脂、杞子、菟丝子加减。气虚肾虚者予以益气补肾方药。另随症予以滋阴降火、益气补血、健脾固肾等措施。最常用的中成药为六味地黄丸,有较广泛的适应证和较好的疗效。

【预后】

以往无抗菌药物年代,病死率达 60%~70%,半个多世纪来,有效抗菌药物防治肾病综合征的继发感染、肾上腺皮质激素、免疫抑制剂相继问世,新老方案的不断调整完善,病死率已下降到10%以下。但肾病综合征的预后与病理类型、激素是否耐药、免疫抑制剂及新药、新疗法适应与否,治疗起始时间的早晚、复发与否及频率密切相关。

有学者作过1~18年追踪观察,最终发展成慢性肾衰或死亡的病例,膜性增殖性肾炎为41.5%,局灶节段硬化占38%,膜性肾病为8%,微小病变型占7%。

第二十三节　肾发育不全综合征

肾发育不全综合征(kidney hypoplasia syndrome)即Potter syndrome综合征,又名双侧肾发育不全综合征(Bilateral re-nal agenesis),以两侧肾阙如与面部异常为特征。本病胎儿在子宫内发育迟缓,约40%是死产。Potter在5 000例胎儿及新生儿的连续尸解中见到20例双肾阙如,即1 000例中有4例。

【病因】

病因未明,虽与某些综合征,如18-三体综合征有极相似的临床表现,但染色体为正常。有人认为本病由于前肾-中肾-后肾系统的胚胎发育异常,或由于胚胎尿道芽发育时双侧阙如所致。

【临床表现】

(1)婴儿出生时无羊水或羊水甚少时,应疑及本综合征,因为胎儿尿液与羊水形成有关。

(2)婴儿可为死产、早产、低体重(体重低于2 500g)的新生儿,多见于男性。

(3)特殊面容,老人面容,眼睑裂间距大,软垂、低位畸形的外耳,明显的内眦赘皮,鸟喙样鼻平而尖,鼻根宽广,下颌小,偶见明显下肢畸形如人鱼肢畸形。

(4)常合并肺发育不全而有呼吸困难。

【诊断】

(1)正常新生儿偶见24小时内不排尿,但一般状况好,导尿可排出尿液。尿道阻塞性病变的小儿则可扪及膀胱及两侧腰部的腹块——肾盂积水,导尿亦可得尿液。两侧肾不发育的婴儿则膀胱永远空虚。

(2)可疑病例进行静脉肾盂造影或膀胱尿道造影以排除其他梗阻性病变。

【治疗】

无特效的治疗方法。

【预后】

患婴存活仅数小时,且主要非死于无尿及肾病,而死于并存的肺发育不良与呼吸窘迫综合征。偶见生后几天即死于肾功能衰竭。

第二十四节　肾缺损综合征

肾缺损综合征(kidney coloboma syndrome)又称papillo renal综合征(papillo renal syndrome, PRS),是一种常染色体显性遗传病,临床主要以肾和眼先天发育不全为典型特征。1995年由Sanyanusin等首次发现了PRS的配对盒基因(paired box)家族中的PAX2基因突变。

本综合征较为罕见,目前已报道的有248例,这些病例来自130个家系。

【病因】

目前研究结果已发现PRS有81个不同的PAX2基因突变和4个片段微缺失。PRS发病的关键基因是PAX2基因,为其突变所致。

PAX2基因是转录因子家族配对盒基因家族中的一员,该基因定位于10号染色体10q24-25,长度约有84kb,含12个外显子。PAX2是肾脏发病的重要调控因子,其异常持续表达会影响正常肾发育过程,其突变可致肾萎缩、囊性病变、肾单位减少、剩余肾单位肥大等改变。

PAX2基因对视神经和眼部感光组织的发育具有重要作用。PAX2突变可造成试验动物视网膜缺损,在人体致眼部病变有视神经萎缩、视网膜变薄、视柄异常等。

PAX2基因突变尚可出现耳和中枢神经系统损害。

【临床表现】

（1）眼部病变：视神经萎缩、视网膜变薄、视柄异常、视力下降。

（2）肾脏病变：肾萎缩、肾囊肿、多囊肾、髓质海绵肾、局灶节段性肾小球硬化、肾单位减少、肾单位肥大。临床常有不可逆水肿、血尿、蛋白尿、肾功能减退、终末期肾脏病（end-stage renal disease, ESRD）。

（3）耳：听力下降、内耳囊泡等。

（4）中枢神经系统：小脑、丘脑下部、脊髓等异常。

（5）胰腺：亦可受累。

【诊断】

（1）眼底检查。

（2）影像学检查及B超肾脏检查。

（3）肾功能检测。

（4）耳和中枢神经系统、胰腺等部位发育及相应功能。

（5）基因检测为确诊依据。

【治疗】

（1）尚无特效治疗方法。

（2）部分患者可行一次、二次肾移植，但有时效果不好或有移植并发症。

（3）借助CRISPR等技术开展基因或发育期治疗可能是治愈本综合征的关键方法，在人体试验的可行性、有效性尚待进一步研究。

【预后】

视力和肾功能影响正常生活质量，肾移植并发症亦可导致死亡，虽可活到成年最终死亡。

第二十五节　肾上腺脑白质营养不良

肾上腺脑白质营养不良（adreno leukodystrophy，ALD）即Schilder综合征。又称弥漫性轴周性脑炎、亚急性硬化性脑白质炎、嗜苏丹性脑白质营养不良 sudanphilic leukodystrophy、阿狄森-弥漫性脑硬化（addison-Schilder disease）、黑皮脑白质营养不良症、嗜苏丹性脑白质营养不良伴肾上腺皮质萎缩、性连遗传 Schilder病等。本病于1912年Schilder首次报告，Blaw于1970年建议命名为肾上腺脑白质营养不良，以进行性脑功能障碍伴肾上腺皮质功能不全为特点。

【病因】

多系男性发病，女性为ALD的基因携带者，故认为本综合征是伴性隐性遗传。Blaw认为本综合征系基因病，系一个共同酶缺陷引起代谢障碍所产生的不正常介质的累积，在不同组织结构上造成破坏而产生症状。现大多数学者认为肾上腺皮质功能低下系代谢障碍引起。本综合征系细胞内过氧化酶体内氧化过程的先天性缺陷，故又称为"过氧化酶体病"。中枢神经系统的脱髓鞘改变，为原发性免疫发病机制。

【临床表现】

井田博幸（1984）按发病年龄将ALD分为4型：①新生儿型，临床罕见；②儿童型，较多见，约占80%，多在3~14岁发病，为伴性隐性遗传；③变异型，多于30岁左右发病；④症状性杂合子，30岁左右发病。ALD均为慢性起病，先出现肾上腺皮质功能不全症状，全身皮肤与黏膜色素沉着，进行性加重，以皱褶、乳头及阴囊等处更明显。渐出现疲劳、食欲下降、体重减轻、恶心、呕吐、血压低等。常因感染而引起肾上腺危象。数年后有中枢神经系统症状出现，多先有行为异常或步态障碍，情绪不稳，视力障碍，或有同向偏盲，学习退步，逐渐加重而有眼球水平震颤、视力下降以致丧失，继而出现原发性视神经萎缩，此系本综合征突出的一特点。进而出现口吃、吞咽困难、听力障碍、肢体痉挛性瘫痪、腱反射亢进、巴氏征阳性。以后可有抽搐致痴呆。一般在中枢神经系统发生障碍后 1~3 年死亡。

实验室检查所见为尿 17-羟类固醇、17-酮类固醇、游离皮质醇含量正常或低于正常,血中促肾上腺皮质激素增高。血糖正常或减低,用 ACTH 刺激试验,皮质醇含量不能上升到正常水平或无反应。脑脊液中蛋白增加,晚期更为明显。EEG 有不规则高波幅慢波活动。早期脑血流图、视觉诱发电位均有改变。

【诊断】

临床有肾上腺皮质功能低下与神经系统损害并进行性加重。实验室有支持临床的依据,诊断可确立。应与阿狄森病合并脑病、肾上腺皮质功能不全合并高血钾、黑棘皮病等鉴别。对有广泛脑白质病变症状者,应进行肾上腺皮质功能检查。长链脂肪酸的测定有助于诊断。

【治疗】

本综合征可用醋酸可的松每日 20mg/m² 分 2 次口服,亦可用 ACTH、氯贝丁酯等降血脂药物、血浆交换、骨髓移植等,但不能改善和阻止神经系统病变的发展。

【预后】

本综合征预后不良,呈进行性病程,一般为 2~3 年,短则数月,长者可达 25 年之久。终末期多因并发感染而死亡。

第二十六节　肾小管间质性肾病-视网膜变性综合征

肾小管间质性肾病-视网膜变性综合征又名 Senior 综合征(Letterer-Senior-Loken 综合征)、肾病-毯层视网膜变性、眼肾视网膜变性、肾小管-实质性肾病综合征等,1961 年由 Senior 首先报告。

【病因】

本综合征病因未明。有家族性,可能由于多位基因不同变异所致。肾脏可见有小管间质性肾病表现,眼部毯状视网膜变性与 Le-ber 型相似。

【临床表现】

男女均可患病,自幼年即可发病。有渴感、多尿、精神迟滞、智力低下、视力减退进而完全失明。眼部可有毯状视网膜变性,后期发展可有动脉性高血压。

【诊断】

除上述临床表现外,尿常规可有轻微血尿和蛋白尿,有贫血、血尿素氮及肌酐增加

【治疗】

对症治疗、饮食治疗、人工透析。

【预后】

本综合征预后甚差,常死于成人之前。

第二十七节　肾潴钠过多综合征

肾潴钠过多综合征又称 Liddle 综合征、假性醛固酮增多症、先天性肾小管失钾症、低肾素性高血压综合征等。

本综合征是一少见的先天性代谢异常性疾病,于 1963 年由 Liddle 首先报道,具有高血压、低醛固酮症、低钾血症、代谢性碱中毒、低肾素血症等特征,酷似原发性醛固酮增多症,故称之为假性醛固酮增多症。

【病因】

目前公认本综合征是常染色体显性遗传性疾病,是先天性肾小管遗传性缺陷造成远端肾小管对钠的回吸收增加,钾的排出增加,而致低血钾、高血钠、高血压、碱中毒及尿排钾量增高。即使在缺乏盐类皮质激素的情况下亦是如此,且不受醛固酮合成抑制剂或醛固酮拮抗剂的影响。本综合征的醛固酮分泌受到明显抑制。

其基本发病机制是全身细胞膜（包括肾小管和红细胞）钠转运增加，在肾脏远曲小管钠重吸收亢进，钾排泄增多，结果导致体内钠潴留、钾丢失的电解质代谢异常，进而引起一系列病理生理改变。表现为低血钾、高尿钾，水钠潴留所致的高血压等。由于细胞外液体积增加，肾素-血管紧张素-醛固酮系统受到抑制，肾素、血管紧张素醛固酮水平低下，呋塞米激发试验时亦不能兴奋肾素分泌。同时低血钾本身对醛固酮的分泌也有抑制，由于醛固酮水平低下，醛固酮拮抗剂（安替舒通等）治疗无效，而给予低钠饮食或增加钾摄入，可提高血钾水平。

肾穿刺活检光镜所见均为非特异性病理改变，肾小球形态虽无重要改变，但肾小管则可有不同程度的变性、萎缩或局灶性管壁增厚等改变。

【临床表现】

（1）多数自幼发病，可有家族史。

（2）高血压、低钾血症、严重时可发生心律失常、低钾性碱中毒（呼吸减慢、四肢麻木、搐搦、乏力）。

（3）多饮、多尿、夜尿、蛋白尿、等渗尿，以及因有钾利尿或代谢性碱中毒，虽然有钠潴留，但很少发生水肿。

（4）实验室检查：①血浆肾素活性降低；②大便中钾含量正常，约 5mmol/L；③唾液及汗液中钠与钾的比值正常或增高；④血浆碳酸氢盐浓度增加；⑤氯化铵负荷试验阴性；⑥醛固酮分泌速度明显低于正常；⑦尿中 4 氢去氧皮质酮、去氢皮质酮、17-酮类固醇及 17-羟类固醇的浓度均正常。

【诊断】

（1）临床表现：高血压、低钾血症、代谢性碱中毒、低肾素血症。

（2）有家族性发病倾向。

（3）血、尿醛固酮含量明显降低或不易测出，血清肾素水平、血清及尿的电解质测定均有助于诊断。

（4）醛固酮拮抗剂或醛固酮合成抑制剂治疗无效。

（5）肾小管钠回吸收抑制剂——氨苯喋啶治疗有效。

（6）肾上腺 X 线检查或肾上腺扫描、闪烁照相检查显示肾上腺正常。

本征须与 Conn 氏综合征、继发性醛固酮增多症、Bartter 氏综合征及钾镁缺乏症等鉴别。

【治疗】

（1）本综合征无根治方法，只能对症治疗。

（2）尽量限制钠的摄入量，对肾小管回收钠的亢进、血容量增多、高血压等均有好处，给予无盐或低盐饮食。

（3）补充在尿中丢失的钾并减少此损失，少年可给钾（氯化钾）每日 3g。以防止或纠正低钾血症。

（4）不宜用醛固酮拮抗剂（如螺内酯或 SU-488，SU-9055 等），宜用氨苯喋啶，每日 100mg，可抑制肾小管的离子交换，增加排钠，减少排钾。

【预后】

维持合理的治疗，尚可保持正常的生理活动，否则可因并发症而发生严重后果。

第二十八节　失盐性肾炎综合征

失盐性肾炎综合征（salt lossing nephritis syndrome）即 Thorn 综合征，又称假性 Addison 氏综合征、肾小管性盐耗损综合征等。1944 年 Thorn 等首先报告，并命名为失盐性肾炎，国内侯积寿等于 1963 年报告 2 例。本综合征是各种原因所致的肾小管功能障碍性疾病。其临床特点与慢性肾上腺皮质功能减退相类似，突出表现是低钠血症和大量氯化钠从尿中丢失。

【病因】

慢性间质性肾炎为最常见的病因，尤其伴有肾钙化时。此外如多囊肾、双肾发育不全、肾结核、肾髓质囊性瘤及肾结石等可引起本综合征。由于上述疾病损伤了肾小管上皮细胞，使其对醛固酮的反应差，导致重吸收钠功能减低,尿钠排出过多而出现低钠血症。

【临床表现】

任何年龄均可罹患本综合征,主要表现为低钠血症,血压下降或体位性低血压、失水、肌无力、周围循环衰竭及昏厥等。此外可有皮肤色素沉着,分布均匀,但口腔颊部黏膜色素沉着较少见。

实验室检查:血钠常小于135mmol/L,血氯亦低,血尿素氮正常或升高,血碳酸氢钠及pH下降,尿钠持续增多,尿醛固酮排出增多,尿17-酮类固醇及17-羟皮质醇等排出量稍增加或正常。

【诊断】

有肾脏病的临床症状如低比重尿、多尿及贫血等,实验室检查血钠小于135mmol/L,血氯低,血尿素氮及肌酐升高,在高盐摄入时仍继续存在。如成人患者摄入一般量食盐(5~8g/d)时,脱水等表现仍明显,只有摄入大量食盐(10~12g/d)时脱水症状才缓解。此外,去氧皮质酮治疗本综合征无效。尿醛固酮及尿肾上腺皮质激素正常。

本综合征应与慢性肾上腺皮质功能减退,先天性醛固酮减少症等相鉴别。

【治疗】

(1)治疗原发病。

(2)大剂量氯化钠口服。

(3)纠正酸中毒可给予氯化钠、碳酸氢钠合剂。

(4)出现急性危象时,应予以等张氯化钠或1/6M乳酸钠溶液补足血容量以纠正水及电解质失衡。

(5)严重低钠血症时,可静滴高张氯化钠溶液。

(6)治疗过程中根据临床症状及实验室检查随时调节钠盐摄入量,以免引起水肿或高血压。

【预后】

积极治疗可迅速消除症状,一般情况下可生存20余年。病程晚期常因浮肿、高血压及心肾功能衰竭而忌盐或低盐饮食时间较长时,应警惕本综合征的发生。

第二十九节　维生素 B_{12} 相关性溶血尿毒综合征

维生素 B_{12} 相关性溶血尿毒综合征(Vitamine B_{12} relevant HUS)以钴胺素C型最多见。

【病因】

维生素 B_{12} 又称氰钴素或钴胺素(CBI)。该物质进入细胞内即在细胞质中被转化为甲钴胺(methyl cobalamin,McCBI),它是甲基转氨酶(蛋氨酸合成酶)的辅酶。参与酶的转化和三羧酸循环。

在CbI转化过程中若其必需的5种酶中有以下3种酶,即CbIC、CbID、CbIF酶基因缺陷即可导致CbI不能转化为MeCbI和AdOCbI,患儿即可引起伴高胱氨酸尿症的甲基丙二酸尿症,并可发生HUS。

【临床表现】

HUS可为首发症状,多在出生后的第一个月末到第三个月出现。

在新生儿期即可表现为喂养困难、生长缓慢、昏睡、肌张力低下等,逐渐出现HUS,除HUS表现外,可伴有巨红细胞。

【诊断】

适宜产前诊断。

【治疗】

早期肠道外羟钴胺素、叶酸、口服肉碱可望存活。

【预后】

存活者可有神经系统和视力受损的不良预后。

第三十节　先天性睾丸发育不全综合征

先天性睾丸发育不全综合征（congenital testicular dysgenesis syndrome syndrome）即原发性小睾丸症（small testopathy），又称为 Kline-felter syndrome、Reifenstein-Albright 综合征、XYZ 综合征、XXY 综合征、先天性生精不能症、硬化性细精管退行性变、曲细精管发育不全、男性乳房发育-无精子病等。1942 年由 Klinefelter 首先发现。本综合征是由于性染色体异常导致睾丸曲精管玻璃样变性、睾丸萎缩伴有智能低下的综合征群，为原发性性腺功能不全症中最常见的原因之一。发生率在新生男性活产儿中占 $1\%_0 \sim 2\%_0$，智能低下小儿中为一般人群的 5 倍，在男性无生育力或生殖腺发育不良患者中高达 30%。国内有较多报道，但多为成人，实际上在小儿期可因症状不显著或缺乏特征性而不易被发现，一般在青春期才求医而做出诊断，更多的是体检疏忽未能及早诊断。我国已有在新生儿脐血染色体畸变筛查中，做出早期诊断的病例报道。认为母亲的高龄是发病因素。国内王德芬等报告一组 62 例中，小儿占 20%，最小一例还不满 3 岁。

【病因】

本综合征系性染色体异常，多数患者多了一个 X 染色体，故最常见的外周血白细胞染色体核型是 47，XXY，或为嵌合体 47，XXY/46，XX 或 47，XXY/48，XXXY，甚至有更多的 X 染色体，如 49，XXXXY。口腔黏膜 X 小体检查阳性者在 XXY 核型中占 93%。

本综合征的各种核型是由于细胞成熟分裂或受精卵在卵裂中发生的性染色体或性染色单体不分离的结果，从染色体基因标记研究示卵子细胞不分离多于精子的两倍。上述性染色体畸变，以高龄妇女妊娠中机会为多，可因卵细胞的衰老、着丝点纵裂动力减弱或纺锤丝迷向的缘故所致。有迹象示本综合征中 X 染色体数目愈多，睾丸曲细精管玻璃样变性、间质增生纤维化愈严重，智力发育亦愈受累，其机制不明。曾有学者推论 X 染色体的基因对睾丸发育有不利影响，因此本综合征主要病理特点为曲精细管发育不全、小睾丸，不能产生精子或精子极稀少，故不生育。间质细胞呈腺瘤样丛集，其细胞内所含脂类物质及分泌颗粒减少。有些病例有脑电图检查异常，提示有轻微器质性脑功能损害，此系原发抑或继发于内分泌功能紊乱尚无定论。

【临床表现】

（1）外阴发育不良，小睾丸，内无精子，小阴茎。

（2）智力低下，年幼时多表现为语言能力落后，常有口吃，反应迟钝，学龄期则有学习困难。

（3）其他畸形，可伴发各种体态异常（如高腭弓，宽眼距，小耳，狭额，塌鼻，尿道下裂，隐睾等）

（4）心理变态，缺乏男孩性格，腼腆，不活跃。

（5）年长儿身高可能过长（因骨骺闭合延迟）或有女性化乳房发育，体胖，皮肤细嫩，音调高尖，不长胡须，阴毛及脂肪分布呈女性型，青春期不出现发育为主要症状，成年则以性功能低下、不育为主。

（6）皮纹学：指纹总嵴数（TRC）降低，平均为 114.8。小鱼际、三叉点移向掌心。

【诊断】

男婴及儿童体检时睾丸检查应列为常规，以及早发现小睾丸。染色体异常、颊黏膜涂片染色质（Barr 氏小体）阳性，结合临床表现可做出诊断。必要时可作睾丸活检确诊。青春期及成年后尿中促性腺激素升高而睾酮浓度降低，精液缺乏精子或极稀少等检验异常可辅助诊断。

【治疗】

（1）自幼强化教育培养，可提高患儿技能和学习水平，与正常儿差距缩小，可见早期诊断的重要。

（2）雄激素，应自青少年期开始治疗，年龄可自 11~12 岁开始。睾酮治疗指征：肌肉乏力、学习工作能力不及、贫血或副性征缺乏、血睾酮水平低下等。丙酸睾酮一次肌注后血睾酮上升仅能维持 1~2 天，故以长效者为佳。疗法：每 3 周一次，初期即 11 岁时 25mg 肌注，以后每年递增 50mg，至成人剂量（250mg/次）。疗程中应常测血睾酮[血睾酮值宜大于 10nmol/L（290ng%）]作为监护并调整剂量。本综合征促性腺激素升高常难被雄激素所抑制，故不宜作为观察疗效的指标。

【预后】

早期教养和及时雄激素治疗有利于促进患儿身心健康,但雄激素可望促进男性化及恢复性功能,而不能恢复生育能力。

第三十一节 先天性肾病综合征

先天性肾病综合征(congenital nephrotic syndrome,CNS)是指生后 3 个月内起病的肾病综合征,若是生后 4~12 个月起病者,则称为婴儿型肾病综合征(infantile nephrotic syndrome,INS)。

虽具备肾病综合征的四大临床特点,但在病理、临床表现及预后方面则另有其特点。

【病因】

(一)病因和分类

1.原发性

(1)芬兰型先天肾病综合征。

(2)弥漫性膜硬化。

(3)其他早发的肾小球病(微小病变、局灶节段性硬化、膜性肾病)。

2.继发性(或称获得性)

(1)感染(先天梅素、巨细胞病毒感染、风疹病毒感染、各型病毒性肝炎、疟疾等)。

(2)有关疾病(婴儿系统性红斑狼疮、艾滋病、溶血尿毒综合征、肾静脉血栓形成等)。

(3)先天异常:甲髌综合征、Drash 综合征、脑畸形等。

(4)中毒:重金属汞等。

(二)以芬兰型先天性肾病综合征为代表

该综合征为常染色体隐性遗传性疾病,已明确其致病基因(NPHS1)定位于染色体长臂 19q13.1,长 26kb,有 29 个外显子。

NPHS1 基因突变,可使蛋白产物异常,致肾小球滤过膜对蛋白的通透性改变,大量蛋白漏出,出现蛋白尿等一系列改变。

【临床表现】

(1)常为早产儿,部分有臀位或宫内窒息史和家族史。

(2)低体重,大胎盘,常伴有脐疝,喂养困难,生长发育迟缓,易感染。

(3)外貌呈未成熟儿样,小鼻、低鼻梁,眼距宽,颅缝宽,肌力差。

(4)出生时即可有蛋白尿,90%以上患儿 1 个月时即有明显水肿和腹水。

(5)3 个月龄时出现典型肾病综合征的四大特征(水肿、蛋白尿、低蛋白血症、高脂血症)。

(6)早期肾功能可正常,2 岁后肾功能渐渐减退,最终发展为尿毒症。

【诊断】

根据临床表现,尤依赖于大胎盘、家族史、出生时即有的蛋白尿为特征。皮质激素治疗无效,母羊水可检出 α 胎儿蛋白(AFP)。必要时肾活检和基因检测可以明确。

【治疗】

本综合征无有效治疗方法,糖皮质激素和免疫抑制治疗无效。

国外有主张先作双肾切除后以腹透维持至体重 9~10kg 时行肾移植,但有报道,肾移植后约四分之一患儿再发肾病综合征。

【预后】

本综合征预后差,常死于继发感染和尿毒症,或因高凝状态导致的血栓栓塞。

肾移植可改观预后,但供体、排异、费用、复发仍为临床难题。

第三十二节　小管间质性肾炎-葡萄膜炎综合征

小管间质性肾炎-葡萄膜炎综合征(tubulointerstitial nephritis uveitis syndrome，TINUS)，1975 年由 Dobrin 等首先报道，是罕见的间质性肾炎中的一种亚型。至 2014 年全球累计报道仅 250 例，16 岁以下儿童病例截止 2014 年仅检索到 3 例。患者大多为青少年和年轻女性。

目前 TINUS 的病因尚不清楚，可能与感染(衣原体、EB 病毒)、特殊用药等有关。Suzuki 报道口服"五苓散"引起本病症。Li 及 Mandeville 等报道与前驱感染或使用抗生素、非甾体类抗感染药物应用有关。

在某些自身免疫性疾病(如甲状腺病、甲状旁腺功能减退、IgG4 相关的免疫性疾病)，同时伴有本综合征的表现。

目前研究提示细胞免疫紊乱可导致发病，或是多系统损害性疾病的一个方面的表现。

修饰型 C-反应蛋白(mCRP)是一种存在于肾小管和葡萄膜的自身抗原，在 TINUS 患者中抗 mCRP 的 IgG 抗体明显升高，说明高 mCRP 与发病有关，而且是发展为葡萄膜炎的独立危险因素。

患者血液中 T 细胞亚群异常，同时存在以 IgG 升高为主的多克隆高丙种球蛋白血症，说明患者同时存在体液免疫异常。

【临床表现】

1. 急性小管间质性肾炎　镜下血尿、低分子蛋白蛋白尿、无菌性脓尿(含一定数量的嗜酸粒细胞)、胁腹痛、面色苍白、乏力、倦怠等。进一步可出现肾功能不全，急性非少尿性肾衰竭。

常见多发远端和近端肾小管损伤时可出现氨基酸尿、糖尿、磷酸盐尿、尿酸化障碍以及多尿、夜尿、遗尿、低比重尿等。

2. 双眼急性非肉芽肿性前葡萄膜炎　有葡萄膜炎者可有眼红、眼痛、畏光、视力下降。与肾炎病变同时或病程前 2 个月出现，亦可后 14 个月才出现。

可表现为全葡萄膜炎，亦有从前到后逐渐累积的过程。20% 左右的患者有眼球内并发症。

3. 全身非特异性表现　发热、头痛、肌痛、关节痛、乏力、食欲减退、恶心呕吐、体重下降、皮疹等。

4. 血、尿液检查　血液细胞免疫指标大多正常，血沉快，CRP 增高，轻度肝功异常，肌酐、尿素氮升高。高丙种球蛋白血症(主要是 IgG)，β_2 微球蛋白升高。KL-6(krebs ron dcn Lungen-6)虽然是主要存在于人类 Ⅱ 型肺泡上皮中的肺细胞抗原的高分子量糖蛋白，但在 TINUS 患者远端肾小管中也存在，当 KL-6 水平升高时，可作为肾小管受累的指标之一。尿液中变化方面已述及不再赘述，另外尿培养阴性。特别要重视尿 β_2 微球蛋白，几乎每个患者均异常，提示肾损害，目前有学者提倡测尿 α_1 微球蛋白予以筛查。其比 β_2 微球蛋白更敏感，稳定性亦好。

【诊断】

ITNUS 无确切的特异性诊断指标。

主要根据小管间质肾炎和葡萄膜炎两大特征。除临床表现和血、尿化验异常，尚可 B 超检查示双肾有水肿，肾活检病理检查是肾小管间质性肾炎的主要依据。光镜下可见小管间质水肿、弥漫性炎症细胞浸润等。

裂隙灯检查可及时发现葡萄膜炎病变，阴性者需多次随访复查。

【治疗】

肾小管间质性肾炎有自愈的可能，若伴有肾功能不全，则需泼尼松治疗 1mg/(kg·d)3~6 个月，好转后逐步减量。大多一年左右可恢复正常。严重急性肾衰竭者予以甲泼尼松龙冲击治疗。对激素敏感者考虑用霉酚酸酯。

葡萄膜炎-前葡萄膜炎一般用糖皮质激素和后马托品点眼，全葡萄膜炎则需全身性糖皮质激素治疗。

【预后】

预后取决于肾纤维化程度。最终大多肾功能可恢复正常，葡萄膜炎预防转为慢性。

第三十三节　遗传性淀粉样肾病综合征

遗传性淀粉样综合征(hereditary amyloid syndrome)即 Ostertag 综合征。1950 年由 Ostertag 首先报道。

【病因】

1969 年 Ablondi 报道认为本综合征与遗传有关,可能为常染色体显性遗传。

【临床表现】

男女两性无差异,各年龄组均可发病,症状主要为蛋白尿,特别是尿中的蛋白含量增高,与肾炎或肾病类似,表现为血压高、凹陷性浮肿和血尿。血、尿检查呈肾病样变化和肾功能障碍。但是本综合征可有明显的肝脾肿大。如病变在近端肾小管,则可表现为范科尼综合征。

【诊断】

根据临床表现类似肾病或肾炎,同时又有肝脾肿大应考虑本综合征的可能。通过肾活检可进一步确诊。

【治疗】

无特殊疗法,只能对症治疗。

【预后】

本综合征预后不良,常于发作后 3 年内,因尿毒症而死亡。

第三十四节　自发性阴囊坏疽综合征

自发性阴囊坏疽综合征(spontaneous scrotum gangrene syndrome)即自发性阴囊坏疽(spontaneous scrotum gangrene),又称 Fournier 综合征。1883 年法国学者 Fournier 首先报道,1972 年 Adeyokunu 在西非第一次发现婴儿患者,改变了以往认为本综合征仅限于成人在完全健康状况下,突然出现阴囊或阴茎坏疽的概念。目前的概念已扩大为凡是发生在肛周以及阴囊周围的任何坏死性损害,均属于本病。

【病因】

本综合征常与细菌感染有关,尤以大肠杆菌、乙型溶血性链球菌、金黄色葡萄球菌以及产气荚膜梭状芽孢杆菌感染有关。阴囊局部及其邻近部位皮肤的感染及皮肤破损是导致本综合征的直接原因。而破损常常是病原菌的侵入门户。由于阴囊皮下组织疏松,因而本综合征蔓延迅速。但是坏疽病变常有自限性,使本综合征常局限于阴囊,少数可累及阴茎。

【临床表现】

在健康状况良好的情况下,首先在阴囊一侧或双侧突然出现红色斑块,不久(甚至几小时之内)迅速蔓延,使整个阴囊呈现广泛性溃疡性坏疽损害。阴囊触痛明显,水肿。有时,损害可累及阴茎、会阴与腹股沟,还可见水疱、白斑及肛周皮疹。

实验室检查:周围血白细胞计数及中质粒细胞偏高,血小板计数正常,血、尿及坏疽皮肤组织培养阳性率不高。尿常规检查一般无异常。

【诊断】

在健康的情况下,突然出现上述临床表现,同时加上有阴囊及其邻近部位皮肤的破损,则诊断即可成立。

【治疗】

以往采用睾丸切除与阴茎切除的疗法,这对儿童来说不能轻易进行。近来主张治疗需因人而异,对坏疽局部采取药物疗法,患处先涂 1%~2%甲紫,再予以抗生素,如青霉素、氨苄西林、卡那霉素、氯唑西林、红霉素等均有疗效。一般治疗 1~2 周,患处可自愈。如阴囊皮肤损害严重,可考虑植皮。

【预后】

本综合征的预后与早期诊断、及时治疗、感染控制等有关,一般认为预后良好。

第三十五节　左肾静脉受压综合征

左肾静脉受压综合征(left renal vein entrapment syndrome, nutcracker phenomencn)又称胡桃夹现象。是指走行于腹主动脉和肠系膜上动脉形成的夹角,其间的左肾静脉受挤压现象,临床仅以血尿为主要表现。

【病因】

通常走行于腹主动脉和肠系膜上动脉的夹角45°~60°,其间有腹膜、系膜、淋巴结、脂肪等充盈其间,走行于此夹角间的左肾静脉由于角度较大而不限受压,当夹角变窄,左肾静脉就会受到挤压,引起血流动力学改变,造成左肾出血,导致夹角变小的因素可分为青春期的身高快速增长,体型急剧变化,椎体过度伸展等。

【临床症状】

血尿为本综合征的主要甚至唯一临床表现。血尿程度为明显的肉眼血尿,亦可仅于体检筛查时检出的镜下血尿或潜血阳性。血尿为反复发作,时轻时重,时有时无。运动常为血尿出现的诱因。尿中的红细胞属非肾小球性,且血尿仅来自左侧肾脏。患儿有时可伴左腰部不适,偶尔腹痛,喜俯卧。

【诊断】

(1)B超、血管造影、CT扫描均有助于夹角大小的测量,均有诊断价值。

(2)除外肾炎、泌尿系统结石、高尿钙症等常见血、尿疾病。

(3)镜检红细胞形态亦具有鉴别意义。

【预后】

本综合征随小儿年龄增长或侧支循环的建立症状可逐步缓解。严重病例可行血管再植术。

第三十六节　肾缺损综合征

肾缺损综合征(renal coloboma syndrome)又称Papillorenal综合征(Papillorenal syndrome, PRS),是一种常染色体显性遗传病,临床主要为肾和眼先天发育不全为典型特征。1995年由Sanyanusin等首次发现了PRS的配对盒基因(paired box)家族中的PAX2基因突变。

本病征较为罕见,目前已报道的有248例,这些病例来自130个家系。

【病因】

目前研究结果已发现PRS有81个不同的PAX2基因突变和4个片段微缺失。PRS发病的关键基因是PAX2基因,其突变所致。

PAX2基因是转录因子家族配对盒基因家族中的一员,该基因定位于10号染色体10q24-25,长度约有84kb,含12个外显子。PAX2是肾脏发病的重要调控因子,其异常持续表达会影响正常肾发育过程,其突变可致肾萎缩、囊性病变、肾单位减少、剩余肾单位肥大等改变。

PAX2基因对视神经和眼部感光组织的发育具有重要作用。PAX2突变可造成试验动物视网膜缺损,在人体致眼部病变有视神经萎缩、视网膜变薄、视柄异常等。

PAX2基因突变尚可出现耳和中枢神经系统损害。

【临床表现】

1.眼部病变　视神经萎缩、视网膜变薄、视柄异常、视力下降。

2.肾脏病变　肾萎缩、肾囊肿、多囊肾、髓质海绵肾、局灶节段性肾小球硬化、肾单位减少、肾单位肥大临床常有不可逆水肿、血尿、蛋白尿、肾功能减退、终末期肾脏病(end-stage renal disease,ESRD)。

3.耳　听力下降、内耳囊泡等。

4.中枢神经系统　小脑、丘脑下部、脊髓等异常。

5.胰腺　亦可受累。

【诊断】

（1）眼底检查。

（2）影像学检查及 B 超肾脏检查。

（3）肾功能检测。

（4）耳和中枢神经系统、胰腺等部位发育及相应功能。

（5）基因检测为确诊依据。

【治疗】

（1）尚无特效治疗方法。

（2）部分患者可行一次、二次肾移植，但有时效果不好或移植并发症。

（3）借助 CRISPR 等技术开展基因或发育期治疗可能是治愈本病征的关键方法，在人体试验的可行性、有效性尚待进一步研究。

【预后】

视力和肾功能影响正常生活质量，肾移植并发症亦可导致死亡，虽可活到成年最终死亡 ESRD。

第六章　血液系统

第一节　Ⅸ因子缺乏综合征

Ⅸ因子缺乏综合征（Ⅸ tactor lack syndrome）即血友病 B，又称 Christmas 综合征、血友病 PTC（血浆凝血活酶成分，plasma thromboplasin component）缺乏症、血浆凝血活酶成分缺乏综合征。1944 年由 Pavlovsky 首次发现，1952 年由 Aggeler 等明确本综合征是 PTC 缺乏，以后由 Biggs 提出以第一位病人的姓名 Christmas 命名。

【病因】

本综合征因凝血因子Ⅸ（FⅨ）缺乏，FⅨ基因位于 X 染色体长臂末端（Xq27），常见基因缺陷包括点突变、框架移位、缺失和插入等。这些基因异常造成凝血因子Ⅸ合成缺乏而致病。本综合征是一种遗传性疾病，遗传方式与血友病甲相同，属于性染色体隐性遗传，男性患病，女性传递，唯大多数传递者的因子Ⅸ浓度在有效的止血水平范围内，只有 10%的传递者由于因子Ⅸ浓度过低而出现出血征象。其遗传规律大致有以下 3 种：①女性传递者与正常男性结婚所生子女，儿子中 1/2 为患者，1/2 为正常；女儿中一半为传递者，一半为正常；②正常女性与男性患者结婚所生子女，儿子均正常，女儿均为传递者；③女性传递者和男性患者结婚所生的子女：儿子一半正常，一半为患者；女儿一半患者，一半传递者。近几年来认为因子Ⅸ尚有几种异型的因子，主要表现在因子的裂解位点异常，因子与钙离子及磷脂的结合异常，凝血活性点异常等。

【临床表现】

本综合征的临床表现和病程经过基本上与血友病 A 相似。患者的出血程度与因子Ⅸ活性缺乏的水平有关。严重出血的患者其因子Ⅸ的活性在 5%以下。出血是常见症状，可自发性出血，或由于轻微创伤，或由于小手术等引起严重出血，不易与血友病 A 区别，唯出血较轻，出血程度与血浆中 PTC 含量相平行，但亦有 PTC 含量极低而出血不重者，个别患儿随年龄增长 PTC 量可增高，症状消失。

实验室检查与血友病一致，仅凝血时间、复钙时间不如典型血友病 A 那样长，异常的凝血可被库存血浆、血清所纠正，但不能被硫酸钡吸附的正常血浆或硫酸钡吸附的正常血清所纠正。

【诊断】

（1）过筛试验：血小板计数正常，凝血酶原时间（PT）、凝血酶时间（TT）、出血时间等正常，维蛋白原定量正常。轻型血友病患者激活的部分凝血活酶时间（APTT）仅轻度延长或正常，而重型血友病患者 APTT 延长。

（2）确诊试验：依赖于 FⅨ:C 测定，血友病 B 的 FⅨ:C 降低或缺乏。

（3）基因诊断：用 DNA 印迹法、寡核苷酸探针杂交法、聚合酶链反应以及核苷酸序列分析法，对携带者进行检测或行产前检查。

（4）抑制物检测：抑制物（inhibitor，是指血友病患者针对自身缺乏，但对输入的凝血因子产生的特异性抗体），检测有助于诊断。

常用 APTT 就诊试验，用正常血浆和患者血浆按 1:1 混合后即刻 37℃孵育 2 小时后，分别作 2 次 APTT 测定，若不能纠正，说明可能存在Ⅷ/Ⅸ抑制物。

尚可测定抑制物的滴度，2001 年国际血栓与止血学会规定以 5BU 为界值。抑制物滴度大于 5BU 则为高度抑制物，不高于 5BU 为低滴度抑制物。

具体滴度测定方法：不同稀释度的患者血浆与正常血浆等量混合，孵育 2 小时后测定残余的 FⅧ/Ⅸ活性。能使正常血浆 FⅧ/Ⅸ活性减少 50%时，定其为抑制物含量为 1 BU，将患者血浆稀释度的例数确认为抑制物的滴度。

【治疗】

本综合征为先天性遗传缺陷,目前尚无根治方法,治疗原则基本上与血友病 A 相似,由于血中 PTC 达 10%就不发生出血,达 30%即可使严重创伤出血停止,因此治疗时首次输血量应视出血程度和治疗目的而决定。由于因子Ⅸ的活性在体外较为稳定,故在库存血浆中可以保存较长时间,输入体内后的半衰期为 18~24 小时。但因子Ⅸ在体内可以迅速向血管外池弥散,因此它在血浆内的生物半衰期较短。如果临床上单独应用血浆作补充凝血因子的治疗,往往不能使患者的因子Ⅸ达到更高浓度。因此,对于严重外伤、手术、颅内出血或较大血肿压迫重要器官等情况,应该用因子Ⅸ浓缩制剂大剂量输注,才有可能提高血浆中的因子Ⅸ浓度,达到有效的止血水平。开始输注剂量为 30~60μg/kg,可使因子Ⅸ的浓度提高至凝血活性的 25%,维持量需要 20μg/kg,每日 1 次,或分 2 次输注,直至伤口愈合。其他治疗措施与血友病甲相同,花生衣制剂在治疗时亦可应用。

本综合征患者平时须注意加强照顾,预防出血及治疗出血甚为重要。

近年根据病因采取了一些新疗法:

1. 凝血因子替代治疗(replacement therapy):这是目前最为有效的预防和控制出血的治疗方法。

血友病 B 即本综合征首选人基因重组 FⅨ制剂或经病毒灭活的血源性凝血酶原复合物,其次是使用新鲜冰冻血浆等。

一旦有出血可能,应立即开始使用,并以充足的剂量和够长的疗程,使出血损伤完全恢复为目标。

每输注 1U/kg 的 FⅨ,可使体内 FⅨ:C 提高 1%,FⅨ在体内的半衰期为 24 小时左右。

(2)抑制物阳性的治疗:以免疫耐受治疗予以抑制物的清除,反复给予患儿刺激抑制物出现的 FⅨ,诱导免疫记忆反应,对该抗原刺激耐受,直至抑制物逐步消失,治疗恢复效果。

(3)预防治疗:通过规律性补充外源性凝血Ⅸ因子,保持体内凝血因子水平达到预防和控制出血,并可减少出血次数,血友病 B 30~50U/kg,1~2 次周(中等剂量方案);20U/kg,每周 1 次(小剂量方案)。

(4)期望治疗方案:①长效重组Ⅸ因子的方法,如亲水复合物耦联(聚乙二醇化)、多种蛋白合成的融合因子等;②基因治疗(有望根治血友病)。

【预后】

轻症病例如能早期确诊,对出血做出及时而妥善的处理,手术前能采取预防性措施,则预后良好,少数重症患儿可死于出血。

第二节　Ⅺ因子缺乏综合征

Ⅺ因子缺乏综合征(Rosenthal syndrome),又称血友病丙(Hemophilia C)、PTA 缺乏症。属于常染色体不完全性隐性遗传状态,男女均可患病,父母均可以遗传。本综合征较为少见,1953 年由 Rosenthal 等首先报道,国内至今已报 10 多例。

【病因】

目前认为本综合征纯为基因分子的缺陷所致,因为不论是纯合子或杂合子病人的血浆中,均未发现有与异种因子Ⅺ抗体有交叉反应的物质,证明并无功能缺陷的因子Ⅺ存在,同时也无异常分子的因子Ⅺ抗原存在。

【临床表现】

本综合征的出血程度与因子Ⅺ的浓度有关。由于遗传的规律不同,临床上可分为两型:①纯合子型,因子Ⅺ浓度往往在 20%以下,凝血障碍较为严重,出血症状明显;也有人报告因子Ⅺ的浓度在 1%,而临床上并无明显出血的表现,这可能与凝血旁路途径,由组织凝血活酶和因子Ⅶ复合物激活因子Ⅸ有关;②杂合子型,因子Ⅺ浓度多在 30%~65%之间(正常人因子Ⅺ的有效止血水平在 10%~20%),凝血障碍程度甚轻,一般仅在外伤或外科手术之后发生明显的出血现象。在一般状况下,本综合征的出血现象甚轻,自发出血现象甚少见。

【诊断】

部分凝血活酶时间延长,用正常人的吸附血浆和血清均可使其纠正,以此可鉴别血友病甲(正常吸附血浆可以纠正而血清不能纠正)和血友病乙(正常吸附血浆不能纠正而血清可以纠正)。因子Ⅺ浓度可用定量法测定,由于因子Ⅺ是由因子Ⅻ$_a$所激活的,而因子Ⅻ的检查方法仍有困难,因而对于因子Ⅻ缺乏与遗传因子Ⅻ缺乏的实验室鉴别诊断,仍无有效方法。

【治疗】

基本上与血友病相似,主要是补充凝血因子。因子Ⅺ在体外贮藏的活性较稳定,当因子Ⅺ输入体内后也仅少量因子可以弥散到血管外池,且其输入体内后的生物半衰期为40~60小时,补充一次因子之后,容易达到较理想的浓度,并可维持1~2天。若每公斤体重输注1ml的血浆,可使患者的因子Ⅺ浓度提高到30%~50%,对于严重出血或外科手术后出血者,足以达到止血的浓度。必要时可以每隔2~3天再输注血浆5~10ml/(kg·d)。

【预后】

本综合征的预后关键在于及早确诊,采取有效的防止外伤及手术出血。

第三节　Dohle 小体髓细胞病综合征

Dohle 小体髓细胞病综合征(Dohle's bodies-myelopathy syndrome)又称 May 综合征、May-Hegglin 病、May-Hegglin 白细胞异常、May-Hegglin 血小板异常, Hegglin 综合征、Dohle 小体-骨髓病综合征。其特点是血小板异常,中性粒细胞中含有 Dohle 小体。

1909 年英国医师 C.H.May 首先发现此白细胞异常, 1911 年 Dohle 报道猩红热病人在粒细胞内有包涵体,持续 6 天消失,因此命名为 Dohle 小体。1945 年 Hegglin 描述一个家庭中 3 个成员白细胞有 Dohle 小体,伴有巨大血小板。又报道一家庭父子三人有 Dohle 小体并有血小板减少。

【病因】

本综合征是一种比较少见的常染色体显性遗传性粒细胞和血小板形态异常。

【临床表现】

1/3~1/2 的病人有血小板减少,并有出血倾向,皮肤紫癜常见,亦可见青紫块、鼻出血、口腔出血及血尿等,颅内出血少见。血小板直径可达 5~15μm,血小板寿命缩短,但超微结构正常。骨髓巨核细胞正常或增多,颗粒减少,不生产血小板,血小板是大圆形、蛋形、香烟形。 Dohle 小体大小为 1~2pm,通常一个粒细胞有一个 Dohle 小体,亦有数个。淋巴细胞、大单核细胞无此种 Dohle 小体。

【诊断】

本综合征的确诊主要依据实验室诊断:①粒细胞异常,白细胞计数偏少,而中性粒细胞百分比偏高,大小不一致,粒细胞胞质含有形态不规则(纺锤形或半月形)、蓝色、类 Dohle 小体的包涵体。据 Jordan 等研究,认为这种包涵体是信息核糖核酸的聚集;②血小板减少,有巨大血小板或血小板畸形,血小板聚集功能减低;③PF$_3$ 活性下降;④骨髓象示巨核细胞凝聚。

【治疗】

本综合征因预后良好,无须治疗。血小板寿命缩短和出血时用肾上腺皮质激素对部分患者有效,但对出血倾向无效。有血小板减少的患者脾切除效果显著。

【预后】

本综合征预后良好。

第四节　Scott 综合征

Scott 综合征(Scott syndrome)是血小板促凝活性异常性综合征。1979 年由 Weiss 首先报道,他报道的患者名 Mary Ann Scott,后来即将本综合征命名为 Scott 综合征。

【病因】
常染色体隐性遗传的单纯血小板促凝活性缺陷,具体机制和真正病因尚未明。

【临床表现】
一般无皮肤黏膜出血,表现为拔牙后严重出血、青春期女童月经过多、自发性盆腔血肿、产后大出血等。

【诊断】
筛选试验:凝血酶原消耗减少,血清凝血酶原时间缩短。多种诱导剂测定 PF3 活性下降。

【治疗】
(1)输注血小板。
(2)无其他合理治疗药物。

【预后】
严重出血处理不及时可危及生命。

第五节　V 因子缺乏综合征

V 因子缺乏综合征(V tactor lack syndrome)即副血友病(parahemophilia),又称易变因子(labile factor)缺乏症或 Owren 病、前加速素(Proaccelerin)缺乏症、Owren 综合征、因子 V 缺乏症等。1944 年 Owren 首先报道本综合征是由于缺乏因子 V 所致。

【病因】
本综合征系罕见常染色体隐性遗传病,自父母双方获得两个缺陷基因的纯合子患儿因子 V 含量明显减少,获得一个缺陷基因的杂合子患儿,因子 V 含量约为正常人的一半。因子 V 是凝血酶原转变为凝血酶所不可缺少的因子,因子 V 缺乏时,凝血酶原时间延长,凝血障碍。其凝血障碍主要在凝血过程中的第二步骤。

【临床表现】
(1)先天性:见于男女两性,散发存在,遗传特点为常染色体隐性或部分显性。正常情况下,新生儿时期最初数日内血中第 V 因子的含量可波动于正常人活动度的 62%~130% 间,以后即较稳定。缺乏第 V 因子很少单独发生,如果发生,则多属先天性。大多数病人在幼年时期显示出血症状,除皮下和肌肉出血外,有再发性鼻出血,月经过多,拔牙、手术或外伤后大出血等现象。凝血时间轻度延长,复钙时间延长,凝血酶原消耗障碍,一期法凝血酶原时间延长,后者可用无凝血酶原的牛血浆及正常人的去凝血酶原血浆来纠正,在磷酸钙凝胶或硫酸钡吸附过的血浆中,仍含有纤维蛋白原、AHG 和第 V 因子,除副血友病外,在低凝血酶原血症时,一期法凝血酶原亦延长,为鉴别此两种疾病,应用凝血酶原时间二期法,副血友病的凝血酶原时间属于正常。重症病例束臂试验阳性,因当凝血功能明显缺损时。毛细管的抗力可以减低。其他止血功能正常。

(2)获得性:可为暂时性的缺乏。主要见于重性肝脏疾患、恶性贫血、各种营养不良性贫血、手术后状态、癌肿晚期以及肠道吸收障碍等疾病。在这些情况下,第 V 因子的活动度可降低。手术后第三天达最低点,可能由于肝功能暂时性损害,止血时消耗大量蛋白,手术时出血、麻醉、大量输入含第 V 因子甚低的血库贮血等许多因素所致。大手术后数周内,本因子仍可能减少。有时在暴发性紫癜及少数血友病的病例,特别在出血后可发生第 V 因子缺乏症。

获得性第 V 因子缺乏症常与低凝血酶原血症并发,因这两种因子同受肠道菌属、肝脏功能及肠道吸收能力等因素的影响。

【诊断】

根据临床出血症状的表现及实验室检查一期法凝血酶原时间延长,其他止血功能正常。

【治疗】

第 V 因子缺乏症,输以少量新鲜全血或血浆即可纠正。在贮存的枸橼酸盐血液内,本因子消失较草酸盐者为慢,一般能保持一周左右,2~3 周后可保留 30%~50%。静脉输入后有效时间为 24~48 小时(因子 V 的半衰期为 24 小时)。维生素 K 无治疗作用。茶碱、柯柯碱及咖啡因可能有疗效。注射第 V 因子制剂效果最佳。输新鲜血浆 15~25ml/kg 可使因子 V 水平提高 15%~30%,足以止血。手术病人须每天输 15~20ml/kg,连续 4 天。个别患者输血后可出现抗因子 V 抗体。

【预后】

及时预防和治疗,避免大出血和手术出血,则预后并不太坏。

第六节 伴 CEP110-FGFR1 阳性的 8p11 骨髓增殖综合征

伴 CEP110-FGFR1 阳性的 8p11 骨髓增殖综合征(with CEP110-FGFR1 fusion 8p11 myeloproliferative syndrome, EMS)是一罕见的髓系血液肿瘤。是不典型骨髓增殖性肿瘤和 T 淋巴母细胞淋巴瘤为特征的血液系统恶性肿瘤。

【病因】

本综合征为 RUNX1 基因点突变所致,最常见的是 FGFR1 伴随基因突变,其次还包括 NRAS(1/7)、MPL(2/7)、WT1(1/7)、STAG(1/7)、BCORL1(1/7)、DNMT3A(1/7)等。

【临床表现】

(1)染色体 8p11 平衡移位。

(2)骨髓增生活跃伴嗜酸细胞增多。

(3)T 淋巴母细胞淋巴瘤。

(4)快速的白血病转化,一般在 12 个月左右。

(5)临床常见肝、脾及浅表淋巴结肿大,皮肤紫癜、扁桃腺肿大。

【诊断】

(1)根据临床特征、骨髓象改变、嗜酸粒细胞增多,可考虑该综合征。

(2)常规染色体核型分析示 46,xy,t(8;9)(p11;q33)。

(3)确诊有赖于基因测序 RUNX1 基因变异。

【治疗】

异基因造血干细胞移植能清除恶性克隆细胞,有助于预后的改善。

【预后】会方改观。

第七节 伴性淋巴增殖综合征

伴性淋巴增殖综合征(X-linked lymphoproliferative syndrome)又称 Duncan 病,是一种限局性免疫缺陷病。

1975 年 Purtilo 等发现一个家系中, 18 个男性中有 6 人出现良性或恶性淋巴细胞增生和组织细胞增加等征候后即以这个家系的名字作为病名,称之为 Duncan 病。至 1978 年 Hamilton 等收集到 20 个本综合征的家系后,使本综合征的概念更加明确,并提出伴性淋巴增殖综合征的诊断名称和诊断标准。

【病因】

本综合征是一种限局性免疫缺陷病,具体说来就是患儿对 EB 病毒有先天性免疫缺陷。在受到 EB 病毒感染后,引起 B 细胞多克隆性增殖,形成传染性单核细胞增多状态。同时 T 淋巴组织或 T 淋巴细胞反而萎缩或减少。倘若是 B 细胞本身缺陷、免疫系统成熟程度的差异、EB 病毒感染时数量和株种的差异以及机体所处状态不同,或者其他某些遗传基因修饰因子的作用等,致使 B 细胞由多克隆性增殖渐渐转化为单克隆增殖,进而形成恶性淋巴瘤。

此外,有些学者近来认为患者体内自然杀伤细胞(natural killer cell, NK 细胞)活性低下是易患恶性淋巴瘤的因素之一。

【临床表现】

1. 家族史　本综合征有明显的家族史,且仅见于男性发病。

2. 首次发病年龄　从 6 个月至 22 岁。

3. 主要临床表现　发热、咽峡炎、淋巴结和肝脾肿大、异型淋巴细胞增加、免疫球蛋白异常(无 γ-球蛋白血症、多克隆性高 γ-球蛋白血症等多样变化均可发生)。

4. 胸腺内淋巴细胞消失或胸腺上皮结构破坏　淋巴结、脾脏的胸腺依赖区淋巴细胞减少,但淋巴细胞幼稚化反应,分化成浆细胞的功能存在。造血组织、中枢神经系统及内脏有淋巴细胞、浆细胞、组织细胞浸润,有时可见白血病样改变或网状内皮细胞增生症样改变,尤其是中枢神经系统易发生淋巴系统肿瘤。

5. 常可伴有高 IgM 的免疫不全症　常见麻疹肺炎、全身性种痘后痘疮疹等。

6. 实验室检查　患者的 B 细胞感染 EB 病毒,在体外培养下能自发地发育增殖;患者的唾液可使新生儿脐带血中的淋巴细胞发生形态改变;患者血清中 EB 病毒抗体阴性。

7. 临床分型　Hamilton 把本综合征分为四种临床类型。

(1)A 型:属于急性致死性传染性单核细胞增生症,发病后多在 4 周内死亡,本型占全部病例的半数以上,约为 55%。

(2)B 型:多同时兼有急性致死性传染性单核细胞增多症和恶性淋巴瘤(大多属于免疫母细胞内瘤),占全部病例的 15%。

(3)C 型:于 EB 病毒感染后产生免疫机能不全、低 γ-蛋白血症、骨髓增生低下、机体对 EB 病毒抗体产生的能力低下等,此型约占全部病例的 15%。

(4)D 型:是无明显 EB 病毒感染的表现而发生的恶性淋巴瘤,此型也占全部病例的 15%。

【诊断】

根据 Hamilton 提出的诊断标准进行诊断(表 6-1)

表 6-1　伴性淋巴组织增殖综合征诊断标准

1.6 个月至 22 岁男性有 2 个以上下述表现型
　1)增殖性改变
　　(1)有致死性或慢性传染性单核细胞增生症
　　(2)有 b 免疫母细胞性淋巴肉瘤
　　(3)有非霍奇金淋巴瘤[包括伯基特(burkitt)淋巴瘤]
　　(4)传染性单核细胞增生症继发高 igm 免疫不全症
　2)非增生性改变
　　(1)粒细胞缺乏症或再生障碍性贫血
　　(2)γ-球蛋白异常,获得性无或低 γ-球蛋白血症
　3)先天异常
　　(1)心血管系
　　(2)中枢神经系
2. 在母系直系亲属中有 2 人以上具备上述表现型者,可诊断本综合征
3. 本综合征男性的 b 淋巴细胞体外感染 EB 病毒后,能自发地发育增殖,患者的唾液可使脐带血中的淋巴细胞发生形态改变;患者血清中缺乏 EB 病毒抗体。

【治疗】

本综合征尚无特殊治疗,C 型病例可予以积极的支持疗法,可有维持生存的效果。

【预后】

本综合征预后很差,仅不足 20%的生存率,绝大多属 C 型病例。约半数以上病例,在发病后四周内死于致死性传染性单核细胞增多症,有 15%~30%的病例则死于恶性淋巴瘤。

第八节　常染色体显性遗传血小板减少综合征

常染色体显性遗传性血小板减少综合征(Murphy-Oksi-Gardner syndrome)即常染色体显性遗传性血小板减少症,又称 Murphy-Oksi-Gardner 综合征,是一种常染色体显性遗传的先天性血小板减少症。其发病原因可能由于血小板内在缺陷使其寿命缩短。本综合征临床表现为新生儿期的中度出血症状,如将患儿的血小板输入正常人体内,其血小板寿命仍然缩短,若将正常人血小板输入患儿体内,则寿命正常,说明患者血小板本身存在缺陷。新生儿时期出血症状及血小板数量减少,寿命缩短有诊断价值。对本病的治疗,脾切除后可使血小板数量增加,但血小板寿命并不增加。

第九节　脆性大红细胞性贫血综合征

脆性大红细胞贫性贫血血综合征(fragile macrocytic anemia syndrome)即 Lederer 贫血综合征(急性暂时型),又称脆性大红细胞贫血(fragile macrocytic anemia)、Dyke-Young 综合征(慢性大细胞型)、Druy-fus-Dausset-Vidal 综合征、Lederer-Brill 综合征、Hayem-Widal-Loueit 综合征,总称为免疫性溶血性贫血,如特发性溶血性贫血、自身免疫性溶血性贫血、获得性溶血性贫血等。

【病因】

本综合征可分为原发及特发,通常为散发,常见于脓毒症所致的急性溶血性贫血,但患儿的红细胞不存在先天性缺陷,与感染性溶血性贫血的临床表现也不一致,有人认为泌尿系革兰阴性杆菌可能为诱发原因,尚报告有家族性,常发生于有其他自身免疫性综合征的一些家族中,如红斑狼疮、类风湿性关节炎、恶性贫血,提示有某种免疫器官遗传性的可能。

【临床表现】

(1)在感染性疾病过程中突然发生急性溶血性贫血,伴有黄疸,贫血进展迅速,但溶血为自限性,数周或数月可自行停止。

(2)常伴有乏力、发热、头痛、腹痛、背痛、呕吐及衰竭等全身症状。

(3)可见脾脏轻度肿大,血红蛋白尿,有时出现少尿或无尿等肾功能衰竭症状。

实验室检查:①贫血呈大红细胞性恶性贫血样表现,血片可见球形红细胞;②患者红细胞对食盐水显示渗透压抵抗减低(脆性增加);③血清胆红素增加,尿是酱油色血红蛋白尿;④网织红细胞增高,有溶血性贫血表现(高胆素血症),骨髓显示红细胞系明显增生;⑤抗人球蛋白试验阴性;⑥骨髓显示红细胞系明显增生。

【诊断】

根据临床表现及实验室检查的特点可予以诊断。

【治疗】

可采用肝剂,注意抗感染和对症处理。

【预后】

本综合征预后与获得性溶血性贫血相同。

第十节　单纯红细胞再生障碍综合征

单红细胞再生障碍综合征(pure red cell aplasia syndrome, PRCAS)即 Blackfan-Diamond 综合征,又名先

天性再生低下性贫血、原发性红细胞发育不全综合征（primary red cell aplasia）、红细胞痨综合征、纯红细胞性贫血、幼红细胞减少症、再生不能性贫血、红细胞生成不全症、Joseph-Diamond-Blackfan 综合征，又名 Diamond-Blackfan（DBA）等。本综合征是骨髓红细胞系列选择性再生障碍所致的一种综合征，分急性和慢性两大类。后者又有先天性、后天性之分。急性型多见于小儿，慢性先天型多发生于生后两周至两岁间。1936年 Joseph 及 1938年 Diamond、Blackfan 等学者最先报道。

【病因】

本综合征的病因与发病机制尚不清楚。有人提出与遗传有关，但至今尚未证实；有学者认为与色氨酸代谢异常有关，但这种异常也可在其他多种贫血者出现。最近证明先天性单纯红细胞再生障碍患者血中无抑制红细胞生成因子，红细胞生成素浓度升高且活性正常，骨髓干细胞反应性正常。患者外周血淋巴细胞能抑制正常人骨髓红细胞的产生，提示本病发生与免疫有关。1997年导致 DBA 基因突变的基因被克隆成功，并鉴定为 19（Rps19），其编码了染色体 19 q13/2 的核糖体蛋白。以后陆续发现了 Rps17、Rps19、Rps24、Rpl5、Rpl11、Rpl35 均可导致 DBA。

PRCAS 病因学分类（British Journal of Haematology，2008）如下。

（1）先天性：Diamond Blackfan 综合征。

（2）原发获得性：①儿童一过性原始红细胞缺乏症（transient erythroblastopenia of childhood，TEC）；②白血病前期；③铁粒幼红细胞性贫血伴红系早期细胞空泡变（皮尔森综合征）；④不明原因。

（3）继发获得性：①胸腺瘤；②实体瘤（胃癌、胆管癌、Kaposi 肉瘤等，成人多见）；③血液肿瘤（慢性白血病、骨髓纤维化等，亦为成人多见）；④感染（腮腺炎、非典型肺炎、脑膜炎双球菌和金黄色葡萄球菌感染等，以及 HIV、EBV、B_{19} 病毒感染）；⑤自身免疫性疾病；⑥慢性溶血性贫血；⑦严重肾功能衰竭；⑧药物。

【临床表现】

发病年龄在 6 个月以内者占多数，两性均可罹患，起病缓慢，呈进行性贫血。临床有疲劳乏力、头昏、眼花、耳鸣、面色苍白。少数有先天性畸形，如先天性心脏病，斜视，颈蹼，指（趾）畸形，唇腭裂，肾、输尿管畸形，皮肤色素异常，肋骨缺失和发育障碍等。偶有肝大，罕见脾大。常呈慢性经过，家族中无类似病史。

实验室检查：血象中红细胞和血红蛋白减少，呈正色素正细胞性贫血，网织红细胞降低或消失，白细胞和血小板数正常或接近正常。骨髓中红细胞系统明显受抑制，粒细胞系统和巨核细胞系统正常，粒细胞与红细胞比例增加。血清和尿中红细胞生成激素含量增多，红细胞寿命正常。有的患者可伴其他先天性畸形，如斜视、翼状胬肉、六指或肋骨畸形等。

【诊断】

根据贫血程度、发病年龄、周围血象及骨髓象符合红细胞再生低下现象，而其他骨髓细胞均正常者可予以诊断。

2008 诊断标准（british journal of haematology）如下。

1. 诊断标准：起病年龄小于 1 岁；除大细胞贫血外无其他系列造血低下；网织红细胞减少；正常骨髓造血伴红细胞成熟停滞现象。

2. 支持诊断标准

（1）主要：存在经典 DBA 基因突变阳性家族史。

（2）次要：红细胞 ADA 酶活性增高，具有典型 DBA 的异常躯体缺陷，HbF 水平增高，无其他先天骨髓衰竭性疾病的证据。

【治疗】

主要治疗手段有肾上腺皮质激素、输血、脾脏切除、骨髓移植等，获得性者一般可自然恢复，可能由免疫引起的可使用激素、环孢素 A、环磷酰胺或硫唑嘌呤、大剂量丙种球蛋白、血浆置换等。

继发于感染、药物、化学品中毒及溶血性贫血的急性获得纯红细胞再生障碍性贫血，应重视原发病的治疗，去除致病因素。同时给叶酸、维生素 B_{12} 和糖皮质激素常可获得满意效果。对慢性获得性纯红细胞再生障碍性贫血则应寻找胸腺瘤，并应尽早切除，否则应用糖皮质激素和免疫抑制剂常无效，放疗亦不能使之缓解。胸腺瘤切除后仍无效者,再用糖皮质激素、雄激素或免疫抑制剂,对部分病人仍可获得缓解。目前认为慢性原发性纯红细胞再生障碍性贫血是一种原因不明的自身免疫性疾病,多主张及时选用免疫抑制剂如硫唑嘌呤、环磷酰胺、6-硫基嘌呤及抗淋巴细胞球蛋白等治疗,治疗后有时骨髓出现轻度抑制后始见疗效。慢性获得性纯红细胞再生障碍性贫血,不论原发于或继发于胸腺瘤者,如用各种治疗无效,可做脾切除,对部分病例有效。个别患者胸腺瘤切除后,贫血未缓解者,再切脾可望提高血红蛋白。有些病例切脾前对糖皮质激素或免疫抑制剂无效,切脾后再给这些药物治疗,可能获得缓解。

此外,口服云南花粉也有一定的治疗作用。云南花粉每片含花粉 0.4g,小儿每日服 15~20 片,疗程 3 个月。云南花粉中含人体所需的多种营养成分,富含酶、微量元素等。经服用花粉的动物造血功能研究,实验组血红蛋白及骨髓有核细胞明显高于对照组。对由环磷酰胺及 ^{60}Co 射线照射后引起的骨髓造血功能抑制的动物,有使其造血功能恢复的作用。

【预后】

本综合征预后常不良,病情呈进行性,可有自发性缓解,死亡原因是血色病与皮质激素引起的出血或感染。皮质激素应用后约 20%患儿可获得缓解,长期激素依赖者或反复多次输血维持者可导致生长障碍和含铁血黄素沉着症,应注意祛铁治疗和随访相关并发症的出现。

第十一节　第ⅩⅡ因子缺乏综合征

第ⅩⅡ因子缺乏综合征(ⅩⅡ tactor lack syndrome)又称 Hageman 综合征、Hageman 因子(HF、ⅩⅡ因子)缺乏综合征、先天性第ⅩⅡ因子缺乏症(Congenital factor ⅩⅡ defect)。本综合征由 Ratnoff 及 Colony 等发现,用病人的姓 Hageman 命名。

【病因】

为常染色体隐性遗传,男女两性均可患病,原因尚不明,可能与第 6 对染色体上的短臂基因有关。

【临床表现】

其特点为凝血时间显著延长,但临床上常无出血倾向,少数在手术或受伤后有轻度出血表现。实验室检查除凝血时间延长外,见复钙时间轻度延长,凝血酶原消耗不佳,白陶土部分凝血活酶试验及血浆凝血活酶生成试验异常。出血时间、血小板计数、血浆凝血酶原时间均正常。束臂试验偶为阳性。

【诊断】

本综合征确诊需依靠凝血活酶生成纠正试验,用正常吸附血浆及正常血清均可纠正,第ⅩⅡ因子定量及活性低于正常,优球蛋白溶解试验中优球蛋白凝块不溶解,表示纤维蛋白溶解系统不易被激活。

【治疗】

一般不需治疗。要注意避免外伤和手术。如有严重出血或手术前准备时,可输库存全血或血浆 50~100ml,即可纠正缺陷。ⅩⅡ因子的半衰期为 50~70 小时,在库血中相当稳定,故间断输注少量鲜血浆或库存血浆即可获得疗效。

【预后】

本综合征预后良好。

第十二节　儿童骨髓增生异常综合征

儿童难治性血细胞减少 2008 年由 WHO 疾病分类中将其原名难治性贫血(refractory anemia),暂定为儿童骨髓增生异常综合征(myelodysplastic syndrome,MDS)的一个类型。

MDS 是一组起源于造血干细胞的克隆性疾病。20 世纪初有观察到急性粒细胞白血病(AML)前,部分患者有难治性贫血,血细胞减少伴有造血细胞一系或多系增生异常,到 20 世纪 50 年代初,这种状态被正式确立为"白血病前期",此仅为回顾性诊断,这类患者不一定均发展为白血病。故 20 世纪 70 年代中期亦将其称之为造血组织增生异常病。至1982年,法国、美国、英国协作组(FAB)根据骨髓和外周血细胞的形态学特点,提议将此类疾病称为骨髓增生异常综合征。2003年WHO将MDS分类中的难治性贫血定为MDS的一个亚型。

【病因】

MDS病因尚未明确,已肯定其为一组起源于造血干细胞的获得性克隆性疾患。

有动物实验显示,可能是某种病毒对骨髓造血功能暂时性抑制所致。其克隆形成能力明显降低,试管内的克隆研究显示成熟异常及克隆生长模式有缺陷。

其病理改变是克隆性造血干细胞发育异常,无效造血以及恶性转化危险性增高。

【临床表现】

临床表现通常缺乏特异性,约1/5患儿可无临床症状和体征,一般无肝脾及淋巴肿大。可有低热、虚弱、体重减轻、贫血等,贫血则呈现明显的难治性;粒细胞减少所致的感染和血小板减少所致的出血。

基本临床病例生理特征为骨髓中造血细胞有发育异常的形态学表现和外周血中三系血细胞减少,并呈现向急性髓性白血病(AML)转变的高风险性。

儿童MDS发病率较低,14岁以下儿童的MDS,仅占血液系统肿瘤5%以下,而且正常染色体核型者占一半以上。

在其临床难治性贫血中,约1/3以上病例继发于遗传性/先天性疾病(如Down综合征、Fanconi贫血和Blooom综合征、血小板储存池病等)。其外周血表现与成人相比不是以单纯贫血为主,而更倾向于表现为粒细胞和血小板减少。

【诊断】

目前对MDS的诊断尚无金标准,以临床表现和实验室检查,包括外周血涂片、骨髓细胞学及骨髓活检等综合判断。

流式细胞参数虽无特异标志或特异性标志组化,但该项技术在鉴定正常或反应性骨髓改变与克隆性髓系肿瘤方面有不可替代的作用。据Steven的资料,采用四色流或细胞检测对MDS患儿的异常表型检出率可高达95%。

流式细胞检测如CD34和CD36的表达及CD36和CD71的表达与国际预后评分系统(IPSS)和FAB分型有关。荧光原位杂交检测(FISH)亦有助早期诊断。

WHO2003年分型标准(最低诊断标准)为:①持续不可解释的血细胞减少(中性粒细胞减少,血小板减少或贫血);②至少二系有发育不良的形态学特征;③造血细胞存在获得性克隆性细胞遗传学异常;④原始细胞增高(≥5%)。

以上4项符合任何2项可诊断为MDS。

WHO于2008年的分型标准中,较2003年标准而言提出了一个暂定的分类即RCC。RCC的诊断标准为:①持续的血细胞减少;②外周血原始细胞<2%;③骨髓原始细胞<5%;④具有一系病态造血>10%或二系病态造血。

关于骨髓增生程度,"低增生"尚无确切定义,儿童骨髓增生程度因年龄不同而有所差别,而不同于成人的低增生MDS明确定义为骨髓造血面积小于30%。

外周血细胞计数至少包括淋巴细胞在内的100个细胞,而骨髓细胞计数应达到500个。

外周血涂片的表现包括:①假P-H(pseudo-Pelger-Huel)畸形,少颗粒或无颗粒细胞,核左移,巨杆状核粒细胞;②巨大血小板,血小板大小不一;③巨红细胞,着色不匀;④原始细胞小于2%。

骨髓涂片特征:①红系病态造血;②巨核系病态造血;③粒系病态造血等。

RCC的病理特征:①75%的患者表现为低增生,其程度低于年龄组相应值的5%~10%;②红系≥20个幼红细胞组成造血岛,原红细胞数量增加伴成熟障碍,分裂象增加;③粒系数量减少,可见粒细胞散在分布,核左移;④巨核系可见淋巴样小巨核细胞,巨核细胞大小不一,分散状或低分叶核,免疫组化CD41、CD61染色对鉴别淋巴样小巨核细胞有意义。未见巨核细胞不能除外RCC。

【治疗】

（1）对无输血依赖或粒细胞缺乏的患儿，可以长期观察随访。

（2）危险度分层高的儿童 MDS 治疗方案为异基因造血干细胞移植为首选。

（3）RCC 伴单体 7.7-q-，或复杂核型的治疗则首选人类白细胞抗原（HLA）相合的同胞或无关供者造血干细胞移植。

（4）需要治疗血细胞减少，患者联合环孢素（CSA）和抗胸腺细胞球蛋白（ATG）/抗淋巴细胞球蛋白（ALG）的清髓或减低剂量的预处理的造血干细胞移植。

【预后】

有条件接收 MLA 相关的干细胞移植或免疫抑制剂治疗者，50%~80%可获得长期生存，5 年生存率可大于 80%。移植相关死亡是导致治疗失败的主要原因。

第十三节　范可尼贫血畸形综合征

范可尼贫血畸形综合征（Fanconi anemia malformation syndrome）即先天性全血细胞减少综合征（congenital pancytopenia syndrome），又称体质性再生障碍性贫血（Caplastic anemia）、家族性婴儿恶性贫血综合征等。为常染色体隐性遗传，以全血细胞减少、皮肤棕黄色素沉着、先天性畸形为特征。自从 Fanconi 于 1927 年首先描述一家兄弟三人有先天性全血细胞减少症、骨髓再生低下伴有其他先天性畸形，迄今报道日益增多。国内严文伟等也有报道。

【病因】

本综合征似无种族及地区倾向，但少数见于一家兄弟姐妹间同患此病，可能是胎儿发育过程中出现的某种改变导致先天异常的结果，迄今病因尚未明了。

【临床表现】

患儿自出生后即有发育延迟，个子矮小，皮肤褐色素散在性沉着，拇指缺失或短小，桡骨亦缺失，尚可伴有小头、小眼、性器官发育不全、心肾畸形，这些畸形可单独发生，或合并数种同时出现。神经系统方面还可表现为智力迟钝、听力减退、耳畸形、腱反射亢进等，本综合征属染色体不正常，进行细胞培养时，染色体特别脆弱。病人以男性较多，男女之比为 22：14。贫血多出现在 4~12 岁之内，可早至 18 个月，迟至 20 岁。实验室检查见周围血液示全血细胞减少、巨细胞性高色素性贫血，周缘血液内可见大红细胞及靶形红细胞，网织红细胞可有轻度增加，但无溶血证据。骨髓增生低下，有巨幼红细胞，说明红细胞成熟障碍，成熟所需时间延长，染色体可有裂隙、断裂、内复制等异常，发生率高达 10%~50%，其发生机制被认为是由于 DNA 的修复酶缺陷所致。

【诊断】

诊断主要依据全血细胞减少、骨髓增生不良、家族史以及伴有其他先天异常或畸形等。应与获得性及继发性再生障碍性贫血鉴别。

【治疗】

皮质类固醇对本综合征治疗有效，可减轻贫血，甚至达到完全缓解。初期宜用较大剂量，4~6 周后网织红细胞上升说明有效，继之用小剂量维持数月，治疗无效者可试用雄激素，对儿童患者宜慎用。近年有报道试用骨髓移植治疗本综合征获得成功者。

【预后】

国外报道本综合征患者日后白血病及恶性肿瘤的发生率高于正常小儿的数倍。

第十四节　肝素-血小板减少-血栓形成综合征

近年来肝素在临床的应用逐渐普及，其适应证也在增加，然而在应用肝素后有 2%~30%可引起血小板减少或血小板减少伴血栓形成,临床出现出血和血栓栓塞等一组症候群,被称为肝素-血小板减少-血栓形成综合征(heparin-thrombocytopenia-thrombogenesis-syndrome)。

【病因】

本综合征病因显然与肝素的使用有关。其发生机制尚未阐明。多数学者认为系免疫机制所致,因为肝素依赖性血小板抗体能与肝素和血小板结合,激活补体,使血小板合成血栓烷 A_2 并释出 ADP 等使血小板聚集,同时还释出血小板第Ⅲ、第Ⅳ因子,参与内源系统凝血并有抗肝素作用。肝素还具有抗血管内皮合成前列环素(PGI_2)作用,小剂量肝素可阻断蛋白 C 的激活,均有利于血小板聚集和血栓形成。此外,肝素不纯也是一种可能因素。目前观察的结果,从猪制备的肝素使用后发生血小板减少的概率为 0~8.2%,而牛肺制备的肝素可高达 7.5%~26%,是制剂纯度抑或其他原因尚在探讨之中。

【临床表现】

有应用肝素史,在应用肝素后 2~14 天,多为 5 天后发生血小板减少,出血和静脉、动脉血栓形成,可表现肺栓塞或累及冠状血管,脑及胃肠道动脉的相应症状,甚至可出现弥漫性血管内凝血(DIC)。

【诊断】

用肝素后血小板减少并能除外血小板减少的其他原因,再用肝素,血小板再次减少,于血小板减少的同时若伴有无其他原因可解释的急性动脉血栓形成,可对本综合征做出肯定性诊断。若能测定患者血清中肝素依赖性血小板聚集因子或血清素释放试验,诊断就更为可靠。肝素依血小板聚集因子在血小板减少的同时即可出现并持续数月,是一种较特异的实验室诊断指标,阳性率约 70%;血清素释放试验虽较敏感而特异,但较繁杂,要求很高,难以推广。

【治疗】

应立即停用肝素,换用其他抗凝治疗。有血栓形成者可动脉内注射尿激酶。

【预后】

本综合征必须当机立断地进行处理,否则可危及生命。

第十五节　肝炎再生障碍性贫血综合征

肝炎再生障碍性贫血综合征(hepatitis and aplastic anemia syndrome)又称肝炎并发再生障碍性贫血,自 1955 年 Lorenz 等首次报道 1 例 9 岁肝炎患儿并发再障以来,至今世界上已陆续报道了 200 多例,常为儿童和青年的致死性并发症。目前一般认为本综合征是一个独立的疾病。

【病因】

病因尚未明确,Rubin 等推断有以下几种学说。

（1）自身免疫机制学说:肝炎患者可产生各种抗体,其中许多抗体与组织间有交叉反应性,抗体的产生使宿主的自身识别系统功能障碍,导致骨髓衰竭。

（2）肝脏损伤学说:肝脏损害不能提供正常所需的造血营养物质,对中间代谢产物丧失解毒能力,产生的毒性物质所致的骨髓损伤。

（3）基因学说:病毒直接影响造血基因,实验研究证明,传染性肝炎病毒可使白细胞发生染色体畸变。

（4）肝炎病毒对骨髓的侵袭,破坏干细胞的复制,导致原始细胞中干细胞的损伤,使造血细胞染色体发生异常。

【临床表现】

（1）多见于儿童和青年,男性发病多于女性。

（2）临床表现和一般再生障碍性贫血（再障）相似,但病情严重,发展迅速。

（3）病程中常有黄疸、肝脾肿大。

（4）严重感染和大量出血是致死性并发症,发病与肝炎轻重、肝炎变化无关。

（5）肝炎起病至发生再障的时间不等,多数报告是肝炎好转或者治愈期并发再障。实验室检查:①周围血中白细胞、红细胞及血小板计数均明显减低,也可选择性抑制其中某种血细胞;②骨髓象多数为单独增生减低或缺乏增生;③肝组织活检或尸体解剖,大多数呈正常肝组织或肝炎治愈后的肝脏变化,肝功能损害与无再障病例无明显差异;④病毒学检查除甲型、乙型病毒外,大多数肝炎再障综合征是由非甲非乙型肝炎病毒所致,根据临床表现及实验室检查可予以诊断。

【治疗】

本综合征应按肝炎治疗,同时按再生障碍性贫血作双轨治疗,尽管采用雄性激素、皮质激素、抗生素和积极支持疗法,常不能改变其预后,存活率仅 10%左右。雄性激素和支持疗法早期可使网织细胞增加,但粒细胞、血小板数难以回升,近年来使用免疫抑制剂、抗胸腺细胞球蛋白(ATG)、骨髓移植和胚肝等治疗,使存活率明显提高。部分一次免疫抑制疗法无效的病例,重复第二次治疗而获得成功,若免疫抑制疗法失败者应早作骨髓移植,胎儿造血细胞移植可直接刺激骨髓造血功能,输入的胎儿造血细胞越多越好,一般应为骨髓细胞的 3~6 倍,选择胎龄 4~5 个月胚肝,因其粒系祖细胞含量达到最高峰,最宜选作移植。

【预后】

本综合征预后严重,病死率高达 85%~90%,女性患者较男性略差,Gluckman 等认为,治疗前血液检查结果对预后判断有重要价值,粒细胞小于 0.2×10^9/L,网织细胞小于 10×10^9/L,1 年存活率仅 40%,超过上述数值患者,1 年存活率为 77%。Gamitta 将肝炎再障综合征分为两组,一组粒细胞和血小板严重受抑制,淋巴细胞比例 80%~85%,病死率高达 90%,大多数病例在 3 个月内死于感染或出血,失去自行缓解和获得疗效的机会;另一组骨髓轻度受抑制,周围血细胞计数较高,因此有足够的时间获得疗效或自行缓解,骨髓细胞增生显著低下,非造血细胞比例增高者预后差。

第十六节　高嗜酸粒细胞综合征

高嗜酸粒细胞综合征(hypereosinophilic syndrome,HES),于 1968 年由 Hardy 和 Anderson 首先提出的一种罕见综合征。其主要特点是无法解释的持续的嗜酸粒细胞绝对计数(EOS)增多,以及多器官功能受损。

【病因】

目前初步认为 HES 与 PIP1L1/PDGFRa 融合基因突变有关。

特发性嗜酸粒细胞增多症是一组原因不明的嗜酸粒细胞增多的疾病,2010 年 Tefferi 发表的一篇综述文章中,将 HES 归为特发性嗜酸粒细胞增多症的亚类。

【临床表现】

持续性嗜酸粒细胞增多,并无法解释增多的原因,伴有多个器官功能受损的主要表现。受累器官不一,临床表现各异。如肝脾肿大、肺间质性改变,胃病理及骨髓、尿沉渣涂片等,可见大量嗜酸粒细胞,心脏房室传导阻滞等。

【诊断】

正常人外周血嗜性粒细胞绝对值为(0.05~0.30)$\times 10^9$/L,当嗜酸粒细胞增多$\geqslant 1.5 \times 10^9$/L,持续 6 个月以上,并可排除继发性、克隆性嗜酸粒细胞增多,伴有多器官系统受累或功能异常的客观依据者即可诊断 HES。

嗜酸粒细胞可释放阳离子蛋白、阳性细胞因子类、花生四烯酸衍生因子、活性氧酶类等物质,这些物质可引起包括心、肺、肝、骨髓、淋巴结、肌肉神经组织及泌尿系、胃肠道等多系统器官的损害。尤其易损害心功能,导致血栓并发症。

有条件者做基因测序,有助于诊断。

【治疗】

皮质激素治疗为主,以泼尼松 1mg/(kg·d)晨顿服,持续时间不超过 6 个月。目的在于减轻血液和组织中的嗜酸粒细胞负荷,阻止终末器官损害,防止血栓形成,无症状患儿可暂不治疗,予以随访观察,密切注意和及时发现有无器官、系统损害。

【预后】

治疗及时,尤其处于器官损害早期即刻治疗者预后良好,但有复发倾向。

第十七节 高黏稠综合征

高黏稠综合征(hyperviscosity syndrome)又称黏稠综合征、紫癜性高球蛋白综合征、Reimann综合征,本综合征是指红细胞压积超过70%以上时血液的黏稠度急剧上升,引起血流动力学抵抗增加,使患儿的红细胞驱动发生困难所出现的一系列特有的临床表现。

【病因】

正常血液的黏稠度主要由红细胞的比积和血浆蛋白质所构成,血液黏稠度增高见于下列情况:①红细胞数明显增多,如各种红细胞增多症;②红细胞的变形,如镰形红细胞症和球形红细胞症等;③血浆蛋白质浓度异常增加,如巨球蛋白血症等。临床主要是指第一种情况而言,动脉血氧不足可刺激骨髓对红细胞的增生,血红蛋白增多可以提高单位血容量的携氧能力,巨球蛋白血症IgM大于5g%,血清黏稠度大于6即可发生,其原因是IgM分子量大,而其黏稠度也大。

【临床表现】

(1)新生儿可表现为呕吐、黄疸、颤抖、心动过速、心力衰竭、呼吸急促、呼吸困难、肝脾肿大、血小板减少性紫癜、低血糖、低血钙及脑症状等。

(2)出血多见,常突然鼻出血及齿龈出血,出血与M蛋白抑制凝固因素作用有关,近年来认为血液黏稠综合征为弥漫性血管内凝血(DIC)的原因之一,青紫型先天性心脏病患儿的凝血功能障碍可能与此有关。

(3)血栓形成:多发生于2岁以内缺氧的婴儿,此年龄红细胞压积往往并不很高,而年长儿童压积较高者发生血栓的反而不很多。

(4)贫血:多见于原发病贫血,也与血清黏稠度增加,血浆量代偿增加而造成血液稀释有关。

(5)眼症状为视野异常,复视及视力障碍,眼底病变是本综合征的特征,并与黏稠度的变化相平行,如视网膜静脉充盈曲张增加,呈腊肠样外观,进而出血或渗血等。

(6)神经症状有头晕、听力障碍、运动失调、眼球震颤、耳鸣等末梢神经损害及锥体束症状。

(7)心血管症状:可见血清黏稠度增加,血容量增加而致心负荷量相应增加所出现的心功能不全症状,以及由血清黏稠度增加和血管内红细胞聚集而致的末梢循环障碍,如雷诺现象、皮肤黏膜溃疡及坏疽现象。

(8)肾功能改变:多见于骨髓瘤患者,血清黏稠度增加可引起肾血流量减少,更导致对肾功能损害。

【诊断】

根据临床表现可提供诊断依据,但确诊须靠实验室检查测红细胞比积,测血浆黏稠度(正常值为水的3.5~5倍),做蛋白质化学的研究,包括免疫电泳分析、放射免疫测定以及沉降系数的测定,能对异常蛋白质做出定性与定量的分析,对诊断有很大的帮助。

实验室检查:血浆蛋白分析,血浆蛋白质测定,纤维蛋白原不增多,而球蛋白明显增加,经用纸上电泳或琼脂电泳,发现有巨球蛋白区带,或丙种球蛋白的明显增加,或出现所谓M成分,即可确诊为异常球蛋白血症,严重的患者,在做静脉穿刺时,取出的血液很快凝固,无法继续采血甚至用了正常量的抗凝剂,不能阻止血液的凝固,血液黏稠度测定、免疫电泳分析、放射的免疫测定以及沉降系数的测定,都能定性与定量地测定出异常蛋白质。

【治疗】

(1)治疗原发病,如巨球蛋白血症、多发性骨髓瘤等,以减少异常血浆蛋白质的来源。

(2)对症治疗:可用血管扩张剂,如氨茶碱、地巴唑、烟草酸、罂粟碱等,以降低周围循环的阻力,低分子右旋糖酐在改善循环功能上具有重要意义,成人用量每日500~1 000ml,抗凝剂亦可试用,如肝素、双香豆素等,但效果不甚明显。

(3)对于出血倾向,除有消化道大出血外,通常不宜用止血药物,大剂量肾上腺皮质激素有时可收到暂时缓解病情的效果。

（4）特殊疗法：是在病情恶化和症状明显时，可采用血浆清洗术，即将取出的血液，除去异常蛋白，做成红细胞盐水悬浮液，重新输给患者，达到降低血浆蛋白的目的，以减轻心肌负荷，降低血液黏稠度，改善组织脏器的血液循环，对骨髓瘤患者还可以改善骨髓瘤肾损害的肾小球滤过率和肾浓缩功能，从而使本综合征所产生的症状迅速获得减轻，其换血量按 80ml/kg 计算，亦可参考下列公式。

（测得的红细胞压积－预期的红细胞压积）/测得的红细胞压积 × 体重（kg）

新生儿高黏稠血症时宜早期进行换血疗法。

【预后】

本综合征预后取决于原发病，通常是不能自行痊愈。

第十八节　骨髓增生异常综合征

骨髓增生异常综合征（myelodysplastic syndrome，MDS），是一组起源于干细胞的获得性克隆性疾患，以外周血三系细胞和骨髓里找到形态异常的血细胞，这些异常可见于造血细胞的一系至多系，若三系骨髓增生高度活跃，细胞形态异常，伴有外周全血细胞减少为特征的一组疾病。

【病因】

MDS 的病因尚未明确，20 世纪初有人观察到在急性粒细胞白血病（AML）前，部分患者有难治性贫血，血细胞减少伴有造血细胞一系或多系的增生异常，到 20 世纪 50 年代初这种状态被正式确立为"白血病前期"，此为回顾性诊断，这类患者不一定每个人都发展为白血病，故 20 世纪 70 年代中期亦称之为造血组织增生异常病。1982 年，法国、美国、英国协作组（FAB）根据骨髓和外周血细胞的形态学特点，提议把此类疾病称为骨髓增生异常综合征，并划分为 5 个亚型：①难治性贫血（RA）；②难治性贫血伴有环状铁粒幼细胞增多（RAS）；③原始细胞增多的难治性贫血（RAEB）；④慢性粒单细胞白血病（CMML）；⑤转化中的原始细胞增多的难治性贫血（RAEB-T）。分类标准主要根据原始细胞数目，骨髓增生异常程度等。早年 MDS 的分型见表 6-2。

表 6-2　MDS 的分型（1982）

类型	血象	骨髓象
难治性贫血（RA）	原始细胞<1%	原始细胞<5%
RA 伴环形铁粒幼细胞（RAS）	同上	同上，幼红细胞中的环形铁粒幼细胞≥15%
RA 伴原始细胞过多（RAEB）	原始细胞<5%	原始细胞占 5%~20%
RAEB 转变中（REAB-T）	原始细胞<5%或原始细胞>5%或有 Auer 小体	原始细胞 20%~30%或原始细胞<20% ± Auer 小体
慢性粒单细胞白血病（CMML）	同上任何一型伴有单核细胞≥1×10⁹/L ± 中性粒细胞增多	同上任何一型 ± 幼单核细胞

MDS 是一组起源于造血干细胞的获得性克隆性疾患，系克隆性造血干/祖细胞发育异常（dysplasia）和无效造血（ineffective hematopoiesis）-7 染色体异常是 MDS 最常见的染色体异常。

【临床表现】

本综合征常诉述乏力，其程度与贫血的程度不成正比，可伴有鼻衄或瘀斑，常有感染、口腔溃疡。也可有发热而无明显感染。少见有肝脾肿大，约 30% 的病人可有轻度脾肿大。一般无淋巴结肿大，也罕见齿龈肿胀、骨痛或压痛。在 CMML 的病人可见有皮疹。在临床上所见的 MDS 常包括了两类不同性质的疾病。一部分稳定在原来的基础上数年不变，一部分则最终发展为急性白血病（AL），临床上若能及早将这两类病人加以区别，则有助于病人的治疗和预后的估计。发展为 AL 的那部分病人在诊断 MDS 时，实际上是处于白前阶段，若有病例一旦发展为 RAEB-T 时，则很快转为 AL，故 RAEB-T 是 AL 的早期表现，而 CMML 则属于慢性白血病的范畴。也有报告 MDS 发展为急性淋巴细胞性白血病或急性淋巴细胞性白血病和急性粒细胞性白血病的混合型,这些发现提示 MDS 的克隆细胞为多能干细胞。

【诊断】

病态造血是诊断 MDS 的关键,诊断条件如下。

(1)骨髓有二系以上病态造血。

(2)血象全血细胞减少,或有一二种血细胞减少。

(3)临床表现贫血,偶有发热及出血。

(4)除外其他引起病态造血的疾病,如慢性粒细胞白血病、亚急性粒细胞白血病、红白血病骨髓纤维化及其他恶性骨髓增生性疾病。此外,还须除外巨幼细胞贫血、溶血性贫血、再生障碍性贫血等类似疾病。

骨髓活检比涂片更有价值,用骨髓活检能对骨髓细胞量做出准确的估计,比骨髓涂片能更早发现原粒细胞增多,因此有助于对骨髓涂片尚难确诊的病例做出诊断。

本综合征病人多数因贫血症状就诊,少数兼有发热及出血,发展为白血病的病例多无明显白血病细胞浸润现象,病情大多进展缓慢,特别是 RA 和 RAS,有从 RAS → RA → RAEB → RAEB-T 病情逐渐加重,生存期逐渐缩短的趋势,一旦发生 AL,则病程急转直下。

染色体检查对 MDS 在判断预后方面有一定价值,近年来用高分辨分带技术,发现 MDS 染色体核型异常的频率很高,一般为 40%~60%。染色体分析主要为非整倍体变化,核型正常和异常组均有发生白血病者。有人对 80 例"白前"患者随访了一年,发现有染色体异常者 81%发展为白血病,而核型正常者仅 37%演变为白血病,骨髓细胞有染色体畸变者发展为急性白血病的机会约为畸变者的 2 倍。染色体异常与白血病发生之间虽尚无肯定的规律性,但出现下列情况时要高度警惕发生 AL:①诊断时或病程中出现染色体异常,尤其是出现在增生减低的骨髓中;②出现 AL 的标记染色体,尤其是单体 7 几乎均发生 AL;③染色体连续观察有动态变化者,如异常中期百分率不断上升,染色体异常由简单变为复杂者。有人认为一个异常的、不稳定的染色体组型容易引起免疫缺陷,以致发生肿瘤;亦有人认为 D、G 组染色体在维持细胞生长方面起着重要作用,关系到有丝分裂的稳定性,因此,在 MDS 患者中发现+21 时,其转变为病的概率明显增高。

2003 年 Hasle 提出了第一个儿童 MDS 的 WHO 分型标准并提出最低诊断标准:①持续性,不能解释的血细胞减少(中性粒细胞减少、血小板减少或贫血);②至少有二系发育异常的形态学特征;③原始细胞增高≥5%;④造血细胞存在获得性克隆性细胞遗传学异常。

至少符合以上四项中的两项可以诊断为 MDS。

2008 年 WHO 再版的儿童 MDS 诊断标准中,将 MDS 分为以下三个主要型:①难治性贫血伴原始细胞过多(REAB):外周血原始细胞 2%~19%;骨髓原始细胞<5%;②转化中的 REAB(REAB-T):外周血或骨髓原始细胞 20%~29%;③难治性血细胞减少(RC):外周血原始细胞<2%,骨髓原始细胞<5%。

幼年型慢性-单核细胞白血病是儿童 MDS 的特殊亚型。

1994 年国际幼年型慢性粒-单核细胞白血病工作组制订的 JMML 最低诊断标准为:①血细胞计数>13×10⁹/L;②单核细胞绝对值>1×10⁹/L;③外周血有原始、早幼、中幼等不成熟粒细胞;④骨髓穿刺,髓液涂片原始细胞<0.30;⑤除外 t(9;22)(q34;21)或 bcr/abi 重排。(表 6-3)

表 6-3 法美英(FAB)协作组与 WHO 制定的 MDS 分型区别

骨髓	FAB 类型	WHO 类型
原始细胞<5%	RA	RA(仅红系病态造血)、RCMD、5q-综合征
原始细胞<5%、环形铁幼粒细胞>全髓有核细胞 15%	RAS	RAS 仅红系病态造血)、RCMD-RS
原始细胞 5%~20%	RAEB	RAEB-Ⅰ(骨髓原始细胞 5%~9%) RAEB-Ⅱ(骨髓原始细胞 10%~19%)
原始细胞>20%而<30%;或幼粒细胞出现 Auer 小体	RAEB-T	AML(骨髓原始细胞≥20%)
原始细胞 5%~20%	CMML	MDS/MPD、U-MDS

注：RA：难治性贫血；RAS：环形铁幼粒细胞性难治性贫血；RCMD：难治性细胞减少伴多系异常；RCMD-RS：难治性血细胞减少伴多系病态造血和环形铁幼粒细胞增多；RAEB：难治性贫血伴原始细胞增多；RAEB-t：转化中的 RAEB；AML：急性髓细胞性白血病；CMML：慢性粒-单核细胞性白血病；MDS：骨髓增生异常综合征；MPD：骨髓增殖性疾病；u-MDS：未能分类的 MDS

【治疗】

目前对 RAS 以外的其他 4 型 MDS 尚无满意的治疗方法，一般采用输血、抗感染、免疫治疗等保守措施，是否上化疗意见很分歧，有认为即使是 RAEB-T 也不宜采用化疗，尤其是强烈化疗，这只会加重病人造血干细胞损伤和免疫缺陷。若骨髓增生减低可试用雄性激素，一旦转为 AL 可根据不同个体情况选择化疗方法。对 RA、RAS 及核型检查提示预后较好者，主要是针对全血细胞减少而给予输血，抗感染，制止出血等支持寺疗法。皮质激素和雄激素治疗有成功的报告，但多无效。对年轻且预后不良者可考虑骨髓移植。有认为患儿临床情况良好，则用支持疗法，化疗会加重骨髓抑制。有转为 AML 趋势，如骨髓或外周血原始细胞突增，血红蛋白下降，白细胞和血小板减少，肝脾进行性肿大等，就具备了化疗的理由，可用治疗 AML 的化疗方案，延长诱导巩固时间，在骨髓受抑制时暂停化疗。对儿童，骨髓移植也是有希望的治疗方法。有报道以小剂量阿糖胞苷（Ara-C）治疗 MDS 有效的报告，完全缓解及部分缓解可高达 60%，个别病人获完全缓解并异常核型消失。小剂量 Ara-C 对 MDS 的各亚型可能都有效，但主张用于预后坏的 RAEB、RAEB-T、CMML 及已转变为 AML 者，Ara-C 剂量一般为 $10mg/m^2$ 1 天两次，皮下和静脉注射均可，无证据证明剂量大疗效增加，但剂量减少则毒性必然减小，剂量超过 $40mg/(m^2 \cdot d)$ 则毒性过大，一般 3 周为 1 个疗程，可再重复，维持治疗能延长缓解时间。其作用机制被认为是起诱导分化作用，以改善造血，但有时也能致严重细胞减少，故也起骨髓毒性作用。其他诱导分化剂用于临床的有 13 顺维甲酸，剂量 $100mg/(m^2 \cdot d)$，口服，3 周 1 个疗程，对部分患者细胞计数改善，骨髓原始细胞减少，亦有报告 Ara-C 小剂量与 13-顺维甲酸合用有协同作用，可获得比单用一味药或两味药相加作用更好的效果。联合使用不同的诱导剂所出现的协同作用，为 MDS 的治疗提供新的途径。

儿童 MDS 应首选骨髓干细胞移植作为唯一可根治的方法，米尼苏达的 Smith 等研究发现：尽早移植有助于提高疗效。

【预后】

本病的预后较差，大多数的研究者报告中生存期小于 30 个月。Tricot 报告生存 5 年以上者仅 8%。Foucar 认为根据法、美、英协作组的分类，RA 与 RAS 可以生存较久，而另外三型生存期较短，尤以 RAEB-T 仅 6 个月，转变为急性白血病的病例大多数为急非淋，偶见急淋或双表现型的急性白血病。诊断时的严重贫血、粒细胞减少或血小板减少，有较多的骨髓或周围血原始细胞计数，骨髓活检中找到异常位置的幼稚前体细胞（ALIP），染色体检查中见到复杂的改变，粒单祖细胞培养中发现簇落比明显升高，预后不良。而 RSA 中，大量的环状铁粒幼细胞不伴有原始细胞增多者预后较好，有人报道，其中生存期达 7.5 年，而转变为急性白血病的发病率仅为 10%。

第十九节　海蓝组织细胞综合征

海蓝组织细胞综合征（sea blue histiocyte syndrome）又名海蓝组织细胞增生症。1947 年 Moeschlin 首先发现组织细胞中海蓝色或深蓝色的粗大颗粒。1954 年由 Sawitsky 首先描述，1970 年 Silverstein 等正式提出本综合征的名称。其特点为肝脾肿大、血小板减少伴轻度紫癜，骨髓涂片出现大量海蓝组织细胞。

【病因】

本综合征病因未明。可能由于酶系统的轻度异常或正常酶系统负荷过甚所致，一般为散发性，很多国家均有零星报道，从婴儿到老年均可发病，Blankenship 等曾报道有一家三人均患本病，故提示常染色体隐性遗传性疾病。

【临床表现】

本综合征临床过程类似高雪病慢性型，起病隐匿，病程长，均有肝脾肿大，脾大一般超过肝脏，浅表淋巴结多无肿大,因血小板减少,皮肤可见紫癜,少数病人有黄疸,可呈进行性肝功能衰竭,可能系磷脂或糖脂在肝内蓄积引起,偶可发生肝硬化。尚有皮肤出现色素,眼底斑点区有白色环,1/3的病例有肺部浸润,像肺结核或结节病。

实验室检查:因不同程度的脾功能亢进而出现轻度贫血,白细胞减少和血小板减少,血清酸性磷酸酶增高,尿黏多糖排出量增高,对肝与脾的提出物分析,结果糖神经鞘脂、磷脂和脑苷脂增加,骨髓中可见大量海蓝组织细胞,部分病人在肝、脾、肺组织中也有海蓝细胞浸润。此种细胞直径大小为20~60μm,含一个偏位的圆形核,染色质凝集,可见核仁,胞质含不等数量的海蓝色或蓝绿色颗粒,其苏丹黑及糖原染色呈阳性反应,浆内含有脑苷脂和糖类物质。电镜下显示类脂分子呈圆周状板层结构。血清酸性磷酸酶增高,尿黏多糖排出量增加。

【诊断】

骨髓中发现大量海蓝组织细胞是诊断本综合征的重要依据,临床上可分为原发性和继发性两类:原发性者常见肝脾肿大、血小板减少、溶血性贫血等症状,可能是体内黏多糖代谢异常造成堆积所致;继发性者常继发于原发性血小板减少性紫癜、慢性粒细胞白血病、儿童慢性肉芽肿、高脂蛋白血病、尼曼匹克病、地中海贫血、脂蛋白血症、多发性骨髓瘤等。其增生的海蓝组织细胞在脾脏内较易发现。在确定海蓝组织细胞综合征后,尚须进一步寻找原因,在逐一除外继发性之后,才能确诊为原发性海蓝组织细胞综合征。

【治疗】

对原发性者目前尚无满意的治疗方法,有提到脾切除能改善病人的症状,对继发性者应针对原发疾患治疗,合并感染、出血、肝功能损害时可对症处理。

【预后】

本综合征预后多数呈良性过程,年龄较小者预后差,少数患者病情发展可因肝功能衰竭、胃肠道大量出血而死亡。

第二十节　霍奇金氏综合征

霍奇金氏综合征(Hodgkin syndrome)即霍奇金病,又称 Sterberg 综合征、Pel-Easten 综合征、Bonfils 综合征、霍奇金淋巴瘤、恶性淋巴肉芽肿病等。Hodgkin 于 1832 年首先报道 7 例患者,作了详细描述,证实他们均具有"淋巴结和脾显著肿大"的特征。至 1865 年由 wiks 提出以 Hodgkin 命名本综合征。近 20 年来该综合征的生存率有了显著提高,大部病例在早期可以治愈。

【病因】

发病原因尚未明确,有报道该病在家庭直系亲属及学校成员中有群集多发的现象,因而认为本病可能系感染所致。病毒病因学说目前最受重视,尤其是能引起传染性单核细胞增多症的 EB 病毒,可能和本病的发生有关,但尚缺乏直接有力的佐证。对本病发生起重要促进作用者尚有诸多因素:如免疫缺陷状态(原发性免疫缺陷、器官移植后免疫抑制、各种疾病继发的免疫紊乱)、辐射、药物及遗传因素等。Order 和 Hellman 认为本病是以能"诱导肿瘤"的病毒感染开始,使淋巴组织持久增生,并引起胸腺淋巴细胞的表面抗原性改变,这种淋巴细胞又和正常 T 淋巴细胞相对抗,相互作用后导致肿瘤性网状细胞和终末期的多核巨网细胞(R-S 细胞)形成,最后淋巴免疫耗竭而发生肿瘤。根据组织学所见可分为四型:①淋巴细胞居多型(相当于副肉芽肿型);②结节硬化型(相当于胶原纤维的肉芽肿型);③混合细胞型(相当于肉芽肿型);④淋巴细胞减少型(相当于肉瘤型)。其中结节硬化型和混合细胞型最多见,一般各占 40%,而淋巴细胞居多型和淋巴细胞减少型较少见,各占 10% 左右。大多数患者的类型较长时间内稳定不变,尤其是结节硬化型,但淋巴细胞增多型者约 2/3 可有转化。分类和预后有关,淋巴细胞居多型和结节硬化型的预后较混合细胞型为好,以淋巴细胞减少型预后最差,本综合征各年龄均可发病,以学龄及学龄前儿童居多,男性多于女性,男:女为(2~4 ）:1。

【临床表现】

（1）淋巴结肿大：本综合征大多数以淋巴结病变起病，无痛性、进行性淋巴肿大或脾肿大常见。肿大的淋巴结质坚，相互间可粘连融合，浅表淋巴结肿大约 90%，常为患者早期就医的主要原因。颈淋巴结肿大最常见，其次为腋下、腹股沟淋巴结。右颈淋巴结病变大都转移到纵隔区，左颈淋巴结病变易累及膈下。纵隔淋巴结肿大与腹部病灶无明显关系，腹部淋巴结肿大可形成腹块，但早期不易扪及。

（2）肝脾肿大：因为肝的侵犯往往自脾脏转移，为血源性播散，所以单独肿大不能作为肿瘤累及的可靠依据。临床扪及脾肿大，不一定就有肿瘤涉及；而脾不肿大者，30%已有累及。因此，临床断定脾侵犯有一定误差。脾侵犯者肝涉及率可达 63%，脾越大肝侵犯的可能性越大，因而肝脾肿大常见于晚期病例。肝严重累及者可发生黄疸、腹水，甚至肝功能衰竭而死亡。

（3）淋巴结肿大的压迫症状：变异多端，与被压的器官和程度有关。肿大的纵隔淋巴结压迫食道，可引起吞咽困难；压迫上腔静脉引起上腔静脉综合征；压迫气管导致咳嗽、胸闷、呼吸困难、发绀等。腹腔淋巴结肿大压迫肠腔引起胀痛、恶心、呕吐等胃肠功能失调症状。腹膜后淋巴结肿大压迫输尿管引起肾盂积水，偶有因双侧积水而致肾功能衰竭。腹膜后淋巴结病变沿脊神经根浸润椎管腔；硬膜外肿块导致脊髓压迫症，发生率 3%~4%，有下肢软弱乏力、大小便困难，甚至截瘫。上腔静脉、气管或脊髓的压迫均属急症，要及时诊断与治疗，否则病变可发展到不可逆转而致残废、死亡。肝门淋巴结肿大压迫胆总管而引起黄疸。

（4）淋巴结外器官侵犯：本综合征可侵犯全身各组织器官。胸腔积液往往提示胸部已有广泛病变，是预后不良的征象。肺部侵犯者 40% 无临床症状。由于纵隔淋巴结病变通过气管、血管周围的淋巴管以及胸膜下途径扩散到肺，故在 X 线片上常呈扇形分布，亦可表现为肿块、片状浸润、结节、粟粒样等 X 线浸润征象。胃肠道累及常继发于腹膜后淋巴结转移，病变好发于小肠，尤其是回肠末端，症状有腹痛、腹块、呕吐、呕血、黑粪等表现，和癌肿难以鉴别。骨骼涉及时以溶骨性病变为主，常有溶骨和骨硬化的混合性变化及椎体前缘侵蚀等 X 线表现。胸椎较腰椎好发，可引起压缩性骨折。

（5）全身症状：不明原因的发热、食欲减退、体重减轻、盗汗、全身瘙痒等都很常见。周期性热是特征性症状之一。

（6）白血病：本病并发白血病绝大多数为急性非淋巴细胞性白血病，临床特征有：①发生白血病前数周或数月有全血细胞减少症，红系呈巨幼样变，周围血出现幼红细胞；②染色体变化；③发展迅速，治疗往往无效，在终末期还可见有 R-S 细胞，系病变侵犯血管引起。

【诊断】

1. 淋巴结或其他累及组织　如皮肤的病理组织学检查是必要的诊断步骤，选择颈部及腋下肿大的淋巴结为宜，要求完整切除，并作淋巴结印片及进行细胞形态学观察，两者相互配合可做出正确结论。本病淋巴结表现为正常淋巴结结构消失，代之以多形性炎症性细胞浸润，并且有 R-S 细胞。R-S 细胞的特征为巨网细胞，直径为 20~60μm，大小不一，形态极不规则，胞质嗜双色性，核不规则，核染质呈疏松网状，精细不匀，核小体大，甚至占核的 1/3。确立诊断后，应进一步根据临床资料及实验室检查结果明确病变累及范围，以估计临床分期。病史、体检、血尿常规、肝肾功能、血液生化分析、骨髓穿刺及活检、胸部及脊柱 X 片、B 型超声波肝脾及腹膜后淋巴结检查是最基本的检查项目。5-核苷酸磷酸二酯酶同工酶增高是肝累及的较可靠指标。在发作期血清铁蛋白及血清铜可增高，当病情缓解后可以下降，但复发后又回升，故有随访病情活动情况的意义，抗人球蛋白试验有助于了解贫血的性质，直接试验阳性提示活动性晚期病变。

2. 目前国际、国内分型　目前国际、国内分型多采用 Rye 氏分型，依预后良差分为四型。

（1）淋巴细胞优势型：是分化最好的类型，恶性程度比较低，亦可认为是何杰金病的早期阶段，病灶常局限于一个或一组淋巴结。临床症状轻或无任何不适。此型占本病的 10%~20%，预后最佳。

（2）结节硬化型：此型好发于纵隔淋巴结，也可同时累及锁骨上淋巴结，极少见于胸腔淋巴结。临床发病缓慢，极少演变成其他类型，是小儿最常见的类型，约占本病的半数，预后仅次于淋巴细胞优势型。

（3）混合细胞型：可由淋巴细胞优势型演变而来，临床多数有明显症状。此型占本病的 10% 以上，诊断时多有淋巴结外浸润。预后较差。

（4）淋巴细胞削减型:可由淋巴细胞优势型直接转变或由混合细胞型转变而来,为何杰金病的晚期,是分化最差的类型,病情发展迅速。此类型占本病 10%,预后最差。

小儿时期以结节硬化型及淋巴细胞优势型较多,这是小儿何杰金病生存期长的原因。

3.分期有助于对预后的判断和治疗方案的选择

（1）Ⅰ期:病变局限于一个淋巴结或一个解剖区域淋巴结（Ⅰ）,或只有一个淋巴结外组织有病变（ⅠE）。

（2）Ⅱ期:病变局限于两个或两个以上邻近解剖区域的淋巴结,或横膈同侧两个非邻近的淋巴结（Ⅱ）或同时有一个淋巴结外的组织的病变加上横膈同侧或数个淋巴结有病变（ⅡE）。

（3）Ⅲ期:病变在横膈两侧（Ⅲ）,或同时侵犯淋巴结外组织（ⅢE）,有脾的侵犯（ⅢS）;两者皆有（ⅢS）。

（4）Ⅳ期:病变广泛侵犯淋巴结外组织,如骨髓肝、肺、胸膜、骨骼、皮肤、肾、胃肠道等器官,伴有或不伴有淋巴结肿大。

以上各期又可分为 A、B 两组。A 组病人无全身症状; B 组病人有发热、盗汗和半年内无原因的体重减轻 10%以上（表 6-4）。

表 6-4　霍奇金淋巴瘤的 Ann Arbor 分期,Cotswald 会议修订（1989 年,英国）

分期		受累部位
Ⅰ		侵及单一淋巴结区或淋巴结样结构,如脾脏、甲状腺、韦氏环等或其他结外器官/部位（ⅠE）
Ⅱ		在横膈一侧,侵及两个或更多淋巴结区,或外加局限侵犯 1 个结外器官/部位（ⅡE）
Ⅲ		受侵犯的淋巴结区在横膈的两侧（Ⅲ）,或外加局限侵犯 1 个结外器官/部位（ⅢE）或脾（ⅢS）或二者均有受累（ⅢS）
	Ⅲ1	有或无脾门、腹腔或门脉区淋巴结受累
	Ⅲ2	有主动脉旁、髂部、肠系膜淋巴结受累
Ⅳ		弥漫性或播散性侵犯 1 个或更多的结外器官,同时伴或不伴有淋巴结受累
		适用于各期
A		无症状
B		发热（体温超过 38℃）、夜间盗汗、6 个月内不明原因的体重下降 10%以上
E		单一结外部位受累,病变累及淋巴结/淋巴组织直接相连或邻近的器官/组织
S		脾脏受累

【治疗】

1.根据临床分期使用不同方法进行治疗　随着治疗方案的改进,本病不再被认为是不治之症,存活期已有显著改善。

（1）Ⅰ期:分化好的颈部高位淋巴结、纵隔或股沟淋巴结病变,可采用局部放射治疗,在 3~4 周内给予,剂量 25~35Gy（2 500~3 500rad）,可使 80%病儿局部肿物得到控制,一般最大剂量为 35Gy（3 500rad）。对于局限的淋巴结病变,亦可采用手术切除,术后再行放疗。8 岁以下小儿,尽可能少用放疗以免影响生长发育,可用手术与化疗代替。

（2）Ⅱ期:纵隔与主动脉旁淋巴结亦采用放疗。全淋巴结照射,剂量最好不超过 30Gy（3 000rad）、因心脏与脊柱对放疗耐受性差。对于病理分化不佳的淋巴细胞削减型或危险部位的 Ⅰ、Ⅱ期病人局部放疗外加用化疗或采用化疗与局部放疗交替进行的治疗方案。

（3）Ⅲ期:以化疗为主,加用放疗。

（4）Ⅳ期:主要为化疗,如肿块小于 5cm 者,单用化疗直到完全缓解,再予以间歇治疗,总疗程不超过 2 年。如肿块大于 5cm,先行化疗 2~4 疗程后,对巨大肿块再行局部放疗,此后再继续化疗,完全缓解后予以间歇维持治疗,总疗程可达 3 年。

2.小儿霍奇金病初治者最常用的联合化疗方案

（1）MOPP 方案："M"——氮芥（Mustard8e），"O"——长春新碱（Oncovin），"P"——甲基苄肼（Procarbazine），"P"——泼尼松（Prednisone），用 2 周休息 2 周，28 天为 1 疗程，共用 6 个疗程。见表 6-5。

表 6-5　MOPP 方案

药名	给药途径	剂量	日期			
		（mg/m²）	1	8	14	28
氮芥	静脉	6	↑	↑	.	停
长春新碱	静脉	1~1.4	↑	↑	.	药
甲基苄肼	口服	100	⟶		.	休
泼尼松	口服	40	⟶		.	息

（2）COPP 方案：用环磷酰胺（CTX）300mg/m² 静注代替氮芥，或用氨甲喋呤代替甲基苄肼（COMP 方案）。

（3）ACOPP 方案：A-阿霉素（Adriamycin），30mg/m²，第 1、2 天静注，O 为长春新碱（oncovin），14mg/m²，第 8、15、22、29 天静注，P 为甲基苄（PCB）100mg/m²，第 8~35 天口服，P 为泼尼松（PON）40mg/m²，第 8~35 天口服，第 36~42 天停药，C 为环磷酰胺（CTX）800mg/m²，第 36 天静注，第 43~56 天休息，每 8 周为 1 疗程，第一年 6 疗程，第二年 4 个疗程，第三年 3 个疗程。

若以上方案疗效不显著或为复发病例，可换用 ABVD 方案：A 为阿霉素（Adriamycin），B 为博莱霉素（Bleomycin），V 为长春新碱（Vinblastin），D 为达卡巴嗪（Dacarbazine），用药 2 周休息 2 周，28 天为一疗程，具体用法见表 6-6。

表 6-6　ABVD 方案

药名	给药途径	剂量	日期			
		（mg/m²）	1	8	14	28
阿霉素	静注	25	↑			停
博莱霉素	静注	10	↑		↑	药
长春新碱	静注	6	↑		↑	休
氮烯咪胺	静注	150	↑↑↑↑↑		↑	息

放射治疗与化疗合并应用，副作用较大。由于免疫抑制剂的应用，机体抵抗力低下，易合并感染，需要注意支持治疗，必要时进行输血或抗感染的治疗（表 6-7）。

表 6-7　BCH-HL2003 方案（改良 CCG5942 方案）

药品	用量	用药时间
低危组：COPP/ABV 方案（28 天 1 个疗程）共 4 个疗程		
环磷酰胺	600mg/m² 静脉点滴	第 1 天
长春新碱	1.4mg/m² 静脉推注（无最大量）	第 1 天
甲基苄肼	100mg/m² 口服	第 1~7 天
泼尼松	40mg/m² 每日 2 次，口服	第 1~14 天
阿霉素	35mg/m² 静脉点滴	第 8 天
博来霉素	10u/m² 静脉点滴（5 分钟）	第 8 天
长春花碱	6mg/m² 静脉推注	第 8 天
中危组：COPP/ABV 方案（剂量同上，21 天一个疗程）共 6 个疗程		

续表

药品	用量	用药时间
高危组:先后予a方案,b方案,c方案,a方案,b方案,c方案;共6个疗程		
A方案(ARA-C/VP16,21天1疗程)		
阿糖胞苷(ARA-C)	3g/m² 静脉点滴 3 小时,每 12 小时,共 4 次	第 1、2 天
依托泊苷(VP16)	200mg/m² 静脉点滴 1 小时,每 12 小时,共 4 次	第 1、2 天(阿糖胞苷后给予)
粒细胞集落刺激因子(G-CSF)	5μg/(kg·d)每日皮下注射	第 3 天起直至中性粒细胞计数>1×10⁹/L
B方案(即COPP/ABV方案,21天1个疗程)		
C方案(即CHOP方案,21天1个疗程)		
环磷酰胺	1200mg/m² 每日 1 次,静脉点滴 20 分钟	第 1、2 天
长春新碱	1.4mg/m² 静脉推注(无最大量)	第 1 天
阿霉素	25mg/m² 每日 1 次,静脉点滴	第 1、2、3 天
甲基泼尼松龙	250mg/m² 每 6 小时 1 次,静脉点滴,共 4 次	第 1 天
泼尼松	60mg/m² 每日 3 次,口服	第 2~5 天
粒细胞集落刺激因子(G-CSF)	5μg/(kg·d)每日皮下注射	第 5 天起直至中性粒细胞计数>1×10⁹/L

【预后】

本综合征预后视淋巴结活检的病理特征而定,淋巴细胞居多型及结节硬化型预后较好,混合细胞型及淋巴细胞减少型预后较差。近年来由于采用联合方法治疗,缓解率较前已有显著提高。

第二十一节　红白血病综合征

红白血病(erythroleukemia)即 Di guglielmo 综合征,又称急性红细胞骨髓病、急非淋白血病、红细胞增多症、红血性骨髓增生症等。本综合征于 1923 年由 Di guglielmo 首先报告,是一种急性或慢性骨髓恶性增生性疾病,在病程中恶性增生以红细胞及幼红细胞为主,也可累及粒细胞和巨细胞系,形成骨髓全细胞增殖病,最后可转变为急性粒细胞白血病,约占急性白血病发生率的 10%。1912 年 Capelli 首先报道了认为是幼红细胞肿瘤性增生的病例,至 1923 年 Di Guglielmo 以红血性骨髓增生症(erythremic myelosis)的名称做了报道。以后又报道了红血病(erythremia)与粒细胞白血病同时存在的病例,而被称为红白血病。其为一组症候群,故作者将其称为红白血病综合征。

【病因】

发病原因迄今不明。有人认为是急性粒细胞白血病的一个亚型,其表现为红、白(主要是粒)两系的恶性增生,最后可发展成为典型的急性粒细胞白血病,其发展过程为:红血病→红白血病→白血病。但不是每个病例都有这样的转化过程,有的病例可能在未转化前就死亡了,因而未能显示出病情发展的全过程。虽然因 Friend 病毒引起的红白血病与本病极为相似,但尚未分离出使人致病的相关病毒。

【临床表现】

本综合征临床表现与急性白血病相似,起病较急,病程短促(数周或数月),贫血常为首发症状,呈进行性加重,出现苍白、乏力、心悸、气短、头晕、耳鸣等。也可出现出血症状,但一般不如其他型严重。也可发热,易致感染。脾脏常肿大,肝脏和浅表淋巴结则很少肿大。偶然发生皮肤浸润,可有黄疸(由溶血所致)。典型病例可经过红血病、红白血病、急性白血病三个阶段,最后发展成急性白血病时以急性粒细胞白血病最多见,少数发展为急性单核细胞性白血病。

实验室检查:血常规检查在早期可有贫血,血片中有幼红细胞,发展为红白血病时,血象中除幼红细胞外,还可见到幼粒细胞,部分幼粒细胞中可出现 Auer 小体。在急性红血病骨髓象中,骨髓细胞分类中红系有核细胞一般超过 50%,大部分为原始红细胞、早幼红细胞,且常有形态学异常,如幼红细胞巨幼样变、核碎裂、多核、巨形核等。如分类中异形幼红细胞大于 10%,则虽红系有核细胞仅占骨髓细胞的 30%,亦有诊断意义。

在红白血病时,骨髓象中原粒和早幼粒细胞常在10%以上。组织化学的特点是幼红细胞的PAS反应常呈强阳性。

【诊断】

起病急骤,呈进行性贫血,临床表现的特点与急性白血病类似,骨髓象检查可以确诊。骨髓象在初期仅有红系增生,继而演变为红系与粒系增生,最后完全变为粒系增生。在诊断时应与类红白血病反应、巨幼细胞贫血、溶血性贫血、骨髓纤维化等鉴别。

类白血病反应则有原发疾病(肿瘤、溶血危象和大量失血等)的临床表现:病因如能去除,类红白血病反应即能迅速消失。此外,血象中幼稚细胞数不高,无血小板减少,髓象中粒系虽明显增生,但无裂孔现象,也无Auer小体,但有严重的毒性变,这些都有助于鉴别。

巨幼细胞贫血与红白血病的鉴别见表6-8。

表6-8 巨幼细胞贫血与红白血病综合征的鉴别

鉴别点	巨幼细胞贫血	红白血病综合征
巨幼性改变		
细胞形态	典型巨幼红细胞	类巨幼红细胞
细胞大小	大而比较一致	大小相差悬殊
胞质	比核早熟	不定
核形	类圆形而规则,少见畸形	易见畸形,分叶或多核
核染质	细致、排列疏松	粗细不匀,排列紊乱
有核红细胞pas反应	阴性	多为阳性
早期幼稚粒细胞增生	极少见	多见
血清叶酸或维生素B_{12}测定	减少	正常、增高
叶酸或维生素B_{12}治疗	有效	无效

溶血性贫血的血象中可见幼红细胞,髓象中红系的增生也比较显著,但溶血方面的特异性检查与治疗反应常可协助鉴别。

骨髓纤维化症有明显的脾脏肿大,血象中除幼红、幼粒细胞外,可见泪滴状红细胞;骨髓穿刺干抽、骨髓活检可确定诊断,以助鉴别。

【治疗】

1.化学治疗　强烈的诱导化疗和维持治疗,既增加了完全缓解率,又使生存期得以延长。现代资料进一步提示,强烈的化疗加上缓解期的骨髓移植,可使残存的白血病细胞进一步减少或消灭,结果使一部分病人得到长期生存或治愈。近代化疗的主要内容包括:①较强烈的化疗以引起短期的骨髓增生低下;②积极的支持疗法;③设计有效的方案维持缓解。化疗可以分成以下三期四个阶段。

(1)诱导缓解期:此期为治疗的基础,常用的药物包括AraC、MTX、DNR、6MP、6TG和Pred等,诱导缓解的方案虽多,如HOAP、COAP、HAT、DAT等,但仅约2/3的病例能获缓解,至于哪个方案优良,尚无定论。感染是诱导期的重要威胁,往往导致早期死亡,如能应用预防性的粒细胞输注,或能降低其死亡率。

(2)维持治疗期:此期分为两个阶段,即控制髓外部位的发病,其中以中枢神经系统白血病的预防最为重要,其次为控制骨髓白血病的复发,急性红血病时并发中枢神经系统白血病比急性淋巴细胞白血病少见,可能与生存期短,尚未等到脑膜侵犯就发生骨髓复发有关,有人提出用一次强化治疗,结合BCG接种,对患儿的长期缓解可能有利。

(3)停止治疗期:强烈的维持化疗,具有远期中毒、损伤器官和免疫抑制等危险,易于引起各种并发症,一旦治疗停止,机体得以恢复,但过早停止治疗,容易引起复发。Auer等认为,凡已获得2~3年完全缓解的病例,即可停止治疗,复发病例多在停药后第一年内出现,停止治疗后引起复发的主要因素与治疗期的中枢神经系统局部预防不力有关。

2.中医中药治疗 中医对本症的辨证,认为应虚实相兼。精气内虚是内因,瘟毒乘虚内陷是外因,虚实错杂,毒入骨髓,治疗上应以清瘟解毒为主,辅以扶正,用犀角地黄合清营汤加减,辨证应与辨病相结合,才能更好地治疗本病,中医对化疗后的造血抑制,宜从补肾着手,使骨生髓期早日恢复。

3.免疫治疗

(1)非特异性主动免疫治疗:应用各种细菌制剂、制品或人工抗原作为非特异性的刺激物来促进机体的免疫功能。常用的有卡介菌苗、短小棒状杆菌菌苗等。卡介苗用划痕法,也可作皮内注射

(2)特异性主动免疫治疗:应用自体或异体的白血病细胞进行免疫,从而促进宿主对肿瘤的特异性免疫反应,可用经化学或物理方法处理的"白血病瘤苗"肌内注射,每次注入的细胞数宜在(1~4.8)×10^8个以上。

(3)被动免疫治疗:应用对白血病细胞表面抗原有特异作用的单克隆抗体,来达到杀灭白血病细胞的目的。单克隆抗体已开始应用于临床,能在血中与骨髓中和白血病细胞很快结合,但临床效果尚不明显,还须进一步研究,如使抗体带上其他细胞毒性物质(如放射性核素或化疗药物),以便使其发挥更大的作用。

(4)过继免疫治疗:应用被动转移细胞免疫功能的方法来促进机体的免疫功能,常用的方法有肌注转移因子、免疫核糖核酸、淋巴因子、干扰素等。

理论上,通过免疫治疗希望能够杀灭残存的白血病细胞,但实际上并不能达到这一目的。大多数免疫治疗,仅能增加生存期,而缓解期很少能延长。

4.并发症的治疗

(1)感染:常在化疗期间发生,尤其是在诱导缓解的疗程间歇期白细胞明显减少时发生,常表现为寒战、发热等症状,能找到原发灶的仅50%~70%,且不能等待培养结果的报告。因此常须及早进行经验性的抗生素治疗。对于粒细胞明显减少的病人,宜进入隔离室或隔离帐篷,并常规做皮肤、鼻腔、咽喉、粪便和尿的监护培养。隔离室内推荐以下预防措施:口服非吸收性抗生素;饮食在用膳前要再煮沸;若患者已发热,进行各种细菌培养后尽快给予半合成的青霉素与氨基糖苷类抗生素,广谱抗生素使用三四天后仍然高热不退的病人,可另换抗生素,必要时加用两性曲霉 B 等药物,抗生素无效的病例,必要时可进行白细胞输注,但效果一般不满意。

(2)出血:亦是急性白血病的重要并发症,输入血小板能纠正由血小板减少所致的出血,选用 HLA 相配的血小板可减少因输注血小板而引起的免疫反应。止血药物可用肾上腺皮质激素、酚磺乙酸、血宁、氨甲环酸等,如发生弥散性血管内凝血,在进行检查后,可根据具体情况应用肝素、低分子右旋糖酐、抗血小板凝聚药(如双嘧达莫、阿司匹林等)及抑肽酶,对于纤溶亢进者可用抗纤溶药(如对羧基苄胺、氨甲环酸、六氨基己酸)亦可用抑肽酶。此外还需同时补给所消耗的血小板及血浆因子(如输鲜血、纤维蛋白原、新鲜冰冻血浆等)。

(3)其他:发生尿酸性肾病时,可给 5%碳酸氢钠 250~500ml/d,使尿碱化,亦可用透析治疗。

【预后】

输血预后差,化疗不如急性淋巴细胞白血病敏感,缓解率低。

第二十二节 荒川-东综合征

荒川-东综合征(Arakawa-Higashi syndrome)又称白细胞过氧化酶缺乏及巨细胞贫血综合征,尿嘧啶尿难治性贫血伴过氧化物酶中性粒细胞症(uracil-uric refractory anemia with peroxidase negative neutrophilis)。1965 年由日本荒川报告 1 例尿嘧啶尿难治性贫血伴过氧化物酶阴性中性粒细胞症,同年东氏报告了中性粒细胞缺乏过氧化物酶并用叶酸、维生素 B_{12} 治疗无效的巨幼细胞性贫血病例。后来由左藤将两位学者所报告的属于同一种疾病的综合征统称为荒川-东综合征。本综合征多见于儿童。

【病因】

可能系先天性骨髓功能障碍所致。髓内细胞的线粒体酶、血红素合成酶等酶活性减低及三羧酸循环功

能降低为主要病因。

三羧酸循环功能降低使 ATP 合成减少,导致 DNA 合成过程中所需的磷酸激酶活性降低→磷酸尿核苷(UMP)→ DNA 合成这一过程发生障碍。患者尿中即可排泄出尿嘧啶,UMP 和二磷酸尿核苷(UMP)增加。

骨髓内血红素合成障碍,出现低血红素贫血,DNA 合成障碍呈现顽固性胞性贫血。

【临床表现】

(1)反复呼吸道感染的(RRI),可为细菌或霉菌感染后出现相应临床症状。如贫血但无出血倾向,亦无紫癜。这种贫血应用叶酸、维生素 B_{12} 治疗无效。

(2)肝脾、浅表淋巴结无肿大。

(3)中性粒细胞过氧化物酶阴性。骨髓象可见巨幼红细胞。

(4)尿中见大量尿嘧啶、UMP、UPP 泄出。

(5)贫血(血红素,红细胞均减少)。

【诊断】

根据上述临床表现特点可做出诊断。

【治疗】

本病无特殊治疗。着重预防和治疗反复感染。

【预后】

一般患儿感染防治方面若做得及时有效则可较长时间存活。

第二十三节　灰色血小板综合征

灰色血小板综合征(gray platelet syndrome)又称 α 贮存池病。是指由血小板颗粒异常造成镜下血小板没有颗粒及相关出血症状的一组征候群。1971 年由 Racouglia 首先报道。为常染色体显性遗传。

【病因】

由于合成的蛋白不能被包装于 α 颗粒所致。

【临床表现】

轻度出血,以皮肤、黏膜出血为主,血小板轻中度减少,出血时间延长。

【诊断】

电镜检查下灰色血小板空泡结构内,可见发育不良的 α 颗粒。血涂片中血小板呈灰色的鬼影样,呈卵圆形。

【治疗】

根据出血情况决定是否需要药物治疗。严重而不能控制的出血可考虑血小板输注,或使用重组凝血因子Ⅶ(recombinant factor Ⅶα,rFⅦα)。

【预后】

若无严重出血,预后尚好。

第二十四节　回盲肠综合征

回盲肠综合征(ileocecal syndrome)又称粒细胞减少性肠病、粒细胞减少性小肠结肠炎,亦有称之为白血病合并盲肠炎。白血病及其他血液系统恶性病变,如恶性淋巴瘤、多发性骨髓瘤、再生障碍性贫血、周期性粒细胞减少症等病人可合并此综合征,病变可累及回肠末端、盲肠、阑尾及右半结肠。临床主要表现为粒细胞减少期间的发热、腹痛、腹胀、腹泻、血便、恶心、呕吐等。

【病因】

本综合征的确切病因尚未明确,一般认为与粒细胞减少、白血病细胞肠道浸润、强力化疗药物的应用

（尤其是阿糖胞苷）和继发感染等因素有关。

白血病可使胃肠道广泛受累，可有结肠黏膜出血、坏死，小肠黏膜溃疡、回肠穿孔、阑尾炎。本综合征多累及回盲肠和右半结肠，其可能原因是因为该区域淋巴组织丰富，肠腔较扩张，肠壁较厚，容易继发黏膜缺血和细菌感染。白血病浸润是本综合征的发病基础，强力化疗药物的应用和粒细胞减少时的继发感染是本病的直接原因。

【临床表现】

本综合征的临床表现主要为粒细胞减少期间的发热、腹痛、腹胀、腹泻、血便、恶心、呕吐等。粒细胞计数严重减少，可低于 $0.5 \times 10^9/L$。体温多在 38~39℃。腹痛多为持续性右下腹痛，类似阑尾炎；亦可呈弥漫性疼痛，类似腹膜炎。腹泻严重者可有腹胀、脱水、电解质紊乱等表现，大便性质不定，可为水样便或果酱样血便等。腹泻严重并发败血症者，可出现循环障碍，病死率可达 80%。腹部体征为全腹或固定于右下腹的压痛，可有轻度肌卫和反跳痛，肠鸣音减弱。X 线检查无特异性表现。

【诊断】

根据临床表现进行综合性诊断。

【治疗】

（1）内科治疗：禁食、补液、纠正水和电解质紊乱、应用敏感的广谱抗生素、输注血制品、静脉高能营养等。抗生素应首选针对肠道杆菌的杀菌剂，宜联合两种或两种以上的抗生素。怀疑真菌感染时，应及时用抗真菌类抗生素。有低血压和循环障碍者，应积极抗休克治疗，粒细胞的输注不可能提高外周血粒细胞水平，对治疗感染未必有效，加之代价昂贵、可有其他并发症，故不能作为常规疗法。

（2）外科治疗：一般主张尽可能避免手术探查和部分肠段切除术。手术指征为：①纠正凝血异常后，血小板、粒细胞减少在逐渐恢复中，但仍有持续性胃肠道出血者；②临床表现和体格检查提示有肠穿孔者；③内科治疗过程中，临床情况逐渐恶化，需用血管收缩剂和大量补液维持循环者或败血症未能控制者；④粒细胞恢复正常，而腹腔内病变有进展者。

对本综合征的治疗常需内外科医生的密切配合和对病程的仔细观察。本病治疗期间暂停强力化疗。

【预后】

本综合征的预后取决于病因。

第二十五节　混合型镰状细胞综合征

混合型镰状细胞综合征（mixed sickle cell syndrome）是 Hbs 的双重杂合子状态，包括镰状细胞-β 地中海贫血、镰状细胞-HbC 病、镰状细胞-HbJ 病、镰状细胞-HbO 病等，如镰状细胞-β 地中海贫血是以 HbS 基因与地中海贫血基因所构成的双重杂合子状态，病儿同时具有这两种病的血液学变化，镰变试验阳性，血红蛋白电泳出现 HbS、HbA_2 增高，血涂片红细胞大小不等，有异形细胞和靶形红细胞。本病的临床表现与 HbS 相似，主要为慢性溶血性贫血和痛性危象，其病情的轻重程度则与 HbA 含量的高低有关，HbA 含量极低或阙如者，其血红蛋白几乎全为 HbS，这种病人的临床表现与 HbS 纯合子相似，HbS 含量约占 25% 者，其临床症状一般较轻，痛性危象亦较少发生，本综合征的小儿及成人病人均常有脾肿大，且常并发脾功能亢进，这种情况与脾肿大极罕见于年龄大于 10 岁的镰状细胞性贫血病人显然不同，因此对贫血伴脾肿大的镰变试验阳性而年龄较大的病人，在诊断上须多考虑为镰状细胞地中海贫血，本综合征的治疗方法与镰状细胞性贫血相同，多次输血以减少溶血及代偿造血现象，从而减低血清胆红素、网织红细胞以及镰状化的红细胞成分，对痛性症状可给予适量的镇痛药物，合并脾功能亢进者可做脾切除。

第二十六节　家族性增生不良性贫血不伴有其他先天性缺陷综合征

家族性增生不良性贫血不伴有其他先天性缺陷综合征（Estren-Dameshek Syndrome）、是无其他先天性缺陷的家族性再生不良性贫血综合征。本综合征于1947年首次报告,是少见的先天性再生障碍性贫血的一种类型,为常染色体隐性遗传性疾病,其特征为伴有家族性发病的末梢全血细胞减少,但无其他先天性畸形,骨髓增生减低,但红细胞系统可正常或稍增加,部分病例网织红细胞可增多。临床表现为慢性进行性贫血,患儿早期即出现无力、鼻出血、发育不良、皮肤苍白或有瘀点、瘀斑、肝脾淋巴结肿大,本综合征若在幼儿至学龄期发病,可按后天获得性再生障碍性贫血方法治疗,可定期输血,亦可试用激素,但效果较差,某些病例脾脏切除后有时可获得血象的改善。本综合征预后不良,患儿大多数在10岁以后死亡。

第二十七节　巨大血小板综合征

巨大血小板综合征(giant platelets syndrome)即 Bernard-Soulier 综合征,又名遗传性血小板症、血小板病性血小板减少症、巨血小板病、家族性血小板病性血小板减少症等。本综合征1948年由 Bernard 和 Soulier 报道,为常染色体显性或隐性遗传的一种血小板功能障碍出血症。

【病因】

本综合征发病原因可能与血小板膜缺陷有关,血小板膜上缺乏受体,故对瑞斯托霉素和牛纤维蛋白原不凝聚,患者血小板膜的涎酸减少,糖蛋白 I 减少及血小板电泳移动转慢,都提示血小板膜的缺陷。

【临床表现】

常发生在同一家族里,约1/3的家族有近亲婚姻史,生后数日内即可发病,有终身出血倾向,出血严重,皮肤紫癜、瘀斑,鼻出血,术后出血皮下血肿,齿龈出血,呕血,月经过多等,严重病例有眼内出血及颅内出血,但无关节内及深部血肿出现。

实验室检查:凝血时间正常,出血时间延长(因血小板对胶原的黏附性降低),但和出血症状一样并不与血小板下降程度平行,血小板数正常或轻度减少, 50%~80% 的血小板大小在 4~8μm,巨大的如淋巴细胞直径可达 20μm,某些血小板中央出现聚集的颗粒,形成一种"假核"或"淋巴细胞样"表现,其寿命为 2~8 天。血小板黏附率正常或轻度减低,血小板第Ⅲ因子活性减低,凝血酶原消耗不佳,血小板对 ADP、肾上腺素、凝血酶及胶原的凝聚反应正常,虽然 AHG 抗原的含量正常,但由于血小板膜上缺乏受体,故对瑞斯托霉素及牛纤维蛋白原无反应或减低。

【诊断】

根据临床表现及实验室检查特点可做出诊断,但须和其他出血性疾病鉴别,主要靠发现有异常巨大血小板和凝血功能测定。

【治疗】

本综合征出血症状随年龄增长而减轻,肾上腺皮质激素可使血小板数增加,出血症状减轻,输血小板悬液或新鲜血液亦有效,局部出血可对症止血,有的病例经脾切除术后出血可减少,但血小板的减少不能完全纠正。

【预后】

常呈现小出血甚至严重的出血,病情的变化可随年龄的增长而逐渐减轻,反复而且严重出血的患者预后不良。

第二十八节　巨噬细胞活化综合征

巨噬细胞活化综合征(macrophage activation syndrome, MAS),是指并发于风湿性疾病的嗜血细胞综合征(hemophagocytic syndrome,HPS),是获得性 HPS 的一种特殊类型。MAS 高发年龄在 5~7 岁。

【病因】

儿童 MAS 最常并发于全身型幼年特发性关节炎(systemic juvenile idiopathic arthritis, SJIA)、系统性红斑狼疮(systemic lupus erythematosus, SLE)、皮肤黏膜淋巴结综合征即川崎病(kewasaki disease, KD)组织细

胞坏死性淋巴结炎(Histiocytic necrotizing lymphadenitis, HNL)、干燥综合征等疾病的基础上,因此是一种凶险的临床综合征。

MAS 确切的病因尚不清楚,据 Zhizhou、Vestert、卫平等学者的研究结果显示,UNCBD、STXBP2 及穿孔素等基因突变是 SJIA 并发 MAS 的相关因素。而诱发因素包括自体干细胞移植、感染、药物等。基因突变可导致细胞毒性 T 细胞(CTL)和自然杀伤细胞(NK 细胞)的杀伤功能降低,机体识别抗原、结束应激反应的能力因之而下调,从而导致机体各器官免疫功能的失衡。这个发病机制不同于传统意义上的自噬。

【临床表现】

(1)有风湿性疾病本身特有的临床表现。

(2)合并 MAS 时最主要的特征是:①持续发热,国内资料报告有的病例发热病程长达 91 天或以上;②白细胞、血红蛋白、血小板三系进行性下降;③严重进行性肝功能损伤, LDH 和 AST 可升高到正常数值的数十倍乃至百倍以上;④铁蛋白(ferritin,FER)显著升高;⑤ ESR 突然降低;⑥ FER/ESR 大于 80。

【诊断】

(1)根据上述临床表现和实验室检查结果,尤其是严重肝功能损害为重要的早期诊断提示。

(2)基因检测突变。

【治疗】

(1)尚无统一治疗方案,主要治疗措施由最初 SJIA 的治疗方案演变而来。

(2)大剂量激素(甲泼尼龙冲击)联合静脉丙种球蛋白治疗有效。

(3)难治性 MAS 尚可联合环孢素 A 及生物制剂(TNF-α 拮抗剂、IL-1 受体拮抗剂等)。

【预后】

MAS 为病情凶险、进展迅速、病死率高、预后很差的严重综合征。合并有中枢神经系统损害,消化道出血,多脏器功能衰竭者,病死率高达 50%以上。

第二十九节　懒惰白细胞综合征

懒惰白细胞综合征(lazy leukocyte syndrome)又称噬中性白细胞游走不全综合征, 1971 年由 Miller 首先报告。本综合征是由于中性粒细胞的趋化性运动降低,导致粒细胞功能异常的一组综合征。

【病因】

本综合征是一种罕见的遗传病,遗传方式尚未确定,估计可能为常染色体隐性遗传,以白细胞机能异常为特征,白细胞对趋化因子的趋化性运动和散乱运动均未明显减退,但其吞噬能力和杀菌功能都无异常。白细胞趋化性运动低下见于三种情况:①细胞本身见有异常;②血清中的趋化因子产生不足;③血清中趋化因子抑制物的存在。

【临床表现】

(1)乳幼儿期发病,表现为长期低热。

(2)顽固性和难治性感染为特征,反复发生口腔炎、齿龈炎、肺炎及皮肤化脓性感染。

(3)中性粒细胞减少。

(4)骨髓象正常,粒系细胞形态无异常。

(5)中性粒细胞趋化不全而吞噬功能及杀菌功能正常。

(6)淋巴细胞功能无明显异常。

【诊断】

目前尚无统一诊断标准,根据临床特征及实验室检查见白细胞减少,中性粒细胞绝对数显著减少,骨髓象大致正常,粒细胞系统数量和质量均正常,中性粒细胞吞噬功能及细胞内杀菌功能正常,体液免疫和细胞免疫均正常,但对肾上腺素试验和细菌致热原注射后不能使外周血中性粒细胞数增加。本综合征应与小儿期慢性良性中性粒细胞减少症(趋化功能正常)和 Kost-man 型先天性中性粒细胞减少症(骨髓成熟中性粒细胞阙如且形态异常）相鉴别。

【治疗】

本综合征目前尚无根治措施，平时要防止感染，一旦发病在治疗时可给予有效的抗生素，兼用免疫治疗，并加强输血、输血浆等支持疗法。

【预后】

本综合征患者每因细菌和霉菌感染致败血症而死亡。如能预防及正确进行抗感染治疗，一般预后良好。

第三十节　勒-雪综合征

勒-雪氏综合征（Letterer-Siwe syndrome）即特发性网状细胞增多症，又称勒-雪病、婴幼儿网状内皮细胞增生症、Siwe 综合征、abt-letterer 综合征、组织细胞增生症等。本综合征于 1924 年由 Letterer 首先报道了第一个 6 个月的婴儿病例，1933 年 Siwe 描述了一个 16 个月的幼儿有类似的表现，乃于 1936 年被命名为勒-雪病。

【病因】

本综合征原因未明，系网状内皮细胞增生症的一种类型，有认为本综合征为韩-薛-柯综合征的急性型。

【临床表现】

本综合征多发生于 2 岁以下婴幼儿，病变范围广泛，以肝、脾、淋巴结、骨髓、皮肤、肺、骨骼最易受累，受累器官被大量的组织细胞浸润。起病急骤，病情发展迅速，病死率高。常有以下各种表现。

（1）发热：几乎所有病例在病程中均有不同程度的反复发热，早期多为微热，至晚期常为持续性高热或间歇性不规则热型。

（2）皮疹：皮肤病损是有特征性的组织学表现，皮疹常成批的伴随发热而反复隐现，多为真皮表层组织细胞浸润的表现，呈棕黄色或暗红色的斑丘疹，继而呈出血性、湿疹样或皮脂溢出性各种形式的皮疹，以后结痂、脱屑，痂脱落后留有色素沉着或白斑。

（3）肝脾及淋巴结肿大：脾肿大较肝大尤为明显，脾重量可为正常的 3~15 倍，切面可见有出血及坏死。

（4）贫血呈进行性加重。

（5）肺部浸润多见，常有咳嗽、气急和发绀。中耳道有肉芽肿病变，常引起中耳流脓，可能亦为组织细胞浸润的结果。

（6）腹泻亦为常见症状，反复出现消化不良样稀便。

（7）骨骼缺损发生率为 15%~50%，主要侵犯颅骨、肋骨、四肢管状骨，可单个或多个受累，X 线检查可见骨质缺损，呈圆形或不规则形，大小不一，边缘锐利，似"地图样"。

【诊断】

凡临床上出现不明原因的反复长期发热伴苍白、进行性贫血、肝脾淋巴结肿大时应考虑本病。X 线检查（骨质缺损、肺部浸润性网点状阴影的发现）对诊断有重要价值。活体组织检查、淋巴结活检、皮疹印片、颅骨组织等发现分化的网状细胞浸润可作为确诊的依据。

【治疗】

本综合征尚无特效治疗措施，可采用一般支持疗法，抗生素适用于伴有感染性病灶者，皮质激素可改善症状，延缓死亡。局部照射对颅骨缺损及尿崩症有一定疗效。近年来由于化疗方案的不断改进，在治疗上取得了进展，患者经治疗后存活时间较前延长，常用的化疗药物及治疗方案有下列几种。

（1）长春新碱：0.075~0.1mg/kg，每周一次，一般疗程连续 8~10 周，同时用泼尼松或其他皮质类固醇。

（2）Lahey 联合化疗方案。此常规疗效较好。苯丁酸氮芥（瘤可宁）每日 5mg/m²，口服 6~12 周，若无反应或疾病进展则用长春碱 6.5mg/m²，每周一次，共 8 次，于长春碱注射后 2 天口服氨甲喋呤；环碳酰胺 250mg/m²，至少维持 6 个月，同时每月注射长春碱 2 次，2 次间隔一周。此方案同时联合用激素。

（3）如病人有出血性皮疹、血小板减少和血管内凝血征象，用肝素治疗效果好。

【预后】

本综合征预后较差,患儿大多夭折,常死于继发感染和出血。

第三十一节　泡沫细胞综合征

泡沫细胞综合征(foam-cell syndrome)是单核-巨噬系统疾病中的另一个概念,单核-吞噬细胞系统中,某些细胞质呈泡沫状、空泡状和细网状结构的统称为泡沫细胞,出现这种细胞的疾病称泡沫细胞综合征。泡沫状细胞可见于许多类型的血液病,此种细胞多见于脾脏,其次是肝脏和骨髓,极少见于其他脏器或周围血中,出现这种细胞的疾病有下列几种。

(1)脂质蓄积所致的泡沫细胞综合征:见于高雪病、尼曼匹克病、韩-薛-柯综合征、勒-雪病、神经内脏型神经节苷脂沉积症、嗜酸性肉芽肿、Huler 病、Tangier 病等。

(2)海蓝组织细胞综合征:是一种骨髓内含有少量散在颗粒并有空泡的泡沫细胞病。

(3)药物性泡沫细胞综合征:是在应用双嘧达莫、肾上腺皮质激素等引起的泡沫细胞病。

(4)血小板减少症:在部分血小板减少症中有出现泡沫细胞的病例,认为是吞噬的血小板在崩溃过程中所形成,对具有泡沫细胞的血小板减少症患者,脾脏切除的效果较差。

(5)其他疾患如慢粒、地中海贫血、原发性血小板减少性紫癜、急性白血病、再障、癌细胞骨髓内转移等也可引起泡沫细胞出现。

本综合征的治疗预后取决于原发疾病。

第三十二节　球形细胞脑白质养不良综合征

球形细胞脑白质营养不良综合征(Krabbe syndrome)即球形细胞型白质营养不良(globoid cell leukodystrophy,GLD),又名 Krabbe 白质营养不良症、Krabbe 病、Krabbe 急性婴儿型脑硬化、球形白细胞发育障碍症、先天性全身肌发育不全、类球状细胞型白质脑病、类球状细胞型弥漫性硬化症、Krabbe 综合征等。

【病因】

为常染色体隐性遗传性疾病。基本病因是 b-半乳糖苷酶的缺乏或其活性减低。半乳糖糖脑苷脂经过酶的催化,水解为神经酰胺和半乳糖。当酶缺乏时,半乳糖脑苷脂乃沉积于脑内。半乳糖脑苷脂是髓鞘的重要成分,在神经系统发育阶段,髓鞘不断代谢和更新,这时由于酶缺乏而半乳糖脑苷脂不能分解,就沉积在细胞中并呈球形,脑白质就出现大量含有沉积物的球形细胞。脑内酶活性是正常的 10%。

【临床表现】

患儿初生时正常,于婴儿期约 4 个月开始起病。早期有肌张力减低,易激惹。病情进行性加重时,出现肌张力增高、四肢伸直、腱反射亢进、有病理反射。智力很快减退,常有癫痫发作,呈阵挛性或全身性癫痫发作。视神经萎缩、眼震和不规则高热是本病两个特点。病程进展较快,最后呈去大脑强直状态,对外界反应完全消失,常在 2 岁以内死亡。

有些病例发病较晚,病程较长。于 2~5 岁起病, 3~8 岁间死亡。主要症状是偏瘫、共济失调、视力障碍。以后出现痴呆、癫痫发作。脑电图可见广泛慢波,肌电图示神经传导延长,脑脊液常有蛋白增高。

【诊断】

根据白细胞或皮肤成纤维细胞内半乳糖脑苷酶的活性测定可以确诊。杂合子的检查可用 ^{3}H 标记的半乳糖脑苷脂做基质以测定血清中酶活性。产前诊断已有可能。

本综合征与异染性脑白质营养不良相似,临床上均有精神运动发育倒退,明显的皮质脊髓束和皮质延髓束体征,病初腱反射消失为突出表现。与嗜苏丹性脑白质营养不良的鉴别在于后者没有末梢神经的受累。通常发病较晚,未找到特异的生化异常。

【治疗】

酶的补充是可能的,但酶如何通过血脑屏障仍是一个很大的难题有待解决,才能获得疗效,目前主要是支持疗法和抗惊厥。

【预后】

多数病例预后较差,常在1~2年内死亡。多死于延髓性麻痹、去大脑强直及其他的并发症等。

第三十三节　去纤维蛋白综合征

去纤维蛋白综合征(defibrination syndrome)又名纤维蛋白溶解性紫癜、急性纤维蛋白溶解性出血、消耗性凝血病、血管内凝血伴纤溶蛋白水解活性异常症等。目前较多沿用弥漫性血管内凝血(disseminated intravascular coagulation, DIC)名称,尚有人称之为弥漫性血管内凝血综合征。1893年Schmorl、1901年De hee、1919年小畑、1936年Dieckmann、1952年Schneider等学者先后发现和证实过本综合征的某些临床现象。

【病因】

诱发DIC的基础疾病很广泛,差不多临床各种都有易于并发DIC的疾病。

1. 感染性疾病

(1)革兰阴性菌感染:脑膜炎双球菌、大肠杆菌、绿脓杆菌、变形杆菌等感染。

(2)革兰阳性菌感染:肺炎球菌、金黄色葡萄球菌、溶血链球菌等感染。

(3)病毒感染:流行性出血热、急性重症病毒性肝炎、出疹性病毒感染等。

(4)原虫感染:恶性疟疾等。

2. 病理产科　胎盘早剥、羊水栓塞、死胎滞留、感染性流产、妊娠中毒症等。

3. 肿瘤性疾病　各系统的转移性肿瘤。

4. 内科、儿科疾病

(1)血液病:如急性白血病、暴发性紫癜、血栓性血小板减少性紫癜、血管内溶血(血型不合的输血、阵发性睡眠性血红蛋白尿等)、出血性血小板增多症、真性红细胞增多症、骨髓纤维化症等。

(2)心血管病:如肺源性心脏病、青紫型先天性心脏病、严重心力衰竭、巨大血管瘤等。

(3)消化系统疾病:如肝硬化、急性出血性胰腺炎、假膜性肠炎等。

(4)肺部疾患:如肺梗死、呼吸窘迫综合征等。

(5)肾脏疾患:如急性肾小球肾炎、急性肾小管坏死及肾皮质坏死、溶血尿毒症性综合征、肾脏移植后排异反应等

(6)其他:如糖尿病酮症、系统性红斑狼疮、药物过敏、中暑等。

5. 手术创伤　如挤压综合征、体外循环、血管外伤、大面积烧伤、虫蛇咬伤、电击、冻伤等。

尚有一些诱发因素可以促进DIC的发生。

(1)休克和酸中毒:由各种原因所引起的休克,都有可能导致组织血液灌注不足,血管收缩,血流缓慢,致使局部缺氧,同时伴有毛细血管床全部扩张而开放,以致毛细血管的血流更加缓慢,造成缺氧状态。局部组织的氧代谢发生障碍,无氧酵解的乳酸潴留,局部的血液偏酸,导致血管内皮细胞受到损伤,容易诱发DIC。

(2)网状内皮系统功能障碍:在正常情况下,网状内皮系统可以吞噬或清除已经激活的凝血因子、异常的促凝血物质、纤维蛋白或纤维蛋白的沉着物等,以防止血液在血管内凝固。但在肝病或网状细胞系统疾患时,即可影响网状内皮系统的功能,因而降低了抑制血栓形成的能力,成为DIC的诱发因素。

(3)妊娠:妊娠期间大多数的凝血因子都有不同程度的增高,随着妊娠月份的增长,高凝血状态也逐渐明显。而且在妊娠后期,纤溶活性有所降低,当其出现病理产科的情况下,就有可能促进DIC的发生。

(4)药物:对于有DIC倾向的患者,或者是在由于DIC所出现的出血症状时,如果不恰当地应用抗纤溶药物,如6-氨基己酸、氨甲环酸等作为止血剂,则有可能抑制已经沉着的纤维蛋白的溶解,有诱发或加重DIC的病情。在某些情况下,长时间应用大剂量的肾上腺皮质激素,也有可能抑制网状内皮系统的功能,加重

DIC 的发展。

【临床表现】

1. 休克 是循环衰竭的主要表现,弥漫性血管内凝血与休克有密切关系,尤其是由于急性细菌性感染所致者,休克与弥漫性出血可以互为因果,形成恶性循环。

2. 器官功能障碍 主要呈现循环衰竭、肺功能紊乱、肾功能衰竭、肝功能不全等,这些都是由于栓塞所致。

3. 出血 急性病例出血往往严重,加重休克,与消耗血小板和凝血因子有关,表现为不同部位的出血,如皮肤出血表现为瘀点、瘀斑、穿刺部位渗血,斑状坏死及肢端发绀。脏腑出血可见便血、尿血、咯血、脑出血出现惊厥,隐性出血表现虚脱等。

4. 溶血及黄疸 由于红细胞通过纤维蛋白所组成的网,遭受机械性损伤,使完整的红细胞数量减少而出现碎片增多,溶血重者发生黄疸,肝脏发生局灶性坏死时黄疸加重。

5. 贫血 出血和溶血是贫血的主要原因。

实验室检查:血小板减少、凝血时间延长、纤维蛋白原减少,凝血酶原、凝血酶时间延长,三 P 试验和乙醇胶试验阳性,优球蛋白溶解时间缩短,凝血因子Ⅷ减少,红细胞可出现裂细胞,包括芒刺细胞、盔形细胞、三角形和红细胞断片。

DIC 的临床表现很不一致,一方面是由于基础疾病的表现不同,另一方面是疾病的发展缓急不一,因而可以分为不同类型。

(1)急性型:数小时至 1~2 天之内发病,病情急剧凶险。多数是以严重出血为首发症状,往往伴有血压下降,严重者可有休克。

(2)亚急性型:一般症状多在数天至数周出现,常见于恶性肿瘤转移,白血病或死胎滞留等。

(3)慢性型:一般发生于慢性疾病,病程较长。出血不甚严重,或仅有瘀斑和瘀点,高凝血期较长而明显,此型在临床上易于忽视。

【诊断】

DIC 的诊断需要依据临床表现与实验室检查内容,经过综合分析才能明确诊断。

1987 年首届中华医学会血液学会全国血栓与止血学术会议,对 DIC 的诊断标准如下。

(1)存在易于引起 DIC 的基础疾病。

(2)有下列两项以上临床表现:①多发性出血倾向;②不易以原发病解释的微循环衰竭或休克;③多发性微血管栓塞的症状和体征,如皮肤、皮下、黏膜栓塞、坏死及早期出现的肾、脑、肺等脏器功能不全;④抗凝治疗有效。

(3)实验室检查有下列三项以上异常:①血小板低于 100×10^9/L(10 万/mm³)或呈进行性下降(肝病 DC 低于 50×10^9/L);②纤维蛋白原低于 1.5g/L 或进行性下降,或高于 4.0g/L(肝病 DIC 低于 1.0g/L);③ 3P 试验阳性或 FDP 高于 20mg/L(肝病 DIC 高于 60mg/L);④凝血酶原时间缩短或延长 3s 以上或呈动态性变化,或 APTT 缩短或延长 10s 以上;⑤优球蛋白溶解时间缩短,或纤溶酶原减低;⑥疑难、特殊病例应有下列一项以上实验异常:因子Ⅷ:C 降低、VWF:Ag 升高、VⅧ:C/VWF:Ag 比值降低,ATⅡ含量及活性减低,血浆 B-TG 或 TXB2 升高,血浆纤维蛋白肽 A(FPA)升高或纤维蛋白原转换率增速,血栓试验阳性。

【治疗】

DIC 是继发于其他疾病的一组严重出血综合征,如不及时诊断和处理,往往危及生命,因此,临床上对 DIC 的重点在于早期确诊,及时采取有效的措施,中止病情的发展。

1. 预防 预防 DIC 的发生和发展,主要措施在于治疗原发病,清除 DIC 的可能诱因,如积极控制感染和败血症,补充血容量,维持血压、纠正酸中毒、解除微动脉痉挛等。

2. 抗血小板剂 血管内凝血与血小板的黏附及聚集有很密切的关系,如果应用药物抑制血小板的黏附和聚集,可以减轻微血栓形成,从而制止 DIC 的发展。临床上对于轻型的 DIC,或疑似 DIC 而未肯定诊断的,或处于高凝状态的患者,可在控制原发病的基础上,单独应用抗血小板剂,往往获得良好的临床效果。通常以双嘧达莫单独治疗,或低分子右旋糖酐与双嘧达莫合用,则可以补充血容量,降低血液稠度,改善毛细血管中的血流和高凝状态。也有人主张阿司匹林与双嘧达莫合用,以增强血小板的聚集作用,唯抗血小板剂不可与肝素合用,以免增加出血的危险。

3. 止血和输血的治疗问题　DIC 在高凝状态下消耗了大量的凝血因子和血小板,因而出现出血征象。从理论上说,消耗性出血者,应该输注全血或新鲜冷冻血浆,以补充被消耗的凝血因子。实际上单纯输注血浆或凝血因子,仍有提供血液凝固的基质,反而有加重血管内凝血的可能,促进 DIC 的发展而导致更严重的出血。因此,临床上多主张在应用抗凝治疗的基础上,才可输注血液。如果纤维蛋白原减少是出血的原因,也可在抗凝治疗的基础上输注纤维蛋白原制剂,以提高纤维蛋白原含量,输入的纤维蛋白原,在体内的半衰期为 4~5 天,故可维持 3~4 天的疗效,一般认为,如果肝素治疗有效,患者肝功能没有障碍者,凝血因子常可自然回升,可不需要补充。

4. 肝素　肝素是抗凝凝血酶Ⅲ的激活剂,可与抗凝血酶Ⅱ分子中的赖氨酸残基相结合,从而影响凝血酶和其他丝氨酸蛋白酶,两者结合成复合物后具有抗凝作用。应用肝素治疗 DIC,主要是阻止凝血活性和防止微血栓形成,但不能溶解已经形成的血栓。

肝素治疗 DIC 的适应证较为广泛,如病因可及时去除或不能去除的,或手术去除病因时为防止 DIC 的发生或发展的,准备补充凝血因子或用抗纤溶药物的,或败血症和广泛恶性肿瘤已有轻度 DIC 者,然而对有出血倾向和出血性疾病、各种手术后及大创面有出血者,或以纤溶为主的出血者则不宜用肝素治疗。

肝素宜在 DIC 早期应用,剂量应根据具体情况,以使凝血时间(试管法)延长 1 倍为度。一般以每小时 5~15U/kg(125U 相当于 1mg)在葡萄糖溶液中静脉持续滴注,或以 62.5~125U/kg 在 30~60 分钟内滴完,以后每 4~6 小时静脉注射 1 次。在治疗过程中,须经常观察血小板计数和纤维蛋白原含量,如果凝血时间超过 30 分钟,出血症状加剧,应考虑肝素过量,肝素系在肝脏内代谢,部分由肾脏排出,一般在体内存留 4~6 小时。肝素过量时,应立即停用,出血明显加重者,可以用鱼精蛋白静脉缓慢注射,1mg 鱼精蛋白可对抗 1mg 肝素。

肝素治疗 DIC 的疗程视病情而定,原则上要待血管内促凝血物质消失,原发病或诱因基本控制,临床症状明显好转,出血停止,血压稳定,血小板计数和纤维蛋白原浓度有所好转,才可以考虑逐渐减少剂量,逐渐停药,切不可骤停,以免复发。肝素停用后 5~8 小时,再复查实验室指标,连续 3~5 天,以观察恢复情况。

5. 有关作用于纤维蛋白的药物　纤溶是去除纤维蛋白,防止微血栓,改善微循环,有利于重要器官的灌洗,包括两类作用不同的药物,即溶血栓剂和抗纤溶剂。溶血栓剂如链激酶、尿激酶,有溶解新形成的血栓的作用,对 DIC 的疗效不大,而出血的危险性大,一般不宜应用。抗纤溶药物如 6-氨基己酸、对羧基苄胺、止血环酸等能形成的纤维蛋白不能溶解,保持微循环的阻塞,容易导致内脏器官的缺血坏死,使病情恶化,因此不主张随便应用,但当 DIC 发展过程中继发性纤溶可能成为出血的主要原因时,可以在应用足量肝素的同时,加用适当剂量的抗纤溶药物,可能有助于 DIC 后期的治疗。

6. 改善微循环障碍

(1)液体疗法:恢复血容量,矫正酸中毒和电解质紊乱。

(2)静滴低分子右旋糖酐,可以扩充血容量,降低血液黏滞性,疏通微循环,维持血液胶体渗透压,有防治休克的作用。

(3)应用血管活性药物以解除血管痉挛,降低周围血管阻力,改善微循环,增加心肌收缩力加大循环血流量,使血压上升,常用的药物有 654-2、异丙肾上腺素、多巴胺、丹参等。

7. 肾上腺皮质激素　肾上腺皮质激素具有封闭网状内皮系统,消除激活的凝血因子,保护溶酶体膜的作用,不利于 DIC 的治疗,但如果需要应用或已经长期应用的患者不宜突然停药,可在应用肝素的情况下继续用药。

总之 DIC 是一复合病因所致的出血综合征,目前仍然以临床症状为依据,采取综合疗法,探索合理措施,将更有助于今后疗效的提高。

【预后】

本综合征的预后取决于原发病和诊断、治疗的时宜，不少重症患儿由于诊断不及时，治疗又不适病情的时宜，而致死亡。

第三十四节　特发性血小板减少性紫癜综合征

特发性血小板减少性紫癜（idiopathic thrombopenic purpura Syndrome，ITP）综合征即 Werlhof 病，又称出血性紫癜症、自体免疫性血小板减少综合征、ITP 综合征。1835 年由 Werlhof 首先报道。本综合征系指无原发病存在的血小板减少，临床上以出血倾向，骨髓中巨核细胞计数正常或增加及脾脏不肿大为特征的一种常见的出血性疾病，急性型多见于 2~6 岁儿童，多于发病前 2~21 天有急性病毒感染史，亦偶可发生于种牛痘、麻疹减毒弱活疫苗后。1883 年 Krans 首先发现血小板减少所致的出血性疾病。1912 年 Duke 指出本综合征有出血时间延长及毛细血管脆性增加，至 1935 年 Werlhof 将本综合征作为一个独立的疾病首先报道。

【病因】

本综合征是一个原因未明的免疫性血小板减少症或称为自身免疫性疾病。急性型常首先有感染，特别是病毒性上呼吸道感染。随感染所产生的抗原-抗体复合物作用于血小板，或由于病毒等作用于血小板使其具有抗原性而产生血小板的抗体，使血小板破坏增加。

近十余年来的研究表明，本综合征由抗血小板自身抗体所致。1981 年 Van Leeuwan 等的研究结果，第一个为本综合征提供了自身免疫的证据。一系列的研究证明大多数自身抗原为 GPII_b/III_a，其次为 GPI_bIX、GP V 以及其他血小板蛋白成分，此外尚有抗心脂抗体。

最近苏州医学院研究室在 ITP 血浆中检出了抗血小板颗粒膜糖蛋白（GMP-140）自身抗体，另有作者报道 GPIII_a胞内区（即羧基末端）亦有自身抗体结合部位，说明内部抗原在本综合征的发病中起着一定作用。

许多学者用固相放色法、ELISA 法、Western blof 等检测方法均观察到急性 ITP 亦存在有抗血小板自身抗体，提示急性、慢性 ITP 的发病机制系由自身免疫所致。

患者血浆中的抗血小板抗体被覆于血小板的表面，当被覆抗体的血小板经过脾或肝脏时（主要是脾脏），为巨噬细胞所吞噬，使血小板寿命缩短，从而导致血小板减少，此外抗血小板抗体还可能被覆于骨髓巨核细胞，引起巨核细胞成熟障碍，造成血小板生成减少。此外血管壁脆性增加与出血也有一定关系。

【临床表现】

本综合征大多在出血发生前有感染史，出血较轻，多为自限性，93%病例可自发缓解。慢性型发病隐袭，呈慢性经过，自然缓解不常见，有轻到中度出血倾向，皮肤黏膜反复出现紫癜及瘀斑，常见牙龈出血、鼻衄、血尿。亦可发生消化道出血等。颅内出血常是严重并发症，其发病率仅在 1%以下。创伤及手术后出血可为首发症状。本病患儿脾脏通常不大。

近来有学者按本病的临床表现分为急性、慢性、反复发作和难治型四型。急性型约 80%病例可自发缓解，难治型的特点是对皮质激素治疗和脾脏切除无反应。临床经过超过半~1 年者称慢性型，小儿以急性型居多见。

1.急性与慢性两种类型的临床表现

（1）急性型：急性 ITP 可发生于各种年龄，但临床上以儿童多见，特别是 2~5 岁的儿童，男女发病率相近，约有 80%的病例在发病前先有上呼吸道感染或病毒感染史，一般起病急骤，可有畏寒发热，主要的症状为皮肤和黏膜有明显的瘀斑和瘀点，其瘀斑常为多发性出血的表现，严重者可在皮下有多个瘀斑融合成血肿，在口腔黏膜下可见大小不一的多个或单个血疱，特别在舌边缘的血疱，可因不慎咬伤而渗血不止，或因悬雍垂血疱而致吞咽困难，齿龈出血也较常见，皮肤瘀点多为全身性，在易于碰撞的部位更多见，患者往往同时伴有鼻出血、胃肠道出血和泌尿生殖系出血等，颅内出血是严重的并发症。除出血症状外，患儿一般状况较好，淋巴结不肿大，仅 10%~20%患者有轻度肿大。血小板明显减少，常在 $20 \times 10^9/L$ 以下。本病呈自限性，一般于发病第 2 周出血减轻或无自发性出血，第 2~3 周出血即可消失，约 80%患者于发病第 2 后血小板即开始回升,回升的时间与幅度,各病例相差很大, 75%患者于发病后 2~3 月内恢复正常, 80%于 6 个月内痊愈,约 15%转为慢性过程,病死率约 1%,主要死于颅内出血。

（2）慢性型:病程大于 6 个月,发病多为学龄儿童,女性发病多于男性,无先驱感染病史,起病缓慢,出血症状较轻,常以外伤后发现出血或瘀斑为主诉,青春期女性常以月经过多为最早出现的症状,出血症状可呈持续性,亦可反复发作,偶有发生难以控制的出血,甚至发生颅内出血,血小板常波动于（ 20~80 ）× 10^9/L 之间,也有在两次发作间血小板数恢复正常的,经过长期追踪观察此型于 4 年内自然痊愈的约达 50%。

2. 实验室检查

（1）血象:出血不严重者多无红、白细胞的改变,急性出血或反复多次出血之后红细胞及血红蛋白常减少,白细胞增高,网织红细胞于大出血后可增高。周围血中最主要改变是血小板减少,出血轻重多与血小板高低成正比,血小板低于 50×10^9/L 时,可见自发出血,低于 20×10^9/L 时出血明显, 10×10^9/L 以下时出血严重,慢性患者可见血小板形态大而松散,可见直径>25μm 的巨血小板。染色较浅。出血时间延长,凝血时间正常,血块收缩不良或不收缩,束臂试验阳性。

（2）骨髓象:出血严重者可见反应性造血功能旺盛,急性病例巨核细胞总数正常或稍高,慢性病人巨核细胞增高多在 0.2×10^9/L 以上,甚至高达 0.9×10^9/L[正常值（ 0.025~0.075 ）× 10^9/L],幼稚巨核细胞百分数增高,慢性型成熟未释放血小板的巨核细胞显著增加,而成熟释放血小板的巨核细胞极少见。

（3）血小板表面结合 IgG（ PAIgG ）检测可采用 Dixon 的定量补体溶血抑制试验,酶标或荧光免疫等方法,直接测定结合在血小板表面的 IgG 抗体的量,有助于病因学诊断和预后的判断。

（4）同位素标记血小板,测知血管内血小板的寿命缩短约为 1~3 天,最短仅 1~4 小时（ 正常 8~10 天）。直接孔氏试验阳性示血小板抗体存在,电镜检查可见超微结构病态。

【诊断】

根据出血倾向的各种临床表现及实验室检查的特点,如周围血血小板计数减少,骨髓象示巨核细胞正常或轻度增生,有较多幼稚的巨核细胞,血小板生成减低,血块退缩不良,以同位素标记血小板测知血管内血小板的寿命缩短,用免疫学方法于试管内可检出抗血小板抗体。

骨髓检查巨核细胞大多增加,其中颗粒型占多数为其特征性改变,并常伴有胞质颗粒减少,空泡形成和血小板生成减少等形态学改变。

骨髓巨核细胞分类,正常计数巨核细胞为 20~150/100 万有核细胞,其中巨核母细胞占 5%~10%;前巨核细胞占 10%~20%;颗粒性巨核细胞占 50%;产生血小板巨核细胞占 15%~20%。

测定血液中血小板相关免疫球蛋白 G（ PAIgG ）以及 PAIgA、PAIgM、PAC 等阳性率可高达 90%以上,对本病诊断有重要价值。其中 PAIgG 含量正常值为（ 1.446 ± 0.580 ）ng/ 10^9 血小板,急性型 ITP 显著升高可达（ 12.552 ± 8.874 ）ng/ 10^9 血小板,随着病情好转可降至正常,而慢性型 ITP 仅轻度升高约在（ 3.956 ± 1.090 ）ng/ 10^9 血小板,可用以区分急慢性型以及动态观察判断病程及预后。

诊断时应注意与以下几种疾病鉴别:

1. 急性感染　如败血症、流行性脑脊髓膜炎的早期,其皮疹、出血很易与 ITP 混淆,但此类患者除出血外,多有严重的全身症状。

2. 再生障碍性贫血　贫血较重,白细胞总数及中性粒细胞多减少,网织红细胞不高,骨髓红、白细胞系统生血功能减低,巨核细胞减少或极难查见。

3. 急性白血病　特别是须与白细胞不增高的白血病鉴别,遇有诊断困难时,骨髓检查即能确诊。

4. 过敏性紫癜　为出血性斑丘疹,血小板不减少,一般易于鉴别。

5.Wiskott-Aldrich 综合征　除血小板减少、出血外、合并全身广泛湿疹和易于感染,血小板黏附性减低,对 ADP、肾上腺素及胶原不发生凝集反应,病儿多于 1 岁内死亡。

【治疗】

1. 一般治疗　急性病例主要是在发病 1~2 周内出血较重,因此在病的初期,应让患儿卧床休息,减少活动,避免外伤,有感染时积极控制感染,给予足量液体及易消化饮食,大量维生素 C、路丁以及局部止血等对症治疗,若出血不多则不必应用其他特殊治疗,出血严重或疑有颅内出血者,应积极采取各种止血措施,慢性血小板减少性紫癜出血不严重或在缓解期均不需特殊治疗,但应注意避免外伤,预防感染,特别是呼吸道感染,有时轻微感染即可引起严重复发,对出血严重或久治不愈者应进行下述特殊疗法。

2. 肾上腺皮质激素　能减低毛细血管的通透性,减低免疫反应,抑制抗体产生和脾脏网状内皮系统的巨噬细胞对附有抗体的血小板的吞噬作用,因此在本病患者应用大量肾上腺皮质激素治疗以后,首先出血症状减轻或停止,以后才见血小板升高,危重出血患儿宜将氢化可的松每日 10~20mg/kg,分 2~3 次静脉滴入,待症状好转改为泼尼松口服,急性患者出血现象消失后即可减量,于 3~4 周内停药,慢性患者常需要足量用药 3 周后才见血小板上升,待出血停止,血小板升到 50×10⁹/L 以上才渐减量、停药、切忌长期使用肾上腺皮质激素,脾切除无效者,部分病例应用肾上腺皮质激素治疗也可有效。

3. 输全血或血小板　输血仅适用于急性大量出血的病人,宜用新鲜血,如有条件应使用塑料输血器或涂硅(矽)的空针与玻璃瓶进行输血,以免血小板破坏,对血红蛋白较高的病人,可输血小板或含血小板丰富的血浆,但血小板寿命很短,输血或血小板只起暂时止血作用。

4. 其他药物　对于肾上腺皮质激素或脾切除治疗无效的可考虑用长春新碱、硫唑嘌呤、6-MP、环磷酰胺等,似有一些临床疗效。

5. 脾切除术疗法　适应证为一般治疗包括肾上腺皮质激素和其他免疫抑制剂治疗无效的急性危重出血病人,或经半年至 1 年反复严重出血的病例,有效率为 70%左右,在决定脾切除前必须对每个病人进行深入分析,权衡是否必要手术。因为多数患者应用肾上腺皮质激素、长春新碱及输血或血小板,可以渡过出血的危险时期。术前必须进行骨髓检查明确诊断,特别要注意骨髓巨核细胞的多少和发育状态,虽然巨核细胞增高的程度与术后效果没有平行关系,但是巨核细胞减少的不宜作脾切除术。术前 PAIgG 极度增高时,脾切除的疗效较差,一般脾切除后数小时内可见血小板增多, 24 小时血小板可达正常,然后稍下降,再渐增加,约于术后 5 天达高峰,多数病例在术后 10~14 天又可见到血小板增多的第二次高峰,以后逐渐减低,经数周或 1 月渐趋正常,血小板的高峰约为(300~900)×10⁹/L,甚至达到 1000×10⁹/L 以上,在血小板明显上升之前,出血时间即已缩短,术后 24 小时多数恢复正常。当血小板迅速上升时,应保证足够的液体入量,预防因脱水而引起的血栓形成,多数患儿经过手术治疗后获得痊愈或较长时期的缓解,为减少复发,手术时必须将副脾切除。

慢性 ITP 可用达那唑(Danazol)治疗, 1983 年 Ahn 等首先应用于临床。剂量为 15~20mg/(kg·d),分 2~3 次口服,疗程 2~4 月。同时加泼尼松 5~10mg/d,有效 17/20 例,治愈 8 例。该药系一种人工合成的杂环类固醇激素,与炔睾醇有关,其雄性激素活性较弱。副作用有 GPT 升高,停用或加服保肝药后可恢复正常。因该药价格昂贵,目前只能做三线药物使用。

【预后】
小儿慢性型多见于幼童和儿童期,患者病情经过一般较轻,且有 30%~50%患者能自然痊愈,少数经过 3 年半之久仍可自然痊愈。

第三十五节　乌青块综合征

乌青块综合征(Echymosis Sydrome)是不明原因的皮下瘀斑,是原发性血管性紫癜的一种,亦称单纯性紫癜。常见于下肢和臀部,偶出现于上肢,以女性为多见。本综合征一般没有其他出血倾向,健康状况良好,少数病例的束臂试验轻度阳性。根据实验研究,其发病机制可分为三类:①血管因素所致;②血小板功能异常所致,患者血小板对 ADP、肾上腺素诱导的聚集反应有部分异常,少数对玻璃柱的黏附率减低;③约 1/3 患者的抗血小板抗体阳性。另外,尚有一些所谓家族性单纯性紫癜,系常染色体显性遗传。由于本病的紫癜可以自然消退,虽反复发作,但一般不影响健康,毋需特殊治疗,也可应用维生素 C 和路丁以改善血管通透性。

第三十六节　无能中性粒细胞综合征

无能中性粒细胞综合征（Impotent neutrophil syndrome）又称白细胞机能不全症，为反复感染综合征之一种，其特征是中性白细胞吞噬功能不全，并由此易引起菌性感染的一组综合征，常有家族性发病的倾向。

【病因】

本综合征是由于白细胞在包围细菌的过程发生缺陷，形成吞噬功能不全，同时兼有异常丙种球蛋白血症，白细胞游走功能也示减退。由于这些免疫功能不足，患者抗感染能力减低，因此易致细菌的感染。

【临床表现】

自出生后易患反复的重症感染，其中以口腔炎、呼吸道感染最为明显，常发生败血症、中毒性休克等严重并发症。

实验室检查：白细胞总数偏低，分类显示中性粒细胞减少，白细胞形态无异常，也无空泡形成或中毒颗粒，血清中丙种球蛋白偏低，在 0.25mg% 左右，IgG 和 IgA 减低明显，骨髓象示有成熟障碍。用 Kebuck 皮片窗法检查中性白细胞的游走功能也显示减低。细菌吞噬试验示中性白细胞对金黄色葡萄球菌的吞噬能力明显减低。

【诊断】

新生儿时即出现有严重的反复感染，特别是一家之中有类似的病例时要引起注意，检验时有中性白细胞减少，骨髓象显示颗粒细胞成熟障碍，做细菌吞噬试验及皮片窗法检查可以诊断。

【治疗】

本综合征无根治方法，须加强护理，防止感染，如有感染宜选用强力杀菌、抑菌的抗生素。发生败血症、中毒性休克时，积极的抗休克治疗，特别要加用肾上腺皮质激素。

【预后】

本综合征预后不佳，常因反复的重症感染而死于败血症或中毒性休克。

第三十七节　腺病毒相关性嗜血细胞综合征

腺病毒（ADV）相关性嗜血细胞综合征（ADV hemophagocytic syndrome，HPS）又称嗜血细胞淋巴组织增生症（hemophagocytic lymphohistiocytosis，HLH），是临床少见的一种综合征。儿童发病率每年 120/100 万。多发生在骨髓移植患者，很少发生于免疫功能健全的儿童。有学者的检索结果，文献资料截至 2019 年 12 月仅报道过 13 例。

【病因】

HPS 是淋巴细胞和组织细胞异常活化导致的一种高细胞因子血症，由此引起的一组临床症候群。嗜血细胞、淋巴组织细胞增生分原发和继发两种。原发性又称家族性，系常染色体隐性遗传；继发性的主要与感染、自身免疫疾病和恶性肿瘤等相关。EB 病毒等病毒感染是其主要感染，而 ADV 感染是其少见原因。

重症 ADV 感染着除呼吸道轻重不等的感染症外，因其体内 IL-4，IL-6，TNF-α 等细胞因子的显著增加和活跃，并强烈刺激了巨噬细胞和组织细胞，使大量活化的组织细胞和 T 细胞在机体各器官内的大量积聚，从而导致了 ADV-HPS 的发生。

【临床表现】

（1）发热。

（2）咳嗽喘息。

（3）全血细胞减少，嗜血组织细胞增多。

（4）纤维蛋白原下降。

（5）铁蛋白、甘油三酯增高。

（6）肝脾肿大、轻度肝功能损害。

（7）影像学检查，肺炎、肺不张。

（8）腺病毒抗原阳性。

【诊断】

（1）上述临床表现。

（2）腺病毒抗原阳性。

（3）骨髓嗜血细胞增多。

【治疗】

（1）静脉丙种球蛋白（IVIG），2g/kg 阻断免疫瀑布形成，控制病情恶化，调节免疫，中和抗体，消除腺病毒，有积极治疗作用。

（2）地塞米松 10mg/(m²·d)。甲泼尼龙 3mg/(kg·d)×3 天。

（3）环孢素 A 3mg/(kg·d)。

（4）依托泊苷。

（5）西多福韦。

（6）必要的抗感染，头孢曲松等。

【预后】

ADV-HPS 及早诊断和治疗大多能有良好效果。

因起病急、进展快，严重病例治疗不及时亦可致死。

第三十八节　小儿红细胞增多综合征

小儿红细胞增多综合征（Erythrocytosis in childhood syndrome）又名新生儿红细胞增多症。

【病因】

1. 红细胞增多症伴有高容积症　①双胎输血；②母体胎儿输血；③胎盘输血；④母亲有糖尿病。

2. 红细胞增多症不伴有高容积症　①胎盘机能不全综合征；②先天性肾上腺增生伴红细胞增多综合征；③慢性胎儿血氧不足等。

【临床表现】

婴儿出生第三天，出现发绀、轻度心肺呼吸窘迫状态、心脏扩大并听到收缩期杂音，第二心音正常或多变，有暂时性心血管的变化。偶见肝脾中度肿大。

【诊断】

根据临床表现及实验室检查红细胞压积增高，血红蛋白增多，可见到有核红细胞，胎儿血红蛋白增高。

【治疗】

持续性给氧治疗。当呼吸困难时可给毛地黄，或静脉切开术。

【预后】

本综合征预后较好，常有自发性或治疗后缓解，在红细胞增多症缓解后，心血管症状可消失。有些病例有脑损害的后遗症。

第三十九节　血管瘤血小板减少综合征

血管瘤血小板减少综合征（Kabasach-Merritt syndrome，KMS），即伴血小板减少性紫癜的毛细血管瘤综合征（capillary angioma-thrombocytopenia syndrome），又称巨型血管瘤病、巨大血管瘤伴血小板减少综合征。由 Kabasach、Merritt 于 1940 年首先报道，国外文献统计，KMS 发生率占血管瘤的 1%左右，该综合征约 80%发生在出生后第 1 年且多见于新生儿期。2013 年国内学者赵宁等报告了 17 例新生儿 KMS 病例。

Kwok-Williams 等的资料（2007 年）该综合征易出现危及生命的多器官出血，病死率为 10%~37%。

【病因】

本综合征发病机制是肿瘤内发生血管内凝血，也可能血小板被利用来当作血管瘤内皮层。血小板减少的原因，亦有认为网状内皮系统吞噬血小板作用加强，血管瘤可能产生血小板抗体，对血小板起破坏作用，再者血管瘤中血管不正常，使血小板凝聚停滞于迂曲之血管瘤中，血小板受伤而裂解等。

【临床表现】

血管瘤在体表时于出生后即可发现，但若在内脏或体内组织时则不易发现。血管瘤可呈肥大型、血管内皮型、毛细血管型、海绵窦型等。可随病程进展而不断增大，局部呈青紫色，柔软、囊性、可压缩。血管瘤为单发或多发，位于四肢者最常见，通常多属良性血管瘤。分布在内脏和深部组织的巨大血管瘤可发生邻近器官和组织的压迫症状，血管瘤的增长与血小板的下降呈正比，皮肤紫癜和出血，但脾脏常不肿大。

【诊断】

根据出生时或出生不久即有血管瘤的存在，并伴有血小板减少、慢性弥漫性血管内凝血的化验改变易以诊断，但有时血管瘤发生在内脏，如胸部、肝、脾、骨骼等而被忽视，B 超彩色血管多普勒、CT、MRI 等影像学检查可证实。如果血中纤维蛋白降解物（FDP）增多更有助于诊断。

诊断标准：①原发疾病为血管瘤，皮损（血管瘤）位于皮肤或内脏系统；②B 超彩色血管多普勒、CT、MRI 等影像学检查证实为血管瘤；　③有血小板减少和消耗性凝血病；④排除可引起上述异常临床表现的其他疾病，如原发性血小板减少症、脾功能亢进。

【治疗】

（1）放射线照射血管瘤局部可使其明显缩小，一般状况下每次照射 25.8mc/kg（100 伦琴），每周 2~3 次，总量不超过 516mc/kg（2000 伦琴），多数病人可在放疗 6~7 次以后见效。

（2）肾上腺皮质激素可减少毛细血管脆性，防止出血和提高血小板。对于激素抵抗的病例尚可采用干扰素治疗。作为二线用药需持续给药，有效率为 50%~60%。但其抑制内皮细胞生长及血管生长的作用弱，长期持续用药可致转氨酶升高、白细胞减少、血小板减少等。Michaud 等研究发现婴儿使用干扰素治疗会导致运动障碍，甚至痉挛性双瘫，除非其他疗法无效、危及生命者，年龄小于 1 岁婴儿不推荐使用。

（3）固体二氧化碳能产生低温，使血管瘤冰冻、坏死和萎缩，适用于体表血管瘤，尤其是海绵状血管瘤，根据血管瘤形状，在表面敷上一块相应大小的二氧化碳霜 10 秒钟左右，每周或隔周一次。

（4）动脉硬化栓塞术：在全身麻醉下经皮股动脉 Sildinger 穿刺术，置入 3F 或 4F 血管鞘，常规肝素化。插入 3F~4FCobra 导管，先行动脉造影后进行硬化栓塞治疗。将 8~12mg/m² 的平阳霉素、2ml 碘化油、2mg 地塞米松经导管注入。拔管后止血 15 分钟后加压包扎。此疗法适用于病程长治疗多年无效的患儿。

（5）尿素局部注射疗法：尿素局部注射可破坏血管内皮细胞基质，抑制内皮细胞生长，促使内皮细胞萎缩，瘤体血管腔内形成血栓，病变组织纤维化瘤体硬化。治疗血管瘤和血管畸形方面已取得较为肯定的疗效。

（6）补偿疗法（输血、输纤维蛋白原）及切脾通常无效。

（7）其他：长春新碱静脉使用治疗 KMS，有学者建议可作为 Kaposiform 血管内皮瘤合并 KMS 的一线用药。美国一项多中心研究表明长春新碱联合放线菌素和环磷酰胺疗法，对耐类固醇激素和干扰素的患者，使用后凝血功能的恢复和缩小肿块的效果均有明显效果。国内学者赵宁等将长春新碱用于新生儿 KMS 不仅获得较好疗效且未观察到化疗的不良反应。

输注血小板：不宜常规进行，除非血小板低于 20×10^9/L 或术前等紧急情况下使用。输注血小板不仅不能使血小板上升，且使肿瘤消耗血小板，并通过凝血反应使肿瘤增大，故过量输注血小板可加剧 KMS。

【预后】

本综合征预后取决于治疗情况，死亡率在 30% 以上，一般由于大量出血、败血症或血管瘤压迫呼吸道窒息而死亡，亦可因脑出血或其他器官出血发生瘫痪或死亡，偶见血管瘤内血管栓塞，肿瘤缩小而自愈。

第四十节　血管性血友病综合征

血管性血友病综合征(angiohemophilia syndrome)又称血管性假血友病(Pseudangiohemophilia)、V-W病、家族性假血友病、遗传性血管缺损、体质性血小板异常症、Willebrand-Juergens 综合征、Minot-VonWillebrand 综合征等。本综合征为常染色体显性遗传,少数为隐性遗传,是因血浆或/和血小板内 Von Willebrand 因子(VWF)异常所致的一组出血性疾病,男女均可发病,通常在幼儿期发病,女性较男性多见。自 1926 年 Von Willebrand 首次报道该病以来,人们对其患病频度、发病机制、临床分型、诊断及治疗等作了较为深入的研究。

【病因】

本综合征的主要缺陷是 VWF 量或/和质的异常,在血浆中缺乏一种可使血小板黏附的因子,称为ⅧR:WF。它与血小板特殊受体结合,血小板才能黏附于血管内皮下组织。现已明确本病是因子Ⅷ复合物合成障碍有关,因子Ⅷ是低分子量及高分子量组成的一种复合物,由三个相关活性部分组成,即Ⅷ:C(Ⅷ促凝血活性);VIIR:AG(Ⅷ相关抗原活性);ⅧR:WF(Ⅷ相关 VWF 活性),另一为决定正常血小板功能的ⅧR:WF,此二部分缺乏是构成本病出血的基础,对诊断血管性血友病综合征有一定临床意义。

【临床表现】

主要为鼻衄或牙龈出血,出牙或脱牙时出血,皮肤紫癜。轻症患者平时无出血现象,但外伤或手术后可出血不止,青春期女性可有月经过多现象,类似血友病。

(1)通常在幼儿期发病,随年龄增长出血的严重程度逐渐减轻。

(2)婴幼儿期无明显诱因而有明显出血倾向,皮肤黏膜的浅表出血是最常见的症状,在没有任何外伤的情况下,四肢可自发地出现若干出血点。

(3)轻微损伤即见皮肤出血不止,反复地黏膜出血也是本病特征之一,但罕见关节畸形,除出血倾向外,还表现为易挫伤、鼻衄、牙龈和女性生殖道出血,偶尔亦有泌尿道和胃肠道出血。

(4)实验室检查:①出血时间延长,阿司匹林耐量试验出血时间显著延长,血小板对玻璃珠的黏着性降低,血小板对瑞斯托霉素不发生凝聚反应;②因子Ⅷ复合物三个相关活性组成均有减低或缺乏。

【诊断】

本综合征诊断主要根据血液学检查,约四分之三病例的出血时间延长,血浆ⅧR:Ag 及Ⅷ:C 浓度下降,瑞斯托霉素诱导的血小板聚集反应减低,少数病例也可表现为出血时间延长及血浆Ⅷ:C 浓度降低,瑞斯托霉素诱导的血小板聚集反应正常。此外,凝血酶原时间和凝血时间延长,凝血酶原消耗不良,血浆凝血酶生成(TGT)缺陷及血小板玻璃珠黏附性减低。

诊断本综合征时应注意:①排除甲型血友病及血小板功能障碍性疾病;②对血小板减少者应进一步检查是否患 IIB 型或血小板型 VWD,不应贸然定之为"血小板减少性紫癜";③家族出血史阳性有助于佐证遗传性 VWD,但阴性不能否定之。

【治疗】

(1)禁止使用对血小板凝集有抑制作用的药物,如阿司匹林及含阿司匹林的复方制剂,非激素类抗感染药物如保泰松、吲哚美辛以及常用的药物如苯海拉明、氯丙嗪、呋喃妥因、双嘧达莫、右旋糖酐等。

(2)局部出血可用压迫填塞止血,出血严重时可输新鲜全血或新鲜血浆,10ml/kg,24 小时后如不止血可重复一次,尽量避免选择性手术,需手术时要做好术前准备。

(3)轻症出血患者可采用 1-去氨基-8-D 精氨酸血管加压素(DDAVP),剂量为 0.3~0.5μg/kg,以 30ml 生理盐水稀释后在 5 分钟内经静脉滴注,间隔 24 小时给药,每疗程连续注射 2~5 次。DDAVP 除静脉给药外,也可经鼻腔内滴入,剂量约为静脉注射的 10 倍,鼻腔内给药方便,适于急诊情况或家庭治疗中使用,或在病人作较剧烈体力活动前作为预防性用药,但在严重出血或手术前,仍应选择静脉给药。用了 DDVAP 后可见心率增快,面色轻度潮红,如延长注射时间至 15~20 分钟可避免。

（4）严重出血时需要应用因子Ⅷ替代治疗，应用冷沉淀物或新鲜血浆，由于同时含有因子Ⅷ高分子量及低分子量成分，因此可即刻使患者血浆Ⅷ浓度提高，出血时间缩短，血浆Ⅷ：C增高的维持时间较甲型血友病为长，半衰期为25~30小时，但使出血时间缩短的效应只有3~5小时。高浓度冷冻干燥抗血友病球蛋白制剂虽可纠正本综合征患者的V：C缺陷，但不能纠正出血时间的缺陷，因此临床出血仍可持续存在，在没有冷沉淀物及新鲜血浆的条件下，也可考虑新鲜全血治疗，出血也可停止。

（5）抗纤溶治疗有助于减轻黏膜出血，但禁用于尿血和关节腔出血，因其可诱发尿路阻塞加重关节出血后的纤维化。女性患者尚可用炔诺酮类激素减轻月经出血。

【预后】

本综合征因系遗传性疾病虽难以根治但预后尚好。应注意预防外伤，挤压等诱发出血的因素，随着年龄增大，出血倾向的严重性可能减轻。

第四十一节　血红蛋白 Bart's 胎儿水肿综合征

血红蛋白 Bart's 胎儿水肿综合征（Hb Bart's hydrops fetalis syndrome）又称纯合子 α 地中海贫血、Hb Bart's 病、胎儿水肿综合征等。

【病因】

本综合征是 α 地中海贫血中最严重的一种类型，常见于东南亚，在 α 海洋性贫血基因流行的世界其他各地罕见。属常染色体显性遗传，双亲为标准型 α 地中海贫血，子代发生者有 1/4 的危险性，由于 4 个 α 基因全部缺乏，α 链合成完全受抑，HbA_1A_2 及 F 均不能生成，而多条的 γ 链聚合成 γ_4，γ_4 与氧亲和力非常高，使胎儿明显缺氧，常导致胎儿水肿、死产、死胎、新生儿死亡。

【临床表现】

孕妇多有严重贫血，常在妊娠后期并发妊娠高血压，多数胚胎在 28~38 周内死于宫内，或早产或胎儿出生后立即死亡。胎儿呈严重贫血、全身水肿、苍白、轻度黄疸、肝脾肿大，虽有水肿，但体重仍低于正常婴儿，胎盘巨大，质脆易碎，少数病儿能够出生，于生后数小时内很快死亡。

实验室检查：血片中见红细胞大小不均、异形、靶形红细胞增多，外周血中有大量有核红细胞，网织红细胞增高，可达 60% 以上，血红蛋白中的 80%~90% 为 Hb Bart's，另有少量 HbH 及 Hb Portland，而缺乏 HbA、HbA_2 及 HbF。脐带血血红蛋白电泳显示 HbA_1 及 A_2、F 阙如。骨髓检查，红细胞系明显增生，含铁血黄素明显增多。

【诊断】

凡胎儿或新生儿具有上述临床表现，实验室证实缺乏全部的 α 链，合成 Hb Bart's 含量占 80% 以上者即可确诊。应用胎儿羊水成纤维细胞培养，或限制性内切酶技术，可以直接测定胎儿的基因缺陷，可有效地用作产前诊断。

【治疗】

本综合征目前尚无特殊疗法，若在产前能确诊本病者应及早终止妊娠。

【预后】

患儿均死亡，所以需做好医学遗传咨询，避免标准型或中间型 α 地中海贫血者联姻和妊妊娠。

第四十二节　血栓性血小板减少综合征

血栓性血小板减少综合征又称 Moschcowitz 综合征、Baehr-Schiffrin 综合征、血栓性血小板减少性紫癜综合征（thrombotic thrombocytopenic purpura）、血小板性血管血栓形成（thrombocytic angiothrombosis）、血栓性溶血性紫斑、微血管病性溶血性贫血等。1952 年由 Moschcowitz 首先报告，本综合征有血小板减少性紫癜、溶血性贫血、不同程度的神经症状、发热及肾脏损害，其典型的病理改变为广泛血栓阻塞小血管所致。

【病因】

本综合征病因未明,主要是由于小血管病变,可有毒素、药物过敏、细菌或病毒感染、自身免疫、胶原性疾病等学说,但均未能证实。常见于伴有小血管病变的疾病,如红斑性狼疮,多发性动脉炎,干燥综合征和类风湿性关节炎等。其特征为溶血性贫血伴有微血管病所致的红细胞变化,血小板减少和波动性神经异常。由于小血管病变,微血管的弥漫性病变,使血管内溶血促进血栓形成。

【临床表现】

1. 发热　常在38~40℃之间, 90%以上患者有发热,发热原因可由于病变侵犯下丘脑、组织坏死、溶血物质释放、抗原抗体反应以及并发感染。

2. 出血　主要是血小板减少,紫癜及视网膜出血最常见,其次是胃肠道及泌尿道等。

3. 溶血性贫血　由于毛细血管内纤维蛋白沉着,使管腔狭窄,压挤红细胞使之破碎,因溶血可出现不同程度的黄疸。

4. 神经系统受累的症状　脑血管被侵害,出现多种多样、时轻时重、暂时性或永久性的神经症状。

5. 肾脏病变　可见肾小管透明栓塞,甚至肾皮质坏死而引起急性肾功能衰竭。

实验室检查:①贫血常较严重,为正色素性贫血,网织红细胞及有核红细胞明显增高,红细胞形态异常和破碎,骨髓红系统增生活跃,红细胞寿命缩短为3~6日,血清胆红素增高呈间接反应;②白细胞增高,部分病例呈类白血病反应;③血小板减少,骨髓巨核细胞正常,血管脆性试验常为阳性;④尚可有蛋白尿、血尿、血尿素氮增高。

【诊断】

根据临床溶血、贫血、血小板减少性紫癜、神经症状、肾脏病变等表现及实验室检查的特点可予以诊断。但须与下列疾病鉴别:①特发性血小板减少性紫癜;②特发性自身溶血性贫血;③症状性溶血性贫血;④Evens 综合征(特发性血小板减少性紫癜合并免疫性溶血性贫血);⑤系统性红斑狼疮。

【治疗】

(1)应用激素同时切脾能使部分病人缓解延长存活时间。

(2)激素与肝素联合应用也能使部分病例缓解,早期应用肝素能防止重要器官不可逆性损害。

(3)激素与阿司匹林合用可取得暂时的缓解,阿司匹林能抑制血小板凝聚。

(4)有报道用镁剂而使本病缓解者,可能镁能竞争抑制钙离子,延缓凝血过程。

(5)输血、输血小板及换血均无明显效果。

【预后】

本综合征预后不良,急性暴发型常在数周内致死,慢性型可持续数月到数年,恶性肿瘤并发者,预后极差。2/3 病人可于发病后 3 个月内死亡,少数病例呈慢性迁延型,转归及病程,难以预料。

第四十三节　血小板减少-桡骨缺失综合征

血小板减少-桡骨缺失综合征(Radus defect associated with thrombocytopenia syndrome, TAR)是一种相对较为常见的先天性异常综合征,其特征为巨核细胞减少引起的血小板减少(低于 $100 \times 10^9/L$)和双侧桡骨缺失,可伴有心脏、肾脏畸形。以往曾将本综合征认为是 Fanconi 贫血的一种形式,但目前认为是不同于Fanconi 贫血的一种独立性疾病。

【病因】

本综合征为常染色体隐性遗传性疾病,发病机制尚不清楚。患血小板减少-桡骨缺失孩子的双亲,其后代有 1/4 患病的风险,病儿各种异常受累的范围在家族中有相当大的可变性,轻重差异较大。曾有双卵双生同患本病的报告,本病以女孩略多于男孩。

【临床表现】

1. 血液学异常　患儿均有血小板减少,在出生后 4 个月时约 90%的病儿有症状性血小板减少,在幼儿期血小板减少则呈发作性,有时可表现得很重。髓中巨核细胞几乎不见或形态异常,碱性并呈空泡状,数量减少或缺乏。其血小板减少是因为巨核细胞减少所致。通常血小板计数在 $10 \times 10^9/L$ 以下,婴儿期感染常可加重血小板减少的程度。若血小板计数能保持在($10 \sim 30$) $\times 10^9/L$,有指望到成人期有所改善,甚至可达正常范围,血小板凝集时间和存活时间均降低。大部分病儿有贫血,少数出现红细胞增多。约 $60\% \sim 70\%$ 的病儿在 1 岁以内可有白血病样反应,白细胞大于 $35 \times 10^9/L$,并有左移现象,由于髓外造血,常伴有巨脾,肝脏和淋巴结可见肿大。

2. 骨骼异常　100%病例均有双侧桡骨缺失,此为本综合征的主要特点。解剖资料表明附着于桡骨的肌肉大部附着于腕骨,本综合征虽有桡骨缺失但拇指存在并有相对功能。本综合征可有尺骨异常、双臂长度不对称、上肢肌肉和软组织及肩发育不良等。

部分病例还可伴有髋脱位,外翻、胫腓关节异常、膝关节强直、小肋、小足、足趾排列异常等畸形。

患者的身高常低于其他家庭成员,平均身高在正常身高曲线的第 10 百分位,许多病儿低于第 3 百分位,其生长也与第 3 百分位平行。尚未发现与身体有关的激素异常。

3. 心脏异常　约 1/3 的病人可出现 Fallot 四联症和动脉导管未闭等心脏异常,偶见右位心。若不能及早手术矫治则可引起充血性心力衰竭。

4. 其他异常　上睑下垂、胰腺囊肿、Meckels 憩息、尿道异常或肾脏畸形等。

5. 出血倾向　常可出现症状性出血,婴儿可发生颅内出血,也有眼球内出血等。颅内出血可导致日后的智力低下,眼球内出血可引起青光眼。

此外,本病患儿还可出现牛奶过敏或不耐受,低 γ 珠蛋白血症、骨骼肌肉异常所致的运动发育障碍、皮肤出血导致的皮炎、多汗、女性青少年的痛经等表现。

【诊断】

根据上述临床表现进行诊断,桡骨缺少是诊断的必备条件及可靠依据。

【治疗】

许多患儿需输注血小板,心脏畸形应在输注血小板后进行手术矫治,其他畸形宜于患儿年龄稍长,在血小板减少不明显时择期进行,肾上腺皮质激素可改善出血症状,对脾切常无效。其他则根据临床表现作对症治疗,预防感染对患儿也很重要。

【预后】

本综合征的预后较差,约 1/3 的患婴在 8 个月以内死于颅内出血。

第四十四节　血小板无力综合征

血小板无力综合征(thrombocytopenia syndrome)是血小板功能异常(qualitative platedefects)疾病中的一种。血小板无力综合征又名血小板机能不全综合征、Glanzmann 综合征、Glanzmann-Naegeli 综合征、血小板衰弱症、遗传性血小板无力症、良性血小板无力症出血等。本综合征 1918 年由 Glanzmann 首先描述,亦称 Glanzmann 病,为常染色体隐性遗传性疾病,男女均可发病,多见近亲婚姻,杂合子一般不能检出,个别杂合子可发现血块收缩不佳,常有家族性发病的倾向。

【病因】

本综合征基本缺陷在于血小板对 ADP 无聚集反应,血块不能收缩,有认为系血小板膜上缺乏分子量为13.5 万的糖蛋白Ⅱ,血小板中凝缩素缺乏,影响止血功能并伴有血管损害,也有认为系血小板纤维蛋白原的质量异常,而使血小板不能凝集,亦有认为系血小板酶异常所致。现认为本综合征可分两型:第Ⅰ型表现为血小板的纤维蛋白原和表面的收缩蛋白含量低, ATP 量正常,血块回缩障碍能被镁离子部分纠正,此型占80%病例;第Ⅱ型血小板 ATP 含量低,血块回缩稍有异常,3-磷酸甘油醛脱氢酶和丙酮酸激酶活性低,可能是巨核细胞酶缺乏引起,此型占20%病例。

【临床表现】

（1）主要是慢性出血倾向，患者多为自幼发病，其特点为皮肤、黏膜（鼻、齿龈、呼吸道、消化道、泌尿道等）自发性出血，出血轻重不等，严重得多见，有的颅内出血，女性有月经过多，常须内分泌治疗。

（2）轻微损伤后出现齿龈、鼻腔、皮下的异常出血。

（3）自发性外伤手术后出血不止，女性月经增多，一般无关节腔出血，亦无脾肿大。

（4）实验室检查：血小板数正常，出凝血时间均正常，血块收缩时间延长或不收缩，毛细血管脆性增加，血小板凝集反应受损，在有 ADP 存在的情况下，血小板聚集障碍，血栓弹性度明显减低，血涂片血小板黏附性降低，血小板第因子有效性减低，其他凝血因子正常。在电子显微镜下，血小板的超微结构并没有改变，血小板的寿命正常。

【诊断】

根据临床表现自发性出血倾向的特点，实验室检查血小板数正常，出凝血时间正常，血涂片血小板黏附性降低等对诊断有意义。血小板功能分析仪（ platelet function analyzer， PFA ），其中 PFA-100 应用最广泛，用于检测血小板功能异常，其敏感性、特异性均高于 BT。可逐步替代出血时间检测。

【治疗】

对本综合征目前尚无特殊治疗方法，出血时可输血小板或全血，一般认为肾上腺皮质激素无效，但可试用中草药，例如广角粉 1.5~5g/次，每日 2~3 次；干柿树叶 3~4 片/天，煎水代茶饮；或给予花生衣制剂等。

【预后】

本综合征预后一般良好。随着年龄增长，出血逐渐减轻，甚至可自愈。

第四十五节 雅克什综合征

雅克什综合征（ Von jaksch's syndrome ）即 Von Jaksch 综合征，又称婴儿假性白血病贫血、婴儿脾大性贫血、感染营养性贫血等。1889 年由 Von Jaksch 首先描述，其特点为婴儿期发病，表现有严重贫血、肝脾肿大、周缘白细胞数增高并出现幼稚粒细胞及有核红细胞，病情呈慢性经过。

【病因】

本综合征是婴幼儿特殊型贫血，并非独立性疾病，而是婴幼儿时期机体对贫血、感染的一种特殊反应。一般以红细胞寿命缩短破坏加速，骨髓造血功能较差和铁代谢紊乱是主要原因。患儿的原发感染多持续 1 个月以上，慢性感染时，网状内皮系统增生，功能亢进，红细胞过早地被破坏，它的寿命由 120 天缩短到 80 天左右，正常骨髓的代偿能力很强，若红细胞寿命轻度至中度缩短，极易代偿，不致发生贫血。感染时，骨髓缺乏相应的代偿能力，这是产生贫血的主要原因。红细胞生成素测定证明，红细胞生成素产生不足，不能适应感染时的需要。此外，尚有铁的利用障碍。感染时血清铁明显降低，总铁结合力也下降，这可能与运铁蛋白的产生减少有关。肝、脾和骨髓等组织中的贮存铁增多，但由网状内皮系统释放入血浆的铁减少，即所谓网状内皮系统铁阻滞。感染恢复后，铁代谢失常可得到纠正。

【临床表现】

本综合征多发生在 6 个月至 2 岁的婴幼儿，起病缓慢，面色逐渐苍白或蜡黄，身体瘦弱精神萎靡，常由于反复感染而有不规则发热，有时可见皮肤出血点和浮肿，肝脾逐渐增大，尤以脾大明显，甚至可达盆腔，质地亦较硬，由于肝脾肿大，腹部多较膨隆，可伴有佝偻病的临床表现。

实验室检查：贫血的程度，取决于原发病，血红蛋白多在 6~9g/dl，红细胞相应减少，为小细胞正色素性贫血，贫血严重的可呈小细胞低色素性贫血，网织细胞正常或降低，血小板正常，白细胞多增高，此两点区别于缺铁性贫血。骨髓增生尚可，粒细胞、红细胞比例正常，看不到红系统代偿增生现象，骨髓中含铁血黄素增多。

【诊断】

主要根据婴幼儿期发病，有明显营养缺乏及反复或慢性感染史，贫血较重且为营养不良性，肝脾肿大尤以脾大明显,以及周围血象出现幼粒、幼红细胞等临床特点即可考虑诊断。但本综合征严重时可见小细胞低色素贫血,此时应与缺铁性贫血鉴别,后者血清铁下降,但血清总铁结合力上升,骨髓细胞外铁减少甚至消失,肝脾一般不肿大。本病末梢血片可见幼稚粒细胞,且临床伴有肝脾肿大,尚须与白血病鉴别,主要靠骨髓检查。再在有核红细胞及网织细胞增加时,应与慢性溶血性贫血鉴别,后者可有家族性溶血性贫血或地中海贫血的红细胞形态的异常或血红蛋白异常以及证实溶血存在的试验阳性结果。

【治疗】

主要针对原发病,控制感染和贫血是治疗本综合征的重点。治疗的最初阶段以积极控制感染更为重要,因感染未控制前抗贫血治疗很难奏效,应仔细寻找慢性感染灶,抗贫血药物的选用视贫血性质而定,一般可按营养性混合性贫血用药,伴有活动性佝偻病时给以维生素 D 突击疗法。其他如饮食疗法、支持疗法及输血疗法的应用原则上均与营养性贫血相同。有报告在使用抗生素的同时加用肾上腺皮质激素可改善症状及促使脾脏回缩。

【预后】

本综合征预后一般良好,经治疗后精神、食欲及血象均可恢复正常,但脾脏肿大恢复较慢,重症病例或治疗较晚者可死于感染。

第四十六节　遗传性骨髓衰竭综合征

遗传性骨髓衰竭综合征(inherited bone marrow failure syndrome, IBMFS)是一组以骨髓造血衰竭、先天畸形及易患肿瘤为特点的一组少见的遗传性异质性疾病。

这一组先天性疾病包括先天性角化不良症(dyskeratosis congenita, DC)、先天性胰腺脂肪过多综合征又称 Shwachman-Diamond 综合征(Shwachman-Diamond syndrome, SDS)、范可尼贫血(Fanconi anemia, FA)、Diamond-Blackfan 贫血(Diamond-Blackfan anemia, DBA)、桡骨缺乏性血小板减少症(thrombocytopenia with absent radii, TAR)、先天性巨核细胞性血小板减少症(congenital amegakaryocytic thrombocytopenia, CAMT)、重型先天性粒细胞减少症(severe congenital neutropenia, SCN)等。对其发病及部分致病基因、临床进展等分别予以简述。

(一)DC

是罕见的先天性中胚层及外胚层发育不良综合征。X 连锁性遗传、常染色体显性或隐性遗传。

【病因】

与编码角化蛋白的基因突变有关(包括点突变、移码突变等),目前已发现的突变基因有: DKC1、TIN2、TCAB1、NOP10、NHP2、C160rf57、TERC、TERT 等。

【临床表现】

(1)典型三联症:①皮肤网状色素沉着;②指甲营养不良;③黏膜白斑。

(2)骨髓衰竭、身材矮小、骨质疏松、智力障碍、牙齿畸形、食管狭窄、肺纤维化、泌尿道畸形、肝硬化等。

(3)可伴有 Hoyeraal-Hreidarsson 综合征或 Revesz,前者骨髓衰竭出现较早,后者可见双侧视网膜渗出性病变。

(4)有患实体肿瘤和白血病的倾向。

【诊断】

诊断 DC 有一定难度,早期临床表现往往隐匿或缺失。端粒长度测定是良好的筛选方法,基因检测可以确定诊断。

【治疗】

造血干细胞移植(HSCT)虽是骨髓衰竭良好的治疗方法,但对其他系统病变的治疗无效。

雄激素和造血因子有改善造血功能。

基因治疗尚未成熟,有待时日。

【预后】

本综合征死因常见骨髓衰竭。

（二）SDS

先天性胰腺脂肪过多综合征又称先天性胰腺脂肪过多症、Shwachman-Diamond 综合征（Shwachman-Diamond syndrome，SDS）。由 Shwachman 和 Diamond 两位学者于 1964 年相继报道，是一种罕见的染色体隐性遗传性疾病。文献报道发病率为 1/76563。国内尚属少见，王叩等学者 2018 年报道过 2 例。国际文献报道累计约 500 余例。

【病因】

本综合征经研究发现 90% 患者为 SBDS 基因突变所致，SBDS 基因定位于 7 号染色体的 q11，通过 Sanger 测序发现其突变，可存在 40 多种突变，以杂合变异为主，分布在 5 个外显子上。SBDS 基因编码是一个高度保守的含 250 个氨基酸的蛋白，可广泛在骨髓、胰腺等多种组织细胞中表达，其可影响骨髓造血微环境、影响有丝分裂纺锤体的稳定以及活性氧的调节、中性粒细胞的趋化运动等，是一种多功能蛋白质。针对 SBDS 外显子的突变类型为：c.183~184>CT、c.285+2T>C。

目前仍有 10% 患儿未能发现相关致病基因。

【临床表现】

（1）脂肪性腹泻，可见便外观有油脂，臭味重，无脓血，4~8 次/天。

（2）营养不良、身材矮小，发育受限，毛发黄，牙釉质差。

（3）胰腺病理示：胰腺腺泡和导管结构被大量脂肪替代，胰腺外分泌功能不全为最突出症状。

（4）中性粒细胞绝对数（NEUT）减少，肝功能异常亦可出现低网织红细胞和血小板降低。

（5）胰腺 MRI 提示异常信号和脂肪化。

【诊断】

（1）仅靠临床症状难以诊断，大部分患者可无明显消化系统症状。

（2）血清胰蛋白酶原和胰异淀粉酶检测（降低）可替代侵入性胰腺刺激试验，有效筛查胰腺外分泌功能。

（3）超声检查，胰腺体积小，脂肪组织多。

（4）大便 72 小时脂肪含量测定明显增多。

（5）骨髓增生低下，尤以白系为著。

（6）SBDS 基因突变是诊断依据。

【治疗】

（1）胰酶和脂溶性维生素的补充。

（2）感染时抗感染治疗。

（3）严重白细胞减少时应用 G-CSF 治疗或成分输血。

【预后】

患儿有发展成骨髓异常增生综合征和白血病的可能。

胰腺外分泌功能到学龄期大多会改善，届时半数以上可不再需要胰酶补充性治疗。

（三）FA（范可尼贫血，又称先天性全血细胞减少综合征）

FA 是常染色体隐性遗传或 X 连锁性遗传性疾病，幼年发病，有家族史、骨髓增生低下、多发性先天畸形的特征（congenial pancytopenia syndrome），体质性再生障碍性贫血（constitutional aplastic anemia），以骨髓造血衰竭为主要表现。

【病因】

FA 发病的分子机制是 FA 途径异常，目前发现 FANCA、FANCB 等 16 种致病基因。

【临床表现】

（1）造血衰竭。

（2）躯体畸形。

（3）实体肿瘤。

FA的临床表现即使同种亚型的患者临床表现亦有明显差异,与突变基因的类型及携带的突变基因有关。

【诊断】

（1）家族成员的造血功能障碍、肢体畸形、实体瘤等有助诊断。

（2）血象一系或全系减少,贫血类型属巨大细胞性贫血。

（3）骨髓象以增生明显低下,尤以巨核细胞减少为著。

（4）双环氧丁烷（diepoxybutane,DEB）诱导染色体断裂试验可作为FA的初筛。

（5）基因测序可明确诊断。

【治疗】

（1）雄激素、糖皮质激素及造血细胞生长因子可改善症状,疗效不能持续且副作用多。

（2）对症治疗贫血严重者输血,有感染者用抗生素。

（3）HSCT是可治愈FA骨髓衰竭的唯一方法。

（4）其他疗法如多潜能干细胞（ipSCs）移植尚在研究中。

【预后】

除非有条件作骨髓移植,患儿预后不良,常死于造血衰竭和感染。

（四）DBA

是一种遗传性红细胞发育不良性疾病,特征性表现为骨髓红系造血衰竭。

【病因】

常染色体显性遗传,可能与遗传和免疫有关,属核糖体合成障碍或功能缺陷性疾病。是编码核糖体蛋白质（RPS）和/或RSP19基因突变所致。

【临床表现】

（1）骨髓红系造血衰竭。

（2）先天畸形。

（3）肿瘤易患性高。

【诊断】

1.诊断指标

（1）小于1岁。

（2）大细胞贫血,其他两系无明显减少。

（3）网织红细胞缺乏。

（4）骨髓细胞增生异常伴红系祖细胞减少或缺乏。

2.支持指标

（1）主要指标:经典DBA基因突变,阳性家族史,

（2）次要指标:红细胞ADA活性增高,先天畸形,HbF增高,无其他IBMFS的证据。

（五）TAR

大多病例为常染色体隐性遗传病。

【病因】

TAR患者1q21.1上的碱基约有200kb缺失,其中包括RBM8A基因缺失,RBM8A编码蛋白表达显著减少。

【临床表现】

（1）血小板减少,白细胞增多,核左移,嗜酸粒细胞亦可增高。

（2）双向性桡骨短缺。

（3）拇指健存。

【诊断】

（1）骨髓:红系、粒系增生活跃而巨核细胞减少或缺乏,或呈未成熟状态。

（2）血清 TPO 水平升高。

（3）相关染色体片段缺失。

【治疗】

（1）输注血小板,外源性补充,降低严重出血致死的风险。

（2）脾切除。

（3）骨髓移植。

（4）手术矫正骨骼畸形。

【预后】

随年龄增长,巨核细胞和血小板减少状态可逐步改善,出血倾向好转, 10 岁后可接近成人水平,若能存活至 2 岁以上者,预后较好。

颅内出血是致死的主要原因,若能避免或处理及时,或许可以挽救生命。

（六）CAMT

为常染色体隐性遗传病,大多新生儿期即可发病。

【病因】

C-MPL 基因突变,而 C-MPL 基因编码 TPO 受体。基因突变有两个类型, Ⅰ 型突变和 Ⅱ 型突变,两型临床表现有所不同,还可能存在其他遗传学异常,可能与 C-MPL 基因转录或 TPO 信号通路异常有关。

【临床表现】

（1）血小板减少,可出现紫癜; Ⅰ 型患儿症状较重,血小板减少可持续存在并迅速发展为骨髓衰竭。

（2）先天畸形。

（3）有较高的发展为 MDS 和 AML 的风险。可能系受损的造血微环境选择异常克隆所致。

【诊断】

（1）重视患儿以往的紫癜史和高 HbF。

（2）骨髓表现巨核细胞减少或消失。

（3）血浆 TPO 水平明显升高。

（4）确诊依据为 C-MPL 基因测序异常结果。

【治疗】

（1）雄激素联合糖皮质激素有短期疗效。

（2）IL-1、IL-3、GM-CSF、TPO 均有短期改善骨髓造血功能。

（3）血小板明显低下者可输注血小板。

（4）HSCT 是有效的治疗方法,但三系明显减少者成功率较低。

【预后】

出血可致死亡,移植物抗宿主病亦是死亡的主因。

（七）SCN

SCN 是常染色体显性遗传或 X 连锁性隐性遗传的遗传异质性疾病,以成熟中性粒细胞缺乏为主要特征。

【病因】

致病基因为 ELANE、HAX1、GFI1、AK2、WAS、G6PC3、CSF3R 等,其中 ELANE 基因突变率高达 60% 以上,是 SCN 最常见的致病基因。

【临床表现】

（1）成熟中性粒细胞缺乏,外周血中性粒细胞常低于 $0.5 \times 10^9/L$。

（2）易感染。

（3）有进入 MDS 或 AML 的风险。

【诊断】

支持诊断的临床和实验室指标为①出生后不久即出现反复感染；②中性粒细胞水平，连续 6 周，每周三次检测均<0.5×10⁹/L，且无周期波动；③骨髓细胞学检查显示粒系细胞成熟障碍，多数停滞于早幼粒细胞阶段；④染色体核型分析正常。

确诊仍需基因测序。

【治疗】

（1）重组 G-CSF 是主要治疗药物，可提升中性粒细胞，降低病死率。但亦有学者认为 G-CSF 长期大量使用会导致 MDS/AML。

（2）HSCT 是治愈 SCF 的唯一有效方法。

【预后】

加强护理，预防感染，如有完全匹配的同胞供体作 HSCT，有望治疗获得痊愈。

存在感染致死亡，以及发展为 MDS/AML 的高风险。

第四十七节　遗传性胎儿血红蛋白持续存在综合征

遗传性胎儿血红蛋白持续存在综合征（hereditary persistance of fetal hemyglobin syndrome，HPFH）为遗传性 β 和 δ 链合成障碍，而由 γ 链合成以完全代偿，因而 HbF 为终身持续增高。其红细胞中血红蛋白量正常，无贫血。该综合征见于许多种族，但以黑人最多见，在我国亦有少数病例发现，呈常染色体显性遗传。纯合子 HbF 含量高达 100%，完全没有 HbA 和 HbA₂，杂合子 HbF 含量黑人型 20%~30%，希腊人 16%~19%。杂合子无临床表现，也无红细胞形态改变。本综合征在世界各国人种中均有报告。由于 γ 链有 γᴳ 和 γᴬ 二种，按其分配的不同，又将本综合征分为黑人型、希腊型、瑞士型、英国型和 Kenya，黑人型中有一类 γ 链完全为 γᴳ，另一类 γᴳ 和 γᴬ 均存在，希腊人型则只有 γᴬ 而无 γᴳ，根据胎儿血红蛋白在红细胞间分布情况，HPFH 可分为全细胞型和杂细胞型两大类。全细胞型的特点是：全体红细胞中都有胎儿血红蛋白，分布比较均匀。杂细胞型是：胎儿血红蛋白在全体红细胞中分布不均匀，全细胞型只见于某些 HPFH 病例，而杂合细胞型则除若干 HPFH 外，尚见于许多后天性胎儿血红蛋白增多症（如再生障碍性贫血，某些白血病等）。有些病例有轻度红细胞增多，是因 HbF 具有较高的氧亲和力之故，HPFH 与 HbS 的双重杂合子易与纯合子型镰状细胞病相混淆，患者的 HbS 占 70%，另 30% 为 HbF，但症状轻微。酸洗脱试验显示各个含 HbF 的红细胞，HbF 的分布是一致的，这一点可与具有高 HbF 的 β 和 δβ 海洋性贫血相鉴别。纯合子少见，患者无 HbA 及 HbA₂，其血红蛋白全为 HbF，红细胞大小不均，有异形细胞和靶形红细胞出现。因此，在遇到胎儿血红蛋白增多症时，如能证明其为全细胞型，就应诊断为 HPFH。本综合征常见无明显临床症状，纯合子者红细胞可增多，但无须治疗。

第四十八节　原发性嗜血细胞综合征

原发性嗜血细胞综合征（haemophagocytic lymphohistiocytosis syndrome）又称噬血细胞淋巴组织细胞增生症（haemophagocytic lymphohistiocytosis，HLH）

HLH 是一组由淋巴细胞和组织细胞过度增生，免疫应答失控引起多器官高炎症反应而导致的起病急骤、进展迅速、病死率高的少见临床综合征。HLH 可分为原发性和获得性两类。

【病因】

原发性 HLH（包括家族性，FHL1~5 型和由原发性免疫缺陷综合征引起的，HLH 主要发生在婴幼儿期或者儿童早期。获得性 HLH 继发于感染、风湿性疾病及肿瘤等。

原发性 HLH 是由基因突变引起免疫功能障碍所致的多系统炎症反应。是常染色体隐性或性染色体隐性遗传病。表现为 FHL、Griscelli 综合征 α 型（GS-2）、X 连锁淋巴增殖综合征（XLP，包括 XLP-1 和 XLP-2），Chediak-Higashi（CHS）综合征，Hermansky-Pudlak（HPS，Ⅱ型）等免疫缺陷综合征。

FHL-1 由 Ohadi 于 1999 年发现与 9 号染色体 9q21.3-22 位点突变有关。

FHL-2 由编码穿孔素的基因（PRF1）突变引起，位于染色体 10q21-22。

FHL-3 由编码 Munc13-4 蛋白的基因（UNC13D）突变引起，定位于 17q25。

FHL-4 与由 STX11 突变有关，定位于 6q24。

FHL-5 由 Zux Stadt 等于 2009 年报道，编码 syntaxin 连接蛋白 2（Munc18-2），基因突变在 STXBP2，定位于 19q13。

GS-2 由 RAB27A 基因突变引起。

XLP 是病毒（特别是 EB 病毒感染引起的免疫调节异常，临床表现有反复发作的 HLH，低丙种球蛋白血症和淋巴瘤。其Ⅰ型由信号传导淋巴活化分子（SLAM）相关蛋白 SAP 的编码基因 SH2DIA 突变引起，定位于 Xq25，其Ⅱ型由 BIRC4 编码突变，定位于 Xq25。

HPSⅡ是常染色体隐性遗传病，由 AP3BI 基因突变引起。

CHS 是常染色体隐性遗传病。由 LYST（Lysosomal trajficking regulator）基因突变引起，定位于 Iq42-q44，编码 Iyst 蛋白。

原发性 HLH 是基因突变引起的免疫清除功能障碍，虽然已发现上述突变的基因，由于免疫清除过程复杂，可能还存在其他未知基因缺陷，有待进一步研究。

在 HLH 具体的发病机制方面学术界尚存在不同观点，但比较统一的认识是由自然杀伤细胞（NK 细胞）和细胞毒性 T 淋巴细胞（CTL）介导的穿孔素依赖的细胞毒缺陷导致的多系统免疫反应。

在病理生理方面出现两大变化：① T 淋巴细胞和吞噬细胞的增殖与过度活化；②细胞因子风暴形成。

大量的细胞因子又导致了淋巴细胞和炎症细胞的极度增生，活化和浸润，致使出现包括淋巴组织细胞在骨髓、肝脾、淋巴结和中枢神经系统等脏器在内造成组织损伤的炎症反应结果和相应的一系列临床表现。

【临床表现】

发热、黄疸、皮疹、皮肤瘀斑或出血点、肝脾肿大、浅表淋巴结肿大、呼吸系统症状、中枢神经系统症状、浆膜腔积液、肾功能损害等，起病急骤，病情迅速发展多脏器功能衰竭直至死亡，临床救治难度大，病死率高。

【诊断】

HLH 的诊断，1991 年国际组织细胞协会曾提出过诊断标准，2004 年又进行过修改，形成 2004 年方案。其诊断主要依赖于临床表现、实验室检测和组织病理学改变。

1. 临床表现　如上述多系统损害。

2. 实验室检测

（1）血清铁蛋白：检测结果>10 000μg/L 对诊断极有帮助，特异性 96%，敏感度 90%。因此是一项诊断 HLH 的简便快捷精准的指标，并被推荐为疑似 HLH 鉴别诊断的手段。

（2）NK 细胞和 CTL 的颗粒酶 B 水平增加是 HLH 时淋巴细胞活化的一种信号，可作为诊断 HLH 的一种依据，但其特异性和敏感度有待研究。因为这一指标在其他全身炎症反应和自身免疫性疾病中可能出现。

（3）流式微阵列技术的应用，检测 Th1/Th2 细胞因子谱，IFN-r>100ng/L、IL-10>60ng/L，而且前者高于后者测值水平时对 HLH 的诊断特异性达 98.7%，敏感度为 88.0%。

3. 鉴别原发或继发 HLH　主要结合年龄大小、性别、家族史及多发肿瘤、感染等其他疾病。

4. 确诊　HLH 主要依靠基因检测。

【治疗】

1. 初始和维持治疗　基础药物为地塞米松、环孢霉素 A 和足叶乙甙。

2. 异基因造血干细胞移植　是目前唯一可能治愈原发性 HLH 的有效措施。

3. 其他　CD52 单抗，抗人胸腺球蛋白对原发性 HLH 有较好效果，而 CD25、TNF 抑制剂、抗 IFN-r 抗体，IL-18 结合蛋白抗病毒药物、IL-2 等治疗仅限于个别病例或尚在动物实验阶段，临床应用有待时日，其疗效和具体疗法有待研究。

【预后】

早期诊断和早期治疗可提高生存率。确诊原发性 HLH 者有条件尽早使用造血干细胞移植有治愈可能。因本综合征发病急骤病情复杂、进展迅速、治疗难度大,干细胞移植的概率极少,因而病死率极高。

第四十九节　原发性血小板病态综合征

原发性血小板病态综合征(primary thrombopathia syndrome)即 Portsmouth syndrome,为遗传性血小板功能缺陷病,1967 年由 O'Brien 所介绍。

【病因】

本综合征为常染色体显性遗传,可由于血小板释放障碍,与血小板内缺乏环氧化酶有关,环氧化酶是合成血小板前列腺素内过氧化物和血栓素所必需,故缺乏此酶影响血小板的聚集释放反应,阿司匹林亦能抑制此酶,因而有同样的结果。

【临床表现】

本综合征特征是像正常人服阿司匹林后的临床及化验表现,但较之为重,故又名阿司匹林样缺陷。常有轻度出血倾向,本病血小板贮池正常,做阿司匹林处理的正常人血小板混合纠正试验,有本综合征缺陷时不能纠正。

【诊断】

临床有出血倾向疑及本病时,可作阿司匹林处理正常人血小板混合纠正试验以确诊。该试验以正常人阿司匹林处理过的血小板(供血者未抽血前 12 小时服阿司匹林 0.66g)和患者血小板等量混合后加肾上腺素诱导剂,如能纠正患者血小板原来对诱导剂的单相波(有解聚)反应,使之变为正常的双相波(无解聚)时,则提示患者血小板是贮池缺乏,而非环氧化酶缺陷。

【治疗】

(1)输新鲜血或血小板,但供血者如近期内服过阿司匹林可使其血小板活力消失,长期反复输血小板有可能产生抗血小板抗体而失效。

(2)禁止应用抑制血小板功能的药物,如阿司匹林类退热镇痛剂,非类固醇类抗感染药物,巴比妥类、右旋糖酐、双嘧达莫、前列腺素 E 等,此类药物均能使血小板功能降低。

【预后】

本综合征难以治愈。

第五十节　再生障碍性贫血-阵发性睡眠性血红蛋白尿综合征

再生障碍性贫血-阵发性睡眠性血红蛋白尿综合征(Aplastic anemia-PNH syndrome)于 1967 年由 Lewis 与 Dacie 首先报道,表现有再生障碍性贫血,同时伴阵发性睡眠性血红蛋白尿(Paroxysmal nocturnal hemo-globinuria,PNH)的一组综合征。

【病因】

发病原因尚不清,一般认为是反复溶血导致骨髓造血功能发生衰竭,并且 PNH 的红细胞缺陷是红细胞膜的脂质发生异常,而此缺陷也发生于颗粒细胞和血小板。有人认为再障与 PNH 均属多能干细胞疾病,再障为第一阶段,此时由于体细胞的突变,产生单克隆异常干细胞,后者增生产生异常的血细胞,从而发生血红蛋白尿,故将其视为第二阶段性疾病。

发生全血细胞减少,可有以下三种情况。

(1)在再障的经过中出现了 PNH 的红细胞异常或临床症状。

(2)在 PNH 的过程中,出现全血细胞减少,骨髓象显示再生障碍。

（3）一过性的由 PNH 显示再障，或由再障显示 PNH。

【临床表现】

（1）有再障的一般症状、贫血、出血倾向、易感染倾向等。

（2）有阵发性睡眠性血红蛋白尿的症状于夜间发生溶血，翌晨或终日有血红蛋白尿、黄疸、发热。

（3）上述两类症状，或先或后，交替出现或同时并存。

【诊断】

根据临床有再障表现及诊断再障的指标，以及阵发性睡眠性血红蛋白尿的特点，在既不能诊断为单纯的再障，又不能诊断为单纯的 PNH 时，则诊断为本综合综合征。

【治疗】

（1）用肾上腺皮质激素及蛋白同化激素，均有一定效果。

（2）补充造血物质如铁、维生素（B_2、B_4、B_6、B_{12}、C 等）、叶酸、氯化钴、能量合剂，同时对症治疗。

（3）贫血、出血倾向严重者，可予以输血。

（4）预防感染，防止和感染因素密切接触，病后预防感染等并发症可用广谱抗菌药物，忌用抑制骨髓或抑制白细胞者。

（5）上述治疗无效者，有条件时可应用骨髓移植，可能有效。

（6）还可试用云南花粉、抗胸腺组织球蛋白（ATG）、环孢霉素（CSA）等治疗。

【预后】

本综合征属难治性疾病，预后不良，随着骨髓移植和免疫疗法的开展，预后可望改观。

第五十一节　中性白细胞游走抑制综合征

中性白细胞游走抑制综合征（neutrophil migrate inhibit syndrome）又称嗜中性白细胞游走不全综合征。1969 年由 Ward 首先报告。

【病因】

本综合征是由于患儿血清中存在过多的中性粒细胞游走抑制因子所引起的中性粒细胞游走功能障碍。

【临床表现】

本综合征临床表现为长期不能治愈的肺炎、反复中耳炎、脓皮症及皮下脓疡等，可见于何杰金氏病或肝硬化病人。实验室检查显示末梢血中性粒细胞数稍增加，中性粒细胞的向化性能力约为正常的 60%~80%，加入正常血清后其向化性恢复正常，而病人血清可使正常人中性粒细胞的向化性减弱，皮肤窗试验中性粒细胞的聚集减少，NBT 试验阳性率显著减低，但病人的细胞免疫和体液功能正常，中性粒细胞的吞噬功能正常，迟发型超敏反应皮试阳性。患者感染的病原菌多为大肠杆菌及克雷伯杆菌，中性粒细胞对金黄色葡萄球菌杀灭能力正常，而对克雷伯杆菌、大肠杆菌杀灭力减弱。

【诊断】

根据临床有长期不愈反复感染的特点及实验室检查可予以诊断。

【治疗】

对本综合征的治疗主要为抗感染及支持疗法。效果不佳时可输正常人白细胞。

【预后】

本综合征预后不良，多半死于严重感染，原系霍奇金病及肝硬化者预后更差。

第五十二节　中性粒细胞减少伴胰腺功能不足综合征

中性粒细胞减少伴胰腺功能不足综合（neutropenia and pancteatic deficiency syndrome）征即 Shwachman 综合征，又称 Burke 综合征、Shwachman-Diamond 综合征、先天性胰腺功能不足伴骨髓衰竭、干骺端骨发育不全（BIV 型）等，是一种罕见的常染色体遗传病，是先天性再生障碍性贫血的一个类型。本综合征可出现多系统受累，包括骨髓功能障碍、胰腺外分泌功能不全、先天性发育异常等。此外心、肝、骨骼系统、中枢神经系统、免疫系统均可受害。其发病率为 1/168000。

【病因】

本综合征病因未明，是一种罕见的多系统受累的常染色体隐性遗传病。曾观察到有一家族性发病，但尚无足够例数说明为遗传模式发病。病理学检查，小肠活检示轻微炎症改变，胰腺及胰岛正常而外分泌组织发育不良，骨髓髓细胞系发育不良，偶有巨核细胞缺乏，骨髓检查可见骨髓细胞系的增生或衰退的周期而呈激烈的改变。骨骺呈干骺端软骨发育不良，骺部有局灶性钙化缺少。

基因分析是 SBDS 基因突变所致，突变基因位于 7q11 染色体，可存在 40 多种突变，以杂合变异为主。分布在 5 个外显子上，外周血 SBDS 基因分析发现最易见的突变形式为 C.183~184TA>CT、C.258+2T>C。

【临床表现】

患婴于 2~10 个月间即发病，小儿可无症状或有本综合征中一、二个症状。

（1）吸收不良而有脂肪泻，可见便外观有油脂，臭味重，无脓血 4~8 次/天。系胰腺体功能不足，胰淀粉酶、蛋白酶及脂酶的分泌缺乏或减少所致，但胰腺管功能，即水与电解质的分泌则正常。

（2）营养不良、身材矮小、发音受限，无发热，牙釉质差。

（3）胰腺、胰腺腺泡和导管结构被大量脂肪替代，胰腺外分泌功能不全为最突出症状。

（4）中性粒细胞绝对数（NEUT）减少而易并发反复感染，肝功能异常，亦可出现贫血、因血小板减少而有出血倾向如皮肤瘀斑及鼻衄。

（5）胰腺 MRI 提示异常信号和脂肪化。

【诊断】

据上述临床表现。血常规可见中性粒细胞减少，有些病例有血红蛋白减少及血小板减少（偶见）。大便检查呈脂肪泻样改变。血清各种胰酶减少。X 线检查于某些病例有干骺端骨发育不良改变。免疫球蛋白测定可有降低。

本综合征并发肺部感染时，易与胰腺囊性纤维化症混淆，但本综合征汗腺电解质测定正常，本综合征尚与 Wiskott-Aldrich 综合征之间有交叉现象。

【治疗】

感染者用抗生素。给予各种胰酶或足量的胰腺提取液作替代疗法，方能促进其正常生长发育。如能及时发现那些引起中性粒细胞功能缺陷的因素，并尽早予以适当治疗，就能使有缺陷的中性粒细胞功能恢复正常。

【预后】

病人长大后脂肪泻或能减轻，然而胰腺外分泌仍保持于低水平。

本综合征具有骨髓异常增生综合征（myelodysplastic syndrome）和急性髓系白血病（Acute myeloid leukemia）的高风险。

第五十三节　自身免疫性淋巴增生综合征

自身免疫性淋巴增生综合征（autoimmune lympho proliferative syndrome，ALPS）又称 Canale-Smih 综合征，1967 年由学者 Canale 和 Smih 首次报道本病证。ALPS 是一种 Fas 基因介导的凋亡受损导致淋巴细胞增殖，免疫反应和致瘤倾向的疾病，常于儿童期（中位年龄 1.8 岁）起病。

【病因】

本综合征所有遗存学突变，均与 FAS 凋亡通路有关。亦就是说本综合征是一种 FAS 基因介导的凋亡受损，导致淋巴细胞增殖的遗传性疾病。

【临床表现】

慢性淋巴细胞增殖,自身免疫反应和致瘤倾向。

【诊断】

(一)按诊断标准

确诊需符合两个主要诊断依据和一个辅助诊断依据。疑似诊断标准符合两个主要诊断依据加一个次要辅助诊断依据。2009 年 NIH 组织 ALPS 的修订诊断标准如下。

ALPS 诊断依据(NIH,2009 年)

1. 主要诊断依据

(1)慢性(>6 个月),非恶性、非感染性淋巴结肿大和(或)脾肿大。

(2)在细胞计数正常或淋巴细胞增高的外周血中,CD3+TCBaβ+CD4-CD8-(DNA)细胞在总淋巴细胞中≥1.5%,在 CD3+淋巴细胞中≥2.5%。

2. 辅助诊断依据

(1)主要辅助诊断依据:①应用两个不同方法检测到淋巴细胞凋亡异常;② FAS FASLG 或 CAPS10 的体细胞或种系病理突变。

(2)次要辅助诊断指标:①血浆中 sFASL 增高(>200pg/ml),或血浆 IL-10 增高(>20pg/L),或血清或血浆中维生素 B_{12} 增高(>1 500ng/L)或血浆 IL-8 增高(>500pg/ml);②血液病理专家认可的典型免疫组化改变;③自身免疫性血细胞减少(溶血性贫血,血小板减少或中性粒细胞减少)和 IgG 增高(多克隆高丙种球蛋白血症);④非恶性、非感染性淋巴细胞增生家族史,伴或不伴有自身免疫改变。

(二)淋巴结活检

淋巴结活检可见副皮质区 T 细胞增加,多半是双阴性 T 淋巴细胞(double negative T cell，DNT)。而且是典型的 CD45RO 阴性,伴滤泡增生,浆细胞增多和滤泡间血管增多明显。T 细胞则出现增生指数增高,具体表现为 Ki-67 表达增高及大量有丝分裂。

【治疗】

治疗的基本原则,控制自身免疫性疾病和慢性肿瘤,具体措施为如下。

(1)超短期大剂量激素:可有效减少自身免疫细胞。

(2)长期激素联合霉酚酸酯(MMF):可缓解 ALPS 的淋巴细胞增生。

(3)长期激素联合西罗莫司(mTOR 抑制剂),能清除 ALPS 的 DNT 细胞,增加免疫功能,降低肿瘤风险。

(4)抗 CD20 单抗:用于自身免疫反应和 B 细胞淋巴瘤,难治性 B 细胞增生等。

(5)骨髓移植(异基因骨髓移植)用于严重纯合子突变,需终生服用强免疫抑制剂者,或存在肝、肾、肺等脏器衰竭,已有死亡风险时。

【预后】

服用强免疫抑制剂可获得病情的缓解,唯继发感染可威胁生命。

若出现重要脏器(肝、肺、肾)功能衰竭,死亡风险很高。

第五十四节　自身免疫性溶血性贫血伴血小板减少综合征

自身免疫性溶血性贫血伴血小板减少综合征即 Evans 综合征,又称 Fisher-Evans 综合征、原发性血小板减少性紫癜伴获得性溶血性贫血。

【病因】

本综合征可能系抗体形成器官由于某些因素(如淋巴组织的感染或恶性病变、遗传基因的突变以及胸腺疾患等),对自体红细胞失去识别能力,从而产生异常的免疫抗体。自身免疫抗体形成后吸附于红细胞表面,使红细胞破坏溶血,在溶血的过程中,同时也产生了抗血小板自身抗体,血小板被破坏而减少,所以患者兼有溶血性贫血和出血性倾向的表现。发病前常有服药史、细菌或病毒感染史,有时可继发于胶原性疾病。

【临床表现】

(1)有溶血性疾病的一般症状,发作时出现突然寒战、高热、呕吐、腹痛等,贫血和黄疸加重,脾脏肿大,严重者可出现出血性尿毒症综合征,发生大量血红蛋白尿和肾功能衰竭而死亡。

(2)血小板减少则出现紫癜、瘀斑和鼻衄、齿龈出血、消化道出血倾向。

(3)周围血象显示红细胞减少、血小板减少、血块回缩不佳、网织细胞增多、血红蛋白降低、黄疸指数升高、血清间接胆红素增加。

(4)骨髓巨核细胞增多,红细胞系统增生显著。

(5)抗人球蛋白试验阳性。

【诊断】

根据临床表现及实验室检查的特点可予以诊断。但在临床上血栓性血小板减少性紫癜和溶血性尿毒综合征两种疾病时,也可出现溶血和血小板减少的症状,须加以鉴别,此两种疾病发生溶血的机制均为微血管障碍机械损伤红细胞所致,血片中可见较多的破碎红细胞,同时抗人球蛋白试验阴性;血栓性血小板减少性紫癜时神经系统症状明显,而溶血性尿毒综合征以急性肾功能损害为特点,均与 Evans 综合征不同。

【治疗】

本综合征在治疗方面与慢性型血小板减少性紫癜基本相似,肾上腺皮质激素能获得较好疗效,宜足量长期使用,无效病例可行脾切除术。若经过皮质激素及切脾治疗均失败者,亦可应用硫唑嘌呤、环磷酰胺、长春新碱等免疫抑制治疗。在严重溶血时可输新鲜血液,保证尿液碱化,防止肾功能衰竭。

【预后】

本综合征预后取决于治疗效果和发作情况,也有较长时期不发作处于稳定状态者。

第五十五节 组织细胞增生综合征

组织细胞增生综合征((histiocyte hyperplasia syndrome))是指单核/巨噬细胞、树突状细胞的泛称。组织细胞疾病(histiocytoses)包括一大类异质性很强的疾病,从单纯皮肤病变直到危及生命的系统疾病。

组织细胞增生综合征即组织细增生症 X(HX),旧称网状内皮细胞增生(reticuloen-dotheliosis)。1985年组织细胞协会建议将 HX 改用美国明尼苏打州研究组提出的郎格罕细胞(Langerhans cell histiocytosis,LCH)这一名称,并已得到公认,是一种以郎格罕细胞异常增生症为其病理特征,可以侵犯肺、骨、淋巴结、中枢神经系统、肝、脾、胃肠道等多种脏器。故目前改称朗格汉斯组织细胞综征(Langehans cell histiocytosis,LCH)或 LHCS。它包括 3 种综合征:①勒-雪病(Letterer-Siwe 病),亦称急性广泛性 HX;②韩-薛-柯病(Hand-Schuller-Christian 病),亦称慢性广泛性 HX;③嗜酸性细胞肉芽肿(Eosinophilicgranuloma),亦称局限性 HX。勒-雪病为急性,后二种为慢性。三者间可互相演变、重叠,往往不能截然划分,但又各有其特性。

【病因】

本病的病因尚不十分明确,早期主要有代谢、遗传和感染学说。目前有许多证据支持本病为免疫性疾病,其根据为:① HX 病变区除了组织细胞外,还有具有免疫反应性的单核细胞、淋巴细胞和嗜酸性细胞;② HK 的一些临床和病理学特征与其他免疫紊乱性疾病如联合免疫、骨移植后 GVHD 等有许多相似性;③很多病人有胸腺的病理改变,包括胸腺形态异常,增生不良和退行性变;④各种明显的免疫异常,包括免疫球蛋白异常,淋巴细胞体外对有丝分裂原和抗原的反应异常,淋巴细胞亚群的数量和功能异常,近年已确认本综合征是由于郎格罕细胞异常增生的结果。有报告对 HX 患者应用流式细胞仪分析病变区细胞 DNA 含量,发现通常认为是恶性肿瘤标志的非整倍体峰,且 S 期细胞比例增加,因此推测这是郎格罕细胞的恶性增殖所致,可能和恶性组织细胞增生症不属于同一情况。此外, HX 可合并淋巴瘤,在同一淋巴结内或同一病人不同部位同时有朗格汉斯细胞增生病变和淋巴瘤病变,所以认为至少部分 HX 具有恶性性质。

近年发现该病可能与抗原递呈细胞的祖细胞发生癌基因突变相关,LCH 患者病变组织中发现 3BRAF

V6COE 突变蛋白,进一步支持了 LCH 是肿瘤性疾病的可能。

【临床表现】

HX 在各种年龄均可发病,但有 50% 以上是儿童,男女发病率相同,但某些形式有性别差异,如肺部病变以男性明显多见。临床上,HX 是一种明显呈异质性的疾病,包括婴儿急性弥漫性暴发性勒-雪病和成人孤立性骨病变等不同疾病,前者通常认为是一种真正的恶性肿瘤,疾病过程中,一些病人可以自发缓解或恶化。通常疾病以慢性形式持续多年。HX 几乎能影响人体每一个器官,但某些部位明显多见。肾,特别是颅骨、眼眶等极易受累,出现骨痛和肿块。脊椎病变可致脊髓压迫。病变侵入脑实质可累及小脑、颞叶及枕叶,并扩散至脊髓。病变细胞浸润丘脑下部-垂体轴常致内分泌系统紊乱,以尿崩症多见,儿童发病率达到 25%~50%。疾病累及皮肤亦很常见,病变多位于头皮、耳后和易擦烂区,表现为红斑,湿疹样疹、结节、脓疱和溃疡等各种皮损。皮疹加剧常是疾病恶化的征兆。肺部病变可以单独存在或同时伴有肺外其他部位病变,前者称肺嗜酸性肉芽肿或原发性肺 HX,其症状和体征无特异性,生理改变包括肺顺应性减少和氧弥散功能障碍。肝胆受累可致肝大,肝酶升高,长期胆汁淤积,最后引起门静脉高压、出血性食管静脉曲张和肝功能衰竭,HX 侵及骨髓见于弥漫型,多发生在婴儿,当血小板低于 $100 \times 10^9/L$,中性粒细胞绝对数低于 $1.5 \times 10^9/L$,血红蛋白低于 100g/L,即可认为已有造血系统的病变。本综合征的临床表现是多方面的,而且是错综复杂的。

【诊断】

HX 的诊断虽然从临床表现和常规检查中能获得线索,但是病变组织活检是唯一的最后诊断方法,病变皮疹印片亦可帮助诊断。组织细胞协会制定的病理诊断标准为:病变区细胞应具有 4 项特征(S-100 蛋白抗原、甘露糖苷酶、ATP 酶、花生凝聚素)中的至少两项。病变细胞中发现 Birbeck 颗粒(郎格罕颗粒),已将郎格罕细胞的发现作为本综合征的最终诊断标准。诊断确立后,应对病人进行全面的临床和免疫学评价,确定活动性病变的部位和病人的免疫状态,在此基础上再进行临床分期。目前采取的临床分期方法首先是对影响疾病预后的 3 个主要因素进行评分:①起病的年龄:<2 岁,0 分;>2 岁,1 分;②病变器官数:<4 个,0 分;>4 个, 1 分;③有无器官功能异常;有为 1 分;无为 0 分。然后根据病人所得总分数分为 4 期:0 分,Ⅰ 期;1 分,Ⅱ 期;2 分,Ⅲ 期;3 分,Ⅳ 期。

国际组织细胞协会于 2009 年 4 月制定了"LCH 诊疗新指南",指出应根据患儿受累部位的不同将患儿分成不同的治疗组。

1. 脏器受累的界定

1)"危险"器官

(1)造血系统受累:①贫血, HB<100g/L,婴儿<90g/L(除外缺铁性贫血);②白细胞下降 $< 40 \times 10^9/L$;③血小板下降 $< 100 \times 10^9/L$。三条件具备两条以上。

(2)骨髓受累:骨髓涂片中 CD1a(+)。低增生,嗜血细胞增多,骨髓病态造血和/或骨髓纤维化被认为是继发现象。

(3)脾脏受累:左锁骨中线肋下>2cm。

(4)肝脏受累:右锁骨中线肋下>3cm 和/或肝功能不良。

(5)肺受累:高分辨率肺 CT 呈典型改变或组织病理诊断。

2)"特殊部位"受累:关键解剖部位的受累,如单纯齿状突受累合并椎管内软组织浸润的脊椎受累。

3)"颜面部"受累:包括眶骨、颞骨、颧骨、蝶骨、筛骨、乳突、上颌骨、副鼻窦或颅凹、颅内软组织浸润。

4)"口腔"受累:口腔黏膜、齿龈、上腭、上下颌骨受累。

5)"眼部"受累:突眼、眼眶浸润、颧骨、蝶骨受累。

6)"耳部"受累:外耳道、中耳、颞骨、乳突或颞骨岩部受累。

7)"中枢神经系统危险"部位:包括上述颅面、眼耳部及口腔受累。病程较长者,易合并中枢性尿崩症,称为"中枢神经系统危险"部位。但不包括单纯穹隆损害。

2.危险度分组

（1）单系统组：单个器官或系统受累（单部位或多部位）：骨、皮肤、淋巴结、肺、甲状腺、胸腺、垂体或中枢神经系统。

（2）多系统组：2个以上器官或系统受累，又可分为危险器官或非危险器官受累组。

【治疗】

本综合征治疗的强度应与疾病的严重程度一致，如联合化疗应仅用于疾病迅速进展者，而孤立性骨病变等相对良性者，其所采用的治疗方法也应比较缓和。如单一部位嗜酸性肉芽肿治疗时应采用外科刮除术，局部注射肾上腺皮质激素或行放疗，复发时亦如此，到第4次复发时，可考虑全身化疗。而多部位的HX，不论初治或复发，均须应用化疗或免疫治疗。

1.放射治疗　由于化疗的应用，放疗已逐渐减少，除了用于孤立性嗜酸性肉芽肿外，也可单独或化疗联合用于下列情况：①尿崩症；②病变位于危险部位；③严重疼痛者，治疗剂量为6~10Gy/S（600~1 000rad/S），分3~5次照射。

2.化疗　主要用于弥漫性HK病人，一般开始时用泼尼松，必要时再用细胞毒药物，治疗其他肿瘤时所采用的那种一开始即大剂量联合化疗方法不适于HX病人。治疗HX最常用的方案为泼尼松[2mg/（kg·d）,口服]+长春新碱[0.15mg/（kg·次），每周1次，静注]，其他方案尚有长春新碱+泼尼松+环磷酰胺，泼尼松+氨甲喋呤等，化疗有效率为30%~65%，如果治疗4~6周后，病情无改善，此时应改用其他方法。最近发现足叶乙苷（etopside，VP-16）优于以前试用的各种药物。已对其他药物耐药的病人，对VP-16治疗仍有良好反应，对激素耐药的病人，在VP-16治疗后可重新恢复对激素的反应。VP-16用法为150mg/（m²·d），静脉注射，或300mg/（m²·d），口服，均连续3天为一疗程，休息3~4周后重新开始。总共2~6个疗程。副作用有骨髓抑制，低血压和过敏反应等。

3.免疫治疗　郎格罕组织细胞（LCH）病人表现出的各种免疫学异常，这是一种以抑制性T细胞缺乏为特征的自身免疫性疾病，可采用免疫治疗，现今免疫治疗大多是关于抑素的临床研究。抑素是从小牛胸腺提取的胸腺激素制剂，它能特异地诱导T抑制细胞的成熟和分化。Os-band用抑素治疗37例病人，结果19例获初次缓解，反应率为51%，与化疗结果相似。治疗效果与临床分期有关，Ⅰ、Ⅱ和Ⅲ期病人有效率为59%，而Ⅳ期仅30%。初次反应率与病人年龄、病变器官数和是否有器官功能异常间无明显关系，但与病人的免疫改变显著相关。抑素治疗的副作用有注射部位红肿，过敏反应等，但均不严重，很少有需要中断治疗者。

【预后】

勒-雪病预后最差。发病年龄越小，病变越广泛，预后越差，若能早期确诊立即予以合理的治疗则可获得缓解乃至痊愈，其余二者预后较好。

单纯骨破坏者预后良好，"特殊部位受累组"和"中枢神经系统受累危险"同样的治疗方案反应虽好，但40%有可能遗留中枢性尿崩症或脑实质病变。发病年龄小，受累器官多，预后差，死亡率高。脏器功能受累的可造成后遗症。

第五十六节　再生障碍性贫血-阵发性睡眠性血红蛋白尿综合征

再生障碍性贫血-阵发性睡眠性血红蛋白尿综合征（aplastic anemia-PNH syndrome）于1967年由Lewis与Dacie首先报道，表现有再生障碍性贫血，同时伴阵发性睡眠性血红蛋白尿（paroxysmal nocturnal hemoglobinuria，PNH）的一组病征。

【病因】

发病原因尚不清，一般认为是反复溶血导致骨髓造血功能发生衰竭，并且PNH的红细胞缺陷是红细胞膜的脂质发生异常，而此缺陷也发生于颗粒细胞和血小板。有人认为再障与PNH均属多能干细胞疾病，再障为第一阶段，此时由于体细胞的突变，产生单克隆异常干细胞，后者增生产生异常的血细胞，从而发生血红蛋白尿，故将其视为第二阶段性疾病。

发生全血细胞减少,可有以下三种情况。

(1)在再障的经过中出现了 PNH 的红细胞异常或临床症状。

(2)在 PNH 的过程中,出现全血细胞减少,骨髓像显示再生障碍。

(3)一过性的由 PNH 显示再障,或由再障显示 PNH。

【临床表现】

(1)有再障的一般症状、贫血、出血倾向、易感染倾向等。

(2)有阵发性睡眠性血红蛋白尿的症状于夜间发生溶血,翌晨或终日有血红蛋白尿、黄疸、发热。

(3)上述两类症状,或先或后,交替出现或同时并存。

【诊断】

根据临床有再障表现及诊断再障的指标,以及阵发性睡眠性血红蛋白尿的特点,在既不能诊断为单纯的再障,又不能诊断为单纯的 PNH 时,则诊断为本综合病征。

【治疗】

(1)用肾上腺皮质激素及蛋白同化激素,均有一定效果。

(2)补充造血物质如铁、维生素(B_2、B_4、B_6、B_{12}、C 等)、叶酸、氯化钴、能量合剂,同时对症治疗。

(3)贫血、出血倾向严重者,可予以输血。

(4)预防感染,防止和感染因素密切接触,病后预防感染等并发症可用广谱抗菌药物,忌用抑制骨髓或抑制白细胞者。

(5)上述治疗无效者,有条件时可应用骨髓移植,可能有效。

(6)还可试用云南花粉、抗胸腺组织球蛋白(ATG)、环孢霉素(CSA)等治疗。

【预后】

本病征属难治性疾病,预后不良,随着骨髓移植和免疫疗法的开展,预后可望改观。

第七章　神经与精神系统

第一节　Aicardi-Goutiers 综合征

Aicardi-Goutiers 综合征(Aicardi-Goutiers syndrome,AGS)是一种罕见的遗传性脑病,其病理改变以脑白质病变为主,临床典型表现为小头畸形,严重的智力运动发育落后或倒退,癫痫,冻疮,锥体束和锥体外系症状等。AGS 由 Aicardi 和 Goutiers 两位学者于 1984 年首先报道,后人即以他们的姓氏命名。

【病因】

家族遗传因素。国内 AGS 家系报告中的基因为 TREX1 基因突变。基因突变,该综合征有 7 个致病基因① TREX1;② RNASEH2B;③ RNASEH2C;④ RNASEH2A;⑤ SAMHD1;⑥ ADAR1;⑦ IFIH1。其中以 RNASEH2B 和 TREX1 最为常见。

直接测序可发现 2 种核苷酸改变,其一为 c.294-295insA,其二为 c.868-885del1。检索 HGMD, c.868-885del1 为常见报道病例的突变结果。而 c.294-295insA 突变国际上尚未报道,国内季涛云等报道的病例中首次发现并报告了 c.294-295insA 突变。

【临床表现】

AGS 不同年龄的患者有不同的临床表现。Fazzi 等学者将 AGS 分为新生儿型和晚发型两类。

1. 新生儿型　新生儿期即发病,可有新生儿惊厥、激惹、肝脾肿大、转氨酶升高。喂养困难及一过性贫血、血小板减少等。

2. 晚发型　4 个月内生长发育正常,4 个月后出现上述早发型相同症状,只是出现时间上晚 3~4 个月。

无论是早发型和晚发型,除上述表现外进一步发展都会出现以下特征性的临床表现。

(1)智力和运动发育落后或倒退,头围小于正常。

(2)椎体索和锥体外系表现:肌张力不全、四肢瘫痪等。

(3)听力障碍。

(4)癫痫。

(5)皮肤损害,一年四季无论冬夏,均可出现的冻疮,累及的皮肤部位以耳和四肢末端为主,可伴有手足发绀,甲周红斑等。其皮损的病理改变显示在血管壁有免疫球蛋白和补体的沉积,呈免疫性血管炎样改变。

(6)其他表现:肝大,肝酶升高,一过性贫血、血小板减少,甲状腺功能低下,糖尿病,溶血性贫血,间歇性发热等。

【诊断】

(1)上述临床表现。

(2)家族史,家系中有先证者。

(3)头颅影像学检查具有独特的影像学改变,以脑白质病变,脑萎缩和颅内钙化为主。累及小脑齿状核、基底节大脑白质。丘脑、小脑半球、双侧额顶叶,亦可有颅脑囊肿形成。

(4)脑脊液变化是重要诊断指标,脑脊液中淋巴细胞数增高[(5~100)× 10^9/L], INF_2 水平增高,此种改变随年龄增大而逐渐下降,到 4 岁以上的患儿逐步转阴。

(5)基因测序显示 TREX1、RNASEH2B、RNASEH2C、RNASEN2A、SAMHD1、ADAR 或 IFIH1 基因突变,为确认依据。

【治疗】

AGS 无特殊治疗方法。

着重家庭进行精准的遗传咨询,进行基因分析,及早发现家系中先证者,采取相应优生优育措施。

静脉丙种球蛋白(IVG)或糖皮质激素为经验性治疗的有效措施。生物制剂包括抗白细胞介素(IL)-6受体(托珠单抗)、抗 INN-α 单克隆抗体等可缓解症状,作为有效的常规治疗尚待时日,对其安全性、有效性有待进一步评估。

至于逆转录酶制剂(reverse transcriptase inhibitors, RTIs)目前已批准用于人类免疫缺陷病毒(HIV)-1 感染,从理论上讲 RTIs 可减少单链 DNA 在细胞内聚集(AGS 基因缺陷可导致由逆转录因子衍生形成的单链 DNA 在细胞内聚集)而认为是治疗 AGS 的有效药物,但其有效和安全性尚进一步研究明确,有望作为新疗法用于 AGS 的治疗。

【预后】

因无特殊治疗方法,故预后不良。

本综合征几乎都存在严重的神经功能障碍,长期的生存质量差,有的患儿要依靠鼻饲喂养维持生命,大多预后不良,多死于 5 岁前,少数存活时间可达 15 年甚至 30 年以上。

第二节　Dravet 综合征

Dravet 综合征(Dravet syndrome, DS)旧称婴儿严重肌阵挛性癫痫(SMEI),是癫痫性脑病的一种。常染色体显性遗传。发病率 1/20 000~1/40 000。

【病因】

DS 由位于染色体 2q24.3 上的钠离子通道 α1 亚单位基因(SCN1A)突变所致。目前已发现 SCN1A 基因突变有 1200 余种之多。

国内学者倪燕等报告的双胎共患病例在 Exon8 检出 c.1064G>GA,p.G355CD 杂合病变,为已报道的错义突变,编码的甘氨酸变为天冬氨酸引致了 Dravet 综合征。另有报告 SCN1A 为 c.2867T>G 新发突变的病例。70%~80% 患者可检出 SCN1A 基因致病性变异,其他相关基因还包括 SCN2A、SCN8A、SCN9A、SCN1B、KCNA2、PCDH19、GABRA1、GABRG2、STXBP1、HCN1、CHD2 等。

【临床表现】

(1)特定的起病年龄,多于婴儿期起病,通常在 6 个月左右;有些情况下在 3 个月之前。

(2)先以热厥起病,且发作难以治疗,渐渐转为无热惊厥。

(3)特殊的发作类型,强直性阵挛发作,严重肌阵挛。

(4)发作类型多且可演变:①典型型,以严重肌阵挛性癫痫为特征,强直性阵挛发作;②非典型型,失神发作、失张力发作,而缺乏肌阵挛发作。

(5)生长发育史:初生时体健,1 岁内生长发育正常,1 岁内发病,发病后渐渐出现发育落后,智商(IQ)落后,甚至发育智力倒退、共济失调和精神运动退化。

【诊断】

(1)临床表现,尤以婴儿期发病的严重肌阵挛性癫痫为特征性表现。

(2)3 岁以后充分表现的明显 EEG 异常。

(3)少数患儿神经影像学变化示大脑白质高信号、脑萎缩、海马硬化、侧脑室扩大、蛛网膜囊肿等异常。

(4)基因检测:首选 Sanger 测序或二代测序。

【治疗】

(1)DS 属难治性癫痫,通常是单药难以控制的。

(2)宜用药物有:氯硝西泮、丙戊酸钠、左乙拉西坦、托吡酯。

(3)不宜药物(作用于钠离子通道的不仅无法发挥作用,甚或加重钠通道异常):卡马西平、奥卡西平、拉莫三嗪等。

(4)新药司替戊醇控制 DS 疗效明显,但国内尚无此药。

（5）生酮饮食与其他难治性癫痫同样可试用于临床,对 DS 有一定疗效。

【预后】

智能差,发育落后,频频发作,影响生活质量。药物仅能控制发作,无法根治。预后不良。

Dravet 综合征患儿如出现癫痫持续状态可导致急性脑病甚至死亡。存活者可留有神经系统后遗症。

附:Dravet 综合征患儿发生急性脑病后的脑电图和发生脑病前后头颅磁共振成像对比图。

第三节　FG 综合征

FG 综合征(FG syndrome)是指智力低下、相对大的巨头、肛门闭锁、先天性面部张力减退等一组症候群。由 Opitz 和 Kaveggia 于 1974 年首次识别并报道此综合征,他们在发现一个家系 3 个兄弟及其 2 个堂兄弟患有此综合征后即以该家系中两个旁系的姓氏的第一个字命名。

【病因】

本综合征是 X 连锁隐性遗传性疾病,病因未明,某些男性携带者母亲的临床表型有类似受累儿的面部外观,高而宽的前额,过宽的眼距,发际处头发竖立等面肌张力减退是造成本病面部外观异常及其他症状的原因。

【临床表现】

1. 面部外观　无精打采、"张口"表情、人中长、上唇薄而下唇全凸、发际处头发竖立而上卷、头发稀少、高而宽的前额、眼距过宽、深位眼、角膜过大、内眦赘皮等。

2. 身材头型　常见身材矮小,发育不良,相对的巨大头型,先天性张力减退。

3. 智能行为　通常智力严重低下,有活动过强行为,性格温和开朗。

4. 肛门异常　患者有严重慢性便秘,可有肛门闭锁、肛门狭窄、肛门前置等异常。

【诊断】

本综合征几乎都是男孩,根据上述临床特征进行诊断,由于这些特征是否都存在及其严重程度的不同,有时临床很难确诊。诊断过程中应与 Martin-Bell 综合征、Coffin-Lowry 综合征鉴别。

【治疗】

本综合征尚无特殊治疗方法。

【预后】

本综合征约 1/3 左右的患儿在婴儿期死于呼吸道感染,倘若婴儿期能够存活下来,就不易死亡。

第四节　Leigh 综合征

Leigh 综合征(Leigh syndrome, LS)又称恶性坏死性脑病、亚急性坏死性脑脊髓病、Leigh 病、wernicke 脑病、wernicke 氏脑病婴儿型等,是一种线粒体脑肌病。由线粒体基因(mt DNA)或核基因(nDNA)变异所致的一种儿童时期常见的线粒体脑肌病。其发病率估计为 1∶40000 活产儿。常在新生儿至 4 岁期间发病,中位数为 1 岁。

1951 英国神经病理学家 Denis Leigh 首先描述 1 例 7 个月发病的婴儿,主要表现瞳孔对光反射消失,四肢强直,耳聋。患者发病 3 天后死亡,尸检发现对称性丘脑,中脑,脑桥,延髓和脊髓后索损伤。1996 年 Rahman 等提出 LS 的诊断标准:进行性神经系统疾病,包括运动和智力发育迟滞;基底节和/或脑干受累的症状与体征;血和/或脑脊液乳酸水平升高;以及下述情况的一种或几种:Leigh 综合征典型的影像学表现,尸检发现典型的神经病理表现,家族中有类似表现的确诊患者。1989 年 Miranda et al 首次提出 LS 为遗传性病。1992 年 Tatuchetal 发视 mtDNA8993T>G 点突变是母系遗传的致病突变。此后导致 LS 的线粒体基因和核基因突变陆续见诸报道。

【病因】

本综合征由多个基因导致的单基因病。引起本综合征的致病性基因达 603 种。系由线粒体基因或核基因变异所致。国内资料,半数患儿由 mtDNA 变异,其中多数由常染色体隐性遗传,少数为 X 连锁遗传。基因变异导致的先天缺陷有:①呼吸链酶复合物(COX);②丙酸脱氧酶复合物(PDHc);③辅酶 Q(COQ)。致病性基因变异有移码、无义、剪切等功能丧失性病变。

【临床表现】

1.LS 患者常有三个系统损害和异常表现

(1)运动系统:运动异常是绝大多数患儿的首发症状。包括痉挛状态、抽搐、肌张力低下、肌张力不全、共济失调、舞蹈症、锥体外系症状等行走姿态异常。

(2)视觉异常:眼睑下垂、眼外肌麻痹、斜视、眼震、视神经萎缩、视网膜色素变性。

(3)消化系统:吸吮低下,喂养困难、吞咽困难,生长发育落后甚至倒退。

2. 其他表现

(1)癫痫发作。

(2)特殊面容:前额突出、小下颌大耳、双眼内斜视、上颌骨发育不全、朝天鼻、多毛症等。

(3)骨骼畸形:除高额头小下颌外,还有鸡胸和漏斗胸,肋骨凹陷、胸部畸形。

(4)周围神经受累:面神经麻痹等。

(5)脑干受累:呼吸肌受累、呼吸肌无力、呼吸衰竭。

3. 影像学改变　2014 年欧洲发表的 LS 指南中,指出双侧对称性中枢神经系统异常的影像学改变是 LS 的特征之一。包括双侧性对称性基底节区和(或)脑干病灶,被称为 Leigh 样影像学改变。头颅 MRI 结果除基底节、脑干受累,尚有延髓、丘脑、小脑齿状核、全脑萎缩等。

【诊断】

根据上述临床表现及影像学检查及基因测序(应用 Sanger 测序并进行父母传递分析、家系共分离分析等)予以诊断。但上述临床症状常会随不同类型的基因突变而有不同的表现,症状还具有年龄依赖特点,MRI 和 DWI 表现可随病程的进展而具有进展性、可逆性及演变性的特点,而不是千篇一律,一成不变的。临床症状的出现可由代谢应激触发、感染、预防接种、手术或长时间禁食等。各病例间的首发症状亦有较大差异,这些因素在诊断过程中均应综合考虑,仔细分析,以免误、漏诊。

【治疗】

本综合征无特殊治疗方法。

【预后】

预后差。1 岁内发病者,多在 2 岁左右死亡, 2 岁以后的晚发病例一般进展缓慢,可能生存至 10 岁以上甚或成人期。感染之后是导致死亡的重要原因,尤其是急性呼吸衰竭。

第五节　白质海绵状变性综合征

白质海绵状变性综合征(Canavan syndrome)即中枢神经系统海绵样变性,又称 Canavan 综合征、Van-Bogaert-Bertrand 综合征、神经系统海绵状退行性变性等。本综合征是一种常染色体隐性遗传性疾病,多见于犹太人。本综合征由 Canavan 于 1931 年提出,并认为是 Schilder 脑炎的一种异型。主要以进行性头围增大和神经系统功能的快速减退为特点。

【病因】

本综合征病因未明,为常染色体隐性遗传。病理改变有严重脑水肿,脑重增加,体积增大,变软,脑回变平。脑皮层原浆性星形细胞高度肿胀,形成空泡状。脑白质中,水肿波及细胞外区空泡见于细胞外区和髓鞘板层内,故称海绵样变性。晚期有严重的脱髓鞘和胶质增生。

【临床表现】

发病早,生后 2 个月内有呕吐,哺乳困难,伴惊厥发作,渐出现瘫痪。有的初起不能竖头,出现进行性痉挛双瘫。1 岁以后肌张力增加,呈去皮层强直状态。声、光、触觉等刺激时可出现角弓反张。2 岁后视力丧失、视神经萎缩。本综合征特点之一为头围增大、骨缝分离,始于 2~5 个月间,快速进行达数月之久,2 岁后增大速度放慢。病渐加重,惊厥、出汗、高热、呕吐,多在 4 岁死亡。也有初生即发病,肌肉松弛、嗜睡、吸乳和吞咽困难,可于数周内死亡。另一些起病较晚,5 岁开始出现进行性智力低下、小脑征、视力障碍、视神经萎缩和色素性视网膜变性。

【诊断】

根据临床特点,头围过大,肌张力低以后增高,去皮层强直,视神经萎缩,惊厥发作,脑脊液正常,脑电图无特异性。有些头围增大的疾病应与之鉴别。Tay-Sachs 病头围增大出现较晚,黄斑部有樱桃红点可资鉴别。Alexander 病也有头大,但病程与本综合征不同。

【治疗】

本综合征无特异疗法。

【预后】

本综合征预后不良,患儿可于数周至数月之内死亡。

第六节　苍白球色素性退变综合征

苍白球色素性退变综合征(Hallervorden-Spatz syndrome)即苍白球黑质色素变性,又称进行性苍白球退变综合征、Hallervorden — Spatz 综合征,为常染色体隐性遗传病。

【病因】

本综合征病因未明,有家族性,考虑为铁贮积性疾病一种类型。病理改变主要为苍白球和黑质有含铁物质沉积和髓鞘减少。苍白球黑质系统和大脑皮层有轴突的球形肿胀。

【临床表现】

起病多在 10 岁左右。为进行性锥体外系运动障碍,呈四肢肌肉进行性强直性张力增高,舞蹈和手足徐动;构音障碍,后期语言丧失,终成痴呆;咽下困难,小脑性共济失调;视力低下渐致失明;精神衰退,终至痴呆。可有足内翻、偶见视网膜色素斑、肌肉萎缩。症状缓慢进行,病程持续多年。可能有腱反射亢进、病理反射等。

【诊断】

主要根据临床表现,静脉注射 ^{59}Fe 做脑扫描可见基底节部位有放射性聚集。病人全身铁代谢为正常。头颅 X 线和肌电图有助于诊断。

【治疗】

无特殊治疗方法,目前以对症治疗为主。

【预后】

本综合征预后差,症状出现后 10~20 年死亡。

第七节　侧孔、正中孔闭锁综合征

侧孔、正中孔闭锁综合征(lateral-mid pore obliteratio syndrome)即后颅凹脑积水综合征,又称非交通性脑积水、Luschka-Magendic 闭锁综合征、Dandy-Walker 综合征等,是指婴儿初期第四脑室、小脑发育障碍的先天性畸形。1887 年起 Sotto 等先后报道此类病例,至 1942 年 Walker 才以先天性侧孔和正中孔闭塞为题发表论文。

【病因】

本综合征病因是复杂的，1954年前学者们均在第四脑室出口闭锁上寻求病因，以后有人发现本综合征的一些病例其侧孔、正中孔并没有闭塞，并提出小脑发生原基正中愈合比第四脑室出口开口要早，因此小脑蚓部发育形成不全不能说明开口部的闭锁的观点。

有人提出菱脑室盖侧膜吻合发生障碍是本综合征的病因，并指出，由于中胚叶发生障碍，小脑原基下降受到障碍，是本综合征中经常见到高位静脉窦交汇的原因。

【临床表现】

本综合征发病年龄始于3个月的婴儿，尽管是先天畸形但少数病例在40~50岁才发病。还有几乎一生无症状的病例发现。特征性的临床表现为脑积水，婴儿出生后数周至数月，即开始出现头围进行性扩大，前囟膨隆、骨缝分离等，严重时出现精神萎靡、视盘水肿、智力发育差、四肢运动障碍等。

X线检查可见小脑幕向上移位、横窦影像位置升高、小脑后下动脉发育不全或缺失等。

【诊断】

根据临床表现和影像学检查进行诊断。

【治疗】

可用双分流术作侧脑室及后颅窝囊肿联合分流术治疗，效果较为满意。

【预后】

大多预后不良，随手术方法的改进预后可望改观。

第八节　出血性休克和脑病综合征

出血性休克和脑病综合征（hemorrhagic shock and encephalopathy syndrome，HSES）是近年来初步认识的一种新的临床综合征，1983年由Lein首先描述。其主要特点是突然起病的急性脑病、昏迷、惊厥、高热、水样腹泻、严重的出血倾向和弥漫性血管内凝血（DIC）伴肝肾功能障碍的一组症候群。

【病因】

本综合征病因未明。虽然有人认为本综合征仅是中暑在婴儿中的一种特殊表现形式，但近年来有更多的学者支持HSES是一种新的综合征的观点。经广泛地细菌和病毒学研究都不能证明与感染有关，多数学者认为与热潴留有关。Whittington认为热的稳定性在人体主要是靠热负荷的精确平衡和散热来维持的，热负荷是环境热和代谢热的总和，婴儿的泄汗散热，对热的调节远不及成人恒定，在相同热环境下婴儿出汗是按体重计算约为成人的2倍以上，成人及年长儿若在睡眠中过热，常能自动掀开身上的覆盖物，以散发热量，而小婴儿常无此能力而致使体温无法发散，大量出汗、脱水致有效循环量减少，休克，乃至出现严重损害，高热休克对脑、肾、肝、胰等脏器的严重损密。

【临床表现】

（1）发病年龄多为3~8个月婴儿，迄今文献报告的病例仅有2例为14个月和26个月的足月儿。

（2）起病前多半为健康儿童，夜间入睡时一切正常，常于早晨突然发病。

（3）高热和超高热，体温可达肛温40~45℃，甚至死亡后5小时肛温还在42℃。

（4）意识不清、全身和局部抽搐，并可间断出现肌张力低下和去大脑状态。

（5）严重发绀，呼吸和心率增快。

（6）严重休克，血压中心静压极低，周围循环差。

（7）严重出血倾向，穿刺、注射部位出血不止、便血、肺出血。

（8）血红蛋白和血小板进行性减低，HB可降至40g/L以下。

（9）弥漫性血管内凝血（DIC），严重的凝血机制障碍，凝血酶原时间（PT）、部分凝血活酶时间（PTT）明显延长，纤维蛋白降解产物（FDP）增高。

（10）一过性肾功能不全。

（11）肝酶活性包括谷丙转氨酶（GOT）、天门冬氨酸转氨酶（AST）及丙氨酸转氨酶（ALT）明显增高。

（12）血氨正常，血糖大部分正常，少数升高，血胰蛋白酶明显升高而 α_1-抗胰蛋白酶降低。

（13）血气分析代谢性酸中毒合并呼吸性碱中毒。

（14）脑脊液正常，脑 CT 扫描可见脑水肿。

（15）各种组织液、血液及器官采集物细菌病毒检查均无阳性。

【诊断】

根据上述临床表现和实验室检查结果进行诊断，须与 Reye 综合征、中毒性休克、溶血尿毒综合征等临床有相似的疾病相鉴别。

【治疗】

（1）纠正休克：大量补液输入鲜冻干血浆或全血。常需补充估计循环血量的 2~3 倍（约 300ml/kg）才能使循环血量得以恢复。

（2）改善脑水肿：给以地塞米松、甘露醇等。

（3）纠正酸中毒：常用 NaHCO₃。

（4）给氧：有条件者可进入高压氧舱。

（5）出血和 DIC 的相应治疗。

【预后】

本综合征死亡率很高约 60%，多死于 48 小时内，文献报告最长者为 6 天。存活病例约 2/3 留有神经系统的后遗症。Lerin 报告的 10 例，7 例死亡，3 例存活者均遗留严重脑损害症状。

第九节　垂体性消瘦综合征

垂体性消瘦综合征又称西蒙兹综合征（Simmond syndrome）、Glinski-Simmond 综合征、Sheehan 综合征、垂体机能减退综合征、垂体性恶病质等。1914 年由 Simmond 首先报告，当时病例都是晚期的患者，常呈恶病质状态，故又称 Simmond 恶病质或垂体性恶病质，1937 年 Sheehan 提出由于产后大出血造成垂体前叶血栓及坏死，因而出现垂体前叶机能减退，故本综合征又称 Sheehan 综合征。现将产后垂体前叶坏死引起的垂体前叶机能减退命名为 Sheehan 病，而将垂体前叶机能减退统称为 Simmond-Sheehan 综合征。本综合征男女均可罹患，多见于女性亦见于小儿。

【病因】

垂体的内分泌和视丘下部有功能和结构上的联系，垂体前叶分泌生长激素、促甲状腺激素、促性腺激素、促肾上腺皮质激素、促乳素等。当垂体功能减退时，必然表现为生长停滞和性腺、甲状腺、肾上腺皮质功能减退，也可能有一种或数种内分泌功能保持正常或有轻微的损害，还可因颅内的病变引起，最常见的为颅咽管瘤，其次结核病及囊肿等破坏垂体而致病。

【临床表现】

主要由于垂体控制的几种内分泌腺和肾上腺、甲状腺及性腺的萎缩引起。患儿呈消瘦、体弱、低血压、对寒冷敏感、低体温、反应迟钝、无汗、脱发、易发生低血糖及昏迷。由于垂体病变，生长停滞。如肿瘤扩大出现视力障碍，智能障碍及其他神经症状。临床症状之轻重，常与脑垂体前叶破坏程度成正比。一般认为，垂体组织破坏达 95%，临床表现为重度，破坏达 75% 为中度，破坏达 60% 为轻度。

【诊断】

根据临床症状表现的特点，结合内分泌功能测定：①脑垂体激素测定：生长激素（GH）、促性腺激素（FSH）、促肾上腺皮质激素（ACTH）、促甲状腺激素（TSHI）等均减低；②性腺激素减低，尿中 17-酮类固醇、雌二醇、孕二醇减低；③甲状腺功能减低，基础代谢率减低，血清蛋白结合碘减低，血清胆固醇增高，放射性[131]碘吸收率减低；④肾上腺皮质功能检查：血、尿中 17-羟类固醇减低。

【治疗】

本综合征治疗仅有替代疗法,甲状腺可用甲状腺激素;性腺可用丙酸睾丸酮、甲基睾丸酮及已烯雌酚肾上腺皮质可用醋酸考的松,醋酸脱氧皮质酮。

【预后】

预后取决于危象的发生,自从有了比较全面的替代疗法治疗措施以后,"危象"发生已大为减少。

第十节　大脑黄斑变性综合征

大脑黄斑变性综合征(Tay-Sachs syndrome)即 Tay-Sachs 病、Tay-Sachs 综合征,又称家族性黑矇性白痴、婴儿家族性黑矇性痴呆、神经性节苷脂沉积综合征、GM_2 型神经节苷脂病 I 型等,本综合征为一古典的家族性黑矇性痴呆(amaurotic family idiocy),临床特征为早期起病的进行性智能减退、失明和瘫痪。1881 年 Tay 首先报告,1887 年 Sachs、1906 年 Holmes、1911 年 Hancock 等先后对本综合征作了进一步观察和研究。

【病因】

本综合征是遗传所致的代谢障碍病,由于氨基己糖苷酶的缺乏,不能将 GM_2 神经节苷脂分子上的己糖胺分解掉,致使脑内 GM_2 蓄积。氨基己糖苷酶有 A 和 B 两种同功酶。婴儿型是由于缺乏同功酶 A,而同功酶 B 可能正常或增多。

【临床表现】

本综合征主要见于犹太族,发病率为每 8 000 个活产儿中有 1 例,我国也有病例报告,非犹太族的发病率约 50 万活产儿中有 1 例发病。病儿初生时正常,生后 4~6 月出现运动减少,对环境反应减低,不会注视,不会坐、听觉过敏,惊吓反应增强,肌阵挛性抽搐等出现较早,颈肢反射阳性。一般体检多正常,肝脾不大。在发病后 3~4 个月内病程进展迅速,头围很快增加。90%左右有眼底黄斑部樱桃红点,其周围有变性细胞所构成的灰白色圈,患儿逐渐出现黑蒙,视神经萎缩,但瞳孔对光反射仍为正常。患儿肌张力低下,但腱反射亢进,踝阵挛,巴氏征阳性。1 岁以后出现眼球异常运动,淡漠,肌张力增高,呈去大脑强直状态。早期之尖叫变为完全不出声和无反应,2 岁以后完全痴呆,肌阵挛抽搐越来越重,发作频繁。对外界反应完全丧失,至终期吸吮和吞咽能力消失。平均病程约为 2 年。多在 3~4 岁前因感染死亡。

临床可分成三型:①婴儿型;②幼儿型;③幼年型。

【诊断】

根据临床特点,即兼有上、下运动神经元症状,发育减退。声音刺激引起肌阵挛反应,以及黄斑樱桃红点可初步诊断。确诊需靠血清中氨基己糖苷酶 A 的活性测定。本病杂合子检出和产前诊断已有可能。

【治疗】

本综合征无特殊治疗。对患儿家庭进行遗传咨询是必要的。

虽有应用酶的补充疗法也未奏效。有人将提纯的氨基己糖苷酶 A 行静脉注射,但酶的活性在血中很快消失。也有人采用输入大量血浆,其内含有氨基己糖苷酶 A,但不易透过血脑屏障,难以发挥治疗作用。目前正在寻求一种改变酶结构的方法,使其既能透过血脑屏障又能保持生物活性。

【预后】

本综合征平均病程约 2 年,多于 3~4 岁前死于衰竭、继发感染和吸入性肺炎等。

第十一节　大脑萎缩性高血氨综合征

大脑萎缩性高血氨综合征(Rett syndrome)即大脑萎缩性高氨血症,又称 Rett 综合征。由奥地利学者 Andreas Rett 于 1965 年首先报告, 1984 年维也纳国际专题学术会议正式命名。本综合征是在 0.5~4 岁时以迅速出现锥体外系发育倒退与神经功能丧失为特征的遗传性疾患。据调查资料 Rett 氏综合征在儿科的发病率约为 1/15 000,仅限于女性发病,男性于胚胎早期即死亡。本病的严重性及发生频率均与苯酮尿症

（PKU）具有同等重要性。赵东红等 1987 年报告过 2 例，于一兵等 1993 年报告 4 例。

【病因】

本综合征病因不清。目前关于本综合征遗传学起因尚无一致意见。尸解及垂死患儿活检发现有脑皮层神经元显著脱失，神经元的脂褐质数量与星样细胞胶样变性增加，弥漫性脑萎缩，头小畸形，脑重相对减低（13.8%~33.8%）等改变。有人认为本综合征原发部位为皮层下系统，长谷川等认为原发病变在脑干的蓝斑和中缝核。根据患儿特征性姿势、运动失调及肌力改变，考虑病变于锥体外系。高血氨症可能是由于赖氨酸、色氨酸、焦谷氨酸等中间代谢酶的缺陷所致。脑、肝活检所见线粒体超微结构异常导致的轻度乳酸血症、丙酮酸血症，提示本综合征尚存在全身性能量代谢障碍。除营养、年龄因素外，Rett 综合征早期的功能异常可能起因于酪氨酸羟化酶缺陷所造成的 3-甲氧基-4 羟基苯乙二醇（MHPG）与多巴胺的代谢物高香草酸（HVA）水平的降低，而不是继发于神经细胞丢失或变性过程的衰竭状态。然而神经介质代谢物的欠缺是否继发于突触前合成、受体感受性或反馈调节机制的异常仍有待进一步探讨。

【临床表现】

此综合征突出的临床表现为精神运动发育倒退、手失用症、腿失用症、失语症、痴呆、小头、癫痫发作、脊柱侧弯，以及典型的"绞拧手-拍手-洗手"征。

患儿出生时至 1 岁半基本正常，以后逐渐出现不自主多动伴智力减退。先头部出现不自主前后摆动，继而双手前后上下摆动、揉搓、翻拧拍击及洗手样动作。经常发作性大口喘气，发音似哼小调，不停地咬牙眨眼、左顾右盼自发微笑。上述动作每日连续不断交替出现。夜间需强迫制动后才能逐渐入睡，睡眠时不自主运动消失。智力逐渐减退，身体日见消瘦，语言及技能逐渐丧失，不认父母，不怕危险，不知大小便，食物需喂入口中才可勉强吞咽。

根据不同阶段的表现，本病临床可分以下四期。

（1）早期发育迟缓期：年龄在 1/2~1 岁，主要表现为发育迟缓、对外界反应减少、无正常婴儿玩耍及模仿动作。可出现典型的"绞拧手-拍手-洗手"征与拉扯头发、耳朵等刻板动作。

（2）迅速退化期：年龄 1~4 岁，患儿运动与智能发育迅速倒退、失语、严重痴呆、孤独症以及不能辨别视听触觉、手共济失调及"绞拧手-拍手-洗手"征更为显著。

（3）相对静止期：此期病儿为学龄前期到学龄早期，此期手功能与语言能力均达最低水平，但智力不再退化。手、腿失用及反射性躯干共济失调显著，可出现脊柱侧弯，开始有癫痫发作。此期可持续数年。

（4）晚期运动损害期：年龄在 5~34.5 岁，可持续数十年。患者停留于严重痴呆水平，表现多发性障碍综合征，"绞拧手"程度减轻，极度衰弱、消瘦、行动须依赖轮椅。

脑脊液常规检查正常，多巴胺和去甲基肾上腺素代谢产物减少。染色体核型分析大多正常。头颅 CT 正常或示轻度脑萎缩。脑电图检查多有背景波减慢，显著节律性 θ 波，暴发性高波幅慢波或棘慢综合波。有些病例发锌低于正常，视、听觉诱发电位异常。可有血氨偏高、呼吸性碱中毒等。

【诊断】

1984 年维也纳专题学术会议制订如下诊断标准。

（1）女孩。

（2）产前及围产期正常，生后 6~18 个月神经精神及运动发育基本正常。

（3）出生时头围基本正常，生后 6 个月~4 岁进行性发育迟滞而呈小头。

（4）1 岁半~4 岁智力逐渐退步，与周围的联系减少。

（5）1~4 岁逐渐失去已获得的手的技能，出现重复刻板的特异性双手拍打、搓洗及拧绞动作，伴阵发性过度换气、咬牙或凝视。

（6）有目的的行走减少，步态改变或共济失调。

（7）病程中可有稳定期，进而出现癫痫及锥体束征。

以上为典型 Rett 综合征的诊断标准，若 13 岁以后表现 Rett 综合征特征者则诊断为顿挫型 Rett 综合征。

【治疗】

对本综合征得脑损害目前尚无有效治疗,控制其癫痫发作首选酰胺咪嗪(Carbamajepine),血药浓度维持在 10~15μg/ml,鲁米那和苯妥英钠亦有效。有人则主张使用卡马西平治疗。

【预后】

本综合征病程长,有的可能持续数十年,但生活不能自理,生活质量很差。

第十二节　大田原综合征

大田原综合征(Infantilism epileptic encephalopathy)即癫痫性脑病暴发-抑制,又称早期婴儿型癫痫性脑病(early infantile epilephie encephalopathy with auppression-bursts, EIEE),是一种恶性癫痫。

本综合征由日本学者大田原(Ohtahara)于 1976 年首次报道,后人即以其姓氏命名为大田原综合征。国内 1992 年邹丽萍等报告过 12 例。本综合征以发病年龄早、脑电图具有暴发-抑制波型、惊厥难以控制、预后差、可转变成婴儿痉挛症等特点。

【病因】

本综合征病因尚未明确,可有癫痫家族史。可推测的病因除癫痫家族史外,有母亲妊娠晚期严重妊娠中毒综合征、母妊娠早期手术麻醉史;患儿的生后窒息史等。尸检见神经元的严重坏死,暴发抑制波形与此有关。

【临床表现】

1. 发作表现　强直和(或)强直阵挛发作,每天可发作 2~40 次不等,每次发作短暂,短则 10 秒,长则只有 5 分钟。

2. 精神运动障碍　智力及体格发育显著落后,严重者从不会哭笑和注视,病后竖头功能丧失。存活者常不会抬头,语言障碍、肢体偏瘫等。精神运动障碍的程度与发作起始年龄有关。

3.CT 检查　大多有不同程度的皮层萎缩,部分出现左额叶低密度影、中线结构左移,脑室扩张等。

4. 脑电图特点　具有特征性暴发抑制型脑电图。根据脑电图的特点及演变,本综合征可分为 I 型和 II 型。I 型脑电图可从连续暴发抑制演变呈高峰节律紊乱,然后转变成广泛的慢棘慢波; II 型是从暴发抑制波演变呈病灶性棘波。

不同原发病引起的 IDS 的临床表现有各自的临床特点。例如肠病性肢端皮炎以皮肤损害、慢性腹泻、秃发为特征;囊性纤维变以出生后不久即出现严重腹泻、腹部膨大、食欲亢进、体重日减、汗液氯化钠浓度增高为特点;神经节肿瘤可引起严重水样泻,有低钾、营养不良,各种常规治疗无效,血及肿瘤中舒血管肠肽 VIP 增高等特点;大面积肠截除术后的腹泻,由于食物通过肠道的时间过短,使消化吸收时间不足,所泄出的粪便中甚至可以见到食物原形;非特异性小肠结肠炎的临床表现为严重腹泻、呕吐、不安、体重下降,禁食或静脉营养可使症状减轻,恢复胃肠道喂养则症状又可加重。

总而言之,不论何种原发病引起的 IDS,其共同的临床特征是严重的腹泻、大量的丢失水分(可达每日 30~50ml/kg 甚至 300ml/kg)、不同程度的酸中毒及电解质失衡、体重日减、精神不振、营养失调、低蛋白血症、维生素缺乏、常规治疗难以奏效、经久不愈等。

【诊断】

(1)Avery 曾在 1968 年提出 IDS 的诊断要点为:①发病年龄小,多为 3 个月以内的婴儿;②腹泻时间超过 2 周;③除外特异性肠道感染;④病程中可伴有乳糖不耐受症;⑤预后严重,但经过合理治疗仍有治愈的可能。

(2)对 IDS 的诊断过程应按下列程序进行分析:①详细询问病史与体格检查;②检验大便常规(包括虫卵和脂肪球等)、pH、还原酶、细菌培养;③尿常规及尿培养,测定尿氨基酸与儿茶酚胺;④血常规检验(包括红细胞形态学及血小板等);⑤血清电解质测定及总蛋白、白蛋白、球蛋白、免疫球蛋白、脂蛋白电泳等;⑥汗液氯化钠分析。

（3）根据病情还应选择下列进一步检查：①上消化道婴儿专用内镜检查；②直肠乙状结肠镜检查与直肠活检；③钡剂灌肠检查；④小肠活检，作形态学与双糖醇活性检查；⑤＋二指肠引流分析，胰腺分泌物检查；⑥染色体核形分析；⑦血锌或发锌测定；⑧血清舒血管肠肽（VIP）测定；⑨葡萄糖与双糖耐量试验或呼吸 H_2 测定。

【治疗】

IDS 的治疗存在着许多尚未解决的问题，有待进一步研究。诊断一旦确立，应积极查明原因，去除原发因素是治疗的根本。

一般处理原则为避免滥用抗生素。提倡或争取母乳喂养。纠正水电解质平衡，供给热卡、蛋白质及维生素等营养物质，口服葡萄糖-电解质溶液可以纠正水电解质平衡，但不宜应用过久，因其中缺少蛋白质成分。不宜长期禁食，宜以母乳或稀释乳喂养，早期喂养有利于小肠上皮膜的恢复与双糖酶活性的恢复。口服奶方中少用或停用蔗糖，可加 2%~3% 的葡萄糖。治疗 2~3 周后可用蛋白水解牛奶、人工配方乳、要素饮食等。此外尚可试服胆络氨、胆络氨乳糖分解酶、乳糖分解酶。必要时作全静脉营养，少量多次输血、血浆或白蛋白。

【预后】

本综合征预后取决于合理的治疗和营养，重症者迁延不愈可因营养不良、感染而致死。

第十三节　癫痫发作诱发失语综合征

癫痫发作诱发失语综合征（Landau-Kleffner syndrome）即 Landau-Kleffner 综合征，1957 年由 Landau 等首先报道。国外报道已较多，国内 1992 年周列民等报告 2 例，1993 年张亦钦等报告 5 例。

【病因】

本综合征癫痫发作的基础上出现的失语，关于失语的产生机制，可能系持续痫性放电导致大脑原语言区功能脱节。经治疗后失语可逐渐获得改善，说明并非痫性活动造成语言中枢结构破坏，而提示为语言中枢的功能障碍。

【临床表现】

本综合征的临床表现有以下几方面。

（1）癫痫为首发症状和主要表现，发作形式可呈多种多样，部分可呈混合性发作。

（2）起病年龄多在 3~9 岁，发病前患儿的语言发育正常，随着癫痫发作而出现获得性失语，其类型为运动性、感觉性或混合性。严重程度与癫痫发作和 EEG 的痫性放电有关。

（3）部分患儿可伴有认知、行为和情感的障碍。

（4）脑电图（EEG）显示典型的痫性放电。

临床上常于 1 次或多次癫痫发作后，在意识清楚时却不能说话，但听觉正常，能以点头、眼神和体语示意。约 2~3 天后语言可渐渐恢复，但常达不到原有水平，随着发作次数的增加，语言障碍渐见加重，若及时适当治疗癫痫发作控制，语言功能可渐渐恢复。

脑电图可表现为阵发性棘波、双侧对称同步的高幅 Q 波，间有棘-慢波综合等。

【诊断】

根据上述临床表现，结合脑电图异常即可诊断。

【治疗】

本综合征的治疗，目前尚无特殊疗法。

治疗的重点在于有效地控制癫痫发作和耐心持久地加强语言训练。

抗癫痫药物的选择可个体化，有人主张用苯妥英钠和丙戊酸钠，并在此基础上加用地塞米松和普鲁苯辛或 654-2 等。基础医学研究的结果证实脑内乙酰胆碱的增加常诱发癫痫发作，在常规抗痫药的基础上加用抗胆碱能药物对本综合征的治疗为辅助作用。

【预后】

本综合征的预后与癫痫的发作和及时治疗有关。若能及时治疗并控制癫痫的发作,患儿的语言功能可渐渐恢复,长期随访的结果表明能在 1 年半~8 年语言功能基本恢复正常。有下列情况可能是疗效较好的预期因素:①发病后及时治疗;②围产期正常者;③父母为知识分子、能较好地坚持语言及行为训练者;④脑 CT 检查显示脑结构无病理损害者。

第十四节 多发性神经纤维瘤综合征

多发性神经纤维瘤综合征(Von Recklinghausen Ⅰ syndrome)即多发性神经纤维瘤(multiple neurofibromas),又称神经纤维瘤 Recklinghausen 病、Von Recklinghausen Ⅰ 型综合征、神经纤维瘤(Neurofibromatosis,NF)等。首先由 Smith 于 1849 年所描述,至 1882 年由 Vou Recklinghausen 作了全面论述而命名。其特点为神经系统多发性肿瘤、随年俱增的皮肤咖啡牛奶斑及其他脏器肿瘤。

【病因】

本综合征病因及发病机制尚不明,可能与染色体异常有关,为常染色体显性遗传的神经外胚叶组织异常的疾病,常有家族史,但外显率不一。

【临床表现】

本综合征多见于男性,约为女性的两倍。是一慢性进行性疾患,除出生即可见到皮肤有咖啡牛奶斑外,其他症状很少,随年龄增长而症状渐增多。咖啡牛奶斑是呈浅棕色,界限清楚的色素斑,多呈不规则卵圆形,大小不等,以躯干和四肢居多,面部少见。咖啡牛奶斑可随年龄增长而渐多。皮肤的神经纤维瘤呈皮下小结,针头大小到葡萄大小,质软,无痛,有蒂或无蒂。呈棕、红色或皮肤同色。发生部位以躯干、四肢或头皮居多。50%病人有神经系统症状。小儿常有颅内肿瘤、椎管内肿瘤。10%~20%病人有惊厥、智力低下、语言和运动发育迟缓。

【诊断】

根据本综合征临床主要表现:①皮肤色素沉着;②皮肤和皮下肿瘤;③神经系统症状;④骨骼畸形等其他异常即可诊断。

皮肤有咖啡牛奶斑应怀疑本病,Whitehouse 认为若有 6 个或 6 个以上直径超过 1.5cm 的咖啡牛奶斑即可确定本综合征。并须详细体检和神经系统检查,必要时做 X 线检查、脑扫描、脑电图、脑 CT 检查等。

【治疗】

本综合征尚无特殊治疗方法,主要为对症处理。神经系统的肿瘤有症状时需手术切除。肿瘤为良性,切除后往往不再复发。

【预后】

本综合征预后决定于眼部及中枢神经系统侵及程度,5%~10%可恶性变,预后较差。

第十五节 儿童 Bickersstaff 脑干脑炎综合征

儿童 Bickersstaff 脑干脑炎综合征(Bickersstaff brainstem encephalitis syndrome,BBES;Bickersstaff syndrome)、脑干脑炎(Bickersstaff brainstem encephalitis,BBE)。最早由 Bickersstaff 于 1957 年将一组表现为共济失调意识障碍,急性眼肌麻痹,锥体束征阳性的一组征群,合名为"脑干脑炎"。BBE 和吉兰-巴雷综合征(Guillain-barre Syndrome,GBS),Miller-Fisher 综合征(Miller-Fisher Syndrome)相似,2014 年 GBS 分类专家将三者作为一个疾病谱并提出诊断标准。

【病因】

BBES 均有前驱发热和感染,感染后启动了该病患者的自身免疫反应而发病。

【临床表现】

（1）首发症状为复视，儿童则常见嗜睡或意识障碍。

（2）抽搐。

（3）低钠血症。

（4）神经节苷脂抗体，GM1 抗体和 GQ1b 抗体阳性。

（5）脑脊液有蛋白细胞分离。

（6）MRI：头颅 MRI 可有异常，主要为血管源性脑水肿，主要累及脑干、小脑和丘脑。

【诊断】

1. 诊断标准

（1）急性或亚急性起病，四周内达高峰期。

（2）临床表现①眼肌麻痹；②共济失调；③意识障碍或锥体束征阳性"三联征"。

（3）排除其他疾病。

2. 分型

（1）经典型：完全符合"三联征"者。

（2）不完全型："三联征"表现不完全者。

（3）单纯型：不伴肢体无力或肌力≥4 级者。

（4）叠加型：合并肢体无力，肌力≤3 级者（无力可不对称），称 BBES 叠加 GBS。

肌力分级按 Medical Research Council（MRC）量表分级标准。

3. 辅助诊断　包括脑脊液、头颅 MRI、血生化电解质、神经节苷脂抗体测定等。

【治疗】

（1）免疫球蛋白冲击疗法（2g/kg，分 3~5 天）1~2 疗程。

（2）血浆置换。

（3）呼吸支持（有创或无创性呼吸机辅助通氧）。

（4）糖皮质激素小剂量甲泼尼龙 1~2mg/kg/d 或大剂量甲泼尼龙 20mg/（kg·d），静脉滴注冲击。

有认为糖皮质激素既不能加快 GBS 的短期恢复，也无助于改善远期预后，且有类固醇激素的副作用。原理有待临床进一步研究，对 BBES 治疗的利和弊。

【预后】

单纯型预后好，叠加型高峰期肌力愈低，恢复愈慢，自主神经症状突出者，恢复缓慢。

第十六节　儿童垂体柄阻断综合征

儿童垂体柄阻断综合征（pituitary stalk interruption syndrome，PSIS）又称垂体柄横断综合征（pituitary stalk transaction syndrome，PSTS）。各种原因导致的垂体柄缺失或中断并合并垂体后叶移位，下丘脑-垂体激素运输障碍所引起的生长发育滞后的症候群，称为垂体柄阻断综合征。临床以生长发育迟缓为主要表现。常呈现部分性或完全性垂体前叶功能低下，然而垂体后叶功能大多正常。这是一个少见的综合征，据 Davis SW 2010 年的资料，在活产婴儿中，1/4 000~1/10 000。不仅少见，而且临床诊断有一定难度，容易漏诊。自从由磁共振成像（MRI）技术的应用，因其具备特征性影像学改变，为临床诊断提供了无创诊断的主要方法。

【病因】

PSIS 的病因，发病机制尚不明确。一般认为是围生期垂体损伤所致，郭清华教授等报告的 5 例，4 例为臀位出生，Albertsson 等的报告提示 70%~80%臀位造成的难产都可造成垂体受损。但国内报告的一组 16 例患儿并无明显围生期缺氧史。

近十年来有研究提出患者存在 HEESX$_1$、OTX$_2$、LHX$_4$ 或 SOX$_3$ 等垂体转录因子基因的缺陷。Reynaud R 等的一项对 83 例 PSIS 患者的研究发现 1 个新的 HESX1 纯合子无义突变产生了 1 个严重的截断的蛋白，导致同源域和辅抑制物结合的全部丢失。最近文献报道的有 LHX$_4$ 突变的 PSIS 病例 60% 有联合垂体激素缺乏征家族史。而国内一组 16 例患儿中并无家族史。

【临床表现】

PSIS 是一种垂体功能低下的特殊类型,临床最常见的表现是生长发育迟缓。依不同的诊断年龄可表现为新生儿时期的低血糖和黄疸延迟消退、隐睾、小阴茎、矮小等。个别患儿伴有步态不稳、反复抽搐,身高多低于同年龄同性别健康儿童平均值的第 3 百分位以下,骨龄均有不同程度的落后。患儿大多有 GH-垂体-肾上腺轴功能、垂体-甲状腺功能低下等垂体前叶功能低下的临床表现。绝大多数垂体后叶功能正常,个别患儿出现中枢性尿崩征。该综合征属先天性、永久性生长激素缺乏征(growth hormone deficiency,GHD)。

【诊断】

儿童垂体包括腺垂体和神经垂体,位于蝶骨体的垂体窝内。所谓垂体柄是结节部和漏斗柄的合称,由下丘脑视上核和室旁核轴突细胞和轴突构成,它位置从视交叉后正中隆起向前下斜行至垂体后叶前方,是垂体联系下丘脑及靶器官之间的通道。

PSIS 男性多于女性,诊断年龄平均在 4~9 岁,早期确诊并非易事,故存在明显的诊断延迟现状。随着磁共振成像(magnetic resonance imaging,MRI)的临床应用,确诊病例增多。

PSIS 的 MRI 特点为:①垂体柄阙如或明显变细(通常垂体柄大小随垂体的变化而变化,随年龄增长垂体有明显增大的特点,垂体柄至青春期虽增大变粗但横径约在 4mm 之内,长度可达 9.5~9.7mm);②垂体前叶发育不良;③T1W1 垂体后叶无高信号,在第三脑室漏斗隐窝或正中隆起可见异位垂体后叶高信号结节。

潘琦伟等报道儿童青少年垂体柄中断综合征 31 例的鞍区 MRI 特征图像为垂体柄断裂并伴有垂体后叶异位或垂体柄明显变细或显示不清。所以 MRI 是诊断本综合征的重要手段。至于骨龄检查、垂体-甲状腺轴功能、垂体肾上腺轴功能、生长激素和激素测定虽无特异性但亦为辅助诊断措施。

【治疗】

PSIS 的治疗原则是垂体前叶激素替代治疗,单纯 GHD 可用基因重组 GH 治疗。

若有反复低血糖且高度怀疑有重度 GHD 的新生儿及婴儿则必须纠正代谢轴的紊乱,控制低血糖的发生及早予以 GH 替代治疗。多垂体激素缺乏的患儿其替代治疗应按皮质激素、甲状腺素、GH、性激素的顺序序贯治疗。

【预后】

及早诊断并予以 GH 替代治疗,生长发育可获追赶预后有所改观,延误诊断则明显预后不良,严重低血糖使新生儿、婴幼儿早期夭折。

第十七节　儿童多动综合征

儿童多动综合征(hyperkinetic of childhood syndrome)即注意缺陷多动障碍(attention-deficit hyperactivity disorder,ADHD),又称儿童多动症、多动障碍等。可分为注意力缺陷为主型(ADHD-I)、多动冲动为主型(ADHD-HI)、混合型(ADHD-C)。该综合征主要表现为与年龄不相符的注意度缩小,注意力分散,不分场合的过度活动和情绪冲动,伴有认知障碍和学习困难。影响儿童的学习、生活和社会交往,社会适应能力下降。该综合征可与心境障碍和焦虑障碍共患。ADHD 常与抽动秽语综合征共患,抽动秽语综合征(tourette syndrome,TS)约有 50%~80% 合并注意缺陷多动综合征,而 20% 的 ADHD 患儿共患 TS。

其发病率在儿童中约 6%~9%,男女比例为(4~9):1。我国学龄儿童中约有 4.31%~5.83% 罹患此征。

【病因】

1. 遗传因素　遗传度为 0.75~0.91,遗传方式可能为多基因遗传。

2. 神经生理学因素　从脑电图异常率高,慢波活动增加,α 波功率减少,平均频率下降等特点,提示患儿存在中枢神经系统成熟延迟或大脑皮质觉醒不足。

3. 神经生化因素　中枢神经递质(包括多巴胺、肾上腺素)代谢障碍和功能异常有关。

4. 轻微脑损伤　早产、低体重、缺血缺氧性脑损伤、脑外伤、脑炎脑膜炎、甲状腺功能不全等与本综合征有关。

5. 神经解剖学因素　患儿存在胼胝体和尾状核体积减小的可能,功能核磁研究发现尾状核、额区、前扣带回代谢减少。Carmina 和 Wang 等研究发现 ADHD 患儿大脑总体积较正常儿童平均小 5.4%,左侧顶叶、右侧额叶、右侧中颞及右侧基底节容量减少。这些解剖学改变提示 ADHD 患儿发病机制可能与额-纹状体环路发育障碍有关。

6. 社会心理因素　社会环境不良,家庭环境恶劣(父母离异、家暴、过于贫困等),教育方式不当。

7. 其他因素　微量元素锌、铁缺乏,血铅增高,生活环境污染,食物添加剂等。

【临床表现】

1. 幼年时期表现

2. 认知功能障碍

3. 注意力不集中,发愣走神　患儿有明显的注意障碍。注意力集中时间短暂,各种刺激均会产生反应,思想随境转移,不能把无关刺激过滤掉,注意力在听课、做作业或做手工劳作均难以保持持久,常丢三落四,一事未做完又做其他事情,难以按老师布置的作业要求去完成,也不能按指令完成要求的任务。常故意回避和明确不从指挥不愿干事,即使做事也是心中不乐意、粗心大意、马马虎虎、常出现差错。易忘记事情丢失东西,说话时心不在焉,听别人讲话时似听非听。有时无故出现发愣或走神等。

4. 过度活动,坐立不安　患儿的活动过度明显超出该年龄、性别大多数儿童的活动度,超出其发育相应水平。不是爬高落低,翻箱倒柜,东奔西跑,坐在座位上扭来扭去,不时摆弄橡皮铅笔各种文具乱涂瞎画,撩别的同学,自言自语或大声说话,甚至喧闹,一堂课难以坚持静坐听课,时时刻刻盼望下课铃声。

5. 不顾后果地做事冲动　不分场合,不顾及后果地冲动行事,常可出现鲁莽行为,也不考虑危险性。而过度兴奋地举动,甚至伤害自己或他人。甚至出现反抗或攻击行为。

6. 易发脾气或哭闹,情绪行为障碍　因小事而不耐烦,因要求得不到立即满足而大发脾气或哭闹,甚至在地上打滚,受到同伴排斥、老师或家长批评后而出现焦虑、抑郁,同时出现品行障碍和焦虑障碍。

7. 学习困难,成绩落后　部分患儿有空间知觉障碍、视听转换障碍、认知注意障碍。由于活动过度,以及以上各种障碍,虽智力接近正常,而常常出现的是学习困难,学习成绩明显落后于同龄同班同学,达不到应有的智力水平。

8. 成人期的临床特征　ADHD 在成人期则可表现为不安静、易冲动、注意力不集中、班上分心拖延、缓慢、低效,时间概念差,管理紊乱,自我约束力差,擅离职守,迟到早退,无故缺席,人际关系差,易发脾气,易受挫折,事业往往不成功,婚姻家庭不稳定、不和睦。社会功能和认知缺陷,合并表现有物质滥用,挥霍无度,抑郁或焦虑障碍等。

9. 事件相关电位(event-related potential,ERP)　是人脑对某一刺激信息记忆认知加工时,在头皮记录到的电位变化。能反映认知过程中大脑神经电生理改变,所以可作为大脑高级神经功能的判断客观指标。ERP 的内源性成分第一的 P300,是事件相关电位中潜伏在 300ms 左右的晚期正向波,其受刺激表现物理性质的影响较少,故更能客观反映大脑高级神经活动。

【诊断】

1. 一种持续的注意缺陷和(或)多动-冲动状态　影响功能或发育。

具有以下 1 和(或)2 特征,必须多余或等于下列症状中的 6 条,持续时间大于 6 个月,症状与发育水平不相称,并对社会和学业/职业活动带来直接的不良影响。

这些症状不只是对立行为、违抗、故意或不理解任务和指令。对于青年或成人(≥17 岁)至少应有 5 条症状。

1)注意缺陷症状

(1)经常不能注意细节或经常在学校、在工作或在其他活动中犯粗心的错误。

(2)在完成任务或活动中,经常维持注意困难。

（3）当和别人直接交谈时,经常似乎没有倾听。

（4）经常不能遵守指令,并且不能完成功课、家务活工作。

（5）组织任务和活动经常有困难。

（6）经常回避、不喜欢或者勉强从事需要维持脑力的活动。

（7）经常丢失完成任务或活动必需的物品。

（8）无关刺激经常容易引起分心。

（9）经常忘记日常活动。

2）多动、冲动症状

（1）经常抽动不安、坐卧不宁。

（2）常在应该安坐的场合难以控制。

（3）在不适宜的场所经常奔跑或攀爬(注:青年或成人可限于不安感)。

（4）经常不能安静地玩耍或从事休闲活动。

（5）经常不停地"活动",似"有发动机驱动"(对青年或成人表现在餐馆、会议场所,时间稍有延长就坐立不安,不能与大家同步)。

（6）经常说话过多。

（7）经常他人问题还未说完,就急着回答。

（8）经常不能等候。

（9）经常打断和干扰别人。

2. 症状出现在 12 岁之前。

3. 症状出现在两个以上的环境。

4. 症状不是由精神分裂症或其他精神病性障碍引起,也不能由其他精神障碍来解释(心境障碍、焦虑障碍、人格障碍、分离性障碍、物质依赖或戒断)。

事件相关电位 P300 检测:基于潜伏期与信息处理阶段的注意力是否集中有关,且波幅可反映刺激后脑功能被激活的程度。因此有学者认为事件相关电位 P300 检测可反映脑功能损害的程度,特别是中央区和顶区结果异常者多见、故可用于本综合征认知功能的评估和治疗效果的评价。

【治疗】

1. 治疗原则

（1）药物治疗是最佳选择,合并行为治疗效果更好。

（2）单纯的 ADHD 只占患儿的三分之一,而大部分患其他精神障碍。常见其患病主要有对立违抗障碍、品性障碍、焦虑障碍、抽动障碍、心境障碍等。

（3）有共患病的患儿原则上以治疗原发病为主,兼顾共患病的治疗。

（4）无疑不论主次,原发与伴发病均需使用多种精神科药物治疗。

（5）中国 ADHD 防治指南中,主要推荐的是中枢兴奋剂(哌甲酯)和中枢去甲肾上腺素再摄取抑制剂(托莫西汀)为主要治疗药物。

2. 非药物治疗

（1）认知行为治疗:以改善多动、冲动和攻击行为,并使之学会适当的社交技能。

（2）学校教育:让老师懂得本综合征,让老师能对患儿的学习困难予以特殊辅导和帮助。

（3）家庭治疗:①协调和改善家庭成员关系,尤其是亲子关系。②指导父母了解本综合征,理解并正确对待患儿和他的症状,正确看待,避免与患儿的矛盾和冲突。和谐的亲子关系,亲密的相处和交流,尽量避免打骂和惩罚。配合医生掌握行为矫正的方法。并用适当的方法去具体实施。家长要有足够的信心和耐心。

（4）其他:感觉综合治疗、脑电生物反馈治疗亦可使用,并能取得一定的治疗作用。

3. 药物治疗

1）中枢神经系统兴奋剂:

（1）哌甲酯（利他林）：常见于 6~17 岁患儿，起始剂量从 5mg/次，早上和中午各 1 次，以后每周渐增 5~10mg，最大日剂量不大于 60mg/d。饭前服用，6 岁以下禁用。

（2）哌甲酯控制剂（专注达）：从 18mg/d 每天一次起始，以后每周调整一次剂量，最大量限 54mg/d。

2）中枢去甲肾上腺素调节药物：

（1）托莫西汀：儿童和青少年体重<70kg 者初始量为 0.5mg/（kg·d），三天后增加至目标剂量 1.2mg/（kg·d），最大剂量不可超过 1.4mg/（kg·d）或 100mg。早晨单次服用，或分早晚两次服用均可。

（2）可乐定和胍法辛：该两种药物系中枢 α-受体激动剂，在美国已用于治疗 ADHD。

3）抗抑郁药：舍曲林、米帕明属于抗抑郁药，在以上药物治疗未效或不适合选用上述药物者，或是伴有明显情绪问题的患儿可选用之。

4）安非他酮：亦是一种抗抑郁药，在美国已用于治疗 ADHD，但尚未得到普遍认可。

匹莫林：因有增加肝急性衰竭的风险已不再使用。

5）其他

（1）咖啡因：有一定疗效，但远不及利他林。

（2）日常亦可以咖啡饮料代替药物治疗。

4. 非药物治疗

协调家庭关系，给父母必要的指导，改善亲子关系，与孩子和谐相处。给老师提供咨询和帮助，使老师了解本综合征的特点，采用适合于患儿的方法，个别施行适当的教育和特殊的辅导。尚可采用认知行为治疗、感觉综合治疗、电生物反馈治疗等，均有一定的治疗作用。

【预后】

本综合征呈慢性过程，约 60%~80% 可持续到青少年。主要会影响学习、行为调控、自尊和社会适应等问题，极易发展而导致犯罪行为，对家庭和社会有巨大影响。及早治疗，防止出现精神障碍。

第十八节　儿童神经系统副肿瘤综合征

儿童神经系统副肿瘤综合征（paraneoplastic neurological syndrome，PNS）是恶性肿瘤伴发的一组临床症候群，发生在神经系统时即称为中枢系统副肿瘤综合征。并非肿瘤直接侵犯神经系统，而是肿瘤影响远处组织（如神经系统）和器官。儿童神经母细胞瘤（neuroblasloma，NB）是最容易发生 PNS 的肿瘤。眼阵挛-肌阵挛综合征（opsoclonus-myoclonus syndrome，OMS），在 NB 患儿中的发病率为 2%~3%，而 OMS 患儿中的发生率高达 50%。

【病因】

儿童神经系统副肿瘤综合征一般系肿瘤的远隔效应，目前认为其发生与自身免疫有关，具体发病机制不详。儿童 OMS 与肿瘤关系密切，如儿童神经母细胞瘤。但 NB 与 OMS 的发生无确切先后关系。国内肖静报道的 12 例患儿肿瘤部位，6 例在肾上腺，2 例纵隔，3 例腹膜后，1 例在腹腔其他部位。

【临床表现】

临床上有以小脑共济失调为首先发现，出现共济失调症状时，可能尚缺乏肿瘤的特异症状和体征。

OMS 常见的临床表现形式有 Lambert-Ealon 肌无力综合征、副肿瘤性小脑变性、副肿瘤性斜视眼阵挛-肌阵挛等。

【诊断】

儿童 PNS 尚缺乏敏感而特异的实验室筛查指标。陈建华等 2008 年研究显示神经特异性烯醇化酶（NSE）对神经系统副肿瘤无确诊意义。2012 年肖静等临床研究结果显示 7/8 例患儿检测血 NSE 升高，提示血 NSE 指标与肿瘤关系密切，但能否作为儿童 PNS 筛查的依据尚待进一步研究。

副肿瘤小脑病变性相关的抗神经元抗体为抗 Hu、抗 Yo、抗 Ri、抗 CV2/CRMP5 等抗体，其中抗 Ri 抗体与眼阵挛-肌阵挛综合征有很好的相关性。

Braik 研究结果 PNS 早期脑脊液检查可表现为细胞轻度增高,数周至数月内消失,而寡克隆区带及 IgG 增高可持续存在。但有学者认为脑脊液常规及免疫学检查对 PNS 诊断缺乏指导意义,应该进一步行脑脊液的肿瘤标志物测定。

患儿尿液香草基杏仁酸(VMA)监测是 NB 的临床特点之一。

影像学检查(头颅 MRI)、血液肿瘤标志物(包括神经元突触囊泡抗体、抗 Ma2、抗 CV2/CRMP5、抗 Hu-Ab、抗 Yo-Ab、抗 Ri-Ab),骨穿髓象检查、骨扫描、超声检查等均需有针对性地进行,因为患儿常以肿瘤外临床表现为主,而肿瘤症状体征很隐匿,诊断时应考虑到远隔器官肿瘤的可能,做相应检测,以防漏诊。

PNS 的发病年龄较小,大多在 2~3 岁左右,临床可为急性、至急性和慢性发病。常无明显肿瘤特异性临床表现,亦无特异性检测指标,临床诊断仍以临床表现结合影像学检查进行诊断。

【治疗】

(1)手术(明确肿瘤部位和脏器)是 PNS 早期、关键性治疗,疗效取决于神经病理学改变。

(2)副肿瘤性 OMS 可用激素和 IVIG 治疗,但效果并不理想。

【预后】

PNS 患儿绝大多数预后不佳。

第十九节 发作性睡病

发作性睡病即 Gelincau 综合征(Gelineau's syndrome),又称 Navcole-Psy 综合征、Westphl-Gelineausches 综合征、Gelineau-Redliehsches 综合征等,还有人称之为睡眠发作四联征(tetrad of sleep attacks 或 tetralogy of narcolepsy)。1880 年 Gelineau 首先发表文章并使用"narcolepsy"这一术语,故后人用他的名字命名此综合征。早在 1672 年 Thomas 即对病态睡眠作过描述,1928 年 Wilson 等曾认为睡眠发作是癫痫的一种表现形式,随着医学的进步,检查诊断手段的增加早已确定本综合征与癫痫是两种不同的疾病。本综合征是睡眠障碍的一种特殊类型,以不择时间、突然发作、难以克制的嗜睡为特点。

【病因】

本综合征病因可能与下丘脑后部及网状结构的损害或功能障碍有关,有学者研究中发现本综合征发病时与睡眠周期中的眼球快动期(REM)有关,在发作中开始后即表现为眼球快动期睡眠,日夜均如此,从而认为本综合征是由于控制眼快动期睡眠的生理机制障碍所致。

【临床表现】

本综合征常起病于 10 岁儿童至 20 岁的青年人,以男性多见,男女之比约为 6∶1,主要症状有以下几点。

1.嗜睡发作 白天在各种场合和活动中均可出现难以控制的嗜睡现象,先有一种不可抗拒的倦睡感,迫使患者立即睡倒,这种异常睡眠每日发作一次至数次,每次历时数分钟至数小时,睡眠深度不一,但与普通睡眠相似之处是随时可以唤醒。

2.猝倒症(cataplexy) 约 70%的患者伴有猝倒症。所谓猝倒发作是指情绪激动、大笑、惊骇、恐惧等诱因下突然跌倒,发作时意识清楚,仅持续数秒至 30 分钟即恢复如常,这个临床现象是由于肌张力和肌力突然丧失所致。

3.睡眠瘫痪 约有 1/3 的患者于入睡或觉醒时出现数秒至数分钟的肢体松弛不能动弹与强烈的恐惧感,经旁人轻轻推动身躯,即可恢复。

4.入睡前幻觉 约有 1/4 的患者除嗜睡发作外有极为恐怖的入睡前幻觉,以幻视为主,可有幻嗅、幻听等。

5.脑电图 嗜睡发作时的脑电图呈典型的睡眠波。

【诊断】

根据上述临床表现及脑电图可以做出诊断。嗜睡发作是本综合征诊断的主要症状,其他表现并非每一病例或每次发作时都同时出现的。

在诊断过程中需与婴儿睡眠窒息(Sleep apnea)、癫痫、发作性嗜睡-贪食综合征(Kleine-levin 综合征)、肥胖-嗜睡综合征(Pickwickian 综合征)等相鉴别。

【治疗】

适当选用中枢兴奋剂或拟交感神经药物,如哌醋甲脂片(Ritalin)5~10mg/次,每日 1~2 次,或硫酸苯丙胺 5~10mg/次,每日 2 次,或麻黄素 12.5~25mg/次,每日 1~2 次,均于上午和中午各服 1 次。伴有猝倒发作者可用盐酸丙咪嗪 15~25mg/次,每日 2~3 次,有一定疗效。此外,喝咖啡饮料也有助益。由于本综合征发病年龄在 10~20 岁之间,上述治疗药物的剂量,是指 10 岁以上接近成人患儿的剂量,若发病年龄较小则须按年龄或体重、体表面积计算用量。

【预后】

本综合征本身并不会危及生命,但常影响生活、学习和工作,特别要注意发作时发生意外伤害和事故。大多病程很长,症状可终生存在,但随年龄增长而发作减少症状减轻。

第二十节　发作性舞蹈手足徐动综合征

发作性舞蹈手足徐动综合征(paroxysmal choreoathetosis syndrome)即发作性舞蹈指划样动作,又称运动诱发性癫痫、阵发性肌张力不全性舞蹈手足徐动症、家族性阵发性多动症、局灶性运动源性阵发性舞蹈手足徐动症、继发性阵发性多动症等。1940 年由 Mount 和 Reback 首先报道,本综合征是一种遗传性、发作性疾病,从儿童期开始发病,极为罕见。1994 年国内冯斌等确诊一例并进行追踪调查,在整个家族中发现 1 例本综合征患者和 3 例可疑者,做了家系报告(图 7-1)。

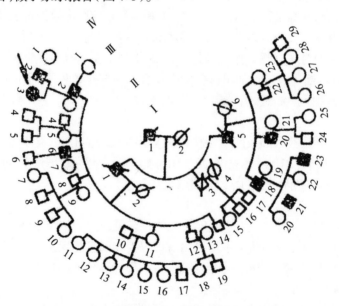

图 7-1　发作性舞蹈手足徐动综合征家系图

【病因】

本综合征病因未明。冯斌所报告的家系中具有:①每代都有患者;②两性均有发病;③先证者的父、兄、堂兄、堂叔患同类综合征;④没有此综合征的后代与正常人婚配,其子女中未发现此类综合征者。以上几点说明,本综合征是常染色体显性遗传性疾病。发作的诱因常为突然活动疲劳和注意力高度集中等。

【临床表现】

本综合征的临床特点有以下几点。

(1)首发多在儿童期,冯氏所报告的家系中大多在 7~9 岁起病,少数于 13~15 岁起病。有家族史,多为常染色体显性遗传。

(2)多有诱发因素,如突然活动、疲劳、紧张、兴奋、注意力高度集中等。

（3）发作前有预兆，发作前常有短智的感觉性先兆，如飘浮感等。

（4）发作时的主要表现有四肢躯体不自主地抽搐扭动、站立不稳和古怪姿势等。

（5）发作为时短暂，每次发作的持续时间少于 10 秒钟，但一天可发作多次。

（6）发作时无意识丧失，发作间歇期完全正常。

（7）多次发作后，有的患者可找到避免或减轻发作的方法，可有不完全的自制能力。

（8）进入老年后有自行缓解的趋势。

（9）不影响智能发育，虽从儿童期起病，但对患儿的智能发育并无影响，冯氏的 11 个病例中就有一名博士生、3 名大学生。

但患者的工作和生活常受一定程度的影响，除突然发作会在人前丢丑，出现尴尬局面外甚至可出现意外危险，因此患者有较沉重的烦恼和精神、心理压力。

（10）各种抗癫痫药常有良好疗效。

脑电图检查，发作时可有异常，呈癫痫样脑电图，血生化、肝功能、心电图、B 超、X 线、铜蓝蛋白等均无异常，血中棘红细胞阴性等。

【诊断】

根据上述临床特点可以做出诊断。在对本病认识不足之前常易误诊为癔病，该综合征于儿童期起病，发作有特殊的诱因、发作时间短暂、家族遗传史明显、暗示治疗无效等特点可与癔病相区别。发作时无意识障碍可与癫痫大、小发作相鉴别。此外还需与反射性癫痫、猝倒症、手足搐搦症、急慢性舞蹈病、先天性肌强直和周期性家族性麻痹等鉴别。

【治疗】

各种抗癫痫药均有较好疗效，常用卡马西平。

【预后】

本综合征预后较好，一方面对智能发育无影响，再则可活到老年并能自行缓解。

第二十一节　腓肌萎缩型共济失调综合征

腓肌萎缩型共济失调综合征（Roussy-Levy syndrome）即家族性共济失调，又称 Roussy-levy 综合征、遗传性共济失调肌萎缩综合征、腱反射缺乏的家族性爪状脚综合征等。1926 年由 Roussy 和 Levy 首先描述。

【病因】

本综合征病因未明，有家族性遗传倾向，呈常染色体显性遗传。似为 Friedreich 氏共济失调的变异型。病理检查可见脊髓根区及后根有变性（参见 Friedreich 共济失调）。

【临床表现】

此综合征兼有少年脊髓型遗传性共济失调症（Friedreich 共济失调）和腓骨肌萎缩症（Charcot-Marie-Tooth 病）的特征而成为两者的中间型。小儿早期发病，行走困难，手笨拙而有震颤。腿及手肌肉无力，有共济失调。双侧弓形足，肌腱无反射，脊柱呈后、侧凸。小脑症状可轻微或阙如。智力多迟钝。无眼球震颤和构音障碍、感觉通常不受影响，为本综合征与少年脊髓型遗传性共济失调症的不同之处。

【诊断】

儿童期开始出现站立行走轻度共济失调、腱反射减弱或消失、弓形足和肢体远端肌萎缩（腓肌萎缩），而感觉障碍和小脑征较轻或阙如，病情进展缓慢并有家族史者，可考虑本综合征的诊断。除临床上述表现外，可作肌电图、脊柱扫描。

【治疗】

本综合征无治疗方法。病程渐进性，但多可保持稳定或进展极慢。应坚持医疗体育和锻炼肢体动作的准确性。

【预后】

部分病例有自限性,大多进展缓慢,故预后尚可,死亡原因多为继发性疾病。

第二十二节　弗里德赖希共济失调综合征

弗里德赖希共济失调综合征(Friedreich ataxia syndrome,FRDAS)是遗传性共济失调综合征最常见的一种,由 Friedreich 于 1863 年首先报告,后即以其姓氏命名。发病率估测在 12/10 万。

【病因】

遗传类型有常染色体隐性遗传、常染色体显性遗传和常染色体性连锁等方式。随分子遗传学研究的进展,多种类型的遗传性共济失调综合征的基因定位已明确。

典型的 FRDAS 患者致病基因与 D9S5 紧密连锁,其基因定位于第 9 对染色体(9q13-21-1)。

【临床表现】

(1)发病年龄大多在 10 岁前,以 2~16 岁最多,并可早至婴儿期,晚至 20 岁以上。

(2)男女发病相等。

(3)95%首发症状为共济失调,5%首发症状为脊柱侧弯,最终有近 80%患者有侧弯,半数以上有骨关节畸形,弓形足等。

(4)发病后进展缓慢,发病后 20 年后多数不能行走,需轮椅帮助。

(5)语言障碍十分明显,多数眼球活动障碍、耳聋、头部摆晃、视网膜病变或眼肌麻痹。眼震、视神经萎缩、视力丧失等。

(6)上肢共济失调较常见,程度亦较重,表现在指鼻试验不稳不准,有运动性或意向性震颤,轮替动作常表现得笨拙或不能。

(7)下肢共济失调较少,仅见于 28%的病例。

(8)下肢肌腱反射消失是本综合征的基本特征之一,约 75%的患儿肌腱反射消失,伸性跖反射可见于 90%的患者。

(9)深感觉异常,绝大多数患者为足部关节位置和振动觉消失,少数有手部上述感觉异常、痛触觉障碍。

(10)其他:心肌病、心律失常、心力衰竭,痉挛或强直状态,糖尿病等。

【诊断】

基因检测是可靠的诊断方法,心电图、肌电图对诊断有帮助。

D9S15 和 D9S5 两个 DNA 标志物可用于产前诊断。对有一个先证者的家系,产前诊断准确率可达 99%。

【治疗】

本综合征无特殊治疗方法,通常给维生素 E、A、K 和饮食控制。

【预后】

预后不良,生活质量差,要依靠他人照顾,活动依符轮椅。有糖尿病并发症者常难以药物控制,是本病主要死因之一。

第二十三节　弗利特莱什综合征

弗利特莱什综合征(Friedreich syndrome)又称家族性共济失调、遗传性共济失调、遗传性脊髓共济失调、Friedeich 共济失调。本综合征于 1863 年首先由 Friedreich 报告,1940 年被确认为独立疾病。其特征是进行性共济失调、脊髓畸形和心血管损害。

【病因】

由于脊髓侧索、后索、皮质脊髓束、小脑脊髓束、脊髓后根和脑干内前庭、耳蜗等神经核内有散在的退行性变所致。

【临床表现】

发病年龄较早,多在 7~15 岁之间。起病缓慢,逐渐出现语言障碍和上肢共济失调,呈脊髓痨-小脑性共济失调的特点,即运动无规则性,但不如脊髓痨那样鲁莽。步态异常,站立不稳,四肢协调运动障碍,有锥体束症状局限于下肢屈肌群,约 1/4 病例有肌萎缩。脊柱侧弯、变形,呈凹足、马蹄内翻足。

心血管损害:90%发生心血管病变,主要是肥厚性心肌病与心律失常。后者最常见的是房性和室性异位搏动、阵发性室上性心动过速。其次是房室传导阻滞与束支传导阻滞。心电图示 ST-T 改变,常合并心力衰竭或阿斯综合征而死亡。

【诊断】

根据进行性共济失调、脊髓畸形和心血管损害等特征可予以诊断。

【治疗】

本综合征尚无特殊疗法,主要是支持和对症治疗,对有心血管损害的应预防和治疗其并发症如心律失常和心力衰竭。

第二十四节　腹型癫痫综合征

腹型癫痫综合征(Abdominal epilepsy syndrome)即 Moore 综合征,又称癫痫变异型(Epileptic variant)、蠕虫性癫痫(Verminous epilepsy)、内脏性癫痫(Visceral epilepsy)、自主神经性癫痫(Autonomic epilepsy)、非痉挛性癫痫等值综合征(Non-conv-ulsive epileptic equivalent syndrome)等。1944 年由 Moore 最先报道,是一种病因未明以腹痛形式发作为特点的癫痫。

【病因】

本综合征是癫痫的一个类型,病因未明,Moore 曾认为导致腹痛的肠蠕动亢进是由于额叶和顶叶皮质异常放电的结果,并与间脑异常有关。

【临床表现】

临床以再发性腹痛为主要表现,其腹痛的发作和终止均较突然,无明显诱因,持续仅数分钟甚至仅几秒钟的一刹那,大多呈绞痛,有的为隐痛,可反复发作,有时一日内可数次数十次发作。发作间歇期腹部可无任何症状和体征。部分病例可伴有恶心、呕吐、便秘、腹泻等消化道症状。发作过后可有不同程度的软弱、嗜睡、低热、流涎、吞咽、咀嚼动作等,亦有出现意识障碍、肢体肌肉抽搐或跳动、偏头痛、感觉障碍等异常。常用的解痉镇痛剂对腹痛的治疗效果不好。脑电图检查有痫样放电。

【诊断】

根据再发性腹痛,发作和终止均较突然,无明显诱因,持续时间短暂,间歇期无任何腹部症状体征;脑电图异常;抗癫痫药物对腹痛治疗有效并能使脑电图异常得以改善等可以确诊。

【治疗】

一旦诊断明确即应抗癫痫治疗,抗痫药物的选择,目前仍以鲁米那为首选而且较为有效,可辅以茛菪类药物及 TTFD 等治疗,疗程宜长,与其他类型癫痫一样,需 2~3 年以上。

在抗癫痫治疗过程中仍须寻找可疑病因并对病因作相应治疗。

【预后】

预后较好,抗癫治疗多能获得控制,能否痊愈取决于病因及病因治疗。

第二十五节　共济失调毛细血管扩张Ⅰ型综合征

共济失调毛细血管扩张 Ⅰ 型综合征(ataxia Telangiectasia syndrome)又称共济失调性毛细血管扩张症、共济失调毛细血管扩张免疫缺陷症(immunodeficiency with aeaxia- talangiec-tasia)、Louis-Bar 综合征、Boder-Sedgwick syndrome。由 Deuise、Louis-Bar 于 1941 年首先报道,实际上 1926 年 Syllaba 等最早就记载了本综合征。以后 Border 和 Sedgwick 称之为共济失调毛细血管扩张症(简称 A-T 病)。Louis-Bar 认为本综合征是晶体瘤病(phakomatoses)的一种类型,表现为多系统损害的遗传性疾病。1958 年 Centerwall 等指出本综合征易频发上呼吸道感染,有胸腺形成低下和选择性 IgA 缺乏,1963 年 Good 等还发现本综合征有各种细胞免疫功能的异常。皮肤、眼、神经系统症状和抗体免疫功能的先天性缺陷是本综合征的特点。其体液性和细胞性两种免疫系统异常,表现在 IgA、lgE 缺损或减少,有时表现全部免疫球蛋白低下,结核菌素试验、二硝基氯苯(DNCB)斑试验、皮肤移植片等有抗拒反应等延迟型过敏反应降低淋巴细胞转化率降低等。有人发现患儿周围血中淋巴细胞减少,另外有人认为这类患儿的血液循环中带 IgA 的 β 淋巴细胞数和 T 淋巴细胞绝对数均正常,因此血液中的淋巴细胞数目可不受影响。

【病因】

本综合征属常染色体隐性遗传病,其发生率约占人群的 1/69 000,约 30%病例有家族史。主要是 DNA 修补缺陷,约 1/4 患者的淋巴细胞第 14 号染色体短臂上有断裂,14q12。目前尚不能解释病儿同时发生神经、血管和免疫学异常等多系统损,推测可能是中胚层发育缺陷。有人认为基本缺陷是免疫系统异常,尤其是胸腺缺陷,这可导致病毒感染或自身免疫,从而继发多系统损害。中枢神经系统损害,如脱髓鞘和退行性变也提示这是一种自身免疫过程,但引起免疫学异常的原因尚未明了。

本综合征最突出的改变为胸腺发育障碍、淋巴系统形成不全、皮肤黏膜毛细血管扩张、性腺发育障碍、小脑皮质萎缩、橄榄核变性、脑干和脊髓后柱及前角等处变性萎缩等。

皮肤病理检查可见小血管明显扩张。

【临床表现】

进行性小脑变性、眼球结膜和皮毛细血管扩张和感染倾向为本综合征的三个主要症状。其始发的症状可表现各异。

1. 共济失调　大多数病儿在开始走路时发生共济失调,有的则迟至 4~6 岁才发生学步时出现四肢及躯干运动共济失调,意向性震颤,小脑性构音困难等小脑症状,常有眼震及眼球随意运动不能或斜视。30%患儿有精神发育迟滞,面部呈特征性"低张力型"及呆滞表现,生长发育迟缓,可呈"侏儒",部分患儿还可能有锥体外系症状。

2. 毛细血管扩张　可早在 1 岁或迟至 9 岁出现毛细血管扩张,常首先表现在球结膜,以后可见于耳、前肘窝、鼻梁、手背和足背。其他皮肤损害有皮肤萎缩、硬皮、色素脱失或沉着、异位性皮炎、湿疹和皮肤的恶性病变。

3. 反复感染　在这些病儿中,这是最早出现的异常表现。免疫缺陷是本综合征重要特征,血清 IgA 减少、lgM 正常。60%~80%患儿有感染倾向,呼吸道感染常为致死因素,约 75%病例有静脉窦-肺部感染,伴支气管扩张,最后发生肺炎。

4. 其他　若患者活到青春期者,第二性征的出现可显著推退,甚至完全不发育,女性患者虽有月经,但不规则,甚至最终会完全停止。男患者可有睾丸萎缩。大约 10%的病儿可发生淋巴网状系统恶性病。Gatti 等 1971 年统计本病发生的恶性肿瘤中,以恶性淋巴瘤和白血病多见,其他有胶质瘤、胃癌、未分化细胞瘤等。

【诊断】

根据本综合征的临床表现特点及实验室检查所见是体液和细胞免疫的异常如 IgM 升高、lgG 减低或各种 Ig 减低、外周血淋巴细胞计数减低、T 淋巴细胞百分比正常或减低,末梢血淋巴细胞绝对数减少,在培养时细胞极易破坏是本综合征的一个特点。迟发型超敏反应皮肤试验减弱或阴性,淋巴细胞转化率减低等实验室查可予以诊断。

【治疗】

本综合征呈缓慢进展性,通常 10 岁左右已不能行走,目前尚无特殊治疗方法,对症治疗是重要的,尤其是采用特异抗生素治疗,有利于增加存活率。还可输给血浆和丙种球蛋白,但效果不佳。对控制中枢神经系统退行性变尚无有效疗法。胸腺素和胸腺移植仅在少数病人施行。转移因子治疗可提高细胞免疫功能以减少感染。

【预后】

本综合征预后差,常难以活到成人,有人认为无慢性呼吸道感染或无恶性病变者,尚可不影响生存。

第二十六节　过度换气综合征

过度换气综合征(hyperventilation syndrome, HS),是一种大龄儿童情绪变化所致的神经肌肉系统为中心的多样征群的一种临床综合征。

【病因】

精神刺激情绪波动自主神经功能不稳定所致。

【临床表现】

(1)发作性地呼吸加深加快,窒息感,和胸部压迫感。

(2)心动过速,心悸。

(3)颜面口周麻木,四肢末端知觉迟钝。

(4)头痛、头晕、恶心、呕吐、盗汗。

(5)严重者可出现手足搐搦,短暂意识丧失。

(6)发作过后犹如常态。

【诊断】

(1)根据临床表现,并可自然中止,停止发作后可无任何症状。

(2)发作时呼吸次数增多,加深加快,可致动脉血二氧化碳分压低下,在5.33kPa(40mmHg)之内, pH 值异常增高,呈呼吸性碱中毒。吸入气体中增加二氧化碳浓度可中止发作。

(3)无器质性病变。

【治疗】

(1)发作时口周罩上个纸袋,使袋内二氧化碳浓度增高,可中止换气过度。

(2)镇定剂。

【预后】

预后良好。

第二十七节　核黄疸综合征

核黄疸综合征又称 Crigler-Najjar 综合征(C-N 综合征)先天性家族性非溶血性黄疸、先天性高胆红素血症、先天性非溶血性黄疸(间接型)、先天性葡萄糖醛酰转移酶缺乏症、遗传性葡萄糖醛酸转移酶缺乏症、胆红素脑病等。本综合征 1952 年由 Crigler 和 Najjar 二氏首先报告,患者有严重的非溶血性黄疸,常伴有脑症状,黄疸出现于生后第1~2 天,常于婴儿期死亡。

【病因】

本综合征为先天性胆红素代谢缺陷而产生胆红素增高的游离型或间接型胆红素血症,胆红素具有脂溶性和亲脂性,进入脑细胞内使脑细胞线粒体氧化磷酸化的偶联作用脱节,脑细胞能量产生受到抑制而使脑组织受损,以大脑基底节、下视丘及第四脑室底部黄染显著,故有核黄疸或胆红素脑病之称,间接胆红素释放到血浆中与白蛋白结合后仍有少量游离状态可以通过脑屏障进入中枢神经系统造成损害。

本综合征 I 型系常染色体隐性遗传,II 型是常染色体显性遗传。

【临床表现】

按遗传基因分为两型。

1.I 型 C-N 综合征　血清胆红素高,肝细胞结合胆红素的功能有严重缺陷,肝细胞内胆红素葡萄糖醛酰转移酶完全缺乏,因此不能形成胆红素葡萄糖醛酸脂,故胆质无色。有此缺缺陷的婴儿常在出生后第二天出现黄疸,血清胆红素可高达 256.5~820.8μmol/L,均为非结合胆红素。苯巴比妥无降低血清胆红素的作用,患儿迅速出现肌肉痉挛、强直与角弓反张,多死于核黄疸。血清学检查以及肝功能试验均属正常。尸解可见大脑基底部神经核被胆红素深染,肝组织未见特殊改变。此型有家族性。Crigler-Najjar 报告的 7 例,均属同一祖先,其中有多例近亲婚配。本型属常染色体隐性遗传。

2. Ⅱ型 C-N 综合征　亦称 Arias 型,程度较轻,亦较常见。较少出现黄疸。肝内葡萄糖醛酰转移酶尚有一定活性。用巴比妥作酶诱导,可见血清胆红素迅速降低,黄疸消失。本型属常染色体显性遗传(表 7-1)。

【诊断】

本综合征基本缺陷是葡萄糖醛酰转移酶缺乏,正常情况要经过葡萄糖醛酸结合的药物,如水杨酸盐给予患者时,发现患者不能将这些物质结合,这一试验已用于识别本综合征的携带者。

【治疗】

Ⅰ型 C-N 综合征苯巴比妥对酶诱导,没有治疗作用,蓝光治疗效果较佳。Ⅱ型 C-N 综合征用苯巴比妥作酶诱导,有治疗作用,应用后可见血清胆红素迅速降低。

【预后】

本综合征Ⅰ型者预后较Ⅱ型为差。

表 7-1　核黄疸与血清胆红素的关系

血清胆红素((μmol/L)	核黄疸发生率(%)
102.6~307.8	3
307.8~427.5	7
427.5~513	30
513~684	50~70

注:法定计量单位换算:17.1μmol/L=1mg/dl

第二十八节　亨特氏综合征

亨特氏综合征(Hunter syndrome,HS),HS 及黏多糖病Ⅱ型,MPS-Ⅱ型以往曾称之为 Hurler-Hunter 综合征又称黏多糖Ⅱ型增多症等,由 Hunter 于 1917 年首次报告。

【病因】

系由磺基艾杜糖醛酸硫酸酯酶缺乏所致。本病仅见于男性,其遗传方式为 X-连隐性遗传,患者的母亲半数以上在纤维细胞中可发现黏多糖积聚,尿中排出的黏多糖成分为硫酸软骨素 B 及硫酸肝等。

【临床表现】

本病与黏多糖病 IH 型相似,病情较轻、进展慢。于 2 岁左右开始发育落后,可有关节强直、爪状手、矮小、无脊柱后弯。皮厚多毛、角膜无混浊、视网膜可有变性,大多病例可有进行性神经性耳聋。肝脾肿大。特征性面容较 Hurler 征轻。常有慢性腹泻及呼吸道感染。常见肺动脉高压和冠状动脉梗死。重者智力明显不全。

【诊断】

参见多发性骨发育不良综合征。

【治疗】

患者存活时间较长,预后较好。

第二十九节　后颅窝型脑积水综合征

后颅窝型脑积水综合征(Dandy-Walker syndrome)即非交通性脑积水,又称 Dandy-Walker 综合征、Lus-chka-Ma-genie 孔(第四脑室孔)闭锁综合征、第四脑室侧孔、中孔闭锁综合征等。

本综合征为 Dandy 于 1921 年首先报道, Taggart 和 Walker 于 1942 年进一步予以阐明 Maria 近年对本综合征的特点和诊治步骤进行了深入探讨。

【病因】

本综合征是后颅窝的一种先天畸形,病因未明,是胚胎早期的发育障碍。其主要病变是第四脑室 Ma-gendie 氏孔与 Luschka 氏孔阻塞,也可见于先天性脑积水、脑室内或外储积脑脊液。

由于第四脑室内的脑脊液储积而发生第四脑室囊包状扩大;小脑蚓部发育不全,后蚓部缺损,由扩大的第四脑室将前蚓部和小脑半球分别推向前方和侧方;小脑幕及横突向上移位,引起高位窦汇和颅后衡扩大。

【临床表现】

本综合征的临床特点是:①第四脑室囊性扩张;②小脑蚓部发育不全或不发育;③有先天或以后起始的脑积水。

临床表现主要为脑积水、颅压增高、小脑及脑神经损害症状,智力和运动功能的异常,痉挛性脑瘫等。

本综合征部分病例可伴有神经系统异常,包括腰骶部脊髓膨出、单纯性脑膨出、联合畸形包括胼胝体发育不全等。尸检还可发现器官或组织异位、无脑回、多回小脑、导水管狭窄和脊髓空洞症等。

【诊断】

由于本综合征缺乏特异症状体征,故诊断较困难。X 光颅骨平片、椎动脉造影及脑室造影有助于诊断,年长儿全部可见颅压增高征。

主要的神经系统病理改变靠 α 超声和一般图像检查不易见到,常由脑积水引起的枕部扩大、后颅凹颅骨透照阳性而疑诊。

CT 应用于临床后对本综合征的诊断有了很大改观,核磁共振(MRI 检查更为方便并能获得更清晰的影像。包括导水管狭窄。

Maria 报告的病例确诊时间从生前到 34 岁,大部分病例年龄在小于 6 个月时确诊。

【治疗】

确诊后唯一的治疗方法是脑脊液分流术,有的先行后颅窝切开术(囊切除术或囊成窗术)。有的病例仅作单纯性分流术,有些病例则需要做进一步的分流术,包括脑室腹膜分流术(VP)、囊腹膜分流术(CP)。诊诊治步骤详见图 7-2。

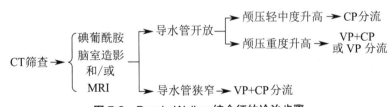

图 7-2　Dandy-Walker 综合征的诊治步骤

【预后】

本综合征预后不良,以往的报告病死率达 48%,近年来 CT 和核磁共振的临床应用可及时确诊,积极和及时的治疗脑积水,可使预后改善病死率明显降低。

第三十节　肌酸缺乏综合征

肌酸缺乏综合征(creatine defiency syndrome, CDS)是以脑肌酸缺乏为生化特点的一组响肌酸合成和转运的先天性遗传代谢性疾病。

【病因】

肌酸是一种天然存在于脊椎动物体内的含氮有机酸,其主要功能为肌肉和神经细胞提供能量,肌酸缺乏会造成智力损害、语言发育迟缓、肌张力减退、以锥体外系损害为主的运动障碍和行为问题、孤独症、癫痫发作等。

Michel 于 1932 年首次从骨骼肌中发现了肌酸,而后将这种物质命名为"Creatine"。肌酸有三种功能:①能量储存;②传输功能;③神经调节。肌酸在体内合成有两个酶促反应完成,当影响肌酸合成、转运的基因缺陷时,即可导致脑肌酸缺乏、中枢神经系统受累的上述一系列表现。2001 年 Salomons 等经皮肤成纤维细胞基因分析发现了首列 CDS 患儿 SLC6A8 基因突变。迄今至少已有 797 例患者(包括男性患者与女性杂合子)已经被确认为该病(www.LOVD.nl/SLC6A8)。此外尚有 GAMT 缺陷和 AGAT 缺陷等。

【临床表现】

CDS 临床表现在三大症状:①精神发育迟滞;②语言发育迟缓;③癫痫。

根据基因缺陷类型的不同,这三大症状表现的轻重和伴随症状各异。

SLC6A8 基因缺陷,临床主要表现为精神发育迟滞、语言发育迟缓、自闭行为和注意力缺陷多动障碍。常并发癫痫、肌张力减退、关节过伸、运动障碍。还有身材矮小、面部畸形、脑萎缩、肠道症状、智力缺陷学习障碍等。

AGAT 缺陷者以发育迟缓和或运动障碍,低智商(智商在 47~60 分)、语言发育延迟、甚至重度语言障碍。亦可有孤独行为、易疲劳、体重增长缓慢、肌无力、肌电图肌病样改变。偶有癫痫发作者。

GAMT 缺陷者,主要表现为发育迟滞、肌张力减退、运动过多的锥体外系异常,点头样发作,药物难治性癫痫。偶尔表现类似于 Leigh 样综合征和线粒体病的表现。

【诊断】

1. 筛查初断

(1)脑氢质子 MRS(H-MRS):脑氢质子 MRS 是临床精神发育迟滞和神经系统疾病的检查方法,CDS 脑 H-MRS 成像可显示肌酸信号明显降低。但此不作为普查和首选 CDS 的筛查手段。

(2)尿液胍基乙酸和肌酸/肌酐比值测定:稳定同位素气相色谱-质谱法具高度敏感性,液相色谱串联质谱法(LC-MS-MS)有快速和能做多种化合物测定特点,故均可用于各型 CDS 筛查。

2. 功能试验和酶学诊断法

利用成纤维细胞和(或)淋巴细胞或表达系统进行功能试验和(或)酶学诊断法,有助于 CDS 功能范畴确定诊断。

3.DNA 诊断　CDS 相关的 SLC6A8、GAMT 等基因突变分析是 CDS 确诊的基因诊断法。

SLC6A8 基因定位于 Xq28,属 X 性连锁遗传,GAMT 编码基因定位于常染色体 19q13.3,属常染色体隐性遗传。

基因突变尚可出现不同的突变类型,包括无义突变、错义突变、拼接错误、插入、缺失和移码突变等。故多数患者可通过基因直接测序诊断,还有些患者测序时缺乏灵敏性生化标致性指标的 AGAT 和 SLC6A8 基因缺陷,尚需进行高通量测序。

4. 产前诊断　高危产妇可通过产前诊断和胚胎植入前遗传学法测定基因致病突变。高危产妇另可通过羊水胍基乙酸测定进行 GAMT 缺陷的产前诊断。

【治疗】

1.GAMT 缺陷　口服肌酸替代治疗,可有效补充脑肌酸,约 70%患者可恢复正常。常用剂量为肌酸 300~400mg/(kg·d)分 3~6 次服用。

2.AGAT 缺陷　口服肌酸 300~400mg/(kg·d)作为补充治疗,能有效恢复脑肌酸库,提高异常的发育评分。

3.SLC6A8 基因缺陷　口服补充肌酸疗法对男性患者及女性杂合子患者均无效。

【预后】

早期诊断及早以肌酸作替代补充治疗可改善预后。

文献报告,最好从新生儿期开始治疗,GAMT 和 AGAT 缺陷者因肌酸替补治疗是有效的,而 SLC6A8 基因缺陷者肌酸替补治疗是无效的,相对预后差。

第三十一节　吉兰-巴雷综合征

吉兰-巴雷综合征(Guillain-Barre syndrome,GBS)过去译为格林-巴利综合征,又称 Guillain-Barre-Strohl 三氏综合征、Landry-Guillain-Barre 三氏综合征、Landry 氏麻痹、Landry 综合征、Glanzmann-Salud 综合征、Kussmaul-Landry 综合征、急性感染性多发性神经根炎(acute infections polyradiculoneuritis)、急性上升性麻痹等。1961 年法国学者格林、巴利、施特罗尔称本综合征为多发性神经根炎。

目前已知本综合征为病毒感染后的自身变态反应性疾病,主要损害多数脊神经根和周围神经的急性疾病,故又称急性感染后多发性神经病(acute post-infectious polyneuropathy)。根据病理特征又称急性炎症性脱髓鞘性多神经根神经病(acute inflammatory demyelinating polyradiculoneuropathy,AIDP)。

【病因】

虽已有很大研究进展,但确切病因和发病机制尚不明。

呼吸道或胃肠道感染常为前驱疾病。空肠弯曲菌感染与本综合征关系密切。血清学检查发现本综合征患儿血清中空肠弯曲菌特异抗体滴度增高,尤以 Penner 血清型 O19 和 O41 为主。已经证实空肠弯曲菌菌体脂多糖涎酸等终端结构与周围神经中的神经节苷脂 GM1、GD1a 等分子结构相似,因而可发生交叉免疫反应。感染空肠弯曲菌后血清中同时被激发抗 GM1、GD1a 等抗神经节苷脂自身抗体,从而导致周围神经免疫性损伤而发病。

除空肠弯曲菌外,常见的流感病毒、巨细胞病毒、EB 病毒、水痘病毒、麻疹病毒、肝炎病毒、HIV、肺炎支原体、弓形虫等感染或免疫接种后也可发生本病。

因前驱感染原的不同及患儿免疫状态的差异,可出现不同的病理类型及临床表现。

国内曾有人报告支原体肺炎合并本综合征,支原体感染可引起多种多样肺外并发症,包括本综合征应引起重视。多数人认为,可能与病毒感染后的自身免疫反应有关,且以细胞免疫异常为主。对晚近,选用碱性磷酸酶抗碱性磷酸酶法(APAAP 法),进行免疫细胞化学染色,对 GBS 患者脑脊液中免疫活性细胞的研究,结果提示急性期患者细胞免疫功能增强,脑脊液中的活化 T 细胞,特别是细胞毒性 T 细胞(CTL)在本综合征的发病中有重要的作用。这个结果不仅对病因有了较深入的了解,同时为临床适当选用一些免疫抑制剂提供了实验依据。

有作者建议,本综合征患者脑脊液(CSF)和自身外周血(PB)中的活化 T 细胞,可作为其细胞免疫功能异常的指标。

其发病机制的两种学说分述如下。

1.病毒感染学说　约 50% 的病例于发病前有各种前驱感染,如某些病毒性疾病(带状疱疹、水痘、腮腺炎、传染性单核细胞增多症、传染性肝炎、肠道病毒感染等),偶见病人脑脊液中分离到 ECHO、COX 病毒,亦见病人血清 Epstein-Barr 病毒滴度升高。但至今不能在病变周围神经中检得病毒,且脑脊液病毒分离阳性结果并不普遍,故此说法尚缺乏有力的证据。

2.自身免疫学说依据

(1)用周围神经髓素,髓素加完全佐剂或周围神经的碱性蛋白,可造就动物实验性过敏性神经炎,其临床、电生理及组织学改变与急性感染性多发性神经根炎者十分相似,甚至脱髓素过程也类同。

(2)许多病人血清中有抗髓素抗体,部分病例 IgM 与 IgG 升高,C_3 增多,并在血清中查到免疫复合物,少数病人脑脊液中有单克隆 IgG 带。

(3)活检周围神经见髓素上积有 IgG、IgA、IgM 与补体因子,虽然这种现象并不见于疾病早期,仍提示病变过程与免疫机制有关。

（4）约80%病人的血清可导致组织培养中的周围神经脱髓素性变。

（5）发病时周围T细胞减少，Ts活性丧失，但可见分裂象增多，好转时T细胞回升，周围神经匀质或其碱性蛋白能刺激淋巴细胞增生、转化，患者的淋巴细胞与/或巨噬细胞能使培养中的周围神经组织产生脱髓素性变等，又提示了病变过程中尚有细胞免疫反应参与。从而推测本病可能是由于病毒感染了雪旺细胞膜、髓素，或由病毒引起髓素成分的某些改变，通过自身免疫反应，引起对周神经抗敏感，导致髓素破坏。

吉兰-巴雷综合征的病因和发病机制近年一些文献和实验研究的结果分述如下：1987年Brown做的实验，先把吉兰-巴雷综合征患者的血清注入大鼠坐骨神经的周围组织，发现了引起大鼠淋巴细胞和巨噬细胞的浸润和脱髓鞘改变。1994年Zon等学者报告的26例吉兰-巴雷综合征患者免疫球蛋白的变化，证明患者神经系统内有异常免疫球蛋白合成，血清中可检测出抗周围神经髓鞘IgM抗体，且其滴度和病程呈正相关。提示了特异性抗体以及抗体介导的炎性细胞的活动，还有抗体依赖性细胞的细胞毒反应共同作用下，致使神经髓鞘脱失的重要原因。

1997年Dahle、1998年分别证实吉兰-巴雷综合征患者发病期间血清中均可发现增高的IFN-γ，IFN-α，IFN-β以及IL-1，IL-2，IL-6等炎性细胞因子，并在患儿外周血中培养出对周围神经 P_2 敏感的 CD_4 阳性细胞。1998年Zon等学者的实验在动物身上使用周围神经抗原PO和P2疫苗，取得了可以预防和治疗实验性自身免疫性神经炎的结果。

1999年Wilmshurst报道过英国伦敦一家族性吉兰-巴雷综合征，先症者是35岁的母亲患病，随后她7岁的儿子亦患了同样的疾病，并非儿子被染，而是母子具有共同的组织相容性抗原HLA-DR2。科学家们推测本综合征发病机制综合各家报道后认为是在某些因素作用下失去了自体耐受，使自体反应性T细胞增生，靶细胞过度显示Ⅱ型组织相关抗原（MHC-Ⅱ）加之T细胞介导的细胞毒作用，引起一系列免疫性变化和释放的蛋白水解酶、IFN-α、IL-1α等损伤因子；B细胞产生的抗周围神经髓鞘的抗体，并在补体协助下，共同致使神经脱髓鞘和轴索损伤。

【临床表现】

本综合征各年龄皆可发病，据统计以3~6岁小儿最多，每年以6~10月为发病高峰季节，农村病人远多于城市。半数以上病人有前述的前驱感染，以呼吸道感染或腹泻为多见。常间隔1~3周，有时更短出现症状。过度疲劳、受凉、淋雨、涉水等可为发病的诱因。大多急性或亚急性起病，病初常出现肢体无力或肢体发麻、疼痛。无明显发热，病情在1~2周内发展至高峰，以后病情稳定。症状与体征如下。

1.运动障碍　表现为四肢弛缓性瘫痪，常从下肢开始，如行走无力，2~3天发展到上肢，然后到腰背、躯干。由不完全瘫痪逐渐发展为完全性瘫痪。腱反射消失，腹壁反射和提睾反射减弱。少数患儿呈下行性瘫痪，由上肢向下发展常两侧对称性瘫痪，但两侧肌力可相差1~2度。初期受累部位肌肉萎缩不明显，后期则肢体远端呈现肌萎缩，特别是手部的大、小鱼际肌萎缩明显。

2.脑神经障碍　脑神经受累可为单个亦可为多个脑神经同时受累，以第Ⅺ、Ⅸ、Ⅹ、Ⅶ脑神经最常受累。第Ⅺ、Ⅸ、Ⅹ脑神经受累时表现为头向后垂，不能抬起，说话声小，吞咽困难或进食时呛咳。第Ⅷ脑神经受累则表现为患侧口角向健侧歪斜，鼻唇沟变浅或消失、眼裂增大等；两侧同时受累则面无表情。脑神经麻痹多同时合并四肢瘫痪，仅有脑神经麻痹，而无肢体瘫痪者仅占少数。

3.呼吸障碍　重症患者病情进展迅速，在数日内因上行性瘫痪累及呼吸肌而出现说话及哭声小，咳嗽无力，稍活动即有呼吸困难。若有肋间肌瘫痪则表现为胸式呼吸减弱或消失，而以腹式呼吸为主；若只有膈肌瘫痪则表现为腹式呼吸消失，或出现不协调的呼吸运动，即吸气时上腹部下陷，而呼气时上腹部突起。

4.感觉障碍　感觉障碍比运动障碍轻，一般在病初出现。年长儿可诉说手足发麻、疼痛。客观检查可有手套、袜套式感觉减退，肌肉可有压痛。

5.自主神经功能障碍　常见症状为多汗，其他如面色潮红、心动过速、心律失常、血压不稳定及一过性尿潴留。

实验室检查：

1. 血液检查 大多患者血液中能检测出针对髓鞘正常成分如 GM_1 等神经节苷脂、P_2 蛋白和髓鞘相关糖蛋白等自身抗体。还可出现抗心磷脂抗体,周围血中存在可以破坏髓鞘的致敏淋巴细胞。

2. 脑脊液 脑脊液外观清亮,细胞数正常而蛋白质增高,谓之蛋白质-细胞分离现象,但也可二者均正常。蛋白质多在 0.8~8g/L(80~800mg/dl),病后 2 周开始增高, 3 周达高峰, 4 周以后逐渐降低。蛋白质增高程度与病情严重程度无关。脑脊液中可见寡克隆区带。

3. 肌电图检查 神经传导速度减慢提示髓鞘受损,复合肌肉动作电位(CMAP)波幅降低,提示轴索受损害。F 波改变(F 波潜伏期延长或消失)提示周围神经近端或神经根受损。

4. 电生理检查 ①AIDP,运动和感觉传导速度减慢、远端潜伏期延长和反应电位时程增宽,波幅减低不明显。②AMAN,运动神经反应电位波幅显著降低。③AMASN,同时有运动和感觉神经电位波幅减低,传导速度基本正常。

【诊断】

(1)先有呼吸道或消化道非特异性感染,间隔一段时间发病。

(2)急性发病,呈对称性、上行性、进行性下运动神经元瘫痪。神志始终清楚,严重病人可伴有呼吸机麻痹与颅神经损害。

(3)主观感觉障碍较轻,而且短暂。

(4)脑脊液中蛋白含量增高,但细胞数增多不明显,这种蛋白与细胞分离现象是诊断本征的主要依据。其中白蛋白增多明显,部分病例 IgG、1gA 与 IM 增高。但当神经发生退行性变时,脑脊液蛋白含量就逐渐降低。如果炎性病变侵犯脑脊膜则在脑脊液蛋白升高的同时细胞数也相应升高。

吉兰-巴雷综合征经多年及多学科研究后认为已不是一种单一性疾病,它包括以下许多不同的类型。

(1)经典型:急性炎性脱髓鞘性多发性神经根神经病(acute inflammatory demyelinating polyradiculoneuropathy,AIDP)。

(2)复发型:吉兰-巴雷综合征的复发型(relapsing type of Guillain-Barre syndrome)。

约有 3%~5%的患者出现一次以上的复发,其中有半数复发 2 次以上,复发的周期最长可数十年,一般为数周至数年。临床表现与首次发作相似,复发后的恢复常不完全。

(3)Miller-Fisher 综合征:为急性炎性脱髓鞘性多发性神经根神经炎的变异型,主要表现为三联症(眼肌麻痹、共济失调、膝反射消失)。

(4)亚急性炎性脱髓鞘性多发性神经根神经病(subacute inflammatory polyradiculoneuropathy,SIDP)。

(5)急性运动轴索性神经病(acute motor axonal neuropathy, AMAN)。本型除无客观感觉障碍外,其临床特征与吉兰-巴雷综合征相似。

(6)急性感觉性多发性神经炎(acute sensory polyneuritis)。本型十分罕见,仅表现为四肢的感觉损害。

(7)急性全自主神经病。

(8)脑神经型。

(9)肌纤维颤动型。

本综合征须与以下疾病鉴别。

1. 脊髓灰质炎 病前多有发热,热将退时出现瘫痪,瘫痪后病情不再进展,瘫痪为非对称性,可有一侧腹肌瘫痪或一个肢体瘫痪,无感觉障碍。早期脑脊液细胞数可增加, 1~2 周后恢复正常,蛋白质正常或略高。多见于未接受脊髓灰质炎疫苗的婴幼儿。

2. 急性脊髓炎(非细菌性急性横贯性脊髓炎) 主要表现为截瘫,发病早期有脊髓休克为弛缓性瘫痪,脊髓休克过后出现肌张力增高,腱反射亢进及病理反射。病变位于颈部,则除下肢瘫痪外,上肢和呼吸肌也可受累。本综合征尚有传导束型感觉障碍以及明显的括约肌功能障碍,脑脊液蛋白质和细胞皆有轻度增高。

3. 脊髓肿瘤 发病缓慢,先有神经根性疼痛,以后由于脊髓压迫引起运动、感觉障碍,严重者出现脊髓横断综合征。腰穿时压颈试验证明有完全性或不完全性梗阻。脑脊液变黄色,蛋白质含量增高。脊髓造影可见异常。

【治疗】

本综合征由于病因不清,尚无特效药物治疗。但本病属自限性疾病,如能度过危险期(呼吸肌麻痹)则常可获得完全恢复。

1. 一般治疗和护理　护理十分重要,良好的护理常可挽救患儿生命。应勤翻身以防发生褥疮。注意保持呼吸道通畅,并预防肺部并发感染。不能吞咽者早期鼻饲,避免误将食物吸入气管引起窒息或肺,并保证充足的营养供给。

2. 肾上腺皮质激素　虽然 1951 年即开始用于本综合征的治疗,但半个多世纪来对本病的疗效尚有争论。意见不一,大多否定。一般认为在急性期无肺部并发症时可短期应用,如泼尼松每日 1~2mg/kg 口服,疗程 7~14 天。重者可用氢化可的松或地塞米松静脉滴注。病情好转后可改为口服泼尼松。肾上腺皮质激素治疗后如病情继续恶化者则停用。

3. 维生素 B_1、B_6、B_{12} 及 ATP 等　能促进神经功能的恢复,可用一般剂量。

4. 呼吸肌瘫痪时的处理　呼吸肌瘫痪易合并肺炎或肺不张,是本病的主要致死原因,必须采取积极有效的治疗措施。当病儿开始出现呼吸肌瘫痪时医生必须做好气管插管、气管切开及机械呼吸的准备,因病情可在数小时内很快变重。气管切开指征为:①病情发展快,呼吸肌瘫痪严重或呼吸肌瘫痪虽然不严重,但有吞咽困难和说话声音微弱;②呼吸肌瘫痪合并肺炎或肺不张时应及早切开。气管切开后严格执行消毒隔离制度,防止交叉感染,最好专人护理,每 2 小时翻身一次,翻身前后可根据需要进行吸痰,结合翻身每 4 小时拍背一次,每次 3 分钟,使胸腔振动、以利于黏稠或干痂痰液脱落,易于向外引流,必要时雾化吸入以防止呼吸道痰液干稠。痰液黏稠有干痂时,可向气管内注入少量生理盐水,使痰液稀释,然后吸出。根据痰液培养结果选用合适的抗生素治疗肺部感染。气管切开及呼吸机辅助呼吸的指征综合起来有以下几条:①暴发型者(指发病 24~48 小时内,呼吸肌麻痹进入Ⅱ度者);②Ⅱ度呼吸肌麻痹伴舌咽、迷走神经麻痹者;③Ⅱ度呼吸肌麻痹以上伴肺炎、肺不张者;④Ⅲ度呼吸肌麻痹者。

5. 血浆置换疗法　血浆置换疗法是将重症患儿的血,以 10~20ml/分的速度采至单采器二联袋内,每次采血量 400~800ml,相当于全身血量的 1/3~1/2。同时与放血相同速度通过另一静脉滴入 706 代血浆以维持血容量。将采到的血置离心机中以 2500 转速离心 20 分钟,弃去分离得的血浆(每次约 200~400ml),将浓缩血细胞加入新鲜血浆 100~200ml,接单采器由肘静脉输回患儿体内。次日再给患儿输冰冻血浆 100~200ml。根据病情可隔 2~3 日再置换一次。通过血浆置换可将患儿血浆中的髓鞘毒性抗原、抗体以及免疫复合物、补体、炎性化学介质等有害物质得以清除或大部清除,从而减轻神经髓鞘的毒性损害,促进髓鞘的修复和再生,改善和缓解临床症状。经血浆置换后患儿呼吸麻痹停止进展、肌力逐渐恢复,可显示较明显的治疗效果。本疗法系 Brettle 1978 年首先应用并取得成功的,著者采用本疗法也获得可喜疗效,值得推广应用。至于本疗法在病程第几日施行最佳,待探讨。有主张早期进行,效果越早越好。

6. 大剂量静脉丙种球蛋白治疗　自 1985 年 Vermeulen 首先使用大剂量丙种球蛋白治疗本病以来,近 30 年的临床使用证明其可抑制急性期患儿的病情进展和缩短病程。故临床已广泛使用。大剂量静脉丙种球蛋白,指 400mg/(kg·d) 连续 5 天,或 1~2g/(kg·d) 连用 2 天的治疗方法。其作用机制在于能使抑制性 T 细胞的免疫功能增强,从而使 Th_1 和 Th_2 的比例达到平衡。

7. 恢复期的治疗:①氢溴酸加兰他敏,剂量为每次 0.05~0.1mg/kg,每天 1 次肌注,20 次为一疗程;②针刺疗法、按摩、主动及被动锻炼,用夹板固定肢体于功能位,以防肢体挛缩及畸形。

8. 并发肺炎及时用抗生素,心功能受累及时处理。慢性及反复发作病例试用免疫抑制剂,如硫唑嘌呤。

【预后】

不伴颅神经损害及呼吸肌瘫痪者,大多于发病 3 周后开始恢复,半年至一年可痊愈,有些患儿虽有严重呼吸肌瘫痪,甚至无自主呼吸,但若抢救及时存活者常可完全恢复,只有极少数患儿遗留后遗症如足下垂。小儿患者的病死率 3%~4%,随着人工呼吸器的应用,病死率已明显下降。目前,除死于肺内感染外,已见因自主神经紊乱所引起的心搏骤停或突然发生急性血压改变而致死的报道,应予重视,仔细监护。

本综合征的自主神经障碍对患儿预后有着一定影响。国内一组报告 83 例患儿中有自主神经功能障碍者 56 例占 67.5%,其中包括消化功能紊乱、心血管功能紊乱、括约肌功能障碍、出汗异常等。

第三十二节 急性小儿偏瘫综合征

急性小儿偏瘫综合征(acute infantile hemiplegia syndrome)也称急性婴儿偏瘫、婴儿后天性偏瘫、婴儿获得性偏瘫、Maie-Strumpell 脑炎、脑灰质炎或半侧惊厥-半侧偏瘫综合征。系一组由许多不同病因引起的综征,是指生后获得的偏瘫,不包括生前及围产期诸因素所致者。

Freud 于 1897 年即有描述,Carte 和 Gold 于 1967 年进一步论述。我国姚岫岚于 1980 年报告过 66 例。

Gastaut1959 年按临床特点和经过称之为痉挛-偏瘫综合征(HH 综合征),其中半数病例以后发生癫痫,故又称为痉挛-偏瘫-癫痫综合征(HHE 综合征)。

【病因】

本综合征多数是由于闭塞性脑血管炎所致,此外尚有各种感染、创伤、免疫、全身性疾患、脑动-静脉异常、心脏异常、癫痫持续状态所致的脑损伤、新生物及其并发症等。除部分病因不明外,由于诊断技术的进步,已有可能做到大多数病人明确病因,可有下列几种情况。

1. 感染 最常见为感染性脑血管炎所致本病。有细菌所致者,如结核性脑膜炎、化脓性脑膜炎、百日咳脑膜炎、流脑等;病毒所致者有麻疹、腮腺炎、风疹、带状疱疹继发的局灶性脑炎或脑血管炎;尚有钩端螺旋体、肺吸虫、霉菌、新型隐球菌均可侵及脑动脉形成血栓而致病。皮肤黏膜淋巴结综合征(MGLS)、脑型血吸虫病和脑型疟疾也可致偏瘫。

2. 变态反应性 传染后或接种疫苗后脑炎引起血管周围脱髓鞘所致。

3. 惊厥后脑损伤 尤以癫痫持续发作引起神经元缺氧性损伤。

4. 创伤 脑挫伤等引起颈内动脉受压、闭塞或血栓形成所致。

5. 其他 如脑动-静脉畸形,心脏病有血栓形成时,某些神经皮肤综合征、脑肿瘤、某些血液病、胶原性疾病等。

总而言之,小儿急性偏瘫综合征,一般认为 40% 为脑血栓形成所致,但是大部分经脑血管造影仍找不出明确病因。少数经脑血管造影及脑 CT 扫描证实为硬脑膜下血肿、动静脉畸形、烟雾病、颈内动脉狭窄或闭塞等。著者及福山幸夫等认为这些能明确原因的疾病,最好不包括在本综合征范畴内,让它们归属于各自的病种。小儿急性偏瘫综合征主要是指那些原因不明的一组症群。

【临床表现】

1. 发病形式

(1)急性发作:最多见,突然发生偏瘫和失语,在 1~2 天内达顶点。

(2)亚急性发作:偏瘫逐渐发展,于 3~7 天内达顶点。

(3)短暂发作:偏瘫很快发生,数小时后即恢复。

(4)反复发作:同侧或左右交替性反复偏瘫。

2. 症状 本综合征男女均可发病,发病年龄大多在 6 个月~8 岁,临床常见症状有偏瘫、语言障碍、感觉障碍、血管运动障碍、颅神经异常、神志清楚,也可有昏迷、惊厥发作以及脑膜刺激征,个别可有智力障碍和精神障碍。还可出现继发性癫痫,且易呈持续状态,以及智能低下等。

3. 特殊检查所见

(1)脑电图改变多有各种异常,以偏瘫对侧半球异常为主,有电活动振幅减低、慢波和棘慢波等(图 7-3)。

(2)X 线检查:初期头颅 X 线片多正常,数年后示 DDM 综合征(Dyke-Davidoff-Masson 综合征)即偏瘫对侧的颅穹隆骨质增厚,额窦和筛窦过度发育及颞骨岩部锥体升高,是该侧大脑萎缩的结果,CT 扫描有助于定位诊断。

(3)脑扫描:多正常。动静脉畸形或脑梗死时,有时在病变区见到放射性聚集区。

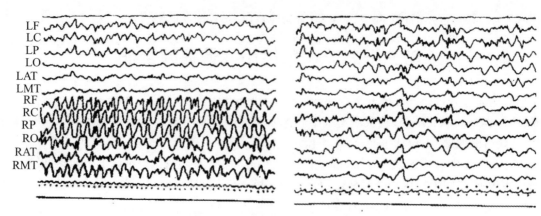

图 7-3　脑电图检查病变侧示意图

（4）气脑造影：急性期少作。有时可见一侧或双侧脑室扩大和脑萎缩。

（5）脑血流图：偏瘫对侧脑血流量减少。

（6）脑血管造影：对病因诊断和预后判断有较大意义，可有不同类型的表现。

【诊断】

小儿急性发生偏侧面及舌的中枢性瘫痪以及同侧上、下肢中枢性瘫痪即应考虑本综合征的诊断。再根据体格检查及神经系统检查结果，进行对脑血管和该血管供血的脑组织病变做出定位诊断，根据详细病史资料判断病因诊断。再通过上述特殊检查以及实验室的检查（血、尿、血沉、脑脊液、结核菌素试验、钩端螺旋体补体结合试验、病毒学和免疫学等），可进一步明确病因和梗死部位。

【治疗】

对脑血管缺血及出血进行对症治疗。脑血管缺血者应用血管扩张剂，丹参滴注有肯定疗效。其他常用的有罂粟碱、碳酸氢钠、烟酸、地巴唑、654-2 等。低分子右旋糖酐也有改善脑循环作用。有颅内压增高症状时，先用脱水剂 5~7 天，再应用血管扩张剂为妥，有明确原发病原因者，应进行病因治疗，外科治疗有采用颅内外动脉吻合术者，术后恢复满意，但长期疗效有待观察。恢复期应强调对偏瘫肢体的护理和锻炼。

【预后】

预后与发病年龄、偏瘫的严重程度及引起病因有关。26%死于病的早期，存活者中约74%有神经系统后遗症，30%~50%有智力障碍。有癫痫发作的对智力发育和偏瘫恢复有明显不利。年龄愈小愈严重。

日本福山幸夫诊治的 34 例小儿急性偏瘫综合征中有偏身抽搐者 28 例，占 82%；无偏身抽搐者 6 例，占 18%。将前者作为 1 组，后者作为 2 组。1 组中约 80%为 2 岁前发病，绝大多数为女孩，其中 24 例续发了继发性癫痫。继发性癫痫的发生时间 2/3 的病例 6 个月以内，绝大多数在发病后 2 年以内。偏身抽搐在发作过程中逐渐发生变化，最后约半数变为病灶性发作、大发作或失神发作。另据 Gastaut 报告的病例，继发性癫痫 64%为精神运动性发作。继发性癫痫大多属难治性，有时可呈癫痫持续状态，常伴有智能障碍及脑萎缩。故 1 组符合 HHE 综合征，预后不良。2 组中大多数在发病前一天情绪不好，没精神，第二天突然发生偏瘫，无抽搐和意识障碍，偏瘫为轻度弛缓性，一般能在 2 周至 1 个月内恢复，仅个别发生继发性癫痫，故预后良好。

第三十三节　急性小脑性共济失调综合征

急性婴儿小脑性共济失调综合征（acute cerebellar ataxia syndrome）又称儿童急性小脑共济失调综合征（Acute cerebellar ataxia of childhood）、Zappert 综合征、张力过高-运动障碍综合征（Hypertonic-dyskinetic syndrome）等。1909 年由 Zappert 首先报道。本综合征多发生于儿童期 1~12 岁儿童，病前一段身体健康，多在感染后或中毒性疾病后继发急性小脑共济失调症状为特征。

【病因】

本综合征常由于小儿急性发疹病,各种病毒感染、细菌感染及支原体感染而引起。发病机制不明。有人认为系中枢神经系统对致病因素的免疫反应,可能属于传染后脑脊髓炎一类的脱髓鞘疾病,其病变限于小脑而产生小脑性共济失调。也有人认为是病毒或其毒素直接侵犯小脑所致,是感染后局限性脑炎的特殊类型。或与中毒、脑缺氧、低血糖等因素有关。目前发现某些先天性代谢异常、小脑肿瘤、药物中毒(苯妥英钠、重金属等)均可出现急性共济失调表现。

【临床表现】

全身症状通常很少,有时出现嗜睡、头痛、呕吐、不安、易激惹等。先出现走路不稳、步态蹒跚、动作笨拙、精细动作困难、言语呐吃等。渐有不能站立、独坐、握物、不能抬头等,一般无惊厥或昏迷。部分病例有震颤、眼震、肌张力低下、腱反射减低。脑脊液检查随病因而异,多数无明显改变。脑电图可呈弥漫性异常,约半数为正常。

【诊断】

(1)急性发病,既往健康,可有感染的前驱病。

(2)小脑性共济失调症状,其他神经征候少见,全身症状不明显。

(3)脑脊液正常或轻度细胞增多。

(4)病程经过较好。

(5)脑电图改变。

本综合征应和病毒性脑炎、细菌性脑膜炎、苯妥英钠中毒、先天性代谢异常、小脑肿瘤或脓肿、感染性多神经根炎、家族性间歇性急性小脑性共济失调等鉴别。

【治疗】

主要为对症治疗和病因治疗。

【预后】

典型的病例预后较好,多在一周或数月内完全恢复,很少超过 3 个月。急性期症状严重时恢复较慢,严重病例可留有后遗症,如智力缺陷等。

第三十四节　脊髓干骺端发育不良(C-Ⅲ型)综合征

脊髓干骺端发育不良(C-Ⅲ型)综合征(Schmidt B J Syndrome)又称脊髓干骺端发育不全(C-Ⅲ型)综合征。

【病因】

本综合征病因未明。有染色体变异可能。病理所见骨结构正常,结缔组织和骨样组织增生,伴髓部成骨细胞增加。

【临床表现】

男女均可患病,婴儿早期即有临床表现。胸骨及肋骨有异常。可有交替步态。晚期表现更明显。可有短颈、凸颌、脊柱后侧凸、足外翻等。

【诊断】

血、尿检查正常。X 线检查可摄脊柱、髋部长骨干骺端,背腰部呈驼背,髋臼凸出,骨化延迟。

【治疗】

可作娇形外科治疗。

【预后】

本综合征虽可作娇形外科治疗,但功能预后欠佳

第三十五节　脊髓灰质炎样综合征

脊髓灰质炎样综合征（poliomyelitis syndrome）又名婴儿麻痹、Heine-Medin 综合征,是由多种病原体引起的肌肉弛缓性麻痹。

【病因】

埃可病毒、柯萨奇病毒、流行性腮腺炎病毒、传染性单核细胞增多症均可引起脊髓灰质炎样综合征。一般认为柯萨奇病毒及埃可病毒引起的中枢神经系统感染很少发生瘫痪,但在流行期间也曾有人报告 30%患儿出现暂时性肌力减弱。1958 年福建所见的柯萨奇病毒感染有 3%发生瘫痪。1962~1964 年上海报告柯萨奇病毒 B_1、B_5 及埃可病毒 9 型引起瘫痪。

国外报道肺炎支原体引起脊髓灰质炎样综合征,患儿血清肺炎支原体抗体综合试验急性期 1∶512。Hopkins 报告 10 例在急性哮喘后发生本征。Danta、Hett 等也报告过急性哮喘后的灰质炎样综合征,Danta 给这种哮喘和瘫痪之间的连系所提出的术语为哮喘性肌萎缩。

【临床表现】

本综合征的临床症状是多种多样的。除原发病的症状和体征外,主要表现肌力减弱、感觉过敏、腱反射消失。这种瘫痪一般很快恢复,极少留下后遗症,仅偶见严重瘫痪。埃可 9 型曾发现延髓受累病例有面瘫、吞咽困难等。

【诊断】

本综合征与脊髓灰质炎很难作临床鉴别。鉴别方法除流行病学观察外,须靠病毒分离、血清学检查包括肺炎支原体补体结合试验,急性期和恢复期灰质炎 Ⅰ、Ⅱ、Ⅲ型滴度的改变等。

近年全球推广应用脊髓灰质炎疫苗,该病发病率已大大下降,故柯萨奇病毒及埃可病毒引起的瘫痪性疾病更应引起注意。

【治疗】

本综合征无特效治疗,应着重休息、护理与对症处理,早期可酌情使用转移因子,后期可采用针灸等综合治疗。

【预后】

本综合征预后大多良好,极少留下后遗症。

第三十六节　脊髓前动脉综合征

脊髓前动脉综合征（anterior spinal arteria syndrome）又称 Beck 综合征、Davison 综合征、脊髓前动脉闭塞综合征等。由 Preobranshenki 于 1904 年首次报告。近年来本综合征的发生有增多趋势,儿童发病的也占一定比例,国内周怀伟等于 1983 年报告过 15 例。本综合征临床特点为脊髓前动脉分布区域受累,引起肢体瘫痪,痛觉、温觉障碍,直肠膀胱括约肌障碍。

【病因】

本综合征多由脊髓前动脉及其有关的血管狭窄或闭塞所致,也见于感染、脊髓外伤、肿瘤压迫、动脉硬化、血管畸形等原因。国外资料中曾有一例患儿系因打哈欠时双臂过伸致颈椎脱位而引起本病的记载。周怀伟等报告的小儿病例,近半数是在剧烈运动或颈椎外伤后发病的,提示颈髓是发病最多的部位。

传统的观念认为,脊髓中胸部供血薄弱。是整个脊髓的易损区。Hassler 通过脊髓微血管造影证实颈髓的供血较胸髓丰富。因此有人提出供血量越大,耗氧量越多,则局部缺血反应越敏感,若在致病因素作用下,其易损性高于其他部位。

【临床表现】

据本综合征临床表现不同,可分为上颈、下颈、胸、腰骶四型。

（1）突然发病,症状,体征迅速显现。

（2）首发症状以神经根刺激症状为主。

（3）有运动功能障碍（四肢瘫痪或截瘫）、分离性感觉障碍（痛觉、温觉障碍而触觉正常）、括约肌功能障碍（直肠、膀胱括约肌障碍、尿潴留等）。

（4）此外可为褥疮、出汗异常及冷热感等自主神经症状。

【诊断】

根据上述临床表现进行诊断。脑脊液检查结果多在正常范围,偶见蛋白总量增多。脊髓血管造影有助于本病症的诊断。

在诊断过程中,重点应与亚急性坏死性脊髓炎综合征（Foix-Alajouanine syndrome）鉴别。

【治疗】

本综合征的治疗应针对病因,可使用抗凝剂、抗感染等疗法。对症治疗和促进功能恢复的理疗,中药及针灸治疗等有较好的治疗效果。

一般病例经综合治疗后,括约肌功能首先恢复正常,其次是感觉障碍的消失,运动功能的恢复最迟、。病程越长,恢复越差。

【预后】

本综合征的预后取决于病因和受损部位及病变范围,大多留有一些后遗症,轻症者于数日内即可步行。

第三十七节　脊髓栓系综合征

脊髓栓系综合征（tethered cord syndrome）是指脊柱裂所发展而成的一种致残性疾病,主要发生在患有先天性脊柱裂畸形的患儿,临床以双下肢运动及感觉障碍为主要特征。

【病因】

先天性脊柱裂是本综合征的原发病,随着小儿生长并受脊柱裂伴随的病理因素的影响,使脊髓被栓系、固定,不能相应生长、拉长,而造成的脊髓受压迫牵拉等一系列表现。马尾的终丝逐渐变粗,最大直径可>0.6cm,脊髓被拉向下、向后,呈高度紧张状态。

【临床表现】

本综合征临床表现以双下肢运动障碍为主,严重者可出现瘫痪。有双下肢感觉迟钝或丧失,大小便失控等表现。

【诊断】

诊断脊柱裂的确切依据,出现以上双下肢运动障碍和感觉异常等表现即可诊断。

【治疗】

本综合征的治疗比较困难,手术操作很复杂,往往效果不理想。随着显微外科的临床开展以及临床研究的不断深入,目前已能在显微外科技术及肌电图监视下、诱发电位检测下进行脊髓马尾终丝切断、脊神经松解、脂肪瘤切除等手术,术后再适当进行肢体运动和排尿功能训练,可使患儿下肢运动与感觉功能渐渐恢复。

【预后】

本综合征是致残性疾病,手术方法的进步,使预后有很大改观。

第三十八节　加压素分泌过多综合征

加压素分泌过多综合征（hypersecretion of vasopressin syndrome）为加压素（AVP）分泌增多所致的一种常见的水钠代谢异常,是血浆中 AVP 浓度增高、血钠降低、水潴留,渗透压异常低,致细胞内水肿引起的一种综合征。过去曾称脑性低钠血症。

【病因】

本综合征常在影响到中枢神经系的疾病中出现,包括脑膜炎、脑炎、脑肿瘤、脑脓肿、蛛网膜下出血、感染性多发性神经根炎、头部创伤、急性间歇性卟啉病、肺炎、结核病以及用正压呼吸器时,皆可出现。在以上情况下, AVP 调节障碍的根本原因还不清楚,可能是病变影响了下丘脑功能的结果。还有癌肿如胰腺癌、十二指肠癌及肺癌中的燕麦细胞癌等,癌细胞可分泌 AVP。当癌肿受到抑制时,症状即消失。还有药物如吗啡、杜冷丁等可兴奋 AVP 的分泌,可在手术后因用药引起此综合征的发生,少数病例可能因渗透压受体功能缺陷或者未能找到原因。

【临床表现】

多数病例属于隐性,血钠一般正常或偏低,临床无症状。在发生以上疾病或药物刺激下,则出现症状,表现为体液渗透压低和水中毒。血钠降低到 120mmol/L(120mEq/L)以下可出现症状,如食欲减低、恶心、呕吐、不安、性格改变和意识模糊,血钠<110mmol/L(110mEq/L)时出现肌力减退,腱反射消失,还可发生惊厥。血压正常,无脱水,血氯亦低,碳酸氢浓度正常,在低血钠的情况下尿中仍排钠,尿液亦稀释为低渗,但比血清渗透压为高,肾脏和肾上腺功能正常。

【诊断】

根据上述临床表现结合实验室检查进行综合判断。

【治疗】

主要是治疗原发疾病,好转后则自然缓解。对于低强性体液和水中毒主要是限制入水量,每日入量限制在 500~800ml(可按消耗 100 卡热给水 40ml 计算),使病人体重减少 1~2kg,可起治疗作用。如补充钠盐过多,可因钠负荷再引起排尿。只有严重水中毒有抽风、昏迷时,在限水的基础上,再用高强盐水以提高渗透压,对控制中枢神经系统症状才能奏效。高渗盐水用 3%~5%氯化钠液,使血钠提高到 130mmol/L(130mEq),可按下列公式计算用量,分次补给。

需要的钠量(mmol)=[130-血钠(mmol/L)]×0.6× 体重(kg)

需用的 3%NaCl 液量=需要的钠量(mmol)/0.5ml

因 3%NaCl 液 1ml 含钠 0.5mmol,先输入计量的 1/4~1/2,速度要慢,以免血浆渗透压上升过快影响脑细胞的功能。

【预后】

本综合征的预后取决于原发病。

第三十九节　家族性嗅神经-性发育不全综合征

家族性嗅神经-性发育不全综合征(Kallman syndrome)即嗅神经-性发育不全综合征(anosmia eunuchoidism),又称 Kallman 综合征、失嗅类无睾综合征、嗅觉生殖器发育障碍综合征等。是一种先天性促性腺激素缺乏引起性腺发育不全伴嗅觉缺失或减退的遗传性疾病。

【病因】

本综合征系先天性遗传性疾病,可为 X-性连隐性遗传(X-Linked recessive)或为男性—限常染色体显性遗传(male-limited autosomal dominant),几乎全部见于男性患者。有的资料称多见于男性,男女之比为 3∶1,女性可能是基因携带者。家族中可有多人发病,亦可有其他男性功能正常而嗅觉缺失或失灵者,家族中的女性性功能正常但可有嗅觉失灵者。部分患者脑组织病理检查可发现大脑嗅叶缺损或发育不全,睾丸间质细胞减少或阙如,曲细精管内无精子形成。从临床及病理材料中均未能发现下丘脑、垂体有明确的器质性病损。有人认为患者促性腺激素缺乏可能为先天性下丘脑垂体功能缺陷。这种选择性促性腺激素分泌不足,致性幼稚症,伴嗅球发育不全致嗅觉缺失或失灵。依促性腺激素缺乏的严重程度可分为完全性或不完全性两型。

【临床表现】

（1）先天性嗅觉缺失或失灵：对食醋、香水、氨水等芳香挥发性物质无嗅觉或嗅觉十分迟钝。

（2）性幼稚：在儿童期可发现睾丸很小，往往缺乏男孩气质，至青春期前后不出现第二性征，腋毛及阴毛阙如、稀疏或呈女性型分布，阴茎似幼童，睾丸发育不良，国内报告一例患者至 23 岁时双侧睾丸仅 $0.5 \times 0.7cm$，阴茎长 2.5cm。血浆睾丸酮、血促卵泡成熟激素、尿促卵泡成熟激素（FSH）低值甚或测不出。血促黄体生成激素释放激素（LH-RH）兴奋试验可无反应。睾丸活检可见间质细胞数目减少或完全缺乏，细精管内缺乏精子形成。

（3）其他异常：可合并有色盲、神经性耳聋、视网膜色素变性、唇腭裂、鱼鳞癣、癫痫及智力不全等。

（4）本综合征垂体分泌其他促激素的功能均在正常范围，故无甲状腺、肾上腺等功能异常的表现。

【诊断】

根据临床嗅觉缺失和性幼稚即可诊断。病理检查可见鼻黏膜嗅神经细胞发育不全，以及睾丸活检有助于诊断。

【治疗】

本综合征可用绒毛膜促性腺激素和/或雄激素治疗，可以出现第二性征发育，血丸酮浓度可升至正常值，嗅觉缺失或失灵无特殊治疗。

【预后】

本综合征生活质量较差外，对生命尚无影响。

第四十节　家族性自主神经失调综合征

家族性自主神经失调综合合征（familial dysautonomia syndrome）即 Riley-Day 综合征，又称家族性自主神经功能不全症、中枢性自主神经不全综合征等。是一种先天性感觉异常综合征，伴多种自主神经症状。属常染色体隐性遗传性疾病。1949 年由 Riley 和 Day 首先报告。1952 年 Riley 又详细地分析了本综合征的特征，认为是以神经功能障碍，特别是自主神经失调为特征的一种先天性疾病。

【病因】

本综合征病因虽未明，但其发病有明显的家族性，呈常染色体隐性遗传。有些学者认为某些代谢异常与本综合征的关系密切，简述如下。

1. 体内儿茶酚胺代谢异常　本综合征的发病可能与体内儿茶酚胺代谢异常有关，由于多巴胺羟化酶（DH）活力降低，使多巴胺转变为去甲肾上腺素的过程发生障碍。

2. 乙酰胆碱代谢异常　有人发现患者角膜、虹膜和泪腺的乙酰胆碱转换酶（Choline acetyltransferse）不足，并且患者对乙酰甲胆碱（Methacholine）反应敏感，投药后许多胆碱能神经功能不全症状可迅速改善，从而认为乙酰胆碱代谢异常是发病的一个重要因素。

3. 神经生长因子 β 亚单位（β-NGE）代谢异常　实验研究发现患者血中神经生长因子是对照组的 3 倍，所培养的皮肤成长因子 β 亚单位活性是正常人的 10%，用 lsoprotenol 处理时，未见像正常组织那样 β-NGF 增加，说明 β-NGF 代谢异常在本综合征遗传缺陷相应的分子生物学异常方面，可能起一定作用。

在病理学检查方面已发现患者周围神经发育不良，组织化学检查的结果在神经轴突和血管周围神经丛中，不含去甲肾上腺素。

【临床表现】

大部分病例于出生后即出现症状，据文献记载本综合征多见于犹太人，其主要临床表现有以下 10 个方面。

1. 泪液缺乏　哭叫时无泪或仅有少许泪液，各种理化刺激均难以使患者增加泪液的产生。

2. 出汗过多　头部和背部于兴奋或进餐时大量出汗，但手掌、足底则不出汗，汗液成分分析如常。

3. 皮肤红斑　常于进食或情绪激动时面部、颈、肩、上胸可出现一过性境界分明的红色斑点，餐后迅速消失。

4. 体温明显异常　可有不明原因的发热和一有感染即易高热的倾向。

5. 血压不稳　血压易受轻微刺激或某些情感变化而波动。

6. 消化道症状　出生后常不会吸奶,有时出现吸吮困难,年龄稍大些后可有吞咽困难、食物反流、周期性恶心呕吐、痉挛性腹痛等。

7. 通气功能改变　在高二氧化碳或低氧状态下,通气功能降低并有心动过缓和低血压,甚至出现晕厥。

8. 躯体外貌　身材矮小、发育缓慢、脊柱侧弯和足外翻、角膜溃疡、动作笨拙等。

9. 神经精神症状　说话迟晚、构音障碍、味觉迟钝、情绪不稳、角膜反射消失、腱反射减弱或消失以及智能低下、共济失调等。

10. 实验室检查　尿 3-甲氧基-4 羟苦杏仁酸(VMA)和 3-甲氧基-4 羟基苯乙二醇(HMPG)减少,尿和脑脊液中 3-甲氧基-4 羟基苯乙酸(HVA)增加,血清中 DβH 活性降低。皮内注射组胺不引起皮肤发红反应,但可引起流泪。

【诊断】

根据上述 10 个方面的临床表现、体征和实验室检查可以做出诊断。

Riley 提出的诊断标准

（1）主要诊断条件:①出生后摄食困难;②一般性刺激不引起流泪;③腱反射消失或减退;④对疼痛不敏感;⑤角膜反射消失;⑥舌茸状乳头消失;⑦直立性低血压;⑧情绪不稳定。

2. 次要诊断条件:①种族特点,多发生于犹太人;②食管运动功能异常;③进食和兴奋时皮肤出现红斑;④体温调节异常;⑤多汗症;⑥尿中 VMA(3-甲氧基-4 羟苦杏仁酸)含量减少, HVA/VMA 比值升高。HVA 是(4-羟基-3-甲氧基苯乙酸);⑦正常肾上腺素注射后血压可出现异常升高;⑧静脉注射乙酰甲胆碱可出现不伴心动过速的血压下降,可矫正味觉缺陷,出现流泪,偶可使腱反射恢复。

【治疗】

本综合征尚无特殊治疗方法,仅以对症治疗为主,注射乙酰甲胆碱或新斯的明可有一时性效果,对于小儿这类药物的剂量难以确切掌握,既能有效又不致出现明显毒副反应更为困难。

【预后】

本综合征预后不良,婴儿期常合并肺部感染而死亡,能度过婴儿期则预后可有好转,但仍难以活至成年。

第四十一节　家族整体的癫痫综合征

以家族为整体的癫痫综合征(family epilepsy syndrome，FES)是一种特发性癫痫综合征,又称全面性癫痫伴热性惊厥附加症(generalized epilepsy with seizures PLUS,GEFS+)。属常染色体显性遗传病。

【病因】

GEFS+分子遗传与研究在国内外已取得长足进展,发现本综合征的致病基因有 SCNIB、SCNIA、SCN2A、GABRG2、GABRD 等。

目前通过二代测序检测方法,在 KCNQ3 基因发现 c.2128T>C(编码第 2128 号核苷酸由 T 变为 C)核苷酸杂合变异,导致 710 氨基酸错义变异,由 Tyr 变为 His(p.Tyr710His)。

国内学者于淑杰首次报道的一个家系中发现同时存在 2 种 KCNQ3 及 SCN3A 基因变异。

【临床表现】

（1）同一家系三代人不分男女,均有过本综合征的临床表现,多于 10 岁前儿童期发病,儿童后期停止癫痫发作,呈现了年龄依赖性和表型异质性。

（2）发作方式多为强直阵挛性发作,少数为失神发作。

（3）一般均于低热(37-38℃)时的惊厥发。

（4）生长发育无异常。

（5）头颅 MRI 无异常。

（6）实验室检查无异常发现。

【诊断】

（1）VEEG 可见痫样放电。

（2）家系和临床特点。

（3）二代基因测序。

【治疗】

无须抗痫药物治疗。

【预后】

本综合征学龄期可中止发作,预后良好。

第四十二节　进行性肌痉挛、脱毛和腹泻综合征

进行性肌痉挛、脱毛和腹泻综合征（progressive muscule spasm alopecia and diarrheas syndrome）即里吉病（Satoyoshi disease）,又称全身痉挛病。1967 年由日本学者里吉（Satoyoshi）首先报告。本综合征以缓慢进行性的间发性全身肌痉挛伴毛发脱落、腹泻和其他内分泌紊乱等为临床特征。

【病因】

本综合征病因尚未明确。可能与早期出现的吸收不良综合征及糖代谢异常有某种关系。肌痉挛可能是控制脊髓前角的中间神经元功能异常兴奋不能被抑制所致。

【临床表现】

本综合征以女性多见,发病年龄常在 6~15 岁。主要临床表现有肌痉挛、脱毛、腹泻等三大症状。

（1）肌痉挛:最先出现的症状是肌痉挛,常以下肢 2~3 块肌肉或肌群开始缓慢地进行性的向上延及全身,但并不累及面肌和眼肌。肌痉挛呈间发性,发作时伴有剧烈肌痛和多汗。发作频度一日数次至上百次不等,间歇发作可持续数日至一周。每次发作仅 1~2 分钟,能自然缓解,按摩也促进缓解。

（2）脱毛:起病时或起病 1~2 年内有脱发、脱眉毛现象,至成年可有腋毛、阴毛、胡须脱落等表现。

（3）腹泻:半数以上病例有腹泻,每日 2~10 次不等,日久后因经常腹泻而出现营养不良、消瘦。

（4）其他表现:早期即发生严重肌痉挛者可有关节畸形甚至骨折。可有扁平足,O 型、X 型腿等。长期腹泻者有低血色素贫血和低蛋白血症。生长发育障碍女性患者有闭经和子宫发育不全但第二性征无异常。躯体矮小,体重低于正常标准 20%~30%。但 15 岁以后发病者则无发育障碍。

（5）实验室检查:剧烈肌痉挛发作时血清肌酸磷酸激酶活性可呈一过性增高,吸收试验可反映糖和脂肪吸收不良。X 线检查或内镜检查多数有胃肠道息肉,晚期有胃黏膜萎缩。孕 17-酮和 17-羟类固醇排泄降低,尿中雌激素和孕二醇排泄量减少。尿钙排出量亦减少。甲状腺和垂体功能、电解质测定均无异常。

【诊断】

根据上述三大主要症状、结合实验室检查可以做出诊断。

【治疗】

本综合征尚无特殊治疗方法。葡萄糖酸钙静脉注射可使肌痉挛暂时缓解,中药白芍与甘草两味煎服可一定的治疗作用。蛋白同化激素苯丙酸诺龙或康力龙等有助于改善肠道吸收功能。

晚近有人主张使用硝苯呋海因钠（sodium dantrolene）口服治疗本综合征,可使肌痉挛发作减少甚至消失,尚可改善闭经和脱毛,还可见毛发生长。疗效是否如此有待临床更多地积累经验。

【预后】

本综合征属缓慢进展性疾病,病情常越来越重,病程可长达数年至二、三十年。常年腹泻营养不良易继发感染死亡。

第四十三节　精神性烦渴多饮综合征

精神性烦渴多饮综合征（psychogenic polydipsia syndrome）是以多饮多尿类似尿崩症的一类疾病，可发生于任何年龄。

【病因】

常因肺炎、扁桃腺炎或其他感染高热后，家长给患儿大量饮水，而造成习惯性多饮，继而多尿，如此恶性循环。较大儿童可因精神刺激后多饮，其发病机制可能由于多饮造成体液稀释为低渗状态。低渗则抑制加压素（AVP）分泌，使肾小管中水的回吸收减少，尿量增多。有的家长常在开水中加糖、蜂蜜、果汁调味，可能增加了渗透性利尿作用而使尿崩症状更为严重。最小可在生后 5~6 周起病。

【临床表现】

（1）烦渴多饮，有的患儿每日饮水量 1 500~2 500ml，每日饮水排尿多达 20 余次。

（2）血清钠、血浆渗透压多在正常低值。

（3）缺乏中枢性尿崩症的临床特点，如突然起病，夜间持续多尿、多饮、喜冷饮等。

（4）典型者禁水试验尿浓缩功能可达到正常水平。

【诊断】

（1）一般状况下，根据病史及上述临床表现可做出诊断。

（2）由于患儿长期大量过多饮水，肾小管液量增大，可破坏肾髓质高渗浓缩梯度，并可使体液稀释以至形成低渗状态，抑制体内抗利尿激素（ADH）分泌，形成功能性 ADH 缺乏，禁水试验出现类似真性尿崩症结果，很难与部分性中枢性尿崩症鉴别。可根据下列五项进行诊断：①严格限水重复禁水试验；②延长禁水试验时间直至尿渗透压曲线出现平顶高峰后注射加压素制剂，观察禁水前后，注射加压素前后血、尿渗透压改变及其幅度，尿与血浆最高透压之比等；③禁水试验结合血浆 ADH 测定；④氯磺丙脲诊断性治疗；⑤病程久、病情严重者，由于 AVP 的分泌受到长期抑制，对高渗盐水试验亦无反应，与尿崩症的鉴别困难。只有通过试验性限制饮水加镇静剂或 AVP 治疗 1~2 周后，再以盐水代替 AVP 进行试验治疗。真性尿崩症病人以盐水代替后，又出现多饮多尿症状；本综合征时不再出现症状，再做高渗盐水试验，反应可以正常或接近正常。

附：

（1）禁水试验：试验当日清晨空腹。试验中禁食、禁饮。每小时计尿量，测比重或尿渗透压。试验开始及结束时分别排空膀胱称体重，测血清钠和/或血浆渗透压。试验 6 小时以上。

（2）肌注鞣酸加压素油剂（长效尿崩停）0.1~0.3ml，观察用药前后临床排尿量、饮水量以及比重或渗透压改变。

（3）结果评定：本综合征禁水试验最高尿渗透压达到 800mOsm/kg·H_2O；或尿比重达到 1.020；或尿渗透压始终<800mOsm/kg·H_2O。

【治疗】

本综合征无须特殊治疗，着重病因预防。

【预后】

预后良好。

第四十四节　颈交感神经麻痹综合征

颈交感神经麻痹综合征（Horner syndrome）又称 Horner 综合征、Bernard-Horner 综合征、Claude-Bernard-Horner 综合征、颈交感神经瘫痪综合征、颈交感神经系统麻痹症等。由 Claude-Bernard 于 1862 年首先描述，以后 Horner 于 1869 年详细描述一组症状而命名。其特点为病侧眼球轻微下陷、瞳孔缩小但对光反应正常、上睑下垂、同侧面部少汗等。

【病因】

凡可引起颈部及脑干部交感神经受损伤，压迫之原因如外伤、手术、肿瘤、炎症、血管病变等因素，均可引起此综合征。下视丘、脑干、颈髓、颈动脉的炎症肿瘤压迫、出血等因素也可引起。少数病例可为先天性或无明显病因可查。交感神经受刺激可产生瞳孔扩大、睑裂增宽、眼球突出、血管收缩、头面部多汗之症状，故当交感神经中枢至眼面部通路上，任何部位有上述病因时即出现相反之表现。

【临床表现】

见于交感神经损害的同侧。

（1）瞳孔缩小：由于虹膜之瞳孔开大肌麻痹所致。但对光反应、辐辏反应均存在。

（2）眼睑下垂：系睑板肌麻痹所致。由于眼睑下垂、眼裂稍小，但眼睑仍可自行启闭。

（3）眼球内陷：与眼球后之球张肌麻痹有关。

（4）同侧面部少汗：系腺体分泌功能紊乱，见面部干燥无汗，有发热潮红表现。

（5）眼压下降：与血管神经调节影响有关。

本综合征如为先天性或发病于儿童，则常伴有虹膜异色。其他尚有过度流泪或流泪减少，一过性低眼压，偶见白内障。发病早期可见眼睑、结膜、葡萄膜和视网膜血管的暂时扩张。

【诊断】

结合病史及临床表现诊断一般不难。尚可用4%可卡因液滴眼，3分钟一次，共3次，15分钟后观察瞳孔。交感神经元损害在中枢时瞳孔可扩大，节前节后交感神经元损害时无反应；用0.1%肾上腺素液滴眼45分钟后观察，交感神经节后纤维有损害者瞳孔有扩大，中枢部位及节前部位受损时无变化。

本综合征临床上较为常见，但多见为不完全型，特别是眼球凹陷常不明显，轻度的上睑下垂也易疏忽，非眼科专业医生对具有诊断价值的瞳孔缩小，如不仔细检查则更易漏诊。因此，当疑及本综合征时应特别注意双眼对比检查。

【治疗】

针对发病原因进行治疗。

【预后】

本综合征预后视病因而定，凡肾上腺素滴眼可散瞳者，预后较好。

第四十五节　巨脑性婴儿白质营养不良综合征

巨脑性婴儿白质营养不良综合征（megalencephalic infantile leukodystrophy）又名 Alexander 病、Alexander 综合征。

【病因】

病因不明，为常染色体隐性遗传性疾病。病理学改变于神经系统可见巨脑、脑水肿，有星形细胞病变，软脑膜和室管膜下层以及血管周围的星形细胞足底内有广泛的玻璃样嗜伊红性沉积物，脑白质者营养不良多见于额叶。

【临床表现】

本综合征在婴儿期起病，男性多见。有智力和运动发育落后，惊厥发作。开始有肌肉弛缓。以后肌张力增高强直和角弓反张。约于6个月开始头增大。

【诊断】

诊断根据临床所见，确诊无简便方法。

【治疗】

目前无特殊治疗。

【预后】

本综合征病程进展性。发病后多于 1~2 岁死亡。预后不良,个别可存活数年。

第四十六节　可逆性后脑部脑白质脑病综合征

可逆性后脑部脑白质脑病综合征(posterior reverisble encephalopathy syndrome,PRES)是一种临床-影像学综合征。临床表现为由头痛、抽搐等多种神经症状组合,影像学表为双侧后脑部脑白质水肿性改变为特征的一组征群。

【病因】

本综合征病因和发病机制尚不明确。

较多研究者认为这是由各种因素(如高血压)引起的血脑屏障暂时性损坏,从而引起脑白质暂时性的血管源性水肿。血液循环中的毒素可通过被损坏了的血脑屏障进入脑内造成细胞毒性水肿,继而影响神经细胞的功能。

其诱发因素包括自身免疫性疾病、肾功能损害、器官移植后、输血后、使用免疫抑制剂,使用丙种球蛋白,使用糖皮质激素后等等。国内杨颖等曾报告一例并发于吉兰-巴雷综合征后。

【临床表现】

本综合征发病急促,常无前驱征象,12~48 小时之内可迅速发展达到高峰。主要表现为高血压、抽搐、头痛、呕吐、视力模糊、意识障碍等非特异性症状。

抽搐为最常见临床表现,其发病率可高达 90%。视力缺损和高血压在本病临床表现中则具有特异性。

【诊断】

根据临床突出而且迅速进展性的抽搐、视力缺损和高血压等特征性表现结合影像学检查,可做出诊断。脑电图主要表现为非特异性的顶叶及枕叶病灶或弥散性 δ 波。此改变可随临床症状消失,病情好转逐步恢复正常。

脑脊液检查多数正常或蛋白微量增加,不具诊断的特异性。

头颅 C T 阳性检出率也仅占 50%,CT 上的表现为双侧顶叶-枕叶底密度灶。

MRI 是本病诊断的金标准。主要表现为双侧半球顶叶-枕叶脑白质在 T2 加权及 FLAIR 成像上的高信号。部分病例也可以累及脑干、大脑皮层和基底节。

对血管源性能水肿和细胞毒性水肿可通过弥散加权成像(DW1)联合表现扩散系数(ADC)加以鉴别。血管源性水肿,仅表现为低信号或等信号,ADC 数值升高,ADC 图上呈高信号。而细胞毒性水肿则表现与之相反,DW1 为高信号,ADC 数值降低,图上呈现低信号。

【治疗】

首先是控制和治疗原发病,去除诱发因素。治疗原发病时应尽量避免输血,停用免疫抑制剂,激素和丙种球蛋白等。

主要治疗措施为对症治疗,包括转入重征监护病房,控制血压并持续监测。抗癫痫治疗,有效控制惊厥,纠正水电解质紊乱,营养支持等。这些措施均应早期而积极的处理,以免加重脑损害,避免从可逆变为不可逆,而影响预后。

【预后】

本综合征在儿科虽属罕见,但易被忽略或误诊误治,故应提高识别能力。因为肾病综合征特发性血小板减少性紫癜、幼年类风湿性关节炎、川崎病等在儿科为常见病,而且输血使用免疫抑制剂、激素、丙种球蛋白的机会较多。器官移植虽较少,但这些疾病和治疗措施均为本综合征的重要诱发因素,一旦出现临床表现应考虑本病可能。若能早期诊断积极正确的治疗,临床症状和影像学改变一般都能完全恢复。仅少数病例可留有失明,癫痫等持久性或永久性神经损害。

第四十七节　空泡蝶鞍综合征

空泡蝶鞍综合征(empty sella tarcica syndrome)即 Busch-Colby 综合征,又称鞍隔缺损蛛网膜囊肿、鞍内蛛网膜憩室、鞍内蛛网膜囊肿等。1951 年 Busch 提出空泡蝶的诊断名称, 1962 年 Colby 则命名为空泡蝶鞍综合征,我们则将本综合征又称之为 Busch-Colby 综合征。本综合征指蛛网膜下隙疝入到蝶鞍内,垂体受压产生的一系列临床症状。可发生在任何年龄,成人多见于妇女,儿童病例较少见。

【病因】

鞍隔缺损和不完整是本综合征的解剖学基础。本病的发生还与以下诸因素有关。

(1)脑脊液压力的传递作用:鞍隔缺陷时,鞍上的蛛网膜下隙经不完整的鞍隔疝入蝶鞍内。当有颅内压增高时,如高血压、肥胖、心衰等更易促使发生空鞍征。脑脊液压力升高,蛛网膜下隙中的脑脊液量也增多,可能是发生本病的原因之一。

(2)鞍内垂体囊肿破裂:鞍内或鞍旁囊肿、垂体中间部小囊肿可汇合增大压迫垂体或破裂到蛛网膜下隙,均可产生症状。鞍内囊肿在儿童并不少见。

(3)鞍区的蛛网膜粘连:该处蛛网膜粘连,致使脑脊液局部引流不畅,压力增高,而造成本病。

(4)垂体病变:垂体血供不足而引起垂体缺血、萎缩和梗死亦是引起本病原因之一。

(5)内分泌因素:在甲状腺、肾上腺或性腺功能减退性疾病中,垂体代偿性增大而使鞍隔孔扩大。上述功能减低症给予替代疗法,增大的垂体渐复原,而扩大的鞍隔孔,可造成空鞍征。

【临床表现】

(1)视器官的障碍:Wilkinson 报告本病 16 例儿童患者,7 例例有视器官障碍,其中 3 例有晶体和虹膜异常,3 例严重视力下降,2 例有视神经萎缩或视野缩小。

(2)脑脊液鼻漏:其发生率约 7%~19.2%。多有头痛。

(3)内分泌改变:成人患者多无内分泌改变的症状或体征,部分可有垂体前叶和后叶功能减低。儿童可有下丘脑-垂体轴功能检查异常。

(4)骨骼畸形:儿童病例可伴有骨骼发育不良综合征。

【诊断】

X 线检查头颅平片,多表现为蝶鞍增大。气脑造影和 CT 颅脑扫描对本综合征诊断有确切帮助,可发现气体自由进入鞍内并可见液平,这是本综合征的主要诊断依据。

【治疗】

无特殊临床表现者,不需要进行治疗。有明显视力障碍及鼻漏者,有人主张手术处理。内分泌功能低下者可暂做替代治疗。

【预后】

本综合征预后与原发病因有关。

第四十八节　快发性肌张力障碍-帕金森综合征

快发性肌张力障碍-帕金森综合征(rapid-onsel dystonia parkinsonisn syndrome, RDPS)是一种以常染色体显性遗传方式或散发形式发病的一种肌张力障碍叠加综合征,由 Dobyns 等首次报道,故又可称为 Dobyns 综合征。国外报道截至 2016 年为 51 例,国内 2017 年由张慈柳等报道 3 例。是临床罕见的运动障碍性疾病。

【病因】

因本综合征与 ATP1A3 基因突变相关,其基因突变几乎完全位于特定蛋白的区域。张慈柳报道的一家系 3 例患者的基因测序结果为 ATP1A3 基因 p.R756H 位点杂合错义突变。

ATP1A3 基因突变可导致 Na+，K+-ATP 酶对细胞质中钠离子亲和力下降,从而影响细胞内钠离子和钾离子的交换,造成肌肉及神经电兴奋性下降。出现肌无力、肌张力障碍等临床表现。

【临床表现】

危重患者临床一般表现为嗜睡、吞咽困难、流涎、急性间歇性肌张力低下,明显的躯干共济失调,手足徐动,构音障碍等。其中有些症状数日后可逐渐改善,但无法恢复正常。

近年报道 RPDS 非运动表情则可有精神症状和认知障碍等。

上述症状常因运动、发热、情绪改变、饮酒等应激引发。

【诊断】

Brashear 等提出的基本诊断标准为如下。

(1)在数分钟至 30 天内快速发病的肌张力障碍和帕金森综合征。

(2)有明确的头腿梯差特点。

(3)突出的球部受累表现。

(4)支持性诊断条件有:①发病时轻微或无震颤;②发病前轻度或无肢体肌张力障碍;③有突然发病的诱发事件;④罕见"二次发作",或症状再次突然加重;⑤一个月内症状稳定;⑥总体症状改善轻微,但部分患者有有限的步态改善。

基因检测有助于本病的确诊。

【治疗】

尚无肯定而有效的治疗方法。

钙离子拮抗剂氟桂利嗪、抗胆碱能药物、丙戊酸钠及巴氯芬等疗效欠佳。但个别报道氟桂利嗪有较好疗效。大剂量苯二氮卓类药物有效或有部分疗效。

【预后】

本综合征对预期寿命似无影响,但会严重降低生活质量。

第四十九节　快乐木偶综合征

快乐木偶综合征(angelman syndrome, As),这是在 1965 年英国学者首先提出的一种染色体缺陷病。患者以精神运动发育落后及特殊面容为主要表现,绝大多数患儿伴有癫痫发作和特征性脑电图表现。发病率为 1/40 000-1/10 000。

【病因】

主要由于母源染色体 15q11-13 上的 UBE3A 基因缺失或表达异常所致。共有 4 种不同方式:①母源染色体 15q11-13 缺失;②父源单亲二倍体;③印记中心缺损;④ UBE3A 基因突变。

【临床表现】

(1)智力低下,不自主发笑,易激惹,热敏感增强,异常醒睡周期。

(2)癫痫发作。

(3)语言障碍,语言发育迟缓,咀嚼动作多。

(4)小头畸形,枕部扁平,下颌增大、稀牙、流涎、斜视、喜吐舌,婴儿期喂养困难,吸吮或吞咽障碍。

(5)共济失调,步态异常,下肢过度活动,反射亢进,行走时喜弯曲或上举上肢。

(6)皮肤色素减退,肥胖、便秘、脊柱侧凸等。

癫痫发作,可有失神发作、不典型失神、肌阵挛发作、强直阵挛发作、强直发作、失张力发作和婴儿期痉挛等多种类型,并出现特征性脑电图表现。

【诊断】

(1)根据上述临床表现(全部或部分表现)。

(2)脑电图特征性改变。

发作间期脑电图背景：①额区为主的 2~3Hz 高-极高幅（200~500uV）慢波活动，夹杂棘波或尖波混合发放；② θ 节律图形，表现为 4~6Hz 高幅波（150~500uV）慢活动，混杂或不混杂棘波活动；③后头部为主或只在闭眼时出现的 3~4Hz 的高幅活动，左右不对称，不同步的可夹杂尖波、棘波发放。

（3）基因检测是确诊的依据。

【治疗】

本综合征系先天性疾患，无特殊治疗方法。

对癫痫不同类型的发作可给予相应药物抗癫痫治疗。

【预后】

预后尚可，除非癫痫频频发作一般不会威胁生命。

第五十节　莱姆（Lyme）（病）综合征

莱姆（Lyme）（病）综合征（Garin-Bujadoux-Bannwarth syndrome）即 Garin-Bujadoux-Bannwarth 综合征，最初被称为莱姆关节炎，又称淋巴细胞脑膜神经根炎、脑膜多神经根炎等。本综合征是新近认识的一种蜱媒螺旋体感染，是一种炎症性多系统疾病。最初本病成批集中地发生在美国康涅狄格州 Lyme 城的儿童，因而称 Lyme 病。早年在 1912 年瑞典 Afzelus 首次报道了慢性环形红斑（erythema chronicum migrans，简称 ECM）。1922 年法国 Garin 和 Bujadoux 及 1941 年德国 Bannwarth 相继报道了 ECM 患者出现神经系统异常后，遂命名为 Garin-Bujadoux- Bannwarth 综合征。直至 1977 年美国学者 Steere 归纳了本综合征的全部临床现象，指出本综合征的特征除皮肤与神经病变，还包括心脏、关节及其他全身症状。

1987 年施桂英、张哲夫等分别在黑龙江和牡丹江延边等地林区发现了患者，1987~1992 年中国莱姆病调查协作组对全国 19 个省（市、区）进行流行病学调查表明本病在我国分布已相当广泛，已有 11 个省（市，区）先后发生和流行，居住林区和山区的人群对本病普遍易感。

目前本综合征已在五大洲 20 多个国家流行并有扩大趋势，对人类危害极大，为此美国称之为"第二艾滋病"。

临床以皮肤慢性游走性红斑（ECM）为特征，伴有"流感"或"脑脊髓膜炎"样症状，中晚期分别为神经、心脏及关节病变。

【病因】

1983 年 Steere 和 Benach 从患者血液、脑脊液、皮肤慢性游走性红斑活检标本中分离出螺旋体并命名为伯氏疏螺旋体（Borrelia burgdorfori），我们称之为莱姆病螺旋体。伯氏疏螺旋体是疏松盘绕的左旋单胞质螺旋体。对伯氏疏螺旋体分离株表型和基因研究结果，已知至少有三个基因种（genospecies），即基因种 I（B.Burgdorferi sensu stricto），基因种 II（B.garinii），基因种 III（B.afzelio）。我国已至少分离出 130 株莱姆病螺旋体。

主要传播媒介为几种近缘硬蜱（丹敏硬蜱、蓖麻硬蜱和全沟硬蜱）。主要储存宿主为小型啮齿动物和家畜，通过蜱叮咬将病原体传播给人而发病。尤其是蝇和犬更易感染或是携带蜱，犬感染的危险比人更大，若人被这些蝇、犬叮咬后亦可患病。因此本综合征是蜱传播的全身性、免疫介导性多脏器炎性病变。然而其发病机制多数学者倾向于感染性因子或内源性免疫刺激物可能作为始动因子，在具有遗传素质的易感个体，可能激发异常免疫反应而导致发病。

【临床表现】

本综合征是全身感染性疾病，临床表现多样化，一般可分为三期。第一期以 ECM 为主；第二期以神经心脏及关节损害为主；第三期上述症状进行性加重并对治疗抗药。

在欧洲，本综合征晚期还有慢性萎缩性皮炎（ACA）和慢性淋巴结增生症（LABC）的皮肤临床表现。

（1）"牛眼型皮疹"。蜱叮咬后 3~32 天出现。皮损好发于大腿腹股沟和腋窝处，常伴随出现"流感"或"流脑"样症状：畏寒、发热、头痛、乏力、全身酸痛，甚至脑膜刺激征。可见局部或全身淋巴结肿大。

（2）神经系统损害:多在 ECM 后 2~6 周出现脑膜炎、颅神经炎、神经根炎、脊髓炎、多发性单神经炎、小脑共济失调、舞蹈症和颅内压增高等神经系统症状。偶见本综合征有基底动脉闭塞的报道。1988 年 Hilbers 曾报告个别可发展为痴呆及人格障碍。

（3）关节:ECM 后数月至数年出现关节肿胀和疼痛,以膝关节、肩、肘、腕、髋等大关节为主,常持续几小时或几天。早期表现为游走性疼痛为显著,多为间断性部分患者可成为慢性病变。

（4）心脏受累:部分病例于发病数周后出现房室传导阻滞、心肌炎、全心炎、心功能不全、房颤等。

（5）其他:特殊的继发性病损为肉芽肿性肝炎和角膜、结膜、虹膜的炎症及视神经萎缩等眼科疾患。全身症状有发冷、发热、头痛、乏力、咽痛、蛋白尿、血尿等。

【诊断】

本综合征从患者体内分离和培养出病原螺旋体即可确诊。加上酶联免疫荧光测定可提高诊断率。流行病学、相应的症状、血清呈阳性,在除外其他螺旋体感染后诊断即可确立。诊断中参考依据:①有叮咬史;②过去和现在有莱姆病临床表现;③病人血清内有高效价的抗莱姆病螺旋抗体和酶联免疫荧光测定可提高诊断率;④脑脊液内淋巴细胞增多,有抗莱姆病螺旋体抗体;⑤用大剂量青霉素治疗,病人症状有所改善;⑥从病人血液、脑脊液或脑组织中分离和培养出莱姆螺旋体。具备前 5 项,即可诊断。如具有第 6 项即可确诊。

用 ELISA 和间接免疫荧光法测定患者血清抗 Burgdorfer 螺旋体抗体(特异性 IgM 抗体及 IgG 抗体滴度升高),是敏感度高的特异诊断方法。脑脊液中抗体测定对本症所致脑膜炎有诊断价值。

患者抗 Burgdorfer 螺旋体抗体的高峰值通常在 5~10 周,大剂量抗生素治疗可影响抗体水平,在血清学诊断过程中应予注意。

临床诊断标准(美国疾控中心):①发病前曾到过疫区,有蜱叮咬史。②慢性移行红斑(ECM)单独出现或伴有"流感"症状。③出现脑炎、脑膜脑炎或脑脊髓炎、面瘫(单或双侧)或其他神经损害者。④反复发作的大关节游走性关节炎。⑤急性起病,高度房室传导阻滞,数周或数月恢复正常者。⑥实验室检查分离到伯氏疏螺旋体;检测出病原体 IgM 或 IgG 抗体;或急性期恢复期血清 IgG 抗体 4 倍增高者;尿中检测出病原体抗原,检测到病原体 DNA。

【治疗】

（1）12 岁以上儿童口服多西环素,100mg,每日 2 次。12 岁以下儿童口服阿莫西林,50mg/(kg·d)。不能使用上述两种药物者(各年龄)均给头孢呋辛酯,30~50 mg/(kg·d),分 3 次口服,或红霉素 30~40 mg/(kg·d),分 4 次口服。

（2）有神经系统损害者,精脉使用抗生素治疗。首选药物为头孢曲松,100mg/kg,每日 1 次,次选药物为头孢噻肟 50~100 mg/(kg·d),分 2~3 次使用。第三选择为青霉素 G 钠 20 万 U/kg,分 4 次,每 6 小时静滴一次。

抗感染治疗疗程:局部皮肤感染者 10 天;早期播散者 20~30 天;肢皮炎者 3 天;关节炎者 30~60 天;神经系统受累者 30 天;心脏受累者 30 天,之后如无二或三度房室传导阻滞则改口服抗生素维持。

【预后】

抗生素治疗本综合征效果良好,早期诊治可望治愈。儿童若出现神经系统损害,其感知障碍,亦有可能在适当治疗后有完全恢复正常的可能。

第五十一节　李特尔氏综合征

李特尔氏综合征(Little syndrome)即痉挛性双侧瘫痪,又称先天性痉挛性双瘫、先天性痉挛性肢体僵直等。本病系脑性瘫痪的一种类型,系中枢性瘫痪,其锥体束和锥体外系均有病变。患儿于出生后即可发病,以进行性智力迟钝、惊厥、对称性双侧瘫痪为特征。

【病因】

本综合征为多因素造成,生前可能是胎儿期感染、出血、缺氧、畸形或于出生时的分娩意外而致窒息、产伤,或产后发生核黄疸、外伤、严重感染等均可致脑性瘫痪。脑缺氧与出血在发病因素中占重要地位,均能对脑组织造成损害而致病。

【临床表现】

本综合征在脑性瘫痪中占多数。临床见两侧均有瘫痪,但程度不一定对称。下肢的运动障碍较上肢明显。上肢的精细动作如写字等则常受影响。病儿站立时双下肢常呈痉挛性伸直和内收。膝、踝反射亢进,伴伸展性跖反射。多数于数年后渐学会行走,用双侧足尖着地,呈剪刀型姿势或有马蹄足内翻。

眼部可见视神经萎缩、眼球震颤、斜视、先天性白内障等

【诊断】

(1)神经功能不正常,自主运动功能有障碍。

(2)出生后或幼婴时发病。

(3)病情稳定,非进行性。

(4)非遗传性。

如见四肢发育欠佳,轻度肌力低下或腱反射过强,即应疑为本病。鉴别诊断主要与先天代谢病及遗传性变性病鉴别,后者常是病状继续加重,病程示有进行性。尚须与脊髓灰质炎、周围神经麻痹、脊髓病等鉴别。

【治疗】

本病无特殊治疗方法,根据病情轻重,加强护理与教养。结合病情予以体育锻炼、理疗、针灸、手术矫治等,可适当应用改善脑功能药物。有眼疾时禁用阿托品与荷马托品溶液滴眼,由于患者对其敏感性特强,有用后猝死的报告。

【预后】

本综合征预后不良。

第五十二节　良性复发性内皮细胞白细胞增多性脑膜炎综合征

良性复发性内皮细胞白细胞增多性脑膜炎综合征(Mollaret syndrome)是1944年Mollaret首先报告的一种少见的反复发作的脑膜炎,又称良性再发性脑膜炎,曾称"良性复发性内皮细胞白细胞增多性脑膜炎综合征",后定名为Mollaret脑膜炎。本综合征为短暂的脑膜炎发作与无症状的间歇交替出现,小儿成人均有报告,1981年左启华等曾见到二例。1986年范永琛也曾报告一例。

【病因】

本综合征病因不清。可疑为病毒性感染。

【临床表现】

本综合征多见于小婴儿,发作突然,数小时内症状即达顶点,发热、恶心、呕吐、头痛、颈背痛肌痛、颈强直、克氏征和布氏征阳性,有的尚有惊厥、幻觉、昏迷、复视、面神经麻痹、瞳孔不等大、巴氏征阳性等。症状持续2~7天,长可达20余天,然后很快消失,恢复正常。间隔数天至2个月又发作。经数年内多次相似的发作后,可突然停止发作,不留后遗症。脑脊液检查蛋白轻度增加,白细胞增加,多核占多数,发作1~2天后单核为主,糖可正常,无细菌。在发作的头一天内查脑脊液可见大单核细胞或大量内皮细胞。

【诊断】

(1)反复脑膜炎症状发作,每次发作持续3~7天,两个发作间无任何症状,脑膜炎症状来去突然。

(2)发作时表现为头痛、颈背痛、肌痛、颈背强直,布氏、克氏征均阳性。症状在发作后数小时达高峰,持续数天症状突然消失。

(3)起病时有发热。

(4)反复发作,一般不影响健康。

(5)脑脊液变化特点:开始白细胞升高可达数千,以中性和大的易碎内皮细胞为主,一天后变为以单核、淋巴为主,数天后细胞很快减少。轻度蛋白增高,糖减低。脑脊液中大量内皮细胞是本症重要特点。Heramns 提出内皮细胞占总细胞数 66% 以上具诊断价值。

本综合征应与复发性化脓性脑膜炎、先天性解剖缺陷如脊膜膨出,皮肤窦道等所致的反复发作性脑膜炎、结核性脑膜炎、新型隐球菌性脑膜炎、颅内和脊髓腔皮样囊肿所致的反复发作的化学性无菌性脑膜炎、白塞氏综合征等相鉴别。

【治疗】

有人曾用过抗生素、抗组胺类药物、激素、静注普鲁卡因等方法,均无肯定疗效。

【预后】

本综合征预后良好,明显地为一种自限性疾病。

第五十三节　　良性局灶性癫痫综合征

癫痫综合征(epilepsy syndrome)在婴儿期发病率较高。2010 年国际抗癫痫联盟(International League Against Epilepsy, ILAE)在癫痫综合征(benign familial infantile epilepsy syndrome)分类中将婴儿期起病的良性局灶性癫痫分为良性婴儿癫痫(benign infantile epilepsy, BIE)和良性家族性婴儿癫痫(benign familial infantile epilepsy, BFIE)。这两种综合征在临床表现、脑电图(EEG)特点和预后等方面并无区别,仅在鉴别要点上唯一的是有无家族史。

BIE 早在 1963 年由 Fukuyama 等首先报告,至 1987 年 Watanabe 等作了详细描述。

良性家族性婴儿癫痫是一种良性家族性局灶性癫痫综合征。本病症 1992 年由 Vigevano 等首先报道,2010 年国际抗癫痫联盟将其命名为 BFIE。BFIE 系常染色体显性遗传伴外显率不全的遗传性疾病,且具有遗传异质性。

【病因】

PRRT2 是新近发现的在神经系统发作性疾病中重要的致病基因。目前已知 PRRT2 基因突变可导致临床表型主要有三种:① BFIE;②阵发性运动诱发的运动障碍(PKD);③婴儿惊厥伴阵发性舞蹈手足徐动(ICCA)。亦可见可包括散发的婴儿良性癫痫(BIE)等多种少见表型,提示 PRRT2 基因突变,有表型异质性。已有 170 多个家系文献报道了经筛查有 74.1% 的家系属 PRRT2 基因突变。突变的类型共有 14 种。包括 SCN2A、KCNQ3、ATP1A2 和 PRRT2 等,其中编码富脯氨酸跨膜蛋白 2 的基因 PRRT2 是 BFIE 的主要致病基因,热点突变为 C.649-650insC。

【临床表现】

BIE 和 BFIE 的临床表现类似,在此一并予以叙述。起病年龄高峰在 6 个月左右,最小年龄的 BFIE 发病者仅为 2 个月龄。大多于 12 个月内起病,发病初期以丛集性发作为特征,但并不演变为癫痫持续状态。发作表现为局灶性发作或局灶性发作后继续全面发作。可以出现双眼上翻、四肢抽搐、意识丧失等临床表现。

【诊断】

根据发作起始年龄和上述临床表现,结合脑电地形图,可通过视频脑电图记录见到起源发作部位有颞区、枕区、顶区、额区,多数起源于颞区。发作期间有痫样放电。多数患者发作间期 EEG 正常。但 Vigevano 等 1992 年的报道中在丛集性发作过程中的间歇期 EEG 可见单侧性慢波和枕区棘波。

基因检查有助于早期确诊,尤其是 BFIE 已明确由 PRRT2 基因突变所致,热点突变为 C.649-650insC。PRRT2 定位于染色体 16p11.2,全长 3749bp,包括 4 个外显因子编码蛋白大小为 340 个氨基酸,其主要在大脑皮质基底节和小脑呈高表达。PRRT2 基因突变有表型异质性,所以除 BFIE 外包括 BIE。

【治疗】

卡马西平、丙戊酸、苯巴比妥和唑尼沙胺均可作为治疗的有效药物,而以广谱抗痫药丙戊酸较为安全有效,现已有丙戊酸和奥卡西平糖浆或混悬剂,方便儿童使用,病程一般为一年。

【预后】

本综合征有自限性。患儿末次发作大多不超过 2 岁,很少有后遗症。有家族史的患儿,停药时间可参照其他成员末次发作的时间。

本综合征预后良好,对于发作稀少,发作表现轻微者亦可不用抗痫药,加强观察和监护,防止意外损伤。

第五十四节 良性先天性肌弛缓综合征

良性先天性弛缓综合征(benign amyotonia congenita syndrome)即先天性肌张力不全症(congenital muscular hypotention),又称 Oppenheim 综合征、良性先天性肌病综合征等。1900 年由 Oppenhein 首先报告。本综合征属先天性肌弛缓症中的一种较为良性的类型,以出生后婴儿期即有大多数肌肉张力减弱、肌无力为特征。

【病因】

本综合征病因尚不清楚,可能与遗传有关。在同一家族中可发现有先天性肌弛缓及脊髓性进行性肌萎缩两种综合征的患者的事实,支持了遗传病因的观点。

【临床表现】

本综合征无性别差异,大多数自婴儿期即发现全身肌肉松弛无力,以近端肌肉受累重于远端,下肢重于上肢。不能抬头是最早引起家长和医生重视的表现,其运动发育较迟缓,行走路远较正常儿童为迟。

患儿的智力大多正常,肌无力并大多呈非进行性,亦无明显肌萎缩,感觉无异常,多数能随年龄增长上述肌弛缓表现渐渐改善。

肌电图正常或呈轻度肌病改变。血清酶谱检查,磷酸肌酸激酶、醛缩酶、乳酸脱氢酶、谷草转氨酶等均无异常。

随着病理学、组织化学和电子显微镜的进展,此种肌病中相继分出中央轴空病、肌管性肌病、线粒体肌病、杆状体肌病等多种类型。

【诊断】

根据出生后婴儿期即有大多数肌肉张力减弱、肌无力表现,感觉存在无明显肌萎缩,腱反射消失或减低,病情无进展性且多能随年龄增长逐渐改善等特征做出诊断。

诊断过程中须与婴儿进行性脊肌萎缩症相鉴别,后者发病较晚,多在 6 个月龄以上发病,病情呈进行性加重,有明显的肌萎缩。

【治疗】

以随意运动训练和被动按摩等为主来维持肌肉的营养,适当使用辅助药物。

【预后】

本综合征大多预后较好,可随年龄增长而症状得以减轻,但很少能获得完全痊愈。

第五十五节 颅脑先天发育畸形综合征

颅脑先天发育畸形综合征(Joubert syndrome)即 Joubert syndrome(JS),是一种罕见的颅脑先天发育畸形。属常染色体隐性遗传病,1969 年 Joubert 首先报道,1977 年 Boltshauser 和 Isler 报道过 3 例,国内有较个多个案报告,至 2011 年文献查及易亚辉等报告的病例共 32 例,发病率约为 1/100 000。

【病因】

根据基因和分子遗传学研究的结果, JS 已定位基因有 9q34.3, 11p12-q13.3 和 6q23,尚有其他位点的可能。NPHP1,AH11,CEP290 基因突变是 JS 的分子学基础。另有报告 JS 与 TMEM216 基因突变有关。

JS 的典型神经病理学改变为小脑蚓部发育不良或未发育,同时伴有齿状核、桥脑基底部及延髓的神经核团不发育,以及椎体交叉几近阙如等特征性改变。

【临床表现】

（1）神经系统表现：面部畸形，枕部脑膜脑膨出，智力发育延迟，共济失调，走路不稳，肌张力低下。

（2）呼吸异常：有短暂发作性过度呼吸、呼吸暂停或喘息性呼吸等。

（3）眼部表现：眼球斜视、震颤或间断性双眼发直，视网膜营养不良等。

（4）其他表现：小头畸形，骶骨皮窦、多指（趾）畸形，张口时伸舌，胼胝体发育不良、先天性心血管畸形等。

【诊断】

根据临床表现并结合影像学特征性改变，两者综合诊断。

影像学改变如下。

（1）"中线裂"：小脑蚓部部分或全部缺损，小脑正中分开其裂隙位于小脑蚓部位置致两侧小脑半球在中线部位仅为相邻而不相连，少量脑脊液进入其中而形成中线裂征象。

（2）"臼齿（磨牙）征"：小脑上脚增粗并上抬，凹陷加深的脚间池和平行走形的小脑上脚在周围脑脊液的衬托下，轴位形成中脑与小脑上角形成犹如臼齿的侧面观而称之。

（3）第四脑室呈三角形和蝙蝠翼状改变。

诊断时注意并非所有患儿全具备以上三种典型特征性的影像学改变。

【治疗】

JS 暂无明确有效疗法，治疗侧重康复训练和对症处理。患儿常需专门机构或特殊学校，进行语言和运动训练，耐心长期特殊的训练可使临床表现有所改观。必要时可用镇静剂控制某些临床症状，有报道针灸对本病治疗获得初步疗效，尚有待进一步研究。

【预后】

由于本综合征为罕见颅脑先天性发育畸形，尚无确切有效治疗措施，故患儿临床表现难以改观，预后不容乐观。

第五十六节　慢性婴儿神经皮肤关节综合征

慢性婴儿神经皮肤关节综合征（chronie infantile neurologic cutaneousarticular syndrome）是一种罕见的遗传疾病。

【病因】

本综合征致病基因是 NLPR3 基因，位于 1 号染色体（1q44），其编码蛋白 Cryopynin 参与炎症体（inflammasome）的形成。NLPR3 基因突变影响炎症体活化，导致 IL-1β 等细胞因子的过度积聚，引起异常的炎症反应。

【临床表现】

出生后不久即起病，主要症状：①脑膜慢性炎症；②反复发热、皮疹（荨麻疹样皮疹），脾淋巴结肿大；③关节：疼痛、肿胀、变形（软骨、骨骺生长过度所致）；④视听障碍：部分患儿视力受损和不同程度耳聋。

【诊断】

（1）临床表现。

（2）发作期血沉、CRP、免疫球蛋白等炎症指标显明升高。

（3）X 线检查：关节干骺端骨发育异常。

（4）皮肤活检：真皮层小血管周围大量的中性白细胞、淋巴细胞和组织细胞浸润。

（5）基因检测：NLPR3 基因突变，为确诊依据。

【治疗】

（1）激素：有效，可缓解疼痛、发热和关节症状。

（2）非甾体抗感染药：硫唑嘌呤、秋水仙碱、环孢素、沙利度胺均可选用，但疗效不肯定。

（3）IL-IR 拮抗剂:阿那白滞素,临床初步应用,已取得较好疗效。

【预后】

远期预后与慢性脑膜炎严重度密切相关。

关节功能取决于关节受累的严重度。

第五十七节　脑白质海绵状变性综合征

脑白质海绵状变性综合征(spongifrom degeneration of white matter canavans syndrome)即 canavans 综合征(canavans syndrome,CS),又称卡纳万病。是一种常染色体隐性遗传的脑白质病。

【病因】

APAS 基因 c.503G>A 复合杂合变异, p.Arg168His 错义变异是致病原因。亦可因 ARM/HEAT 区无义变异所致,大多临床出现的表型为婴儿型。

【临床表现】

1. 临床分型

（1）先天型:最为严重,出生儿周内即可出现症状。

（2）婴儿型:最为常见,6 个月左右出现症状。

（3）少年型:又可统称为"不典型"或"轻型"。

2. 婴儿型的主要临床表现

（1）生后 6 个月出现明显症状。

（2）大头。

（3）肌张力低下,运动发育明显滞后,无独站独走能力。

（4）智力低下,无语言表达能力。

【诊断】

（1）尿 N-乙酰天冬氨酸(N-acetyl-L-aspartate,NAA)显著增高,甚至大于正常值 100 倍。

（2）影像学改变:大脑白质弥漫、对称病变,中央区白质、丘脑和苍白球易受累,甚至脑干和小脑出现病灶。

（3）基因检查可以确诊。

【治疗】

仅以对症治疗为主。

（1）柠檬酸锂 45mg/(kg·d)疗程一年,可改善症状,该药可增加患儿髓鞘的合成。

（2）三乙酸甘油酯亦可用于临床,其有增加中枢神经系统 NAA 分解产物醋酸的含量,提供胶质细胞能量代谢的底物,疗效不明显。

（3）基因治疗:是一种期待。

【预后】

预后不良,多死于 10 岁以内。

第五十八节　脑病合并内脏脂肪变性综合征

脑病合并内脏脂肪变性综合征(encephalopathy with fatty degeneration of the viscera syndrome)又称 Reye 综合征(Reye syndrome)、病毒感染性脑病综合征、肝巨块性脂肪变性-急性脑病综合征、呕吐病、肝脏脂质沉着症等。本综合征是病因未明的脑病合并内脏脂肪病变而引起的急性高颅压病或脑疝形成、肝脏增大与肝功能改变的一组综合征。Reye 等于 1963 年首先报告此综合征。国内于 1972 年后广州、上海等地陆续报告。本综合征主要发生在婴幼儿,以 4 个月~5 岁小儿多见。本综合征特点为急性发病,发热、反复呕吐、惊厥及神志意识的迅速改变;后遗症严重,死亡率高;病理变化主要为急性脑水肿及内脏的脂肪变性。

近10年来国外统计本综合征的发病率已有逐年锐减之势。10年前本综合征作为美国小儿十大死因之一,每年有250~500病例,至1988年年仅20例。发病减少有两个因素:①在流感和水痘等病毒感染期间已不用或少用阿司匹林;②随着科技进步,以往难以诊断的遗传代谢病得到确诊者日益增多,其中不少在临床上酷似本综合征者以往被误为本综合征,现已能确切地加以鉴别。有学者对以往诊断为本综合征者,按标准筛查,其中符合者仅有一部分。可见遗传代谢性疾病诊断率的提高是本综合征发病率下降的一个主要原因。

【病因】

本综合征病因和发病机制迄今不详,但已肯定与病毒感染和服用阿司匹林密切相关。脑病急性线粒体损伤所致。

(1)感染:以流感B病毒、副流感病毒、肠道病毒、EB病毒及水痘病毒与本病的发病关系较密切,其他的呼吸道及肠道病毒感染亦可能与发病有关。但患者神经系统内未能分离到病毒,脑内也无炎症现象。国内外资料认为本综合征亦可发生于各种细菌性感染(如中毒性痢疾、败血症、肺炎、百日咳、化脓性脑膜炎)之后。

(2)毒素、农药:提得较多的是黄曲霉素,食物污染黄曲霉素后可致季节性发病。由于机体不能解毒,致感染后产生的内毒素在血中的浓度增高。有机磷农药(如Folidon E605)、有机氯等、杀虫剂、4-戊烯酸等均可能与发病有关。

(3)药物:服用下列药物如水杨酸盐(阿司匹林)、抗霉素A、氰化物、胺碘酮、氯霉素、铁、酚噻嗪、喋啶、异丙醇、丙戊酸钠等;尤其水杨酸盐对细胞的线粒体有毒。

阿司匹林对线粒体的抑制作用主要是促进磷酸化的解偶联、减少ATP的有氧合成及瓜氨酸、线粒体CoA、乙酰CoA和乙酰谷氨酸的形成,并抑制电子传递系统。

(4)肝脏酶的功能损害:如参与尿毒循环中的鸟氨酸转氨甲酰酶(OTC)及氨甲酰磷酸合成酶(CPS)缺乏。

(5)遗传代谢病:部分患儿有家族史,有的先天代谢异常可引起瑞氏综合征的表现,这种病状称瑞氏样综合征(Reye-like syndrome)。先天代谢异常以全身肉碱缺乏症、鸟氨酸甲酰基转移酶引起的高血氨症为常见。

最近研究结果提出瑞氏综合征时血中二羧酸(dicarboxylic acid)增多,其增多的浓度与血氨增高水平有关,与病情的严重度亦相关,其增多的原因,是因线粒体的脂肪酸β氧化受阻所致。瑞氏综合征时人体内主要的脂酸形式——单羧酸因线粒体的β氧化受阻,单羧酸进入肝脏微粒内,经Omega氧化而形成二羧酸,过多的二羧酸积蓄便抑制和损伤了线粒体,影响其重要功能。

本综合征恢复期二羧酸逐渐减少直至消失。从而提示血液中二羧酸增多是本综合征发病的重要因素。

获得性线粒体损伤致功能异常,可由药物、毒物造成,其中非阿尿苷以及反转录酶抑制剂如叠氮胸腺、脱氧腺苷、扎西他滨、地达诺等药物可造成线粒体mtDNA的缺失。此外包括Wilson病、胆汁淤积、α_1-抗胰蛋白酶功能障碍、非酒精性脂肪性肝炎等均可造成线粒体氧化应激而损害线粒体,这些因素均与本综合征的发病有关。

上述各种原因还要通过身体内在的易感性方可发病。Lassick等认为,本综合征是由肿瘤坏死因子(TNF)的过度释放所引起。现知TNF系由因病毒感染、内毒素及吞噬细胞增多所激活的巨噬细胞所释放,采用非激素性抗感染症药物可使巨噬细胞释放出过高浓度的TNF。动脉实验提示幼年动物对TNF显得更为敏感,由此引起一种假说,即一些经阿司匹林治疗的特定年幼病儿中可使TNF释放增加从而导致Reye综合征的发生。

最近有报道Reye综合征通常在患流感或水痘之后发生,倘若服用阿司匹林则发病率明显增加,两者有显著的相关性。美国亚特兰大流行控制中心已将与在水痘和流感时口服阿司匹林后引起的与Reye综合征同样的表现称之为"阿司匹林综合征"。美国阿司匹林制药公司和阿司匹林基本会于1985年起已在阿司匹林药瓶上贴上了关于患流感或水痘儿童服用前需经医师同意的警告标签,并删去流感作为阿司匹林适应证的字样。

【临床表现】

本综合征的临床表现概括起来可谓"四高四低一正常"。四高：①明显的急性颅高压；②肝损害发生率高；③高氨血症；④病死率高。四低：①低年龄组；②黄疸发生率低；③去大脑皮层或去大脑强直征象少；④低血糖。一正常是指脑脊液常规及生化检查多次正常。

从4个月到5岁期间发病较多。发病前常先有病毒性的呼吸道及胃肠道感染的症状，如发热、流涕、咳嗽、恶心呕吐、腹泻。接着出现性格的改变，但上述变化常被忽略，随着病情的进展，呕吐剧烈而频繁，尤以1岁以下的患儿更为突出。呕吐物常为咖啡色，严重者可致脱水、酸中毒或电解质紊乱的症状，若不及时处理，病情继续发展可出现意识障碍的改变如嗜睡、定向障碍、记忆力丧失，甚至激动、幻觉、谵妄、木僵状态或昏迷，轻度或中度病例可以终止于此阶段而逐渐恢复，但大部分病例的病情更为恶化，出现颅内压增高的表现（如前囟饱满，呼吸快、深，过度换气）及脑部的症状。开始时出现弥漫性大脑皮质功能失调，继而出现脑干功能障碍，一侧瞳孔扩大或二侧不对称，最后二侧瞳孔散大，肢体呈去大脑样强直，肌腱反射亢进，巴彬斯基征阳性。尚可有第Ⅲ、Ⅵ脑神经受损的体征，进一步发展为四肢迟缓性瘫痪，对各种刺激均无反应，肌腱反射消失，心率先加快，以后变慢，血压降低，呼吸变慢，最终死亡。

大部分病例在病程中可出现各种类型的抽搐。肝脏多数可触及，但肝功能不全及黄疸均不明显。深度昏迷者均有胃肠道出血。晚期病例视神经乳头水肿。亦可因心肌的传导系统受累而出现心律紊乱或心功能不全，病程中偶可合并急性肾功能不全，合并急性胰腺炎时可伴有凝血机制障碍。

婴儿患者常以发热、突然呼吸急促、屏气发作、抽搐、呕吐，前囟饱满、低血糖为突出的表现，因而常误为肺炎或肺炎合并脑病。

实验室检查，白细胞总数明显升高，粒细胞占多数，尿中可出现酮体，肝功能多异常。疾病早期血氨可升高达300μg/dl以上，但在2~3天内降至正常，随即SGPT、SGOT、LDH的升高，但随着病情好转其值迅速恢复正常。肌酸磷酸激酶（CPK）值也升高，血糖明显降低，胆固醇及总血脂下降，而游离脂肪酸增高。线粒体酶活性明显降低（例如合成尿素的酶系统、参与三羧酸循环的酶和细胞色素氧化酶等）。脑脊液压力增高，细胞数及蛋白质正常，如无低血糖，糖量也正常。

脑电图显示弥漫性高幅慢波，有的可出现痫样放电（棘波），脑电图变化程度与临床表现并非完全一致。

临床分期根据脑病发展为依据（参照Lovejoy 1974）进行临床分期如下。

Ⅰ期：主要表现是呕吐，嗜睡，淡漠。

Ⅱ期：有定向力丧失，谵妄，呼吸深快，膝反射亢进，肝功能不全。

Ⅲ期：意识模糊甚至昏迷，去皮层强直，过度换气，病理反射，瞳孔对光反射存在，肝功能不全，脑电图明显异常。

Ⅳ期：昏迷加深，去大脑强直体位，瞳孔散大，对光反射消失，脑干功能障碍，呼吸不整，各型抽搐，视盘水肿。

Ⅴ期：全身肌张力消失，膝反射引不出，对外界刺激无反应，心率减慢，血压降低，终至呼吸停止。

Ⅰ、Ⅱ期是脑水肿加重的过程和肝功能损害的代谢紊乱，有进行性加重的脑病，和代谢失常的脑水肿。Ⅲ、Ⅳ期是颅内压增高和脑疝的发展，提示广泛增高的颅内压和脑病。Ⅴ期则是终末期，提示已临近死亡。

瑞氏综合征一般不伴高热，亦无明显神经系局灶征和脑膜刺激征。肝脏有轻中度肿大，一般无黄疸，可见胰腺炎和心律不齐、肾功能不全等症状，临床病情轻重悬殊，轻症者或治疗及时，病情在早期即能控制，停止发展而逐渐恢复痊愈，严重者往往在数日内，甚至24小时内死亡。

【诊断】

根据以上临床特点结合有关检查和化验可以做出诊断，由于临床先出现脑症状，肝脏肿大尚不明显，一般无黄疸，故易忽略。凡符合以下情况者可做诊断：①年龄在16岁以下，尤其是婴幼儿；②病前有先驱感染病史或服用水杨酸盐药物史；③突然起病，有脑水肿及颅内压增高的症状，但无神经系统的定位体征，脑脊液检查除压力增高外，其他正常；④血氨超过正常值1倍，血清转氨酶超过正常值3倍，血糖降低，凝血酶原时间延长,血清胆红素不高;⑤肝活检对临床诊断具有重要意义。

Partin 在 15 年内 2 300 次肝活检电镜检查的经验是本综合征唯一特异性的诊断标志,主要改变有平滑内质网增殖、糖元缺失、过氧物酶体增殖及肝细胞线粒体的改变。目前要通过电镜确诊本综合征还不现实,即使做了肝活检,还要有熟悉本综合征电镜检查技术的病理医师,尚难做到。然而应强调肝活检电镜检查的结果是确诊本综合征的诊断依据。

因此,本综合征的临床诊断仍以①急性脑病,脑脊液检查除压力增高外,余均正常;②一过性肝功能异常,即转氨酶、血氨或凝血酶原测值≥正常值 ×3,但要抓紧在发作时送检,否则发病后 2~7 天即恢复正常;③肝脂肪变性;④不能用其他原因解释者。

本综合征须与化脓性脑膜炎、病毒性脑膜脑炎、中毒性脑病、传染病或预防接种后的脑病、颅内肿瘤、无黄疸型肝炎相鉴别。此外,尚需与婴儿维生素 B_1 缺乏(脑型);传染性单核细胞增多症,体内某些酶的缺乏以及全身性肉毒碱缺乏。最有鉴别诊断意义的是"婴儿捂热症"。

【治疗】

本综合征的治疗重点是抢救脑病和肝功能衰竭,与一般降颅压、保肝治疗措施相同,但不能用尿素降颅压。采取以下综合性治疗措施。

(1)纠正低血糖:静脉补入 10%~20%葡萄糖,每日 1200~1600ml/M²,使血糖达 200~300mg/dl。血糖纠正后,于葡萄糖补液中加入胰岛素(每 4g 葡萄糖加 1 单位胰岛素),因胰岛素可以抑制脂蛋白解酯酶,阻止脂肪组织释放脂肪酸。

(2)控制脑水肿,降低脑压,维持脑灌注,可用甘露醇(每次 0.5~1g/kg),每 4~6 小时一次,可用甘油(鼻饲)、地塞米松等降低脑压。由于脑压多变,不能通过一次腰椎穿刺所测得的压力代表脑压的动态变化,最近介绍通过脑室直接测压或置压力传导仪于硬脑膜下进行持续记录脑压的方法,以达到监护的要求。严重的脑压增高可用戊巴比妥治疗。

(3)降低血氨、纠正代谢紊乱:常用新鲜血液交换输血或腹膜透析治疗早期病例以降低死亡率。口服新霉素、静脉滴注精氨酸可减少胃肠道产生更多的氨或降低血氨。要及时维持电解质平衡及酸碱平衡。

(4)护理,控制惊厥及对症处理:积极采取措施维持血压正常。保持呼吸道通畅,使 PaO_2 在 12~16kPa(90~120mmHg),$PaCO_2$ 在 2.67~4kPa(20~30mmg),pH 在 7.5~7.6,体温维持在 37℃以下。正确记录每日出入量。应用维生素 K 可预防出血。有抽搐者用止痉药物如安定等。治疗期间避免应用水杨酸盐、酚噻嗪类药物以免加剧脑及肝功能的损害。

控制致命的脑水肿发展是治疗本综合征的根本目的。需监测颅内压,用控制性人工换气以降低 $PaCO_2$,使脑血管收缩,常可迅速改善颅高压危象。甘露醇、速尿及皮质激素宜联合应用,以减轻脑水肿,有条件者可作持续性蛛网膜下隙减压。输液可酌情按"慢补快脱"的原则。有人认为除输入葡萄糖和胰岛素,或给以肉碱及瓜氨酸对肝病有利外,其他所谓改善肝功能和降低高氨血症的治疗措施均无意义。

【预后】

本综合征死亡率高达 40%,多在发病后 3 日内死亡,严重者可 24 小时内死亡,治愈后仍有 5%患者有神经精神症状。患者预后与入院时的病情程度,进展速度及治疗早晚有关。年幼者预后差,反复出现抽搐,血氨、肌酸磷酸激酶明显升高者,空腹血糖低,血 pH 低于 7.2,凝血酶原时间大于 13 秒,脑压明显升高者均提示病情严重。即使存活,可有不等程度的智能、运动、语言障碍或有继发性癫痫。

第五十九节　脑底异常血管网综合征

脑底异常血管网综合征(abnormal cerebrovascular netwook syndrome)即烟雾病(Moya Moya Disease),又名脑底动脉环闭塞症、脑底动脉闭塞伴毛细血管扩张、特发性脑底动脉闭塞症、韦利氏环发育不全、颈内动脉发育不全伴假性血管瘤、Kawakita 综合征、Leed 综合征、Maki 综合征、Taveras 综合征等。本病征是指脑血管造影时脑底部的颈内动脉虹吸部末端和大脑前或中动脉近端的狭窄闭塞,伴有脑基底部的异常血管网形成。此网形如吸烟时所喷出的烟雾,故称脑血管烟雾病。1955 年由日本清水和竹内首先描述,1963 年铃木、工藤等报道,并命名为"烟雾病"。最初仅在日本发现,后来其他国家相继发现。近年国内北京、山东、上海、武汉等地都陆续有报道。

【病因】

本病征病因目前尚不明了。有人认为系脑底动脉环的先天发育异常,但这种说法不能解释病情进行性加重。多数人认为是后天性多病因综合征,如非特异性动脉炎、结缔组织病、脑膜炎、多发性神经纤维瘤、视神经胶质瘤、头颈部感染及镰状细胞贫血等。本病征的基本病变是由多种原因引起脑底动脉环的慢性进行性狭窄和闭塞。侧支循环逐渐形成,是由扩张的 Heubner 氏动脉、豆纹动脉、前后脉络膜动脉、大脑后动脉至视丘分支、基底节和内囊处扩张的毛细血管等组成,是一种代偿现象,并非某一个疾病特征变化。如病程进展缓慢,侧支循环丰富,则不发生明显临床症状。如患病的血管闭塞进展较快,未能形成侧支代偿,就表现为颈内动脉缺血的一系列症状,如偏瘫、失语等。由于异常血管壁薄,增生,又处于闭塞近端的高压区域内,承受较大的血压和血流,故可破裂而形成蛛网膜下腔出血。

日本福山幸夫发现患儿由于过度呼气(如吹笛子、吹热面条、哭泣、兴奋等),而发生了一过性瘫痪,因此认为本病征可能由于慢性脑血液量不足,加上过度换气致低碳酸血症,引起脑血管痉挛,脑血流量进一步降低所致。

【临床表现】

本病征女性多见。儿童常以卒中形式发病,临床上以发作性肢体无力或偏瘫为多见,可左右交替,反复发作。也可以由一侧偏瘫发展为双侧偏瘫。部分患儿以抽搐或头痛起病,头痛可发生在偏瘫前几个月至 1 年。也曾见到患儿首发症状为蛛网膜下腔出血者。在成人则以蛛网膜下腔出血为多见,运动障碍次之。表现为蛛网膜下腔出血的患者,头痛更为剧烈,且有明显的颈部抵抗及脑膜刺激征等。其他症状还有失语、颅神经麻痹、感觉障碍、以及精神障碍及智力减退等,也可有癫痫发作。

据日本资料介绍,15 岁以下少年首发症状为瘫痪的占 63%,头痛占 22%,抽搐占 15%。小儿则以偏瘫、抽搐、失神等为主,且症状易反复,常以反复性一过性瘫痪发病。

【诊断】

(1)常规实验室检查均无异常。脑脊液检查除蛛网膜下腔出血的患儿外,也均正常。

(2)脑电图检查在病变侧可出现慢波(图 7-4、7-5)。

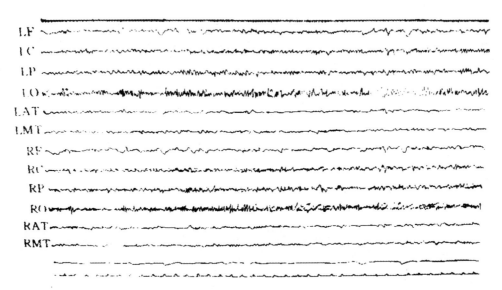

图 7-4 脑电图检查在病变侧出现慢波示意图

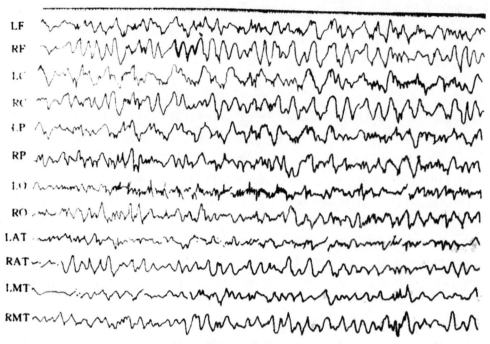

图 7-5　脑电图检查在病变侧出现慢波示意图

（3）脑血管造影主要表现：①颅内颈动脉末端,大脑前动脉和大脑中动脉近端,以及脑底动脉环狭窄或闭塞。②上述动脉狭窄或闭塞部位附近有异常血管网形成。③多呈双侧性。

【治疗】

本病征目前尚无根治疗法,有明确病因者,应进行病因治疗。也有相当一部分病例找不到原发病,主要是对症治疗。脑血管缺血者应用血管扩张剂,丹参滴注有肯定疗效。烟酸、罂粟碱也有效。有颅压增高症状时,先用脱水剂 5~7 天,再应用血管扩张剂为妥。因此时血脑屏障多有损害,血管扩张剂可加重脑水肿和缺血。有明确原发病原因者,应进行病因治疗。外科治疗有采用颅内外动脉吻合术者,对成人有报道。国外有报道用颞浅动脉-大脑中动脉吻合术治疗本病获显效,但远期疗效尚待观察。

【预后】

本病征的全过程可持续 1 年至数年,一旦脑底大动脉发生完全闭塞,而侧支循环已建立时,病变就停止发展。因此,预后还是比较乐观的。但 Carlson 认为年龄越小越易呈恶性进展,病死率高。

第六十节　脑肝肾综合征

脑肝肾综合征(cerebro-hepato-renal syndrome)又称 Zellweger syndrome。1964 年首由 Bowen 报道,至 1972 年已报道 22 例。其特征为多发性畸形,主要累及神经系统、肝和肾而产生症状。发病率约为新生儿的 1/10 万。家系内同胞发生率约为 38%。

【病因】

本病征病因未明。为常染色体隐性遗传性疾病。有人认为是由于胎盘铁转运机制障碍。近年来发现线粒体和过氧化物酶体有异常。是以过氧物酶体结构和/或功能异常为特征的遗传性疾病。属于过氧物酶体病(peroxisoml disorders,PD)最早发现的一种,迄今已发现 PD 近 10 种(表 7-2,7-3)。

表 7-2　PD 的 Moser 氏分类

1 组:多发性过氧物酶缺乏和过氧物酶体减少
 1. Zellweger 综合征
 2. 新生儿肾上腺脑白质营养不良
 3. 高六氢吡啶羧酸血症(HPA)
 4. 婴儿 Refsums 病(IRF)
 5. 肢体近端点状软骨营养不良
2 组:多发性过氧物酶活性减低,过氧物酶体数目正常
 假性 Zellweger 综合征
3 组:单一过氧物酶活性降低,过氧物酶体数目正常
 1. X-联锁肾上腺脑白质营养不良和肾上腺脊髓神经病
 2. 过氧化氢酶缺乏血症
 3. Refsum 病

注: Moser 氏根据过氧物酶体功能和数目缺陷程度分类,1986

表 7-3　PD 的 Zellweger 氏分类

1 组:多发性过氧物酶缺乏或肝脏过氧物酶体缺乏/减少
 1. Zellweger 综合征 I 型(包括 HPA 和 IRF)
 2. Zellweger 综合征 II 型(异合体杂交试验对 I 型有互补作用者)
 3. 新生儿肾上腺脑白质营养不良
 4. 肢体近端点状软骨营养不良
 5. 先天性 Leber 氏黑朦(变异 2 型)
2 组:单一过氧物酶功能缺陷
 1. 过氧化氢酶缺乏血症
 2. X-联锁肾上腺脑白质营养不良和肾上腺脊髓神经病
 3. 年长儿和成人的 Reum 病
 4. 假性 Zellweger 综合征
 5. 高草酸盐尿症 I 型

注:Zellweger 最近依据多发抑或单一过氧物酶缺陷分类

动物实验提示本病征患儿肌张力减低可能与高六氢吡啶酸血症有关。

病理检查见大脑形小,巨脑回及多小脑回,有嗜苏丹脑白营养不良,白质呈硬化及严重脱髓鞘病变。肝脏有各种非特异性所见,有些病例可有肝硬变、肝内胆道畸形、肾脏有皮质囊肿,可见有髓外造血,可伴有先天性心脏病、动脉导管未闭、卵圆孔未闭、室间隔缺损、体静脉左房回流征、大动脉断离等。还有骨质异常钙化现象。

肝、肾电镜检查,发现细胞内线粒体变形、过氧化酶体消失等。

上述变化是否与铁或氨基酸代谢有关,尚待证实可能与先天性铁过剩、氨基酸代谢异常、免疫缺陷等有关。

【临床表现】

发病于胎儿时期可呈胎动无力,以女性多患。出生后显著的全身性张力低下,表现为拥抱反射减弱或消失,可有消瘦、精神发育迟缓各种惊厥表现。

以下几种表现可合并出现。

(1)生长发育不良:出生时低体重、矮身材。

(2)头面部发育异常:小头、前额高、眼距过远、眶上缘浅、双侧白内障;宽鼻梁翘鼻、小颌弓高耸、后腭裂、外耳畸形。

(3)其他畸形:尿道下裂、隐睾、通贯手、短指趾、指屈曲等。

(4)神经系统症状:普遍性肌无力、肌肉呈中度张力低下、罕有张力增高、抽搐、屈曲性挛缩。患儿活动少,对外界反应低下。

（5）肝脏肿大,可伴有黄疸、易出血。有时心脏有间隔缺损或动脉导管未闭存在。还可有蛋白尿。

皮纹检查:小指单一屈指线,横向掌褶线频率高,大趾和第二趾间隔宽。

脑电图检查:有尖峰波、突发波及局限性节律异常等。

【诊断】

（1）根据家族史及临床表现。

（2）血生化可有高胆红质血症、低凝血酶原血症、低蛋白血症、血清铁和铁结合力增高。

（3）染色体检查正常,肌电图检查正常,神经传导速率正常。

（4）肾同位素扫描或肾盂造影术检查,有时因皮质囊肿太小常不能被发现。

（5）肝脏 B 型超声检查,头颅 X 平片、CT 扫描均有助于诊断。

【治疗】

一般采用支持对症治疗,宜积极防治肺部感染,迄今仍无特殊治疗。

【预后】

患者多在生后数周至数月内死亡,常死于出血。

第六十一节　脑苷脂沉积病综合征

脑苷脂沉积病综合征(cerebrosidosis 或 cerebroside lipoidosis)即高雪氏综合征,又称高雪氏病、高雪氏脾肿大、神经病变性急性高雪氏综合征、脑苷脂网状内皮细胞病、家族性脾性贫血(familial splenic anemia)、葡萄糖脑酰胺沉积病(glucosylceramide lipoidosis)等。由法国医师 Gaucher 于 1882 年首次描述此病。

【病因】

本病征为常染色体隐性遗性,多发生于年长儿,可一家子女数人患病,为网状内皮细胞增多症中主要累及脾脏的一种疾病。目前证实由于 β 葡萄糖苷脂酶遗传性缺乏所致,使葡萄糖脑苷脂蓄积在肝、脾、骨骼和中枢神经系统的单核巨噬细胞内,而造成肝脾肿大,骨骼受累和神经系统症状。葡萄糖脑苷脂是一种糖脂,溶于水,是由长链的氨基乙醇神经鞘氨醇和长链的脂肪酸在 C_2 的部位相连,此种化合物称为 N-酰基鞘氨醇, 1 个分子的葡萄糖由 β-糖苷连接于鞘氨醇的 C_1 部位而合成。正常情况下葡萄糖脑苷脂经 β-葡萄糖水解成葡萄糖和 N-酰基鞘氨醇,由于 β-葡萄糖苷酶缺乏,则葡萄糖脑苷脂蓄积。

【临床表现】

本病征由于酶缺乏的程度不同,症状可有较大差异,但同一家族中发病的都有相同的类型。根据各器官受累的程度,发病的急缓,以及有无神经系统受累,分为三型。

1. Ⅰ型(慢性无神经型) 起病缓,可见任何年龄,以学龄前儿童发病者最多,故有人称为"成人型"是不够恰当的。其 β-葡萄糖苷酶的活力约相当于正常人的 12%~45%,发病早者,其酶的活力相对地较低。起病隐渐,常以肝脾大和贫血就诊,随着病情进展,可出现皮肤,眼部和骨关节症状,但始终不出现神经系统症状。按病情进展可分为三期:①初期:一般状况好,仅有脾肿大和轻度正色素性贫血,生长发育接近正常;②中期:肝脏逐渐增大,但脾脏肿大更明显,浅表淋巴结多不肿大,随着贫血的加重,面色逐渐苍白。由于脾功能亢进,白细胞和血小板亦多减少,网织红细胞轻度增高。在暴露部位和皮肤呈特殊的棕黄色。部分病人关节症状出现较早,可有骨和关节隐痛;③晚期:各种症状逐渐加重,贫血显著,白细胞与血小板明显减少,常合并感染和有皮肤粘膜出血倾向。淋巴结可轻度肿大。若肝脏浸润广泛,可出现肝功能损害,食管静脉曲张和凝固因子的减低,尤其是 Ⅸ 因子缺乏较常见。骨髓浸润时可致骨痛、关节肿痛,有时须与风湿性关节炎鉴别。骨骼 X 线检查可见髓腔增宽、普遍性骨质疏松,并可见局限性骨质破坏,典型所见是股骨远端膨大,有如烧瓶样,常合并股骨颈骨折与脊柱压缩性骨折。两眼球结膜可出现对称性棕黄色楔形斑块,基底在角膜边缘,尖端指向眼眦,先见于鼻侧,后见于颈侧。

2. Ⅱ型(急性神经型,婴儿型) 患儿生后数月起病,除肝脾肿大外,多伴神经系统症状,表现为意识障碍,角弓反张,四肢强直,集合性斜视,吞噬困难等,浅表淋巴结肿大, X 线胸片可见肺内浸润性病变,骨骼改变不明显,病情进展迅速,多在 2 岁内死亡。此型 β-葡萄糖苷酶的活力最低,几乎不能测出,脑组织中葡萄糖脑苷脂的含量尚不清楚,但至少是某些部位葡萄糖脑苷脂含量增高。

3. Ⅲ型(亚急性神经型,少年型) 可在婴儿期或儿童期发病。其 β-葡萄糖苷酶活力相当于正常人的 13%~20%。起病较缓慢,常见进行性肝脾肿大,轻至中度贫血,婴儿期后,大多在 10 岁左右逐渐出现神经系统症状,多有癫痫样发作,斜视或水平注视困难,如娃娃眼。脑电图广泛异常,病情进展时,四肢渐强直,全身肌肉消耗萎缩,行走困难,语言障碍。此型与Ⅱ型不同点除发病年龄外,一般智能障碍不严重,智商在 70 左右。晚期见脾功能亢进和由于高雪细胞在骨髓堆积而产生全血细胞减少症状,偶见病理性骨折,由于血小板减少常见出血症状。

【诊断】

根据临床症状与体征进行诊断。主要依据是 Gaucher 细胞、酶的测定和组织内葡萄糖脑苷脂蓄积。

1. Ⅱ型(婴儿型) 以神经系统症状及发育迟缓为主,显示极度消瘦,浅表淋巴结普遍肿大,肝脾均肿大,病程显著恶化。

2. Ⅲ型(少年型) 在病的早期仅为脾肿大,以后除脾肿大外,多有苍白,皮肤特异性色素沉着,病程缓慢及家族史等可疑及本病。

3. Ⅰ型(无神经型) 起病可早自婴儿期,亦可迟至几十岁,主要表现为肝脾肿大,脾功能亢进,久病可有肢体疼痛及色素沉着,无神经症状。

实验室检查:①采取脾、骨髓、肝或淋巴结活体组织,寻找特异的高雪氏细胞,为本病所特有的诊断依据。②血清酸性磷酸酶的增加,可协助诊断。③测定脾脏组织中的葡萄糖脑苷脂,含量增高者可明确诊断。④测定脾(肝)组织或血液白细胞中的 β-葡萄糖苷酶的活力,亦可确定诊断

脑电图检查可在神经系统症状出现前即有广泛的异常慢波等波型,提示神经系统有浸润,有助于及早鉴别无神经型与少年型。

【治疗】

本病征无特效治疗,对Ⅱ型主要为对症疗法。对Ⅲ型与Ⅰ型病儿由于脾脏极度肿大,可做脾切除术,术后症状可明显好转,但不能防止Ⅲ型神经系统症状的发生与发展。骨痛时可适当使用镇静剂,短期应用强的松可使症状减轻。目前使用由人胎盘提取的 β-葡萄糖苷酶静静脉注射,注射后该酶迅速从血浆中消失,进入肝脏,使肝脏、红细胞和血浆中的葡萄糖脑苷脂含量下降,但其临床疗效尚需进一步观察。

胚胎肝悬液含有大量造血干细胞,有可能替代骨髓进行移植或输注。国内曾用以治疗本病征,虽是输注,不可能产生象移植而产生正常酶含量的白细胞,而可使患儿白细胞酶含量得以提高,从而有效地处理体内积聚的脑苷脂,改善本病征的症状。体外测定胚肝悬液中葡萄糖脑苷脂酶的的含量比正常的细胞含量高 [31.48nmol/(mg·h)]。

【预后】

本病征预后与型别关系很大,Ⅱ型多在发病 1 年内死于继发呼吸道感染,少数可存活至 2 年以上,Ⅲ型在神经系统症状出现后,体质逐渐消耗,并有运动障碍,多死于反复发作的继发感染。Ⅰ型进展缓慢,脾切除后可存活至正常人的年龄,智能完全正常,Ⅰ型发病较早的,多死于肺或肝功能障碍、出血或败血症。

第六十二节 偏侧惊厥-偏瘫-癫痫综合征

偏侧惊厥-偏瘫-癫痫综合征(hemiconvulsion-hemiplegia-epilepsy syndrome, HHES)于 1957 年由 Gastaut 提出一种少见综合征,定义为偏侧惊厥-偏瘫后出现部分癫痫发作。国内 2006 年杨志仙等报道 11 例, 2015 年李小燕等报道 5 例。该综合征与偏侧惊厥-偏瘫综合征(hemiconvulsion-hemiplegia syndrome, HHS)为同一综合征尚有争论。HHES 是一种儿童严重的部分性癫痫,常在 2 岁以内发病,最大初始发病年龄有报道为 8 岁 5 个月者。

【病因】

HHES 有特发性和继发性两大类,具体病因众多。特发性仅与发热和可能潜在的颅外感染有关,而继发性则除发热外已明确与颅脑损伤有关。其中包括颅内感染、头部外伤、脑血管疾病及胎儿期或围生期脑损伤等。感染方面有麻疹脑炎,Rasmussen 脑炎,抗 NMDA 受体抗体脑炎、细小病毒 B_{19} 感染、人类疱疹病毒 6 型,7 型感染、颅颞叶结核瘤等。此外有关因素曾发现的有家族性偏瘫型偏头痛,S 蛋白缺乏,$16_p13.1$ 微缺失。CACNAIA 基因 $S_{218}L$ 突变、线粒体脑病、凝血因子 V Leiden 突变、L2 羟谷氨酸尿等。

HHES 发病机制尚不明确。有学者认为是病毒感染直接损伤脑组织致使脑血管异常或通过细胞因子影响脑血管,导致脑缺血性损害。也有认为长期的惊厥导致脑损伤或兴奋性氨基酸神经递质诱导神经元细胞凋亡,细胞毒性水肿造成脑萎缩,及复发作性惊厥耗竭了脑神经元的能量代谢等因素对脑组织的损伤。

HHES 的促发因素有:①年龄小髓鞘尚未成熟;②全身因素(低氧、低血糖、低血压、过高热、炎症等);③发作形式,反复发作和癫痫持续状态致神经元损伤,神经元能量代谢障碍,内环境紊乱等。

【临床表现】

临床起病形式可分为两种:第一种,以突然偏瘫起病,有短时间意识丧失,可伴或不伴言语障碍。另一种,以癫痫持续发作状态起病,伴或不伴高热和深昏迷。这种形式有的一开始即为全面性发作亦有的病初为单侧后转为全面性发作。绝大多数患者发作持续 1H 至数天,当发热控制,抽搐停止,意识可能恢复清醒,虽然清醒但却留下偏瘫,可伴有或不伴有语言障碍。

以上两种起病过程均由偏瘫后 1~2 年时间不等的无发作期,以后再发展为难治性颞叶癫痫。大多患儿有精神发育迟滞和视觉能力降低。

【诊断】

根据临床起病方式和疾病临床演变过程结合脑电图 MRI(DW1 更为敏感)所示特征综合判断,尤需与偏侧惊厥-偏瘫综合征(hemiconvulsion-hemiplegia syndrome,HHS)相鉴别,但是两者的鉴别难度在于很相像,甚至有人把 HHDS 和 HHS 认为是同一综合征。

头颅影像学检查,DWI 早期可发现痫性细胞毒性水肿,起病后 1~2 周毒性水肿逐渐消失。偏侧惊厥后一周 MRI 的 T2 像于基底节、内囊、部分丘脑等部位有显著的弥散障碍高信号影。

一般在发病后 4 周后长期惊厥的患儿 MRI 可见海马硬化和/或偏侧脑萎缩,神经胶质细胞增生和显著的大脑中动脉供血区域的脑萎缩。

脑电地形图急性期的特征是以 $2\sim3H_z/s$ 的慢波为背景,发作期见受累半球的高幅棘波,发作后受累半球的 δ 波发作。发作期间则有全脑或双侧慢波背景,伴多灶性尖波,棘波等。脑电地形图虽非特异性改变但对诊断及治疗方案的选择、疗效监测,预后评估有所帮助。

【治疗】

通过预防接种减少热性惊厥持续发作的发生率。

惊厥期使用减轻脑水肿药物和 N-甲基-D-天冬氨酸类谷氨酸盐受体拮抗剂可阻止或减轻神经元损害。

癫痫持续状态应及时肛门或静脉给予苯二氮䓬类药物,以期中止其发作。

急性期造成的脑损伤后脑水肿、脑动脉梗塞,占位性变化者可考虑手术降颅压或偏侧切除。已有报道对难治性癫痫手术治疗可能有效,后期的癫痫病发作应早期合理使用抗痫药物治疗,使癫痫发作得到控制。至于 HHDS 是否需要长期抗癫痫治疗,包括长期抗痫治疗能否预防后期的癫痫发作尚无定论。

【预后】

不同病因所致的 HHDS 其临床凶险程度和预后不尽相同。

早期认识 HHDS 并及时作出诊断,给予有效地抗痫治疗,会有较好的预后。

第六十三节　青春期综合征

青春期综合征(adolescence puberey syndrome)是青少年特有的生理失衡而引发的心理失衡病征。

青春期是儿童到成人的过渡阶段也是儿童发育过程的特殊时期,是生长发育突增、生殖系统迅速发育而心理、行为社会学方面的发育相对滞后的阶段,容易出现一些生理心理失衡的表现。

【病因】

(1)由于青春期生理和心理发育的不同步心理发育相对滞后。

(2)社会开放,不良习惯。

(3)学习紧张,过度用脑。

【临床表现】

1.脑神经功能失调　注意力分散,记忆力下降,意识模糊,思维迟钝,上课无兴趣,常常听不进,容易打瞌睡,作业马虎应付,学业成绩下降,夜晚大脑兴奋,浮想联翩,入眠困难,乱梦纷纷。清晨懒床,白天没精打彩,提不起精气神。

2.心理功能失衡　心理状态欠佳、忧虑抑郁、敏感多疑、消极烦燥、自卑自责、自暴自弃、冷漠忧伤、恐惧胆怯、厌学逃学,甚至自虐轻生。

3. 性神经功能亢奋　性冲动频繁、想入非非、过度手淫、卫生不洁、性器官炎症。

【诊断】

相应的年龄段,出现上述临床表现的部分或大部即可诊断,可同时伴有以下一种或多种青春期发育的有关问题:如痤疮、青春期高血压、青春期甲状腺肿大、手淫、遗精、乳房发育、月经不调等。

【治疗】

心理疏导、健康教育、普及性知识、增强自控能力。家长和老师予以足够的重视,必要时请教心理咨询师以引导学生迅速走出心理误区,鼓励孩子用理智战胜感情、用顽强意志去克服不良行为,正确评价自我,认识这些问题是暂时的、激发努力向上的精神情绪,参加有益的娱乐活动和同学朋友交往、交流、鼓励,共同走出阴影,使自己健康平稳地度过青春期。

【预后】

虽年龄增长,生理和心理发育获得平衡,会自然而愈。然而此综合征虽不属严重心理异常范畴,但对青少年心理的良好发展和人格健全是十分有害的,不及时走出心理误区有可能发展成严重的心理障碍。

第六十四节　情感交叉擦腿综合征

情感交叉擦腿综合征(masturbation syndrome)是一个病因不明,治疗尚不统一的综合征。小儿尤其是女孩多见。

【病因】

本病征病因尚未明确,目前研究的结果,其发病可能与神经介质紊乱有关。可由胆碱系统代谢障碍,进而引起多巴胺功能亢进所致。

具体说来,有两类学说,一类称传统观点;另一类为神经介质紊乱学说。

传统观点包括:①不良习惯;②外阴炎症蛲虫病等所致;③性早熟,对这些传统观点已有持不同见解者予以一一推翻。有些患儿发病年龄还不足 2 个月,故谈不上形成习惯,药物治疗有效,停药又可复发,足以证实不是"习惯"。对于外阴充血的患儿采用抗炎治疗无效,有蛲虫者驱虫治疗症状亦未见好转,提出外阴充血是交叉擦腿的结果而不是外阴炎症。对临床症状较严重的病例测血促卵泡激素与促黄体酮激素,结果均正常。阴道测激素水平亦正常,故患儿并无性早熟表现。

神经介质紊乱学说的依据是,患儿尿氨基酸分析,有 82%增高,症状消失后复查,其中 70%恢复正常,提示本病征可能与氨基酸代谢有关。另外患儿的铁蛋白检查结果,有 75%低于正常,说明储存铁缺乏,储存铁的减少可导致儿茶酚胺代谢紊乱,儿茶酚胺分解代谢过程中,单胺氧化酶是个关键酶,也是铁的依赖酶。因此小儿体内需有充足的铁方能激活单胺氧化酶,以便维持儿茶酚胺正常功能。

【临床表现】

本病征常呈发作性双下肢伸直交叉或夹紧有擦腿动作,手握拳或抓住东西使劲。女孩喜坐硬物,手按腿或下腹部或喜欢腿间夹物。男孩多表现为伏卧床上来回蹭,阴茎勃起。女孩外阴充血,分泌物增多和阴唇色素加重。尿道口稍充血,有轻度水肿。发作时神志清醒,可因外界因素使发作突然停止。

脑电图正常,智力正常。男女均有发病,唯女孩多见,国内叶其芬报告 109 例中女孩 93 例占全组的 85% 以上。

实验室检查:血清促卵泡素、促黄体酮激素正常;阴道激素水平正常;尿氨基酸层析 82% 升高;血清铁蛋白低于正常值 2 个标准差。

【诊断】

本病征的诊断标准为:①智力正常,发作时神志清醒;②发作时双下肢伸直交叉或夹紧,手或抓住东西使劲;③外阴充血,分泌物增多和/或阴唇色素加重,男孩发作时阴茎勃起;④发作可因外界因素而停止;⑤脑电图正常。

【治疗】

根据发病机理研究的结果,由于多巴胺功能亢进所致,故宜采用多巴胺阻滞剂氟哌啶醇进行治疗。氟哌啶醇 0.5~1mg/(kg·次),每日 2 次口服。另有人主张以安坦与氟哌啶醇联合治疗,剂量与氟哌啶醇相同。经上述药物治疗症状能迅速控制发作次数减少或消失,唯半数以上病例停药后又复发,需长期服药维持。药物的副作用有嗜睡、急躁、凝视或眼球上翻等。服药时间(疗程)以多久为宜,有待探索。

【预后】

本病征对智能无影响,虽短期内停药后易复发但已有经观察 3~6 年未再复发的报告,故预后尚佳,远期预后有待观察。

第六十五节 热性感染相关性癫痫综合征

热性感染相关癫痫综合征(febrile infection-related epilepsy syndrome, FIRES)又称发热导致难治性癫痫性脑病、学龄期儿童灾难性癫痫性脑病、新发作难活性癫痫持续状态、急性脑炎伴难治性反复部分性发作等。1986 年由 Awaya 和 Fukuyama 首先报道。后国际上有学者相继报道了类似病例。其主要特点是继往健康的儿童,在持续发热后,出现难治性部分性癫痫或癫痫持续状态,且对抗癫痫药物有抵抗性,并出现认知障碍,远期预后很差。

【病因】

本病征病因未明,学者们仅提出 3 种病因假说:①免疫源说;②无菌性炎征介导过程;③基因源假说:寡克隆带阳性、血清或脑脊液抗谷氨酸受体 $\sum^2$ 抗体阳性等免疫异常。

这些假说的形成与某些病例所检测到的异常指标而设立。例如 Specchio 等发现类似 FIRES 女患儿 X 染色体的 PCDH19 基因突变。部分患儿脑脊液中淋巴细胞轻度升高,提示脑炎的可能,但脑脊液从未找到过病原,活检或尸检又未发现炎征细胞浸润,MRI 亦无炎征证据,仅部分患儿血清或鼻咽抽吸物发现感染的病原。所以 Nabbout 提出来无菌性炎征既是发作的起因,也是发作的结果的一种假说。癫痫或癫痫持续状态可能通过脑实质细胞释放的肿瘤坏死因子(TNF)、白细胞介素(TL-1)等介质,介导了炎征过程。炎性介质可通过促进星形胶质释放谷氨酸和/或抑制星形胶质对谷氨酸的重吸收,而增加细胞外谷氨酸浓度,并通过后翻译翻译活动来调节受体门控和电压门控的离子通道功能,提高了神经元兴奋性,从而促进率癫痫的进程,最终导致脑细胞死亡和网络结构重组。

【临床表现】

1. 发热 发热为首发征状,多为 39° C 以上高热,可伴上呼吸道和消化道征状,有的出现嗜睡、头痛、肌痛和皮疹等表现。

2. 抽搐 非特异性发热后,两周内(平均 4~5 天)出现抽搐,每日抽搐可达数十次,上百次或进入癫痫持续状态。发作类型大多为简单或复杂部分性发作,伴或不伴继发性全面发作。少数可出现头眼向一侧偏斜、口角抽动、面部或颊周肌阵挛咀嚼动作、流涎、上下肢抽动等特殊表现。

3. 意识　发作阶段常呈昏迷,嗜睡,对强刺激无反应,几周或数月后癫痫持续状态减少或停止发作,意识逐步恢复。

4. 认知障碍　虽可意识恢复,但有严重认知障碍,仅有片段记忆,语言及额叶功能受损。

5. 药物抵抗　抗癫痫药物无效,大多表现对药物抵抗。

6. 分期　本病征急慢性期表现相同且无静止期,急性期可能是慢性癫痫综合征的爆发。发作前的发热等表现似可提示本病需有某些环境因素发热或不明的感染因素的触发。

7. 实验室检查　脑脊液白细胞大多正常或轻度增多,蛋白和糖正常,自身免疫抗体未发现与本病相关的特异性自身抗体。PCR 检测未获得病原体阳性,血氨基酸和尿有机酸正常。

8. 脑电图　慢波背景的多灶独立性痫样放电。

9. MRI　大多正常,急性期患儿因长时程的癫痫持续状态致脑组织损伤后,可有海马和(或)岛周高信号。慢性期 MRI 表现正常或新皮质萎缩。

10. 正电子发射断层扫描(position emission tomography,PET)　显示双侧眶额叶,颞枕叶皮质大面积低代谢区。

11. 脑活检　仅提示神经胶质增多而无炎症细胞浸润。

【诊断】

上述临床表现中提及的实验室,影像学和脑电图等检查并无特殊诊断意义。

2012 年 Howell 等提出的诊断标准为:①难治性急性发作类似脑炎,需进入重症监护治疗;②脑脊液/血清或其他体液检测中未发现感染源;③患儿若能在急性期中存活,将发展为慢性难治性癫痫,急慢性之间无静止期;④难治性癫痫定义为对 2 种及以上抗痫药物治疗无效,且发作>1 次/月。

【治疗】

本病征无明确有效的治疗方案,仅以对症支持治疗为主,常需进入重症监护病房。多种抗痫药物无效,有学者报道最多使用 16 种(平均 5~6 种)均表现为药物抵抗。多数患儿需采用巴比妥类或咪达唑仑麻醉诱导爆发抑制昏迷(burst-suppression coma,BSC),需较长疗程。日本学者认为 BSC 可终止 FIRES 发作,但停用后即复发。欧洲治疗中心则拒绝使用 BSC 治疗。

至于免疫调节治疗,激素和血浆置换无效,每月给免疫球蛋白 2g/kg 静脉滴注,反复 8~9 个月,发作可减少 75%。

迷走神经刺激治疗,用美罗华(抗 CD20 抗体)对急性期无效,慢性期个别病例发作频率减少,住院周期降低生活质量略有提高。

生酮饮食治疗有一组 9 例患儿胃管予以 4:1 生酮饮食治疗。8 例在 2~4 天内出现酮尿征。除 1 例无效 7 例在酮尿开始后 2~4 天内抽搐停止。1~2 日内恢复意识,并逐步恢复了运动行走功能。其中 1 例中止生酮饮食数小时内出现癫痫持续状态的复发。10 天后死亡。其余 6 例坚持治疗 6 个月~2 年,在癫痫状态停止后的 1~6 个月均出现每周 1~2 次的局灶性发作样的复发。

生酮饮食之所以出现某些疗效其机理可能为:①在葡萄糖转运和丙酮酸脱氢酶缺乏时为神经元提供能量。②酮体和多不饱和脂肪酸通过增强线粒体呼吸链和 ATP 的产生,减少活性氧簇的产生,预防神经元丢失。

生酮饮食既有禁忌证又有自身的低血糖不良反应。该疗法停用后均有复发,患儿认知能力亦难以恢复。少数有效的病例尚缺乏对照。故其疗效和最佳使用时间尚不确定。还不能成为公认的有效治疗方法。

【预后】

本病征是病情危重、治疗困难、重度智障、记忆语言行为减退,预后极差,病死率高的疑难病征据。Kramer 的资料病死率可高达 30%。

第六十六节　神经胶质细胞瘤伴发肠腺细胞瘤综合征

神经胶质细胞瘤伴发肠腺细胞瘤综合征即 Turcot 综合征（Turcot syndrome），又称结肠息肉-脑肿瘤综合征、神经胶质瘤息肉综合征、家族性结肠腺瘤伴多发肿瘤综合征（familial colon adenoma with multi-tumor syndrome）、Turcot-Despres-Stpierre 综合征等。由 Turcot 于 1959 年首先报道。其特征为少见结肠息肉伴有中枢神经系统肿瘤，属罕见的病征。

【病因】

为常染色体隐性遗传，有家族性，是一多能的基因突变所致。曾有报道一家兄妹二人患病，由于近亲婚姻所致。病理学检查于结肠上有息肉状腺瘤。一例脊柱有成神经管细胞瘤，另一例于额叶有恶性胶质瘤。通常结肠息肉的组织学属乳头状腺瘤，数目一般在 100 个左右，从 10 岁左右起即有癌变发生。中枢神经系统肿瘤大部分发生在脑，以前叶、侧叶者多见，偶可位于脊髓。

【临床表现】

为结肠息肉之症状，腹痛、腹泻、便血等。以及中枢神经系统肿瘤之临床表现，包括头痛、晨吐、复视等表现。

【诊断】

通过结肠镜及 X 线、CT 及 MRI 扫描检查进行诊断。纤维结肠镜检查可观察息肉的形态、数目，并可取活组织检查。

【治疗】

因系多发性肿瘤，难以外科手术治疗，可用药物化疗或放疗，但效果欠佳。对进展性结肠肿瘤可行肠切除术。中枢神经系统肿瘤可采取化疗或手术切除。

【预后】

本病症一旦出现中枢神经系统肿瘤的症状，病情常迅速恶化导致死亡。脑肿瘤手术切除者也易复发，文献报告中存活 4 年以上者仅 2 例，故预后差。

第六十七节　神经皮肤黑色素沉着综合征

神经皮肤黑色素沉着综合征（Rokitansky-Van Begaert syndrome）即神经皮肤黑色素沉着症（neurocutaneous melanosis），又称 Rokitansky-Van Bogaert 综合征，是神经皮肤综合征的一种类型。

【病因】

本病征为常染色体显性 遗传，是一组起源于外胚层的组织和器官的发育异常，以致出生后神经皮肤表现出病变。

【临床表现】

①神经系统可有软脑膜黑色素沉着，脑内黑色素沉着，脑膜出血，脑积水，颅内压增高等表现，时有癫痫发作，智能落后，慢性脑膜刺激征，颅神经麻痹及病灶体征；②皮肤症状表现有皮肤黑色素痣；③脑脊液中蛋白质增高并含有黑色素细胞。

【诊断】

根据临床神经系统、皮肤色素沉着等特点，以及实验室检查可予以诊断。

【治疗】

对本病征目前尚无特殊治疗，主要是对症处理，癫痫发作者可给以抗惊厥药物，若有脑积水和高颅内压症时，可给予侧脑室引流，对智能落后者加强训练和教养。

【预后】

本病征预后不一，可为死产或死于儿童早期，也有成活至成人。损害可有恶性变。

第六十八节　神经鞘磷脂网状内皮组织增生综合征

神经鞘磷脂网状内皮组织增生综合征即尼曼-匹克综合征（Niemann-Pick syndrome），又称神经鞘磷脂沉积病、神经鞘磷脂代谢缺陷、类脂质代谢障碍性网状内皮细胞增多症等，Niemann 于 1914 年首先报告，Pick 于 1922 年又作了详述。临床以肝脾肿大和神经系统受损为主。

【病因】

本病征为先天代谢异常，其特点是全身网状内皮系统有大量的含有神经鞘磷脂的泡沫细胞。属于先天性糖脂代谢性疾病，是一种常染色体隐性遗传性疾病，约 1/3 病例有明显家族史。由于神经鞘磷脂缺乏致神经鞘磷脂代谢障碍，使脂与辅酶的作用失调，引起类脂质在体内过多沉积，在网状内皮系统中，出现肝、脾肿大，中枢神经系统退行性变。神经鞘磷脂是由 N—酰基硝氨醇与 1 个分子的磷酸胆碱在 C_1 部位连接而成。神经鞘磷脂酶来源于各种细胞膜和红细胞基质等，在细胞代谢衰老过程中被巨噬细胞吞噬后，经神经鞘磷脂酶将其水解成 N—酰基鞘氨醇和磷酸胆碱，正常肝脏中此酶活力最高，脾、肾、脑和小肠降低至 50% 以下。

【临床表现】

根据受累的器官和酶缺乏程度，Wenger 将本病征分为以下四型。有学者分 A~F6 个临床类型，都是常染色体遗传病，儿童期以 A、B、C 三型为主。

1.A 型（急性神经型或称婴儿型）　是本病征报道最多的一型。用脾的提取物做神经鞘磷脂酶测定，其数值明显低于正常。发病多在 6 个月以内，病情进展迅速，除肝脾肿大外，神经系统症状出现极早，智能进行性减退，终成白痴样。肌张力低下，运动功能逐渐消失。由于喂养困难，呕吐和腹泻，病儿逐渐消瘦如"皮包骨"，呈现恶液质状态。有时出现原因不明的长时间的黄疸，腹部膨隆，肝与脾同等程度的增大，可各达肋下 10cm，质硬。皮肤可出现棕黄色色素沉着。约有 50% 的病儿眼底检查黄斑部可见樱桃红斑点。有些病儿可出现耳聋或失明。此型多于发病后 2 年内死亡。

2.B 型（慢性非神经型）　于婴儿期即出现脏器浸润现象，神经鞘磷脂酶降低明显，脾大常为最早的体征，以后出现肝脏肿大。神经系统不受侵犯，甚至有的智能高于正常同龄小儿。病情进展缓慢，肺部有弥漫性尼曼-匹克细胞浸润，腹部膨隆虽极突出，但肝功能损害多不严重可因肺部继发感染而死亡亡。亦有长期存活至成年期。

3.C 型（慢性神经型少年型）　于 2 岁后发病，有的发病更晚。肝脾肿大程度不如其他两型。神经系统症状多于 5 岁后逐渐出现，最早出现语言障碍，共济失调，渐出现癫痫大发作，脑损害症状逐渐加重，智能渐低下，肌张力增强，腱反射亢进，癫痫发作次数增多。大多于 5~15 岁时死亡。另有 2/3 于儿童期或青春期发病，初为精神运动发育迟缓，继两小脑共济失调、意向性震颤、言语困难等。

4.D 型（成人型）　起病晚。个别脏器中可有神经鞘磷脂蓄积，但神经鞘磷脂酶缺乏不明显，无神经系统症状，智能正常，可活至 50 岁以上。

此外，尚有新斯科夏型（No Va Scotia 型），见于新斯科夏的西海岸，其祖先可能是当地人，此型与 C 型类似，于 2~4 岁发病。晦缺乏的程度不清楚。

【诊断】

根据各型的临床表现、家族史、明显的肝肿大，周围血象检查可见到含有空泡的淋巴细胞或单核细胞，对诊断有参考价值。骨髓穿刺可见泡沫状尼曼—匹克细胞，直径约 20~100μm，胞核多只有一个，呈偏心位，染色体较疏松，可见 2~3 枚核小体。胞浆充满空泡，呈泡沫样。PAS 染色空泡中心常呈阴性，泡壁呈弱阳性，酸性磷酸酶染色阴性或弱阳性，此点可区别于高雪细胞。Giemsa 染色时泡浆可呈蓝或蓝绿色。细胞内容物有时可染成深浅不同的蓝色颗粒，此种细胞可称为海蓝细胞，可见于 C 型、B 型及新斯科夏型。

电镜检查可见胞浆内的脂类包涵体有多层膜。肺泡壁可有尼曼—匹克细胞浸润，于 X 线胸片可见粟粒状阴影。检查痰液可能找到此种细胞。对有家族史或父母杂合子的可取羊水培养，测定神经鞘磷脂酶的活力可作产前诊断。羊水细胞中此酶的活力与皮肤纤维母细胞相同或稍低。此外，可通过 DNA 分析确诊 A、

B 型。培养羊水细胞酶活性可供 A、B 型产前诊断者,基因型明确者,可行产前基因诊断。

【治疗】

目前无特殊疗法,如能应用基因工程根本纠正本病的遗传缺陷,是治疗本病所给予的希望,目前以对症和支持疗法为主,脾亢进时行脾切除,有认为长期服用抗氧化剂如维生素 C、E、或丁羟基二苯乙烯可阻止神经鞘磷脂所含不饱和脂防的过氧化和聚合作用,减少脂褐素的形成。基因重组酶替代治疗 A、B 型,临床和实验研究已获初步结果,可望早日用于临床。

【预后】

本病征预后不良,多于 2 岁内死亡,A 型或 C 型于发病后 4 年内死亡,B 型与成人非神经型皆无神经系统症状,智能正常,可活至成年。C 型大多死于神经系统的退行性变或继发呼吸道感染。

第六十九节　神经性进行性肌萎缩综合征

神经性进行性肌萎缩综合征(Tooth syndrome)即腓骨肌萎缩(peroneal muscular atrophy),又称进行性腓骨肌萎缩(progressive peroneal muscular atrophy)、Tooth 综合征、Charcot-Marie-Tooth 综合征等。1886 年由 Charcot 与 Marie 首先描述,同年,Tooth 亦有本病征的记载,后人以这三位学者的名字命名为 Charcot-Marie-Tooth 综合征。本病征是一种常染色体显性遗传的遗传性、进行性周围神经变性和运动神经病变伴轻度感觉障碍为特点。

【病因】

病因未清。病理变化主要为周围神经远端部分对称的节段性脱髓鞘和轴突变性,以下肢为重。脊髓后柱有变性,前角细胞亦有轻度变性。

【临床表现】

多在青春期发病,亦可早在学龄期前后发病。主要表现为膝、肘以下的肌无力与肌萎缩。初始呈两侧不对称,行路变慢易疲劳。由于腓骨肌群的萎缩,引起弓形足或马足内翻,足下垂常见。大腿近端多不受累,故与小腿有鲜明粗细。晚期可累及手与前臂小肌肉,肌萎缩进展缓慢。深腱反射减低,感觉障碍轻,深感觉受累少。心脏受累者可有病态窦房结综合征,完全性房室传导阻滞,亦有报道心房扑动,右束支传异阻滞和心力衰竭,29%有二尖瓣脱垂。

肌电图检查,运动神经传导速度显著减慢,萎缩肌肉有失神经支配表现。还可见肌纤颤与束颤,波幅减低并可见大波幅多相电位等。脑脊髓检查多数正常,偶见蛋白轻度增高。

【诊断】

有家族史,据上特征有明显肌萎缩,呈弓形足、马蹄内翻和足下垂,渐向近端发展,较易诊断。应与强直性肌萎缩、间质肥大性多神经炎、慢性多发性神经炎等鉴别。

【治疗】

无特殊疗法。可试针灸、理疗、按摩、体疗、马蹄内翻或足下垂者可外科矫形手术治疗。

尚可口服维生素 B、C、E 以及 ATP 等有些助益。

【预后】

本病征病程进展缓慢,除有轻微畸形外多不发生严重残废,亦不影响寿命。

第七十节　手足徐动症样综合征

手足徐动症样综合征(Like-Athetoid syndrome)即 Hammond 综合征,又称手足徐动症样运动,Athetoid 综合征等临床以肌肉强硬与手足发生缓慢的不规则扭转运动为特征。1871 年由 Hammond 最先描述,Feroter 与 Herz 对本病征又作过一些描述。

【病因】

本病征系由多种病因所致,包括一氧化碳中毒和脑缺氧、急慢性脑炎、基底节部脑血管病与肿瘤、肝豆状核变性、核黄疸、结节性硬化等。

当这些病变累及到尾核与壳核、中脑被盖、下丘脑与盖前区、丘脑的腹内侧核和苍白球、纹状体以至内囊与皮质等区域时均可发生变性改变并出现临床症状。

【临床表现】

本病征常见于儿童,主要表现是一种手足远端的缓慢、不规则、不自主地蠕虫样扭转运动与痉挛,尤以手部和面部的紧张与不随意运动为突出,常挤眉弄眼、扮作鬼脸。有时可出现吞咽困难、言语发音与构音困难,伸舌时舌体伸缩运动与左右旋转等。这些症状入睡后停止,情绪紧张或作随意运动时而加重。患儿的肌张力随情绪紧张而增高被动运动时而降低。

【诊断】

根据上述临床表现,追索出生时有无脑缺氧、黄疸史等可考虑本病征,进一步作脑炎、肝豆状核变性等原发的相关检查以寻找病因。在诊断过程中应注意与基底节呈大理石样变性为病理特征的双侧手足徐动症相鉴别。

【治疗】

尚未特殊治疗方法,镇静剂与抗痉挛药物可暂时缓解症状。脑部立体导向手术可使症状减轻。

明确病因者应进一步作病因治疗,亦可改善临床症状。

【预后】

病因不同预后各异,一般病程可达数年或几十年之久,常死于并发症。

第七十一节 髓鞘形成障碍综合征

髓鞘形成障碍综合征(dysmyelinatus syndrome)即先天性双侧手足徐动症(congenital double athetosis),又称Vogt综合征。1911年由Oppenheim与Vogt最先描述,至1919年Vogt又进一步阐述以后即以Vogt命名。本病征是一种罕见的临床综合征,以双侧手足徐动为主要特征。

【病因】

本病征系纹状体、苍白球纤维与丘脑底核的发育障碍,或产伤、出生时窒息等脑缺氧所致。病理检查受累区髓鞘发育显著不足,纹状体呈大理石样变性。

【临床表现】

通常在生后或几个月至1周岁内出现不自主运动并渐渐明显。有起坐时间晚、行走与说话延迟等发育缓慢表现。患儿在会做随意运动时方被发现双侧手足呈缓慢、弯曲的不自主运动,四肢远端较近端明显。指趾呈过度伸展与分开,半数患儿有智力发育障碍。当面、舌肌受累时可出现语言与发音困难、不自主伸舌、各种鬼脸,以及下肢强直等。

【诊断】

根据临床表现进行诊断,须与舞蹈症及扭转痉挛相鉴别。

【治疗】

本病征缺乏有效治疗药物,纹状体或丘脑底部的立体导向手术可控制或缓解症状。

【预后】

预后尚可,若无并发症则可长期生存。

第七十二节 威廉姆斯综合征

威廉姆斯综合征(Williams syndrome,WS)是一种基因微缺失所致的一种遗传性精神发育迟滞性疾病。

活产婴儿中发病率为 1/20000，但 AIbishri2012 年的最新资料，其发病率为 1/7500。随着临床的重视和研究的深入，越来越多的资料显示 WS 并不少见。

【病因】

本病征为 7 号染色体长臂近端（7q11.23）上弹性蛋白基因微缺失（大约 1.5~1.8Mb）所致。

WS 临床症状并非基因和表型间的简单匹配，而是一种复杂的基因相互作用的关系。

有研究证实，与心血管相关的基因是弹性蛋白基因，长约 45kb，其总共含有 34 个外显子。而该缺失区域为包含了弹性蛋白基因（ELN）的威廉姆斯综合征的关键区域（WBSCR）。

Loww JJ 等 2012 年研究结果发现单纯 SVAS 的弹性蛋白基因为单位体功能不全。而 WS 合并主动脉瓣上狭窄（supravavnlar aortic stenosis，SVAS）的弹性蛋白基因为半合子状态。

编码的弹性蛋白是各种各种器官结缔组织和血管壁结构中的主要成分。是调节血管状态的关键因素。一旦弹性蛋白基因缺失而使弹性蛋白丧失，从而导致血管内皮下平滑肌细胞增生，引起特异性的心血管异常，如 SVSA 等。

【临床表现】

1. 小精灵面容　圆脸、丰颊、宽突额、长人中、厚宽唇、尖耳廓、大耳垂、小下颌、扁鼻梁、前倾鼻孔、阔眼距、小眼裂、内眦赘皮、并眉毛、星状巩膜、斜视眼、高腭弓等。这些面部特征年龄越大越明显。

2. 心血管畸形　SVSA 为最多见，其次为肺动脉狭窄（pulmonary arterial stenosis，PAS）。

SVSA 从解剖学角度又可分为：①纤维瘤型；②隔膜型；③发育不良型三类。

SVSA 可引起左心室肥厚，随时间而逐渐加重，可导致左心功能不全和冠状动脉供血不足，心绞痛、心力衰竭、晕厥、猝死。

其它心血管畸形尚有二尖瓣脱垂、二尖瓣或肺动脉瓣狭窄、主动脉瓣缩窄、二叶式主动脉瓣、室间隔缺损、动脉导管未闭、法洛氏四联症、冠状动脉畸形、肾动脉畸形。此外还可能有并发局部或弥漫性冠状动脉、腹主动脉、胸主动脉、脑动脉狭窄。

3. 内分泌异常　可伴有高钙血症、高血糖和临床型或亚临床型甲减为主的甲状腺功能异常等多种内分泌障碍性疾病。其中高钙血症可发生在患儿任何时期，多半在婴儿期最为明显。

4. 发育障碍　出生时低体重，各年龄期生长发育均落后于同龄儿童。可伴有指、趾甲畸形、脊柱后侧弯等缺陷。牙釉及指甲发育不良。

智商水平轻中度低下，通常在 50~60 分，尚可有肌力减退及神经功能障碍。

5. 腹股沟疝　部分患儿有腹股沟疝，国内解春红等报道 25 例 WS9 例有腹股沟疝。

【诊断】

1. 根据 Committee on Genetics，2001 年的资料归纳 7 个方面临床特点综合评分为诊断标准。

（1）生长情况：①出生孕龄>41 周；②身高体重<第 5 百分位；③呕吐或胃食管反流；④绞痛，4 个月以上易激惹；⑤慢性便秘。

*以上 5 项中符合 3 项，得 1 分。

（2）行为和发育：①过分友好的个性；②对声音的特别敏感；③焦虑；④发育或智力落后；⑤视觉空间方面的问题；⑥学会讲话的年龄延迟，以后则言语过多。

*以上 6 项中符合 3 项，得 1 分。

（3）狭窄的两颞；两颊饱满；面颊骨发育不良；扁平鼻梁或内眦赘皮；眉毛宽；眼眶饱满；星状虹膜；现在或曾经有过斜视；鼻孔前倾或短鼻子；鼻尖丰满；宽嘴巴；厚嘴唇；小下颌；长人中；小牙齿，排列稀疏；牙咬合不正；耳垂突出。

*以上 17 项符合 8 项得 3 分。

（4）心脏问题 B 超所见：①主动脉瓣上狭窄；②外周肺动脉狭窄。

*以上两项符合 1 项得 5 分。

（5）其他心脏问题：①心脏杂音；②高血压；③其它心脏疾病。

*以上三项符合1项得1分。

（6）结缔组织异常：①声音嘶哑；②腹股沟疝；③肠或膀胱憩室；④斜肩或长颈；⑤直肠脱垂；⑥关节受限或松弛。

*以上6项符合2项得2分。

（7）钙的有关问题：①高血钙；②高尿钙。

*以上两项符合1项得2分。

总分15分。得分<5分除外WS；得分>5分临床诊断为WS；当得分≥3分应作荧光原位染色法（FISH）检测，界于4~5分应采用FISH检测进行基因诊断。

2. 基因诊断法　基因检测首选FISH（荧光原位杂交）或CMA（染色体微阵列），而不适合选用二代测序。

（1）染色体核型分析（G显带）。

（2）微阵列比较基因组杂交技术（array comparative genomic hybridization，array-CGH）可检出常规核型未能发现的染色体微重复和微缺失。

（3）聚合酶链反应（quantitative veal time polymerasa chain veaction，qPCP）本法可检出更小片段的缺失。

（4）荧光原位杂交（fluorescence in situ hybridization，FLSH）技术 典型的WS患者中95%以上可检出微缺失。

（5）多重连接探针扩增技术（multiplex ligation deperdene probe amlification，MLPA）是目前灵敏度较高的相对定量分析技术，其优点是：①操作简便，方法经济；②灵敏度高，特异性强；③密度、通量高；④成本低廉（表7-4）。

表 7-4　国际上根据两套WS表现型评分法，根据不同得分做出相应诊断。

	美国儿科学诊断评分法*	Lowery评分法**
典型面容特征	3	3
智力障碍/发育迟滞	2	1
SVAS（包括PAS）	5	2（包括PAS）
非SVAS心血管畸形	1	1
腹股沟疝	2	1
高钙血症（包括高尿钙）	2	2
	*总分15分 <3分可排除WS ≥3分可行基因检测明确诊断	**总分10分 0~3分不确定类 4~10分典型类 不确定类进一步作基因检测以明确诊断

【治疗】

WS无特殊治疗方法，可采用的有药物、手术、心理及认知行为等综合对症治疗，以改善其积累的多方面各系统功能。

有心血管畸形者可考虑心胸外科手术治疗。

【预后】

本病征大多可存活至成年尚可生活自理和从事简单工作。

易患疾病，需定期检查及早发现。

目前从优生优育角度可行产前诊断，于孕8~10周时抽取绒毛细胞或16~18周抽取羊水细胞培养检测。

第七十三节　无菌性脑膜炎综合征

无菌性脑膜炎综合征(aseptic meningitis syndrome，AMS)又称浆液性脑膜炎(asceptic meningitis，serous meningitis)，是指具有脑膜刺激症状和脑脊液细胞轻度或中度增多，而在脑脊液中找不到细菌的一种常见的临床综合征象。

【病因】

柯萨奇病毒及埃可病毒是本病征常见的病因，曾在世界各地引起数次大流行。其次是腮腺炎病毒。少数为其他病毒引起，如单纯疱疹病毒、淋巴脉络丛脑膜炎病毒、虫媒病毒、腺病毒、EB病毒，此外还有钩端螺旋体、急性细菌感染等。上海市用病毒分离和双份血清检查，在明确病原的79例小儿无菌性脑膜炎中，柯萨奇病毒和埃可病毒引起者占67例(上海医科大学儿科医院，1974)。1960年Meyer等对430例无菌性脑膜炎做了研究，确定病原的305例中柯萨奇病毒和埃可病毒占42%，脊髓灰质炎病毒占12%，腮腺炎病毒占22%，淋巴脉络丛脑膜炎病毒占12%，少数为单纯疱疹病毒和钩端螺旋体。

柯萨奇病毒B组的6个型、A组及埃可病毒中的许多型都可以引起无菌性脑膜炎，其中柯萨奇A7、9，柯萨奇B2、3、4，埃可病毒4、6、9、11、16、30可引起流行，尤以埃可9，流行的报道最多。脊髓灰质炎病毒的各个型均可引起无菌性脑膜炎，但其重要性最近已大为减少。

【临床表现】

本病征一年四季均可发病，夏秋季多。以儿童占多数。起病可缓可急，伴厌食、恶心、呕吐、腹痛、咽痛、肌痛等症状。发热一般为中等度，平均4~6日可热退，有时热退又可重起，呈双相热型。大多病起1~2天内出现脑膜刺激征，但常不如化脓性脑膜炎显著。脑脊液中细胞数一般在100~200之间，偶有高达1000以上。初起时以中性细胞为多，后期则以单核细胞为多，糖与氯化物正常，蛋白略增高。培养无细菌。末梢血白细胞正常或稍高。

【诊断】

发病季节，流行病学和某些病状可提供诊断线索，如无菌性脑膜炎同时有皮肤斑丘疹可能是埃可病毒感染，同时有流行性肌痛可能是柯萨奇病毒B组感染。确定诊断要靠病毒学和血清学检查。脑脊液、胸水、腹水、血中分离出病毒意义很大。大便或咽分泌物中分离出病毒须结合血清抗体滴度升高来诊断。病初和病后2~3周两次取血作血清抗体测定，若滴度有4倍以上增高有诊断意义。

腮腺炎病毒在无菌性脑膜炎病原中仅次于肠道病毒，占第2位，当腮腺肿大时两者症状相似，临床上不难鉴别。一般来说，腮腺炎脑膜炎或脑炎冬春多见，有腮腺炎接触史，血淀粉酶增高。腮腺肿大是诊断流行性腮腺炎的有力证据，但腮腺炎病毒感染并不都出现腮腺肿大，而柯萨奇病毒和埃可病毒感染，乙型脑炎都有并发腮腺肿大的报告。

本病征还应注意与结核性脑膜炎，经过不彻底的抗生素治疗的化脓性脑膜炎相鉴别。

【治疗】

注意休息、营养，对体弱年幼小儿，支持疗法也很重要。加强护理，防治继发感染。有惊厥者应给予镇静剂。若无菌性脑膜炎综合征是由细菌感染引起的，应给予特效的抗生素治疗。动物实验证明激素可加重肠道病毒感染，故不主张用激素。

病毒引起者，在早期可使用干扰素或干扰能治疗。

【预后】

本病征及时确诊，适当的治疗，预后良好，多无合并症。留有后遗症的极少见，但文献报告1岁以内患肠道病毒神经系统感染的有神经系统后遗症的较多。

第七十四节　习惯性痉挛综合征

习惯性痉挛综合征（Habit spasm syndrome）即 Brissand I 综合征，又称抽搐综合征（tic syndrome）、局部性抽搐综合征（local tics syndrome）、无痛性抽搐综合征（psychogenic tics syndrome）、精神性抽搐综合征（psychogenic tics syndrome）等。1896 年由 Brissaud 首先报道。

【病因】

本病征是儿童神经官能症的一种常见类型，易发生在精神紧张神经素质的儿童。亦可出现于脑炎后局灶性癫痫者。当有精神因素影响或模仿他人举动，或对某些刺激的反应，逐渐形成一组类似、固定、刻板的抽动，并形成条件反射，成为病理惰性反应，习惯性抽动。大多患儿无脑器质性病变。

【临床表现】

以 5~10 岁男孩多见，常出现突然发作而短暂的，重复而刻板的一组肌群抽搐动作，精神情绪紧张时加剧。以挤眉、眨眼、做怪相、耸肩、点头、转颈、摇动手臂、下肢抽搐等表现为主，同一患儿抽搐以固定形式重复出现，入睡后消失，常伴有遗尿、易激惹、睡眠障碍等。

【诊断】

根据上述临床表现，并与癫痫、低钙抽搐、小舞蹈症、抽动-秽语综合征等鉴别后予以诊断。

【治疗】

以心理治疗为主进行谆谆诱导，必要时给予镇静剂。有人使用阿米替林可改善症状。

【预后】

多能随年龄增长而自行矫正，故预后良好。

第七十五节　下肢不宁综合征

下肢不宁综合征即不安腿综合征（restless leg syndrome），又称 Ekbom 综合征、Wittmaack-Ekbom 综合征、腿部神经过敏综合征（legs neuroticism syndrome）、感觉异常脚无力综合征等。1960 年由 Ekbom 首先报告并命名。

【病因】

本病征由多种疾病所引起，例如贫血（特别是缺铁性贫血）、肌肉神经疾病、糖尿病、尿毒症、酒精中毒性神经病变、妊娠等。真正的原因不明，推测有局部血液循环障碍，应用血管扩张药，运动和加温后减轻，而贫血可使之加重，故可能与局部缺血而使代谢产物积聚有关，精神抑郁、不安、紧张等因素常可引起发病。据 Ekbom 报道，本病征的发生率在一般人中占 5%，孕妇占 1%，一般在妊娠后期发生，随分娩而消失，在贫血患者为 24%，随贫血纠治后症状消失。有认为本病征与常染色体显性遗传，在同一家族中，兄弟姐妹间可数人发病。

【临床表现】

典型的表现为下肢（膝与踝之间）有虫爬样，难以描述的不安，难以忍受，因此患者不能使下肢静息，活动或走动时才能使不适感缓解。这种不适感亦可累及大腿或脚，很少影响上肢和手。一般两侧对称发病，但一侧可较为强烈，下肢不宁在安静休息，特别是入睡时较易发生，成为失眠的原因。客观检查包括神经方面和肌电图等，均无异常发现。严重者可长时间持续发病。

【诊断】

根据典型的临床表现，结合客观的检查均无异常发现可予以诊断。

【治疗】

一般采取对症治疗，轻症可按摩，下肢屈曲而缓解。中等度以上的下肢不宁可给予纠正贫血、血管扩张药如硝酸甘油等，至于尿毒症、糖尿病等并发本症状时，应针对原发病进行治疗。最近作者以维生素 E 治疗，

20~50mg 每日 3 次,一周后症状有明显好转,机理有待探讨。

【预后】

缓解症状并不难,但极易复发。

第七十六节　先天性面肌双瘫综合征

先天性面肌双瘫综合征即 Mobius 综合征,又称先天性眼-面麻痹、婴儿眼肌萎缩、先天性面瘫、Graefe's Ⅱ综合征、Von Graefe 综合征、先天性外展神经和面神经麻痹(congenital abducens and facial nerves paralysis) 等。本病征由 Graft'Mobius 等早在 1988 年报告,国内至今仅是零星报告。本病征以颅神经联合麻痹、先天畸形及智力低下为特点。

【病因】

本病征病因有多种认识,至今尚无结论。一般认为发病病因可能系胎儿在宫内,特别是在妊娠 2 个月内胚胎受到外界有害因子的作用,使外展神经、面神经、舌咽神经、舌下神经核发育不良,内侧纵束也可能有缺陷。另外有人认为外胚叶学说不能解释成骨缺陷、血管瘤、乳房缺如等畸形,故又提出中胚叶学说,认为肌肉是原发性损害,先天畸形发生在胚胎期神经支配完成之前。Huebner 最先从神经病理检查中证明本病系中枢神经系统发育异常,另有文献报告证明颅神经核有发育不良。Towfighi 等(1979)将本病征分为四组:①颅神经核发育不良或萎缩;②原发性周围神经损害;③脑干神经核的坏死灶;④肌病的。

【临床表现】

(1)双侧面瘫:可以是完全的或不完全的,表现为面部无表情运动,鼻唇沟浅,圆口,口唇音不清。幼儿期吸吮、喂养困难,儿童期可有口角流涎,食物残留在颊部等现象。还有眼轮匝肌无力,下睑外翻,泪液蓄积于下穹窿、兔眼、暴露性角膜炎。

(2)双眼外转受限:双眼外转均不超过中线,不能做水平扫视运动,当看左或右侧目标时必须转动头位,但垂直运动及 Bell 现象正常。

(3)眼位:多数病例呈内斜位,少数病例第一眼位可为正常。辐辏可正常或有缺陷,集合时瞳孔收缩正常。

(4)其他颅神经障碍:舌下神经受损害表现为舌麻痹、舌萎缩变小,典型者变尖、有沟裂,舌下神经运动根受影响表现为咬合无力、软腭运动缺陷、异常发音和语言发育迟缓。

(5)其他发育异常:可见小颌畸形、多指(趾)短指、畸形足、血管瘤、胸肌、腓骨肌萎缩、乳腺缺如、耳聋等。

(6)智力低下。

(7)脑电图可有异常。

【诊断】

本病征主要以上述临床表现进行诊断,尤应注意早年存在而无进展的Ⅵ、Ⅷ颅神经麻痹之特点。

【治疗】

本病征有多发性颅神经障碍,在婴儿时期往往会到医院就诊,无论儿科、神经科或眼科都应注意患儿双眼注视、头位代偿、视力及眼位情况。应根据检查情况分别给予适当的治疗。对有明显内斜视影响外观者,可行手术治疗,由于眼外肌已有继发改变,疗效一般不佳。乳儿期出现哺乳困难、兔眼、反复发作的角膜炎等,分别给予对症治疗。

【预后】

本病征尚无有效疗法,但其病情是静止的,症状可终生不变,可向家长说明以解除后顾之忧。

第七十七节 先天性皮层外轴索再生障碍综合征

先天性皮层外轴索再生障碍综合征（Pelizaeus-Merzbacher syndrome）即先天性皮层外轴索再生障碍症（congenital aplasia axialis exeracorticalis），又称 Pelizaeus-Merzbacher 综合征、Merzbacher-Pelihzeus 慢性型白质营养不良、慢性婴儿型脑硬化、皮层外轴突发育不良、家族性脑中叶硬化、嗜苏丹红染色白质脑瘤、弥漫性家族性脑硬化、嗜苏丹性白质营养不良（sudanophilic leukodystrophy）等。是一种进行性遗传性中枢神经系统疾病。1885 年 Palizaeus 和 1910 年 Merzbacher 分别报道。

【病因】

病因未明。是性连锁隐性遗传，见于男性。有归之嗜苏丹性白质营养不良一组，也有持不同意见。本病征没有异常沉积物。可能有髓鞘生成不良，经过缓慢变性过程而变为嗜苏丹性终末产物。未发现有特异的酶缺乏。病理特点为大脑半球及小脑皮质下部白质有弥散性硬化，可见髓鞘脱失和脑萎缩。本病征在病理上根据有无"髓磷脂岛"又分为 2 个亚型：有者为 Pelizaeus-Merzbacher 型，无者称 Seitelberg 氏型。

【临床表现】

本病征只见于男孩。起病较早，出生后不久即起病，也可能在幼儿或儿童期发病。可见小头畸形、侏儒及神经营养性障碍（头发稀、肌肉发育障碍）等。早期症状为转动性或不规则的眼球震颤，头部轻抖动。四肢进行性痉挛性无力，并有舞蹈样、手足徐动或不自主运动。出现意向性震颤，语言不清及共济失调。有惊厥或癫痫样发作，视神经萎缩等。一般有智力减退，少数痴呆者较轻。脑脊液正常。最终四肢瘫痪，语言严重障碍。

【诊断】

根据临床表现而诊断，生前确诊无特殊方法。

【治疗】

无特效治疗。

【预后】

本病征呈慢性过程，病程较长，多数于童年死亡，也可自行缓解或症状暂时停止，个别可活至 40~50 岁。

第七十八节 小儿神经皮肤鱼鳞病综合征

小儿神经皮肤鱼鳞病综合征即 Sjogren-Larsson syndrome（SLS），是神经皮肤综合征的一种类型，1956 年 Sjogren 首先报道了瑞典北部的具有鱼鳞病、智力低下、痉挛性截瘫或四肢瘫三联症的病例。次年 Sjogren 和 Larsson 联合报告了 28 例，并详述了该病征的临床表现，确定了该病征为常染色体隐性遗传病，发病率约为 0.4/10 万，以瑞典北部 Yasterbotten 地区发病最高，为 8.3/10 万，国内高蕾等于 2014 年报道了 2008~2013 年收治的 3 个家系的 4 个小儿病例。

【病因】

ALDH3A2 基因突变，致脂肪醛脱氢酶（fatty aldehyde dehydrogenase，FALDH）缺乏导致脂类代谢异常，其中包括长链脂肪酸氧化相关的代谢障碍，而发生的罕见遗传病。

SLS 患者 FALDH 的是 4 种亚型均存在催化缺陷，因为不能被 FALDH 代谢的脂质底物的积蓄以及关键的脂肪酸代谢产物的缺乏，造成了皮肤和神经系统的损害的表现。

【临床表现】

SLS 的主要临床表现为三大方面。

（1）先天性鱼鳞病 皮肤表现常为首要就诊症状，病理学提示皮肤棘层肥厚、乳头瘤样增生和过度角化；

（2）智力发育落后 以大脑白质髓鞘化延迟和不全为主，病理检查显示为异常脂质蓄积；

（3）痉挛性截瘫或四肢瘫痪。包括运动发育明显落后；

其次尚可出现癫痫、脊柱后凸、畏光、黄斑区视网膜色素退化、双侧巴氏征自然阳性等。

【诊断】

（1）典型的临床表现。

（2FALDH 酶缺乏或 ALDH3A2 基因突变的证据，基因检测多采用聚合酶链反应（PCR）扩增 ALDH3A2 基因片段，通过 DNA 直接测序或限制性内切酶酶切的方法明确基因突变。

【治疗】

本病征无特殊治疗，目前则以对症和支持治疗为主，包括角质溶解药治疗鱼鳞病、抗痫药控制癫痫，痉挛状态者行肌腱延长等手术治疗以缓解痛苦。孟鲁斯特缓解皮肤瘙痒。

1999 年发现 zileuton 可通过抑制 5-脂肪氧化酶来组织 LTB4 的生成，可使 SLS 患儿皮肤瘙痒症状缓解，还可改善患儿脑电图和 MRI 表现，是有较好疗效的措施。zileuton 尚未能普遍用于临床。

基因治疗是将来最根本的治疗方法，目前尚不成熟。

【预后】

本病预后不良，但大部分患儿可活至成人，常需人工或轮椅协助其活动。患儿大多大运动功能受限、语言和社会交往能力低下，生活质量很差。

从优生优育角度，羊水检查可准确、有效地作产前诊断，目前羊水或绒毛膜细胞作酶或 DNA 测定有助产前诊断，尽量减少此类儿童出生。

第七十九节　小脑发育不全综合征

小脑发育不全综合征（cerebellum agenesis syndrome）即 Combettes 综合征，又称 Nonne 综合征、Nonne-Marie 综合征。1831 年由 Combettes Marie、Nonne 等首先描述。临床起病于新生儿期以生长发育、说话、走路延迟和精神发育不全、智力障碍为特征。

【病因】

本病征病因未明。其病理特征为小脑不发育或发育不全。

【临床表现】

本病征发病无男女性别差异，常于新生儿期起病，由于病理改变是小脑不发育或发育不全，而发育不全可局限于小脑的某一部分且常与大脑发育不全同时存在，因此临床表现同时有大脑小脑发育不全的症状。患儿最初常因伸手取物时出现定向性震颤而被发现，其起坐、站立行走及说话等均发育迟缓，随年龄增长而出现头部颤动、眼球震颤、躯干与上肢明显共济失调、步态蹒跚、行走不稳、易跌倒、肌张力低等。常有言语缓慢、暴发性或断缀性言语。伴有精神发育不全、智力低下，可有舞蹈样运动、癫痫样发作。

【诊断】

临床表现在病例之间有较大程度的差异，因此诊断须由脑电图、颅部 X 线平片、脑 CT 扫描协助。

【治疗】

本病征无特殊治疗方法，可给维生素 B_6、B_1、复方脑安泰等药物，酌情进行弱智低能儿童的教育和心理治疗，以促进智力发育。

【预后】

大多在 10 岁以内死亡，病变较轻者小脑症状可由代偿功能而好转。

第八十节　小脑综合征

小脑综合征（cerebellar syndrome）即指在服用苯妥英钠过量时，病儿可以出现运动失调的小脑损伤症状，包括共济失调、眼球震颤、复视、构音困难、震颤等症状。其他药物过量时也可出现，小脑综合征与血中药浓度过高有明显关系。有报告苯妥英钠有效血浓度为 10~25μg/ml，中毒血浓度为大于 25μg/ml，当平均为

30μg/ml 时即可产生本病征表现。

急性小脑综合征通常是可逆性的,将苯妥英钠停药或减量症状即可消失。但也有报告认停药后共济失调持续不退,此已为药物引起了不可逆性脑损伤。也有持不同意见者,认为小脑损伤不是药物毒性所致,而是严重癫痫发作的后果。

第八十一节　新生儿精神药物撤药综合征

新生儿精神药物撤药综合征(neonatal psychotropic withdrawal syndrome)是指母亲妊娠期应用精神药物,使胎儿对该类药物产生一定程度的依赖,出生后突然血药浓度的下降,出现的一系列不适应的临床表现。

Kieviet 报道妊娠期应用精神药物可导致 20%~30%的新生儿出现撤药症状。

【病因】

母亲孕期因治疗某种疾病或不良嗜好,长期或大量服用止痛剂、麻醉镇静剂等药物,逐步对这些药物产生了成瘾性或依赖性,药物可通过胎盘吸收入血。使胎儿对该药品从适应到依赖。新生儿出生断脐后,不再有该药持续入血,血中药物浓度逐渐下降,从而出现的一系列神经、消化、呼吸等系统症状和体征。

【临床表现】

(1)中枢神经系统兴奋症状:高音调哭声、拥抱反射增强、肌张力增强、活动过度、睡眠困难、警醒度增强、易激惹、震颤、惊厥、角弓反张等,由于活动过度致足跟、肘、膝皮肤磨损。

(2)自主神经方面的体征:多汗、体温不稳定、鼻塞、流涎、打哈欠等。

(3)呼吸系统症状:呼吸加快但无其他呼吸困难表现。

(4)消化系统表现:胃肠道功能失调,喂养困难,吃奶差,吸吮力差,有不协调的反复出现的吸吮和吞咽动作,呕吐、腹泻、脱水、体重不增、低血糖等。

不同精神药物所致的撤药综合征的临床表现是不完全相同的,具体列表示之。

【诊断】

1.母亲病史　母亲疾病史、孕期用药情况(是否服用过精神药物药物品种和剂量)、用药起始时间、最后一次用药与分娩时间相距时间、是否母乳喂养(许多精神药物可通过血-乳屏障,分泌到乳汁,随母乳喂养可使相应药物进入新生儿体内)。

2.临床表现　本病征临床表现无特异性,故容易误诊。虽无特异性,但应注重消化系统功能失常、中枢神经系统兴奋症状、呼吸系统及自主神经方面的表现等(表 7-5)。

表 7-5　不同精神药物所致新生儿撤药综合征的临床表现

精神药物种类	临床表现
抗精神病药	
氟哌啶醇	四肢震颤、吐舌、手姿势异常
氯丙嗪	易激惹、喂食困难、伸舌、手姿势异常、震颤
氯氮平	震颤、易激惹、流涎、哭声尖、呼吸急促、肌张力增强、吸吮力差、不协调的吸吮动作
抗抑郁药	
TCA	
氯米帕明	易激惹、肌张力增高、震颤、莫罗反射亢进、皮肤发绀、低体温、发热、缺氧、癫痫发作、喂养困难、睡眠减少
SSRI	
氟西汀	神经过敏、肌张力增高、打喷嚏、发热、易激惹、强直性痉挛、神经过敏、喂养困难
帕罗西汀	呼吸急促、去大脑姿势、易激惹、震颤、持续哭闹、震颤、肌张力增高或低下、舞蹈样运动、喂养困难、心动过缓、癫痫发作
舍曲林	神经过敏、吃惊反应增强

续表

精神药物种类	临床表现
西酞普兰	锥体外系症状
SNRI	
文拉法辛	坐立不安、肌张力增高、神经过敏、易激惹、喂养困难、癫痫发作
Nassa	
米氮平	过度警觉状态
心境稳定剂	
丙戊酸盐	神经过敏、低血糖症
拉莫三嗪	癫痫发作
镇静催眠药	
巴比妥类	食欲亢进、多汗、易激惹、严重震颤听觉过敏、过度哭闹、血管舒缩不稳定腹泻、坐立不安哭声尖、呕吐、睡眠障碍
导眠能	声调高、震颤、角弓反张哭声尖、活动过度、易激惹、肠绞痛
抗焦虑药	
氯氮䓬	易激惹、震颤
地西泮	肌张力低下、吸吮力差、低体温、呼吸暂停、反射增强、震颤、呕吐、活动过度、呼吸急促
阿普唑仑	呼吸急促
乙氯维诺	昏睡、神经过敏、食欲亢进、易激惹、吸吮力差、肌张力低下
安他乐	震颤、易激惹、活动过度、神经过敏尖叫、肌跃型抽搐、肌张力低下、呼吸心跳加快、喂养困难、肌阵挛
眠尔通	激惹、震颤、睡眠模式不良、腹痛

3. 临床量表量表评定　目前常用的是 Lipsitz 评分法,设 11 个项目,按临床表现与评分。总分>4 分,即有诊断意义。对撤药综合征诊断敏感性为 77%(表 7-6)。

表 7-6　新生儿撤药综合征评分表

症状体征	0	1	2	3
肢体颤抖	无	饥饿或打扰时略有颤抖	中度或明显颤抖喂哺或舒适抱着时消失	明显或持续的颤抖向惊厥样运动发展
激惹(过度哭吵)	无	略有增加	饥饿或打扰时中度至重度增加	未打扰时明显激惹
反射	正常	增强	明显增强	
粪便性状	正常	喷发式但频率正常	喷发式,每日 8 次以上	
肌张力	正常	增强	紧张	
皮肤擦伤	无	膝、肘部发红	皮肤擦破	
呼吸频率(次/min)	<55	55~75	76~95	
反复打喷嚏	无	有		
反复打哈欠	无	有		
呕吐	无	有		
发热	无	有		

*附表 1、2 资料来源:孙振晓等,国际儿科学杂志.2014,41(2):153-156。

4. 辅助检查　血药浓度及活性代谢物连续监测有助于诊断。血液生化、CT、MRI 检查有助于鉴别诊断。

【治疗】

1. 一般治疗　以支持疗法和保护患儿为主,对出现症状的患儿宜置于黑暗舒适环境,并予襁褓包裹,以免外界和自身刺激。给予足够以满足患儿生长需要的营养,热卡当计算在 628~1046J/L。有喂养困难,吸吮吞咽不协调者,除输液维持水、电解质和酸碱平衡外,应视病情予以全部或部分静脉营养。

2. 药物治疗　当有癫痫发作、喂养困难、持续吐泻、水电解质紊乱、不能入睡等情况时,可视撤药症状严重度予以个体化药物治疗。可选择的药物有苯巴比妥、地西泮、氯丙嗪等。使用时应权衡利弊,特别注意此类药物的副作用和不良反应。

【预后】

对高危新生儿严密观察及时筛查、及早发现并采取有效干预措施,一般预后良好。

第八十二节　虚性脑膜炎综合征

虚性脑膜炎综合征(meningism syndrome)即虚性脑膜炎(meningism),又称 Dupre 综合征,1895 年由 Dupre 首先记述。

【病因】

本病征常发生在各种急性感染性疾病的过程中,尤其是在早期或极期。如伤寒、中毒性菌痢、肺炎、流行性感冒、各种败血症、钩端螺旋体病、恙虫病、急性疟疾等。由于急性感染性疾病时血液迅速被稀释,形成相对低张,液体迅速经脉络丛滤入到脑脊液中,使脑脊液压力增高所致。亦有认为是各种感染的中枢神经系统中毒症状。

【临床表现】

在急性感染性疾病的早期或极期,突然出现的头痛呕吐、颈项强直、Kernig 征阳性等脑膜刺激征,甚至抽搐昏迷等中枢神经系统表现。

脑脊液压力增高,细胞数在正常范围,蛋白含量略微增高,糖和氯化物含量正常,病原体检查阴性。

【诊断】

婴幼儿和儿童急性感染性疾病的过程中出现的脑膜刺激征和中枢神经系统异常表现,经脑脊液检查除外各种类型脑膜炎后,可诊断为 Dupre 综合征。

【治疗】

病因治疗为主,相应的对症处理。腰穿审慎少量放液可降低颅内压,缓解临床症状。

【预后】

经治疗,常于数日内恢复。

第八十三节　眼肌麻痹-共济失调-无反射综合征

眼肌麻痹-共济失调-无反射综合征(Fisher syndrome)又称 Fisher 综合征、急性散在性脑脊髓神经病变综合征、眼外肌麻痹-共济失调-反射消失综合征、播散性脑脊髓脊神经根病、Miller-Fisher 综合征、格林-巴利综合征型。为亚洲 Miller-Fisher 于 1956 年首先报告,我国孙景辉氏于 1984 年曾报告 7 岁男孩患本病一例。系急性特发性神经炎的特殊,以全眼型外肌麻痹、小脑性共济失调、腱反射消失为特征。

【病因】

关于本病征的病因及发病机理,目前尚无定论,有病毒感染和变态反应两种说法。目前虽未能从患者脑脊液中分离出病毒,但 Rad 于 1970 年发现患者脑脊液对猴的肾脏细胞有破坏作用,提示有病毒存在。前驱症状以感冒、腹泻为主,有的学者还发现本病有 Coxsackie B_2 抗体滴度增高现象,似与病毒感染有关,另外有些学者发现本病有中枢及周围神经脱髓鞘性改变,似乎支持变态反应学说。也有认为是格林-巴利综合征的一种变型或非典型类型。

【临床表现】

（1）以男性青少年患病为主,尹普安等报告一组 6~12 岁男孩占 43%。国外报告多见于 38~65 岁的男性患者。

（2）前驱症状有上呼吸道感染和腹泻,经数日至 2 周后出现神经系统症状。

（3）首发症状常以复视为多见。眼肌瘫痪,双侧性完全性眼外肌瘫痪者居多,眼内肌瘫痪的也有相当比例,比嘉康宏等报告的病例 36%伴上睑下垂。

（4）小脑性共济失调,是本病的主症,大部或全部病例有程度不等的共济失调,可见肌张力低、意向性震颤、间断性言语、眼球震颤等。

（5）反射消失,大部分为腱反射消失,部分肌力减弱和感觉障碍,多为短暂性,为躯干、前臂游走性感觉异常,无精神改变或感觉障碍,为下运动神经元损害之征。

（6）其他颅神经瘫痪,据国内外资料,颅神经受累可高达 54%~81%,以面神经、舌咽、迷走神经瘫痪为最多见。

【诊断】

根据上述临床表现结合以下检查作诊断。实验室检查及脑电图检查所见,脑脊液有蛋白细胞分离,蛋白升高者占 70%以上,高峰值都在发病后的 2~3 周。有近半数的患儿可出现脑电图异常,见慢波、阵发性 α 及 δ 波。

【治疗】

有人主张用激素或其他免疫抑制剂治疗,以缩短病程,但各家意见不尽一致。编者主张早期用转移因子或干扰素治疗。

【预后】

本病征预后良好,为自限性疾病,大多在半年左右可逐渐恢复正常,Becker 年报告 1 例出现呼吸衰竭者,仅是个别病例。

第八十四节　异染性脑白质营养不良

异染性脑白质营养不良(greenfield syndrome)(metachromatic leulcodystrophy,MLD)即 Greenfield 综合征、又称 Scholz 综合征、Van Bogaert-Nijssen 综合征、硫脂沉积病(Sulfatide lipoidosis)、异染色性白质脑病(meeachromatic leukoencephalopathy)等。1933 年由 Greenfield 最先报道,本病征是脑白质营养不良疾病中最常见的一种类型,主要表现为多种弥散性脑损害症状。

【病因】

日本学者所报告的病例,患儿父母有近亲婚配史,且同胞中可有 2~3 人发病。本病征由于患者体内缺乏硫酸脂酶 A,使细胞膜正常成份之一的具有异染性的(甲苯酚紫染色不呈紫色而呈黄色)硫脂沉积而致病。正常人细胞溶酶体中含有硫酸脂酶 A,能使硫酸脂分解破坏成脑苷脂和无机硫,当这种酶缺乏时硫酸脂就沉积于细胞膜组织,这种强酸脂质的沉积可引起髓鞘改变,主要是中枢神经系统广泛脱髓鞘,尤以脑白质受累最为严重,病理学检查还可见颗粒状异染物质沉积于周围神经、神经核团、神经元、胶质细胞和巨噬细胞,以及肝、肾、肠道等组织。

【临床表现】

本病征男女均可罹患,临床可分三型,各型临床特点如下。

1. 晚期婴儿型　常于 1~3 岁间发病,病前发育正常。起病时初期出现肌张力和腱反射减低、运动减少、动作笨拙、行走困难等,继之渐渐失去维持正常姿势的能力,站立起坐、抬头困难等,进而发生语言退步、构音障碍、共济失调、进行性瘫痪。患儿有明显的智力减退,多为伴有癫痫发作。常见眼球震颤、眼肌麻痹、视神经萎缩等。最终发展至失明、耳聋、去脑强直和延髓麻痹等危象。

2. 少年型　常于 4~15 岁发病,首发症状以视力、听力和智力障碍为多见,以后渐渐出现共济失调和痉挛性瘫痪。

3.成年型　指16岁以后发病者,此型则以妄想、幻觉冲动行为等精神症状为首发症状,易误认为精神分裂症,以后渐渐出现进行性瘫痪和痴呆。

患儿脑脊液检查,蛋白可呈轻度升高。脑电图早期正常,随病情进展可出现痫样放电或非特异性弥漫性异常波型。本病征的脑电图改变及典型病例的异常脑电图见表7-7与图7-6。周围神经传导速度测定呈进行性减慢。

表 7-7　异染性脑白质营养不良各病期脑电图所见

| 病期 | 病例编号 | 异染性脑白质营养不良 | | | 睡眠纺锤 | 两侧不对称 |
		年龄	背景活动	癫痫波		
I	1	1岁5个月	中波幅慢波	-	+	-
	2	2岁6个月	中波幅慢波+低波幅快波	-	+	-
	3	2岁8个月	中波幅慢波+低波幅快波	-	-	±
II	4	2岁9个月	高波幅慢波+低波幅快波	棘波(左中央部)	-	+
III	5	2岁10个月	高波幅慢波十低波幅快波性)	棘慢波综合(弥漫性)	-	+
	6	5岁11个月	中波幅慢波+低波幅快波	棘慢波综合(弥漫性)	-	+
IV	7	6岁8个月	中波幅慢波+低波幅快波	棘波(右中央部)	-	+
	8	6岁10个月	中波幅慢波+低波幅快波	棘波(左中央部)	-	+
	9	7岁2个月	中波幅慢波+高波幅快波	棘波(右中央部)	-	+
	10	8岁5个月	高波幅慢波+高波幅快波	棘波(多灶性)	-	+

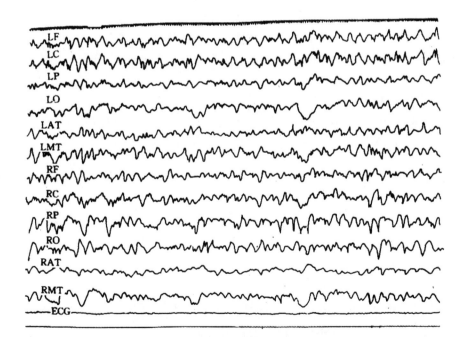

图 7-6　异染性脑白质营养不良的脑电图
病例:男,2岁10个月。睡眠(第1期)脑电图各导联可
见高波幅慢波,右顶部及枕部尤为明显,未见睡眠纺锤

【诊断】

本病征的诊断比较困难,根据发病年龄、临床症状和脑脊液、脑电图等检查仅能作出初步印象,必须经末梢神经或直肠组织活检及尿中找见异染颗粒、尿中脑硫脂含量增多,芳基硫酸脂酶 A 活性降低等方可诊断。测定白细胞或培养皮肤成纤维细胞内芳基硫酸脂酶 A 活性是确诊的可靠方法,日本学者认为脑电图对区别异染性脑白质营养不良,及家族性黑蒙性痴呆有一定的参考价值。

【治疗】

至今仍以对症治疗为主。曾有学者主张外源性酶补充疗法,从理论上讲是可行的,然而以粗制人尿芳基硫酸脂酶 A 或牛脑提取的芳基硫酸脂酶 A1000 万 U 行静脉或鞘内注射均未能奏效。确切疗法有待进一步探索。

【预后】

预后不良,多数进展至瘫痪和严重智能障碍,常于起病 1~2 年后因继发感染和/或中枢性高热而死亡。

第八十五节　婴儿点头痉挛综合征

婴儿点头痉挛综合征(Raudnitz syndrom)是指发生于婴儿时期,以眼球震颤、点头、斜视为特征的一组临床综合征。1897 年由 Raudnitz 首次报道,本书作者将其命名 Raudnitz 综合征(Raudnitz syndrom)。该综合征较为罕见, 1897 年 Raudnitz 首先报告至今,文献报道过的病例仅百余例。目前尚无确切的发病统计,Shaw FS 曾于 2001 年,对 277 名非对称性先天性眼球震颤患儿的随访研究结果,平均随访时间超过 8 年,得出的结果是点头痉挛仅占其中的 2.5%。

点头痉挛综合征是一种非痫性、良性、自限性发作性疾病,临床症状大多可在学前期自行缓解,该综合征与婴儿痉挛综合征是不同的病症,有本质上的区别,临床不可将两者混淆。

【病因】

点头痉挛综合征目前病因和神经病学发病机制尚不明确,仅有某些研究假说,Gresty M 认为点头痉挛综合征可能基于失衡的扫视脉冲产生的,其累及的是运动控制路径而无眼部器质性病变。Gresty 等学者深入研究过一例确诊本综合征的患儿,发现眼震可被有效地头部运动抵消,认为点头属于一种适应性行为模式或条件控制现象,用以抑制病理性的眼球震颤来提高视力。亦有学者 Gottlob 等研究的结论是点头示眼震的一种代偿,正因为代偿性点头时期的前庭眼球反射,正常的中心视力和立体视力才得以维持。

Chrousos GA 等经临床观察和眼动电图描记分析后推测斜视也是一种代偿,以通过交换机制来缓解眼球震颤。早在 1897 年 Raudnitz 就提出该病征与光照不足和佝偻病相关。目前发现相关的危险因素有社会经济地位、拥挤的居住环境、营养不良、儿童虐待、滥用药物、父母患有精神病,和梅毒、佝偻病、创伤、癫痫等疾病有关。

此外,点头痉挛在非洲裔和拉美裔家庭发病率高的倾向,提示遗传因素可能参与本病征的发病。

【临床表现】

1. 三联征　眼球震颤、点头、斜颈。必不可少的核心症状是眼球震颤。其他症状并非每个患儿都会同时存在。

(1)眼球震颤:呈间歇性、非共轭、高频率、不对称性的细小钟摆样震颤。可双侧亦可单侧,双眼震颤和周期可不一致。眼球震颤的方向可垂直亦可水平或旋转。频率为 15Hz,幅度可达 3°。

(2)点头:常较眼球震颤早出现 2~6 周。可为横向、纵向、或呈旋转性点头、摇头,频率低于眼震,一般在 2~3Hz,幅度为 2~25°,跨度较大。常于仰卧、闭眼、睡眠时消失。

(3)斜颈:在本病征患儿中仅占 40%左右,并非每个患者均会出现。斜颈是一种代偿性体位。个别患儿可能同时存斜视。

2. 精神、运动发育　无明显异常。有文献报告患者出现的生长发育迟滞,实际上是发病原因(佝偻病、营养不良等)以及潜在的其他因素所致。

3.神经系统及眼科检查(包括视力、眼底、视网膜电图) 检查无异常。

4.脑电图、头颅影像学检查 均无异常,

5.眼震电图波形 呈现双眼或单眼不对称性细小钟摆形眼震波形。

【诊断】

(1)典型的临床表现。

(2)全面的眼科和神经系统检查均无异常。

(3)本病征的自限性(有待长期随访观察方能获得的结果)。

(4)注意和先天性眼球震颤、全身疾病引起的(眼科或神经系统疾病)的点头痉挛以及婴儿痉挛症等病征相鉴别。

(5)症状减轻至消失方能作出本病征确定性诊断。

【治疗】

本病征有自限性,无需药物和其他治疗。

自限的年限长短不一,症状多在3~6岁自愈。对家长要详细沟通,以解除过于担心的心理状态。并说明本病征在临床症状减轻、消失之前是不能轻易作出诊断的客观事实。

【预后】

大多可自愈。虽被公认为自限性疾病,部分病例若干年后可有视力降低或内斜视、弱视或隐形眼球震颤等。

第八十六节 婴儿孤独综合征

婴儿孤独综合征即婴儿孤独症(infantile autism)又称 Kanner 综合征、早期幼儿自闭症(early infantile autism)。1943 年由 Kanner 最早报告,当时他以"情感接触中孤独性障碍"报告了病例,后人即以他的名字命为 Kanner 综合征。本病征的特点是患儿与他人接触时极端缺乏情感、语言异常、对人疏远、冷淡、对物体甚为迷恋、对维持现状有强烈愿望等。本病征较为罕见,约万名儿童中有 2~4 例,国内也曾有报道。

【病因】

本病征确切病因尚不清楚,有下述几种学说。

1.社会心理因素 一些学者强调社会心理因素是主要的病因,曾有学者认为是父母对儿童早期教养方法不当和家庭矛盾所致。

2.遗传因素 Vaillant 等发现单卵双生子的同病率较高,星野等发现本病征患儿染色体有异常(长 y 染色体出现率较高),均提示与遗传因素有关。

3.脑器质因素 Rutter 的观点是"发育障碍",提出本病征最本质的缺陷是婴儿期特有的"语言认知障碍"的假说。这种学说在解释本病征发病机理上已受到学术界的重视。目前约有 40%左右不同类型的患儿有器质性病变存在,气脑造影时能提示左颞角扩大,此征象是否具有特殊意义又尚无定论。

4.其他有害因素 有学者认为诸如母亲孕期风疹病毒感染等有害因素对胎儿发育影响及产时脑轻微损伤所致。

总之,本病征的病因虽未肯定,但社会心理因素和生物学因素兼而有之,两者相互起着作用,只是在各病例间侧重不同而已。

【临床表现】

本病征男孩发病较多,男比女高 3 倍之多。根据美国精神病学会 DSM-Ⅲ(精神障碍诊断和统计手册,第 3 版),本病征的发病年龄统一定为 30 个月龄以内。其主要临床表现有以下几方面。

1.极度孤独 从乳儿期即缺乏情感,当亲人伸手去拥抱时,患儿常无喜悦迎接之势,抱在怀中常不敢紧贴别人的身体,避免与人对视。不会见人微笑。

2.语言异常 患儿大多保持完全缄默,有语言存在者其语言交往能力也弱,或仅有模仿性质的语言存在,失去语言交往目的。

3. 迷恋物体　患儿常对某些物体例如玩具等物表现出一种特殊的依恋,一刻不能分离,而对周围的亲人、熟人都无一点兴趣。

4. 维持现状　患儿对一种环境和习惯的生活方式有强烈保持现状的愿望,固执地坚持同一模式、单调格式,反对作任何变动,坚持无休止地重复行为,当环境变动或接触到陌生环境时就会表现出一种严重的焦虑

5. 其他表现　可有情绪不稳、智能低下(40%患儿智商小于50)或智力反复不定,尤以抽象思维等更为明显。约1/3患儿到儿童期至少年期表现癫痫发作。脑电图异常率也较高。

【诊断】

本病征的诊断可根据临床独特的表现,但须与儿童期精神分裂症、精神发育迟滞(mental retardation)等进行鉴别,这几种病的关系,分类学归属至今尚有争议,但多数学者认为本病征与精神分裂症无关,本病征的起病年龄在30个月之前可与儿童期起病的普遍性精神发育障碍(pervasive developmental disorders)相区别。由于本病征患儿智商较低,且有70%以上的患孤独症的儿童伴有精神发育迟滞,两者之间的鉴别较为困难。

婴儿孤独症的诊断条件为:①起病于30个月之前;②社交功能严重薄弱,对其他人缺乏情感反应;③言语发展迟缓和异常;④刻板、重复的或仪式性的游戏和爱好活动、对环境改变异乎寻常的反应。

【治疗】

对本病征的治疗应采取个别精神治疗,进行特殊教育,对父母进行指导,药物治疗等综合措施。行为疗法中的操作条例化治疗仅能改正或消除个别患儿的不适合的行为模式。

药物治疗常不选用镇静剂、催眠剂、抗痉剂之类。利他林、氯酯醒、二甲氨乙醇(DMAE)有一定疗效,三碘甲状腺原氨酸(T_3)具有中枢兴奋作用对本病征的治疗也有效。

至于抗精神病药物治疗本病征,认为有效的报告最多。其中以具有激活作用的药物优于抑制作用强的药物。维生素、锂盐的治疗效果均不肯定。

对不同的病例不同的药物其临床疗效不一,适当的用量也难以确定,对疗效尚无客观评价指标,故很难制订统一的药物治疗方案。对于儿童必须注重身心发育,必须注重各种药物的副作用,对成人有效的药物,对儿童未必相宜,甚至对小儿会出现相反作用,因此药物治疗亦须慎重,而且不能指望药物能完全治愈本症,切忌求治心急投药过多。应强调教育、诱导、训练等综合治疗。

【预后】

本病征预后不良,经追踪观察结果证实半数以上病人至成年仍有严重障碍,其生活难以自理,仅有少数病人可以就业,但仍有怪癖与同事相处困难。

预后似与智能水平密切相关,智能水平较高者,预后较好,耐心的教育,谆谆地诱导和必要的行为限制,可帮助患者某些技能发展及生活自理能力的进步。

第八十七节　婴儿脊髓-肌萎缩综合征

婴儿脊髓-肌萎缩综合征(spinal myoatrophy syndrome)即婴儿脊髓性进行性肌萎缩,又称婴儿型脊肌性萎缩综合征、Werdnig-Hoffmannt综合征、Hoffmann综合征、Hoffmann I型综合征、Werdnig-Hoffmann麻痹(型)、婴儿型萎缩(infantile muscular atrophy)、婴儿早期进行性脊髓肌萎缩(fruhinfantile progressive spinal amyotrophie)儿童遗传性进行性脊髓性肌萎缩(hereditary progressive spinal muskelatrophy in kindesalter)、良性先天性肌张力减退(binign congenital hypotonia)、先天性肌无张力(myatonia congenita)等。

本病征1890年由Werding最先报道,属较罕的病征。系由于脊髓前角细胞和脑干运动神经核的退变而致神经根和肌肉的萎缩。起病于婴儿早期,以全身广泛肌萎缩与无力为特征1~4岁内呈进行性发展,最后因吞咽困难或呼吸肌麻痹并发吸入性肺炎死亡。

【病因】

病因尚未明确。为常染色体隐性遗传。男性多于女性,常有家族性。病理检查见脊髓,尤是颈髓与腰髓

前角细胞发生肿胀变性,神经细胞消失,胶质细胞增生。颅神经运动核也有不同程度受累。神经根和周围神经出现继发性脱髓鞘改变。骨骼肌病变轻重不等常呈对称性。头神经肌萎缩非常明显。

【临床表现】

出生时多正常,4~6个月时才出现症状。半数出生时即有症状,于出生后发现肢体无力喂养困难。躯干、肩胛带、骨盆带及下肢均呈对称性无力,以近端较重。仰卧时有呈蛙腿样形式病程进行性加重,最后呈完全弛缓性麻痹。初期肌张力减弱,腱反射消失早,因肥胖而不易发现肌萎缩。有时有手足变形,胸廓不对称,桡骨头脱位等。重者可累及延髓而致吞咽困难、咽部积液和流涎。吸气时有时可见胸骨下陷,为累及肋间肌之故。有的可有手指震颤,舌肌纤颤。眼肌活动可。皮肤感觉正常,智力正常,面部表情敏捷

实验室检查:血清磷酸激酶与谷草转氨酶均正常;脑脊液检查正常;肌电图示神经性肌萎缩;肌活检示肌萎缩及神经变性,并有正常或肥大肌纤维同时存在。

【诊断】

有上述典型症状和家族史即易诊断,要点为:①出生后一年之内发病,呈进行性;②肌张力低下,自骨盆肌起始;③腱反射消失早,本病征应与先天性肌弛缓、进行性肌营养不良、进行性神经性肌萎缩、良性先天性肌松弛、新生儿重症肌无力等鉴别。

【治疗】

尚无有效疗法,可试用针灸、按摩、理疗。

【预后】

本病征预后差,婴儿型多于4岁内死亡,少年型可延至学龄期或至成年。

第八十八节 婴儿间脑综合征

婴儿间脑综合征(russell syndrome)(diencephalic syndrome of early infancy)即 Russell 综合征,又称婴儿营养不良综合征(inanition syndrome in infants)、婴儿消瘦间脑综合征(diencephalic syndrome of emaciation in infancy and childhood)、动作活泼消瘦间脑综合征(diencephalic syndrome of hyperkinetic emaciation)、脂肪萎缩性恶病质(lipo atrophic cachectisante)。1951 年由 Russell 首先报告。本病征以患儿在发育正常的基础上出现明显消瘦、动作活泼、具有欣快感等为特点。

【病因】

本病征病因和发病机制均未十分明确。大多认为因丘脑下部前部病变,最多见的是丘脑下部和第三脑室或邻近结构的所谓"静止性"肿瘤,对丘脑下部前部压迫所致,以恶性程度低的原发性星形细胞瘤较为常见。本病征的极度消瘦虽然是丘脑下部病变所致,但产生消瘦的机制尚不明了。Murray 于 1960 年作过动物实验,通过刺激犬或兔的丘脑下部一部分,发现血中脂肪增加;遂提出实验动物丘脑下部存在着"脂肪中枢(fat center),该中枢能释放脂肪动员物质(fat mobilizing substance),这种物质具有从组织中动员出脂肪的作用,可能与本病征消瘦有关的学说。至 1970 年 Pinstone 等又提出丘脑下部的肿瘤产生游离生长激素或引起生长激素过多释放,生长激素的代谢产物可能是脂肪动员物质,从而使全身脂肪明显减少的论点。

【临床表现】

本病征发病无男女性别差异,多在 2 岁~5 岁之间发病,很少不足 2 岁或超过 5 岁发病者。临床主要特点如下。

(1)从出生至发病前生长发育和营养状况完全正常。

(2)发病后渐呈极度消瘦,皮下脂肪几乎缺如,皮肤花白多皱褶,缺乏弹性及光泽。但生长发育并不停顿。

(3)食欲正常或亢进。

(4)精神饱满,动作活泼,欣快自若,嬉戏如常。

(5)部分病例可有眼球震颤、视神经萎缩、共济失调等异常。

（6）脑脊液正常或蛋白轻度增高,偶有血清蛋白结合碘偏低及电解质异常。内分泌检查,甲吡酮(Melopyrapone,Su-4885)试验显示功能偏低。血中生长激素较正常高出 10 倍之多。

【诊断】

根据上述临床特点结合实验室检查进行诊断。神经放射学检查,气脑造形、脑室造影、同位素扫描、脑CT 扫描等,第三脑室若发现占位性病变对诊断有重要价值。

诊断过程中应与饥饿状态或吸收障碍所致的营养不良以及垂体功能减退症(simmonds 病)相鉴别。

【治疗】

明确第三脑室肿瘤者难以作手术根治术,只能以放射治疗钴 ^{60} 照射为主,但仅能延长寿命,不能根治。

【预后】

本病征病因系丘脑肿瘤,故多数预后不良,多数病例于发病后不久死亡,放射治疗也仅能延长 2~4 年生命期,最终仍致死亡。

第八十九节　婴儿僵硬综合征

婴儿僵硬综合征(infantile stiffness syndrome)是一种少见的神经系统疾病, 1962 年 Kok 等首次描述, 1972 年 Klein 报道过一个家族中有 10 名患者,后由 Lingam 等于 1981 年首次命名,临床以轻微刺激颈肌张力增高为特点。

【病因】

本病征病因和发病机制未明,可能与脊髓内神经原高活性有关,也有学者认为是脑干抑制系统功能异常,还有认为与 5-羟色胺学说有关。

【临床表现】

初生后即可发病,一岁时临床表现尚不严重,随后呈逐年加重之势。以上下肢弯曲,掌握状态,双目呆视、忧虑病容,入睡后消失,予轻微的心理、物理刺激就可激发。

消化系统可有呕吐、常伴有腹股沟斜疝。

意识和神经系统无缺陷。

【诊断】

肌电图表现为持续性活性,即使在休息时也是如此。

脑电图及神经传导均正常。

根据临床表现和肌电图改变予以诊断,并应与成人僵硬综合征、Lsaccsmertens 综合征、"Jumping Frenchman of Maine" Creutz Feldt-Ja-Kod 病、胃复安中毒等区别。

【治疗】

尚无特异治疗,临床以对症处理为主。

【预后】

本病征预后尚好,但难以治愈。

第九十节　婴儿进行性脑灰质营养不良综合征

婴儿进行性脑灰质营养不良综合征(progressive cogressive cerebral poliodystrophy syndrome)即弥漫性进行性脑灰质变性(diffuse progressive degeneration of cerebral gray matter)又称 Alpers 综合征、Christensen-Krabbe 综合征、大脑灰质营养不良、弥漫性进行性脑灰质变性综合征、弥漫性脑灰质变性(diffuse degeneration of cerebral gray matter)、婴儿进行性脑灰质营养不良(poliodystrophia cerebri progressive infantilia)等。1931 年由 Alpers 最先报道。临床以进行性痴呆、痉挛性发作和共济失调为特征。

【病因】

本病征病因迄今未明，1931 年 Alpers 认为是种遗传变异性疾病，至 1958 年 Norman 提出缺氧，1964 年 Dreifuss 等则提出为一种炎性过程，1972 年 Sandbank 报道一家三人患病，认为有家族性因素。

总之除与常染色体隐性遗传有关外，缺氧、窒息、癫痫发作、脑炎、外伤和婴儿坏死性脑病等均可能为致病因素。

【临床表现】

常于婴幼儿期发病，可有惊厥、肌阵挛、痉挛状态、舞蹈样手足徐动症、痴呆、小脑共济失调等表现。并可有进行性智力减退。双侧大脑皮质变性则出现双侧锥体束征。当小脑皮质变性时则可发生小脑性共济失调。

【诊断】

临床仅能根据症状体征作初步诊断，确诊则需依赖脑组织活检。其病理改变为脑灰质变性为主，白质相对正常，萎缩的皮质、小脑、脑干可呈囊性变，组织病理显示神经元消失，继发神经胶质增生及大量破坏了的线粒体结构。

【治疗】

本病征尚无治疗方法。

【预后】

预后极差，多于数年内死亡。

第九十一节 婴儿痉挛症

婴儿痉挛症（west syndrome）（infantile spasm）是癫痫综合征的一个类型，又名韦斯特综合征（west syndrome）、点头样癫痫、肌阵挛大发作、大摺刀型惊厥。本病征的同义名甚多，有称敬礼样惊厥（Salaam-Convulsion）敬礼样痉挛（spasme Salutuire）、敬礼样抽搐（tic de salaam）、点头痉挛（eclampsia nutans）、电击-点头-敬礼样惊厥（blitz-nick-salaamkrapfe）、电击样惊厥（blitzkrapfe）、全身性屈曲性癫痫、屈曲性痉挛症、前屈性小发作、婴幼儿前屈型小发作、闪光性大惊厥、伴有节律异常的婴儿肌阵挛性脑病等。本病征 1841 年由 West 首先描述，是一种严重、与年龄有关的隐原性或症状性全身性癫痫综合征。具有发病年龄早，特殊惊厥形式，病后智力发育减退，脑电图表现为高峰节律紊乱为特点的一种癫痫。

【病因】

由于诊疗技术的进展，找到本病征病因日益增多，年发病率为 0.7/100，000，占婴儿癫痫患者的 28%~30%，3~12 个月发病，男孩稍多见。3%~6% 病人有阳性家族史。隐原性婴儿痉挛症（10%~15%）病因不明，无其它中枢神经系统功能失调迹象。症状性婴儿痉挛症（85%~90%）的特点是既往有脑损害体征或病因明确，生前最常见的病因（75%）是脑缺血缺氧、脑发育不全、宫内感染、脑畸形和先天代谢障碍等。生后最常见病因是感染、脑乏氧和头颅外伤。有人对 71 例本病患儿经检查发现异常者达 73%，有脑萎缩（49%）、先天异常（18%）、脑积水（6%）。亦有报告系脑畸形、钙化、结节硬化症者 20% 以上发生本病。近年尚发现先天性巨细胞病毒感染、弓形虫感染、风疹、单纯疱疹均可引起本病，国内和先祖分析本病征 146 例之病因，26% 为原发性，余为症状性，其中包括前因素有苯丙酮尿症、头小畸形、脑性瘫痪、先天愚型及头大畸形、先天脑发育不全；产时因素有宫内及产时窒息、产伤；生后因素有感染性疾病合并脑病、脑炎、脑膜炎及脑外伤、疫苗注射等。

已发现的致病基因突变有 LAMC3，纯合变异或复合杂合变异是本病的病因。

【临床表现】

1. 痉挛发作特点　典型发作呈鞠躬样或点头样，亦有人观察到本病呈多种形式发作，如屈曲一过伸混合性痉挛最常见，其他有屈曲性、过伸性、肌阵挛、失张力或强直性、一侧性、非典型失神发作等。

2. 智力改变　婴儿痉挛症初发时 60%~70% 的患儿智力低下，满 2 岁时可增加到 85%~90%。无论病前有无智力落后,一旦痉挛发生,相继出现智力发育障碍。

3. 脑电图改变　本病征患儿脑电图呈特殊的高峰节律紊乱改变,也有呈各种变异型高峰节律脑电图。有的清醒时脑电图正常,入睡时出现爆发性抑制型脑电图,此常见于小婴儿患者。经激素或抗癫痫药物治疗后数周或数月内可见高峰失律脑电图消失。

4.CT 检查异常　在接受 CT 检查的 69% 患儿中,发现局部脑萎缩(35%)、广泛脑萎缩(15%)和先天畸形(19%)。国内有一组 300 例婴儿痉挛症颅脑 CT 检查结果分析 82% 存在不同程度脑损害以脑萎缩为主,并与病因、病灶、性质、年龄等因素有关。

5. 脑脊液改变　1984 年 Siemes 等发现本病小儿脑脊液中蛋白含量及组成类似无菌性脑膜炎改变,其中主要是白蛋白增加,其余各蛋白质均降低,提示患儿的血脑屏障通透性增加,此与全身持续性癫痫活动有关,还有人发现脑脊液中氨基酸水平降低,此增加了对惊厥的敏感性。

【诊断】

根据婴儿痉挛发作的特点、脑电图高峰节紊乱、初发时精神运动发育障碍即可作出对本病征的诊断。

【治疗】

1. 激素　当诊断确立时,应尽早使用激素,但活动性感染除外。目前尚无标准的治疗方案, Rikonen 用 ACTH 治疗分两组观察大剂量(120~160U × 6 周)和小剂量(20~40U × 4 周)两组无显著差别,认为以小剂量短疗程较安全为想。ACTH 或皮质激素停药后部分患儿可能复发。近年强调使用 ACTH 前要注意有无巨细胞病毒感染存在。治疗前已存在先天性小头畸形智力低下,典型脑室周围钙化现象,脉络膜视网膜炎者,应高度怀疑先天性巨细胞病毒感染的可能,应尽快停药改用抗癫痫药。

2. 抗癫痫药　常用硝基安定、氯硝基安定、丙戊酸钠等。但不应将此类药物与 ACTH 或皮质激素并用,因可能产生拮抗的可能性。

3. 基他　有人采用生酮饮食疗法。

【预后】

本病征预后很差,发作持续存在的儿童, 5 岁时通常转变为其它类型的癫痫。68%的隐原性及 15%的症状性病人完全缓解。32%的隐原性及 85%症状性病人有智力低下和有其它类型病发作。30%的症状性病人可进展转变为 Lennox-Gastaut 综合征。

第九十二节　婴儿神经轴索营养不良综合征

婴儿神经轴索营养不良综合征(Infantile neuroaxonal dystrophy syndrome)即 Seitelberger 综合征。1952 年由 Seitelberger 首先报道。本病征系神经轴索营养不良而致中枢神经系统广泛病变的一组症候群。

【病因】

本病征病因未明,曾疑有家族性倾向,属代谢障碍性疾病。病理所见病变以灰质明显、神经细胞变性、树突和轴突肿胀、基底神经节有脂肪颗粒积聚、小脑萎缩伴硬化等,尚可见到视神经和脊髓传导束变性。

【临床表现】

本病征发病男女性别无明显差异。患儿一般在 2 岁前生长发育无明显异常,而后渐渐出现运动障碍、站立和行走困难、语言含糊不清、眼球震颤、斜视、失明。智能逐渐减退,常伴有癫痫样发作、肢体屈曲和畸形等。神经系统病变呈明显的进行性恶化。可有腱反射减弱或消失,以及病理反射征阳性等。

实验室检查尿肌酸增加,肌酐减少,脑电图异常。

【诊断】

根据进行性广泛性神经系统受损的症状、体征和实验室检查进行诊断。

【治疗】

本病征仅有对症治疗,尚缺乏特殊有效治疗措施。

【预后】

预后不良,一般于发病数月至数年内死于合并症。

第九十三节 婴儿型亚急性坏死性脑病综合征

婴儿型亚急性坏死性脑病综合征(subacute necrotizing infant encephalopathy syndrome)又称亚急性坏死性脑病、亚急性坏死性脑脊髓病、小儿 Wernick 脑病、Wernick 脑病婴儿型、Leigh 综合征(LS)、Leigh 病、Leigh 脑病等。

本病征由 Leigh 于 1951 年首次报道,为遗传性脑变化疾病,其病变为脑干和脊髓有左右对称的坏死灶,大部分患儿呈中枢神经系统功能进行性减退,小脑、间脑、脑干、基底神经节、苍白球、视神经交叉束和脊髓胶质细胞增生、脱髓鞘、毛细血管增生和坏死性损害。是最常见的婴幼儿时期的线粒体疾病,属常染色体隐性遗传、X 连锁及母系遗传,发病率约 2.05/100000。

【病因】

LS 病因尚未完全明确,随着分子生物学和影像学的进展,其病因和发病机制等方面已有新进展、新认识。

LS 又称线粒体遗传病,在分子医学的迅速发展后,现已初步发现了至少有 10 个以上的致病基因,是由核基因编码有缺陷的线粒体 DNA 亚单位所致,与 ATP 合成酶 6 的缺陷有关。母系遗传,常见基因突变为 mtDNAT8993G 点突变。

【临床表现】

LS 多于 1~2 岁内发病,起病具缓慢性,临床症状呈多样性,神经系统表现尤著,为其临床特点。

发病初期多呈现精神运动发育障碍,有哺乳困难、肢体无力、步行困难、肌张力降低、共济失调等锥体束征。抽搐、点头样癫痫、木僵状态、生长发育迟缓、智力低下。还可有视力减退、眼球运动障碍、眼球震颤等。一般于发病数月后出现呼吸障碍、肺出血和球麻痹,中枢性呼吸异常、呼吸停止而死亡。

血乳酸和丙酮酸可增高,脑脊液蛋白增高,脑电图呈弥漫性慢波和发作性异常波。

气脑造影多正常,CT 可有丘脑、脑干被盖、豆状核等部位对称性低密度区。而 MRI 比 CT 敏感,常规 MRI 主要表现为双侧基底节、丘脑及脑干等相对特异的发病区域有对称性长 T1、长 T2 信号,弥散加权成像(DWI)急性期的高信号等。

【诊断】

临床上发现婴幼儿有遗传性神经病变疾病可能时,即应考虑有本病征的可能。

根据上述临床表现,CT 扫描 MRI 等影像学改变,脑电图异常等并与维生素 B_1 缺乏性脑病,中毒性脑病、肝豆状核变性、Haller-vordenspatz 综合征疾病相鉴别后作出临床诊断。

以往生前诊断较难,多于尸检后明确本病。现代分子医学的进步,基因检测发现可能存在的基因特变,则可确诊。

【治疗】

以往曾认为该病征是否有丙酮酸羟酶活性降低。脑内焦磷酸硫胺(TPP)缺乏而采用大量硫胺或二硫丙酯硫胺治疗的病例,未获相应疗效而弃用。曾有学者认为 IS 可能与辅酶 Q_{10} 代谢障碍有关,而使用辅酶 Q_{10}、生物素和维生素 B_1 治疗,曾获部分或暂时疗效。近期有研究发现,哺乳动物的雷帕霉素靶蛋白(mTOR)影响 LS 患儿的生存和健康,可将 mTOR 蛋白用于治疗 LS 和其他线粒体肌病药物作用的靶蛋白。总而言之,目前尚无有效的治疗方法。

【预后】

本病征常于病后数月或没几年即可死亡,死因多为肺出血、肺水肿、呼吸抑制。个别病例曾存活至十多岁,大多死亡于婴幼儿期。

第九十四节　原发性小脑综合征

原发性小脑综合征(primary cerebellar syndrome)即小脑中线综合征(midline cerebellar syndrome)、Bailey Cushing 综合征,又称线球小结叶综合征(flocculonodular lobe syndrome)、蚓部综合征(vermis syndrome)等,本病征之病变区域限于小脑蚓部,多见于患小脑蚓部髓母细胞瘤的儿童,以头与躯干的平衡障碍为主要特征。1925 年由 Bailey 与 Cushing 首先报道。

【病因】

本病征由小脑蚓部肿瘤(髓母细胞瘤等)和血管病变所致,偶可由小脑蚓部萎缩所致。

【临味表现】

两性均可发病,男女比约为 2:1,常在儿童期发病。

蚓部髓母细胞者,发展迅速,早期即可出现颅内压增高。有眼球震颤、站立不稳、闭目直立试验向后倾倒。脑脊液呈压力增高、蛋白增加、淋巴细胞数增多等改变。

若以血管性疾病或原发小脑萎缩致病者则以头与躯干共济失调表现更为突出,站立或行走时尤为明显,常不能维持直立,甚至完全不能坐立,易前后倾倒,步态蹒跚、眩晕、恶心、呕吐、厌食、体重减轻等。

【诊断】

根据临床表现并酌情选用脑电图、脑地形图、脑血管造影、脑室造影、脑 CT 等检查均有助于诊断。

【治疗】

有颅内压增高表现者,应积极降颅内高压治疗,有肿瘤者力争作肿瘤切除术,或引脑脊液分流术。髓母细胞瘤者能手术者先行手术切除后进一步作放疗治疗,不能手术者应尽早作放射照射,照射区应包括肿瘤区和脊髓,可防止脊髓转移,髓母细胞瘤对放射治疗极为敏感,化疗常难以奏效。

【预后】

本病征患者仅能生存数月至 2~3 年,及早发现的肿瘤手术切除加放疗可延长生命。

第九十五节　柞蚕蛹性脑病综合征

柞蚕蛹性脑病综合征(encephalopathy syndrome due to chrysalis of tussah silkworm)是我国 20 世纪 80 年代发现的以锥体外路与小脑为主的中枢神经广泛受累综合征。本病征以头晕、呕吐、肌肉震颤、面色潮红、步态蹒跚、意识障碍、少语或失语、眼球震颤、肌张力增高、锥体束征阳性为特征。1988 年王永茂等报告 37 例。

【病因】

本病征是一种变态反应性疾病,患者均有明确的食用柞蚕蛹史,经有关检验证明,并非系柞蚕桶变质,亦非因蛹内混入农药所致。其发病机理可能是食用柞蚕蛹后造成的中枢神经系统变态反应。

【临床表现】

本病征首先有食用柞蚕蛹史,一次食入 1 个即可发病,国内资料患者食用量在 1~15 个。每次同食者数人或数十人中,仅个别发病。食入柞蚕蛹后多于 12 小时内出现临床症状。

1. 临床症状　主要有头晕、呕吐、面色潮红、肌肉震颤、步态蹒跚、少语或失语。可有意识障碍、烦躁不安、尿失禁或尿潴留。

2. 主要体征　有肌张力增高、眼球水平震颤、一过性锥体束征阳性、闭目难立试验阳性、指鼻试验不准、眼膝胫试验不良等。脑膜刺激征少见,多无颅神经受损表现。

3. 实验室检查　脑脊液可有轻度异常、脑压增高、蛋白定性轻度阳性,细胞数、糖和氯化物均在正常范围。血和大小便常规、肝功能、血生化等均无明显异常。脑电图可有弥漫性 δ 波及 Q 波。

【诊断】

本病征可根据确切的柞蚕蛹食入史,结合临床特点和脑电图检查进行诊断。

【治疗】

本病征的治疗原则如下。

（1）停止食用柞蚕蛹。

（2）应用肾上腺皮质激素，轻度可口服强的松，重症患儿可静脉应用地塞米松或琥珀氢化可的松。

（3）改善神经营养代谢，促进脑细胞功能恢复。

（4）静脉输液，注意水、电解质和酸碱平衡。

（5）对症处理，有震颤者可服用安坦。

【预后】

本病征预后较好，经治疗后 1 周内神志、语言、步态等异常症消失，脑电图于 1~2 周恢复正常。多无后遗症。

第八章　内分泌与代谢

第一节　Cori 氏 Ⅲ 型糖原累积综合征

Cori Ⅲ型糖原累积综合征(Cori disease syndrome)即糖原累积症 Ⅲ 型(Glycogen storagy disease type Ⅲ)，又称 Cori 病、脱支酶缺乏症、Forbes 病、限局性糊精病(Limited dextrinosis)、脱支酶糖原贮积病(Debrancher glycogen storage disease)、Forbes 综合征等。为常染色体隐性遗传。

【病因】

本综合征基本生化改变为淀粉 1，6-葡萄糖苷酶(amylo1，6-transglucosylase 脱支酶)缺乏。本酶功能是分解糖原分子的分支点，并释放游离葡萄糖。

【临床表现】

临床体检较难与 Von Gierke 病(Ⅰ型)相区分。幼年即出现肝脏肿大及发育障碍，可有脾肿大，心电图异常及中度心扩大。酶缺乏时，病人有空腹低血糖、低血糖性惊厥、酮症酸中毒、血中非酯化脂肪酸增高及高脂血症。亦有的低血糖发作少，血浆尿酸、乳酸、脂类及酮体正常。患者有肌肉糖原贮积但多无功能障碍，可累及心肌但一般不至于出现心功能不全。本综合征临床过程较 Ⅰ 型为慢、为轻。部分病例肝脏可于青春期恢复正常大小。血清转氨酶在幼儿时可增高。

【诊断】

空腹肾上腺素或胰升血糖素试验反应差，若进食数小时后再做试验，则反应正常。红细胞或白细胞中酶的测定(脱支酶活性的测定均较正常人明显降低，多数仅 50% 或更低)，可明确诊断。此外，局限性糊精试验：红细胞、肌肉或肝脏中有局限性糊精，有助诊断。胰高血糖素试验可与 Von Gierke 病相鉴别。具体方法为：给本综合征患者时，肌内注射胰高血糖素 0.5mg 后血糖上升不明显，予高糖饮食后 2 小时重复此剂量，因此时糖原分支已恢复，故血糖可上升 3~4mmol/L(54~72mg/ml)，在两次试验中乳酸浓度不变。

【治疗】

多次、少量高蛋低脂饮食可能有助于治疗。反复低血糖发作者除予葡萄糖及多次进食等对症治疗者外，有人用苯妥英钠有时有一定效果。平时应注意预防感染，并禁用心脏抑制性药物、麻醉剂和避免剧烈运动，以免对可能受累的心脏有所影响。

【预后】

本综合征一般预后尚好，患儿至发育年龄后肌肉症状、肝大常可减轻，曾有活到 50 岁以上的报告。

第二节　α-脂蛋白缺乏综合征

α-脂蛋白缺乏综合征(Tangier syndrome)即高密度脂蛋白缺乏症(high density lipoprotein deficiency)，又称无 α-脂蛋自血症、高密度脂蛋白缺陷、家族性高密度脂蛋白缺乏综合征等。是一种罕见的隐性遗传性疾病，患者血浆中高密度脂蛋白几乎完全阙如，胆固醇在全身组织中储积，特别是网状内皮细胞及周围神经的神经鞘细胞内更为明显。

【病因】

本病的病因尚不明，为常染色体隐性遗传，两性均可发病。其特点是血浆高密度脂蛋白几乎完全缺少。由于 α-脂蛋白合成障碍，许多组织有胆固醇脂贮积，脂蛋白不稳定性使大量胆固醇沉积于网状内皮巨噬细胞、肠黏膜及皮肤中。

其病理改变为网状内皮组织中贮有大量胆固醇脂。扁桃体、咽峡部、直肠黏膜可呈典型桔黄色,肝、脾、淋巴结可以肿大且有泡沫细胞,肌肉活检可见神经原性肌病改变。

【临床表现】

男女均可患病,发病年龄可自几岁至四五十岁,通常无症状。有的病例有间歇腹泻、反复轻度感觉症状如四肢远端疼痛和温热感,双侧肢体运动无力,常为近端,有时远端也可累及。

扁桃体肿大伴典型橘黄色带纹,若扁桃体已切除则陷窝仍显示相同颜色。有时脾肿大和中等度淋巴结肿大,肝大稍少见。有的病人合并周围神经炎症状或早期冠心病,直肠黏膜可异常。

【诊断】

血浆胆固醇含量低于 3.1mmol/L（120mg/dl）,磷脂减少,甘油三酯正常或稍高,乳糜微粒减少, α 脂蛋白消失或严重降低,成人可有高尿酸血症。淋巴结及骨髓活检有泡沫细胞。

【治疗】

本病目前尚无特效疗法。如扁桃体肥大引起上呼吸道梗阻时可作摘除术。其组织化学检查可证明有脂类蓄积。

【预后】

本病呈良性过程,至今尚未见有影响长寿,血管疾病发生率可能有增加。

第三节　阿迪森氏综合征

阿迪森氏综合征（Addison syndrome）又称阿迪森氏病、原发性慢性肾上腺皮质功能不全、慢性肾上腺皮质功能不全（Chronic adrenocrotical insufficiency）、肾上腺性黑斑病,为各种原因引起肾上腺组织破坏,体内皮质醇类皮质激素缺乏所致,可同时有醛固酮类皮质激素缺乏。1868 年由 Addison 首先提出本综合征的原因是肾上腺皮质病变。

【病因】

（1）病原微生物（结核、梅毒、真菌）感染,引起肾上腺组织破坏。结核感染引起本病者,以男性较多见。

（2）自身免疫性肾上腺炎引起肾上腺组织萎缩（特发性阿迪森氏病）。家族性发病多见,发病与遗传因素有关,推测患者有遗传性免疫功能异常,一般认为是常染色体遗传,有的病例还可呈性联遗传,男性发病。

【临床表现】

（1）色素沉着:在年长儿是最常见和最具有特征性的体征,以乳晕、生殖器、肛周、指关节、甲床、掌纹等皮肤皱褶部位、受摩擦部位、生理性色素沉着部位以及手术疤痕处尤为明显。有的可完全没有皮肤色素沉着称为"白色阿迪森氏病",患者仅有色素沉着而无其他临床表现称为"隐性阿迪森氏病"。

（2）低血糖:约 90%以上小儿患者可发生低血糖,患者血糖在 33.3~44.4mmol/L（60~80mg/dl）时即可出现低血糖症状,发作多在餐前或清晨,有突然的虚弱、冷汗、面色苍白和饥饿感。有时低血糖发作可被严重吐泻、脱水和低血容量循环衰竭所掩盖。

（3）胃肠道症状:50%患者可有此表现,婴幼儿尤为突出,多为厌食、呕吐、腹泻、脱水、腹痛等,常是急性危象的前驱表现,也是急性危象的诱发因素。

（4）性发育:多数小儿青春期发育正常,少数有性早熟表现。有人认为阿迪森氏病患者长期 ACTH 高水平可引起促性腺激素等重叠分泌增加。

（5）急性肾上腺危象:可发生在病程的任何阶段,发作诱因在急性感染、创伤、手术、精神刺激、饥饿、过热、利尿过度等危象发作时可有胃肠功能紊乱等先驱症状,继之以低血压、循环衰竭、酮症或代谢性酸中毒、低渗性脱水、发热、惊厥、昏迷等,猝死率很高。

【诊断】

除依据临床症状、体征、贫血、低血钠、高血钾、高血钙、空腹低血糖、葡萄糖耐量曲线低平等异常外,还可进行血浆 ACTH 水平的测定及血浆皮质醇基础水平测定以确诊。血浆 ACTH 水平的测定有早期诊断价值,可适用于轻症及临床不典型病例,有助于鉴别原发性和继发性肾上腺皮质功能不全,目前多用放射免疫法测定。正常血浆 ACTH 水平有昼夜生理波动,傍晚最低(15pg/ml),午夜最高(100pg/ml),上午 6 点不超过 90pg/m,阿迪森氏病患者可达 300pg/ml。 ACTH 刺激试验也是本病确诊依据,有助于确定是否为原发性肾上腺皮质功能不全,阿迪森氏病患者对 ACTH 刺激试验反应低下或无反应。血浆皮质醇基础水平测定,典型患者可明显降低,但约 1/2 阿迪森病患者正常,故不能单独作为诊断依据。

【治疗】

肾上腺移植的排异问题尚未解决,故目前对本综合征仍依赖皮质类固醇激素替代治疗。

(1)长期维持治疗:氢化可的松 20~25mg/m²/日,分 2~3 次口服,氯化钠每日 2~4g。

(2)应激状态治疗:皮质醇剂量 2~3 倍于维持量,必要时再加用醋酸脱氧皮质酮(DOCA)1~3g 肌内注射。

(3)急性危象的治疗:立即以氢化可的松 1~2mg/kg 静脉注射,同时用氢化可的松 5mg/kg 静滴维持,3 小时后开始氢化可的松 5mg/kg 肌内注射,每 12 小时一次,同时用氢化可的松 5~10mg/kg 静滴维持。治疗 2 天后根据临床情况将剂量在 3~4 天内递减至维持量。

【预后】

本综合征呈慢性进行性病程,但随时可发生肾上腺危象或低血糖危象而危及生命,足量皮质醇激素替代治疗者的寿命和成年后的劳动力、生育力可正常。

第四节　艾伦-赫恩登-达得利综合征

艾伦—赫恩登—达得利综合征(Allan-Herndon-Dudley syndrome,AHDS),1944 年由学者 Allan 首先描述,是一种 χ 染色体隐性遗传病。

【病因】

由编码单羧酸甲状腺转运蛋白 8(MCT8)位于 Xq13.2 位置基因突变所致。SLC16A2 基因突变可导致 MCT8 部分或完全缺失,影响 MCT8-5 细胞膜和甲状腺素的结合,导致甲状腺素在大脑神经元、少突细胞中分布减少或完全缺失,从而影响大脑神经元、少突细胞的转录和翻译,使神经细胞、少突细胞分化成熟障碍,从而导致神经系统变化,出现一系列临床表现

【临床表现】

(1)小头畸形、身材矮小、面容异常、长脸大耳,构音障碍、不会说话与外界无语言交流。

(2)发育迟缓、认知障碍。

(3)全身肌张力低下,进展为轴性肌张力低下和痉挛性截瘫。

(4)阵发性手足徐动,脊柱侧弯。

(5)易感染、易呛咳。

【诊断】

(1)MRI:延髓发育迟缓。

(2)血 T_3 增高,T_4 降低,TSH 正常。

(3)上述临床特点。

(4)基因检测 SLC16A2 突变可确诊。

【治疗】

目前尚无有效治疗方法。

【预后】

预后不良,死因多为感染等并发症。少数有活至成年,据文献所载存活最高年龄为 64 岁。

第五节　代谢综合征

代谢综合征（metabolic syndrome，MS），是一组包括中心性肥胖、高血糖、高血压、脂代谢异常的征群,这些都是心血管疾病（cardiovascular disease，CVD）相关危险因素的代谢异常病。儿童肥胖逐年增多已高达29.2%,发生 MS 的平均发生率为 3.3%（0~19.2%）。

1988 年 Reaven 曾提出（X 综合征）的概念,即将肥胖、高血压、高血脂和胰岛素抵抗（LR）等心血管危险因素集合于一体的现象称之为"X 综合征",另有学者称为"胰岛素抵抗综合征"。随后,美国为使这个概念性现象称之为代谢综合征（MS）, 2003 年开始,从发表第一篇关于 MS 的文章后,包括我国在内,国际上对儿童 MS 逐渐引起广泛关注。至 2000 年,美国青少年 MS 的患病率已增至 6.4%,估计符合 MS 诊断的人数已超过 200 万。

【病因】

（1）饮食过量:尤其是高热量高糖高脂肪食物摄入过多。

（2）饮食行为偏离:偏好油炸食品、重口味食品,摄入过多甜饮料、饱和脂肪酸,不吃或少吃果蔬类食品,进食速度过快,狼吞虎咽很少咀嚼。

（3）运动过少:边看电视边吃零食,很少活动和运动。个别孩子一个暑假几乎都在电视机前沙发上静态度过,畅饮冰镇甜饮料,吃高热量的冰淇淋、巧克力和薯片之类的零食不离口,有兄弟两竟然一天之内除了能吃八块油炸大排或 4 个炸鸡腿,还能吃完一箱饼干。

（4）家族遗传因素:父母肥胖、家长饮食习惯和行为对孩子有深刻影响。

【临床表现】

（1）肥胖:尤其是腹型肥胖,腰围身高比值>0.6。

（2）血脂异常:持续的甘油三酯升高（triglycericle,TG）,HDL 降低。

（3）高血压: 94%的肥胖患儿高血压的风险是非肥胖者的 3 倍。94%肥胖儿童舒张压可达第 95 百分位数以上。

（4）糖代谢异常:胰岛 β 细胞代偿性分泌增加,首先出现高胰岛素血症,进而出现胰岛素抵抗（insulin resistance，IR）。糖代谢异常则以糖耐量受损为主而不是明显的血糖升高。当 β 细胞功能逐步退化后进而出现 2 型糖尿病（type 2 diabetes mellitus,T2DM）。

【诊断】

目前尚无完全统一的诊断标准,尤其≤10 岁儿童尚无明确诊断标准。因此具体诊断时综合考虑国内外的相关标准指南。

1.诊断标准[Cook,2003,参照美国胆固醇教育计划成人专家组第三次报告（ATPⅢ-NCEP）制定]

（1）中心性肥胖,腰围在同年龄同性别人群的 90 百分位及以上。

（2）空腹血糖≥6.1mmol/L。

（3）收缩压或收缩压在同年龄同性别同身高人群的第 90 百分位及以上。

（4）血 TG 在同年龄同性别人群的第 90 百分位（1.24mmol/L）及以上。

（5）高密度脂蛋白胆固醇（HDL-C）在同年龄同性别人群第 10 百分位（1.03mmol/L）以下。

5 项中符合 3 项可诊断为 MS。此标准复杂、繁琐,仅供儿童诊断 MS 时参考。

2.国际糖尿病联盟（IDF）2007 年诊断标准（定义）

（1）中心性肥胖。

（2）腰围切点为大于等于 90 百分位（不同年龄段不同性别）。

（3）三酰甘油≥150mg/dl。

（4）高密度脂蛋白≤40mg/dl。

（5）血糖≥5.6mmol/L。

（6）收缩压≥17.29kPa 130mmHg 或舒张压≥11.31kPa 85mmHg。

中心性肥胖为必备条件,同时具备（2）~（5）4 条中具备 2 条可诊断为 MS。

以上适用于 10~16 岁儿童的诊断标准（参照成人标准制订）。

对 10 岁以下儿童不建议作 MS 的诊断。

我国根据国际相关组织的资料制订了适合我国儿童特异的 MS 诊断标准。由身体质量指数、腰围及腰围身高比的截断值、血压水平等综合指标组成。

儿童正常生长发育及其具有青春期发育带来各种指标的变化,因此 MS 的诊断对儿童只是一种提示,它是动态变化的。诊断 MS 的儿童今后不一定出现心血管方面的问题,暂不符合 MS 诊断的儿童,未必今后就没有发生心血管疾病的危险性。

【治疗】

1. 干预生活方式　生活方式与 MS 发病、发展、预后密切相关。干预生活方式是 MS 最根本的治疗手段。

2. 心理行为问题的疏导　MS 儿童常为自卑、心理压力等心理行为问题,需耐心疏导,使其健康成长。

3. 限制饮食　以低热量、低脂、低碳水化合物为主,增加一定量植物性食物。

（1）高糖食物和饮料。

（2）恰当热量的饮食并按比例分配三餐的热量。

（3）尽量少吃零食、必须保证进早餐。

（4）足够的蔬菜和水果。

（5）纠正边看电视边吃零食的坏习惯。

（6）青春期予以《地中海饮食》。

4. 运动　有氧运动可有效改善 MS 临床症状。

5. 药物治疗

（1）二甲双胍:是儿童 T2DM 近十余年的一线用药。初始量 500mg/d,逐渐增加至最大剂量 2 000mg/d,分次口服。

（2）奥利斯特:美国 FDA 允许用于≥12 岁超重儿童。该药为胃及胰腺脂肪酶阻滞剂。常规剂量 120mg/d 分 3 次口服。

（3）他汀类:美国 FDA 允许普伐他汀用于≥8 岁儿童,主要治疗高胆固醇血症。其他他汀类药物仅允许用于 10 岁以上儿童。其中匹伐他汀被认为是安全有效较好的一种。

（4）依泽替米贝:是一种选择性胆固醇受体阻滞药。用于≥10 岁患儿,剂量 10mg/d,有清除血液中低密度脂蛋白,发挥降胆固醇作用。近年在 6~10 岁患儿中正在进行 3 期临床研究,有望扩大用药范围。

（5）降压药:血管紧张素转化酶抑制剂或血管紧张素受体抑制剂是允许用于 MS 儿童和青少年患者的降压药。氨氯地平禁用于 6 岁以下儿童,硝苯地平禁用于儿童。

（6）L-肉碱:单纯肥者补充 L-肉碱有较好的减肥效果,是一种有效的尝试。据宗锈、乔玲等发表的文献,研究证明 L-肉碱不仅有减肥效果,而且经常摄入 L-肉碱无不良反应,不会出现体虚乏力和营养不良。

（7）其他:噻唑烷二酮减少肝糖原生成,尚未允许用于儿童。贝特类药物、降甘油三酯类药物,尚未发现对儿童有明显治疗作用。

【预后】

MS 患儿除儿童期的代谢功能障碍出现相应症状影响心血管系统,危害儿童健康,至成人期更会出现不良健康预后。显著增加心血管疾病（CVD）和 T2DM 发病率和病死率,甚至与肠癌、胰腺癌的发生风险有关。

第六节　蛋氨酸吸收不良综合征

蛋氨酸吸收不良综合征（methionine malabsorption syndrome）又名啤酒花烘炉尿症（oast house urine disease），是由于肠壁对蛋氨酸的吸收转运系统的功能障碍所致。患儿以尿和汗有特殊的干芹菜、酵母样或啤酒花烘炉气味为特征。

【病因】

蛋氨酸不能被肠黏膜所吸收，经肠道菌群作用而将蛋氨酸分解形成大量 α-羟丁酸，吸收入体内经尿排出，特殊气味系由 α-羟丁酸所致。

【临床表现】

婴儿有发育落后、阵发性呼吸深快、水肿、发热、惊厥发作。可有伸肌张力增强、肤色浅淡、毛发细白、有间歇腹泻等症状。

患婴尿中可测得 α-羟丁酸增多。粪中除蛋氨酸排出增多外，也大量排出分支氨基酸、苯丙氨酸和酪氨酸，因肠壁功能缺陷也累及这些氨基酸。

【治疗】

限制蛋氨酸食物可使患儿智力发育和惊厥均有好转，尿中气味消失。亦可适当给以抗生素抑制肠道细菌繁殖，而缓解腹泻症状。

【预后】

本综合征预后欠佳。症状持续至死亡，多死于 1 岁内。

第七节　低盐综合征

低盐综合征（low salt syndrome）称低钠综合征、低钠血症等。是一种较严重的水电解质代谢平衡亲乱，主要是因体内钠不足或体内水分过多，造成缺钠性或稀释性低钠。同时与抗利尿激素（ADH）分泌异常，产生稀释性低钠血症有关。

本综合征是指体内总钠量降低所致的病理状态，人体总的可交换钠为 40~45mmol/kg。低盐综合征多伴有低钠血症，但也有血清钠不低者。反之，低钠综合征虽多数伴有体内总钠量减低，但亦有正常或增加者。临床上测定的是血清钠而不是体内总钠量。低盐综合征是指体内总钠量减少，严格来说并不等同于低钠综合征。

【病因】

胃肠道疾患引起为最常见且容易识别，其他由于脑、肾、肺疾患引起者则辨认较难。胃肠道疾患常由输液不当引起，呼吸道疾患如肺炎及支气管哮喘均可产生 ADH 分泌异常，颅脑疾患如脑炎、肿瘤等可以引起脑性低钠血症。肾疾患常由于长期忌盐，钠入量偏少，一旦发生感染、吐泻、进食量少等，很容易发生本综合征。

低钠血症的分类及形成原因见表 8-1。

表 8-1　低钠血症分类及形成原因

体内总钠减少型（体钠丢失型）
　　肾脏以外钠丢失：消化道疾病（呕吐、腹泻）、大面积烧伤、炎症性胸腹水、软组织损伤等。
　　从肾脏丢失钠：利尿剂过量、原发性肾上腺皮质功能不全、肾小管酸中毒等。
体内总钠量正常型
　　急性水中毒（大量非电质液补充）。
　　慢性低钠血症：SIADH、抗利尿剂应用、垂体前叶功能降低、甲状腺机能降低、慢性肾炎、渗透变化（reset osmostat）。
体内总钠量增加型
　　急性肾功能不全，钠入量过多。
　　水肿性疾病、心脏功能不全、肾病综合征、肝硬化等。

【诊断】

根据临床表现及血清钠<130mmol/L。低钠血症诊断指标见表 8-2，作为低盐综合征诊断的参考。

表 8-2 低钠血症诊断指标

细胞外液增加	尿钠排泄	尿渗透压	BUN	治疗
	（↓）	（↑→等张）	（正常→上升）	（限制水盐）
细胞外液减少				
肾外丢失	↓（<10mmol/L）	↑→等张	正常→上升	
肾丢失	↑（>20mmol/L）	等张	正常→上升	等张盐水补充
细胞外液正常				
SIADH	↑	↑	降低	限制水
reset osmostat	不定	不定	正常	治疗原发病

【治疗】

（1）原则上低渗补高张液,由于大部分病例同时并存低氯,故主张用 3%氯化钠液静脉滴注, 12ml/kg 可提高 10mmol/L,低渗性脱水可用 2/3 张至等张液纠正。

（2）单纯性水中毒者主要限制水分,必要时加利尿剂,利尿剂最好在循环情况改善时使用。

（3）有神经系统症状者,给脱水剂 20%甘露醇降压,以及止惊药物等。

（4）病因治疗。

【临床表现】

钠为细胞外液主要的阳离子,其主要生理功能为维持细胞外液容量、渗透压及碱储备方面起重要作用,保持神经、肌肉正常应激性。故缺少钠时产生下列症状。

（1）细胞外液容量减少:表现循环不良、休克,如面色苍白发灰、皮肤花纹、四肢厥冷、血压下降、少尿等,曾有报道因患肾病综合征,长期忌盐再加上合并感染,引起低钠血症而死亡。

（2）释放 ADH 增加使水分在体内潴留,或补低张液过多,致细胞外液渗透压减低→细胞内水肿→脑细胞水肿→颅内高血压;如精神萎靡或嗜睡与烦躁不安交替,两眼凝视,重则惊厥、昏迷,严重时出现中枢性呼吸衰竭。

（3）神经、肌肉应激性低下:表现为四肢肌张力低下、膝反射减退、心音低钝、腹胀、肠鸣音减弱等。

根据本综合征的病理生理及其临床表现以循环不良或(脑)细胞水肿为主的特点,将本综合征分成四类;即单纯性水中毒系稀释性低钠血症所致;单纯性低钠;低渗性脱水及低钠性水中毒均为缺钠性低钠血症所致。稀释性者无周围循环不良。缺钠性者细胞外液均减少,故有周围循环不良。但循环不良及脑水肿程度各有侧重。

【预后】

本综合征经过适当处理,部分病例在短期内即消失症状,严重病例如不及时纠正,亦可引起死亡(死亡率可高达 50%以上)或遗留不可恢复的神经系统病变。

第八节　毒性甲状腺肿综合征

毒性甲状腺肿综合征(flajani syndrome)即功能亢进性弥漫性甲状腺肿,又名 Graves 综合征、Basedow综合征、March 综合征、Flajani 综合征、Flajani-Basedow 综合征、甲状腺中毒症等,为小儿甲状腺功能亢进症中最常见的临床类型。本综合征由德国医师 Basedow 于 1840 年首先报告。

【病因】

本综合征目前已公认为自身免疫性疾病。由于体内存在甲状腺刺激免疫球蛋白(TSI,又称甲状腺刺激抗体),它包括长效甲状腺刺激物(LATS)和 LATS-保护物。均为患者淋巴细胞所产生的 IgG 抗体,对相应细胞不起抑制作用而起刺激作用,因而产生甲亢。遗传与环境因素(精神刺激、情绪激动、思想负担重),亦与诱发本综合征有关。有人认为是常染色体显性遗传或性遗传,也有人认为属多基因遗传。

【临床表现】

新生儿甲亢(新生儿 Graves 病)不多见,仅占儿童甲亢的 1%,见于患甲亢母亲所生之婴儿。与母血 TSI 各种成分经胎盘入胎儿有关。受累新生儿可有突眼、甲状腺肿、极度烦躁不安、易激惹、易饥饿、皮肤潮红而热、心率增加、呼吸加快、肝大、黄疸等。亦有无突眼,少数甲状腺不肿,本病多为暂时性,多数在 3 个月内缓解,少数病程迁延数年。

本病以学龄儿童为多,尤在青春期多见,其临床表现如下。

(1)交感神经兴奋性增加、基础代谢率增加之表现,消瘦、多汗怕热、食欲增加,心率、脉搏增快,可有心尖部收缩期杂音,亦可出现心律紊乱、心脏扩大、心衰等。易兴奋好动、多语急躁、手舌震颤。肌无力、骨质疏松、骨痛、性发育缓慢、月经紊乱。

(2)甲状腺肿大,有的可不大。弥漫性者腺体光滑、软、有震颤,可听到血管杂音。

(3)眼部表现:突眼也可无突眼、眼裂增宽、不常瞬目,上睑挛缩、眼向下看时上睑不能随之下落、闭眼时睑缘颤动、辐辏力弱、眼向上看时前额皮肤不能趋起、可有眼肌麻痹。

【诊断】

基础代谢率增加,血清蛋白结合碘升高,90%患者血清 T_4 高于正常,T_3 往往升高是判断甲亢必要条件,吸 ^{131}I 率在甲亢时常出现高峰提前。甲状腺抑制试验或促甲状腺激素释放激素 TRH 兴奋试验可与单纯性甲状腺肿区别。甲状腺扫描可除外肿瘤、囊肿。

目前检测血清 TSI 日益受重视,未经治疗者其检出率可达 69%~100%。尚可用以判断病情、指导治疗、估计预后。经治疗后 TSI 显著降低,病情缓解 TSI 阴性,而 TSI 转阴后又转阳,提示甲亢复发。

【治疗】

仍以抗甲状腺药物、外科手术和同位素治疗。

抗甲状腺药物治疗方案有三种。

1. 开始药量偏小　丙基硫氧嘧啶每日 5~7mg/kg,他巴唑每日 0.5~0.7mg/kg,每 8 小时一次口服。两周内症状无改善可加大剂量,一般在 1~3 个月甲状腺功能正常后开始减量。丙基硫氧嘧啶为每日 3~4mg/kg,他巴唑为每日 0.3~0.4mg/kg,再根据症状表现和血清中甲状腺激素水平调整剂量。

2. 开始投用足量药物　丙基硫氧嘧啶每日 10~15mg/kg(或他巴唑每日 0.5~1.0mg/kg)每日 3 次口服,数周后减至总药量的 1/2~1/3,以后根据血中甲状腺素水平调整,维持量为每日 5~10mg。治疗过程中如甲状腺渐肿大,眼球突出加重,可加用 L-甲状腺素 0.13~0.195g(2~3 厘),一直用药至甲肿缩小。

3. 联合用药　开始仍足量,丙基硫氧嘧啶为每日 10mg/kg,他巴唑为每日 1mg/kg。一旦甲状腺功能正常,则加服 L-甲状腺素每日 0.5mg,每 2 周加量一次,按年龄加至足量。

以上也可用甲基硫氧嘧啶(用量同丙基硫氧嘧啶)、甲亢平(用量同他巴唑)。

服药次数,一般采用每 8 小时一次。最近 Greer 提出全日总量 1 次顿服的短程疗法。其理由是药物对甲状腺合成激素的抑制作用,取决于其在甲状腺内的浓度。他巴唑在甲状腺内浓度可维持 24~36 小时,一次全量服用可收到较好疗效。

药物治疗中要密切观察临床变化和定期测血中 T_4、T_3 水平及 TSH 值,用以指导用药。

辅助治疗使用普萘洛尔可使血清 T_3 水平持续显著地下降,用量为每日 1~2mg/kg,分 2~3 次口服,必要时可用每日 4~6mg/kg,甲亢危象时可将普萘洛尔 0.1~0.3mg/(kg·次),用葡萄糖液稀释后静脉给药, 2 小时内可使症状改善。

外科疗法:在儿科范畴甲亢手术适应证为:①对药物有严重过敏反应者;②系统接受药物治疗 2~3 年后经常复发者;③甲状腺明显肿大影响呼吸及吞咽者;④结节性甲状腺肿性甲亢。

放射性同位素碘疗法:儿科 ^{131}I 用量为 4~5μCi,空腹一次口服,治疗前 2μ4 周避免使用含碘药物及摄入含碘饮食。疗效出现最早在治疗后 4 周,达到完全有效需 6 个月。多数不主张把本法作为首选方法。

【预后】

本综合征预后欠佳,难以治愈。

第九节　多发性内分泌腺瘤 II 型综合征

多发性内分泌腺瘤 II 型综合征（sipples syndrome）又称多发性内分泌腺瘤 II 型、Sipples 综合征、甲状腺髓样癌-嗜铬细胞瘤综合征等。1961 年由 Sipples 首先描述。

多发性内分泌腺瘤综合征（multiple endocrine neoplasia syndrome，MENS）是一组有明显家族倾向的显性遗传性疾病，有多个内分泌腺发生肿瘤，且能产生多种与所在腺体相同或类似的激素或激素样物质，因而引起极其复杂而且多变的内分泌征群。目前 MENS 分三型：I 型为甲状腺、垂体、肾上腺系肿瘤为主，又称 Wermer syndrome；II 型以甲状腺髓样癌、嗜铬细胞瘤、甲状旁腺机能亢进三者并存为特点，又称 Sipples syndrome；III 型则以多发性神经瘤伴甲状腺髓样癌及/或肾上腺嗜铬细胞瘤为特点，又称 Khairi syndrome。其中 II 型以儿童期发病为多，I 型常在 20 岁以后开始出现症状，III 型也以成人期出现症状者居多，故本书仅收载叙述 II 型。

【病因】

本综合征病因未明，具有显著的家族倾向，为常染色体显性遗传，发病机制目前尚未明了，以儿童为多。Sarrosi 等报告 1 例家族性双侧甲状旁腺肿瘤，合并双侧嗜铬细胞瘤及双侧甲状腺髓样癌，并复习文献，谓嗜铬细胞瘤合并甲状旁腺腺癌时，则甲状腺髓样癌肯定存在（100%）而且嗜铬细胞瘤常为双侧性（84%），甲状旁腺瘤可能为多发性，应提醒手术医生注意。

【临床表现】

出现甲状腺髓样癌、嗜铬细胞瘤、甲状旁腺机能亢进为主的临床综合征候群，其综合征的甲状旁腺机能亢进以细胞增生为主的可分为多发性内分泌腺瘤综合征 IA，仅有甲状旁腺机能亢进而无细胞增生的可作为多发性内分泌腺瘤综合征 IB。此外，患者尚可伴发有多发性神经瘤、黏膜神经瘤、巨结肠症等。Miller 等报告 12 例嗜铬细胞瘤，手术后有 2 例血清钙及免疫反应性甲状旁腺激素（IPTH）浓度持续升高，皆于切除双侧甲状腺髓样癌和增生的甲状旁腺后才降至正常。Samaan 等报告 3 例类癌合并甲状旁腺功能亢进（2 例腺瘤，1 例增生），并建议对所有类癌病人要详细侦查甲状旁腺功能亢进的存在。临床上常以某一个腺体病变为主要表现而掩盖了其他内分泌腺肿瘤的表现，故当发现某一内分泌腺瘤时还须考虑有本综合征的可能。

【诊断】

单纯性嗜铬细胞瘤用胰高血糖素或酪胺作激发试验均呈阳性，若嗜铬细胞瘤合并其他内分泌腺肿瘤，特别是甲状腺髓样癌时，则酪胺试验阴性，胰高糖素呈阳性反应。

测定血液各种激素浓度，如降钙素、甲状旁腺激素、生长激素、血糖、5-羟胺等，便于早期诊断本综合征。

【治疗】

治疗原则为针对主要的内分泌腺亢进采取相应的措施。肿瘤可手术切除，或作放疗或化疗。

【预后】

癌变迅速破坏者预后不良。

第十节　多发性内分泌腺瘤综合征（I 型）

多发性内分泌腺瘤综合征（Mermer syndrome）I 型（MENS I 型）即 Wermer 综合征，又称多腺体瘤、多发性腺瘤病、家族性内分泌瘤伴有 Zollinger-Ellison（卓-爱）综合征、胰岛细胞-甲状腺瘤综合征多发性内分泌腺瘤 I 型（multiple endocrine adenomatosis，type I）等。1954 年 Wermer 首先描述。

【病因】

本综合征为常染色体隐性遗传的家族性疾病。亦可散发，两性均可发病，早在 1930 年即已有报告。Synder 等调查 5 个家族的 38 名成员，证实患多内分泌腺瘤型共 7 型，有内分泌异常者 19 例。Marx 等报告多分泌腺腺瘤型可表现为家族性甲状旁腺功能亢进，对其亲属筛选检查可能发现无症状的病例。

【临床表现】

本综合征为原发性甲状旁腺功能亢进症的临床特殊类型,由于涉及多个内分泌腺,临床表现比较错综复杂。最常受累的腺体有甲状腺、胰腺、垂体前叶。初期常表现单个腺体变化及溃疡病。如垂体前叶肿瘤,可以为嗜酸、嗜碱、嫌色细胞瘤,其中之一受累或同时三种细胞均被累及则产生相应的靶细胞分泌过多症状群。患者常表现为低血糖和肢体肥大症(或垂体功能减退),而甲状旁腺功能亢进的症状常不明显。

Bocy 等报告 119 例原发性甲状旁腺功能亢进中 21 例(17.5%)属 MENS-1 型(甲状旁腺 9 例腺瘤,12 例增生)。17 例以甲状旁腺功能亢进表现,另 4 例表现其他内分泌征象。

【诊断】

根据临床表现和相应的内分泌检查进行诊断。此外,可测定血清胃泌素以鉴别单纯性溃疡病还是 Zollinger-Ellison 综合征,若血清胃泌素水平不高则应作肺泌素(secretin)刺激试验,如有胃泌素瘤其血中胃泌素中度升高。

【治疗】

主要是对症治疗,手术切除突出大部分的甲旁腺,垂体肿瘤可作手术或放射治疗。

【预后】

本综合征伴有癌变者预后不良。

第十一节 恶性营养不良综合征

恶性营养不良综合征(malignant malnutrition syndrome)又称蛋白质营养不良综合征或夸希奥科(Kwashiorkor)、"断奶"综合征("Weaning"syndrome)。夸希奥科一词是非洲加纳语的译音,意思是"红小孩","红"是指头发改变,指出了这个多种营养素缺乏综合征的特点,其主要原因是饮食内蛋白质,特别是氨基酸的不足,所致毛发、皮肤改变,营养不良性水肿、生长停滞、腹膨大等特点。

【病因】

(1)喂养不当:患儿于母乳喂养期间一般生长良好,但是在断奶以后,由于蛋白质的质和量供应不足,缺乏一种或几种必需氨基酸,终于发生此病。这类病儿大多是 6 个月至 5 岁的婴幼儿,常见于热带不发达的地区。除饮食不足外,常有其他诱因,往往与并发各种传染病或寄生虫病有关。

(2)感染性疾病:患儿在热带环境,常并发寄生虫病如钩虫病、疟疾等,还有肠炎及全身感染病有关。如结核病,均可影响体内氮代谢。非但饮食减量,体温增高使分解增多,用于防御急性感染的球蛋白也消耗很多,肠道吸收功能明显减低,更加速了本综合征的发生。

(3)蛋白质合成减少:患者肝内脂肪积聚,以致合成血浆蛋白的肝功能明显降低。血浆白蛋白可低于 1g/dl,因之发生水肿。

【临床表现】

本综合征可有急性和慢性两种。急性发病者以前生长尚好,热量供给尚能满足需要而蛋白质的供应严重缺乏,体形外观尚属丰满,可有相当量的皮下脂肪存在。由于这些患儿的主食是碳水化合物,往往称为"糖孩子"(Sugar babies)。抵抗力低下,易于感染。

慢性发病是较常见的类型。在断奶后,长期摄入热量尚够或稍缺而蛋白质和必需氨基酸明显不足的膳食。在水肿和皮肤体征出现前,先有食欲减退、生长发育迟缓、活动减少、肌肉无力精神不振或易于激动和面色苍白等症状。其体重只有同年龄平均体重的 60%左右。

(1)水肿:水肿是全身性的,大量的或仅限于局部的,一般先见于四肢,渐及全身。没有腹水或胸腔积液。全身水量并不增加,但细胞内液明显地移到细胞外液区。

(2)皮肤体征:皮肤改变先有皮色发红,继之以色素沉着、脱屑、褪色,有时发生溃疡。有些患儿在睡醒时抓摸脱屑处,增多了感染机会。

(3)毛发:毛发稀少而细,渐变黄色,干燥无光泽,容易折断和脱落。颞部可以完全脱发而皮肤呈现灰色或红色。如供给优质蛋白质一个阶段,则新生毛发的色素可恢复正常。

【诊断】

典型的病例诊断并不难。凡有蛋白摄入不足史,皮肤干燥、裂开或水肿尤其是伴色素改变应怀疑本征。

实验室检查:血浆白蛋白可低于 10g/L,血糖常低于正常,肌肉活检显示 Na 增加,而 K 和 Mg 减少,血清酶(如淀粉酶、脂肪酶、碱性磷酸酶等)降低,胰腺分泌减少。本病与营养不良有相似之处,但更为严重。急性发病者以前生长尚好,蛋白质供应虽严重缺乏,但患儿外观尚属丰满,可有相当的皮下脂肪存在,慢性发病是较常见类型,症状多较典型。本病有时须与烟酸缺乏症鉴别。

【治疗】

且诊断为本病,即给高蛋白及高维生素饮食,以脱脂牛奶效果为好。轻度中度患儿治疗原则与 I ~ II 度营养不良病例相似。饮食与同龄小儿相似,注意优质蛋白质、维生素、矿物质的补充。宜用常规剂量的叶酸和治疗剂量的铁。过多饮食易致脂肪肝。

对严重病例首先考虑恢复血液循环和肾小球的滤过率。因之,静脉补液内需含钠盐。排尿后即应补钾。且需持续约 10 天之久。口服、鼻饲或肠外补充蛋白质或氨基酸混合液,但蛋白质用量不宜太大。蛋白质用量太多可导致氨基酸血症、血钾血镁过低、血糖过低以及利尿后发生严重脱水。若并发感染不甚严重,可在 3~4 天内逐渐增加蛋白质至每日 2g/kg 和热量每日 313.8kJ/kg(75kcal/kg),然后维持约 20 天左右,直至水肿逐渐消退及血浆白蛋白接近正常。恢复期供应热卡逐渐增加,要求最后达到每日 627.6~836.8kJ/kg(150~200kcal/kg)才能促使体重上升。须做好饮食指导,膳食内所用蛋白质,应属于优质蛋白质。

此外亦可使用参苓白术散、小儿八珍糕等中成药以健脾养胃。

有皮肤感染时适当选用抗生素。治疗后期可行驱虫治疗。

【预后】

严重病例的死亡率可高达 15%~40%。在急性期往往由于水盐平衡紊乱或不可逆转的生化改变而死亡。以后并发败血症也可以是致死的原因。体温过低、脑症状、血糖过低是预后不良的因素。

第十二节　儿童期巨脑畸形综合征

儿童期巨脑畸形综合征(Sotos syndrome)即脑性巨人症(cerebral gigantism)、儿童期脑性巨人畸形综合征(cerebral gigantism syndrome in childhood),又称儿童巨脑综合征(macrencephaly syndromy)、Sotos 综合征,是在婴幼儿及学龄儿童时期,骨骼发育生长过快,头颅巨大,智力发育迟滞的一种综合征,1964 年 Sotos 首先描述,国内赵东红等于 1987 年曾报告男性 2 岁 1 例。

国外已报道,经基因组 DNA 分析确诊,Sotos 综合征病例达百余例,我国王旭 2013 年报道了首例 NSD1 基因区域缺失突变的 Sotos 综合征病例。

【病因】

本综合征病因未明。可能为在子宫内所受病理因素影响,或下丘脑-垂体轴机能受损害所致。有人认为本综合征存在家族性,属显性遗传性疾病,男性发病率高于女性(4：1 或 3：1),故通常被考虑为 X 性连锁遗传。本病是由于受中枢神经系统控制的某些非内分泌生长调节因子分泌过多引起。1973 年 Butenandi 指出,本综合征可能是末梢组织对生长激素反应亢进所致。本综合征与 Lawrence Seip 综合征及 Russell 综合征有一定异同,故此三综合征可能为同一综合征的部分表现。

目前 Sotos 综合征发病原因或受累生化途径尚不明确,包括遗传学方面的细节尚未明了。国外报道 70%~90% 由 5q35 上 NSD1 基因突变引起,约 10% 为该基因微缺所致。日本研究发现近半数病例是基因突变,而另 50% 为 NSD1 基因微缺失所致。NSD1 基因功能尚不清楚。但其单倍体计量不足是 Sotos 综合征的主要遗体学基础。本综合征除与 5q35 NSD1 畸变有关外,还和 11p15 等基因变异有关。

【临床表现】

本综合征临床上以新生儿期即有身体发育显著增长,并有长头巨脑、精神发育迟缓、特异面容和四肢形态异常等特征。

患儿出生体重与身长大于正常儿,生后4~5年内生长迅速,然后生长似渐接近正常和稳定,然而测量值仍在同年龄平均值两人标准差以上。本综合征表现特殊,呈巨颅、长头、眼距过远,先天愚型样斜眼裂,特殊面容,下颌突出,腭弓高耸,精神发育迟缓,有动作笨拙或共济失调。有时可有肥胖、抽搐、异常手皮纹(指三角a-b间总指脊纹数增多,大鱼际纹和指纹以斗形纹多见),但也有否认皮纹理异常的报告。

【诊断】

Sotos综合征的临床诊断主要依据为下列(1)~(4)特殊的临床表现和骨龄检测的结果,确诊则需基因检测。

临床诊断依据:①面部特征:宽眼距,巨头症,长头(前额外突),头顶部发稀;②身高超同龄儿第90百分位;③骨龄(X线征)超正常同龄儿第90百分位数;④精神、运动和语言发育迟缓。此外还有形容该综合征的表现有作气脑造影有不同程度脑室扩张,主要为侧脑室及第三脑室及脑实质萎缩。空腹血清生长激素浓度正常,分泌刺激试验也正常。有些病例口服葡萄糖耐量试验可异常。血17-酮类固醇增高,17-羟基皮质类固醇正常,脑电图有异常。

Sotos综合征有些方面与体格发育快速伴精神发育迟滞的相关疾病有某些相似之处,如weaver综合征、脆性X综合征、Beckwith-wiedemann综合征和Marshall-smith综合征等,在诊断时应进行鉴别,除关注典型的临床表现外,仍需通过分子生物学的方法,通过染色体和基因检测才能做出确切的诊断和鉴别诊断。

【治疗】

本综合征无有效治疗,仅作某些对症治疗。

【预后】

本综合征预后一般来说到儿童期后可维持健康状态。

第十三节　耳聋-甲状腺肿综合征

耳聋-甲状腺肿综合征(Pendred syndrome)即为伴有先天性感音性耳聋的散发性甲状腺肿,又称Pendred综合征、家族性甲状腺肿聋-哑综合征(familial goitre and deaf-mutism syndrome)、耳聋与甲状腺肿综合征、耳聋及非流行性甲状腺肿大综合征等。

1896年Pendred报告2例聋哑兼有甲状腺肿的同胞姐妹,在第四届国际甲状腺会议定名为Pendred综合征。本综合征生后耳聋多伴哑,约占聋哑人的1%,约占先天性遗传性耳聋患者的10%。男女无差异,发病率为1/5000。

【病因】

本综合征原因未完全阐明。一般认为是常染色体隐性遗传疾病。为先天性碘的有机化缺陷。同一基因缺陷同时表现为耳聋和甲状腺肿,往往一家兄弟姐妹中有数人罹病,有的与父母近亲通婚有关,病理变化以甲状腺增生过盛为主。

【临床表现】

出生时即有不同程度的两侧感音神经性聋或为迟发性先天性进行性耳聋。有时伴前庭功能损害。甲状腺肿可在儿童期出现,甲状腺功能基本正常或低下,过氯酸盐排泄试验常为阳性(常超过30%)。血中碘酪氨酸增多, MIT/DT(碘酪氨酸/二碘酪氨酸)及碘酪氨酸/碘原氨酸比例增高。尿碘不减少。一些患者由于甲状腺功能障碍,可产生不正常代谢产物,损害听神经,使耳聋进行性加重。

【诊断】

根据感音性耳聋和甲状腺肿大,结合上述血、尿检验做出诊断。本综合征智力和体格发育正常,此点可与克汀病鉴别。

【治疗】

本综合征无特效疗法,服用甲状腺素和多食含碘食物可有助于阻止甲状腺肿大与听力恶化,较大之甲状腺可手术治疗。

【预后】

本病患儿甲状腺可逐渐肿大,严重者出现压迫症状,多数病人出现甲状腺功能低下,重症儿童可出现克汀病。

第十四节 高草酸尿综合征

高草酸尿综合征(lepoutre syndrome)又称 lepoutre 综合征、原发性高草酸尿症、原发性高草酸尿症综合征等。

【病因】

本综合征临床上常根据病因分为几种不同类型。

(1)先天性型:常染色体隐性遗传。

(2)获得性型:系草酸蓄积于组织的代谢紊乱。

Ⅰ型:乙二醇酸尿:2-氧成二酸盐/乙二醛酸聚醛酶的缺陷。

Ⅱ型:L-甘油酸尿:D 甘油酸脱氢酶缺陷。

许多其他获得性型有草酸钙存在积蓄于组织。如草酸盐盐中毒、乙二醇中毒或给予乙二醛酸,吡多辛缺乏,肝硬化及肾小管酸中毒综合征等。

病理检查于肾脏有草酸钙结晶沉积,结石形成。纤维化,肾小管和小球的坏死性改变。于其他组织也可见结晶沉积。

【临床表现】

临床发作于成人早期,有肾石病和肾钙质沉着者可进展成慢性肾机能不全,有些先天性类型,发作于儿童早年。恶心、呕吐、口干灼感、腹痛、肾绞痛、尿中有结石排出,有时有手足搐搦症。

【诊断】

(1)血液:草酸盐增加,低钙血症。

(2)骨髓:可见草酸钙结晶。

(3)尿:草酸盐排出比正常高 3~5 倍。可伴有蛋白尿、血尿、管型和草酸钙结石。

(4)X 线检查:双侧肾结石,骨质疏松。

【治疗】

(1)多饮水,以保证充足的尿量。

(2)食用少钙多磷的饮食。

(3)碱化尿液,可口服氧化镁、碳酸氢钠、苯乙醇酸等。

(4)若有吡多辛缺乏等特殊原因时,纠正此缺陷。

【预后】

本综合征病程呈进行性,先天性类型者死于成年早期,根据病因不同而异,对获得性型者由肾功衰竭程度而定。

第十五节 睾丸女性化综合征

睾丸女性化综合征(testicular feminization syndrome)又名 Goldbery-Maxwell 综合征、无毛女性综合征、Morris 综合征、男性假两性畸形等。1948 年由 Goldberg 及 Maxwell 二氏最先提出,其特征为具有未下降的睾丸,又具有女性的性征的综合综合征。本综合征常有家族性。

【病因】

本综合征可能为性联隐性遗传,其病因尚未完全明了。近年来有人认为系末梢靶器官缺乏二氢睾酮的细胞内受体,故对正常循环中的睾酮不能起生理效应。

【临床表现】

患儿的身体从外表看来,其体型、体毛分布、发音、乳房发育均象正常发育的完善女性,且在心理上及社会上均认为是女性。阴道外观发育可完善,但常无盲端。外生殖器特征为女性,然而无女性内生殖器,输卵管及子宫末成熟或阙如。性腺为睾丸,存在于腹部或腹股沟不下降。于某些病例可有肥大的假阴茎,阴毛稀疏,青春期无月经。

【诊断】

根据上述主要症状,进一步作染色体检查,示性染色质缺少,细胞核型为 46/XY(正常男性),血中睾酮水平测定与正常男性所见相似。

本综合征须与其他男性假两性畸形病例作鉴别。如 Swyer 综合征、XY 性腺不发育综合征以及雄性激素合成、代谢有缺陷所致的性畸形等相鉴别。

【治疗】

对本综合征的性别尚无法改变。如阴道为不全性可用扩张器或作矫形外科手术。睾丸尚未下降者应给以摘除,以免恶变。药物方面可长期给予雌性激素作为补偿治疗。一般于 12~13 岁开始,口服乙炔雄二醇每日 0.01mg,可增加至每日 0.02mg,最大量每日 0.05mg。并作为女性给以良好的心理上协调和生活。

【预后】

本综合征影响生活质量,对生命无威胁。

第十六节　黑酸尿综合征

黑酸尿综合征(alkaptonuria syndrome)即 Garrod 综合征,又称褐黄病综合征。1901 年 Garrod 首先报道"关于黑酸尿"一题,之后被命名为 Garrod 综合征。1958 年 La Dn 报道了有关黑酸尿的病因。国内对本综合征曾有过 3 例报道。本综合征临床上以尿色变黑、巩膜和耳郭软骨有黑色素沉着、多关节炎及耻骨联合处剧痛为特征,是一种遗传性疾病。

【病因】

目前认为本综合征属常染色体隐性遗传。La Dn 等证明黑酸尿综合征之发生是因为在肝和肾中缺乏尿黑酸氧化酶,使尿黑酸不能进一步氧化而在体内蓄积、增多和沉着,并从尿中排出。此时当尿静止后即可变黑,若从汗中排出则汗液亦变黑色,之后又明瞭了尿黑酸是苯丙胺酸代谢的中间产物。

【临床表现】

儿童和成人、男女两性均可罹患本征,常以男性表现较严重。临床表现有儿童型和成人型。儿童型常于出生后数天内发病,主要症状尿静置或碱化后变成黑色,于洗涤尿布时尿迹变黑,黑色素随汗液排出,可使汗变黑。随着年龄增长至青少年期可出现巩膜和耳郭软骨有蓝黑色色素沉着,耳郭变硬,其他组织也可出现相同的色素沉着。年长后出现关节病变,疼痛、僵直、耻骨联合处剧痛等。X 线检查可见大关节呈退化性变,脊柱椎间隙变窄,椎间盘萎缩和钙化。

【诊断】

根据临床表现及尿中测出尿黑酸即可确诊。但应与糖尿病的尿液斑氏定性试验时所呈现的尿色棕黑色相鉴别。

【治疗】

目前尚无特效治疗,维生素 C 虽使尿黑酸排出减少,尿色变淡,但不能根治。

【预后】

本综合征并不引起直接死亡,死亡者的死因多为心血管病变或尿毒症。由于黑色素可沉着在瓣膜和软骨组织而引起急进型动脉硬化,关节进行性改变,然而这些并发症均在成人期出现。文献报告本综合征患者最高年龄可活到 99 岁。

第十七节　家族性低钾低镁血症综合征

家族性低钾低镁血症综合征（gitelman syndrome），又称 Gitelman 综合征。1966 年由 Gitelman 首次将低血钾、低血镁、低氯性代谢性碱中毒等一组征候群命名为 Gitelmansyndrome。

【病因】

家族性低钾、低镁血症综合征。是常染色体隐性遗传病。日本的筛查研究推测其杂合子携带率可高 6.4%左右，而欧洲研究报道人群杂合子携带率仅为 1%。目前公认的 Gitelman 综合征基因为 SLC12A3，其编码肾远曲小管钠协同转运蛋白。

已发现的 SLC12A3 基因突变位点有四百余种，最常见的是错义突变。其中 45%以上为复合杂合突变，仅 18%为纯合突变。

大约有 7%的患者致病基因拥有 3 个以上的突变位点。突变位点多少与临床表现并无相关性。据 Zhang 等报道中国人群热点突变可能是 p.T60M。

【临床表现】

（1）持续性低血钾、低血镁、低氧性代谢性碱中毒，但无明显乏力、抽搐等临床表现。

（2）尿钾、尿氯排泄增加。

（3）血浆肾素活性、血管紧张素Ⅱ显著增高，而醛固酮正常。

【诊断】

（1）血、尿检测偶而发现上述临床特征。

（2）具有家族遗传倾向，查先证者，可获此依据。

（3）氯离子清除试验，有辅助诊断价值。

（4）应用二代测序，一代验证法，行基因测序，为确诊依据。

【治疗】

氧化钾缓释片在纠正顽固性低血钾的治疗中疗效尚可，一般给 20mg/kg，每日三次口服，血钾可控制在 3.0~3.5mmoL/L，血镁、血氯正常。

【预后】

需长年服药治疗，预后尚好。

第十八节　甲状腺激素不敏感综合征

甲状腺激素不敏感综合征（thyroid hormone insensitivity syndrome，THIS）即甲状腺激素不应症，也称 Refetoff 综合征、家族性甲状腺激素不敏感症。属常染色体显性遗传病。1967 年 Refetoff 等发现血中甲状腺激素过高但却不出现甲状腺中毒症状的病例，考虑是外周组织对甲状腺激素的作用存在缺陷，缺陷可能在靶细胞甲状腺受体或受体后。1973 年 Lambrg 报告了同样的病例，1978 年以后相继有报告。由内分泌腺产生的激素过多或不足引起的功能亢进或功能低下症，这两种病态都属于内分泌疾病。但近年来认识了激素受体的作用，第三种疾病即受体异常疾病已引起人们的注意。本病与肾性尿崩症、维生素 D 依赖性佝偻病等就属于这个类型，统称为原发性激素不敏感综合征（primary hormone resistance syndrome）。

【病因】

家族性发病较多，提示本综合征与遗传因素有关。从多数病例的记录中有第 4 中指骨短等特征，考虑为先天异常，也有后天发病的。在胱氨酸尿症的患者亦可有受体选择型的不应症的表现。

甲状腺激素不敏感综合征受体缺陷表现形式有：核 T_3 受体亲和力低下、受体数目或结合容量增高伴结构异常；核 T_3 受体亲和常数正常，结合容量减少；受体负协同效应；亲和力不同的两种受体存在等。

每个病例发生障碍的部位受体缺陷的表现形式可各人不同，然而这些结果是利用外周淋巴细胞及皮肤成纤维细胞进行的实验,据根这些结果尚不能判定全身其他靶组织,如垂体、心肝、肾等有无受体缺陷。

THIS 是机体组织器官对甲状腺素反应性降低的综合征,其主因是下丘脑-垂体-甲状腺功能紊乱。大多由 TBβ 突变所致。有作者发现了一个 TRβ 基因的错义突变点(A317D)的家系,患儿及其母亲 TRβ 基因第 9 外显因子突变第 1235 位碱基有胞嘧啶变成腺嘌呤,致第 317 位密码子从丙氨酸(GCT)突变为天冬氨酸(GAT)。母子突变位点相同。至今国际上已报道了 340 个以上的家系,大多由 TRβ 突变所致,但也有缘于受体后信号遗传缺陷。

有的病例尽管血甲状腺激素呈高值,可是促甲状腺激素(TSH)值却增加,出现了 TSH 分泌不协调的现象,考虑是垂体分泌 TSH 的细胞对甲状腺激素敏感性低下,负反馈作用不能发挥的结果。

有的病例表现基础代谢率降低,表现外周组织对激素的作用存在缺陷。

【临床表现】

THIS 临床表现的个体差异性大,可以无明显症状,亦可以出现典型表现。垂体-甲状腺轴功能异常的状态亦具多形性,甚至同一患者不同时期可呈甲状腺功能降低或酷似甲状腺功能亢进的表现。

由于垂体和外周组织对甲状腺激素不敏感的程度有很大差异,本综合征临床表现多样,可分为三类五型。各型的临床表现及生化特征见表 8-3。

表 8-3　甲状腺激素不敏感综合征临床类型和表现

类型		遗传方式	神经性耳聋	骨骺愈合延迟	骨化中心出现延迟	甲状腺肿大	血浆 T_3	血浆 T_4	血浆 TSH	TRH 试验	临床状态
全身性	甲状型	AR	+	+	+	+	↑	↑	N•	↑	甲减
	代偿性	AD	-	-	±	±	↑	↑	N• 或↑	↑	正常
外周组织型		-	-	-	-	+	↑	↑	不可测得	-	正常
垂体性	自主型	-	-	-	-	+	↑	↑	↑	↑	甲亢
	部分型	-	-	-	-	+	↑	↑	↑	↑	甲亢

注:AR:常染色体隐性遗传;AD:常染色体显性遗传;N•TSH 基础值在正常范围,但相对于高浓度 T_3、T_4 属相对增高的 STH。

1. 全身性甲状腺素不敏感综合征

（1）甲状腺功能减退型:临床特点是血中甲状腺浓度显著增高而伴甲状腺功能减退表现。患者有先天性感觉神经性聋哑症、眼球震颤、骨化中心出现和骨骺愈合延迟等症状,并伴有甲状腺肿大。除基础代谢率正常外,其余甲状腺功能试验均符合甲亢,包括血清蛋白结合碘、T_3、T_4、游离 T_4 浓度均显著增高。但血清促甲状腺激素(TSH)浓度可以测得,促甲状腺激素释放激素(TRH)可使 TSH 轻度增加,给大剂量 T_3 却不能抑制 TSH 和 T_4 分泌,反而使 TSH 对 TRH 反应增强。

（2）代偿型:临床特点是血中甲状腺激素浓度增高,而临床表现甲状腺功能正常。

2. 选择性外周组织对甲状腺激素不敏感综合征　可有甲状腺肿大,虽血清 T_3、T_4 浓度高于正常,但仍需外源性补充 T_3 才能维持甲状腺正常功能。该类型主要缺陷在外周组织对甲状腺激素不敏感。

3. 垂选择性体对甲状腺激素不敏感综合征　临床特点为明显的甲亢伴血中 TSH 浓度增高,而无垂体 TSH 肿瘤的证据。

不过,临床上这三种类型并不一定能区分得很清楚,其中还存在着一种移行型,即垂体为选择型不敏感,同时外周组织的反应性也不完全正常,这一种可谓"垂体优势型甲状腺激素不敏感综合征"。

对甲状腺激素不敏感的程度在外周组织和垂体之间大致相同时,代谢状态正常;垂体不敏感占优势时,出现代谢亢进;周围组织不敏感占优势时,则代谢降低。

本综合征每个脏器的反应程度是不同的,有的虽然基础代谢率呈低值却有脉快、手颤和精神不安。全身型不敏感者有与甲状腺中毒症状有同样的表现。因此,每个患者不仅在垂体和外周组织之间就是在各脏器之间,不敏感的程度也明显不同。

【诊断】

本综合征临床表现复杂多样,给诊断带来一定困难。遇有以下情况时应考虑本病的可能:①临床表现甲状腺功能减退伴游离 T_3(FT_3)和游离 T_4(FT_4)增高;②临床表现甲状腺功能正常伴 FT_3 和 FT_4 增高;③甲状腺功能亢进伴 TSH 增高;④甲状腺功能减低患者需大剂量 T_4 或 T_3 才能维持甲状腺功能正常。

血生化检查血清 FT_3、FT_4 和 FSH 测定是重要的诊断指标。尤其是 TSH 浓度不相称地增高(FT_3 和 FT_4 增高伴 TSH 浓度增高或 FT_3 和 FT_4 增高伴 TSH 浓度正常,两者均提示生理情况下 TSH 分泌受 T_3、T_4 负反馈的抑制作用减弱或消失),是关键性指标。所以甲状腺素前后测定血铁蛋白浓度亦可作为诊断本病的方法。

测定血清性激素结合蛋白(SHBG)可作为靶器官对甲状腺激素敏感性的一种体外试验,本综合征 SHBG 正常而甲状腺功能亢进患者 SHBG 显著增高,以资鉴别。

本综合征尚须与普通甲状腺功能亢进、血浆结合蛋白异常、垂体 TSH 肿瘤所致的甲状腺功能亢进等疾病相鉴别。

有人主张把能够否定其他甲状腺疾病的存在加在本综合征的诊断标准中,但不作必备条件。

【治疗】

1. 全身性甲状腺激素不敏感综合征的治疗　全身性甲状腺激素不敏感综合征没有明显异常代谢状态,一般不用抗甲状腺药物治疗,因为抗甲状腺素药物可降低原先增高的甲状腺素浓度而加重生长停滞、甲状腺肿大等症状体征。

对有甲状腺肿大的患者也不要轻易施行手术或同位素治疗,虽然这些治疗可使甲状腺缩小,不久会再次肿大,还会引起基础代谢率的下降。

外源性 T_3 或 T_4,对小儿患者,可以谨慎使用,由于儿童需要较高的甲状腺激素浓度来维持正常的智能和体格的发育。有人主张用小剂量 T_3,每日给 30μg 就能达到治疗目的,但疗效不一。外源性给予 T_4 或 T_3,还可以降低 TSH 的分泌、减轻甲状腺肿大,避免因 TSH 长期大量持续分泌而继发垂体增生,甚至多发性垂体瘤的产生。

2. 选择性垂体甲状腺激素不敏感综合征的治疗　选择性垂体甲状腺激素不敏感综合征有甲状腺功能亢进的表现,应给以抗甲状腺药物或 [131] 碘治疗。普萘洛尔有帮助阻断甲状腺激素过多的外周效应可减轻症状。此外,生长激素(Somatostatin)和糖皮质激素可选择性抑制 TSH 分泌,由于前者需连续静脉注射,使用不方便,后者的副作用大,均限制了临床的应用。辅助治疗药物还有多巴胺协同剂溴隐亭(Parlodel,每片含 Bromocriptine2.5mg),成人每日用 2.5~7.5mg,可使 TSH 的甲状腺吸 [131] 碘率降低,甲状腺缩小, T_3、T_4 亦有一定程度的降低

【预后】

本综合征难以治疗,预后较差。

第十九节　甲状腺-肾上腺皮质机能不全综合征

甲状腺-肾上腺皮质机能不全综合征(thyroid-adrenocortical insufficiency syndrome)又称 Schmidt 综合征或 Schmidt MB 综合征。同样用 Schmidt 命名的综合征还有迷走副神经综合征,为了便于区别将前者称为 Schmidt MB 综合征,后者称为 Schmidt A 综合征。

本综合征为 Schmidt 于 1926 年首先报告,系一自身免疫性疾病。主要表现为 Addison 综合征的症状体征及生化改变,以及甲状腺机能减退为特征。是多发性内分泌腺功能减退综合征的一个主要类型。

【病因】

本综合征病因未明,有谓系一般性抗体对甲状腺、肾上腺,还可能对胰腺的一种自身免疫性作用机制所致。

认为是自身免疫性疾病的依据为:①受损的内分泌腺中均出现淋巴细胞浸润;②患者血浆中可查出抗有关内分泌腺细胞成分的抗体。

其病理学检查可见肾上腺皮质有缓慢性进行的坏死改变存在,伴有淋巴细胞性浆细胞和巨噬细胞浸润,甲状腺有较多淋巴细胞浸润,浆细胞浸润较肾上腺中为少,有轻度纤维化,上皮无明显坏死。可见有阿狄森

氏病及甲状腺功能低下之全身性变化表现。

【临床表现】

所有年龄均可发病,主要为女性发病多。甲状腺功能低下之表现可能在阿狄森氏病症状之前或其后出现。可同时并存糖尿病,也可在甲状腺功能低下及肾上腺功能低下之前或其后发生。亦可伴有其他自身免疫疾病如恶性贫血、白癜风等。

【诊断】

可按阿狄森氏病及甲状腺功能低下有关化验进行检查。可测抗甲状腺及肾上腺的有关抗体。

若患者先后出现肾上腺皮质机能减退及甲状腺机能减退的症状,尿 17-羟皮质类固醇及 17-酮类固醇降低,血清 T_4 下降,甲状腺吸 I^{131} 率降低即可诊断本综合征。

【治疗】

本综合征的治疗同阿狄森氏病及甲状腺功能低下治疗,以长期使用皮质激素及甲状腺素替代疗法及控制糖尿病为主。

【预后】

本综合征预后及疾病累及程度与治疗情况而异。

第二十节　假性甲状旁腺机能减退综合征

假性甲状旁腺机能减退综合征(Seabright-Bantam syndrome)即假性甲状旁腺功能减退(Pseud hypoparathyroidism, PHP),又称 Seabright-Bantan 综合征。本综合征包括假性甲状旁腺机能低下甲状旁腺机能亢进(简称假性副甲低副甲亢)和假假性甲状旁腺机能低下(简称假假性副甲低)。1942 年 Albright、Burnett 等首先报道一组病例,具有甲状旁腺机能低下的临床表现和生化特点,即手足搐搦,低血钙高血磷,而对外源性甲状旁腺提取液无反应,称之为假性副甲低。10 年后,Albright、Forbes 等又报道类似病例,但无手足抽搦的表现,血钙血磷正常,无甲状旁腺机能不足改变对甲状旁腺提取液呈正常反应,称之为假假性副甲低。近来将这类综合征称之为受体功能障碍性疾病。国内于 1964 年周太玉等曾对假性副甲低进行了报道,1982 年张雪哲报告本病 6 例,1988 年陈敏矜也报告 7 岁男孩患假性副甲低一例。

【病因】

本综合征病因未明,主要缺陷系周围靶器官(肾小管、骨骼、肠)对甲状旁腺激素(PTH)不敏感或不反应,而出现了甲状旁腺功能减低的临床表现。PTH 首先是通过激活靶器官的腺苷酸环化酶,然后通过第二信使 cAMP 发挥其生物效应。本征由于靶细胞膜 PTH 受体有无先天性缺陷、或缺乏腺苷酸环化酶,不能合成 cAMP,从而使 PTH 不能发挥作用。尚有认为是在血浆或组织中有对抗酶的存在,使 PTH 失去作用。骨骼和肾小管对 PTH 的反应性可有下列几种情况:肾小管对抗 PTH,而骨仍有反应性;肾小管和骨骼均对抗 PTH;骨骼对抗 PTH,而肾小管有反应性;骨和肾小管对 PTH 均有反应性。即使对 PTH 有反应性,反应程度可有高有低。因而在假性副甲低和假假性副甲低之间可有若干亚型,此两者只是代表本组综合征的两个极端,而假假性副甲低为假性副甲低综合征中的一种不完全型。

【临床表现】

(1)女性略多于男性,大多数在 2 岁后出现症状,5~10 岁症状即较明显。

(2)手足抽搐症,感觉异常、烦躁、定向力障碍、幻觉。

(3)特殊体型:身材矮小而宽、圆脸、肥胖、短颈斜视。掌、指、跖骨短厚,形成短指、短趾。掌骨畸形,第 1、4、5 手掌骨明显缩短,故握掌时在 1、4、5 掌骨头部形成凹陷(称为 Albright 征)。骨骺线早期闭合、鞍鼻、痴呆样面容,智力发育差。

(4)Chvostek 征阳性;Trousseau 征阳性。

(5)部分患者尚有嗅觉减退,基础代谢降低及孤立性促甲状腺素低下,葡萄糖耐量异常及糖尿病等,尚有合并 Turner 综合征的报道。

X 线有以下主要表现。

（1）骨骼畸形：包括指（趾）畸形、髋内（外）翻、外生骨疣和桡骨弯曲等，短指（趾）畸形表现为掌指骨、足趾骨粗短，倾向于双侧性、对称性，常累及第 4、5 掌骨。指（趾）骨短小者骨骺与干骺端往往提早融合，也有短指（趾）出现于骨骺融合之前。骨后畸形可为逐渐形成。

（2）骨密度改变：有呈骨质疏松。骨质硬化较少见。

（3）异常牙发生：包括牙发育不良、牙质缺陷、牙管增宽、出牙延迟和严重龋齿等，可见于假性副甲低，不见于假假性副甲低。

（4）脑组织和软组织的骨化或钙化：包括脑基底神经节、齿状核和脑其他部分的钙化，有报告假性副甲低脑组织钙化可达 44%。软组织钙化可见于皮肤结缔组织、皮下组织、筋膜和韧带肌腱。钙化不累及肌肉、内脏、血管和软骨。常见部位是肩胛骨和上下肢，尤是手足，亦可见于颈部、躯干、腹部和胸壁。

【诊断】

1.临床症状和血生化检查　血钙降低，血磷升高。

2.Ellsworth-Howard 试验　投与 200U（2ml）PTH（注射）后，如果尿磷排出超过原先 5~6 倍，即证明是原发性甲状旁腺功能减退，亦即肾小管对 PTH 有良好反应。如增多不到 2 倍，则为本综合征。如能同时测尿中 cAMP，若 cAMP 增高，而尿磷亦多则为原发性甲状旁腺功能减退，如仅 cAMP 增多，属本征 I 型型说明第二信使作用遭到破坏，如尿磷及 cAMP 均不增多则属本征 I 型（Drezner 分型：I 型用 PTH 后不论尿磷和 cAMP 均不增多；I 型是尿磷未增高，但 cAMP 增多）。

本综合征需和原发性甲状旁腺功能减退以及假假性甲状旁腺功能减退相鉴别。

【治疗】

（1）钙剂：口服或静注，每日 4~6g。

（2）高钙低磷饮食。

（3）给予维生素 D_2 每日剂量 50 000~200 000U 或用双氢速变固醇（AT-10）每次 1~5mg，每周 3~7 次。

（4）1,25-双羟基胆骨化醇[1,25-$(OH)_2$-D_2]，每日 1μg。

（5）禁用 PTH。

（6）假假性副甲低无生化异常，故无须特殊治疗。

【预后】

本综合征预后与型别和治疗得当与否有关。

第二十一节　抗利尿激素不适当分泌综合征

抗利尿激素不适当分泌综合征（inappropriate antidiuretic hormone secretion syndrome，IAPHS）是各种原因所致的内源性抗利尿激素（antidiuretic hormone，ADH）及其类似物分泌过度，使水分排出受阻导致低钠血症的一组临床综合征。临床低钠血症是一种危急重症，其中 30% 是 IADHS 所致。

【病因】

由于原位（视上核及室旁核神经元）或异位（如肿瘤组织）ADH 分泌异常增多，致使肾脏集合管和远曲小管水通道开放，自由水重吸收增加同时尿量减少，尿钠排出增多，尿渗透压明显增高，细胞外液逐渐扩张，出现低钠血症及其一系列临床表现。

当低钠血症出现后，一定程度上机体存在自我调节，对 ADH 分泌起相对抑制作用或称抵抗作用，即"加压素逃逸现象"，控制水通道蛋白2（aquaponin-2，MQP2），在一定范围内，不至容量的极度扩张使水的吸收和排泄达到某种程度平衡状态，低钠血症才不至于持续发展。

除了 ADH 反常分泌外，IADHS 患者存在难以忍受的烦渴感，造成不适当地过度饮水，导致低钠血症的持续存在。

【临床表现】

（1）临床有慢性进展性低钠血症和急性发作性低钠血症之分,临床表现亦有差异,而且其临床表现与低钠血症的程度并非完全一致。其中病因复杂的低钠血症甚至没有临床症状。

（2）早期表现:精神差、厌食、恶心等。

（3）频繁跌倒现象:慢性中度低钠血症患者常有认知缓慢、反应延迟,共济失调,频繁跌倒。

（4）血钠水平低于 125mmol/L 时的进一步表现:头痛、易激惹、精神软弱、意识模糊,错乱、嗜睡、惊厥、昏迷等脑水肿和颅内压增高所致的临床表现。

【诊断】

IADHS 的诊断标准按 Ellison2007 年推出的美国诊断标准,分为主要和次要指标两组。

1. 主要指标

（1）有效血清渗透浓度降低(<275mmol/L)。

（2）尿渗透压>100mmol/L。

（3）细胞外液容量呈等容量性状态(临床评估①无细胞外液减少的证据:无体位性低血压、心动过速、皮肤弹性降低及黏膜干燥,②无细胞外液过量的证据:无水肿或腹水)。

（4）正常饮食的情况下尿钠>40mmol/L。

（5）甲状腺和肾上腺功能正常。

（6）近期未使用过利尿剂。

2. 次要指标

（1）血浆尿酸<238μmol/L(4mg/dl),血浆尿素氮<3.57mmol/L(10mg/dl),尿钠排泄分数>1%,尿素氮排泄分数>55%。

（2）静脉输注 0.9%氯化钠溶液不能纠正低钠血症。

（3）限水措施可纠正低钠血症。

（4）异常水负荷试验(饮水 20ml/kg,4h 内水分排泄<80%)或尿液稀释障碍。

（5）ADH 水平与血浆渗透压及细胞外液等容量状态相比不适当升高。IADHS 可根据病程、血浆渗透压和 ADH 水平,分类出若干型。

【治疗】

1. 限水治疗　总体要求每日水分摄入量应小于 24h 尿量和不显性失水的总和。

水分排泄的估计方法,可通过溶质的摄取量及尿渗透压来估计,亦可使用 Furst 建议的电解质比值作为限水措施的指标[电解质比值及(UNA+UK)/PNA)]。

①比值>1,完全禁水;②比值 0.5~1.0 之间,每日可摄入 500ml;③比值<0.54,每日可摄入 1000ml。

尿渗透压越高则提示血浆 ADH 水平越高,越需要严格限水。

2. 高渗盐水　中重度急性低钠血症患者的紧急状态(惊厥、昏迷、呼吸暂停等)需紧急予以 3%氯化钠液静脉输注,应特别重视输注速度,既要紧急又不能过快,血钠水平的升高在最初治疗的 24h 内不应超过 10~12mmol/L,48 小时后不应超过 18mmol/L,输注后每 1~2 小时监测血钠水平。

3. 利尿剂　噻嗪类利尿剂会损害尿液的稀释功能及加重低钠血症列为忌用,建议使用袢利尿剂以促进水钠的排出。

4. 尿素　临床上尿渗透压低的急慢性低钠血症是尿素治疗的适应证。剂量为 0.5g/kg,饭后口服或静脉滴注。在低钠血症病因无法清除的患者中可长期使用。因其为粉剂,易溶于水,服用方便。使用后可使血钠水平每天上升 5mmol/L。其疗效和耐受性均较好。然而,血清肌酐≥176.8μmol/L(2mg/dl),尿素氮≥28.56mmol/8L(80mg/dl),总胆红素≥34.2μmol/L(2mg/dl)时,应慎用尿素,以防发生氮质血症、高氮血症及肝性脑病。

5.V2 受体拮抗剂　V2 受体拮抗剂包括 2005 年及 2007 年 FDA 分别批准用于等容量性及高容量性低钠血症的 ivaptan, 2008 年 FDA 批准和 2009 年 EMEA 批准的用于 IADHS 的 conivaptan(vaprisol),以及

toivaptan(samsca), lixivaptan(VPA-985)和 satovaptan 等。V2 受体拮抗剂用于经常发生因烦渴明显或因化疗无法顺利实行限水又需要水化治疗的患者。V2 受体拮抗剂可使患者不需限水的情况下平稳地升高血钠水平。

6. 地美环素及锂剂 这 2 种制剂可抑制腺苷酸环化酶,使集合管上皮细胞 AQP2 表达减少进而影响肾脏对加压素的应答,从而起治疗作用。两药均有肾毒性和造成尿崩症的风险,地美环素可造成骨骼及牙釉质形成的异常,故禁用于儿童和孕妇。

7. 病因治疗 是 IADHS 最为重要的治疗。不同病因予以相应的病因治疗是非常重要的根本性措施。

【预后】

本综合征的以后取决于患者的不同病因和病因是否得到良好有效的处理。

第二十二节 抗利尿激素分泌异常综合征

抗利尿激素分泌异常综合征(syndrome of inappropriate secretion of antidiuretic hormone,SIADH)又称抗利尿激素分泌增多综合征、脑性抗利尿激素过多性低钠血症、脑性失盐综合征、异位血管加压素综合征等。由 Schwartz 和 Bartter 于 1957 年首次提出,故又名 Schwartz Bartter 综合征,本综合征指在无生理刺激的情况下,出现抗利尿激素(ADH)分泌过多所造成的低钠血症和低渗透压血症、尿钠排泄及尿渗透压反常性升高为主要特征。本综合征在儿科领域也不少见,其发生率甚至比成人恶性肿瘤所至者还要多,是儿科常见的并发症。

【病因】

ADH 的主要功能是维持细胞外液的张力,保持血钠于正常范围。正常血浆渗透压轻微的变动,即能导致 ADH 的分泌增加或减少,影响 ADH 分泌增多而产生 SIADH 的因素甚多,下列儿科疾病与本病有关。

1. 中枢神经系统病变 几乎所有颅内疾病均可引起本综合征。①感染:结核性脑膜炎、细菌性脑膜炎、脑炎,其中以细菌性脑膜炎、肠道病毒、单纯疱疹病毒、圣·路易丝病毒引起之脑炎居多;②外伤:缺氧-缺血性脑损伤,如新生儿窒息、颅内出血等;③其他:感染性多发性神经根炎、急性卟啉病、海绵窦栓塞、蛛网膜下隙出血、多发性硬化、脑积水、脑萎缩。

2. 胸腔疾患 ①肺部感染:肺结核、肺炎(细菌性、支原体、病毒性、霉菌性);②其他:气胸、肺不张、支气管哮喘、急性呼吸窘迫症、二尖瓣交界分离术、动脉导管结扎、正压呼吸机应用。

3 恶性肿瘤 儿科常见的如白血病、何杰金氏病、非何杰金氏淋巴瘤等也可引起。

4 药物 巴比妥类、氨基导眠能、长春新碱、环磷酰胺、单胺氧化酶抑制剂、卡巴咪嗪、吗啡、吩噻嗪、阿糖腺苷、尼古丁、安妥明、扑热息痛、吲哚美辛、氯磺丙脲、甲磺丁脲、加压素、催产素等。

5. 其他 革兰阴性细菌败血症、糖尿病酮症酸中毒、特发性 SIADH 以及烧伤、手术后、疼痛和精神紧张也可引起。

本综合征发病机制有以下几点:①颅脑疾病时病变直接刺激下丘脑神经垂体轴可引起 ADH 过度分泌释放;胸内疾病可因胸内压增加、肺血管阻力增加使肺静脉回心血量减少,左心房和颈动脉窦压力感受器兴奋,反射性引起下丘脑垂体 ADH 释放,或因缺氧直接或经颈动脉压力感受器间接引起释放;某些药物可直接刺激,精神情绪因素从大脑皮层间接刺激下丘脑分泌释放 ADH;②异位 ADH 的分泌与释放,肿瘤组织、感染的肺组织可异位产生 ADH;③ ADH 对肾小管抗利尿作用加强,肾小管对 ADH 敏感性增强,某些药物如吲哚美辛、氯磺丙脲等也能加强 ADH 的抗利尿作用。

在以上因素引起 ADH 过度分泌或/和不适当的抗利尿作用外,在供给充足水分条件下过量的 ADH 作用于肾脏远曲小管和集合管使水分重吸收加强,血液稀释,血容量扩张。结果血中钠、氯、肌酐、尿素氮、尿酸以及血浆渗透压均降低。血容量扩张后抑制醛固酮分泌肾小球滤过率增加。刺激心钠素、血管舒缓肽、前列腺素合成增加使尿钠排泄增多,尿渗透压升高。

除血液稀释和尿钠排泄增多为 SIADH 低血钠症原因外,钠代谢紊乱(细胞外钠不适当地进入细胞内)

也是低钠、低渗透压血症的主要原因。

【临床表现】

本综合征的临床表现为水中毒的症状。一般血钠<120mmo/L 时表现为厌食、恶心及呕吐,血钠<110mmol/L 出现神态改变、乏力、嗜睡、肌肉无力、腱反射消失、抽风及昏迷、反射减弱、巴氏征阳性。血钠继续下降则出现脑干症状、死亡。本综合征发生的早晚与病情的轻重与原发病有关,急性病者 SIADH 发生早、程度重,但持续时间短。

【诊断】

本病的诊断依据为:

(1)低钠血症(<130~135mmol/L)和低渗透压血症,血浆渗透压<280mOsm/kg·H_2O。

(2)血浆渗透压低伴有尿渗透压异常增高,尿渗透压大于或两倍于血渗透压。

(3)肾持续排钠增多、尿钠浓度>30~40mmol/L 与低钠血症程度远不相称。

(4)心、肝、肾、肾上腺皮质及甲状腺功能正常。

(5)血容量不减少。临床上无脱水或水肿。

水负荷试验:患儿饮水 20ml/kg,15~20 分钟后的 5 小时内每小时排尿一次。正常情况下,5 小时尿量大于饮水量的 80%,且至少 1 次尿渗透压<100mmol/L;SIADH 患儿水排泄异常,表现为 5 小时尿排出量减少,尿渗透压高,低渗透压、低钠血症加重。

尿渗透压测定在排除肾脏疾病和渗透性利尿后,对 SIADH 的筛查和动态观察病情变化有帮助。

【治疗】

(1)原发疾病的治疗。本病预后取决于病因。

(2)限制液体可防止水分潴留,轻症仅有低钠血症而无神经系统严重症状者,限制水量即可纠正,但液体摄取增加可复发。

(3)输高渗盐水:对有严重临床表现、低血钠明显者,才输以高渗盐水进行抢救。

(4)有人主张对重症病人先用速尿静注后再适量静脉补给高渗盐水。但须注意电解质平衡。

(5)其他药物:有人用乙醇、锂制剂、去甲金霉素、苯妥英钠等,但均比单纯限水有更多危险性。

【预后】

本综合征的预后取决于病因。

第二十三节 抗磷脂综合征

抗磷脂综合征(antiphospholipid syndrome,APS),可分为原发性抗磷脂综合征(primary antiphospholipid syndrome,PAPS)和继发性抗磷脂综合征(secondary antiphospholipid syndrome,SAPS)两类,SAPS 多继发于系统性红斑狼疮(SLE)、克罗恩病(Crohn's disease)、肿瘤等。本综合征以血栓形成、血小板减少和孕妇的习惯性流产为主要表现,往往一个患者仅以其中一个表现为主,与成人不同处是小儿患病血栓症发病率很低。

欧洲儿科风湿病学会抗磷脂抗体和系统性红斑狼疮分会对抗磷脂综合征患儿进行的注册登记中,在 121 名患儿中诊断的年龄平均为 10.7 岁。

【病因】

抗磷脂抗体(antiphospholipid antibody,APL antibody)对血管内皮细胞和血小板功能均有影响。

抗磷脂抗体可引起上述一组临床征象,其机制尚不清楚,但已知抗磷脂抗体对血管内皮细胞和血小板功能具有一定的影响。抗磷脂抗体与血小板磷脂结合可激活血小板,使其释放血管伸缩剂和血栓素 A2(thromboxane,TXA2),TXA2 是一种凝集前物质。由于血管收缩剂与 TXA2 之间比例失衡,可致血管收缩、血流减慢,抗血小板凝聚功能减弱等。

抗磷脂抗体尚可影响诸如抗凝血酶Ⅲ水平降低,抗磷脂抗体与上皮细胞上的血栓环素(thrombomodulin)相互作用,还可与胎盘抗凝蛋白(placental anticoagulant protein 1,PAP1)结合,导致机体高凝状态和胎盘局部抗凝功能下降,最终造成血栓形成和自发性流产。

【临床表现】

1. 皮肤瘀斑　约 80% 的患者出现皮肤网状青斑,严重者伴雷诺氏现象或慢性皮肤溃疡。有学者报告,本综合征的患儿可仅有皮肤瘀斑唯一的临床表现。

2. 动脉静脉血栓　可见于脑部、肾脏、肝脏、视网膜、上下肢,出现缺血和梗死表现。儿童以下肢深静脉血栓多见。

3. 血液系统变化　外周血血小板减少,淋巴细胞减少,自身免疫性溶血性贫血。凝血异常及自身免疫性溶血性贫血伴血小板减少综合征(Even 综合征)表现。

4. 心肾损害　呈多样性心脏损害,包括冠状动脉病变、瓣膜病、纤维钙化等。儿童本综合征的心脏损害主要为扩张型心肌病。肾动脉梗阻、高血压、血尿、蛋白尿、肾功不全等,可呈急性亦可以是慢性病变过程。

5. 中枢神经系统　除血栓形成致脑血栓改变外,还有 αPL 抗体和磷脂发生交叉反应所造成的弥漫性脑组织受损。儿童表现以偏头痛、精神异常、舞蹈症及癫痫表现为主。

6. 其他表现　成人 APS 胎盘功能不全致习惯性流产、胎儿宫内窘迫、宫内发育迟滞或死胎。少数患者可有肺部损害、肢端坏疽、缺血性骨坏死等。

【诊断】

第一次国际 APS 会议(1999 年,日本札幌)取得专家共识,制订了诊断标准。第二次国际 APS 会议(2004 年,澳大利亚,悉尼)进行了修订,于 2006 年正式公布了 APS 诊断标准(成人标准)。

1. 临床标准

(1)血管栓塞:至少有一次以上影像学、超声多普勒或组织学证实的任何脏器或器官的动脉、静脉或小血管血栓形成发生。

(2)怀孕异常:①至少一次不能解释的孕 10 周或 10 周以上的胎儿死亡;或②至少 1 次因先兆子痫、子痫或严重胎盘功能不全致 34 或 34 周以上的早产(新生儿形态正常);或③ 3 次或 3 次以上的孕 10 周前自发流产。

2. 实验室标准

(1)抗心磷脂抗体:间隔至少 12 周的 2 次中高滴度的 IgG 和(或)IgM 型抗体阳性。

(2)狼疮抗凝物:间隔至少 12 周的 2 次阳性。

(3)抗 β2GPI 抗体:间隔至少 12 周的 2 次抗体阳性或高滴度的 IgM。

当具备 1 条临床标准加 1 条实验室标准即可确诊。

尚未制定儿童 APS 诊断标准,可将成人标准加以参照。

单一临床或实验室检查难以确诊 APS,若有一个中高滴度 αCL 或 LA 阳性的患者,若有①反复发作的血小板减少;②反复发作的血栓;③无法解释的动脉或静脉血栓;④发生在非常见部位(如肾或肾上腺)的血栓。即应考虑 APS 的可能。

【治疗】

原发性 APS 治疗原则以对症治疗、防治血栓为主。

继发性 APS 除常规治疗外还需治疗原发病(SLE,Cron's disease 等)。

常规治疗:包括对症处理、防止血栓形成(小剂量阿司匹林)、抗凝治疗(低分子量肝素、法华林、双嘧达莫等)。羟氯喹亦有抗血小板凝聚,减少 ALP 生成。血小板 $<100 \times 10^9$/L 患者的抗凝治疗需慎重,血小板 $<50 \times 10^9$/L 者禁用抗凝疗法。泼尼松和(或)大剂量丙种球蛋白静脉注射可用于提升血小板。急性血栓可取栓或溶栓治疗。

【预后】

心肾脑累及者预后差。

血栓形成在重要脏器或要害部位又得不到及时抢救性治疗者预后很差。

第二十四节　蓝尿布综合征

蓝尿布综合征（Blue diaper syndrome）又名蓝色尿综合征（Blue urine syndrome）。伴肾结石及尿蓝母尿症的高钙血症、蓝襁褓综合征、Drummond 综合征、尿布蓝染综合征、单纯性肠道色氨酸吸收不良（Iso-lated intestinal tryptophan madabsorption）等。1962 年由 Michael 最先报道。

【病因】

本综合征系一先天性代谢异常性疾病,其病因是由于患者体内色氨酸代谢异常所致。因肠道对色氨酸吸收障碍,肠道细菌将色氨酸变为吲哚,再变为尿蓝母,后者在空气中氧化为尿蓝,排泄蓝色尿液并把襁褓染成蓝色。本综合征为常染色体隐性遗传,但也可能是性连锁遗传,目前遗传学规律尚未阐明。另有报告发自维生素 D 中毒者。

病理检查可见肾脏有广泛的灶性钙沉积,肾髓质尤其明显。

【临床表现】

（1）生后不久即见尿色发蓝,着染襁褓及衣着寝具。此种现象将持续存在,至儿童期亦然。

（2）有家族发病的倾向。

（3）发育延缓、智力低下,易反复感染,且多死于难治性严重感染。

（4）血清钙增高,并多发生各脏器组织的钙化与钙盐沉积。较多见的是肾钙化、肾结石和脑基底节钙化,并出现相应的症状与功能衰竭。

（5）尿磷排出量增多（可能是由于吲哚化合物在肾小管抑制了磷的再吸收）。

（6）可有厌食、呕吐、便秘、易激惹、消瘦、视觉减退等症状。患儿面色苍白,呈侏儒状、鼻梁扁平、有内眦赘皮、眼球震颤、斜眼、视神经乳头水肿,视神经萎缩。

【诊断】

1. 与 Hartnup 综合征鉴别　其区别在于该综合征代谢异常不限限于色氨酸,有多种单氨-单羧酸的转运和代谢障碍,因此尿中不仅排泄大量尿蓝还可查出其他几种氨基酸,此外临床表现有糙皮病伴皮疹、间歇性共济运动失调、腹痛、胸痛、四肢痛等可资鉴别。

2. 实验室检查　①口服色氨酸负荷试验,能加重症状并使尿中吲哚化合物含量明显增多,有助于诊断;②口服新霉素和其他抗生素抑制肠道菌群,可使症状减轻并使尿中吲哚化合物含量减少;③血清钙含量偏高,多于 12mg%,并能和 Hartnup 氏综合征区别（该征血清钙不高）;④有肾脏损害时,可出现相应尿、血化验改变。一般菊糖清除率和马尿酸清除率明显降低,而肾小管磷吸收率也见低下。

【治疗】

（1）宜摄食低钙饮食,有明显高血钙时,应做常规的降血钙疗法,以防不测。

（2）有继发感染者,宜用抗生素治疗。

（3）间断口服磺胺药（肠道不易吸收的磺胺药）或新霉素,有助于抑制肠内细菌,从而减轻未被吸收的色氨酸的腐败分解。

（4）摄食低蛋白饮食（色氨酸摄取量减少）亦有一定效果。

【预后】

本综合征预后恶劣,目前尚无存活至成年的报告。

第二十五节　莫尔库氏综合征

莫尔库氏综合征（Morquio syndrome）即黏多糖病Ⅳ型,又称 Brailsford 综合征、Brailsford-Morquio 综合征、硫酸角质尿症、离心性软骨发育不良、畸形性软骨-骨营养不良等。由乌拉圭 Morquio 与 Breilsford 于 1929 年首先报告。其临床特点为全身骨骼除头面骨外,有广泛的骨性病变。为常染色体隐性遗传。

【病因】

本综合征病因主要为硫酸软骨素 N-乙酰己糖胺硫酸酯酶的缺乏。尿中排出的黏多糖以硫酸角质素为主。病理学改变主要为软骨和骨骺的不规则生长及局灶性无菌性坏死,软骨细胞内有空泡改变。

【临床表现】

男女均可患病,1 岁后临床症状明显,有耳聋、四肢无力、行走呈鸭步。神经系统症状不明显、智力正常。可有明显的脊髓病症状,发展为四肢瘫。至 6 岁生长停滞而呈侏儒样,躯干矮及颈部短小,鸡胸、膝、足外翻、手足短、手指宽,有的关节韧带松弛,关节运动超出正常范围。眼距宽、鞍鼻、嘴宽大、牙有间隙。腹部膨隆,肝脾不大。

【诊断】

X 线改变与 Hurler 综合征型(IH 型)大致相同,二者区别是本型脊柱骨发育不良,椎体普遍变扁,前缘呈楔形,椎体上下缘不规则,间隙变宽,个别椎体发育小向后移位,引起脊椎后突或角畸型,多见于胸腰椎交界处。

【治疗】

无特效治疗,行走困难者需矫形手术。

【预后】

本综合征患者劳动力呈进行性丧失,最终不能行走,存活年龄一般仅 20 岁左右。

第二十六节　葡萄糖转运子-1 缺乏综合征

葡萄糖转运子-1 缺乏综合征(glucose transporter 1 deficiency syndrome,GLUT1DS)是常染色体显性遗传病,由 De Vivo 于 1991 年首先报道,本病以散发病例多见,国内刘燕燕等从 2008 至 2012 共诊治并随访了 6 例,目前世界范围报道的病例仅百余例。

【病因】

葡萄糖是脑组织的主要能量来源,葡萄糖转运子 1 是血脑屏障重要的葡萄糖转运体,它含 492 个氨基酸的浆膜蛋白,有 12 个跨膜域。正常人葡萄糖转运子 1 在脑毛细血管、红细胞膜和胶质细胞上表达,其功能是转运葡萄糖通过血脑屏障及红细胞膜,供给脑细胞能量。编码葡萄糖转运子 1 蛋白的基因为 SLC 2A1,定位于 1P34.2。当 SLC2A1 基因突变致使葡萄糖转运子 1 表达量减少或功能部分丧失,葡萄糖就不能有效通过血脑屏障,导致脑组织缺乏能量供给而出现一系列神经系统征状。

【临床表现】

经典的 GLUT1-DS 主要表现为发育性脑病伴婴儿癫痫。患儿出生时头围正常,之后头围增长减速,多于 1~4 个月龄时出现癫痫发作,常在进食前频繁发作。其发作类型包括全面性强直阵挛、肌阵挛、失张力、失神及部分性发作等。其中以不典型失神和肌阵挛最多见。其次可有嗜睡、共济失调、轻度偏瘫等表现,这些表现常与禁食或疲劳有关。

经典临床表现的 GLUT1-DS 约占 85%,其余 15% 的临床表现是非典型的,以智力低下和持续性阵发性运动障碍为主,可伴或不伴癫痫发作。患儿尚可出现语言障碍、认知损害、偶发惊厥等。

【诊断】

1.临床表现　临床经典发作或非典型性表现,若与饥饿、禁食和劳累密切相关,则可视为发作诱因,乃诊断本综合征的重要临床线索。

2.生化指标　空腹脑脊液糖与血糖比值降低,正常人为 0.65∶1,患者常降低为(0.33±0.01)∶1,De Vivo 等学者认为脑脊液中葡萄糖含量低于 60mg/dl(3.3mol/L)有诊断意义,低于 40mg/dl(2.2mmol/L)则诊断意义更大。此项实验指标应该避免饮食和患儿躁动而出现糖测值变化及应激性血糖升高,故要在禁食 4~6 小时进行采样,应先取血糖标本后取脑脊液标本。

红细胞葡萄糖摄取率:患儿平均摄取率降低为正常对照的 56%,若低于 74%,其诊断特异性达 100%、敏感性达 99%,故可作为诊断标准。

3. 脑电图 临床癫痫发作与脑电图的痫样放电无明显相关性。

4.MRI 无特异性,可有脑萎缩,髓鞘发育不良等表现。

5. 基因检测 SLC2A1 基因突变则是 GLUT1-DS 的确诊依据。

【治疗】

生酮饮食是 GLUT1-DS 治疗的有效方法。因为,酮体可替代葡萄糖被脑组织利用产生能量。然而生酮饮食患儿及其家长常难以长期坚持。酌情增加饮食次数对治疗也有帮助。惊厥痫样发作时,口服葡萄糖 30 分钟内亦能使惊厥消失,脑电图有改善,疗效可维持 3 小时,以上措施基于随着血糖升高转运至脑组织的葡萄糖亦会相应增多,尽管患者的葡萄糖运转功能是低下的,此举也能使脑功能改善,能否长期有效待研究。

抗痫药物对 GLUT1-DS 患儿的癫痫发作是无效的,因安定,苯巴比妥类,水合氯醛等可能加重葡萄糖运转障碍,故应避免使用。

【预后】

GLUT1-DS 是属于可以治疗的神经代谢性疾病,应早期诊断、早期治疗,可改善预后。

总体来说患儿常处于痛苦状态,生活质量低下,痫样发作又会加重脑损害,有限的治疗措施家长又难以坚持,是无法治愈的慢性疾病。

第二十七节 羟脯氨酸 I 型综合征

羟脯氨酸 I 型综合征(Urinary hydroxyprdine I syndrome)即 Joseph 综合征,又称脯氨酸-羟脯氨酸-甘氨酸-亚氨基甘氨酸尿综合征、脯氨酸 I 型综合征等。为常染色体隐性遗传性疾病,主要为肾小管对羟脯氨酸吸收障碍而出现脯氨酸尿,病情呈进行性发展,多在儿童期死亡。1965 年多田首先报道。

【病因】

多田报告的病例特发性高脯氨酸尿症,尿中脯氨酸和甘氨酸大量增加,血清中其他氨基酸成分正常,因而认为是肾小管对甘氨酸和脯氨酸吸收障碍所致。

【临床表现】

男女两性均可发病,从婴儿期即出现症状,表现为精神发育迟缓、智能障碍、神经性耳聋和惊厥、脑电图异常、可见泌尿生殖系畸形,肾脏有损害,尿氨基酸分析有大量脯氨酸尿。由于患儿对光刺激敏感,象"圣经"中的人物"Joseph"而名为 Joseph 综合征。

【诊断】

尿氨基酸分析如有异常增加的脯氨酸可以确诊,但须与 Alport 综合征鉴别。

【治疗】

无特殊疗法,主要是对症处理。

【预后】

预后不良,多在婴儿期死亡。

第二十八节 青春期下丘脑综合征

青春期下丘脑综合征(adolescent hypothalamus syndrome)是多种病因引起的下丘脑损害,为青少年较常见的神经内分泌疾病。

【病因】

感染、颅内反复小损伤、中毒和各种原因主要损伤下丘-垂体系统,引起垂体功能障碍和肥胖,同时也可能损伤食欲和饱食中枢。

由于垂体功能障碍有激素紊乱。有人统计 150 例资料,看到该病胰岛素、催乳素、垂体后叶加压素、醛固酮、ACTH、皮质醇分泌过多,生长激素和胰高血糖素分泌减低,引起脂肪分解减少,胰多肽缺乏,过食而致肥胖。促甲状腺激素和甲状腺激素常减少。肥胖时脂肪组织中雄烯二酮和睾丸酮转变成雌激素,结果雄激素缺乏,脂肪分解减少,并且刺激脂肪形成的雌激素过多,雌激素在机体内储积,引起促垂体部分和下丘脑前区的损伤。本综合征患儿血催乳素含量增高。本综合征的肥胖与肾上腺皮质功能亢进也有关。

【临床表现】

本综合征在青春期发病,最早可在 11~12 岁,迟至 16~17 岁发病,表现头痛、神经衰弱、劳动能力减低等,可有肥胖但不是必有症状。家族史中无遗传性肥胖症者。男性患儿可有乳房发育,女性可引起不排卵。

【诊断】

本综合征根据临床表现和有关内分泌检查进行诊断。须与柯兴氏综合征、多囊性卵巢综合征及体质性外因性肥胖症鉴别。

【治疗】

包括病因治疗和内分泌紊乱的纠正。

【预后】

本综合征预后取决于病因和内分泌紊乱的程度。

第二十九节　全身性糖原累积病

全身性糖原累积病(Pompe syndrome)即糖原病 Ⅱ 型,又称 Pompe 综合征、Pompe 病、糖原代谢症心型等。为常染色体隐性遗传,以婴儿期出现心力衰竭为特点。

【病因】

主要是体内缺乏酸性麦芽糖酶(α-1, 4 葡萄糖苷酶),由此肌糖原的分解发生障碍,心肌和骨骼肌有糖原沉积。镜下可见心肌和骨骼肌细胞内有大量糖原,呈泡沫状。该酶存在于各组织的溶酶体内,因此本综合征表现为全身性糖原累积。

【临床表现】

1. 婴儿型　多在新生儿期发病,也可生后数月出现症状。表现为食欲不振、呕吐、生长发育缓慢,随之出现呼吸困难、青紫、烦躁、咳嗽及水肿等心功能不全症状。并表现有严重肌张力低下、自发运动减少。4~5 个月时腱反射消失。进行性衰弱,几乎呈完全性弛缓性瘫痪。咽部唾液壅塞,咳无力,呼吸浅,易发生肺炎。偶见巨舌。有不同程度心肥大,可有心力衰竭。心电图显示 PR 间期缩短,T 波倒置,ST 段改变。肝中度肿大,血糖、血脂及酮体正常。

2. 幼儿型　在婴儿或幼儿期起病,病程进展较慢,除肌无力外,其他器官受累不一。

3. 成人型　表现为慢性肌病,无器官肿大。

【诊断】

用皮肤成纤维细胞,白细胞,肌细胞进行酶分析可确诊。肌活检可见糖原沉积。与其他各型糖原累积症不同,葡萄糖耐量和糖原反应皆正常,无低血糖、酸中毒或酮中毒。以肌型为主要表现者应与先天性肌弛缓相鉴别。

【治疗】

本病无有效治疗。

【预后】

婴儿型常于 1/2~1 岁内死亡。幼儿型多于 20 岁内死亡。

第三十节　乳糖不耐受综合征

乳糖不耐受综合征(Lactose intolerance syndrome)是 Durana 于 1958 年首先报道的。至今可分为三型:

①家族性乳糖不耐受症,极少见;②先天性乳糖不耐受症;③迟发性乳糖不耐受症。本综合征常有家族史。

【病因】

乳糖酶存在于肠道上皮细胞的刷状缘,它们的含量以空肠及近端回肠部为高,乳糖酶水解乳糖为葡萄糖和半乳糖,水解而成的单糖从刷状缘的表面运转入细胞再扩散入血,水解及运转机制可因遗传(原发性)缺陷而遭到障碍,此时临床症状出现吸收不良综合征。

【临床表现】

在母乳或牛乳喂食后数小时内发病,严重腹泻、腹痛及腹胀、常见呕吐。食物中除去奶类后症状即消失,当口服葡萄糖或半乳糖后血葡萄糖上升,而在口服乳糖后不上升,并出现腹泻。小肠组织活检形态正常,但乳糖酶活力减低。

迟发型者,症状于出生后几年才出现。

【诊断】

(1)测定粪便中的 pH 及还原性物质,作为筛查性诊断试验,如 pH≤6 还原性物质增多,即有明显糖类吸收不良存在。

(2)尿乳糖耐量试验。

(3)小肠活检材料中双糖酶缺乏。

【治疗】

限制乳糖(奶类)摄入,若不及时控制,可导致死亡。目前继发性乳糖不耐受,口服乳糖酶(康丽赋)外源性补充,取得明显疗效,似可作为一种治疗方法。

【预后】

本综合征预后不定,与及时诊断和限制乳糖摄入与否有关。乳糖酶外源性补充或许能改善预后。

第三十一节　色氨酸运转异常综合征

色氨酸运转异常综合征(disorder metabolism of tryptophan),又名 Hartnup 病、遗传性烟酸缺乏症、色氨酸吸收不全综合征、中性氨基酸重吸收障碍症等。为常染色体隐性遗传病,1956 年由 Baron 等报告有显著的氨基酸尿和尿蓝母尿,伴有糙皮病样皮疹,一过性小脑共济失调,眼球震颤,复视和精神症状,个别有智力障碍。本病并非罕见,据统计 15000 存活者中有一例发病,最近 Levy 等普查 22 万个新生儿尿氨基酸代谢异常,有 14 个患本病。国内董贵章等于 1986 年报告首例。

【病因】

本综合征由于肾小管和小肠上皮细胞对中性氨基酸吸收及转运呈先天性缺陷而引起,但属细胞膜异常或载体异常尚不明确。肾小管对中性氨基酸的再吸收功能减低,这些氨基酸大量由尿中排出。尿中其他酸性、碱性氨基酸则不增加。由于小肠对色氨酸吸收障碍,色氨酸蓄积在肠道为肠菌群分解为尿蓝母类代谢物,再被吸收入血并由尿排出。粪便中也可排出大量中性氨基酸。

正常饮食中色氨酸是形成体内烟酰胺的重要来源。患本病时因体内烟酰胺生成不足,可引起糙皮病样症状。

【临床表现】

临床表现轻重不一,可能不出现症状。主要的神经系统表现为小脑性共济失调,间歇性加重。恶化期持续 2 周以上,然后好转。其他尚有眼球震颤、复视、震颤、痉挛性瘫、头痛等。半数病人智力低下。有间歇性精神症状,如情绪不稳、行为障碍、幻视、幻觉、谵妄等。皮肤暴露于阳光的部位有干糙、红斑,出现瘙痒性皮疹,与糙皮病相似,多次出现皮疹之后可发现色素沉着、皮肤变厚和结疤。精神因素、应激反应、营养不良等可使病情加重恶化。

【诊断】

诊断标准为:中性氨基酸尿及粪便中排出上述氨基酸过多。尿中有尿蓝母和吲哚化合物等是本病特点。尿蓝母试验呈强阳性。

尿层析谱可示肾源性氨基酸尿并有特征性 H 型图像。

本病须与色氨酸尿症鉴别,后者尿中无尿蓝母或吲哚类化合物。苯酮尿症时,由于苯丙酮酸抑制了色氨酸的氧化,尿蓝母和吲哚化合物也可产生过多,应与之鉴别。蓝色尿布综合征时,尿中排出尿蓝母,并有尿蛋白、佝偻病和家族性高钙血症。

【治疗】

(1)应避免日光直晒。

(2)服用烟酸以改善糙皮病及神经症状。

(3)给予重碳酸钠使尿呈碱性,增加尿中吲哚化合物的排出,改善共济失调。

(4)高蛋白饮食以弥补氨基酸吸收不良。

(5)应用肠道抗生素控制吲哚化合物产生。

【预后】

本综合征预后尚好,症状可能随年龄增长而减轻,无须特殊抬疗。

第三十二节　糖原累积病Ⅵ型

糖原累积病Ⅵ型(Glycogen storagy disease Ⅵ)即 Hers 氏病,又称 Hers 综合征(Hers syndrome)、肝磷酸酶缺乏症、肝磷酸化酶缺乏性糖原储积病(hepatophospho-rylase deficiency glycogchosis)、coriⅥ型糖原累积症等,为常染色体隐性遗传。1959 年由 Hers 首次报告。

【病因】

本综合征因肝磷酸化酶缺陷所致,多数为部分缺陷。

【临床表现】

新生儿期或婴幼儿期均可发病,无明显性别差异。临床上与糖原累积症Ⅰ、Ⅲ型相似,但较Ⅰ型为轻。临床表现为肝脏肿大,可有轻度血脂及转氨酶增高。可有中度生长迟缓,低血糖少见。由于症状有时轻微可致漏诊,因而有人认为其属良性肝大的。

【诊断】

除了上述临床表现外,确诊有赖于实验室结果。患者白细胞中,可测出磷酸化酶明显减少,活力降低。或肝活组织检查见大量糖原沉积。

【治疗】

治疗上可使用高蛋白饮食,少量多次。亦可以补充所缺乏的酶,进行替代治疗。

【预后】

随年龄增长,肝脏缩小,预后较好。

第三十三节　糖原累积病Ⅴ型综合征

糖原累积症Ⅴ型综合征(Mc Ardle syndrome)即 Mc Ardle 综合征、又名 Mc Ardle-Schmid-Pearson 综合征、Cori Ⅴ型糖原沉积病、糖原代谢病肌型、肌磷酸化酶缺乏症等,主要受累组织为横纹肌。

【病因】

本综合征为常染色体隐性遗传病。由于肌磷酸化酶缺乏,而肝磷酸化酶正常。由于酶的缺乏,正常合成的糖原不能在肌肉内作为燃料提供需要,因此在剧烈运动后病人出现症状。病理特征为肌肉中累积大量结构正常的糖原。

【临床表现】

主要为肌肉无力,在剧烈运动后出现肌痛、肌痉挛和僵硬、及暂时性肌球蛋白尿症。症状严重与否与运动量大小和时间的长短成正比,一般多发生在四肢,用力咀嚼之后咬肌也能出现疼痛。本综合征虽在幼年即可出现症状,部分病人到成人期才出现典型表现,但回顾其儿童期常有肌痉挛及易疲乏等病史。患者有肌红蛋白尿,但无低血糖发作。

【诊断】

（1）典型病史为诊断线索。

（2）缺氧运动试验阳性,即以血压绷带维持血压于收缩压,同时令手作伸展、握拳运动,于运动前、运动开始后1分钟、2分钟及3分钟各取静脉血1份,正常时运动后血乳酸量增加3倍以上,而病人无反应。

（3）肌活检显示糖原增加,肌磷酸化酶活性减低。本综合征对注射肾上腺素或升血糖素能起反应。

【治疗】

本综合征无特殊疗法,平时避免剧烈运动。可在运动之前口服葡萄糖或果糖,能暂时改善运动耐量。口服麻黄素也有效。也可以其缺乏的酶行替代疗法。预防肌球蛋白继发的急性肾功能衰竭。

【预后】

本综合征预后良好。

第三十四节　　无甲状腺性克汀病综合征

无甲状腺性克汀病综合征（Kocher-Debre-Semelaigne syndrome）即 Koche-Debre-Semelaigne 氏综合征,简称 KDS 综合征,又称无甲状腺性克汀病、克汀病-肌肉肥大症、Debre-Semelaigne 综合征等。本综合征多指先天性甲状腺发育阙如引起的克汀病,常合并肌肉假性肥大。1892年瑞士医师 Kocher 首先指出无甲状腺肿克汀病患儿伴以肌肉肥大这一少见情况。1935年 Debre 及 Semelaigne 对本综合征作了详细的描述。故又称为 KDS 综合征。

【病因】

本综合征属先天性婴儿甲状腺机能减退的一种。Nell 等曾将先天性婴儿甲状腺机能减退分为三型:Ⅰ型缺乏甲状腺组织;Ⅱ型有甲状腺组织,但不能释放足量的甲状腺激素:Ⅲ型机体组织细胞对甲状腺素不起反应。本综合征即属Ⅰ型。本综合征可能为常染色体隐性遗传性疾患。Cross 等报告一近亲结婚夫妇,其二子女同时患本综合征。有的患者可发现阳性家族史。本综合征较少见,但较家族性甲状腺肿造成的克汀病多见（约为其两倍）,大部分为散发性。

【临床表现】

其临床表现除具有克汀病的特点与实验室发现外,还伴有肌群出现假性肥大,以下肢与前臂肌肉尤以腓肠肌为显著,肌肉较紧硬,给人以结实发达的感觉,某些运动时有疼痛感。检查可见肌张力正常,运动功能协调,肌肉收缩缓慢,步态笨拙。天气寒冷时可使运动滞缓（肌强直病）,由于大舌而有构音障碍。肌肉感觉尚正常。一组6例患本综合征的儿童肌肉组织学检查未发现肌纤维明显增大或浸润性改变,一例成人患者电镜检查亦无发现能解释肌肉肥大的特异性变化,但从临床观察可以肯定肌肉肥大与甲状腺机能减退本身有关,因为在给予甲状腺素片替代治疗后,肌肉肥大可逐渐消失。

【诊断】

1.甲状腺减退的临床表现及实验室所见,24小时甲状腺 ^{131}I 吸碘率不超过10%。

2.甲状腺不能触及, ^{131}I 甲状腺扫描不能发现甲状腺组织,手术或尸体解剖时亦不能发现明显的甲状腺组织。

【治疗】

1.一般治疗　应树立信心坚持终身治疗,不能中断,否则前功尽弃;尚应加强辅导,经常教育患儿,使智力有所进步;饮食中应富有热卡、蛋白质、维生素及矿物质如钙、铁等。

2.药物替代治

（1）甲状腺片:开始量应由小至大,尤其病久基础代谢率低下者,更应小心以防心力衰竭出现。干甲状腺片所含 T_3 及 T_4 量不稳定,各地产品所含之量亦不统一,故应定期检查 T_4 和 TSH 及临床密切观察其剂量足够与否,一般用量见表 8-4。

表 8-4　甲状腺片一般用量表

年龄	开始剂量(mg/d)	维持剂量(mg/d)
~1 岁	10~30	30~60
~3 岁	30	60~90
~7 岁	60	90~150
~14 岁	60	120~180

每人需要量不同,可间隔 5~7 天渐加量一次。甲状腺片药量过小会影响智力与体格生长发育。但药量过大又会造成人为甲亢。用药最合适的剂量应根据血 TSH 浓度正常和 T 正常偏高值,以备一部分转变为 T_3,还可以根据临床维持每日一次正常大便,还应随年龄增长不断增加剂量,以满足机体需要。过量可致腹泻、多汗、烦躁不安、发热等。个别可有过敏反应,出现频繁期外收缩。

(2)L-甲状腺素钠:比甲状腺片好,可同时供应 T3 与 T4,与甲状腺片的比例为: L-甲状腺素钠 0.1mg 等于干甲状腺片 60mg。

3. 维生素类:VitA、B、C、D 应长期按临床需要补充。

【预后】

本综合征长期服用甲状腺片治疗,可使症状完全缓解。

第三十五节　先天性低磷酸酶综合征

先天性低磷酸酶综合征(rathbun syndrome)即磷酸酶缺乏症(hypophosphatasia),又称 Rathbun 综合征。是一种常染色体隐性遗传性疾病,临床以骨质疏松、生长迟缓、佝偻病样表现而维生素 D_3 治疗无效、血钙升高、血碱性磷酸酶活性降低为特征。

【病因】

本综合征确切病因尚不清,目前倾向归于先天性代谢缺陷病,被认为是原发性成骨细胞、软骨细胞无功能,导致形成的骨样组织不能钙化,同时有碱性磷酸酶的形成减少,属常染色体隐性遗传病。有人认为因体内缺乏磷酸氨乙醇脱磷酸酶,尿中有大量磷酸氨乙醇排出,血中碱性磷酸酶明显减少。病理上主要是骨与肾的异常,骨组织学改变与 X 线所见相符,类似佝偻病,但较严重,肾表现低度间质纤维化伴血浆和白细胞浸润。

【临床表现】

本综合征女性多见。按发病年龄不同分为先天性致死型、婴儿型、儿童型和成人型。婴儿出生时即有一个"少骨性"柔软的头颅,四肢呈短小畸形并成角弯曲畸形,有些病例可有蓝色巩膜,严重者出生时即为死胎,或在生后由于肋骨钙化不全,胸廓柔软而致呼吸困难死亡,婴儿期可有恶心、呕吐、佝偻病样改变、弓形腿、肋软骨关节弯曲、膝外翻、眼球突出、有颅内压增高症状、惊厥、牙齿脱落等表现。大一些婴儿可以表现高血钙、蛋白尿等肾脏损害。

【诊断】

(1)血清和其他组织中碱性磷酸酶活性减低或阙如。

(2)X 线具有特征性的头颅钙化不全,四肢长骨缩短成角畸形。轻者则仅干骺端钙化不全,呈佝偻病样改变,致死型仅有骨干中间的部分钙化。

(3)尿中磷酰氨乙醇分泌增多。高钙尿症。

具备两条即可诊断,须与成骨不全、软骨发育不全、干骺端骨发育不全、先天性骨梅毒、先天性佝偻病和假性低磷酸酶症等鉴别。

【治疗】

应用维生素 D 是无效的,但可使病变发展减慢,也有使用高磷药物治疗后见骨骼钙化有改善,尿中排泄无机磷酸盐也增多。

【预后】

本综合征为自限性疾病,能存活者有倾向于自发改善,但致死型预后差,常于生后短时间内因呼吸困难、颅内压增高、高血钙症抽搐而死亡。

第三十六节　先天性光敏感性卟啉综合征

先天性光敏感性卟啉症综合征(Gunther syndrome)即 Gunther 综合征,又称 Gunther 病、红细胞生成性尿卟啉病、先天性红细胞生成性卟啉病(Congenital erythropoietic prophyria)等。由 Gunther 于 1911 年及 1922 年先后对本综合征的临床症象加以阐明。其特征为婴幼儿期出现红色尿,分光镜检查出卟啉,临床上兼有皮疹、疱疹或腹痛等症状。

【病因】

本综合征病因尚不十分明了,为常染色体隐性遗传所致的红细胞内尿卟啉原Ⅲ和合成酶活性减低,尿卟啉原Ⅰ不能按正常顺序完成色素代谢,形成过多的尿卟啉Ⅰ和粪卟啉Ⅰ从尿中排出,使尿呈红色。根据病因一般分为三型。

1.红细胞生成型　在有核红细胞的核内卟啉产生紊乱,卟啉Ⅰ型和Ⅲ型比例关系改变,前者产量增加,其基础缺陷是血红素生物合成中的先天性障碍。骨髓中 δ-氨基左旋酸合成酶增加,红细胞的核产生过多的卟啉,红细胞中原卟啉和粪卟啉显著增加。尿卟啉原的产生增多,尿卟啉原Ⅰ不能形成尿卟啉Ⅲ,而是形成尿卟啉Ⅰ和粪卟啉Ⅰ,这些卟啉在循环血液中使皮肤对波长 400μm 的紫外光线敏感,产生荧光及有害的光反应使皮肤发生病变,并且还可沉积于骨髓及牙内,但在肝内不显著。

2.肝型　也是先天性内在异常,在肝内有过量的卟啉前质或卟啉,常伴有肝功能受损,而骨髓内卟啉正常,红细胞内卟啉正常。

3.症候型　肝脏疾病,急性热病如肺炎、风湿热等,金属及药物中毒如砷、磺胺、巴比妥等,以及血液病如白血病、贫血等病人的尿中卟啉可以轻微增加。

【临床表现】

相当悬殊,因型而异。共同点均有卟啉的排泄量增加,但尿色的改变不一,重者可有明显的尿色改变,轻者尿色外观如常,与卟啉在尿液内的浓度有关。

1.红细胞生成型卟啉病　又名先天性卟啉病,多系急性发作,男多于女,年幼儿即可发病,最引起注意的症状是皮肤对于日光的敏感,对机械性刺激也较过敏,皮肤暴露部分如面、手等处出现发痒斑、水肿、继变为疱疹,内含浆液,疱疹可伴有脓疹或中央坏死,结痂后留有色素疤痕。皮肤易有色素沉着,牙、指甲及骨质可有卟啉沉着而呈红色、棕色或黄色。可有多毛现象。结膜、角膜及虹膜可起类似疱疹病变,能导致失明。偶有自初生或生后不久即出现红褐色尿者,最初表现为尿布被染成淡红色或棕红色,有时不被注意。

2.红细胞生成型原卟啉病　有家族性,为显性遗传,无显著性别差异,生后即可发病,主要为皮肤症状,短时暴露于日光下即可致痒或刺痛感,继而出现红斑、水肿。此型比上述的红细胞生成型卟啉病为轻,多不发展到水疱及溃疡。多毛及色素沉着也不常有。牙无荧光。病情多为一过性,数日内消退,偶有迁延如湿疹样病变。

实验室检查:①尿中有大量尿卟啉Ⅰ和少量粪卟啉Ⅰ;②粪中有大量粪卟啉Ⅰ及少量尿卟啉Ⅰ;③骨髓象和血象均可见溶血性贫血的变化;④成熟红细胞、幼红细胞及网织红细胞中尿卟啉Ⅰ及粪卟啉Ⅰ含量增加;⑤尿卟啉分光镜检查在 552μm 处有一吸收光带;⑥部分红细胞核照射紫外线后,进行荧光镜检查,可呈现荧光。

【诊断】

卟啉病实属少见。临床上往往误诊,若不进行实验检查不易确诊,最近用的实验检查方法为分光镜光带检查法,其次为化学检查法、荧光显微镜检查骨髓红细胞或紫外光检查牙质可助诊断。

此病须与下列情况相鉴别:①红细胞生成型卟啉病须与常见的溶血性贫血相鉴别;②肝型卟啉病急性型须与急腹症相鉴别。

【治疗】

本综合征由于诊断不能及时,病人往往得不到早期处理。治疗方法目前尚不够满意,无特殊疗法,主要为一般对症疗法。对光敏感者避免暴露于日光下或其他刺激。可用些乳脂类的皮肤防护剂,以减轻对日光的反应。红细胞生成型卟啉病可用脾脏切除术,不但临床症状好转,在骨髓、红细胞及尿内卟啉浓度亦减低,并可减轻红细胞的破坏。亦有无效者。肝型卟啉病急性者可用水合氯醛或副醛止痛,试用 ACTH 疗法是否有效不能肯定。保护肝脏,避免劳累,防止感染、精神刺激等可能减少发作。近来有试用抑制诱导 δ-氨基左旋酸生成的酶的活性,使用大量糖类而予以高糖高蛋白饮食,获得一些成功,病人恢复较快。有利用血红素以抑制 δ-氨基左旋酶合成酶的形成,从而使 δ-氨基左旋酸、卟胆原及卟啉类减少,防止神经瘫痪。依此,应用 Fischer 法所制备的血红素静脉点滴输入,亦取得较好效果。尚有予以维生素 E,每日 50~100mg,可使临床症状好转,尿中 δ-氨基左旋酸及卟胆原亦见减少。对肝型要注意保肝措施,免用巴比妥酸盐和麻醉剂,多注意休息,避免劳累,防止感染等可减少发作。应用适量碱性药物有些助益。避免直接暴晒于日光下可减轻症状,脾切除术对溶血性贫血的疗效较好,不但贫血减轻,而且组织中的卟啉含量也可降低,使皮肤损害减轻。

【预后】

该综合征患者皮肤暴于日光下,不仅有发红,继而出现水泡形成溃疡,遗留疤痕,甚至造成皮肤严重残缺,重症者可发生手指、耳鼻坏死甚至脱落的危险。

第三十七节　先天性全身脂质营养不良综合征

先天性全身脂质营养不良综合征(Lawrence-Seip syndrome)即先天性全身脂质营养不良,又称 Lawrence-Seip 综合征、berardinelli-seipi 综合征、全身性脂质营养障碍、脂肪缺乏性糖尿病、脂肪营养不良-巨人症、组织内脂肪消失症。

【病因】

本综合征病因未明。可能为常染色体隐性遗传。有假说认为系分泌脂肪移行物质所致,或是脂肪贮存的内在缺陷。有谓系垂体机能低下性或下丘脑机能低下性疾病。病理检查见皮下脂肪阙如,肝大,门静脉周围圆形细胞浸润,有核包涵体形成,脂肪浸润,糖元沉积,纤维化等改变;肾常肿大,可有肾小球性肾炎特征。

【临床表现】

男女均可患病,女性多见,男女之比约 1∶2。出生时或稍晚即见症状,精神发育迟缓,常伴有糖尿病症状。小儿患者可见身材增长快,全身脂肪消失,但皮肤弹性正常;而肌肉骨骼生长较快、手大、脚大;病儿面容瘦削、粗犷。虽呈消瘦状肌肉却隆凸,皮肤有色素沉着,多毛,头发丰盛且卷曲,肝大,生殖器增大(男性表现在阴茎,女性表现在阴蒂,但无其他男性化征)有脐疝;心扩大少见。成人患者则身材正常或稍长大,肌肉异常肥大现象不明显,肝可大,心扩大现象也少见,可有高血压。部分病例有低补体血症性肾病,血清中存在肾炎因子,血糖升高常在 10 岁以后始明显,糖尿病不会发生酮症并对胰岛素有耐受性。高脂血症常在糖尿病之前出现以甘油三酯升高为主。

【诊断】

血液检查,可有高血糖症(无酮中毒及胰岛素耐受),血胰岛素样活性增加,高脂血症(尤其是甘油三酯增多),基础代谢率增加,血浆胶体易有不稳定性,尿有蛋白及管型、X 线在小儿其骨龄较正常者为早,胸片可见心扩大、气脑造影术可见脑室及基底池扩大,这类病例小儿可见于脑性巨人症者。骨髓可见脂肪缺乏。肝活检可见脂肪空泡。

【治疗】

本综合征无特效治疗,可对症处理及对糖尿病进行治疗。

【预后】

有肾疾患或肝功衰竭者可导致死亡。

第三十八节　先天性肾上腺性征异常综合征

先天性肾上腺性征异常综合征(congenital adrenogenital syndrom)即肾上腺性变态综合征(Adrenal-Genital syndrome)的一个类型(失盐型),又称先天性肾上腺增生症、先天性皮质增生症(CAHD)、21-羟化酶缺乏症(21-hydroxylase defeet)、内源性雄激素中毒、Debre-Fibiger 综合征、Fibiger-Debre-Von Gierke 综合征等。1925 年由 Debre 首先报告。1993 年我国范家栋等报告 1 例(11 岁,女孩),着重于影像学诊断。本综合征为常染色体隐性遗传,多见于近亲婚配及同胞发病。发病率高低可能与种族有关,英国为 1/5 万,瑞士为 1/5 千,我国亦非少见,约 1/1 万,男女之比为 1∶4,可能与女性易鉴别有关。

【病因】

本综合征是肾上腺皮质激素合成中酶的某种先天缺陷所造成,合成肾上腺皮质激素的酶有 6 种: 20, 22 碳链酶系、17 羟化酶、3β 羟脱氢酶、21 羟化酶、11 羟化酶和 18 羟化酶,其中任何一种酶的缺陷均可导致此酶的前激素增多和后激素减少,以致出现糖皮质激素、盐皮质激素和性激素的代谢异常。

本综合征属先天性遗传性疾病,范家栋报告的 1 例是近亲婚配的子代,但有明确家族史者并不多见。现将该病例的家谱图附在文内(图 8-1)。

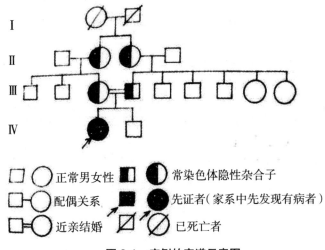

图 8-1　病例的家谱示意图

【临床表现】

先天性肾上腺皮质增生由于不同酶的缺陷,造成激素的分泌紊乱亦各异,其临床表现主要分为单纯男性化、男性化伴失盐或伴高血压以及性腺不足等症状。

1. 单纯男性化　21 羟化酶不完全缺乏时,由于肾上腺皮质的代偿性增生,能产生适量的皮质醇和醛固酮,基本上能维持正常的糖和电解质的代谢,无失水或失盐的症状,只出现雄激素增多的表现。尿中出现大量的孕激素代谢物,如孕三醇等。女孩出生时或出生后阴蒂逐渐增大,大阴唇可有某种程度的闭合或外阴呈泌尿生殖窦状的一个开口,或表现为男性尿道下裂样改变;偶有成为男性外阴伴隐睾的表现,而误认为是男性者。男孩表现为阴茎增大,呈巨大生殖器,并有前列腺增大,而睾丸不相应增大。男女皆可出现男性第二性征表现,如声音变粗而低沉、出现喉结、痤疮、阴毛、腋毛、胡须、肌肉发达等症状。生长发育增快,身高超过正常同龄儿均值的 2 个标准差以上,骨龄增加更快,超过身高的骨龄,有的皮肤色素增多,智力多正常。

2. 失盐伴男性化 21 羟化酶完全缺乏者,一方面由于盐皮质激素合成障碍,另方面皮质醇的前身物质如孕酮、17 羟孕酮都有排钠作用造成严重失盐,此类型发病均较早且严重。症状为呕吐、腹泻、喂奶困难、哭声小、明显消瘦、脱水、精神萎靡、皮肤发黑、呼吸困难及发绀,可有心律紊乱,甚至因高血钾而心跳骤停。男性阴茎增大不明显,或稍有增大未被发现,如早期不能明确诊断或未给予适当治疗,多数都在早期死亡。

3. 高血压伴男性化 见于 11 羟化酶缺陷,不发生失盐表现,高血压程度可不同,有的可表现为血压正常或者为间歇性高血压,在婴儿早期可以不发生高血压。男性化表现与 21 羟化酶缺陷相同。

4. 高血压伴性不发育 见于 17 羟化酶缺乏,一般在儿童时期很少能正确诊断。

先天性肾上腺增生症以 21 羟化酶缺陷最为常见,占本病的 90% 以上,其次为 11 羟化酶缺陷。21 羟化酶缺陷症目前分为以下三种类型。

(1)经典型先天性肾上腺增生症:女性患者出生时即有男性化表现,男性患者则表现为男性化过度或性早熟。

(2)迟发型 21 羟化酶缺陷症:患者出生时无异常,到青春期前后出现临床表现,如女性男性化,月经不调,男性则男性化过度,多毛等即所谓"后天性"肾上腺增生症。

(3)隐匿型 21 羟化酶缺陷症:患者无任何临床表现,但生化检查异常,血 17 羟孕酮增高。

经典型先天性肾上腺增生症又包括失盐型及非失盐型。失盐型也称重型或完全型,占 1/3~1/2,除有单纯型临床表现外尚伴失盐,症状常出现在生后 3~12 天,有恶心、呕吐、拒食、腹泻、脱水和体重下降。血钠下降,血钾上升,由于脱水致尿素氮及肌酐增加,若不及时治疗可致循环衰竭而死亡。非失盐型即单纯型、轻型或不完全性,占 1/2~2/3,表现为单纯的女性男性化和男性性早熟,患者出生时阴蒂或阴茎增大,2~3 岁时可出现阴毛、腋毛、痤疮、声音变粗、多毛、胡须、皮肤黏膜色素增深等,10 岁前生长发育迅速,但骨骺端过早愈合,致使成年的身材矮小,然呈男性体型,肩宽,肌肉发达。女性第二性征发育受障碍,无月经,乳房不发育。患者血中 17 羟孕酮雄烯二酮、脱氢异雄酮和尿中孕三醇,17 酮类固醇均增加。

【诊断】

根据临床上女性患者出生时即有男性化表现,男性患者表现为男性化过度或早熟,实验室检查血中雄性激素均增加,结合小剂量地塞米松抑制试验阳性可予确诊。

女性患者阴道涂片检查可显示雌激素明显低下。X 线平片观察骨骺的发育与愈合情况也有助于诊断。

影像学检查可直观地显示肾上腺的病态,CT 扫描或腹膜后充气造影有助于诊断,B 超检查可提示双侧肾上腺肿大。尤以 CT 检查更能最佳地显示肾上腺的大小形态、密度改变等,附范家栋的病例 CT 查见双肾上腺普遍粗大、加长,两角间呈结节状改变的图像。

小剂量地塞米松抑制试验:成人服地塞米松 0.5mg,每 8 小时 1 次,每日 8 次,或 0.75mg 每 8 小时 1 次,每日 6 次,儿童量酌减,分别收集服药前及服药第二日 24 小时尿,测定尿 17 酮,若抑制后为服药前的 50% 以下列为阳性,提示为本综合征。

【治疗】

(1)氢化考的松间接抑制雄性激素的分泌,开始时可用较大剂量,按年龄每天给 25~100mg 静脉或肌内注射,稳定后改口服,小于 5 岁者每天 10~25mg,5~12 岁者每天 20~30mg,大于 12 岁者每天 30~50mg 分 2~3 次服用。并根据尿 17 酮及孕三醇排出量及患儿生长发育情况决定最小需要量,予以终身治疗。

(2)失盐者应肌内注射潴盐激素,醋酸去氧皮质酮,每天 2~3 次,每次 1mg,同时肌内注射氢化可的松,在稳定后可用 9-甲位-氟皮质醇,每天 0.1~0.2mg 分 2 次口服。

(3)脱水者第一天静脉滴注 5% 葡萄糖盐水,每公斤 180ml,以后每天给盐 2~6g。

(4)外生殖器畸形可予手术矫正,应在 4 岁内施行。

(5)性激素合成障碍者可于青春期用雌激素代替疗法,但男性患者应先切除睾丸。

(6)长期随访。

【预后】

肾上腺危象是对生命的唯一威胁,可发生于未经治疗的失盐型婴儿。

生长的影响,由于在治疗前雄激素分泌增多生长过快,骨成熟提前,使骨骺早闭合,可导致身矮,非失盐型男病儿易延误诊断而致身矮,使用皮质激素过量,也常引起矮小。

性发育和生育造成的影响主要在于治疗的不适当所造成。

本综合征如能早期予以适当治疗,预后尚好,可有正常的生长发育和生育力。

第三十九节　新生儿暂时性家族性高胆红素血综合征

新生儿暂时性家族性高胆红素血综合征又称 Lucey-Driscoll 综合征(Lucey-Driscoll syndrome)、暂时性家族性高胆红素血症(temporal familial hyperbilirubinemia)、新生儿黄疸中的高间接胆红素血症。是常染色体显性遗传病。1960 年由 Lucey 等最先报道。

【病因】

本综合征的发生是由于患儿的母亲在妊娠末 3 个月血清中出现一种可能是孕酮类固醇的抑制因子,即所谓葡萄糖醛酸基转换酶抑制物,在分娩前这种抑制因子不断增加,抑制尿苷二磷酸葡萄糖醛酸转移酶活性,造成未结合胆红素结合障碍,分娩后这种抑制因子很快从母体和婴儿血清中消失。

【临床表现】

本综合征是一种少见的暂时性家族性新生儿高未结合胆红素血症,血中未结合胆红素可高达 1 111.5μmol/L(65mg%),从而引起核黄疸,此黄疸临床易与母乳黄疸混淆。部分缺乏葡萄糖醛酸转移酶者黄疸较轻,大便色深,脑损害危险性较少。

【诊断】

本综合征多在新生儿发病,具有黄疸及未结合胆红素明显升高,在排除其他原因的新生儿黄疸时要考虑本综合征。

【治疗】

目前对本综合征尚无特殊治疗,由于体内有酶的抑制物质,一般较重易早夭亡,部分缺乏酶者对苯巴比妥有效。如发生核黄疸则应积极治疗,包括换血及光疗等。

【预后】

患儿血清中葡萄糖醛酸基转换酶抑抑制物在生后 2~3 周由自然消失,黄疸随之消退。出现核黄疸的病例则预后不良。

第四十节　雄激素不敏感综合征

雄激素不敏感综合征(insensitivity to androgens syndrome),为原发性激素不敏感综合征中常见的一种,以往称睾丸女性化综合征(testicular feminization syndrome),又称无毛女性综合征、男性假两性畸形。1948 年由 Goldberg-maxell 二氏首先提出,故又称 Goldbery-Maxwell 综合征。分完全型和不完全型,后者又称 Reifenstein 综合征。其特征具有未下降的睾丸,又具有女性性征的综合综合征,常有家族性。其发生率大约为 1/20000。

【病因】

本综合征已明确主要因雄激素受体(androgen receptor, AR)基因缺失或发生突变所致,基因位于 XP11,12,有 8 个外显子。至今已发现 400 个以上的 AR 基因突变位点,最常见突变位点外显子2,3 和 7,8。

基因突变造成雄激素受体数量上发生改变,导致雄激素的作用不能表达。生殖窦不能分化为男性生殖管道,而发育为女性表型和 46, xy 外因表型难以辨认等多种表现。家系分析,女性为病态基因携带者,仅在男性发病,属于 X-连锁隐性遗传病,患者遗传性别为 46,xy 核型。

【临床表现】

雄激素受体表达水平和功能受损的程度轻重不一,临床表现极不一致,既可完全男性表型又可完全女性表型,有生殖器男性化程度不等的各种中间过度型表现。

1.完全型　出生时为女性表型,青春期有乳房发育但无月经来潮,乳房虽有发育,但乳头小,乳晕无着色,体毛少,可无腋毛阴毛。发育正常,心理上和社会上均认为是女性。仔细检查在大阴唇或腹股沟处可发现有睾丸组织。

2.不完全型　出生时典型病例可见会阴阴囊尿道下裂、睾丸常隐藏在腹股沟阴唇与阴囊融合处,另外可有盲端阴道。

3.最轻型　外表可呈正常男性,但无腋毛,可呈现男性乳房发育,乳头增大,乳晕明显着色,无生育能力。

【诊断】

新生儿期应对外阴作认真性别辨认,若在大阴唇内扪及睾丸或伴腹股沟斜疝者应疑似本综合征。

婴幼儿期,测性腺激素水平增高,青春期无月经来潮,男性有乳房发育均为疑似病例,需进一步检查确诊或排除。

青春期血睾酮和二氢睾酮水平正常或升高,雌二醇增多,LH 水平增高。确诊依据有赖于雄激素受体测定和雄激素受体基因检测。

【治疗】

(1)完全型者应定准心理和社会性别为女性,并在女性性征发育完善后行性腺切除术,以避免睾丸恶变,并使乳房充分发育。睾丸切除后以外源性雌激素替代治疗。

(2)不完全型者应作性腺切除并选择性别做外阴矫形术。

【预后】

生活质量差,可结婚而无生育能力,多有心理障碍。

第四十一节　异型继发性醛固酮增多综合征

异型继发性醛固酮增多综合征(Bartter syndrome)又称 Bartter 综合征(Bartter syndrome),具低醛固酮症和低血钾性碱中毒的肾小球旁器增生综合征、肾小球旁细胞增生症、肾小管碱中毒、先天性低血钾症等。本综合征 1962 年由 Bartter 首先报道 2 例并指出本征具有生长迟缓、多尿、低血钾碱中毒、血浆肾素、血管紧张素和醛固酮增高,血压正常,肾穿刺示近球旁器增生为特征的综合征,后经国际内分泌学会将此综合征命名为 Bartter 综合征。

【病因】

本综合征是一种先天性缺陷,为常染色体显性遗传病。其发病原理尚不明了。Fichman 等提出肾髓质间质细胞前列腺素生成过多,使肾小管失钠导致低钠血症,以致肾素-血管紧张素-醛固酮系统分泌增多,引起高肾素、高醛固酮、正常血压和低血钾性碱中毒。用前列腺素合成酶的抑制剂——吲哚美辛治疗,确可使临床症状改善,1979 年 Callner 等进一步发现本病症患者尿中 6-酮-PF$_{1a}$ 排出显著增加,而 TXB$_2$ 并无变化,提示此综合征是 PGI$_2$ 引起的内分泌紊乱和血管对紧张素缺乏敏感性。

【临床表现】

(1)发病年龄:从生后 1 周到老年都有报道,大部分为小儿,其中 50%在 5 岁以下。黑人儿童较多,女性占多数。家族发病率高,遗传病例尚未获证实,但有 2 份个例报告涉及血缘亲属,提示为常染色体隐性遗传。

(2)低钾血症的症状与体征:多尿和呕吐可骤起,持续数天,休息后缓解。低钾血症虽严重,瘫痪则甚罕见,但有反复搐搦的记述。

(3)婴幼儿长不胖、厌食、多尿、烦渴和肌肉乏力等是家长就诊的原因。成人近端肌肉乏力是最常见的症状,重者可丧失功能。

(4)临床表现还包括厌食、便秘(也许继发于低钾血症肠梗阻)、贪食醋、泡菜水和盐,肌痉挛和躯干肌乏力。

(5)Chvostek 征、Trousseau 征阳性、搐搦和肺换气不足可能继发于代谢性碱中毒。

（6）佝偻病、肾钙质沉着、痛风和智力发育障碍则罕见。

（7）儿童从小患病者,身材常矮小。

【诊断】

（1）根据临床表现。

（2）低钾血症,可低至 1.2~2.5mmoL。低氯性代谢性碱中毒,高肾素血症,醛固酮增多症以及对外源性血管紧张素或加压素不敏感。

（3）高钙血症,高尿酸血症,低镁血症。

（4）尿 17 酮类固醇和 17 羟皮质类固醇排量正常。

（5）患儿循环血容量正常,因此无浮脚,此点不同于原发性醛固酮增多症或其他类型的继发性醛固酮增多症。

（6）脑电图检查曾报道有各种脑波节律紊乱

（7）婴幼儿期作肾活检可能发现不了特征性的肾小球旁器增殖,它的出现须在低钾血症持续多年之后,因此该时期不宜进行。

本病须与肾小管酸中毒、Lidolle 综合征、原发性醛固酮增多症等鉴别。

【治疗】

（1）长期使用氯化钾[10mmol/（kg·d）]并调节钠的摄入,贮钾药物如安体舒通[15mg/（kg·d）]或氨苯喋啶[10mg/（kg·d）],但是很少能使电解质维持持久的平衡及临床症状消失。

（2）前列腺素合成酶抑制剂如吲哚美辛或布洛芬。吲哚美辛 2~5mg/kg·d,治疗数天后尿钠、钾排量减少,血浆肾素、醛固酮恢复正常,血浆 PGE 水平降低。治疗数月,身长、体重明显增加,骨龄延迟者骨成熟加速,迅速赶上年龄身长,血钾有所改善,但不能完全达到正常。治疗开始时用小量,对吲哚美辛有耐受性和拮抗的需要大剂量[15mg/（kg·d）]。长期应用吲哚美辛（5mg/kg）,异丁苯丙酸[30mg/（kg·d）]或阿司匹林后,低血钾症虽然高于治疗前水平,但仍可复发。

（3）出现低镁血症时可补充镁盐。

（4）部分或全部切除肾上腺对纠正低钾血症的疗效既不明显亦不持久。

【预后】

本综合征的远期预后还未确定,取决于某些病人的肾功能不全和约 1/3 早期发病的幼儿所发生的智力低下。不过生长延迟并非永久性,大部分病人仍常可见到青春期生长高峰。但是至今仍不了解促发生长加速的因素。

第四十二节　婴儿失盐综合征

婴儿失盐综合征（infaunt salt losing syndrome）是小婴儿以低钠高钾血症为临床表现的少见病,严重者可威胁生命,是必须早期诊断合理治疗的危重急症。

【病因】

婴儿失盐综合征的病因复杂,常见病因为先天性肾上腺皮质增生症,少见的由于盐皮质激素缺乏或继发性终末器官不应答。

先天性肾上腺皮质增生症中又以 21-羟化酶缺乏失盐型和 3β 羟类固醇脱氢酶缺乏症和先天性肾上腺发育不良为多见。

【临床表现】

各病例之间临床表现差异较多,但主要表现均以低钠高钾血症为主,可为皮肤黄染、皮肤较黑、呕吐、拒奶、皮肤弹性差、营养不良、屏气反应等非特异性临床表现。

【诊断】

明确本综合征的诊断需借助分子诊断病因。

DNA 测序应用 sanger 测序法必要时可采用高通量测序法为基因诊断的常用方法。不同病例可为不一致的基因变异。以下变异均可为致病基因：cy21A2 基因在第 3 内含子内（c.293-13A > G）剪接位点杂合突变，第 7 外显子内存在小的杂合重复序列（c.932dupT，p.Leu308phef*6）cyp11B2 基因在 6 号外显子处存在杂合点突变（c.1009C > T，P.Gln337*）1 号内含子剪接位点有杂合点突变（c.240-1G > A）。

DAX1 基因 2 号外显子内存在小的半合子缺失（c.1334deIC，P.Ala445valfa*17）。

SCNN1A 基因第 8 号外显子内杂合子缺失（c.de11311G，p.Ala445valfa*17），第 9 内含子存在杂合子突变（c.1439+1G > C）。

【治疗】

（1）口服或静脉补充氯化钠，（口服可用 10%氯化钠，3ml/次，每 3 小时一次），若低钠高钾难以纠正采取下一步治疗。

（2）相应的肾上腺皮质激素的替代补充。根据不同临床类型选用醋酸氢化可的松，9a-氟氢化可的松。

【预后】

大部分患儿可随年龄增长，病情逐步好转。

唯新生儿期低钠高钾血症未能有效及时纠正可危及生命。

第四十三节　婴儿型黑矇性痴呆综合征

婴儿型黑矇性痴呆综合征即 Bielschowsky 综合征（Bielschowskysyndrome），又称 Bielschowsky-Jansky 综合征、Dollinger-Bielschowsky 综合征、Bernheimer-Seiteberger 综合征、晚发性婴儿黑矇性家族性痴呆（Later amanrotic familial infantile idiocy）、晚期婴儿型蜡样质脂褐质沉积病、GM_2 神经节苷脂病Ⅲ型（GM_2 gangliosidosis typeⅢ）幼年性神经节甙脂病（juvenile GM_2 gangliosidosis）等。本综合征是常染色体隐性遗传。1914 年由 Bielschowsky 首先报道。

【病因】

可能系一种溶酶体病。酶的缺陷尚不明了，可能与脂肪酸的过氧化缺乏有关。脑组织神经元的溶酶体内有沉积物，认为是蜡样质和脂褐质的蓄积。

【临床表现】

两性均可罹患，起病于 1~4 岁，突然出现严重惊厥。常呈肌阵挛性或无动作发作。运动和智力发育落后、视力减退、肌张力减低、共济失调、视网膜萎缩、黄斑变性、视神经萎缩而渐致全盲。患儿之肌阵挛发作用抗惊厥药物往往无效。常有脑小畸形。出现手足徐动、瘫痪、握持反射和颈肢反射已属晚期。

【诊断】

本病患儿末梢血淋巴细胞有空泡。多核白细胞有嗜苯胺蓝性颗粒增多。脑脊液蛋白有轻度增加，不超过 80mg/L，皮肤、肌肉、直肠黏膜活检可用组织化学方法和电镜检查沉积物。也可收集尿沉淀物作电镜检查诊断本病，更为简便。脑电图改变有阵发性 2.5~4c/s 慢波和非典型棘慢波和视网膜电流图异常可作诊断参考（表 8-5）。

表 8-5　家族性黑矇性痴呆综合征各病期脑电所见

病例	病期编号	家族性黑矇性痴呆		癫痫波	睡眠纺锤
		描记时年龄	背景　活动		
Ⅰ	1	10 个月	高波幅慢波	多灶性练波、棘慢波综合	-
Ⅱ	2	1 岁 6 个月	高波幅慢波十低波幅快波	多灶性练波、棘慢波综合	-
3	1 岁 7 个月		中波幅慢波十低波幅快波	多灶性练波、棘慢波综合	
Ⅲ	3	1 岁 8 个月	高波幅慢波十低波幅快波	多灶性练波、棘慢波综合	-
4	1 岁 11 个月		高波幅慢波十低波幅快波	多灶性棘波、棘慢波综合	-

Morell&Torris（1960）将本病按临床经过分为 4 期,并对各期的临床表现及脑电图所见进行了探讨。第 I 期（生后 6~10 个月）,全身肌张力减低,光反射存在并有追视现象。对声音比较敏感。脑电图示波率不定的不规则波形及高波幅慢波爆发。有时可见局灶性棘波（图 B-1）。第 II 期（1 岁~1 岁 6 个月）,肌张力开始增高,腱反射亢进,出现紧张性颈反射。有时伴全身强直性抽搐。脑电图以 1~2Hz 的高波幅慢波为主,有时频繁出现两侧性棘慢波综合,酷似高度失律。第 III 期（1 岁 4 个月~2 岁）,经常出现肌阵挛发作,对周围事物漠不关心,视力明显减退乃至失明。脑电图示波幅降低,爆发局灶性癫痫波。无觉醒反应（图 8-2、8-3）。第 IV 期（2 岁以后）,完全失明,经常出现全身性抽搐。脑电图示低波幅活动,但癫痫波逐渐消失。

【治疗】

本综合征无特异治疗,仅可作对症处理。

【预后】

本综合征预后不良,患儿常在发病后 2~3 年内死亡。

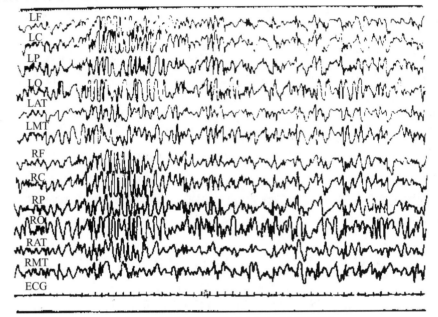

图 8-2　婴儿型黑矇性呆 I 期脑电图示意图

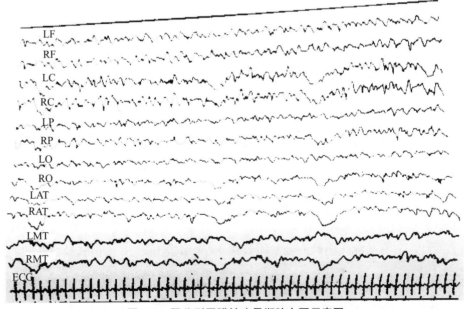

图 8-3　婴儿型黑矇性痴呆期脑电图示意图

第四十四节　原发性醛固酮增多综合征

原发性醛固增多综合征（Conn syndrome）即原发性醛固酮增多症（Primary aldosteronism）又称 Conn 综合征、Conn-Louis 综合征，为一慢性发展的疾病，是由于肾上腺皮质腺瘤或增生而过多分泌醛固酮所引起的水、电解质代谢乱为主的一综合征。本综合征于 1954 年由 Conn 首先报告。

【病因】

多数小儿病例为双侧肾上腺皮质增生引起醛固酮分泌增多，其原因尚不明，称为先天性醛固酮增多症（congenital aldosteronism）。醛固酮是一调节水、电解质代谢的激素，有强力的潴钠、排钾作用。当醛固酮产生过多时，便发生电解质代谢亲乱，出现因潴钠、排钾而引起的一系列症状。

【临床表现】

1. 高血压　病程中出现最早多为中度高血压，多数为良性经过。偶有呈恶性高血压者。血压长期增高后引起左心室肥大和心衰。

2. 低血钾　低钾性麻痹常在清晨醒来时发生，或在久坐不动后出现肌无力或麻痹。低血钾性肌麻痹可因服用利尿剂而诱发（低血钾引起心电图的改变，表现为 Q-T 间期延长，T 波增宽，降低或倒置，其特征性改变为出现 U 波或 T—U 波期相连成双峰）。

3. 低钾性代谢性碱中毒　由于低血钾，使细胞内 K^+ 向细胞外转移，K^+ 移出则 Na^+、H^+ 进入细胞内（细胞内 $3K^+==2Na^+H^+$），使体液中 H^+ 浓度减低、血 pH 增高，出现碱中毒。

4. 多尿、多饮及夜尿增多　是由于长期体内缺钾和低血钾，使肾脏发生低钾性肾小管空泡样变性，而使肾脏浓缩功能减退。

5. 低镁血症　醛固酮亦促进镁的排出，使血镁降低，出现手足搐搦症，可有佛斯特氏（Chvostek）征和陶瑟氏（Trousseau）征阳性。

【诊断】

（1）对于高血压、低血钾、碱中毒，伴多饮多尿、夜尿增多、服利尿剂后出现肌无力或麻痹的病人，应疑及本征，需进一步检查。

（2）化验血钾偏低（2~3mmol/L），血镁 0.5 ± 1.1mmol/L，血 pH 值偏高，二氧化碳结合力偏高，血氯正常或偏低。24 小时尿钾增多，尿比重偏低且较恒定（≤1.010），不受饮水量和垂体后叶加压素的影响。晚期可有蛋白尿和血中 NPN 升高。唾液钠与钾的比率降低，如小于 1.0 为可疑，小于 0.4 具有诊断意义。

（3）24 小时尿醛固酮：在摄取普通饮食（钠入量 100mmol/d）时，正常成人尿排醛固酮约 4~10μg/d，患本病症时高达 20pg/d 以上。

（4）血浆醛固酮：用放射免疫法测定。当血醛固酮浓度增高并且卧位值大于立位值者多为腺瘤；如立位值大予卧位值，提示双侧皮质增生可能性较大。

（5）血浆肾素—血管紧张素活性测定及动态观察：正常情况下，体位的变化影响肾素的分泌，立位时肾素分泌增加，正常人在低钠饮食后血容量减少，血浆肾素—血管紧张素活性增加，再于立位 4 小时后可进一步增高。患本综合征时，因钠留抑制肾素—血管紧张素的分泌，血浆肾素活性降低。在低钠饮食，立位或注射速尿使血容量减少后，亦不足以刺激肾素—血管紧张素的分泌，不能使原来较低的肾素活性增高。

（6）安体舒通是醛固酮的拮抗剂，促使肾小管排钠潴钾。在普食条件下，口服氨体舒通 250mg/m² · d，分 3 次口服，连续 5~7 天。在服药前后测血钠、钾、pH 或 CO_2 结合力和尿钾、钠、pH，并每天测血压。患本病症时服药后尿排钾减少，尿钠增多，血钾上升，血钠下降 CO_2 结合力下降，血 pH 下降，尿变为酸性。临床症状改善。继续服药 3 周以上，多数病人电解质素乱得到纠正，大多数血压下降，但肾缺血所致高血压伴继发性醛固酮增多者血压不下降。

（7）腹膜后注气造影：由于本综合征腺瘤较小，常不易被发现，少数病例可见，一侧或双侧肾上腺增大。

（8）¹³¹碘-19-碘化胆固醇肾上腺扫描或照像：肾上腺皮质还可浓集放射性胆固醇，可根据放射性浓度的区域大小和浓集程度判断病变部位,以指导手术。

本综合征须与原发性高血压发生低血钾时肾性缺血性高血压继发醛固酮增多、恶性高血压、Liddle综合征相鉴别。

【治疗】

确诊后须手术治疗发现腺瘤时应切除。无腺瘤而系增生者,可作一侧肾上腺全切,另一侧切除一半,必要时再辅以拮抗剂治疗。肾上腺皮质功能不足时,需补给皮质激素。

术前应先服用安体舒通和补充钾盐,使血压下降,血钾上升,以保证手术顺利进行。

肾上腺增生者手术效果不佳,可长期口服安体舒通。

【预后】

一般术后10天左右血内电解质恢复正常。但应继续观察临床症状和电解质,长期追踪以防复发。

第四十五节　再进食综合征

再进食综合征(reffeeding syndrome)是一种长期禁食后开始营养支持的患儿,由于长时间饥饿导致的病理生理改变。

【病因】

本综合征属肠内营养相关并发症、机械性、物理性、代谢性中代谢性的一种。饥饿所致的病理生理改变,几乎影响全身所有组织和器官。

【临床表现】

(1)电解质异常:低钾血症、低镁血症、低磷血症,明显乏力。

(2)低血糖。

(3)贫血。

(4)免疫功能抑制,易发生感染。

(5)心力衰竭、呼吸衰竭甚至死亡。

【诊断】

长期禁食后开始营养支持的患儿的上述临床表现和实验室指标。

【治疗】

开始营养支持前对患儿的全面评估。

电解质异常予以逐步纠正。

开始营养支持时不宜操之过急,应从低热量开始(约按所需热量的20%~75%供给较为适宜,逐步增加循序渐进)。

【预后】

及时纠正电解质紊乱,适宜地低热量起始有利于改善预后。

可死于感染和心肺功能衰竭。

第四十六节　早产卵巢过度刺激综合征

早产卵巢过度刺激综合征(prelern ovarian hyperstimulation syndrome,POHS),是一种罕见极少有报道的早产儿疾病。POHS主要因早产而下丘脑-垂体-性腺(HPG)轴发育不成熟,负反馈机制不完善导致的疾病。临床以卵巢囊肿、外阴充血水肿、大腿和下腹部肿胀、促性腺激素和雌二醇升高为特征。

【病因】

卵巢中的卵泡膜细胞和颗粒细胞分泌血管内皮生长因子(VEGF)、血管紧张素Ⅱ水平增高,致下腹、大腿水肿。

胎儿出生后与胎盘分离,雌激素和孕激素的快速撤离反馈引起促性腺激素大量分泌,以及 HPG 轴发育不成熟。早产儿出生时恰逢垂体激素释放阶段,当 HPG 轴不完善,无有效的负反馈机制时,即会出现更加显著并延长的促性腺激素大量释放现象。导致卵巢囊肿形成并过度刺激引起雌激素异常升高,形成 POHS。母体激素对胎儿和新生儿过度刺激,母体有子痫、糖尿病、多胎妊娠并发同种免疫反应,伴 HCG 释放增多,可导致卵巢囊肿。

【临床表现】

POHS 的主要临床特征为:①早产儿;②卵巢囊肿;③大腿和下腹部肿胀;④雌二醇和促性腺激素升高;⑤部分可出现阴道黏膜皱襞外翻、阴道充血、乳房肿大等。

【诊断】

根据早产胎龄中位数 27^{+2} 周,纠正胎龄中位数 38^{+1} 周,发病年龄中位数 77d,B 超检测卵泡直径范围中位数;雌二醇检测中位数 1300pmol/L,临床体征等综合诊断,并排除外源性雌激素升高及其诱导的卵巢囊肿(患儿未服用过雌激素及含雌激素的药物,孕母身体健康,妊娠期无异常,无特殊用药史)。

【诊断】

本综合征大多可在身后 4~5 个月恢复正常,对生长发育并无影响,故无须特殊治疗,但需密切随访。若发生卵巢囊肿扭转或破裂则需做相应手术治疗。对无上述风险并发症者即使事先做囊肿切除,同时或单纯使用安宫黄体酮治疗均不能缓解疾病进展,切除后尚可见新囊肿形成。

【预后】

大多数患儿于生后 5~6 个月后各项指标逐步恢复正常,对生长发育并未影响,预后良好。

第四十七节　黏多糖Ⅵ型代谢紊乱综合征

黏多糖Ⅵ型代谢紊乱综合征(Maroteaux-Lamy syndrome)即黏多糖病Ⅵ型,又称 Maroteaux-Lamy 综合征,为 1963 年发现的一种非常罕见的隐性遗传疾病。

本综合征基本缺陷为芳香硫酸酯酶 B 活性减低。尿内排出硫酸软骨素 B 增多。主要临床表现为全身骨骼畸形,病儿多于 2~3 岁时发现躯干四肢短小,膝外翻,腰椎后突和胸骨前突的畸形。有 Hurler 综合征样面容,角膜混浊,肝脾肿大。智力发育正常。

第四十八节　植烷酸积聚综合征

植烷酸积聚综合征(Refsum syndrome)即植烷酸沉积病、Refsum 病、又称 Refsum 综合征、Refsum-Thiebaut 综合征、遗传性共济失调神经炎、遗传性小脑共济失调-夜盲(Heredopathia atactic polyneutiformis,HAP)、多发性神经炎综合征、共济失调-多发性神经遗传病、夜盲-非典型色素性视网膜炎及慢性多发性神经炎等。本综合征系一种常染色体隐性遗传病,家长多有近亲婚姻史。本病临床以夜盲、非典型色素性视网膜炎及慢性多发性神经炎为特征。

挪威神经科医师 Refsum 于 1945 年首先报道本病。1965 年 Koloday 曾发现,有患者具 HAP 的症状,却无植烷酸蓄积,或有植烷酸沉积而无症状产生。故目前又有如此称谓:既有 HAP 症状又有植烷酸沉积证据者,称之为 Refsum 综合征,有 HAP 症状而无植烷酸沉积而症状者称之植烷酸蓄积病。

【病因】

本综合征是一种常染色体隐性遗传的代谢缺陷性疾病,约 50%以上患者的父母系近亲结婚。患者由于先天性的代谢缺陷,植烷酸 α 水解酶(植烷酸氧化酶)缺乏,不能将人体内的植烷酸氧化,于是在体内储积,进入组织的脂质,引起髓鞘病变,干扰膜功能或增加组织对损伤的敏感性而引起组织的损害。

【临床表现】

小儿于 4~7 岁间发病,有些人可至 50 岁发病,有夜盲、视野缩小、不典型的视网膜色素变性、瞳孔异常。

有嗅觉丧失、进行性神经性耳聋、小脑性共济失调、慢性多发性神经炎症状、累及运动和感觉神经。腱反射消失，感觉减退。皮肤有鱼鳞癣，有报告骨骺发育不良，可累及踝、膝、肘、肩，可有弓形足，掌骨和跖骨长。60%的患者可有心肌病症状，如传导阻滞、Q-T间期延长，ST段下移，T波低平，严重者可有完全性房室传导阻滞。常因心脏病变或呼吸衰竭死亡。本综合征病程长，症状有起伏，在高热惊厥、手术、妊娠后明显恶化，也可发作缓解，部分复原，无智力障碍或癫痫。脑脊液检查有时可出现蛋白、细胞分离现象。

【诊断】

结合临床表现，根据血浆和尿中植烷酸增加，通过类脂色谱分析示血清植烷酸升高。

【治疗】

本综合征是脂质沉积病中可用饮食疗法的唯一病种。在严格限制饮食中植烷酸的来源，有人提出限制膳食内植烷酸含量，每日植烷酸限于21mg以内，植醇限于2mg。禁食叶绿素、乳品中的脂肪和反刍动物脂肪饮食，可使血清中植烷酸的浓度降低，对神经系统的症状可得到缓解。加强护理，预防继发感染，口服多种维生素，特别是B族维生素。改善心脏功能，纠正各种严重的心律失常，完全性房室传导阻滞必要时可安置永久性心脏起搏器治疗。晚近有报告采用血浆置换法治疗本综合征，可改善症状、阻止病情进一步恶化。

【预后】

病情多数持续缓慢进展，但也可相当长时间保持稳定，急性起病或加剧者常可有明显的症状，少数患者的病变可因怀孕而恶化，常死于心脏病变和呼吸衰竭。

第四十九节　肿瘤坏死因子受体相关周期性发热综合征

肿瘤坏死因子受体相关周期性发热综合征（tumor necrosis factor receptor-associated periodic syndrome，TRAPS）是一种罕见的自身炎症性疾病，为常染色体显性遗传病。发病率约1/100万。1982年在爱尔兰首先发现，后在苏格兰族裔中发现，故又称家族性爱尔兰/苏格兰热病。

【病因】

本综合征由编码肿瘤坏死因子（tumor necrosis factor，TFN）受体的TNFRSF1A基因突变所致。TNFRSF1A基因是位于12p13染色体上的其致病突变至少有44个。

【临床表现】

（1）周期性发热。

（2）关节疼痛和肌痛。

（3）胸痛、腹痛、心包炎等多浆膜炎。

（4）眶周水肿。

（5）皮疹。

【诊断】

（1）根据临床特点。

（2）基因测序有TNFRSF1A基因突变可确诊。

【治疗】

（1）非甾体抗感染药：控制急性期发热。

（2）糖皮质激素：缓解临床症状。

（3）秋水仙碱：降低淀粉样变性风险。

【预后】

出现肾脏淀粉样变性者预后差。

第五十节　肿瘤溶解综合征

肿瘤溶解综合征（tumor lysis syndrome，LTS）是最常见于儿童血液病的肿瘤急症。是肿瘤细胞快速溶解破坏后出现一系列代谢紊乱的综合征。

【病因】

血液恶性肿瘤启动抗肿瘤治疗后,亦可是实体瘤治疗后,或自发性发生肿瘤细胞的快速溶解破坏后,细胞内大量的钾、核酸、磷酸盐释放入血,其含量远超过自我调节稳定机制,特别是肾脏排泄功能,而引起高钾血症、高尿酸血症,低钙高磷血症等一系列代谢紊乱、急性肾功能损伤、心律失常等严重并发症,可危及生命。

【临床表现】

(1)原发血液肿瘤的自身表现。

(2)急速出现的高钾血症、高尿酸血症、高磷低钙血症。

(3)急性肾功能损伤,甚至肾功能衰竭。

【诊断】

诊断标准的沿革:最早在 1993 年有 Hande、Garrow 和 Grarrw 首次提出了 TLS 的诊断标准。2004 年 Cairo 和 Bishop 对上述学者提出的最初诊断标准进行了更新,形成了现在常用的诊断标准。这个标准的特点是将 TLS 分为:①仅有生化指标异常而无临床表现的称为实验室 TLS(laboratory TLS, LTLS);②兼有生化指标异常和临床表现的临床 TLS(clinical TLS,CTLS)两个分别标准。(表 8-6)

表 8-6　Cairo-Bishop TLS 诊断标准(2004)

LTLS

　开始化疗前 3d 或化疗后 7d 内,出现以下≥2 项指标异常:

　　尿酸≥476μmol/L 或较基线升高 25%

　　钾≥6.0mmol/L 或较基线升高 25%

　　磷≥2.1mmol/L(儿童),≥1.45mmol/L(成人)或较基线升高 25%

　　钙≤1.75mmol/L 或较基线下降 25%

CTLS

　患者符合 LTLS 标准,并存在以下情况中的至少 1 种:

　　肌酐≥1.5ULN(年龄>12 岁或年龄校正)

　　心律失常或猝死

　　癫痫

注:ULN 为正常值上限

上述诊断标准存在某些不足之处。2011 年由 Howard 等在这基础上进行修订形成了 2011Howard TLS 诊断标准。(表 8-7)

表 8-7　Howard TLS 诊断标准(2011 年)

代谢异常	LTLS（ 开始化疗前 3d 或化疗 7d 后,在同一个 24h 内出现≥2 项代谢指标异常 ）	CTLS（ LTLS 合并以下至少一种临床情况 ）
高尿酸	尿酸水平>475.8μmol/L(8.0mg/dl)(成人),或高于同龄儿童正常范围上限	无
高磷	血磷水平>1.5mmol/L(4.5mg/dl)(成人);或>2.1mmol/L(6.5mg/dl)(儿童)	无
高钾	血钾水平>6.0mmol/L	可能或完全因高血钾所致的心律失常或猝死
低钙	校正血钙水平<1.75mmol/L(7.0mg/dl)或钙离子水平<0.3mmol/L(1.12mg/dl)	可能或完全因低钙所致的心律失常、猝死、癫痫、神经肌肉应激性改变(手足搐搦、感觉异常、肌肉抽搐、腕足痉挛、低钙束臂征、面部叩击征、喉痉挛或支气管痉挛)、低血压、心力衰竭
急性肾损伤	不适用	血肌酐水平≥26.5μmol/L(0.3mg/dl),如基线肌酐水平知,则定义为≥1.5ULN(年龄校正);或存在少尿[定义为平均尿量<0.5ml(kg·h),持续 6h]

注:ULN 为正常值上限;校正血钙水平=实际检测血钙水平(mg/dl)+0.8×[4-血清白蛋白水平(mg/dl)];急性肾损伤定义为血肌酐水平≥26.5μmol/L(0.3mg/dl),或少尿持续 6h;根据定义,如果出现急性肾损伤则判定患者为 CTLS

【治疗】

TLS 的最佳方略为预防。

在识别肿瘤治疗前,先对 TLS 发生的风险予以评估,对具有高风险的患者,采用低剂量化疗方案。

低剂量化疗的目的在于降低肿瘤细胞坏死速度,让肾脏有及时排除肿瘤坏死产生的代谢物,避免大量代谢物短时期的积累而导致后续的器官损害。

具体预防 TLS 的主要措施:①水化:充分水化和利尿,水化可以改善肾脏灌注和肾小球滤过率,增加尿量,既可促进尿酸、磷酸盐溶于尿液排出体外,降低化疗药物的肾毒性,改善循环障碍,减轻酸中毒。②碱化尿液:由于尿液碱化后黄嘌呤和次黄嘌呤溶解度反而降低,导致黄嘌呤结晶和钙磷结晶在肾小管沉积。目前多个指南血液病患者的 TLS 防治中不再推荐碱化尿液的措施。③纠正高尿酸血症:别嘌呤醇可阻断次黄嘌呤和黄嘌呤代谢生成尿酸,以减少患者新生成的生成,降低尿路梗阻的发病率。

【预后】

取决于原发肿瘤及 TLS 预防策略的有效性。

第五十一节　周期性 ACTH、ADH 分泌过多综合征

周期性 ACTH、ADH 分泌过多综合征(periodic ACTH ADH hypersecretion syndrome)是以长期周期性呕吐、高血压、糖尿、高度低钠血症为特征的疾病。本综合征可发生于儿童期。

【病因】

本综合征病因尚未完全阐明,可能是中枢神经系统包括大脑的神经传导系统异常、儿茶酚胺代谢的周期性异常,也可能是其他神经介质异常。

ADH 分泌调节中枢的视上核与延髓呕吐中枢有直接神经元联系,ACTH 的分泌调节中枢产生促皮质素释放因子(CRF)的细胞和自主神经系统的高级中枢在下丘脑,并通过下丘脑网状结构与大脑皮质密切联系。由于下丘脑和神经通路的某些异常或某些原因刺激下丘脑的 ACTH、ADH 分泌中枢,使呕吐中枢兴奋,若自主神经中枢也受刺激,则下丘脑分泌 CRF,促进 ACTH 分泌,继而肾上腺皮质分泌可的松,引起呕吐、高血压、颜面潮红和精神症状等。视上核受刺激 ADH 分泌增加,则发生低钠血症。视上核的兴奋又可刺激呕吐中枢,呕吐症状更明显。自主神经中枢兴奋通过交感神经系统引起高血压,通过副交感神经系统引起颜面潮红。由于下丘脑与大脑皮质有联系故而出现精神症状。

【临床表现】

(1)反复呕吐。

(2)低钠血症。

(3)颜面潮红、足底潮红。

(4)高血压。

(5)精神症状,苦闷抑郁或兴奋等。

(6)可有高血糖和糖尿。

上述症状呈长期周期性发作。

【诊断】

根据上述临床特点,结合血 ACTH、ADH、血皮质醇、血醛固酮、肾上腺素、尿-17-羟皮质类固醇测值升高等做出诊断。

本综合征应与酮血性呕吐症、抗利尿激素分泌异常综合征(SIADH)、心理性因素等作鉴别。本综合征可看作广义酮血性呕吐的一个亚型,也可看作为一过性的 SADH。根据发作的周期性,高血压,高血糖,颜面潮红,低钠血症,血中 ACTH、ADH、皮质醇增多等特征可与狭义的酮血性呕吐鉴别。

【治疗】

目前尚无特效治疗方法。氯普吗嗪、苯妥因钠、利舍平等治疗可改善症状,有的病例仅用输液疗法亦能使病状减轻。

【预后】

本综合征预后尚可。

第五十二节　自毁容貌综合征

自毁容貌综合征（Lesch-Nyhan syndrome）又称 Lesch-Nyhan 综合征（LNS）、先天性次黄嘌呤-鸟嘌呤磷酸核糖转移酶缺陷、高尿酸血症性尿酸代谢紊乱并神经系统异常综合征、高尿酸血症、精神发育不全自杀性咬伤、精神性强迫性自伤等。Lesch 与 Nyhan 与 1964 年首次报告并描述本病的临床特点为智能障碍,舞蹈、手足徐动、脑性瘫痪,自伤行为及高尿酸血症等。

【病因】

本综合征是因嘌呤代谢障碍引起的先天性代谢病。Seegmiller 于 1965 年证实本综合征为次黄嘌呤-鸟嘌呤-磷酸核糖转移酶（hypoxapthine guanine phosporibogyl transferase, HIG-PRT）缺陷,致嘌呤代谢异常,尿酸蓄积。LNS 的遗传学特征为 X 性联锁隐性遗传,母亲为基因携带者,专侵犯男孩。HPRT 部分缺陷表现为痛风,完全缺失即表现为 Lesch-Nyhan 综合征。本综合征中枢神经系统多巴胺能神经元几乎完全丧失,推测 D1 多巴胺拮抗因子可能与自残行为有关。

【临床表现】

1. 中枢神经系统障碍　生后 3~4 个月运动发育迟延,8 个月~1 岁左右表现锥体外系受累,肌张力异常（增强或者亢进）,初期肌张力低下呈手足徐动,运动障碍,甚至不能独坐,不能站立。深反射增强;重者躯干、颈部伸肌痉挛、角弓反张,下肢呈剪刀叉;巴氏征,踝阵挛阳性;部分病儿眼球震,视—运动调节障碍。随年龄增长,肌肉痉挛和不随意运动可稍有好转而呈半随意性。患儿智力障碍、激动不安、喊叫,出现顽固性自我残伤,有时主动伤害他人,语言发育迟延,当会讲话时也能发出攻击性语言,约 50% 的病儿有癫痫发作。

2. 高尿酸血症　儿童患者血尿酸浓度正常,而尿中排尿酸较高。自婴儿期可出现血尿、结晶尿,如尿布常有橙色结晶,可以形成尿路结石。肾小管功能缺陷时肾浓缩功能不全,有多尿症肾小球受累可致肾功能衰竭。婴儿患病易导致肾衰,本综合征多死于青春期以前。

3 痛风　多发生于高尿酸血症 10~20 年后。HGPRT 完全缺失者,痛风发病早,进展迅速,儿童期并发痛风可能发展为严重的残疾。各关节均可受累,可为多发性或单发性痛风性关节炎,最常见足痛风。X 线影像可发现骨质有改变。

4. 其他　经常呕吐、咽下困难、体重减轻、骨龄低,常死于营养障碍。粒细胞趋化性减低,故有些患儿易有细菌感染。

【诊断】

（1）红细胞溶血产物 HGPRT 活性减低,HGPRT 剩余活性低于 1%（0.1%~1%）。

（2）尿中尿酸增高,尿酸/肌酐比值>1。

（3）脑脊液及尿中次黄嘌呤增加。

（4）高尿酸血症,通常>599umol/L（10mg/dl）,儿童患者可能正常。

（5）产前诊断:发现杂合子,于妊娠 20 周以前做羊水穿刺,羊水细胞培养,测定羊水细胞 HGPRT 活性缺失者,应早期中止妊娠。

临床怀疑 LNS 时,应先排除先天性痛觉缺失者。此外部分 HGPRT 活性缺陷的原发性痛风患者,神经系统症状不典型,红细胞与成纤维细胞的溶解产物 HGPRT 活性可达 30%。

【治疗】

1. 别嘌呤（allopurinol）　每日 8~10mg/kg 或每日 200~400mg,分 2~3 次口服。从小量开始,2~4 周后增加用量,有脱水者服碳酸氢钠或柠檬酸钠。多数研究者提出别嘌呤能抑制次黄嘌呤氧化酶、减少尿酸的合成,防止尿酸结石沉积于骨、关节、肾脏等组织,改善或恢复肾功能,但对神经系统症状无效。有人试用腺嘌呤、叶酸、或腺嘌呤与叶酸联合应用,以及谷氨酸,镁等治疗 LNS 神经系统症状,亦均无效。

2.秋水仙素 痛风性关节炎急性发作或病情严重者可服本药。

【预后】

本综合征易发生意外性伤害,而危及自身生命。

第五十三节 伴脾大、白细胞减少的类风湿综合征

伴脾大、白细胞减少的类风湿综合征(felty syndrome)即关节炎-粒细胞减少-脾大综合征(neutrope-nic-hypersplenism-arthritis),又称类风湿性关节炎-脾大综合征(rheumatoid arthritis-splenomegaly)、Felty综合征、Chauffard综合征、Chauffard-still综合征、晚发型类风湿关节炎、中性粒细胞减少性脾亢-关节炎综合征等。1924年Felty首先报告,至1932年Hanrahan和Miller将其备三大主征的病例命名为Felty综合征。

【病因】

本综合征病因不明,1924年由美国Felty描述一个特殊类型的关节炎,由不寻常的网状内皮系统刺激所致,伴有脾亢和中性粒细胞减少,近年多认为是类风湿关节炎变异的特殊类型,即类风湿关节炎之脾大-白细胞减少型或系Still氏病的成年型。

(1)中性粒细胞半存活期缩短及其前驱细胞增殖力低下的原因认为与粒细胞特异性抗核因子(GS-ANF)的存在有关,本综合征患者GS-ANF阳性率高达75%~100%,比无并发症的慢性类风湿关节炎患者有明显增高,后者GS-ANF的阳性率仅25%~30%。

(2)末梢血中存在IgG类粒性白细胞抗体破坏白细胞有关。

(3)与T细胞抑制白细胞生成有关。

【临床现】

患儿有发热、易疲劳、厌食、体重下降、关节肿胀酸痛呈类风湿关节炎改变,全身淋巴结肿大,白细胞减少,易反复感染,尤其是口腔炎、鼻窦炎、气管炎、疖肿和抗生素难以控制的腿部溃疡,四肢暴露部皮肤有棕色色素沉着。

【诊断】

除临床表现的特点以外,病理所见关节示类风湿关节炎发展各时期的典型改变,脾肿大有非特异性改变,脾小结有大的生发中心,网状内皮细胞、浆细胞有增生,静脉窦扩张、骨髓象红系中度增生,髓细胞显著增生,粒系成熟停止于晚幼粒细胞水平,血象呈中度低色素性贫血,中度血小板减少,显著的中性粒细胞减少。本综合征狼疮细胞检查、Coomb's试验均阴性。R-A乳胶凝集试验常阳性。1982年以来有人以 ^{111} 铟标记白细胞诊断Felty综合征的。

Sienknech等提出本综合征的诊断标准为如下。

(1)符合类风湿性关节炎的诊断标准。

(2)查体或辅助检查(同位素、B超)发现脾大。

(3)白细胞少于 4×10^9/L 或中性粒细胞少至 2×10^9/L 以下,血小板少于 10×10^9/L。

(4)无其他原因可解释的脾大或粒细胞减少即可诊断。

【治疗】

皮质激素可有近期疗效,近年来雷公藤治疗收到较好效果。脾脏切除术对多数病例的中性粒细胞减少及反复感染或有效。

【预后】

本综合征预后为进行性的类风湿关节炎疾病,类风湿关节炎先于脾亢,而中性粒细胞减少常同时出现或在其后出现。虽症状缓解而无自愈病例,继发感染常可遭致不幸后果。

第五十四节　扁脸关节脱位足异常综合征

扁脸关节脱位足异常综合征（Larsen syndrome）又称 Larsen 综合征，是以特殊面容、大关节脱位及其他骨骼发育异常为特点的一组综合畸形。由 Larsen1950 年首次描述，Silverman1972 年总结报告过 33 例，国内刘爱勤等 1988 年报告过 2 例。

【病因】

本综合征病因未明，可能属结缔组织病变。遗传类型有报道是常染色体隐性或显性遗传，也可呈单发。

【临床表现】

（1）特殊容貌：前额突出、面颊扁平、鼻梁平塌、眼距宽阔。

（2）关节脱位：呈先天性多发性大关节脱位，以肘关节、髋关节、膝关节为主。

（3）手足异常：手指外形呈香肠型、短棒状；足呈马蹄内翻和外翻畸形。

（4）其他表现：智力多无影响，可有脊柱裂、脊柱侧弯、后突、腭异常、颈椎分节异常、先天性心脏病等。

Masson1978 年分析的本综合征畸形发生率为：①膝关节脱位 100%；②足异常 95%；③颜面异常 93%；④髋脱位 60%；⑤手、手指畸形 50%；⑥肘关节脱位 47%；⑦腭异常 37%。

【诊断】

根据上述临床特点结合 X 线异常进行诊断。血生化、肌电图、肌肉活检大多正常。

X 线诊断要点：①大关节脱位呈对称性改变，以出现多少为序：膝关节—胫骨前位于股骨、髋关节脱位—与单纯性先天性髋脱位相同、肘关节向尺侧脱位，常伴有肱骨下端发育不全；②足异常，95%病例伴足畸形（马蹄足内翻、外翻畸形等），跟骨后方、手、腕、膝、肘等处均可有额外骨化中心出现是本综合征特点之一；③手异常，手指外形呈香肠型，各掌骨短而参差不齐，拇指末节指骨呈刮药刀样宽阔畸形；④脊柱异常，常见颈椎分节异常，颈胸椎交接处在侧位片前凸畸形，脊柱裂、侧突和后突畸形；⑤头颅异常，前额扁平、两眼距过宽，鼻梁凹陷，小颏，顶枕部有缝间骨；⑥先天性心脏病，主动脉根部扩张、主动脉瓣狭窄和关闭不全等。

本综合征应与拇指宽阔（Rubinstein-Taybi）综合征、关节松弛（Ehlers-Danlos）综合征、扁平面容（Otopalatodigital）综合征相鉴别，这几个综合征仅具本综合征的 1~2 个畸形，均无主要的多发性大关节脱位。

【治疗】

大关节脱位及足畸形可考虑手术矫治，余无特殊疗法。

【预后】

本综合征对生命尚无明显影响。

第五十五节　不对称身材-矮小-性发育异常综合征

不对称身材-矮小-性发育异常综合征（asymnetry-shortstatue-variations in sexual development syndrome）又称 Silver 综合征、Russell-Silver 综合征、先天性一侧肥大症、先天性不对称—侏儒—性腺激素增高综合征。1953 年 Silver 等首先报告两例儿童身材矮小、半身肥大及尿促性腺激素升高。1954 年 Russell 报告了 5 例病人具上述特征，同时伴有子宫内生长迟缓、颅面骨发育障碍等特征。以后一些学者认为 Russell 报告的病例是 Silver 报告的临床之间的区别，但二者之间区别无特殊价值。本综合征有 2/5 病例同时发现有低血糖，2/3 有肾功能异常。张名通等 1987 年报告一例女孩合并有糖尿病。

【病因】

本综合征的原因尚未完全阐明。如为一先天性疾患，有染色体异常，白细胞核有嵌合体型染色体组合（45，X/46，XY），故考虑可能为受精卵在宫内发育过程中分成两个不同大小、不同细胞所致。Roget 怀疑是胎儿在宫内时，间脑-垂体区的某些病理过程继发而成。此外子宫内因素可能为胎盘异常、胎盘过小、X 线照射、药物影响或感染等。

【临床表现】

本综合征系先天性疾患,男女均可患病,出生时即表现有异常。主要有以下的临床表现。

(1)半身肥大,两侧不对称,占78%,程度可不同。可为整个半边身体,也可仅为颅骨、脊柱、一个或部分肢体,下肢长短之差可导致脊柱侧弯。两侧骨化中心的发育,出现迟早的差异,尽管正常人肢体也可有两侧一定程度的不对称,但患者的这种不对称远超出正常范围。

(2)出生时低体重及小身材占93%,张名通等报告一例出生时体重1960克。

(3)多种先天的异常,如宽前额、宽眼距、口角下垂、皮肤血管瘤等。

(4)骨骼发育异常,以颅骨、颜面骨为明显,表现为脸小、三角脸等。并可有第五指短小弯曲、并指等改变。

(5)心血管损害:10%~20%病例伴房或室间隔缺损、法洛四联征、肺动脉狭窄、原发性肺动脉高压等。

(6)个别有精神发育迟滞、智力低下、肾功能异常、尿道下裂、皮肤异常、色素沉着、低血糖发作倾向,并有Wilm's瘤(约10%)等。

(7)性发育异常占34%,表现为性早熟,以女孩为主, Stool氏报告的病例于9~11岁月经初潮,张氏报告一例10岁月经初潮。多数有阴毛早现、性器官发育而无躯体发育成熟表现,骨龄显现延迟。尿中促性腺激素也可升高,即使无性早熟亦然,阴道黏膜有脱落细胞为雌激素刺激之证据。张名通报告的病例11岁半,血FSH4.5mIU/ml, LH10mIU/ml,尿促性腺激素39.6IU/24h,此三项促性腺激素值都达到正常成年育龄妇女之高值。

【诊断】

本综合征的诊断主要根据其临床特点。

【治疗】

本征现尚无特殊治疗方法,有些患儿至青年期两侧差别可以减轻,有显著不对称者可考虑矫形手术。

【预后】

本综合征有合并恶性病变的倾向,如Wilm's瘤、肾上腺瘤、肾上腺成神经母细胞瘤、肺肿瘤等,好发于肥大侧。如不伴有心血管等内脏畸形者,其寿命往往不受影响。

第五十六节　成骨不全综合征

成骨不全综合征(osteogenesis imperfecta syndrome)是一种少见的先天性骨骼发育障碍综合征,即脆骨-蓝巩膜-耳聋综合征(Vander Hoeve Syndrome),又称脆骨病、Adair-Dighton综合征、Ekman-Lobstein综合征、Eddowes综合征。其特点是多发性骨折、蓝巩膜、进行性耳聋、牙齿改变、关节松弛和皮肤异常。本病发生率很低,没有明显的种族关系,女性较多。1917年由Van der Hoeve氏对本综合征作了详细描述。

【病因】

本综合征的病因尚不清楚,有遗传、内分泌等说法。目前认为是由遗传性中胚层发育障碍造成的结缔组织异常所致,累及巩膜、骨骼、韧带等而出现相应症状,由于结缔组织广泛分布于全身,所以患儿常有多组织多脏器的病变。多数学者认为是常染色体显性遗传,有些病例表现为常染色体隐性遗传,隔代遗传亦有报道。

【临床表现】

1.按临床特征及遗传方式将本综合征分为以下4型。

(1)Ⅰ型:最多见,此型为常染色体显性遗传。基特征为:①骨骼脆弱易折;②明显的蓝色巩膜;③传导性耳聋。

蓝色巩膜为本病症主要表现之一,可呈深的蓝黑色。因巩膜透明度增加,眼脉络膜的色素外显所致。

约10%患儿在出生时即有骨折,轻微外伤即可引起骨折。长骨骨折可引起肢体畸形,以下肢常见。青春期骨折可自发缓解。其他畸形有膝外翻、扁平足伴内翻跖。韧带松弛以小关节如手、足、膝明显,因下肢短,故体形矮小。

约35%患儿有听力障碍,但10岁前少见,多在青春期后发生。其原因为鼓膜薄,韧带松弛和内耳骨质硬化。

牙齿常呈黄色或灰蓝色透明,过早腐蚀或易碎。X线摄片可见牙有短根,冠根连接点缩小,家族中可见到遗传性乳白色牙本质。

(2)Ⅱ型:又称致死性成骨不全症,系常染色体隐性遗传,50%为死胎,其余在生后很快死亡,死于胸廓畸形所引起呼吸机能不全。仅少数可活数月,出生时体重与身长皆低,典型的X线摄片可见长骨弯曲及肋骨串珠、脊柱双凹、扁平、颅缝宽。颅骨软化可扣及多发的骨岛。面部鼻呈钩形、肢体极短,且弯成弓型,大腿宽与躯干成直角。皮肤薄易脆,可在分娩时被撕破。

(3)Ⅲ型:又称Lobstein特发性脆骨症,也是常染色体隐性遗传。2/3病例在出生时或生后一年内发生多发性骨折,导致进行性骨骼畸形。尚有少数出生时身长及体重均正常,在儿童时期因骨折病变频发,下肢畸形而变矮。脊柱后突可发生于儿童时期,并可进行到青春期。出生时巩膜色蓝以后变浅,此型在小儿时期无听力障碍。在婴儿或儿童时期多数病例死于心、肺并发症,极少数可活到成年。

(4)Ⅳ型:仅有显性遗传性脆骨表现,无典型成骨不全Ⅰ型的其他表现。出生时下肢弯曲呈弓形是唯一表现,以后可见肢体与脊柱畸形但无骨折,下肢畸形随年龄增长可逐渐减轻,与Ⅰ型相似,到青春期可有自发的改善,仅留下身材矮小外貌。

2. 根据发病时间及病情轻重可分为以下3型。

(1)胎儿型:病情严重,常见颅骨骨化不全,胎儿期即有多次骨折,大多是死胎,或生后于短期夭折。

(2)婴儿型:较常见,出生后即可有骨折,以后较轻微的外伤,甚至无外伤都可造成多发性骨折,女性患者多于男性,蓝色巩膜及韧带松弛较多见。

(3)少年型(迟发型)病情最轻,出生时可以没有骨折,儿童期容易发生骨折,到青春期后有自动改善趋势,20岁前后常伴发因耳硬化而造成耳聋。

3.Sillence等根据临床特征和遗传方式,又将本综合征分为以下5型。

(1)Ⅰ型:最多见,有明显的蓝色巩膜、脆骨和早老性耳聋家族史,为常染色体显性遗传。

(2)Ⅱ型:又称致死性成骨不全症,常系染色体隐性遗传,常为死胎或在新生儿期死亡。

(3)Ⅲ型:又称Lobstein特发性脆骨症,呈常染色体隐性遗传,有2/3病例在出生时或出生后一年内发生多发性骨折。长骨和脊柱可逐渐出现弯曲变形,儿童期蓝色巩膜较青春期重。

(4)Ⅳ型:仅有显性遗传性脆骨表现,无蓝色巩膜和牙齿、听力异常。

(5)Ⅴ型:为常染色体隐性遗传性脆骨综合征,常伴关节松弛,但无蓝色巩膜。

【诊断】

(1)多发性骨折、蓝巩膜、骨质脆弱等特点。

(2)X线检查:X线摄片显示全身普遍性骨质稀疏,四肢长骨及颅骨的变化较为明显。四肢骨骼有4种类型:①粗骨型:骨骼短粗,弯曲,可合并骨折裂纹;②细骨型:骨干细长,而骨端肥大,骨皮质菲薄,弯曲,可合并骨折裂纹;③囊肿型:骨干表现囊肿样膨胀;①骨痂型:骨折处已有骨痂形成,骨干较粗且弯曲。头特征是前后径短,左右径宽,呈倒置的三角形。囟门闭合晚,人字缝可见缝间质。

(3)血清钙常增高,磷正常,约有30%病例血清碱性磷酸酶活力增高。

本综合征须与软骨发育不全,磷酸酶减少症,骨质稀疏及胱氨酸症等鉴别。

【治疗】

本综合征无特殊治疗,新生儿时期细心护理可采取一些保护性措施,如用床垫固定以减少骨折,新生儿期过后,则主要依靠矫形疗法和固定术,固定时间应尽量缩短,以免发生广泛骨萎缩。性激素、肾上腺皮质激素等治疗,骨折次数可以明显减少,但停药后又可发生骨折。

第五十七节 低肌张力-低智能-性发育滞后-肥胖综合征

低肌张力-低智能-性发育滞后-肥胖综合征（PWS）又称 Prader-Willi 综合征、Labhart-Fanconi 综合征、Labhsrt-Willi 综合征、有糖尿病倾向的生殖器发育不全和萎缩综合征等。

PWS 是一种非孟德尔遗传现象-基因组印记病的代表。

本综合征在新生儿期即出现三低一高的特征即肌张力低下、智能低下、性腺发育低下伴过度肥胖（hypoonia hypormentia-hypogonadism-obesity，故又称 HHHO 综合征或 H_3O）。PWS 最早由 Prader 于 1956 年报道一例，至 1961 年 Prader 和 Willi 两位学者补充报告了 14 例，之后将此征命名为 Prader-Willi 综合征、Prader-Willi-Labhart Fanconi 综合征。根据美国、日本、瑞典等国对发病率的研究，从 1/15000 到 1/5000 不等，最近研究结果显示该综合征出生发生率在 1/29 000。国内早期王德芬等 1985 年报道过 8 例，近期李清玲等综合报道 46 例。

【病因】

印迹基因缺陷是 PWS 的致病原因。

从细胞遗传学看可将本综合征分为两类：一类核型完全正常；另一类则有 15 号染色体畸变，包括 15 号染色体结构畸变及 15 号染色体上基因突变。

目前已初步明确染色体 15q11~13 区域基因异常，该区域基因组印迹区如母源基因甲基化失活则只表达父源非甲基化等位基因，而父源 15q11~13 区域存在的 SNRPN、NDN、MA-GE12、MKRN3 印迹基因仅在父源等位基因上存在，当这些失去功能，即可导致 PWS。极少数患者是 15 号染色体发生平衡易位而导致 PWS。亦有 14 号、15 号染色体易位而无异常表现者。有学者认为 PWS 系常染色体隐性遗传。

【临床表现】

总体来看 PWS 临床主要表现有肌张力低下、喂养困难、哭声低下、智能障碍、身材矮小、肥胖、外生殖器发育不全、特殊面容及皮肤色素减退等。

各年龄段的主要临床表现有所不同。

目前已有关于 PWS 临床表现与发病机制关系的报道，例如皮肤色素减退发生率在母源性同源二倍体的 PWS 患儿中仅有五分之一，而在父源性缺失患儿中的出现率超过半数。但尚不能充分说明父源性缺失型与母源性同源二倍体（UPD）型患儿临床表现的明显差异。

具有特征性的临床表现分述如下。

（1）肌张力低下：胎儿期即可表现为胎动微弱，新生儿期表现为哺乳反射和吞咽反射阙如，喂养困难，常须鼻饲喂养。之后表现为反应迟钝、嗜睡、对外界反应差、步行延缓，直至学龄期肌张力低下方始好转。

（2）智能低下：多不严重，智商在 20~80，平均 60 左右，但学习上都表现出不同程度的困难。

（3）性腺功能低下，外生殖器发育不全、小阴茎、隐睾、无初潮、缺乏第二性征、多无生育功能。

（4）多食性肥胖：6 个月后喂养困难渐消，而患者多食易饥恶，甚至饥不择食。日积月累逐渐肥胖，步态蹒跚，活动时气促加剧，睡眠时有鼾声。5 岁后出现明显肥胖伴运动机能迟钝。常见有多饮多尿。

（5）身材面容：明显矮身材，肢端小。奇特面容包括眼裂小、眼睛狭长、翘唇如鱼口，嘴狭长并向下弯曲，小下颌，牙齿发育不良。

（6）皮肤及肤纹：皮肤色素减退。肤纹方面 Reod 分析 88 例患者有以下规律，即掌七三叉点升高，AA 主线终于桡侧，拇指有大的斗纹，此外有 15 号染色体畸变者其跖纹无趾间区花纹。

（7）掌指骨异常：Buller 等发现本综合征患者掌指骨有缩短，而有染色体畸变者远端指骨的缩短较无畸变者更具同质性表现。李清玲的病例中部分发现脊柱侧弯。

（8）糖尿病：青春期前后出现糖尿病显性化，葡萄糖耐量试验降低及发生糖尿病的倾向，同时青春期性发育迟缓成为不完全性早熟。

【诊断】

（1）三低一高的临床特点及特殊面容。

（2）肌肉活检,可发现神经性或肌原性萎缩现象,但大部分正常。

（3）实验室检查,可有葡萄糖耐量异常,尿中性激素以及促性腺激素偏低。血尿串联质谱、电解质、甲状腺功能均无明显异常。

（4）脑电地形图,头颅磁共振成像无明显异常。

（5）关于诊断标准,1993 年和 2001 年分别有文献提出 PWS 的临床诊断标准,可是各年龄段患者临床表现不尽相同,当出现相应临床表现时,即使尚不完全符合诊断标准,皆应进行基因检测。

（6）在尚无基因检测条件时,可先行染色体检查,用高分辨技术检查可发现 1 条或 2 条 15 号染色体的罗伯逊易位或相互易位,亦可为 15 号染色体长臂部分丢失或来自 15 号染色体的额外小染色体。亦有第 14 号、15 号染色体易位而无异常表现者,或核型检查完全正常。

（7）基因检测:如发现存在父源性 15q11~13 区域缺失或母源性单亲二倍体则可确诊 PWS。

常用的基因分析方法有:高分辨染色体核型分析、荧光原位杂交（FISH）、全基因芯片、甲基化特异性多重连接依赖性探针扩增技术（methylation specific-multiplex ligation dependent probe amplification,MS-MLPA）或甲基化特异性聚合酶链反应（MS-PCR）等。

2015 年我国制订了关于 PWS 诊治专家共识可供参照。（中华儿科杂志 2015,53（6）:419-424）

【治疗】

PWS 至今无根治方法,目前综合各学科给予对症治疗和综合管理的方法可取得一定效果。

根据不同年龄段患儿的表现特征及不同的内分泌和代谢紊乱及相关问题进行有效干预。

新生儿、婴幼儿着重解决喂养困难,可采用特殊奶瓶,甚或短期鼻饲喂养。后期贪食肥胖问题需控制饮食,必要时可用苯异丙胺控制多食。有多尿表现者可选用抗多尿药物。

生长激素长期治疗,性激素替代治疗亦可慎重适时选用。

脊柱侧弯严重者可行外科手术矫治等。

【预后】

PWS 预后不良但病死率仅为 3%。

早期诊断和合理干预可改善营养状况、体格发育、青春发育、神经精神状况,以改善生活质量,预防严重并发症尚可延长生命。

婴儿死因多为严重继发感染,成人主要死于睡眠呼吸暂停、急性肠扩张等。

高龄妊娠是发生本综合征的高危因素,在优生优育科普宣教时,应提及此种可能。

第五十八节　点状软骨发育不良综合征

点状软骨发育不良综合征（chondrodysplasia punctata syndrome）即先天性钙化性软骨发育不良（congenital calcification chondrodystrophia）,又称 Conradi 综合征、Huenermann 综合征、先天性软骨钙化不良（Chondrodystrophia calcificaus congenita）、骨骺点状发育不良、先天性点彩状骨骺、钙盐沉着伴罕有面貌等。由 Conradi 于 1914 年首先报告。1931 年 Hunermann 作了详细描述。其特点是生长不良,四肢骨骼发育异常,关节畸形,皮肤损害及部分患者心血管的先天畸形等。

【病因】

本综合征病因未明,可能与遗传有关。常染色体隐性遗传者可导致本综合征 Ⅰ 型,常染色体显性遗传者为本综合征 Ⅱ 型;性染色体显性遗传者则表现为男婴死亡,女婴发病。晚近有报告与药物华法令有关,妊娠初期服用华法令可招致胎儿患病。

【临床表现】

本综合征临床表现比较特殊,大致有如下几方面。

（1）特殊面貌：短头、小头或大头、前额突出、眼距增宽、高腭或腭裂，还可出现耳郭变形、智力低下、短颈等。

（2）眼部表现：白内障、视神经萎缩或发育不良，斜视或眼球震颤。

（3）皮肤异常：鱼鳞状角化症、红皮症、寻常性鱼鳞症等，还可出现脂溢性皮炎、毛囊萎缩、毛发脱落、滤泡性皮肤萎缩症等。

（4）四肢畸形：短肢、第Ⅰ型肢体畸形的上臂严重于前臂，大腿严重于小腿、多指并指、膝外翻及关节挛缩、髋关节脱位等。

X线特征：可见干骺端斑点状钙化，于长骨、肩胛骨、椎骨，以及气管喉头的软骨部分，关节周围软组织上见斑点状钙化影，而在腕骨及跗骨的软骨无此变化。这些钙化影不随年龄增长而增加，一般于3岁后便可消失。

部分患者可出现骨化过程迟缓，其胸腰椎骺端软骨板增宽，而形成特征性的冠状裂缝。

临床分型：①Ⅰ型又称肢根型，以四肢长度不对称，平骺端钙化显著，白内障发生率高（70%以上）为特征。②Ⅱ型又称 Conradi-Huenermann 型，其四肢长度较对称，出现白内障者较少，预后较Ⅰ型好。

【诊断】

典型的临床表现加上幼儿期内X线明显的骨骺多发性点状钙化等即可诊断。须与多发性骨骺发育不良区别，多发性骨骺发育不良发病期多在4~5岁后，骨骺点状病态外，尚有髋、膝关节为主的关节疼痛，无特殊面容及白内障。

【治疗】

本综合征无特殊治疗方法，酌情予以对症处理。

【预后】

Ⅰ型预后差多于1~2岁死亡。Ⅱ型预后较好。并发心脏畸形或神经系统异常者预后很差。

第五十九节　多发性骨发育不良综合征

多发性骨发育不良综合征（Hurler syndrome）即多发性骨营养不良（dysostosis multiplex），又称 Hurler 综合征、Pfaundler-Hurler 综合征、Hurler-Hunter 综合征、Thompson 综合征、脂肪软骨营养不良承雷病（Gargoyleosis）、多发性骨发育障碍等。本综合征系黏多糖病的一个类型，又称黏多糖病 IH 型。

本综合征于1917年首先由 Hunter 报告，患者为兄弟两人，1919年奥地利儿科医师 Hurler 又描述了两个患儿具有某些不同表现。1965年 Mckusick 等曾根据临床表现、遗传方式和尿中排泄黏多糖分将其分为6型，1972年 Mckusick 又做了分型标准的修订。1978年 Ginsberg 又报告了新型。近年来研究表明本病是酸性黏多糖类在溶酶体内储积，造成患者体格及智力发育障碍。

【病因】

本综合征为常染色体隐性或性连锁隐性遗传，与酸性黏多糖代谢紊乱有关，患者体内由于溶酶体 α-在旋艾杜糖苷酸酶（α-L-iduronidase）缺乏，而使黏多糖的分解发生障碍，体内各组织细胞内有分解不完全的黏多糖沉积，并自尿中排出。此种异常沉积涉及多种器官和组织，如心、脑、肝、脾等。在心瓣膜、血管、脑膜、角膜、骨膜等组织，可见有黏多糖沉积的 Hurler 氏细胞，此为各种临床表现的病理基础。

【临床表现】

本综合征多见于婴幼儿，患者在出生时多无异常，多于1岁后开始出现本病特征，患儿面容粗笨、鼻梁低平、眼距远、唇厚舌大、耳低位、牙稀小、齿龈厚、皮肤粗厚、毛发增多、头围增大，呈舟状头。骨关节有畸形、手指短粗、颈短、坐位驼背、身材矮小。

神经系统表现为智力低下，行为语言发育落后，反应迟钝，神经系统体征可有痉挛性瘫痪，病理反射等。视力听力可有异常。眼部可有角膜混浊、眼球突出、视网膜病变，有的有传导性耳聋。

心血管损害：50%~100%动脉硬化，黏多糖在心脏瓣膜与冠状动脉内沿着几乎各型均有。主要是瓣膜与冠状动脉病变,其中主动脉瓣最常受损(关闭不全和狭窄),其他瓣膜也可受损。常有心脏瓣膜杂音和心绞病发作,多在 7~10 岁合并呼吸道感染和心力衰竭而死亡。

X 线检查骨骼呈多发性骨发育不全。四肢管状骨骨干变宽、粗短、两端呈削尖状。掌指骨短而宽。骨盆狭小,股骨头畸形,髋外翻。

临床常类型的表现见表 8-8。

表 8-8　黏多糖病分型鉴别诊断表(参照 Mckusick 的分型标准)

型别	生化缺陷	遗传	骨骼改变	角膜云翳	肝脾	心血管侵犯	脑发育不全	并发症及预后
Ⅰ(H) (Hurler 综合征)	硫酸软骨素 B 与硫酸肝素在尿内排出增加	常染色体隐形	中等度,腰椎后凸,腰椎 1,2 前缘突出	出现较早	增大	+	严重	儿童时期死于心脏或肺炎
Ⅱ (Hunter 综合征)	同上	伴性基因隐形	中等度,无驼背	—	增大	+ 肺高压	发病晚,较Ⅰ型轻	耳聋,可活至 30 岁
Ⅲ (Sanfilippo 综合征)	硫酸肝素在尿内排出增加	常染色体隐性	很少	—	轻或中度	—	严重	可活至 30~40 岁
Ⅳ (Morquio 综合征)	硫酸软骨素在尿内排出增加	同上	严重,并有特点	+ 发展慢	—	轻 若有,为主动脉反流	—	能活到成年活到成年,有时伴精神病
Ⅴ 或(IS) (Scheie 综合征)	硫酸角化素在尿内排出增加	同上	中度	+	—	+ 主动脉瓣膜病	—	
Ⅵ (Maroteauxamy 综合征)	同上	同上	严重	+	+	—	—	无资料

病程进行性发展 x,多因心功能不全,而在 10 岁以前死亡。

X 线检查骨骼呈多发性骨发育不全。四肢管状骨骨干变宽、粗短、两端呈削尖状,掌指骨短而宽。骨盆狭小,股骨头畸形,髋外翻。

【诊断】

根据临床表现可初步考虑本病。实验室检查以下主要方面。

1. 尿内黏多糖检查　正常人尿中黏多糖约为 3~15mg/24 小时,80% 为 4-硫酸软骨素,余为硫酸皮肤素和硫酸乙酰肝素。本型尿中黏多糖增多,且以后二者增多为主。

测定尿中黏多糖简易过筛方法是甲苯胺蓝试验与溴化十六烷三甲铵试验。

(1)甲苯胺蓝试验:①甲苯胺蓝 1.0g;②丙酮 400ml;③蒸馏水 100ml;④ 10%醋酸若干。

方法:将晨尿用注射器抽吸,再将尿液滴于滤纸上,使成直径为 1cm 之斑点,共滴三处。干燥后于第二处再加滴尿液一次。于第三处加滴尿液共四次,使均保持直径 1cm。每次待干燥后再滴第三次。待全干后将滤纸浸于 0.2%甲苯胺蓝溶液中(由试剂①②③配成),共浸泡 45 秒,取出使干,再用 10%醋酸液冲洗 4 分钟,使之干燥。在另一盛器中再用 10%醋酸冲洗一次。检查时应有对照。

结果:在尿液处有蓝色环斑为阳性,说明尿中硫酸软骨素增多,含有尿滴数越多的斑点蓝斑越明显。

(2)溴化十六烷三甲铵试验:①缓冲液(1M, pH6.0),1M 枸橼酸钠 88ml,1M 盐酸 12ml;②溴化十六烷三甲铵试剂,溴化十六烷三甲铵 5g,橼酸盐缓冲液 100ml。

方法:新鲜尿液 5ml 加入溴化十六烷三甲铵试剂 1ml,轻摇匀,放置 30 分钟。

结果:有絮状沉淀为阳性,表示尿中黏多糖浓度>10mg%。正常新生儿、尿路感染、肾小管病等也可呈阳性反应。

2. 血液检查　患儿周围血或骨髓的白细胞可有特殊的异染性颗粒(Reilly 氏小体)可辅助诊断。用瑞氏或吉姆萨氏染色时,在淋巴细胞或中性粒细胞中可见有大小不等、形状不同、分布均匀或成堆的深紫色颗粒。

细胞内也可有空泡形成。Reilly 氏小体即为黏多糖。在本病 I 型时,颗粒很少甚或无。VI型或VII型者较易找到这类细胞。

3. 细胞培养检查黏多糖　成纤维细胞、白细胞、骨髓细胞等经过培养后可以检查特异的异染性颗粒。

4. 酶测定　用培养的细胞或血清进行酶活性的测定。

【治疗】

本综合征尚无有效治疗方法。有人认为输正常人白细胞有较好效果。Di Ferrante 于 1971 年曾提出,用正常人的新鲜血浆给患儿静脉输注,有一定疗效。以后有的学者认为,这种疗法对临床症状的改善仅略有作用,故值得探讨。此外,还有人提出维生素 A 醇(Retinol)可使成纤维细胞内黏多糖减少,α-左旋艾杜糖苷酸酶按理可改善病情,效果待临床进一步证实。

【预后】

本综合征预后不良,多数患儿于 10 岁左右死于呼吸道感染和心力衰竭。有人认为,无角膜混浊者预后良好。

第六十节　多系统平滑肌功能障碍综合征

多系统平滑肌功能障碍综合征(multisystemic Smooth muscle dysfunction syndrome),是少见、文献报道尚少的一种平滑肌功能障碍性疾病。2010 年 Milewicz 等首次报道, 2017 年国内周云连、陈志敏等报道 1 例。

【病因】

MSMDS 的病因系基因突变所致。Milewicz 首次报道的病例为 ACTA2 基因 P.R179H 变异,国内周云连首次报道的病例亦为 ACTA2 基因突变引起,其编码区 536 位核苷酸 CT 杂合变异,致 179 号氨基酸改变。故本综合征为罕见的基因变异疾病,主要为位于 16 号染色体长臂 10q23.31 上的 ACTA2 基因 c.536C>T (p.R179H)杂合变异。

【临床表现】

(1)瞳孔放大(先天性固定性散大)、眼底视网膜血管迂回曲折,二者几乎 100% 会出现。

(2)动脉导管未闭、胸主动脉瘤、升主动脉扩张。

(3)肺动脉高压、肺动脉扩张。

(4)脑血管病变、脑梗死和(或)偏瘫。

(5)慢性肺部病变、间质性肺炎、呼吸困难、哮喘、反复呼吸道感染。

(6)肠蠕动欠佳和肠旋转不良、胆囊结石。

(7)低张性膀胱。

(8)神经系统,运动和(或)智能发育落后、烟雾病、脑白质病变。

(9)其他表现　先天性腹肌阙如、脚趾发育异常、睾丸发育不良、深静脉血栓。

【诊断】

1. 临床症状　瞳孔先天性固定性放大,对光反射消失。因瞳孔括约肌发育不全所致,瞳孔直径固定在 5~7mm,除对光反射,对药物去氧肾上腺素、毛果芸香碱、托比卡胺均无反应。这是每个患儿都有的特征性改变,是诊断的一大要点。其他临床表现也就是有平滑肌分布的脏器和组织结构有先后不一、轻重不等的种种表现,但不是每个患者均具备,大多有数种表现重叠表现。

2. 影像学检查　肺 CT 示多发纤维条索影;头颅 MRI 脑内诸血管形态僵硬、多发异常信号影。

3. 基因检测　ACTA2 位于 10 号染色体长臂 10q23.32,由 9 个外显子组成,编码肌动蛋白 α2,其是存在于哺乳动物中的 6 种肌动蛋白亚类的一种。这种肌动蛋白主要分布于肌细胞,是收缩器的主要成分。

MSMDS 的诊断可通过此种基因检测,能发现存在 ACTH2 基因 R179 的变异,最常见的是位于 6 号外显子的 ArgHis 变异,还可发现 Arg179Leu、Arg179Cys 等变异而确诊。

【治疗】

本综合征无有效治疗方法,只能作些对症治疗,和对各系统出现的问题及时相应的处理。

【预后】

大多数预后不良,直至死亡。

第六十一节　恩格尔曼氏综合征

恩格尔曼氏综合征(Engelmann syndrone)即进行性骨干发育不良,又称 Camurati- Engelmann 综合征,婴儿型多发性肥厚性骨病等。是一种原因不明的,少见的骨质增生硬化性疾病。本综合征为常染色体显性遗传。多为儿童时期发病,少数于婴儿时期出现症状。男多于女。

【病因】

Singleton(1956 年)认为是血管壁的增厚致管腔变窄,组织血流减少,以致出现骨骼的非特异性骨皮质增厚,骨内外膜新骨生成,骨组织内及邻近皮下组织小动脉管壁增厚。本综合征主要发生于四肢长骨,病变对称,持续进行。有些病例颅骨同时受累。面骨受累不多,偶尔累及锁骨、肋骨、肩胛骨、下颌骨。手足短骨和脊柱骨受累少见。

【临床表现】

临床上本综合征最常见于 6 岁以下的儿童。主要症状是行走延退、食欲缺乏、体重不增、发育不良、肌肉萎缩、无力或疼痛、步态蹒跚、易疲劳。有些患者患侧肢体皮肤紧张,累及面骨时,面部皮肤紧张发亮。下颌骨增生肥大,颅底骨和乳突增生硬化,可致神经孔变窄,影响视力和听力。四肢与躯干发育不成比例,四肢相对较长。智力均正常。一般病变缓慢发展,骨骼病变直到成人时期仍存在,而肌肉软弱无力可以改善或恢复。有些病例骨病变虽显著,但无临床症状,实验室检查无特殊发现。

【诊断】

主要与发生骨增生硬化的疾病相鉴别。

(1)全身性骨皮质增生症(Van Buchen 病):除骨质增生硬化,还可见到小骨赘疣。血清 AKP 升高。X 线征象与本病相似。两者关系尚不清。

(2)慢性家族性高磷酸酶血症:头颅增大、四肢骨弯曲、肌行软无动力、不便。

(3)骨梅毒:多累及长骨,可见骨质破坏。康氏反应阳性。

(4)石骨症:进行性贫血、肝脾大、骨干骺端及骨骺均致密硬化。

(5)原发性肥大性骨关节病:长短骨对称性骨膜增生、皮肤肥厚、杵状指趾。

(6)致密性成骨不全症:侏儒、下颌骨小、发育不良,指趾末节粗大、指甲如匙状,易骨折。

(7)骨硬化症:常伴有并指和中末节指骨发育不良。

(8)婴儿骨质增生症:多见于 5 个月以内小婴儿,可自愈。

【治疗】

本综合征除理疗、体疗对症治疗外,尚无特殊治疗方法。

【预后】

本综合征虽无有效治疗,但不会影响寿命和造成残废。

第六十二节　儿童类风湿病

儿童类风湿病(juvenile rheumatoid disease)即 Still 综合征(Still syndrome),又称幼年型类风湿性关节炎(juvenile rheumatoid arthritis, JRA),是一种常见的结缔组织病,近年有的学者将变应性亚败血症综合征也归于本综合征之中,作为一种临床类型。

1864 年 Cormil 最早记载小儿关节风湿症,1897 年 Still 详细描述本综合征的临床表现有发热,肝、脾、淋巴结肿大,肌张力低,关节畸形较晚出现等,以后即以 Still 命名为 Still 综合征。1970 年 Brewer 将本综合征分类为全身型(急性发热型)、多发关节型、单发关节型等三种临床类型。

【病因】

儿童类风湿病的病因至今尚未完全明了。在发病机制上一般认为与免疫反应或其他过敏因素有关,而呼吸道或其他部位的细菌感染或病毒感染可能为发病诱因。

【临床表现】

主要临床表现有较长时期不规则发热,关节肿痛,尤以指趾小关节明显,日久可致关节畸形,以及皮疹、眼炎等。全身表现还有轻度贫血、肝脾淋巴结肿大、白细胞增高等。心脏病变并不多见,少数约 8%~10%可有心肌炎、心包炎,这与风湿病较早并较多地累及心脏不同(附表)。

起病年龄越小临床表现越偏于全身症状而关节症状和病态较为轻微也即大多为全身型(急性发热型)。到 7 岁左右大多数患儿发病时以关节症状为主而周身症状极为轻微,即呈多关节型。

主要症状分述如下。

(1)发热:早期热型不一,有时可上下波动大,较风湿热的波动大和高,或持续高热,或虽持续性低热。在少数病例中有腹痛现象。

(2)关节病变:受累关节或多或少,呈多数性对称性病态,侵犯小关节,特别是指趾关节是本病的特点。关节的发热、发红往往自然消失,而肿痛可持续较久。急性期滑膜内可积储液体,晚期可见附近肌肉萎缩、关节强硬、终至畸形。本综合征关节变化与类风湿性关节炎相比'游走性较少,一般两侧对称,而且容易发生畸形。

(3)皮疹:形态不一,皮疹出现早约为 20%,往往随热度的升降而忽隐忽现。

(4)心脏病变:严重心肌炎和心包炎并不多见。本综合征极少有心内膜或瓣膜炎。严重的心力衰竭仅属偶见。预后远较风湿性心脏病为好。

(5)眼炎:见于 10%~15%的病人,一般为虹膜和睫状体炎,眼色素层炎少见,重者可致失明。

(6)肝脾淋巴结肿大:在部分患儿中这些表现较风湿热病例为多见,但不少患儿可以三者全不肿大,因此,这些病态不是本综合征诊断的必要条件。

(7)皮下小结:发生率为 10%,较成人时期为少见。

(8)X 线所见:一般先见关节附近的软组织肿胀,继而骺部骨质疏松,终至消失。此外还可见骨表面破坏,关节腔狭窄,骨膜反应及关节半脱位等。

(9)实验室检查:中度贫血、血沉增快、白细胞多数升高;血清蛋白免疫电泳常显示 IgA、IgM 增多;C 反应蛋白常呈阳性;类风湿因子约 65%阳性;其中以多关节型者阳性率高;抗核抗体约 20%阳性;血清补体正常。

【诊断】

此病在小儿期表现不一,可使诊断上发生困难。必须指出小儿全身症状比较多见,特别是婴幼儿可只发热而无关节症状。如不注意此点,幼儿患者易被漏诊。

目前对类风湿病的诊断有用血清生化检查法或血清免疫检查法均属较特异的方法。

血生化简检查法:先于专用黑色反应玻璃板的两个方格内各加病人血清一滴(约 0.05ml),然后在两方格内分别加入 1%和 2%曙红液一滴(约 0.05ml),将玻璃板前后缓慢摇动半分钟,使血清和曙红液充分混匀之后,于两方格内各加聚苯乙烯胶乳溶液一滴,连续摇动玻璃板 3~4 分钟,使其充分混匀。在太阳光或直射光下观察结果。从加入胶乳液起计算时间,在 1~4 分钟内 1%和 2%曙红液均出现明显均匀凝集颗粒者为阳性;1%曙红液出现明显凝集颗粒而 2%曙红溶液仍为均匀红色悬液者为弱阳性;1%和 2%液均为红色悬液者为阴性。上海学者认为此试验对类风湿病具有高度敏感性。(表 8-9)

表 8-9　几种胶原性疾病的主要症状和体征

	风湿病	类风湿病	过敏性紫癜	皮肌炎	全身性红斑性狼疮	结节性动脉周围炎
皮肤症状						
四肢躯干	⊕	⊕	⊕	⊕	+	+
面　部	-	-		⊕	⊕	-
发热	+	⊕(弛张性)	±	+	+	+
关节炎	⊕(较游走,不对)	⊕(较固定,大多对称)	+	±	+	+
心脏受累	⊕	±	±	±	+	+
多发性浆膜炎	±		±		⊕	
肌炎	-	+	±	⊕	+	
胃肠症状	-	±	⊕	±	±	+
肝脾或淋巴结肿大	-	±	±	±	+	+
肾脏受累	-	-	⊕	±	⊕	⊕
皮下小结	⊕	+		-	-	+
眼症状	-	⊕	±	±	+	+
中枢神经症状	±	±		±	+	⊕

注:⊕常有的典型症状;+常见;± 少见;-不见或难得出现。

类风湿因子试验:这是一种免疫学检查方法。以免抗羊红细胞血清致敏的羊红细胞和病人血清凝集。类风湿患者血清中有一种因子,能凝集致敏的羊红细胞,但不能凝集正常的羊红细胞。凝集效价 1∶32 以上者为阳性。文献记载阳性率平均为 65% 左右,尤以周围关节型阳性率较高。

【治疗】

1.一般疗法　应趁早利用综合疗法,使患儿安然渡过急性期,并尽量减少或延缓畸形的出现,一般争取家长的了解和合作,使患儿获得适当的休息、营养、体育锻炼、理疗及各种预防传染病的措施。湿热最能减少关节的痛感,可在清晨下床后及晚间就寝前常行温水盆浴,每次 10~15 分钟,浴毕随即进行体育活动,宜由医生示教家长,在家中照样执行,目的是使患病关节附近的肌肉常有活动的机会,从而保存肌力,可以预防局部强直或畸形,对于病儿的全身体格和精神发育也有良好影响。此外,应使病儿畅通大便,还应避免上呼吸道感染及其他传染病,如有牙齿、鼻窦及扁桃体等局部病灶,宜彻底治疗。

2.基础治疗　所谓基础治疗就是使用某种药物既能达到改善类风湿炎症的临床症状,又能干扰产生类风湿炎症的病理机制的双重目的的治疗方法。

可作为基础治疗的药物有抗疟药、青霉胺、金制剂等。

3.肾上腺皮质激素疗法　对全身症状较严重或并发心肌炎、心包炎的患儿亦应提早应用激素。需用激素时一般口服泼尼松,开始剂量为 1~2mg/(kg·d),分 3~4 次,连续应用 1~2 周,至病情好转及红细胞沉降率降低时,即可在水杨酸盐疗法的协助下渐减剂量至最小有效量,维持 3~6 个月或更长的时间,如病情稳定,可以进一步减量以至停药。停药之时,应密切观察症状,慎防突然发生的不良反应。早用肾上腺皮质类激素,似能预防或延迟关节畸形,曾以活组织检查方法观察病理,也能显示滑膜炎在激素治疗期有所消退。

4.水杨酸疗法　一般病例应首先应用阿司匹林,开始时给 90~100mg/(kg·d),分 4 至 6 次口服,约待 1~2 周至病情好转时,即逐渐减量,并以最小有效量维持至少 6 个月。如停药后症状复发,可以小剂量维持,作 1~2 年的长期治疗。因阿司匹林或其他水杨酸类药物刺激胃肠可致血便,又能抑制肝脏内凝血酶原的形成而致出血现象,应避免太久的大剂量治疗。在治疗期间应给适量的维生素 K。如遇药物中毒症状,应即停药而进行治疗。

5.非激素抗风湿药物治疗　除水杨酸外还可选用吲哚美辛、萘普生、双氯芳酸、布洛芬、炎痛喜康等。

6.免疫促进剂治疗　转移因子、左旋咪唑、胸腺肽等。

7.免疫抑制剂治疗　硫唑嘌呤、环磷酰胺、甲氯喋啶等。

8.中医疗法　风湿病在祖国医学中属于“痹证”范围。临床可归纳为风热型和寒湿型两类。

(1)风热型(风湿病急性期)的证治:发病较急,多伴有发热,关节红肿热痛,痛无定处,舌质稍红,苔黄白腻,脉滑数。以清热散风,活血通络法。常用麻黄连翘赤小豆汤加味。

（2）寒湿型（风湿病慢性期）的证治：病久迁延不愈，肢体关节疼痛或酸胀，伸屈不利，痛有定处，遇冷或阴雨天则加重，痛处不红肿不发热，或伴有表证之发热感，舌质谈，舌苔白腻，脉浮缓。治以温经散寒、利湿通络法。常用羌活防风汤加减。

9.其他疗法 包括去血浆法、清除体内免疫反应的 T 淋巴细胞（淋巴结照射和胸导管引流）、用胎盘洗脱的 γ-球蛋白免疫调整疗法、物理疗法、矫形措施等。

总而言之目前尚无统一方案，以上这些治疗方法有的是传统疗法，有的是新疗法，有的已被公认，有些尚属试用阶段，个别药物尚有争议，例如氯喹有的主张使用，也有建议禁用。任何疗法均有利弊，须根据临床病例的具体情况权衡利弊制订个体化的治疗方案，以求达到早期治疗，效果满意、副反应轻、后遗症少（关节畸形）的目的。

【预后】

本综合征病程的差异很大。少数患儿经过 2~3 年的急性期后症状方消失，不发生后遗症。大多数患儿关节症状缓解与复发相交替，时轻时重，终至出现畸形。在重症病例中可见心肌炎、心包炎、肺炎、肺栓塞，甚至肾脏及大脑的严重并发症。病程与年龄、起病情况等无关。经过早期适当治疗，可望症状消失。但不少病例病情继续活动，发生关节畸形。对慢性患儿若护理得好，大多数可以正常生活，少数病儿可由于并发感染或淀粉变性而死亡。

第六十三节 弓形腿综合征

弓形腿综合征（Blount-Barber syndrome）即胫骨畸形—骨软骨病，又称 Blount- Barber 综合征、Blount 胫骨综合征、Blount 病、Erlacher-Blount 综合征、胫骨内髁无菌性坏死、胫骨外翻-胫骨畸形性骨软骨病、内侧或外侧性骨软骨病，非佝偻病性弓形腿（Bowlegs without rickets）、胫外翻综合征等。1937 年 Blount 首先报道。

【病因】

本综合征系一骨软骨炎或骨骺炎，病因未明，可能与外伤、过敏有关，包括结核、梅毒所致者在内，有骺软骨生长缺陷，邻近胫骨骺部内侧或外侧部骨化延迟。病理所见于嘴状突起物中，骨骺下有膜状软骨岛，细胞呈不规则分布而不呈圆柱形。青少年型者，呈骨骺生长停滞，而非发育不良。

【临床表现】

临床上，本综合征可分幼儿型和青少年型。幼儿型，于 1~2 岁时出现症状，常为超体重小儿，腿部无原因的渐渐弯曲。常为双侧性，偶为单侧。单侧者呈跛行，双侧者呈鸭步行走，有时可有因劳损而致足、膝疼痛。青少年型，症状于 6~12 岁时出现，常为单侧性。

体检可见患肢短 1~2cm，膝关节下侧面有尖的棱角形突起，内踝球状肿大，胫骨内旋，膝部可有异常活动。其他全身检查均正常。

【诊断】

X 线摄片可见胫骨近侧线轮廓不规则，肿大的骺干端可见骨质疏松区。

【治疗】

幼儿型者用保守疗法渐行矫正，如严重畸形则须骨科手术纠正。青少年型常需骨科手术矫治。

【预后】

矫治适当预后良好。

第六十四节 关节过度活动综合征

关节过度活动综合征（Joint hypermobility syndrome）又名关节松弛症（Jointlaxity），是四肢关疼痛的原因之一。

【病因】

本综合征 1967 年由 kirk 等最早报告,认为是一种家族性、遗传性疾病,可能是结缔组织遗传紊乱的结果。目前有学者将本综合征归于 Ehlers-Danlos 综合征 III 型,此型仅有关节松弛,而无皮肤松弛及 Ehlers-Danlos 综合征其他各型的特征,有家族倾向及显性遗传的特点。

【临床表现】

本综合征患儿无明显性别差异,大多数 2~3 岁甚至学会走路时即有关节松弛现象,疼痛多发生在下肢关节,膝关节尤其多见,上肢肩、肘等关节也有发生。一般为两侧对称,无关节肿胀及活动受限,在运动后更明显。疼痛虽不十分严重,但足以影响儿童正常的游戏和活动。一些患儿可有其他骨关节肌肉方面的并发症,如频繁踝扭伤,反复髋、肩关节脱位、髌骨移位以及脊柱侧凸、扁平足等。

【诊断】

（1）肘关节过度伸展>10°。

（2）膝关节过度伸展>10°。

（3）手指并排被动背屈与前臂伸侧平行。

（4）拇指被动活动可触及前臂屈侧。

（5）保持膝关节伸直位,向前弯腰手掌可触及地面。

符合上述标准单侧 3 项,双侧 2 项即可诊断此征。由于关节疼痛是常见的就诊原因,诊断时除详细病史,必要的实验室检查,X 线摄片和全面体检,有时需要一段时间的临床观察,对诊断都是十分重要的。在作鉴别诊断时要除外几种遗传性结缔组织病的特征和 Marfan 综合征、Ehlers — Danlos 综合征、风湿热和一些少见的代谢紊乱性疾病,如高胱氨酸尿症也可有关节松弛,但本综合征是指单独存在全身关节松弛,伴有关节肌肉疼痛,而其他检查无任何结缔组织异常的证据。

【治疗】

本综合征一般不影响儿童正常生长发育,大部分患儿随着年龄增长,关节松弛现象逐渐好转,在关节疼痛明显时,可采用对症治疗,如口服阿司匹林、布洛芬等及适当的休息,平时应锻炼身体、以增强肌肉张力,但应避免剧烈运动,由于关节过度活动,少数患儿长大后易发生退行性关节炎。

【预后】

本综合征预后较好,不影响小儿的正常生长发育,随年龄增长,可有自身缓解的可能。

第六十五节　关节弯曲综合征

关节弯曲综合征(arthrogryposis syndrome)即 Guerin-Stern 综合征,又称先天性多发关节挛缩(arthrogryposis multiple congenita)、先天性肌营养不良(myodystrophy congenital, dystrophia musculalis deformans)、关节肌肉发育不良综合征(arthromyodysplastic syndrome)、先天性多发性关节僵硬综合征、出生后固定关节挛缩综合征等。1923 年由 Stern 首先提出,是一种先天性致残性畸形。

【病因】

本综合征病因未明,是一种先天性畸形,在病理学上可见关节囊无弹性、骨萎缩、脊髓运动神经元变性、肌纤维中散在分布某些变性肌纤维化和脂肪浸润等改变。

【临床表现】

本综合征男女均可发生,出生后即有上下肢对称性多关节屈曲或伸直挛缩畸形,少数可仅侵犯单一肢体,下肢受累多于上肢。偶可见侵犯脊柱,脊柱的侵犯往往是迟发而并非出生时即存在的。

受累肢体肌肉呈萎缩状,关节部位皮纹消失、皮肤紧张而无光亮,屈曲畸形者常并有皮蹼形成。伸直型肘、膝关节可呈柱状或梭状变形,挛缩的关节活动范围很小,甚至僵硬,但并无疼痛表现。由于面部肌肉发育也较差,患儿常显得表情淡漠。

此外,尚可并存先天性心脏病、腭裂等其他畸形。

临床可分屈曲型、伸直挛缩型和混合型三种。

【诊断】

根据临床典型的出生时即有的关节畸形即可诊断。唯有单一关节特殊畸形如前臂旋前挛缩畸形、僵直的先天性髋脱位和难以矫正的脊柱侧弯,则一时难以明确诊断,肌肉活检有助于诊断。

患儿的肌肉电刺激反应极为低下,而肌电图并无退行性变。X 线检查软组织层次中,示肌肉组织减少而皮下组织相对增厚,部分病例可出现腕骨、桡尺、跟距融合,关节阴影密度增加,股骨头发育较差等,可供诊断时参考。

【治疗】

本综合征治疗以手术和矫形为主,矫形可用石膏、夹板、支架固定。手术有松解术、截骨术、关节固定术等多种骨和软组织的术式,需因人而异地反复斟酌选择适宜手术。

【预后】

本综合征之畸形非常顽固,难以矫正,术后畸形复发率高,一般来说屈曲型比伸直挛缩型效果好,手比脚效果好,膝关节比肘关节效果好。

本综合征虽有严重关节畸形,但临床经过呈非进行性,除功能障碍并无疼痛,常不威胁生命。

仅有 10%左右因有内脏畸形或合并严重感染于早期死亡。

第六十六节　管聚集伴肢节型肌无力综合征

管聚集伴肢节型肌无力综合征(underlie limb girdle congenital myasthenic syndrome)是一种肌肉病理改变为管聚集的肢节型肌无力综合征。临床以肢节肌无力为主要表现。

【病因】

本综合征由 GFPT1 基因异常所致。GFPT1 是氨基己糖合成过程中的限速酶,在糖蛋白、糖脂、及蛋白聚糖等合成过程汇总提供重要糖基化集团。当 TFPT1 基因异常时就会影响神经肌肉接头处很多蛋白,包括肌肉特异性激酶和乙酰胆碱能受体在单位的糖基化不能正常完成,影响其结构和功能不能发挥作用。

GFPT1 基因突变后,通过减少了细胞表面表达的乙酰胆碱能受体数量并降低其活性等机制,影响神经肌肉接头处信息的传递而出现临床肌无力症状。

【临床表现】

1)肢节肌无力为最主要的临床症状。表现为易疲劳,提重物和爬楼梯费劲,四肢近端、远端肌力 3~4级,腱反射减弱。不累及眼外肌。个别有关节挛缩等。

2)低频重复神经电刺激,波幅递减。

3)肌电图:肌源性改变。

4)不同基因以及不同的变异可在临床出现不同的表现。

(1)肌病型 MDS:(TK2 基因变异所致):主要表现进行性加重的肌无力、喂养困难、吞咽困难、血乳酸增高、肌酸激酶(CK)降低、肌酸激酶同工酶(CK-MB)升高,肌电图显示肌源性损害。

(2)脑肌病型(SDCLG1、SUCLA2、RRM2B 等基因变异所致):生后即喂养困难、发言迟缓、吞咽困难,逐渐出现肌无力和听力损害,眼睑下垂、抽搐等。

(3)肝脑病型(POLG 基因变异所致):以肝功能损害为首要,喂养困难、肌无力、抽搐、难治性癫痫、肌无力、睑下垂、凝血功能降低等。

(4)脊髓小脑共济失调(infantile-onset Spincerebellaratelxia,IOSCA)型(由 TWNK 基因变异所致):运动发育倒退、肌无力、咽养和吞咽困难、眼睑下垂、共济失调、MRI 可及髓鞘发育不良及脑萎缩,内囊丘脑异常信号等。

【诊断】

根据临床表现可进行分型诊断。

做相关基因测序,发现基因突变可确诊。

目前该综合征致病基因多达 12 种,基因变异位点不断被发现,有助于诊断和遗传咨询,优生优育。美国 2015 年已发布"序列变异解读标准和指南"可供参考。

【治疗】

本综合征无特殊治疗方法。

【预后】

大多预后不良,儿童期死亡的居多。

第六十七节　急性斑状骨萎缩综合征

急性斑状骨萎缩综合征(Kienbock syndrome)即腕月状骨软化病,又称 Kienbock 综合征、Sudeck 综合征、Sudeck-Leriche 综合征、Sudeck-kienbock 综合征、交感神经性营养不良(Sympathetic dystropy)、创伤后交感神经性营养障碍综合征、外伤后骨质疏松、急性反射性萎缩等。本综合征于 1917 年由 Kienbock 首先报道。

【病因】

本综合征病因未明,本综合征指骨软骨炎发生在腕月状骨时称之。病理可见在关节周围有斑状骨质疏松,骨缺血性坏死类似改变。

【临床表现】

本综合征女性多见,年青人好发,亦可见于儿童。表现为轻度损伤后,腕关节出现疼痛、肿胀。腕部伸展受限制。月状骨区肿胀,皮肤增厚,触之稍软。

【诊断】

根据临床症状及 X 线特征进行诊断, X 线拍片见腕月状骨无菌性坏死,该骨骨影增浓、破裂,后期可发生骨关节炎,有局限性骨质疏松征象。

【治疗】

早期以保守疗法为主。晚期不得已时可行关节固定术,单独摘除病骨常不满意。

【预后】

本综合征是致残性疾病。

第六十八节　假性肥大型肌营养不良综合征

假性肥大型肌营养不良综合征(Duchenne Ⅱ syndrome)即假性肥大型肌营养不良症(Pseudohypertrophic muscular dystrophy),又称 Duchenne Ⅱ 型综合征、重症全身性家族性肌营养不良综合征、Handouzy-Duchenne 营养不良综合征,是进行性肌营养不良症中最常见的一种类型。1868 年由 Duchenne 首先报道。

【病因】

本综合征病因及发病机制尚未清楚,属伴性隐性遗传性疾病。是由于肌细胞能量代谢的先天缺陷所致。家族中可有数人患同样病症,但也有散发的病例。本综合征的病理改变是肌纤维虽萎缩,但由于大量脂肪侵润体积反而增大,呈假性肥大现象。

【临床表现】

本综合征仅有男性发病,女性多半为携带者。多于 1~6 岁内发病,始发症状为下肢近端骨盆带与腰部肌群对称性萎缩并无力。临床可见以下表现。

(1)鸭行步态:由于臀中肌无力行走时骨盆向两侧上下摆动,呈现出"鸭行步态"。

(2)Gowers 征:由于腹肌和髂腰肌无力,自仰卧位起立时,必须先翻身转为俯卧位,然后才能以双手支撑着下肢逐新将躯干伸直面站起,这种特殊动作的过程称之谓 Gowers 征。

（3）肌肉假性肥大：腓肠肌、三角肌、肱三头肌、臀肌等可出现假性肥大，触之坚实而有韧性，呈橡皮样感觉，肌力弱。

（4）上楼梯难：由于髂腰肌和股四头肌无力，而出现上楼梯困难。

（5）翼状肩胛：患儿上肢肌肉及肩胛带肌肉亦可同时受累或稍晚出现受累，当前锯肌、斜方肌受累而无力时即可出现"翼状肩胛"。

（6）完全不能活动：当累及远端肌肉时患儿逐渐不能独立行走，进一步发展到 10 年以上时即出现完全不能活动。由于卧床不起，最终因感染或慢性消耗，或心力衰竭而死亡。

【诊断】

根据临床上进行性肌群萎缩和无力伴假性肌肉肥大，有鸭行步态、Gowers 征、翼状肩胛上楼梯难等特征，结合生化检查酶学改变、肌电图、肌肉活检可以确诊。

病变初期，血中肌酸磷酸激酶、醛缩酶、谷丙转氨酶、谷草转氨酶以及乳酸脱氢酶等升高，晚期则血清酶变化不明显。24 小时尿肌酸排泄明显增多，尿肌酐排出量减少。肌电图改变，在病肌收缩时运动单位电位降低，持续时间短，多相波相加，静止时偶可见肌纤维颤动等。

【治疗】

本综合征病因未明，目前尚无特效治疗。药物治疗尚无确切疗效。应鼓励患儿进行适当的锻炼和尽可能地活动，结合理疗、按摩、针灸等治疗并注意营养补充，尤其是高蛋白质和维生素。后期病例，应着重预防并发症，有挛缩和畸形者可做相应矫形。

【预后】

大多病例在 10 岁左右就发展至不能站立行走的地步，约 3/4 的病例死于 20 岁之前，仅少数可活到 50 岁左右，死因主要为感染和心力衰竭。

第六十七九　线粒体 DNA 耗竭综合征

线粒体 DNA 耗竭综合征（mitochndrial DNA depletion syndrome，MDS），是一种线粒体 DNA（mitochndrial DNA，mtDNA）合成或复制障碍，导致其数量严重减少并累及多个器官或组织的一种染色体隐性遗传病，属于能量代谢障碍性疾病的一种。1991 年由 Moraes 等首次报导。

【病因】

由于复制和维护线粒体基因组的缺陷，造成线粒体拷贝数减少相关联的一组异质性病征。

致本病征的基因有 12 种之多，其中有 3 类：①影响脱氧核苷三磷酸（deoxy-ribonucleoside triphosphate，dNTP0）合成的基因（包括 TK2、TYMP、MPV17、SLC25A4、SNCLA2、SUCLG1、RRM2B、DGUOK 等）；②影响 mtDNA 复制的基因（TWNK、TFAM、POLG）；③未知功能的基因（TBXL4）。

这些基因某一或某二发生变异即可造成 dNTP 的合成受损或复制受阻。前者如 TK2 和 DGUOK，后者如 POLG。

TK2 和 DGUOK 基因变异使 dNTP 的合成受损，从而导致 mtDNA 数量减少、耗竭而发病。

TK2 等基因变异，兼有影响 DNA 合成和复制双重作用。TK2 基因变异导致 dTMP 和 dCMP 不足，使 mtDNA 的复制受阻。

TK2 杂合错义变异 c.557C>G 和 c.341A>T 为新发现的变异位点，世界有报导 82 个病例，TK2 基因变异有 47 个。

国内学者王丽旻等研究的结果，发现了首例 MPV17 的 c.263T>Ap.K88M，c.265T>Ap.M89L，c.152~148 缺失 GTCCG 缺失移码复合杂合突变。此研究结果能否视为我国儿童患 MDS 的常见基因突变类型，尚待更多研究。

【临床表现】

不同基因以及不同的变异可在临床出现不同的表型。

（1）肌病型 MDS（TK2 基因变异所致）：主要表现进行性加重的肌无力、喂养困难、吞咽困难、血乳酸增高、肌酸激酶（CK）降低、肌酸激酶同工酶（CK-MB）升高，肌电图显示肌源性损害。

（2）脑肌病型（SUCLG1、SUCLA2、RRM2B 等基因变异所致）：生后即喂养困难、发育迟缓、吞咽困难，逐渐出现肌无力和听力损害，眼睑下垂、抽搐等。

（3）肝脑病型（POLG 基因变异所致）：以肝功能损害为首发，喂养困难、肌无力、抽搐、难治性癫痫、眼睑下垂、凝血功能降低等。

（4）脊髓小脑共济失调（infantile-onset spincerebellar atelxia，LOSCA）型（由 TWNK 基因变异所致）：运动发育倒退、肌无力、喂养和吞咽困难、眼睑下垂、共济失调、MRI 可示髓鞘发育不良及脑萎缩，内囊丘脑异常信号等。

【诊断】

根据临床表现可进行分型诊断。

作相关基因测序，发现基因突变可确诊。

目前该病征致病基因多达 12 种，基因变异位点不断被发现，有助于诊断和遗传咨询，优生优育。美国 2015 年已发布"序列变异解读标准和指南"可供参考。

【治疗】

本病征无特殊治疗方法。

【预后】

大多预后不良，儿童死亡的居多。

第九章　骨骼与肌肉

第一节　尖头并指（趾）畸形综合征

尖头并指（趾）畸形综合征（acrocephalo syndactyly syndrome）又称 Apert 综合征、尖头并指（趾）畸形、并指型尖头综合征（syndctylic oxycephaly syndrome）等。是表现在颅骨和颜面骨的异常，且伴有尖头并指（趾）畸形的一组综合征。1906 年由 Apert 报告 9 例而命名，国外报告本综合征已有数百例，英国报告约 1/16 万，日本报告约 1/50 万的新生儿患有本综合征。

【病因】

本综合征病因尚未明，偶见遗传或家族性，以往曾认为骨炎、佝偻病、羊水中脐带压迫、先天性梅毒、风疹等为本综合征的原因，目前多认为系常染色体显性遗传，也可呈隐性遗传。大约与胚胎 8 周时中胚层发育缺陷有关。病理改变为颅骨过早融合，骨性接合，关节融合和骨发育不全。

目前对本综合征的发生有人认为是基因突变所致。由于本综合征的发生多为散发病例，患儿的双亲年龄较高（父亲平均 36 岁，母亲平均 33 岁），且其发生随胎次而增加，推测可能是双亲，特别是父方的生殖细胞发生突变所致。

【临床表现】

（1）特异性的塔颅，颅顶短而尖，几乎所有病例均出现有颅缝早闭，前额高耸，上颌骨发育不全。

（2）患者常表现有头痛和惊厥，智力正常或低下，听觉、嗅觉消失。

（3）眼眶浅而扁平，眼球突出，两眼距离过远，上睑下垂，可表现暴露性角膜炎、外斜视和眼球震颤。可有婴儿性青光眼，6~7 岁前视力一般正常，部分患者视力丧失。

（4）手足对称性并指（趾），其程度不一，以第Ⅱ、Ⅲ、Ⅳ指完全愈合最为常见。

（5）脊柱和四肢发育不全、脊柱裂，可伴有短颈畸形，肩和肘部常有骨性结合和关节固定。

（6）脑缺乏特异性变化，可有脑水肿改变，程度不同的智力低下，嗅觉、听觉消失，继发性视神经萎缩多见。

（7）颅骨摄片可见颅内高压、指压痕。

（8）染色体检查无异常。

【诊断】

根据临床表现具有颅骨和颜面骨的异常，伴有指（趾）畸形，可予以诊断。

其中并指（趾）呈对称性为本综合征的一大特征是诊断的重要条件。在诊断过程中须与 Carpentet 综合征、Lanrence-Moon-Bardef-Biedl 综合征、Crouzon 综合征等相鉴别。

【治疗】

（1）针对早期颅骨愈合，为防止智力障碍的发生和发展，以及防止视力障碍可施行颅骨减压术。手术方式以颅骨直线形、十字形切开或双侧颅骨骨瓣成形术为常用。

（2）对合指（趾）症与颜面异常可施行矫形术。

【预后】

本综合征病死率高，多在乳儿期夭折，能存活至青春期以后的为数极少。

第二节　进行性遗传性关节-眼病变综合征

进行性遗传性关节-眼病变综合征(progressive heredity arthrosis-eyedisease syndorme)即 Stickler 综合征(Stickler syndrome)，又称 David-Stickler 综合征，为常染色体显性遗传性疾病，主要表现为近视、视网膜剥离或白内障、骨骼肌肉萎缩、关节过伸为特征的结缔组织发育不良综合征。

【病因】

Herrmann 推测可能系由未分化的间叶细胞缺陷所致。眼球增大而致突出、近视，也可有视网膜退行性改变及剥离。面部表现与有无腭裂有关。腭裂在中浅后方而无唇裂，即 Robin 畸形，是由于胚胎初期下颌骨发育不良，下颌骨小，造成舌后位及上突，影响了上腭由两侧向中线合拢所致。

【临床表现】

（1）骨骼肌肉系统：体形细长，但不过高。关节肿大，有在出生时即可见，病变呈进行性。儿童期可发生严重关节病，膝和髋关节受累较重亦可侵犯腕、肘、踝关节，有如类风湿性关节炎。关节过伸，肌张力低，有关的肌肉发育不良。X 线改变有骨骺发育不良，伸长骨干骺端过宽，骨干过细，脊柱椎体扁，前缘呈楔形。X 线表现可于 1 岁时检出，有助早期诊断。

（2）面部：面部扁平、塌鼻、内眦赘皮，面中部及下颌发育不良，硬腭或软腭裂，常有悬雍垂裂、小下颌。可有耳聋、牙齿畸形。

（3）眼部：常于 10 岁以前出现高度近视和散光，呈进行性。此外尚有青光眼性失明、慢性葡萄膜炎、视网膜剥离或白内障等，近视是典型的表现。

【诊断】

有上述临床表现即可考虑。本病尿甲苯胺蓝试验可为阳性，而尿黏多糖电泳多正常。本病须与结缔组织发育不全而有不同表现的马方氏综合征、Ehlers-Danlos 综合征及同型胱氨酸尿症等鉴别。

【治疗】

本综合征无有效疗法，可作相应的眼科治疗。

【预后】

本综合征重症者可致失明，活动受限等。

第三节　颈椎融合综合征

颈椎融合综合征(Klippel-Feil syndrome)又称 Klippel-Feil 综合征、短颈综合征、颈胸椎体先天性骨结合综合征、骨样斜颈综合征、先天性颈蹼综合征。本综合征首先由 Haller 于 1843 年描述，1912 年由 Klippel-Feil 又作了进一步的详细报道。临床以短颈、后发际低、颈部活动受限等三联症为特征。国内 1986 年项罗以、1987 年张沪生各报告一例，以后有组 16 例的报告。

【病因】

本综合征为常染色体显性遗传，外显率低，具有各种表现度。有的类型为常染色体隐性遗传。有人认为本综合征是胚胎形成后 3~6 周胚层分化障碍和抑制所致。

【临床表现】

本综合征主要特点为患儿自出生后即有颈椎歪斜，或头略向一侧偏斜，婴儿期因表现不明显常被忽略，由于两个或数个颈椎椎体融合成一个大椎块而显示短颈，两侧皮肤似蹼状，头颈部活动受限。后发际低，有时伴有扁后脑。患者除有颈部病损外，常有其他异常。最常见的是脊柱侧弯、驼背，约半数以上患者有脊柱侧凸，三分之一患者有单侧肾脏发育不全等肾脏异常。还可伴有面部不对称、先天性心脏病、脊柱裂、颅骨变形、高肩胛症、翼状肩胛畸形、听力障碍、内斜视、水平性眼球震颤、神经系统病变等。这些"隐匿"性异常对患者的危害甚至超过颈部的畸形。因脊柱畸形常伴有胸廓异常，日久之后肺活量及最大通气量降低，导致混合性通气障碍,损害肺功能。

心血管损害:先天性心脏病的外显率约 25%,以室间隔缺损为常见,此外可有动脉导管未闭、法洛四联症、大动脉转位、肺静脉畸形引流等。

【诊断】

本综合征多见于女孩,结合临床"三联征",其诊断依据主要靠 X 线片,显示的颈椎融合和(或)伴有胸椎、腰椎融合。

Hingworth 将本综合征分为以下三种类型。

Ⅰ型:为数个脊椎融合成单个大块的广泛畸形,主要侵犯颈椎和上部胸椎。

Ⅱ型:为 1~2 个颈椎间隙分节不完全而融合。

Ⅲ型:为Ⅰ型或Ⅱ型同时并有下部胸腰椎体融合。

本综合征须与 Turner 综综合征、Noonan 综合征、Morquio 综合征、脊柱肋骨发育异常相鉴别。

【治疗】

本综合征无特殊治疗方法。晚期可能有进行性麻痹。如有压迫症状,可用外科疗法。

脊柱侧凸的治疗原则是,对原发部位或其代偿弧度均应及早作适当处理,以防畸形进一步发展。儿童患者须穿戴特殊的支架,胸椎的侧凸不超过 55°,否则会加重肺功能的损害。颈椎牵引亦是重要的治疗方法,应避免牵引力过强。Bernini 等应用动脉造影以观察枕颈畸形患者的椎动脉,发现 25% 有明显异常,若牵引力过强,往往容易发生神经血管损伤。Alen 报道一例在重度外伤后导致四肢瘫痪。这些患者由于常伴有中枢神经系统异常以及椎间孔狭窄、骨椎管狭小,故稍受力影响即可造成神经损伤,应予重视。

【预后】

本综合征在外力影响下可致血管神经损伤,造成严重后果,甚至危及生命。

第四节　阔拇指巨趾综合征

阔拇指巨趾综合征(broad thumb-great toe syndrome)即阔指综合征(broad digits syndrome),又称 Rubinstein 综合征、Rubinstein-Taybi 综合征等,本综合征为 Rubinstein 及 Taybi 于 1963 年叙述,认为是一种独立性疾病。

【病因】

本综合征病因未明。染色体核型正常,有人认为可能为多基因或多因素遗传。

【临床表现】

(1)面貌特征:各有不同。多为高眼眉弓、低内斜睑裂伴有或无内眦赘皮、上睑下垂、突眼、斜眼;宽鼻梁、长鼻中隔、上颌发育不良;耳朵之大小、形状、位置均有异常;高腭弓。

(2)指趾异常:有宽大拇指及大足趾,且短粗;手掌皮肤纹理异常改变,在拇指尖皮纹呈外三角,大小鱼际区域底部尺侧襻和拇指侧等皮纹有特别形式。

(3)其他异常:有精神运动发育迟滞,可有精神缺陷,智商仅 17~86 左右。椎骨发育异常或伴胸骨、肋骨异常,以致有侏儒状态。可有先天性心脏病、隐睾、泌尿系畸形等。常有异常步态、语言发育差并呼吸道易感染史。

【诊断】

本综合征患儿脑电图可异常,X 线检查可见骨龄延迟、大枕骨大孔、低髋臼角等改变。

在诊断过程中应注意与 Taybi 综合征、Hallerman-Streiff 综合征、Pfeiffer 综合征、Treacher-Collins 综合征等相鉴别。

【治疗】

本综合征无有效治疗方法,临床上常采取对症治疗。

【预后】

本综合征除有先天性心脏病缺陷者外,预后尚佳,对患者生命一般无影响。病死率约 10%,其中半数在 1 岁前死于呼吸道感染,故防治呼吸道感染对预后有重要意义。

第五节　流行性胸痛综合征

流行性胸痛综合征(pleurodynia syndrome)即流行性胸痛(pleurodynia)又称 Bornholm 病,主要临床特点为突发性肌痛,以胸腹壁及膈肌附着点最为显著。

【病因】

柯萨奇病毒 B 组为主要病源。本综合征在世界上曾多次暴发流行,亦见散发病例。

【临床表现】

流行于夏季及早秋季节,由于人间相互接触传染,以儿童及年青人多见。潜伏期 2~5 天。常突起发热,阵发性肌痛,以胸腹部最多见,尤以膈肌最易受累,常以反复发作突然性剧痛,以活动及呼吸时为甚。肌痛轻重不一,重者甚至休克。患儿常诉咽痛、恶寒、胃食欲差、头痛,疾病早期可有呕吐,于婴儿发作时可有惊厥。全身淋巴结和肝脾可肿大。发作缓和时受感区有轻感,肌肉轻微肿胀,感觉过敏,有时可听到胸膜摩擦音。肌痛多半在 3~4 天后逐渐消失,热也下降。血象无特异,偶见不典型淋巴细胞。

肌痛限于腹部时可伴发腹肌强直及压痛,须与阑尾炎鉴别。肌痛累及肋间肌、膈肌时呼吸浅表而加速,状似肺炎患者,但胸部 X 线检查常无异常发现。并发症常见有睾丸炎、纤维蛋白性胸膜炎,无菌性脑膜炎较罕见,成人可见心包炎,新生儿可有心肌炎。

【诊断】

根据上述临床表现结合血液和 X 线检查进行诊断,需除外胸膜炎、肋间神经痛等。

【治疗】

本综合征多能自愈。以休息、避免劳累为主,肌痛剧烈者可用镇静剂或局部封闭。

【预后】

本综合征有自限性,预后良好。

第六节　颅面骨发育不全综合征

颅面骨发育不全综合征(craniofacial dysostosis syndrome,CDS)又称 Crouzon 综合征、Crouzon 颅面骨发育不良、尖头综合征(oxycephaiy)、Virchow 尖头综合征、颅狭小综合征、尖头并指综合征Ⅱ型、Vogt 尖头并指(趾)综合征、Apert-Crouzon 综合征等。是一种常染色体显性遗传病。Crouzoz 于 1912 年发现 一例颅面畸形的男孩,命名为"遗传性颅面骨发育不全"。至 1943 年 Fogh-Anderson 报告一妇女与原夫和第二夫共生 5 个孩子,与前夫生二女,长女正常,次女患本征;与二夫生长男正常,二胎为双胎,其中一个是本征。也即 5 个子女中有三个患本征。

目前初步证为本综合征 FGFR 突变介导的颅骨骨缝过早闭合和面骨中部发育不良所致。

【病因】

Crouzon 综合征是常染色体显性遗传病,但 30%~60% 为散发。上述一妇女育 5 子女中有 3 个现征,属罕见。有学者认为父母年龄偏大或可发生新的突变。1994 年 Preston 等初步研究该综合征基因定位于 10q25~q26,半年后 Reardon 等首次证实本综合征是由于该区域内成纤维生长因子受体 FGFR2 基因突变所致,定位于 FGFR2 免疫球蛋白第三结构域。该综合征的特殊性在于单基因缺陷,而同为该基因缺陷者可表现不同临床类型造成 70 多种颅缝早闭症和许多大同小异的种种类似综合征,包括 Pfeifei 综合征、Apert 综合征等。它们虽有相似分子发病机制,但都有微小差别。故病因和发病机制尚不明确。颅缝早闭的机制相当复杂,目前研究已发展到从硬脑膜结构张力变化到分子信号异常模式。最近有研究显示白质异常可能是原发病因,有待进一步探讨。

【临床表现】

（1）颅盖畸形:由于冠状缝、矢状缝、人字缝均过早闭合,出生时即出现引人注目的舟状头或三角头畸形。出生数月后畸形更显著,颞部和枕部骨缝隆起,短头,颅盖横径小于前后径。

（2）颜面畸形:面中部 1/3 发育不良,眼距宽,脸裂外下斜、眼眶浅、眼球突出、晶状体移位、虹膜裂、瞳孔异位,鼻耸起呈钩型称鹦鹉鼻,上颌骨发育不良和下颌骨相对前突而咬合不全。

（3）颅内压增高:由于颅缝早闭,发育较迅速的脑组织无处伸展致颅压升高。表现为头痛,痉挛、呕吐等,文献报道 10%患儿可有抽搐,部分精神发育缺陷,55%可出现传导性听力丧失,13%外耳道闭锁。颅内压增高,神经受牵引,视神经孔缩窄,导致青光眼、视神经萎缩,严重者可致盲。

（4）其他表现:手足外观正常,嗅觉减退,腺样体肥大、打鼾、上气道阻塞。由于解剖结构的异常,甚至出现呼吸暂停,严重的气道堵塞需急诊气管切开急救。气管切开时可发现一种先天畸形--器官软骨袖。该畸形主要表现气管弓的相互融合。

【诊断】

根据颅面畸形等特征可初步做出临床诊断。

影像学特征,颅骨 X 线平片和/或 CT 检查。可见头颅呈舟状畸形,以及眼眶、鼻腔、鼻窦、颌骨、颞骨及颅底异常。矢状缝骨质密度增高,钙质沉着,严重者看不到骨缝。冠状缝、人字缝,鳞状缝增宽甚至分离。颅压增高脑回压跡增多。X 线前后位片可见眶内侧壁变斜,颅前窝变狭窄,颅骨缝骨质密度高,颅骨指压切迹等。

染色体检查基因定为 10q25-q26。FGFR2 基因突变等可予以确诊。

【治疗】

本综合征治疗无特殊性用药,有颅内压增高,早期表现时可及早手术治疗,以防造成脑疝和严重视力障碍。

【预后】

本综合征预后不良,能早期预防颅内高压,能维持到 8 岁过后,视力,智力发育可能较好,少数患儿甚至亦能活至老年。

第七节 颅面骨畸形综合征

颅面骨畸形综合征(Hallermann-Streiff syndrome)又称 H-S 综合征(Hallermann-Streiff syndrome)、下颌、眼、面部、颅骨发育不全综合征、下颌、眼、面部、颅骨发育不全、毛发稀少综合征(Dyscephalia oculomandibu-laris-hypotrichosis syndrome)、头面下颌与眼畸形综合征、先天性白内障鸟脸畸形综合征、先天性白内障和稀毛症综合征(Cataracta congenita hypotrichosis syndrome)、Ullrich-Fremery-Dohna 综合征、Frangois 综合征、Audry 综合征 I 型、Fremery-Donhna 综合征。本综合征以头面畸形、先天性白内障毛内障毛发稀少为特征。1948 年由 Hallerman 和 1950 年 Streiff 首次报道,1960 年 Falls 将其命名为 Hallermann-Streiff 综合征。国内张方华 1981 年报道过 18 例,赵雅泉等 1987 年亦报道 2 例。

【病因】

本综合征病因未明,可能为常染色体隐性遗传,与母亲妊娠期使用过某些致畸物质或病毒感染有关。或为胎儿在第 5~7 周时额叶发育障碍所致。多散发出现,无性别差异。

【临床表现】

（1）头面发育不全畸形,出生时即有舟状头、三角头、短小头等畸形,有的可有囟门开放、矢状和人字缝裂开及脑发育不全、颜面部狭小、鹰嘴鼻、小下颌、口裂小、耳郭异常等,故又有鸟脸畸形综合征之称。

（2）眼部畸形:先天性白内障系特征性病变,多为双侧性,可自发破裂和吸收。亦可无晶状体。其次还可出现斜视、眼球震颤、小眼球、小角膜、蓝巩膜、虹膜缺损、黄斑变性等。

（3）毛发和皮肤异常：眉毛、睫毛、腋毛、阴毛等稀疏和阙如，枕、额部秃发。可发生硬化性萎缩性皮肤变化，常呈皮肤萎缩、粗糙，也可出现白斑病、白癜风等。

（4）其他畸形：脊柱畸形、骨质疏松、匀称性侏儒、智力低下等。

【诊断】

本综合征根据颅面畸形、先天性白内障、毛发稀少等三大特征进行诊断。X线摄片可见下颌关节向前移位（明显者可达2cm）、下颌骨骨质稀疏、髁状突完全消失等。本综合征须与克汀病鉴别，本综合征血清T_3、T_4、TSH均在正常范围。还须与儿童型早老综合征鉴别。

【治疗】

目前尚无治疗方法，本病对生命无影响，完全性白内障宜于1~2岁时行手术治疗，可望获得较好视力。

【预后】

本综合征预后不良。

第八节　鸟样头-侏儒综合征

鸟样头-侏儒综合征（Seckel syndrome）即Seckel综合征又称鸟头侏儒症（bird-headed dwarfism）、小头综合征（macrocephaly）、Virchow-Seckel综合征等。1959年由Mann和Russel首先记载，1960年Seckel首先详细报告，并提出本综合征的诊断名称为鸟头侏儒症。其特征为侏儒样体型和头面部畸形酷似鸟头。

【病因】

本综合征病因未明，属常染色体隐性遗传病。是由于患儿宫内发育障碍，生后发育迟缓所致。病理检查有脑小、脑回形态简单、肾脏小而异位，可有肝脏畸形等。

【临床表现】

患儿在出生时即发病，男女均可患病，表现为低体重仅500~2 000g，身长35~45cm、不生长，最终身长多不超过90~110cm。精神迟缓、性情柔和等。

常呈侏儒状，有小头畸形，因伴有突出的钩状鼻，构成"鸟头样"畸形而得名。

眼部表现有：小眼球、眼距过宽、眉毛部分缺损、视力差、远视、交替性斜视、视盘发育不全、双眼黄斑部缺损、色素沉着和脐状凹陷等。

此外，可有毛发稀少、短臂、爪样手、足畸形、齿列过度拥挤、腹部膨胀、胸狭小、肋串珠、髋关节脱臼、生殖泌尿道肛门共同通道等。

【诊断】

根据染色体检查病毒学检查（巨细胞病毒）、X线摄片、生化检查和血、尿等结合临床表现可予以诊断。

病理检查示脑小呈原始回状纹，异位小肾脏、肝脏畸形等。

【治疗】

本综合征目前尚无特殊疗法，仅为对症疗法。

【预后】

本综合征本身并无生命危险，患者可存活到成人或高龄，曾有报告活到78岁的病例。

第九节　屈曲指-关节病-髋内翻-心包炎综合征

屈曲指-关节病-髋内翻-心包炎综合征（Camptodactyly-Arthropathy-Coxa-Vara-Pericarditis syndrome，CACP）于1965年由阿根廷一位医师首次命名，是常染色体隐性遗传病，国际上报道的病例多为近亲婚配的子女为主。已报道的病例集中在沙特阿拉伯、巴基斯坦、埃及、印度等国家，欧美等国亦有个别报道。

【病因】

致病基因为PRG4，该基因位于染色体1q25-q31，在肝、肺、心等器官滑膜组织，PRG4基因编码为一种分泌性糖蛋白 Lubricin。该基因缺失可导致 CACPS。1999 年美国科学家在一个 CACP 病人及家族成员中检测到此基因 8 种突变。

【临床表现】

（1）先天性双侧手指屈曲指,发生率为 100%,先天性或新生儿期即可出现。亦可出现足趾屈曲。

（2）关节病变,常呈大关节对称性病变,受累关节有肘关节、腕关节、髋关节、踝关节等。以关节肿胀和关节腔积液为主,关节周围无皮肤发红、灼热等表现。有关节疼痛而无晨僵和活动障碍,不出现畸形。

（3）脊柱病变:脊柱侧凸和或后凸。

（4）髋内翻,常于放射学检查才发现。

（5）非炎症性心包积液,轻者无症状,重则可有呼吸困难和心力衰竭。

【诊断】

（1）典型临床表现。

（2）影像学检查。

（3）致病基因检测。

【治疗】

本综合征无特殊治疗方法,仅以对症治疗为主。

关节疼痛可服用非甾体类抗感染药得以缓解,神经根封闭对严重髋关节疼痛无效,个别需行髋关节置换。部分心包炎患者发展成缩窄型心包炎者考虑心包剥离术。国外已行此术者累计 10 例,国内王长燕等报道过首例经心包剥脱术治疗 CACPS 患儿。

【预后】

无心包缩窄、心力衰竭者预后尚好。

有手术指征者,心包穿刺术及心包剥脱术可缓解体循环受阻症状,改善心功能。

第十节　全身石骨综合征

全身石骨综合征(osteopetrosis generalisata syndrome)即石骨症(Osteopetrosis)、大理石骨病(marble bone),又称骨骼石化病、骨斑纹症、先天性骨硬化病、粉笔样骨、全身性脆性骨硬化症(osteosclerosis fragilis generalisata)、Albers-Schonberg 综合征、Henck-Assman 综合征(良性显性型)等。1904 年由 Albers 和 Schonberg 首次发现,是一种少见的骨发育吸收障碍性疾病,于出生后任何年龄均可发现,但大多数在 10 岁以下。临床特点以终生骨密度增加,全身性骨质硬化,髓腔几乎消失,进行性贫血,肝脾肿大,容易骨折,往往有家族史。

【病因】

本综合征为遗传性疾病,至少有 50% 以上的病例有家族性,轻型(良性型、显性型、迟发型)为常染色体显性遗传;重型(恶性型、隐性型、幼儿型、早发型)为常染色体隐性遗传。到目前为止对造成骨质硬化的原因还不十分清楚。近年来通过动物模型研究,以及应用放射性同位素进行实验,证明石骨症既不与甲状旁腺的产生和分泌有关。也不与血液中的降钙素的多少有关,目前多数人认为石骨症的病因是破骨细胞功能不良所致。Rosen 和 Haymorite 研究指出影响骨吸收主要是由于溶菌酶的酸性磷酸酶使甲状旁腺激素的敏感度降低所引起,并曾在患本病的新生儿肝脏中发现溶菌酶功能和结构的障碍。有些病例伴有溶血(红细胞外因素所致),可能与全身单核-巨噬细胞系统功能亢进有关。由于本综合征髓腔消失,引致造血功能低下,则可出现进行性贫血及髓外造血征象(肝、脾、淋巴结肿大)。

【临床表现】

1.临床特征　临床分为两型。

（1）重型(又称幼年型或恶性型):为常染色体隐性遗传,多于生后不久出现症状,以苍白及肝、脾和淋巴结肿大症状发病。患儿头颅呈角型、方颅、前囟饱满,眼距宽,失明和病理性骨折,骨折后虽能愈合但易出现畸形,常见鸡胸、髋内翻及脊柱侧弯等,若颅骨底部骨骼加厚,压迫颅神经而导致视神经萎缩、面神经麻痹、眼神经瘫痪、耳聋等症状。甚至使脑脊液循环障碍而发生脑积水。因髓腔消失而致生血功能低下,出现进行性贫血。淋巴结与肝、脾可见增大。在较重病例中,白细胞和血小板亦可明显减少,易招致感染及出血症状。有时在末梢血液中出现幼稚红、白细胞,略似粒细胞型白血病。有时可并发骨髓炎,尤以锁骨部位多见。智力和发育均可受影响。

（2）轻型（又称成年型或良性型）:为常染色体显性遗传,症状较轻,常在青春期以后逐渐出现。

2.X线表现　本综合征由于破骨细胞的无能使生长期中应该破坏的钙化软骨基质不能被破坏而持续存在,以致全身骨骼呈现不同程度的致密硬化。骨髓间隙和髓腔均被钙化软骨基质充塞而缩小甚至髓腔完全消失。各部位的X线表现为:①头颅:由于病变主要影响软骨成骨,而膜内成骨影响较少,故头颅骨中主要影响的是颅底诸骨,呈现骨质明显致密硬化、乳突及副鼻窦气化不良、神经孔道狭窄等;②胸廓:骨质硬化并累及肩胛带,伴佝偻病者可有广泛肋串珠形成及外压性肺不张,严重贫血者可呈现贫血性心影增大;③脊柱:整个脊柱均可受累,因椎骨发育明显延迟,穿入椎板的血管槽和椎体内血管窦大而明显使椎体中央一层呈密度减低以致出现致密增白-透亮-致密增白的夹心状椎体三层带影;④四肢:病变累及长、短管状骨,常无法辨认骨皮质、骨骺板、骨松质和髓腔而呈"石棒状",于骺端呈四方形或杵状,在骨干和干骺附近可见横形致密、透亮交间的条纹状影;⑤骨盆:于骼骨骨翼可见多条环形致密增白、透亮交间带,呈同心车轮状,酷似大理石花纹,可伴股骨头碎裂、股骨颈干角减少、脱位等改变;⑥骨龄发育一般正常。

由于骨内钙质不能被运送到骨骺的生长部位,故出生早期即可发生佝偻病,往往于抗佝偻病治疗后病情仍旧发展,石骨征的X线表现可更为明显

3.化验检查:①血清钙增加,血清碱性磷酸酶、血磷正常;②外周血呈正细胞正色素性贫血伴不同程度全血细胞减少,血片可见幼稚粒细胞和幼稚红细胞;③骨髓穿刺十分困难,如能取材成功,骨储象表现与再生障碍性贫血相似。

【诊断】

根据上述临床特征、X线表现及化验检查,尤其是X线片上是一目了然的骨骼改变,诊断并不难。但仍须注意与氟、铅、磷等化学元素中毒、致密性骨发育不全症、血液病等相鉴别。

【治疗】

（1）肾上腺皮质激素:对本综合征的贫血有效,小儿隔日给予泼尼松7.5~10mg,能改善血象及代谢异常。

（2）脾切除术:对伴有脾脏肿大或脾功能亢进的病例可行脾切除术,以减轻溶血、血小板减少和出血倾向,对体格发育均有裨益。

（3）输血:对改善贫血、控制出血症状以及并发的感染都有帮助。

【预后】

本综合征目前尚无根本性治疗方法,以纠正贫血处置好骨折等为主,预防感染对本综合征患儿至关重要,由于患儿白细胞明显减少易致感染而加重病情甚至死亡,严重贫血,骨髓炎等重症感染是直接死因。本综合征轻者常可延至成年期因骨折而被发现,重型病例预后不良,常因并发感染而在婴儿或幼儿期夭折。恶性型至今文献上尚未见有生存20年以上的病例。

第十一节　软骨毛发发育不良综合征

软骨毛发发育不良综合征（cartilage hair hypoplasia syndrome）即Gatti-Lux综合征,又称短肢侏儒免疫缺陷症（Immunodeficiency with short-limbed duarfism）、Mckusick氏干骺端软骨发育不良等。

1964年Mckusick等报告软骨毛发发育不全的短肢侏儒儿并有高度的易感染性。1969年Gatti等报告短肢侏儒患儿伴有皮肤异常和脱发。至1970年Lux对这类病例进行了免疫学检查,发现有特异的原发性免疫缺陷,后被命名为Gatti-Lux综合征。1987年我国范建华等曾报告本综合征2例。

【病因】

本综合征是常染色体隐性遗传病,具有纯合子外显不全特点。外显率约70%。

【临床表现】

临床主要特点为毛发与长骨干端软骨发育不良,生后即可表现,男女发病无明显差异。患者头发、眉毛、睫毛异常短稀,纤细易折,重者完全秃顶。出生时身长即短于正常,上下部量比例失常,表现为非对称性短肢型侏儒,身高不超过150cm。长骨缩短,手足短粗,指甲短宽,可伴有韧带松弛,肘部不能完全伸展现象。本综合征尚可伴有其他异常表现,如肠吸收不良、巨结肠慢性中性粒细胞减少或细胞免疫功能异常等。但智力正常。

X线特点:①长骨干端增宽,呈扇形、杯口形改变,边缘可呈锯齿状凹凸不平或有碎裂现象;②干端囊样透亮区深达骨干,骨骺因干骺端畸变而相应变形;③掌跖骨及指趾骨明显缩短,干端呈杯口形,相邻骨呈轻度圆锥形;④腓骨远端较胫骨显著延长;⑤脊柱可有轻度侧弯,腰段前凸;⑥部分可见骨骺提前愈合;⑦颅骨正常。

本综合征有以下三种免疫缺陷类型。

(1)细胞免疫缺陷型:有软骨毛发发育障碍,表现与Nezelof综合征相似,只是程度有区别。

(2)体液免疫缺陷型:无皮肤和毛发异常,B细胞分化有障碍,免疫球蛋白含量低。

(3)联合免疫缺陷型:有皮肤异常,进行性脱发,胸腺形成低下,胸腺小体形成不良,淋巴结发育差,有Swiss型无γ-球蛋白血症,半数患者有腺苷脱氨酶缺乏(adenosine deaminase)。

三型的具体鉴别见表9-1。

表9-1　Gatti-Lux综合征各免疫缺陷型的鉴别诊断

类型	临床表现	实验室检查
联合免疫缺陷型	短肢侏儒、皮肤肥厚、干燥性鱼鳞癣、皮肤发红、进行性脱发、秃顶、皮肤肉芽肿等症状,死亡率极高	末梢血中淋巴细胞减少,混合淋巴细胞培养反应缺如,淋巴细胞转化率低。低丙种球蛋白血症,特异性抗体形成低,胸腺形成低下,半数腺苷脱氨酶缺乏
细胞免疫缺陷型(T细胞型)	短肢侏儒、消化道异常(吸收障碍、巨结肠等)、重症水痘、进行性痤疮等,易患各种感染	末梢血中淋巴细胞减少,有不同程度T细胞功能不全,免疫球蛋白值正常
体液免疫缺陷型(B细胞性)	短肢侏儒、呼吸系统感染、中耳炎、脑脊髓膜炎等	末梢血中淋巴细胞数量正常,血清中γ—球蛋白降低

【诊断】

凡符合本综合征的临床及X线特征即可诊断。

在临床诊断时尚须与软骨发育不全症相区别,见表9-2。

表9-2　Gatti-LuX综合征与软骨发育不全症的区别

	Gatti-Lux综合征	软骨发育不全症
共同表现	短肢侏儒、指短而粗、肋骨呈串珠状凸起、骨盆横径宽	同前
	常染色体隐性遗传	常染色体显性遗传
	指粗、短、胖	三峰状指
不同表现	前额不凸、鼻根不凹、枕骨大孔正常	前额凸出,鼻根部凹陷,枕骨大孔小
	皮肤肥厚、鱼鳞状、红皮肤(充血)	皮肤无异常变化
	毛发短、易折、脱发、秃发	毛发正常
	有免疫缺陷	无免疫异常

【治疗】

本综合征无有效的治疗方法,细胞免疫缺陷型及体液免疫缺陷型可从增强细胞和体液免疫的措施着手并加强抗感染等。联合免疫缺陷型可试用胸腺移植。

第十二节　软骨外胚层发育不全综合征

软骨外胚层发育不全综合征（Ellis-Van Creveld syndrome）又称 Ellis-Van Creveld 先天畸形综合征、先天性软骨钙化障碍心脏病综合征、软骨外胚层发育异常综合征等。为常染色体隐性遗传，1933 年由 Mcintosh 首先报告，描述患儿四肢较短、多指畸形、指（趾）甲发育不良、上颌骨及下颌骨发育异常 1940 年由 Elis 和 Van Creveld 肯定了本综合征具有软骨外胚层发育异常的特征，且常伴有先天性心脏病。

【病因】

本综合征病因尚不清楚，目前认为本综合征与胚胎期的外胚叶形成异常有关，此异常的形成与外胚叶营养的摄取障碍有一定关系。

【临床表现】

初生婴儿即出现侏儒态症，如四肢长骨短而粗、远端指（趾）特别小、并能出现多指（趾）、头发、牙齿发育较差，全身长骨骨骺端钙化不全，此外，本综合征特点为同时有先天性心脏病，常见房间隔缺损、卵圆孔残留、二尖瓣狭窄等。精神发育迟滞（30%）。

【诊断】

本综合征应与引起身体矮小之侏儒疾患如佝偻病、克汀病、脑下垂体功能不全、软骨发育不全等鉴别，但本病矮短特点主要由于膝部以下的胫、腓骨和肘部以下的尺桡骨较短所造成，故临床外观或 X 线检查一般鉴别并不困难。

【治疗】

本综合征目前尚缺乏特殊治疗方法，30%患儿死于生后的头两周内，存活者呈侏儒，常因心力衰竭而死亡，对上颌骨发育不全、牙齿发育异常及多指（趾）、并指（趾）形等可施行手术矫形。

【预后】

本综合征预后不良，有 1/3 至半数生后不久夭折。

第十三节　软骨营养障碍-血管瘤综合征

软骨营养障碍-血管瘤综合征（Maffucci syndrome）即 Maffucci 综合征，又称伴多发性血管瘤的软骨发育不良、内生软骨瘤综合征、多发性内生软骨瘤病（multiple enchondromatosis）、Ollier 综合征、进行性软骨发育障碍和多发性血管瘤、Kast 综合征软骨发育不全、软骨发育不良并发血管瘤（dyschondroplasia with hemangiomas）、软骨营养不良并发血管错构瘤（chondrodystrophy with vascular hamartomay）等。系 Maffucci 于 1881 年首先描述，截至 1970 年世界文献报道 70 例。我国石玉珍等 1984 年曾报告 1 例，曾令济 1987 年又报告 1 例 12 岁女孩。发病多在 1~5 岁，主要为手足小骨的软骨肿瘤，可发展成软骨肉瘤，软骨发育不全呈进行性，直至青春期，扁平骨很少累及。本综合征的主要特点是软骨细胞增生与血管瘤两种疾病同时并存。

【病因】

本综合征由先天性中胚叶发育不良引起，并影响到软骨和血管组织，但无遗传性，无染色体异常。可能是干骺血管吞噬钙化软骨异常，导致未钙化软骨的聚集。干骺端内软骨细胞错构增生而成。病理变化：显示长管状骨变短弯曲，干骺端加宽。纵向劈开病骨，软骨内有多数圆形或卵圆形灰白色区，其间有骨隔膜。组织学检查可见小软骨细胞和大空泡软骨细胞相间排列紊乱。细胞间基质内钙化不良，细胞间有玻璃样软骨。本综合征的骨病变区，约有 20%的患者可发生肉瘤性变。

【临床表现】

病变在儿童时期开始，发现骨和软骨畸形，两性患病率无明显差异。

（1）血管瘤：大多数病例于出生时即有或婴儿期开始明显的血管损害，包括血管瘤、血管错构瘤、淋巴管瘤、静脉曲张等。这些损害常常是多发的,可以单侧或双侧。曾令济报告的一例外表皮肤或皮下可见10多处血管瘤。大多数血管瘤呈海绵状,少数为毛细血管型,并随患儿生长而增大。一般局限于真皮中、下部和皮下组织,内脏、眼睑、视网膜也可发生血管瘤。

（2）软骨发育不良及内生软骨瘤:软骨发育不良由先天性软骨化缺陷所致,通常比血管损害晚出现,四肢末端的骨骼最常受影响。临床上软骨发育异常的表现为指(趾)骨出现硬的结节受累的骨骼变形缩短,骨质松脆,易发生病理性骨折。也可发生内生软骨瘤和外生骨疣。这些变化常导致畸形,畸形随骨骼发育而加重,发育停止时,畸形就不再发展。

（3）直立性低血压:当血管瘤较大或发生于低位时,就有发生直立性低血压的可能。

（4）恶性肿瘤倾向:本综合征患者有易患恶性肿瘤的倾向,可在原有病变基础上恶变或发生与本综合征无关的恶性肿瘤。约20%发生软骨肉瘤,系由于内生软骨瘤恶化转变而成。其他报道合并的恶性肿瘤有纤维肉瘤、血管肉瘤、淋巴管瘤、神经胶质瘤、卵巢畸胎瘤和胰腺癌等。

【诊断】

根据上述临床表现,结合X线检查及活检,有助于诊断。X线检查可见手和足部的短管状骨常扩张呈球形。骨皮质变薄向四周扩展,其中常有钙化。长管状骨干骺端附近骨干可见圆形或椭圆形透亮区,局部骨干膨胀,骨皮质变薄,从而可发生病理性骨折。瘤体内有斑点状钙化病理检查发现骨骺板不能进行正常骨化的骨进入成熟骨内,是为内生软骨瘤,骨的畸形即由此造成。

【治疗】

用骺阻滞术纠正下肢不等长以及用截骨术矫正碰膝症或其他成角畸形。

下肢负重易发生骨折,对此应防止畸形愈合。肿瘤恶变为软骨肉瘤者高达18%,增长快和疼痛是恶变的征象,如发生这种情况应及时行病理检查。因恶变率高,故宜每年复查,一经证实恶变,应尽早截肢。

【预后】

有恶性肿瘤倾向者,预后不良。一般在10~20年间可发展至疾病的高峰期,以后渐趋向较长时期的稳定。

第十四节　上斜肌鞘综合征

上斜肌鞘综合征(superior oblique tendon sheath syndrome)又称Brown综合征、上斜肌腱鞘粘着综合征(tendon sheath adherencesyndrome),由Brown于1950年首先报道。

【病因】

本综合征病因未明。曾有报告诸多原因可引起本症,可能为肌肉及其附着面的原发性缺陷。有为上斜肌腱的前鞘先天性缩短,有的是在腱鞘之间有粘连,有的在解剖学上未发现异常。后天性及一过性的病例可能与滑车神经、上斜肌部炎症或外伤有关。由于上斜肌鞘变短并附着于滑车,因而使其起了节制韧带的作用,限制了同侧下斜肌的正常功能。

【临床表现】

男女均可患病。出生时即存在症状;呈先天性斜眼,双侧眼睑下垂,眼球活动限制或不能上抬处于内收位置,有时内收,处展受限或不能内收外展,向上注视时睑裂可稍宽,头部呈代偿性后倾。眼球结合膜弹性较差,或伴有脉络膜缺损。

【诊断】

根据临床特点进行诊断。本综合征常易误诊为先天性下斜肌麻痹,其鉴别方法为,上斜肌鞘综合征在全身麻痹下将患眼牵拉至内转位时,可发现该眼被动上转不能达到自主转动的限度。

【治疗】

本综合征尚无满意治疗方法,由于可能系解剖学上的缺陷,因此治无良策。对合适病例作外科上斜肌腱切断手术治疗或许有助。

【预后】

本综合征虽症状不易改善并终身存在,但对生命和寿命并无影响。

第十五节　少年驼背综合征

少年驼背综合征(scheuermann syndrome)即 Scheuermann 病,又称青春期脊柱后突症、脊柱骨骺炎等。当骨软骨炎发生在脊椎骨次骨化中心时称之,是骨软骨炎综合征的一个型。本综合征由丹麦外科医师 Scheuermann 首先描述(表 9-3)。

表 9-3　骨软骨炎综合征临床分类与病名

分类	侵犯骨别	病名
受压性骨软骨炎	股骨头	Perthes 病
	胸椎	Scheuermann 病
	跖骨	Freiberg 病
	足舟状骨	Kohler 病
	月状骨	Kienbock 病
裂开性骨软骨炎	胫前内踝	blount-barber 病
	距骨	
	尺骨小头	
	股骨下端	
牵拉性骨软骨炎	胫骨粗隆	Osgood-Schlatter 病
	跟骨	Scever 病

【病因】

骨软骨炎是生长期中,因局部缺血发生骨骺坏死的一种疾病,造成局部缺血的原因说法很多,目前多认为与局部损伤有关。主要病理变化有:①坏死期:病骨骨细胞死亡,消失。骨小梁萎缩挤压,引起病骨碎裂;②修复期:坏死骨质吸收,新生骨样组织钙化,新骨形成,重新修复;③愈合期:病变轻者可完全恢复正常,重者后遗骨关节畸形。

【临床表现】

本综合征男女皆可患之,唯以 14~17 岁之男孩较多,最早可 12 岁。做过重活和患过重病的人易发生此病。病变主要侵犯胸椎中段和胸椎下段 3~4 节或 4~5 节不等。驼背畸形可为渐进性,而于 20 岁左右停止进行。多数病例,缺乏驼背症状,而胸廓区平坦(由于腰段缺乏前凸)及胸或腰段局部侧凸为唯一临床症状。

X 线拍片正位无异常。侧位片显示椎体前方作楔形变化,椎体下骺板呈破裂状态,后种情况系于发育过程中遭到过大压力所致。

综观 Scheuermann 病、Perthes 病、Osgood-Schlatter 症、Scever 病、Kienbock 病、Kohler 病、Freiberg 病、Blount 病等,均是一种骨软骨发育障碍疾患,常被称为骨软骨炎综合征或骨骺炎综合征,临床上,有人将此类疾为三大类型,见附表。

【诊断】

根据临床特点结合 X 线检查作诊断。

【治疗】

可作矫形手术。

【预后】

骨软骨炎综合征有自愈可能,早期表现多轻微,但对将来运动或体力活动有严重影响。

第十六节　斯坦内特综合征

斯坦内特综合征(Steinert syndrome)即营养不良性肌强直(dystrophia myotonica),又称 steinert 病、强直

性肌萎缩、强直性肌营养不良、萎缩性肌强直（myotonia atrophia）等。为少见的缓慢进行性家族性遗传性肌病。青年时期发病较多，能在儿童起病，男女均可患病，先侵犯远端肌肉，萎缩合并肌强直为主要症状。1890年由 Deleage 首先报告，1902 年 Rossolimo 将本综合征命名为萎缩性肌强直，至 1915 年 Curschmann 提出了营养不良性肌强直的名称。

【病因】

本综合征病因未明，为遗传性疾病，呈常染色体显性遗传，亦有隐性遗传者。肌萎缩可能与代谢障碍有关。

【临床表现】

主要影响骨骼肌，最早有手肌张力弱和肌萎缩。还侵犯面肌、咀嚼肌、颈肌、眼肌、前臂伸肌、足背屈肌等。患儿面无表情、眼睑下垂、下唇下垂。因胸锁乳头肌萎缩，头不易保持平衡。肌强直的特点是自主活动后肌肉不能立即松弛，用力握拳或用力闭眼后松开的动作缓慢，寒冷、情绪影响及肌肉用力可加重肌强直，反复活动后才有缓解。肌萎缩明显时肌强直即消失。

本综合征常伴其他系统的症状：脱发，白内障，智力低下，睾丸萎缩，糖耐量减低，甲状腺功能低下，血清 γ 球蛋白减低。文献报道 68%~90%患者 EKG 异常，出现心脏症状者 7%，多属晚期，Winter 等报道可有心扩大，心力衰竭或二尖瓣脱垂。偶可因心源性昏厥或充血性心力衰竭致死。EKG 异常，常见为 PR 间期延长、异常 QRS 波及传导阻滞。不少患者有脑电图异常和脑室进行性扩大。

婴儿期未见肌强直时可见面肌麻痹，肌张力低下。上唇为倒 V 型如鲨鱼嘴。有智力低下，易患呼吸道感染，患本病母亲所生新生儿亦可发病。常在新生儿期死亡，少数存活者亦多留有智能障碍。

【诊断】

根据上述症状、家族史、肌活检等诊断较易。肌电图有肌强直特点。本病应与进行性肌营养不良症鉴别，后者无肌强直，也无白内障、秃发、睾丸萎缩等。与先天性肌强直之区别，为后者无肌萎缩现象，最近有人注意到患者血清 IgA、lgM 的分解代谢增加，总蛋白量正常而 β$_1$ 球蛋白升高等改变，此外患者可有血清肌酸磷酸激酶活性中度升高，尿肌酐正常或轻度增高而尿肌酸明显降低，部分病例可发现脑脊液蛋白轻度升高，基础代谢率降低，颅骨增厚蝶鞍较正常人为小等。这些改变是否具有特征性诊断价值，待进一步探讨。

【治疗】

肌强直症状在口服适量硫酸奎宁或盐酸奎宁后可减轻，但不能防止萎缩发生，较大儿童可服普鲁卡因酰胺 250mg，每日 3 次，渐增至耐受量，或服苯妥英钠每日 5~7mg/kg。白内障影响视力时可考虑手术摘除。

【预后】

本综合征呈慢性和进行性过程，后期易合并肺部感染、肺功能不全或心脏传导阻滞致死。

第十七节　锁骨颅骨发育不全综合征

锁骨颅骨发育不全综合征（cleidocranial dysostosis syndrome）即 Marie-Sainton 综合征，又名 Hulkerantt 骨形成不全，Schenthaurer 综合征等。

【病因】

本综合征为原发性受染骨的骨化性疾病，骨化发生在幼年，为常染色体显性遗传，亦有自发的病例，颅骨、手、骨盆可有缓慢骨化趋势，亦曾报告合并有骨硬化者。

【临床表现】

所有种族、人种、地区均有发生。有家族史，亦有自发者。锁骨有不同程度的发育不全，使肩部有不正常的活动。可由于锁骨残疾压迫而致神经系统和心血管系统症状。头部异常发育（短头畸形）。儿童及成人期仍存留有额骨缝囟门不完全闭合。而骨小且发育欠佳。乳突气室阙如或较小。可存在眼距过远。常呈侏儒状，脊柱后凸、侧凸或前凸，脊柱裂。常有病理性骨折。亦见报告有癫痫、精神分裂症、精神迟滞者。

【诊断】

有上述临床症状,及颅骨 X 线片可提供参考。

【治疗】

可能时作手术矫治缺陷。

【预后】

本综合征罕见严重残疾,预后良好,可正常生活一生。

第十八节　特发性阵发性肌球蛋白尿综合征

特发性阵发性肌球蛋白尿综合征(Meyer-Betz syndrome)即特发性阵发性肌球蛋白尿(idiopathic myoglobi-nuria)即 Meyer-Betz 综合征。1911 年 Meyer-Betz 最早在德国医学杂志上报道本综合征,1936 年 Rainey 报道一例糖尿病酸中毒后发生肌球蛋白尿,后人即称本综合征为 Meyer-Betz 综合征。其特点为肌肉突然剧痛和痉挛,尿变粉红色等。本征可散发,亦可有一些家系性病例。

【病因】

本综合征病因不明,可能的诱因是用力过度。

【临床表现】

任何年龄均可患病,以男性多见,男:女 ≈4:1。半数病例无明显诱因。起病急骤,突然发生肌肉剧痛和痉挛,受累肌肉压痛敏感,一触即痛,肌肉呈木质样肿胀,之后肌肉呈暂时性无力或瘫痪。反复发作者,肌肉可逐渐萎缩。发作后数小时,尿中出现肌红蛋白使尿变粉红色,之后变成红褐色,粉红色尿可持续 72 小时,有些病例尚可出现少尿或无尿。发作同时全身可有寒战、发热、呕吐、面色苍白、腹痛,严重时甚至发生休克。每次发作程度轻重不等,发作频数亦无规律,发作间隙时间长短不一,有时可间隙数年再发。

【诊断】

根据临床表现做出初步诊断,结合尿液分析检出肌红蛋白即可确诊。必要时肌肉活检,可发现肌肉呈凝固性坏死。

【治疗】

无特效治疗,可予以补液防止无尿,此外作对症处理。

【预后】

反复发作者可使肌肉萎缩而丧失劳动力,然而对生命无威胁。

第十九节　下颌-颜面骨形成不良综合征

下颌-颜面骨形成不良综合(manndibulofacial dysostosis syndrome)又称 Treacher Collins 综合征、Frances-chetti Klein 综合征、颌面骨发育不全综合征、第一鳃弓综合征、多发性面部异常、多发性颜面异常综合征等。1900 年由 Freacher 与 Coins 报告先天性对称性颌面部缺损的病例而得名,1944 年 Frances chetti 报告在颌面之外还有耳畸形,并与 Klein 氏提出以下 5 型:①完全型(又称典型或标准型);②不完全型;③发育不全型;④单调型;⑤不典型。1987 年李荣华等曾报告 6 岁女孩一例,为完全型。

【病因】

病因目前一般认为是胚胎 7~8 周间中胚叶第一鳃弓及第二鳃弓组织发育不全或发生异常,为外显率较低的常染色体显性遗传性疾病,50%病例为散发,男女两性分布相等。

【临床表现】

(1)身材正常,智力或有轻度障碍。

(2)耳郭低位向后或伴有小耳,外耳道畸形,当有中耳及内耳畸形时则有听力障碍,多呈传音性耳聋或混合性耳聋。

（3）颧骨发育不全而显平坦或凹陷,口唇畸形,牙列不整齐,高腭弓,下颌发育不全,睑裂向外下倾斜（反先天愚型）。

（4）偶见先天性心脏病、隐睾和颈椎畸形。

【诊断】

根据临床表现的特点可予以诊断。

【治疗】

对耳聋适于进行修复传音结构者,可根据不同病变采取适当成形手术,学龄前作面部整容手术以利于身心健康发育。

【预后】

本综合征对患儿无生命威胁。

第二十节 先天性肌弛缓综合征

先天性肌弛缓综合征（congenital hypotonic syndrome）为一组疾病的总称,其主要表现为婴儿期先天性的肌肉松弛无力,其中包括以下的疾病。

1. 脊髓进行性肌萎缩 可分轻型和重型,重者即凡特尼-霍夫门氏病（Werdig-Hoffmann disease）。系由于脊髓前角细胞和脑干运动神经核的退行性变,而引起继发性神经根和肌肉萎缩。病因未明,有认为系常染色体隐性遗传,临床可见全身骨骼肌肉均萎缩、无力、腱反射消失。病变累及延髓可引起呼吸肌麻痹。肌无力呈对称性,并呈进行性发展,预后较差。

2. 糖原累积病 此病属于先天性代谢异常,不但涉及肝脏和心班,还在骨骼肌及神经组织中累积糖原,引致明显的功能障碍,如肌肉松软无力及肌痛等。

3. 大脑性弛缓性两侧瘫痪 患儿肌肉明显松弛,扶起时不能维持体位,颈肌不能支持头颅,但肌无萎缩,腱反射正常或稍弱。本病早期呈肌松弛,以后才有肌痉挛表现,并常见智力不全。

4. 先天性或新生儿重症肌无力 又名新生儿持续性肌无力,主要临床表现是上睑下垂、眼外肌麻痹;但全身肌无力,哭声低弱和呼吸困难者并不常见,家族中往往有同样患者。肌无力症状较差,但持续存在。患儿新斯的明试验阳性。

5. 脑黄斑变性症 系一种先天性脂代谢病,多见于犹太族,在脑内有神经节苷脂蓄积,患儿临床表现除神经精神方面等改变外,有肌张力低下、肌肉软弱无力、运动失调等,腱反射增强。

6. 核黄疸 重症偶见肌松弛,有黄疸病史,可资鉴别。

7. 先天性脊髓瘤 除肌弛缓外尚有感觉异常和括约肌病态。

8. 良性先天性肌松弛 患儿因肌肉乏力就诊,但检查时仍能获得一部分腱反射,有些肌群仍可有较强的动作。虽然迟到2~5岁才开始站立行走,终于能正常活动,半数患儿在8~9岁时与正常儿相仿。肌肉活检和肌电图正常。应预防肌挛缩,此类患儿预后佳良,此与其他肌弛缓患者截然不同。

第二十一节 先天性肌强直综合征

先天性肌强直综合征（myotonia congenita syndrome）又名 Thomsen 病、先天性肌强直症（myotonia congenita）、强直性肌营养不良综合征、Thomsen 综合征等。为一种罕见的遗传性肌肉松弛有异常的疾病。1876 年 Thomsen 报告了其家族并包括本人在内的 23 例患者,以后即以他的名字命名本综合征。

【病因】

本综合征为常染色体显性遗传或隐性遗传。原因不明,可能为神经肌肉接合处乙酰胆碱产生过多。病理上可见肌肉苍白和肥大,肌肉中肌纤维及肌质增多,一般认为是横纹肌本身的病变而无中枢及周围神经系统的异常。

【临床表现】

本病以男性发病为主。生后不久即发病或于青春期突然发生。主要表现为开始活动时肌强直明显,常限于四肢,开始行走困难然后走动正常,静止不动后或在寒冷环境中更为加重。有的握拳难以松开。所累及的肌群,除呼吸、吞咽、排尿肌外,任何一处横纹肌均可受侵犯。严重病例可累及咀嚼肌、咽肌,眼肌。可因情绪改变、受凉、疲劳、发热而使症状加重,温暖可减轻症状。

【诊断】

令患儿用力闭目或紧握检查者手持续 5 秒钟后立即放松,即可出现肌强直,反复活动多次后,肌强直逐渐减轻。用叩诊锤击大鱼际的肌肉,可引起拇指对掌面不能立即松他,用叩诊槌叩击静止的肌内,局部肌肉因收缩而出现凹陷,持续半分钟左右消失。三角肌及舌肌最易有此反应,肌肉活检及肌电图也有助于诊断。本综合征须与强直性肌萎缩鉴别,后者有肌要缩同时存在,但初期常无肌萎缩现象,但常并发秃发、睾丸萎缩,自内障等症状,且对叩击及电流刺激无强直性反应。

【治疗】

对症治疗为主,奎宁和普鲁卡因酰胺对本病可有效,硫酸奎宁剂量为每次 0.1~0.3g,一日 2~3 次。可使强直症状消除数小时,此外苯妥英钠、泼尼松等亦有一定疗效。

【预后】

本综合征大多无进展性,故预后良好,肌强直程度可随年龄增长而有所减轻,虽肌强直症状难以消失,但患者仍能从事一般性工作,部分患者可发生肌肉缩,或有肌强直性营养不良某些表现。

第二十二节　纤维性骨营养不良综合征

纤维性骨营养不良综合征(Mc Cune-Albright syndrome)即 Mc Cune-Albright 综合征,又名多发性骨纤维化(osteitis fibrosa disseminate)、纤维性骨营养不良症(osteodystrophia fibrosa)、多发性纤维骨发育不良、多发性纤维结构不良、多发性纤维异常增殖症、Albright 综合征、Albright-Mc Cune-Stenberg 综合征、棕色斑综合征、骨纤维性发育异常-色素沉着性综合征。本综合征系 Mc Cune 与 Albright 分别于 1937 年首先报告。1984 年我国华帮杰曾有病例报告。其临床主要特征为:①多发性骨纤维异常增殖、纤维性骨炎、病理性骨折等;②皮肤色素沉着,呈黄褐色或黑褐色的边缘不规则的色素斑,色素沉着处常与病变骨骼的相应皮肤区域或按神经节段水平分布;③各种内分泌异常,多见性早熟、甲状腺功能亢经、巨人症或肢端肥大症、甲状旁腺机能亢进、柯兴综合征、抗维生素 D 佝偻病等。

【病因】

本综合征首次报告至今已 50 余年,其病因至今尚不明了,目前对本综合征引起内分泌紊乱机制探讨较多,主要提出以下几种假说。

1. 中枢性　最早 Albright 提出丘脑病变引起内分泌紊乱,亦有人认为系颅底骨质的纤维异常增生,压迫脑组织,干扰了下丘脑功能。Warrick 等认为其内分泌变化系下丘脑释放激素异常分泌结果,故有些患儿表现出真性性早熟。有些作者报道性早熟系颅内肿瘤引起。但上述假说尚不能解释以下 3 点:①性早熟为什么大多属假性性早熟;②为什么大多数性早熟的头颅 X 线检查未能见到有颅底骨质的改变;③为什么女性较男性发病数为高。

2. 周围内分泌腺靶器官功能自主性　许多事实表明本综合征伴随着各种内分泌疾病,在其相应内分泌靶器官存在着功能自主性。但也不能全部阐明本综合征的内分泌紊乱,而且不能解释内分泌紊乱与骨病之间的关系以及由中枢原因引起的内分泌紊乱。

3.3', 5-环磷酸腺苷(cAMP)和 3', 5-磷酸鸟苷(cGMP)介异机制:大量事实表明本综合征可伴随垂体、甲状腺、性腺、甲状旁腺、肾上腺等受累,上述靶器官细胞产生激素及其活性受激素受体、鸟核苷酸调节单位、腺苷酸环化酶激活系统和蛋白激酶系统调节控制。有认为本综合征所产生内分泌紊乱系由上述各种调节系统中某一环节功能异常所致。丘脑下部调节性多肽是通过 cAMP 的媒介作用影响垂体激素的合成和分泌过程。当丘脑下部调节性多肽与垂体细胞膜上的受体结合后,细胞内 cAMP 的浓度即发生变化。由于细胞内 cAMP 浓度的增加,可导致某些蛋白激酶的活化,从而促进分泌小泡与细胞的溶合,加速激素的分泌,同时又控制垂体内蛋白质的合成,使垂体合成激素加快。用生长激素释放抑制激素刺激垂体组织时,细胞内 cGMP 浓度降低,同时 cAMP 浓度增加。cAMP 的减少和 cGMP 的增加程度与生长激素释放抑制激素剂量有关。

对骨骼系统病变,目前仍认为可能与先天性成骨细胞的原始间叶组织活动异常转变为纤维细胞有关。亦有认为不能排除局部骨细胞对甲状旁腺素敏感性增加,导致骨转换率增加。

【临床表现】

本综合征男女均可患病,为女性多见。多在儿童时期发病而至青年时期有明显表现,主要表现如下。

1. 内分泌异常

(1)性早熟:本综合征可伴随多种内分泌异常,其中以性早熟多见,性早熟以假性性早熟为多见,其临床表现以发育顺序改变为最常见,阴道流血常是性早熟的最早表现,随后逐渐出现其他性成熟特征。

(2)甲状腺肿大和甲状腺功能亢经:为本综合征第 2 常见病,几乎有 1/3 病儿有甲状腺肿大,其中大多数病例,临床、内分泌激素测定和组织学检查,均证实有甲亢存在。组织学上表现多发性结节性甲状腺增生或胶样甲状腺肿,亦可呈滤泡性腺瘤。血清中 TSH 水平是低的,对 TRH 激发试验,TSH 常呈抑制性反应。

(3)巨人症或肢端肥大症:本综合征伴巨人症或肢端肥大症,其临床表现可以不典型,主要因骨骼生长加速在性早熟时亦可出现或因下肢骨病变引起畸变而影响身长。亦可因性早熟加速骨骼融合,所以患者 10 多岁时,即出现肢端肥大症。

(4)库欣征:临床表现常不典型,无明显满月脸、皮纹、肥胖、但生长延迟经常是诊断皮质醇过多的重要线索。

(5)低磷血症性佝偻病:本综合征有佝偻病表现和低磷血症,碱性磷酸酶增高,但病因不明。有人认为系肾脏对甲状旁腺素异常敏感而导致尿磷排出增加。低磷血症,碱性磷酸酶升高,高钙血症和血浆甲状旁腺素水平升高,强烈提示有甲状旁腺机能亢进。

2. 多骨性骨纤维异常增生　本综合征的骨病呈缓慢进行性过程,骨病的严重程度表现不尽相同,许多病例可在轻微外伤后,产生病理性骨折、畸变、生活自理困难。少数病例病变可稳定多年。有作者提出,本综合征骨病在 20 岁以后,可自行缓解。对本综合征所致的骨病变是否会恶变? 至今,大多数报告骨病不会产生恶变,但亦有指出:对近期内病变处生长迅速、疼痛、碱性磷酸酶异常增高,则应密切注视恶变可能,该骨病的特殊并发症,即眼眶部因骨纤维异常增殖或颅底骨肥厚引起视神经孔狭窄,视神经损伤导致失明。

3. 皮肤色素沉着　为本综合征的三大特点之一。皮肤色素呈黄褐或黑褐色,而边缘不规则的色素斑,类似神经纤维瘤的咖啡牛奶斑。色素沉着出现时间,可在其他特征性症状出现后产生,少数病人可无此征,色素斑多出现于骨骼病变侧。临床以面部、颈部、脊柱旁及臀部为多见。

【诊断】

根据皮肤典型色素沉着、性早熟、四肢骨、颅骨改变和其他内分泌异常,结合发病年龄和性别及有关生化测定,如钙、磷正常,碱性磷酸酶升高和尿羟脯氨酸的排泄量增加和有关内分泌激素改变即可做出确定诊断。

本综合征须与其他内分泌异常之疾病加以鉴别,如甲状腺功能亢经症、柯兴氏征、特发性性早熟、韩-薛-柯综合征、其他骨肿瘤、肾上腺皮质肿瘤、卵巢肿瘤等。

【治疗】

由于本综合征病因和发病机制尚未完全阐明,故至今尚无有效根治方法。对已明确系由肿瘤引起者,可手术根治和放射线照射治疗。对畸形和功能障碍的肢体,可进行矫正和功能训练。对骨病引起特殊并发症和颅底或眼眶骨纤维化引起视神经孔狭窄导致视力障碍,甚至失明,可试用手术矫治。对各种内分泌紊乱,则应给予相应处理。

【预后】

本综合征预后与其病因有关,如系颅内占位性病变引起则预后较差。一般预后良好,病情发展缓慢, 20 岁以后有自发性缓解可能,骨病恶变只占极少数。

第二十三节　小头畸形-骨发育不良-原基性侏儒症Ⅱ型综合征

小头畸形-骨发育不良—原基性侏儒症Ⅱ型综合征（microcephalic osteodysplastic primordial dwarfism type Ⅱ syndrome，MOPDⅡS）是罕见的染色体隐性遗传病，国际报道患儿尚不足 200 例，国内学者常园营、周妍等分别于 2017 年和 2019 年各报告一例，并发现了新的基因变异位点。

【病因】

MOPDⅡS 系染色体 21q22 的编码关键的 PCNT 基因功能性变异引起。

不同的 PCNT 基因变异位点出现的临床表现各异，表型具有异质性。

常园营报道的 1 例患儿其基因 PCNT 变异为 c.502c>T（p.GIn168*）和 c.3103>T（p.Arg1035*）杂合变异。周妍等发现的 3 个变异，分别为 c.7960G>T（p.E2654x）、c.9419T>A（p.1.13140x）和 c.8884G>A（p.G2962s），前 2 个为新发现的变异。

【临床表现】

（1）严重的宫内和出生后生长发育迟缓。

（2）小头畸形。

（3）骨骼和牙齿发育异常，可见马蹄足外翻。

（4）特殊面容，头发稀疏，眼球突出，鼻根鼻梁宽而鼻尖饱满、小耳郭、小下颌等。

（5）脑血管疾病高风险，颅内动脉瘤、moyamoya 病常为本综合征的共患病。

（6）胰岛素抵抗高风险。

【诊断】

依据表现，可作为初步诊断，确诊需作基因检测，PCNT 基因变异为诊断依据。

小头畸形原基因侏儒症所归属的有 MOPDⅠ，MOPDⅡ，MOPDⅢ和 Seckel 综合征。必须通过基因测序方能鉴别。避免混淆漏诊和延误诊断。

【治疗】

本综合征无特殊治疗方法，仅能及早发现，定期随访，对症处理。

【预后】

预后不良，颅内动脉瘤、moyamoya 病伴发者死亡率极高。

第二十四节　新生儿寒冷损伤综合征

新生儿寒冷损伤综合征（neonaeal cold damage syndrome），简称"冷伤"，又称新生儿寒冷损害综合征，新生儿皮脂硬化症等。是指新生儿单纯由于寒冷引起的新生儿皮脂硬化、表情淡漠、血糖降低、体温降低、出血、弥漫性血管内凝血等一组症候群。本综合征与新生儿硬肿症（sderema neonatorum）的不同点在于本综合征仅指单纯由寒冷所致的症状，而后者常并发感染，或由感染引起，既可发生在寒冷季节亦可见于炎热的夏天。有时两者之间难以区分，有的学者主张将新生儿寒冷损伤综合征作为新生儿硬肿症的一个类型，仅只单纯由寒冷所致者。我国《诸福棠实用儿科学》第八版将新生儿寒冷损伤综合征与新生儿硬肿症两者一并，以新生儿寒冷损伤综合征加以叙述。

【病因】

新生儿体温调节的特点：①体温调节中枢发育不成熟，传热代谢的内分泌调节功能低下；②缺乏寒战的物理产热机制；③皮下脂肪组织中饱和脂肪酸含量比不饱和脂肪酸多，体温降低时，饱和脂肪酸的熔点高，易发生凝固硬化。

新生儿在受寒冷作用时体内的棕色脂肪是生产热量的主要来源，对维持体温平衡起到一定的作用。新生儿棕色脂肪仅占体重的 2%~6%，棕色脂肪为化学产热的主要部位，分布于肩胛间区、颈、腋窝、腹股沟大血管、肾上腺周围,消耗后不能再生。当棕色脂肪内脂质消耗而缺乏时遇寒冷就不能产生热量。新生儿体表面积相对较大。约为成人的 15%,皮下脂肪又较少,故散热快,加之体温调节功能尚不健全,生活力不足等因素,在寒冷的季节里尤其当室内外气温降到零度左右时,单靠棉衣棉被的隔热保暖很难使新生儿维持正常体温。倘若无适当保暖措施,再加上换尿布,沐浴等使皮肤受寒冷的直接刺激,当超过新生儿体温调节反应限度时,其体温逐步下降至 35℃ 以下甚至低至 25℃ 左右,出现皮肤变化和表情淡漠,在大量消耗热储备后即可发生低血糖、酸中毒。遇寒冷时,黏稠度较高的血流进一步减慢,血液淤滞、组织缺氧、毛细血管损害、微循环障碍进而可出现弥漫性血管内凝血、肺出血等严重损害。

【临床表现】

(1)一般临床表现:本病症大多发生在日龄 1~3 天的新生儿,生活力薄弱或体重较轻者。80%左右在一周内发病。最初易被发现的临床表现为食欲差、哭声低、手脚凉,进而出现不吃、不哭、活动减少、表情淡漠、嗜睡等,体温不升(常低于 35℃,最低可低至 25℃ 左右)、心率减慢、呼吸不规则等。

(2)皮肤变化:早期出现面部和手足皮肤发红,触之有冰凉之感,继而可有颜面浮肿,皮肤转暗紫红色并出现硬肿,皮下组织弹性消失,甚者硬似橡皮伴肢体活动障碍。

(3)器官功能损害:严重病例可有肾功能衰竭、内环境紊乱(代酸,高钾、低钙、低钠)、低血糖、肺出血、胃肠道出血、DIC 等。

(4)有关检查:①肢体血流图示肢体血流量减少;②红细胞表面电荷测定显示低值;③血糖降低,尿素氮及游离胆红素增加;④血小板计数下降;⑤红细胞压积上升等。

【诊断】

根据新生儿尤其是早产或低体重儿出生于寒冷季节,生活缺乏相应保暖措施并曾有直接暴露于严寒低温不利环境中的病史,结合上述临床症状、体征和有关检查,可以做出诊断。在诊断过程中应与新生儿硬肿症相鉴别。本综合征无感染史,唯单纯寒冷所致是鉴别诊断的要点。

新生儿寒冷损伤分度及评分标准见表 9-4。

表 9-4 分度及评分标准

| 评分 | 体温(℃) | | 硬肿范围 | 器官功能改变 |
	肛温	腋-肛温差	(%)	
0	≥35 正或负值		<20	无明显改变
1	35+0 或正值		20~50	明显功能低下
4	35+负值		>50	功能衰竭
	<30 正或负值			

注(1)体温、硬肿范围和器官功能改变分别评分,总分为 0 分者属轻度,1~3 分为中度,4 分以上为重度。
(2)体温检测,肛温在直肠内距肛门约 3cm 测,持续 4 分钟以上,腋温将上臂紧贴胸部测 8~10 分钟。
(3)硬肿范围计算:头颈部 20%,双上肢 18%,前胸及腹部 14%,背部及腰骶部 15%,臀部 8%,双下肢 26%。
(4)器官功能低下,包括不吃、不哭、反应低下、心率慢或心电图及血生化异常;器官功能衰竭指休克、心力衰竭、DIC、肺出血、肾功能衰竭等。
(5)无条件测肛温时,腋温<35℃为 1 分,<30℃为 4 分。

【治疗】

1. 复温疗法 应根据患儿体温、病情轻重,慎重选择复温方式,既不可操之过急也不能延误时机。

轻症可采用缓慢复温法,比较安全。可将患婴置于母亲(或养育的成人)怀抱,母子共卧于柔软的棉被之中,被外及母亲脚下可置数个热水袋,以增加局部环境温度。有条件先在远红外辐射热保暖床快速复温或先将室温提高至 20℃ 以上,俟患婴体温升到 35℃ 时送进预热到 26℃ 的暖箱里,在 4~6 小时内将暖箱温度逐步调至 30℃ ~32℃。暖箱温度高于患儿皮肤温度 1℃,使患儿体温升高逐步升高床温。复温速度宜 0.5~1℃ /h,直至体温正常。

重症病婴可用微波复温法,使用微波复温治疗的指征为:①体温低于 30℃;②心率小于每分钟 100 次;③体重低于 2 500g;④皮肤硬肿面积超过 50%。凡具备上述 3 或 4 项者,可直接送进预热至 27℃ 的暖箱,并逐步将暖箱温度调至 30~32℃,尽可能使患婴能于 24 小时内恢复正常体温,为避免血管内凝血,患婴于进暖箱之前先静脉推注肝素 1.5mg/kg。

微波复温具有产热均匀、穿透力强（深度可达 3~5cm）、疗效较好的特点，一般用波长 12.5cm、输出功率 90~100 瓦、频率为 2450 兆赫。微波发生器的辐射器应安装在距患儿皮肤 20cm，辐射器可在架上以每分钟 1.6m 的速度在水平方向自动来回移行。移行时微波辐射器中心不超过婴颈部，照射时患儿裸体仰卧于 30~32℃暖箱中，眼与睾丸用细钢丝网罩住，加以防护。俟肛温上升到 36℃时停用，以后将婴儿置于 30~32℃暖箱中。若体温再次下降，可加用小剂量微波照射 1~2 次，功率 70 瓦，时间约 15 分钟。

在微波治疗过程中应注意观察记录心率、呼吸与皮肤硬肿情况并同时测肛门及体表温度。一般每 6~7 分钟体温可上升 1℃，经 30~60 分钟后，肛温可升至 36℃左右，而体表温度始终低于肛温 0.5~1.0℃。随体温上升心率亦渐加快，反应、哭声、吸吮力等均随之好转。硬肿亦渐软化并逐步消退。

M 超及脉冲多普勒技术对本综合征血流动力学动态研究的结果，提示冷伤患儿在低温时有心脏收缩功能减弱，脑血管压力或阻力增加，复温后提示有心脏舒张期负荷增加。因此在新生儿寒冷损伤儿在复温过程中应适当限制液体，并给予利尿剂，必要时应用正性肌力药物，可望进一步改善预后。

2. 补充营养　患婴因寒冷作用已消耗了大量糖原，严重者血糖可降低至零，即使血糖不低，而糖原储备消耗殆尽，复温过程中代谢加快，需要量增加。因此必须给以大量葡萄糖以维持基础代谢，补充糖原损耗、供应复温需要。一般每日给葡萄糖 30g 左右，配成 15%~20% 的葡萄糖液静脉点滴为宜，每分钟葡萄糖供给量应在 6mg/kg。必要时可加输血浆 20~25ml，或全静脉营养。

3. 活血化瘀　①复方丹参静脉滴注；②中药外敷，用丁香、肉桂、川芎、当归、赤芍、红花、乳香、没药、川草乌、透骨以及 1% 麝香酮等外敷，可提高治愈率。

4. 防治 DIC　以低分子右旋糖酐、莨菪碱等改善微循环。早期高凝状态用微量肝素 0.2~0.5mg/（kg·d），分 2~3 次皮下注射。中度以上的患婴几乎都伴发弥漫性血管内凝血，应于尚未出血之前及早使用肝素，方能奏效。开始给予每公斤体重静脉推注肝素 1.5mg，以后每 6 小时再使用 1~1.5mg/kg，直至凝血酶时间和凝血时间都恢复正常时，才可停药。在应用肝素的同时输给新鲜血 1~2 次，每次 15~25ml，以及时补充消耗的凝血因子。新生儿高凝状态维持时间短，很快会进入消耗性低凝期，应用较大剂量肝素时除给予新鲜血液外，应密切监测试管法凝血时间。

5. 肺出血　临床一经确定有肺出血，即应早期给予气管内插管进行正压呼吸治疗，平均气道压 7~22cmH₂O，最好给予高频机械通气治疗，目的在于改善肺氧合功能。病情好转后逐步降低呼吸机参数。

6. 其他治疗　适当补充电解质，及时纠正酸中毒，严格计算出入量，酌情选用广谱抗生素，注意给予维生素 B、C、E、K，尚可加用氢化可的松。

我国本综合征的发生率约 6.7‰，其中死亡高达 34%，在农村尤应重视预防本综合征的发生。宜采用以下措施（建议）：①预防早产；②产房应有取暖设备，室温 24℃为低限，不得低于 20℃；③及早诊断宫内发育迟缓，改善胎儿发育；④婴儿娩出尽快擦干羊水，尤其是占体表面积 1/3 的头部，以免蒸发散热，并尽快将新生儿包裹；⑤将孩子放在母亲身边，利用母体热源；⑥娩出半小时左右就开始母乳喂养。

【预后】

体温低于 30℃，心率少于 100 次，体重轻于 2500g，硬肿面积超过 50% 者预后较差，本综合征死亡率可高达 40%~60%。

新生儿寒冷损伤的主要死因之一是肺出血，Cole 曾认为新生儿肺出血的发生机制是左心衰竭。血流动力学研究的资料表明，寒冷损伤新生儿在低温时和复温后的状态，可能是部分患儿出现左心衰竭及肺出血的原因之一，因此有理由在复温过程中适当限制液体，给利尿剂及必要的正性肌力药物以改善心功能，可望进一步改善预后。

第二十五节　胸大肌缺损、短指并指综合征

胸大肌缺损、短指并指综合征（pectoralis muscle deficiency-syndactyly syndrome）即 Poland 综合征（Poland syndrome），又称 Poland 并指症、Poland 畸形（Poland deformity）等。系指病因未明之先天畸形，即缺乏胸大肌及有并指畸形。1841 年英国 Poland 首次于尸解中发现一例胸、肩、臀复合畸形疾病而命名。曾立胜等于 1986 年亦曾报告一例 6 个月男孩有本综合征表现。1972 年 Mace 等定名为本综合征。

【病因】

本综合征多为散发病例，遗传性不明，少数家族有不同的常染色体显性或隐性遗传。

当发病机制以胚胎 7~8 周时发育障碍为基础，发育障碍之原因为胎儿暂时缺氧，该时手指发育和指间皱纹形成，胸部胸大肌和胸小肌有分离。或由于胚胎早期锁骨下动脉供血不足，引起一系列组织器官发育缺陷，产生各种畸形。

【临床表现】

两性均可患病，疾病发生于何侧不定。

主要症状为单侧并指、短指或短指各种畸形，同侧胸部胸大肌发育不良，或有同侧乳房和乳头发育不良及同侧腋窝胸廓部分缺陷个别可有胸廓畸形伴肋骨缺损，前腋窝皱褶缺乏和生殖器异常。

临床上可分为三型：①短指型：仅第二节指骨缺损；②矮指型：同时有第二、三节指骨缺损，故手指很短小；③横断型：指骨缺损严重仅留残迹。

【诊断】

根据临床特征做出诊断，X 线可有指骨缺损或阙如，或指骨完全阙如；胸大肌缺损、肋骨缺损。

【治疗】

手缺陷应考虑重建其机能，可在 2~4 岁时手术。胸部畸形整形术也应给以考虑。

【预后】

有人认为本综合征患儿易罹恶性肿瘤或白血病倾向。

第二十六节　血管-骨肥大综合征

血管-骨肥大综合征（angio-osteohpertrophic syndrome）又称 Klipple-Trenaunay 综合征、Parkes-Weber 综合征、Weber 综合征、肥大性血管扩张症、血管扩张性肥大症、骨肥大症、痣-静脉曲张骨肥大、血管-骨质增生症、皮肤脊髓血管瘤等。

本综合征 1900 年首先由 Kippel 和 Trenaunay 报道，1907 年 Weber 又做了详细描述。本综合征以血管瘤并骨及软组织肥大为特征。

【病因】

病因不明。为不同表现型不规则显性遗传，在近亲结婚的患者中见有隐性遗传。其发病起源于脊髓、交感神经、血管运动神经和胚胎发育异常等多种假说，但均未被最后证实。

【临床表现】

任何年龄均可发病，多数病例在出生或出生后不久发病。男多于女。骨及软组织肥大可累及一个或数个肢体致肢体肥大，常非同侧性。可伴内脏肥大、并指（趾）、脊柱裂或皮肤色素沉着，眼部表现有单侧先天性青光眼、眼球陷没，结膜毛细血管扩张、虹膜缺损、视网膜静脉曲张及脉络膜血管瘤等。

心血管损害：出生时即可在面、四肢、脑和脑膜等部位出现斑块状或海绵状血管瘤。受累区域常有严重水肿、静脉炎、血栓形成和溃疡。常伴动、静脉瘘，且有因动、静脉分流引起充血性心力衰竭的报道。此外，还可有先天性静脉曲张、淋巴管瘤，或上述情况的任何联合。

【诊断】

根据血管病变并骨及软组织肥大的特征，辅以 X 线检查，可见患侧骨组织增生和增粗，腹部平片可显示直肠及左半结肠有多发性静脉瘤等改变。近年来开展超声检查了解胎儿有无代表血管瘤的无回声而做出产前诊断。

本综合征须与 Sturge-Weber 综合征（皮肤软脑膜血管瘤病）相鉴别，后者的血管病损多局限于脑、软脑膜和面部,少累及四肢,其肢体肥大多为单侧性,少累及对侧,可资鉴别。

【治疗】

本综合征目前尚无有效的治疗方法,仅为对症处理。对于小面积的血管瘤可采用电灼、冰冻疗法、放射治疗或激光治疗。当有动静脉瘘时伴有肢体坏死或心衰等可截肢术。

【预后】

本病症预后较差。

第二十七节　婴儿肉毒中毒综合征

患儿肉毒中毒综合征(infantile botulism syndrome)是指临床过程和电生理学所见酷似肉毒中毒的一组症候群,主要特征是婴儿急性软弱无力。自 1976 年在美国加州 Pickeet 等首先发现 2 名婴儿的急性软弱无力,酷似肉毒中毒而提出婴儿肉毒中毒综合征之称。

【病因】

本综合征的病因与肉毒杆菌和肉毒毒素有关,虽然在患病婴儿的血清中未能发现有肉毒杆菌的毒素,但是在患儿粪便中能发现有肉毒杆菌毒素或分离出肉毒杆菌,很可能是婴儿摄入了广泛存在的肉毒杆菌孢子而致病。当前已公认蜂蜜是本综合征的重要媒介,故许多学者已竭力反对给 1 岁以内的婴儿饲喂蜂蜜。

【临床表现】

本综合征多发生在 6 个月以内的婴儿,常见临床表现是便秘(可历时数天)、不能吸吮和吞咽困难、全身明显软弱无力、哭声低微、头不能竖直或抬头不能、深部腱反射减弱等。颅神经麻痹症状有眼睑下垂、眼和面部活动减少、瞳孔对光反应迟钝等。自主神经受损时有张口反射减弱、口腔分泌物增多等。少数患儿由于呼吸肌麻痹而出现呼吸骤停甚至突然死亡。

【诊断】

本综合征的诊断可根据严格的发病年龄、特殊的临床软弱无力表现及其他症状而做出初步诊断。

肌电图检查对诊断有一定帮助,常可出现短暂的小振幅而密集的运动单位动作电位,这种图形的出现与神经损害持续时间相一致。

确诊尚需对食品、粪便标本作肉毒毒素检测,通过荧光抗体染色法能检测出肉毒毒素和肉毒杆菌,此外可直接运用厌氧培养法和特殊的增菌技术分离病原菌、鉴定菌种。

本综合征应与肉毒中毒、Lambert-Eaton 综合征、某些抗生素中毒、高镁、高锰及低钙血症或毒蛇咬伤、重症肌无力、脊髓灰质炎、急性婴儿多发性神经炎等鉴别。

【治疗】

文献报告均未使用抗毒素治疗,而经对症处理和呼吸监护后均获痊愈。个别患儿须作机械呼吸性换气,多数患儿须鼻饲。

【预后】

一般症状轻微者居多,大多预后良好,也不留后遗症。

第二十八节　婴儿性骨皮质增生综合征

婴儿性骨皮质增生综合征(Caffey-Smith syndrome)即婴儿性骨皮质增生症(Infantile Cortical Hyperostosis)又称 Caffey-Smith 综合征、增生性骨肥厚、增生性骨膜骨赘形成、De Toni-Silverman-Caffey 综合征、Roske-De-Tont-Caffey 综合征、Smith-Caffey 综合征、Caffey-Smith-Roske 综合征等。

【病因】

本综合征原因未明。患者多有发热及血沉增快,故曾疑为骨骼的轻度感染,但病变处未找到病原菌。由于发病多在胎儿期,或半年之内,且部分有家族史而认为是一种遗传性疾病,国外有人认为有常染色体显性遗传,还有疑为胶原性疾病。或疑为病毒感染。

为正常未成熟的板状骨皮质增生,无炎性改变,急性期有骨质疏松,可见有明胶样改变、有丝裂样结构与粘蛋白状改变的交替,延伸至附近肌腱和筋膜,随后肌肉坏死和纤维化改变。

【临床表现】

多见于男性,婴儿期发病(多小于 5 个月),主要症状有烦躁不安、激惹症状;深层软组织肿胀,变硬有压痛;长管状骨和扁平骨骨皮质肥厚。骨损害在出生前 X 线上就可观察到,为突然发病,有发热、受累部位有触痛及活动受限。颌骨、面部或身体其他部位骨肿胀,但肿胀处无变色、无浮肿、无热不红、无化脓性改变。受累骨骼常见于下颌骨、肩胛骨、额骨、骨和肋骨。病变可多发或单发。肿胀有时自四肢开始,仅数日累及面部。

【诊断】

根据发病特点应考虑本病。血象可呈中度贫血,中性粒细胞中度增加,血沉增快,血碱性磷酸酶增高,尿正常。X 线片中受累骨呈皮质增厚。于急性期缓解后可遗留增厚或斑片状硬化。病变侵及管状骨时,仅在骨干周围见到层层增厚的骨膜下新生骨影,有如管套状包围骨干。边缘可不规则呈波浪状,但不累及骨骺及干骺端。增厚骨皮层的吸收和恢复至正常常,比临床症状消失要迟缓。

【治疗】

抗生素治疗无效。肾上腺皮质激素治疗可使急性症状在数日内消退。可短程使用,一般一周左右。

【预后】

预后良好。病程长短不一,有数周内自愈,肿胀完全消失,或可有局部再发,或骨受累持续数月至一年余。罕有死亡者。

第二十九节　蜘蛛足样指(趾)综合征

蜘蛛足样指(趾)综合征(Marfan syndrome)即马方氏综合征(Marfan syndrome),又称 Marfan-Archar 综合征、指趾过长综合征、长指晶状体半脱位综合征、蛛脚样指(趾)、蜘蛛指症(Arachnodactyly)、肢体细长症(Dolichostenomelia)、先天性中胚层营养不良(Congenital mesodermal dystrophy)等。本综合征由 Marfan 于 1896 年首先报道 1 名 5 岁女孩生有特殊的蛛状指, Achard 于 1902 年将此综合征命名为蜘蛛指, Salle1912 年解剖了 1 例患有本综合征的患儿,发现有心扩大及卵圆孔未闭,Boerger 于 1914 年报道患有本综合征的患儿,合并有晶状体脱位, Williams 于 1876 年曾报道了患本综合征的兄妹俩,患者身高而细及关节过度伸展,张晓楼于 1951 年首先详细报告。本综合征特点是指(趾)细长和全身管状骨过长,并常伴有肌肉营养不良、韧带松弛及脊柱侧弯。约 80% 病例有视力障碍或晶状体移位,约 30% 病例并发先天性心脏病。本综合征患者如合并下颌颜面骨发育不全即称之为 Achard 综合征。

【病因】

病因尚不清楚,Mckusick(1955)认为是身体结缔组织紊乱所致,中胚叶发育不良,Wewe 于 1931 年证明本综合征与遗传有关。为常染色体显性遗传,患者的父亲或母亲及兄弟姊妹间可有此病,但亦有个别散发病例并无家族史,系染色体突变所致,无性别差异。目前也有认为本综合征可能系一单纯性生化传递缺损之故。国内王淑清曾报告一个家系 4 代 11 例(图 9-1)。

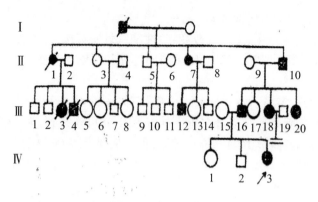

图 9-1　家系图谱

【临床表现】

（1）生后即可发现,据统计,发病率女多于男。

（2）身高而细,头颅长且窄,肢体长,大腿及前臂为明显,指距超过身长,尤以手指,足趾细长如蜘蛛脚样、足部常有明显外翻,个别有锤状指畸形,韧带和关节松弛,肌张力明显减低,关节过度伸展,腕部征阳性（即病人一手握住另一手腕部,大拇指放在桡骨茎突上,大拇指与小指不用力而形成一个圈,正常人大拇指与小指间有距离,不易形成环）。胸廓常呈漏斗胸伴翼状肩胛骨,有时为扁平胸。脊柱后突、侧弯,常限于胸椎。屡发性髌骨脱位和髋关节自然脱位也不少见。也有腹股沟疝和横膈疝。

（3）面容憔悴、无力,但智力正常,耳大且位置较低,外耳多有畸形,高腭弓,眉弓较突起,显得眼下陷。

（4）眼部表现:本综合征 50%~80% 的患儿有眼部变化,常见的有晶状体脱位或半脱位、白内障、高度屈光不正、角膜大小变异和混浊;少见的有青光眼、葡萄膜色素分布异常、眼球凹陷、眼裂倾斜、弱视、色盲等。

（5）心血管改变较常见。Even1940 年复习文献, 1/3 病例可有心血管改变,如二尖瓣反流、房间隔缺损、室间隔缺损、动脉导管未闭、发绀四联症等。

（6）X 线表现:骨骼系统骨质较疏松,四肢骨细长,椎体长。掌骨指数正常值在 8 以下而病人 8.4~10.4（成人标准）。掌骨指数=2~5 掌骨长度/2~5 掌骨中间宽度和。

（7）基础代谢率低,血清粘蛋白低于正常,尿排羟基脯氨酸增加、黏多糖增加,特别是硫酸胶质 A 或 C 增多,尿中透明质酸过多。

（8）其他异常:有第二性征发育不良、耳壳畸形、牙齿细长等,尚可有肺分叶异常、肺叶发育不全、游走肾、输尿管狭窄等异常。

（9）超声心动图特征:①左室容量负荷过重,一旦发生心力衰竭则侧室间隔与左室右壁运动降低,二尖瓣开放幅、开放距变小;②主动脉根部内径明显增宽呈花瓣样扩张,主动脉壁变薄,运动幅度增大,主动脉瓣及二尖瓣关闭不全并随年龄增大可出现瓣环、瓣膜增厚反光增强、瓣叶钙化等;③二尖瓣前叶和(或)后叶脱垂入左心房;④有室间隔缺损合并二尖瓣前叶和(或)后叶脱垂入左心房。

【诊断】

根据临床表现尤其是 X 线特征及眼部表现和心血管异常等,家族史可供诊断时参考。

关于 24 小时尿羟脯酸的测定有些学者建议作为一项诊断指标,国内同济医科大学的资料 24 小时尿羟脯酸正常成人和小儿的结果为(24.41 ± 17.02)mg,患者(包括成人小儿)为(4.84 ± 36.12)mg 两者差异非常显著。本试验虽特异性较差、敏感性较低,但在除外可影响尿羟脯氨酸检查值的疾病和其他因素的前提下,若其值明显增高对诊断有意义。

本综合征须与类胱氨酸尿症鉴别,后者系隐性遗传,患儿智力发育迟缓,尿含类胱氨酸。

此外应与反马方氏综合征即 Marchesani Syndrome 相鉴别,主要鉴别见表 9-5。

表 9-5 Marfan 综合征与 Marchesa 综合征鉴别表

主要鉴别点	Marfan 综合征	Marchesani 综合征
骨骼与肌肉	身高、长头、蜘蛛样指（趾）皮下脂肪少,肌肉发育差,关节过度伸张、胸廓桶状或窄尖	身矮、短头、短颈、头大、指粗短、皮下脂肪丰满、肌肉发育良好、关节运动少、胸廓宽大
心血管变化	常为 Fallot 四联症,先天性卵圆孔开放,大动脉缩窄,易发生动脉瘤,破裂时可影响生命	多于 50 岁以后因心血管疾病面死亡
眼部变化	晶状体多向外上方脱位,可为先天性,发生年龄不一,形态一般正常,少见青光眼	晶状体多向下方脱位,多见于 25 岁以后,呈球形,小于正常,易发生青光眼
皮肤变化	可出现纹状扩张的皮肤线	无明显皮肤变化

【治疗】

主要是对症治疗,支持足弓和改善视力。全身抗阻力锻炼对增进肌力有益,手术疗效欠佳。

【预后】

本综合征患者平均寿命低于正常人群,患者常因动脉瘤破裂或心衰而死亡。

第三十节 直背综合征

直背综合征(Straight back syndrome)是由于上部胸椎缺乏正常的后凸而变直,以致减少了该水平的胸廓前后径,加之胸骨内陷,对循环系统带来一定的影响,是心脏和大血管受压而产生的一组综合征。1960 年 Rawlings 对此种情况提出所谓假性心脏病(Pseudoheart disease)的概念。一般认为胸廓畸形的原因是先天性的。本综合征的特点是肺动脉瓣区第二心音分裂、收缩期杂音, X 线检查示心脏阴影扩大,没有器质性心脏病但有轻度心电图异常改变。胸椎平直,缺乏生理弧度,胸前后径缩短。国外文献有小儿病例的报道,由于对本综合征认识不足或是忽略了对病人胸段脊柱及胸廓形态的观察而造成漏诊或误诊为先天性心脏病。国内 1986 年李慧萍等报告一例小儿直背综合征,确诊时已 15 岁,自幼即有活动后心悸、气促,长期拟诊为先天性心脏病。本综合征是引起假性心脏病的一个原因。

【病因】

本综合征可由于先天性原因或获得性原因,大多认为是一种脊椎,特别是胸椎生长上发生缺陷,常在第二胸椎以下变直,缩小了胸廓前后径,心脏被推向左侧,使肺动脉干更加靠近前胸壁,临床上出现类似先天性心脏病的杂音,心血管造影可见右心室及肺动脉靠近胸骨后缘。

【临床表现】

患者一般无明显自觉症状,常见症状是心悸、气促,于活动后加重。由于心脏位置靠近前胸壁,常可在胸骨左缘第 2~4 肋间触及明显的收缩期搏动,一般无心前区震颤。于胸骨左缘可闻及收缩期喷射性杂音,以肺动脉瓣听诊区为明显。杂音较短暂,强度为 1~4/6 级,重按时杂音可增强。杂音可随体位而改变,卧位时增强,坐位时减弱,这可能与卧位时心脏、大血管受压更加明显有关。心音图示杂音呈递增递减的菱形。心电图 V_1 及 aVR 导联可出现 rsr' 型,少数见非特异性 T 波改变。胸部 X 线见胸廓前后径变窄,胸椎平直、缺乏生理弧度。

【诊断】

胸部 X 线摄片是本综合征诊断的关键,侧位片可显示失去正常的胸椎后凸。胸廓前后径（胸骨后缘至第 8 胸椎前缘）与横径（右膈上面水平的左右肋骨内缘间距）的比例低于正常平均值(Deleon 的资料,正常平均值为 0.47)。临床进行本综合征诊断时,首先应排除房间隔缺损、室间隔缺损、肺动脉瓣狭窄等器质性心脏病。直背综合征若同时存在心前区震颤,往往有合并器质性心脏病的可能。

【治疗】

本综合征不必治疗,常不产生明显循环功能不全的症状,故无严重不良后果。但需避免增加心脏负荷的活动,预防呼吸道感染,对年长儿可作说明,以消除对疾病的顾虑。

【预后】

本综合征预后良好。

第三十一节　先天性睑裂狭小伴全身肌病综合征

先天性睑裂狭小伴全身肌病综合征（Schwartz-Jampel syndrome）即 Schwartz-Jampel 综合征，又称 Schwartz 综合征、软骨营养不良性肌强直（chondrodystrophic myotonia）、软骨发育不良性肌强直综合征、肌紧张特殊面容侏儒综合征、骨-软骨-肌营养不良症（osteochondromuscular dystrophy）、眼裂狭小-肌病侏儒综合征（blepharophimosis-myopathy-dwarfism syndrome）等。1962 年由 Schwartz Jampel 最先报道。临床以肌肉发育不良、全身关节僵硬、活动受限、特殊面容、躯干短小为主要特征。本病征属强直性肌营养不良的一种。1983 年国内陈婉琳等曾报告一例。张珅等 2012 年报道过北京儿童医院的 4 个病例。

【病因】

本病征可能为常染色隐性遗传性疾病。病因尚不清，有人认为与粘多糖代谢异常有关，从而发生骨、软骨的发育障碍。本病征患者尿中黏多糖含量也增多，唯其程度较轻。由于细胞溶酶体中水解黏多糖酶缺乏，黏多糖在细胞内分解代谢发生障碍而逐渐沉积于内脏、骨骼、肌肉、神经等组织中，导致相应的临床症状。亦有人认为黏多糖参与黏蛋白的合成，而黏蛋白是结缔组织（骨、软骨、肌肉及各种纤维组织）的重要组成物质，因此一旦发生粘多糖代谢异常，必然影响这些组织的代谢功能，产生一系列症状。

还有人发现患者尿 4-硫酸软骨素（Chondroitin-4 Sulfate，C-4S）异常增多，故认为本病征是 4-硫酸软骨素尿的一种多糖异常疾患。因而本病征系 4-硫酸软骨素的代谢异常所致。近年研究发现强直性肌营养不良分 DM1 和 DM2 两个类型，其致病基因分别是位于 19 号染色体（19q13）和第 3 号染色体（3q21）上。肌强直放电属于肌膜的异常兴奋所致。

【临床表现】

本病征常以关节活动受限为主要就诊原因。身体呈屈曲内收的特殊姿势，面部表情固定，张口受限，常伴有眼部畸形、小颌、上腭高拱或腭裂、低耳位、鸡胸、脊柱后侧凸、指趾畸形、内脏畸形等。肌张力增强，肌肉呈强直状，尤是握物时或被叩击时，且肌紧张的时间较长。

【诊断】

患儿生后不久即渐显现上述症状，根据特殊丑陋面容和独特体态以及肌强直即不难诊断。测 24 小时尿中粘多糖或 4-硫酸软骨素量比常人为高。本病征应与先天性多发性关节挛缩症相鉴别。后者为四肢畸形，累及四肢关节或部分关节，呈伸直或屈曲挛缩畸形，而无下颌关节活动受限，张口困难症状，且本病征尚有多种畸形。

【治疗】

目前尚无特殊治疗方法，按摩理疗对帮助患儿关节活动可能有益。曾有人应用血浆输入疗法，但效果不能肯定。还有人用药物普鲁卡因酰胺治疗，能较明显改善患患儿特殊面容的疗效。口服苯妥英钠 3~8mg/（kg·d）或卡马西平 5~10mg/（kg·d）可减轻肌强直症状。

【预后】

本病征无特殊治方法，有些治疗的疗效不定，预后尚难定论。

第三十二节　纤维性骨营养不良综合征

纤维性骨营养不良综合征（Mc Cune-Albright syndrome）即 Mc Cune-Albright 综合征，又名多发性骨纤维化（osteitis fibrosa disseminate）、纤维性骨营养不良症（osteodystrophia fibrosa）、多发性纤维骨发育不良、多发性纤维结构不良、多发性纤维异常增殖症、Albright 综合征、Albright-Mc Cune-Stenberg 综合征、棕色斑综合征、骨纤维性发育异常-色素沉着性综合征。本病征系 Mc Cune 与 Albright 分别于 1937 年首先报告。1984 年我国华帮杰曾有病例报告。其临床主要特征为：①多发性骨纤维异常增殖、纤维性骨炎、病理性骨折等；②皮肤色素沉着，呈黄褐色或黑褐色的边缘不规则的色素斑，色素沉着处常与病变骨骼的相应皮肤区域或按神经节段水平分布;③各种内分泌异常,多见性早熟、甲状腺机能亢进、巨人症或肢端肥大症、甲状旁腺机能亢进、柯兴综合征、抗维生素 D 佝偻病等。

【病因】

本病征首次报告至今已 50 余年,其病因至今尚不明了,目前对本综合征引起内分泌紊乱机制探讨较多,主要提出以下几种假说。

1. 中枢性　最早 Albright 提出丘脑病变引起内分泌紊乱,亦有人认为系颅底骨质的纤维异常增生,压迫脑组织,干扰了下丘脑功能。Warrick 等认为其内分泌变化系下丘脑释放激素异常分泌结果,故有些患儿表现出真性性早熟。有些作者报道性早熟系颅内肿瘤引起。但上述假说尚不能解释以下 3 点:①性早熟为什么大多属假性性早熟;②为什么大多数性早熟的头颅 X 线检查未能见到有颅底骨质的改变;③为什么女性较男性发病数为高。

2. 周围内分泌腺靶器官功能自主性　许多事实表明本病征伴随着各种内分泌疾病,在其相应内分泌靶器官存在着功能自主性。但也不能全部阐明本病征的内分泌紊乱,而且不能解释内分泌紊乱与骨病之间的关系以及由中枢原因引起的内分泌紊乱。

3. 3′ 5 环磷酸腺苷(cAMP)和 3′ 5 磷酸鸟苷(cGMP)介异机制　大量事实表明本病征可伴随垂体、甲状腺、性腺、甲状旁腺、肾上腺等受累,上述靶器官细胞产生激素及其活性受激素受体、鸟核苷酸调节单位、腺苷酸环化酶激活系统和蛋白激酶系统调节控制。有认为本病征所产生内分泌紊乱系由上述各种调节系统中某一环节功能异常所致。丘脑下部调节性多肽是通过 cAMP 的媒介作用影响垂体激素的合成和分泌过程。当丘脑下部调节性多肽与垂体细胞膜上的受体结合后,细胞内 cAMP 的浓度即发生变化。由于细胞内 cAMP 浓度的增加,可导致某些蛋白激酶的活化,从而促进分泌小泡与细胞的溶合,加速激素的分泌,同时又控制垂体内蛋白质的合成,使垂体合成激素加快。用生长激素释放抑制激素刺激垂体组织时,细胞内 cGMP 浓度降低,同时 cAMP 浓度增加。cAMP 的减少和 cGMP 的增加程度与生长激素释放抑制激素剂量有关。

对骨骼系统病变,目前仍认为可能与先天性成骨细胞的原始间叶组织活动异常转变为纤维细胞有关。亦有认为不能排除局部骨细胞对甲状旁腺素敏感性增加,导致骨转换率增加。

【临床表现】

本病征男女均可患病,为女性多见。多在儿童时期发病而至青年时期有明显表现,主要表现如下。

1. 内分泌异常

(1)性早熟:本综合征可伴随多种内分泌异常,其中以性早熟多见,性早熟以假性性早熟为多见,其临床表现以发育顺序改变为最常见,阴道流血常是性早熟的最早表现,随后逐渐出现其它性成熟特征。

(2)甲状腺肿大和甲状腺机能亢进:为本病征第 2 常见病,几乎有 1/3 病儿有甲状腺肿大,其中大多数病例,临床、内分泌激素测定和组织学检查,均证实有甲亢存在。组织学上表现多发性结节性甲状腺增生或胶样甲状腺肿,亦可呈滤泡性腺瘤。血清中 TSH 水平是低的,对 TRH 激发试验,TSH 常呈抑制性反应。

(3)巨人症或肢端肥大症:本病征伴巨人症或肢端肥大症,其临床表现可以不典型,主要因骨骼生长加速在性早熟时亦可出现或因下肢骨病变引起畸变而影响身长。亦可因性早熟加速骨骼融合,所以患者 10 多岁时,即出现肢端肥大症。

(4)柯兴征:临床表现常不典型,无明显满月脸、皮纹、肥胖、但生长延迟经常是诊断皮质醇过多的重要线索。

(5)低磷血症性佝偻病:本病征有佝偻病表现和低磷血症,碱性磷酸酶增高,但病因不明。有人认为系肾脏对甲状旁腺素异常敏感而导致尿磷排出增加。低磷血症,碱性磷酸酶升高,高钙血症和血浆甲状旁腺素水平升高,强烈提示有甲状旁腺机能亢进。

2. 多骨性骨纤维异常增生　本病征的骨病呈缓慢进行性过程,骨病的严重程度表现不尽相同,许多病例可在轻微外伤后,产生病理性骨折、畸变、生活自理困难。少数病例病变可稳定多年。有作者提出,本病征骨病在 20 岁以后,可自行缓解。对本病征所致的骨病变是否会恶变? 至今,大多数报告骨病不会产生恶变,但亦有指出:对近期内病变处生长迅速、疼痛、碱性磷酸酶异常增高,则应密切注视恶变可能,该骨病的特殊并发症,即眼眶部因骨纤维异常增殖或颅底骨肥厚引起视神经孔狭窄,视神经损伤导致失明。

3. 皮肤色素沉着 为本病征的三大特点之一。皮肤色素呈黄褐或黑褐色,而边缘不规则的色素斑,类似神经纤维瘤的咖啡牛奶斑。色素沉着出现时间,可在其它特征性症状出现后产生,少数病人可无此征,色素斑多出现于骨骼病变侧。临床以面部、颈部、脊柱旁及臀部为多见。

【诊断】

根据皮肤典型色素沉着、性早熟、四肢骨、颅骨改变和其它内分泌异常,结合发病年龄和性别及有关生化测定,如钙、磷正常,碱性磷酸酶升高和尿羟脯氨的排泄量增加和有关内分泌激素改变即可作出确定诊断。

本病征须与其他内分泌异常之疾病加以鉴别,如甲状腺机能亢进症、柯兴氏征、特发性性早熟、韩-薛-柯综合征、其他骨肿瘤、肾上腺皮质肿瘤、卵巢肿瘤等。

【治疗】

由于本病征病因和发病机理尚未完全阐明,故至今尚无有效根治方法。对已明确系由肿瘤引起者,可手术根治和放射线照射治疗。对畸形和功能障碍的肢体,可进行矫正和功能训练。对骨病引起特殊并发症和颅底或眼眶骨纤维化引起视神经孔狭窄导致视力障碍,甚至失明,可试用手术矫治。对各种内分泌紊乱,则应给予相应处理。

【预后】

本综合征预后与其病因有关,如系颅内占位性病变引起则预后较差。一般预后良好,病情发展缓慢,20岁以后有自发性缓解可能,骨病恶变只占极少数。

第十章　皮肤,眼耳鼻咽喉,口腔

第一节　Klippel-Trenaunay 综合征

Klippel-Trenaunay 综合征(Klippel-Trenaunay Sydronme,KTS)是 1900 年由法国学者 Maurice Klippel 和 paul Trenaunay 最先发现描述报道并命名的。是一种罕见的综合征,发病率为 2/100,000~5/100,000。大多在出现出生后至 1 岁左右发病,幼儿期学龄前或学龄期发病的。最常见的表现为毛细血管畸形,肢体肥大等。

【病因】

本病病因不明。

【临床表现】

本综合征临床特征性表现常为葡萄酒色斑痣、毛细血管畸形或静脉畸形以及肢体肥大三联征。可有四肢、泌尿生殖系统、肠道等全身受累。淋巴管畸形,以下肢多见,骨、软骨组织增生肥大。

间断便血或隐匿性便血,亦有大出血而危及生命者,出血表现常在 10 年内,少数亦有延至成年者。

【诊断】

根据临床三大特征,有静脉淤血、动脉供血过多征象。肠镜有直肠静脉曲张。MRI 可提示血管畸形。

【治疗】

(1)对症治疗。

(2)患肢血管畸形的介入治疗。

(3)出血严重者止血和输血治疗。

【预后】

通常本综合征预后尚好,唯经常便血者致贫血,大出血者可危及生命。

第二节　肠源性肢端皮炎综合征

肠源性肢端皮炎综合征(Acrodermatitis enteropathica syndrome)即慢性肠源性肢端皮炎,又称 Brandt 综合征、Danbolt-Closs 综合征,1942 年由 Danbolt 和 Closs 首先报告。本综合征是一种常染色体隐性遗传的皮肤病。

【病因】

目前研究资料提示锌在肠道吸收不良是致病因素。

(1)以静脉营养疗法治疗的小儿,长期缺乏锌,可发生类似此病的皮疹及腹泻,应用锌治疗后症状消失或减轻。

(2)中东地区的食谱含植酸盐多,阻碍锌的吸收,在人群中产生性功能低下的侏儒病态,与本综合征所见的生长发育障碍有相似之处。

(3)本综合征患者的食物中含锌少,补锌后有疗效。

(4)以哺乳期小鼠作动物模型,喂不含锌的食物数周后,可见皮肤鳞屑状病变,毛发干枯脱落,与本病症状近似,经锌治疗后迅速见效。

(5)多数病例有阳性家族史。

(6)有人认为人乳中存在一种小分子锌配体(Zinc-ligand),虽然人乳中锌的含量并不算高,但很容易被婴儿吸收。而除了人乳之外,包括牛乳在内的其他蛋白质食物存在一种小肽,这种小肽很容易络合食物中的锌,形成一种不易被人体吸收的络合状态的锌。通常这种小肽会被正常肠道细胞分泌的短肽酶所水解,而患者体内往往缺乏这种短肽酶,以致摄入的锌被小肽络合,影响了锌的吸收,造成锌的缺乏。

本综合征在肠黏膜可出现特征性改变绒毛变平或消失,固有膜见炎症细胞浸润。上皮细胞变短,核呈圆形或椭圆形,位于细胞的中央而不在细胞基底部的正常地位,核染色质疏松。嗜酸性粒细胞的超微结构异常,具有特征性。这些肠黏膜的病变,往往在锌制剂治疗后逐渐消失。

【临床表现】

(1)发病多在1周岁以内,大多数在断喂人奶之后。多有家族史而与性别、人种与季节无关。

(2)出现各种皮疹。皮疹开始时为丘疱疹,迅速融合成大疱内含浆液,四周红晕。有继发感染时皮疹形态呈脓疱样。疱破裂后成为片状糜烂,有红色创面,苔藓样或牛皮癣样斑块,棕褐色干燥鳞屑或结节。此类皮疹成批出现,绵延较久,消失后不留痕痕。皮疹好发在皮肤黏膜连接区,也可在四肢出现对称性病变,尤以肢端为严重,常累及指、趾甲,使其变形、萎缩,甚至指(趾)甲缺失。

(3)黏膜炎症,可见口腔炎、舌炎、鼻炎、睑缘炎、结膜角膜炎及外阴炎等。

(4)头发干枯脱落,形成部分秃发或全秃,甚至涉及眉毛和睫毛。

(5)绝大多数病例有不同程度的腹泻,出现含泡沫或黏液的水样便,认为是由于继发性乳糖不耐受性所致。

(6)营养不良、多哭、多睡、生长发育停滞,是病程延长、时好时犯病情越发加重所致。

(7)实验室检查特点:血清锌在绝大多数病例中降低(正常值为68~110μg/dl),尿锌含量也降低(正常值:儿童为每天0.4mg);含锌酶如碱性磷酸酶活力低下;粪便和皮肤培养常可获得念珠菌阳性,但并非病原菌而系继发感染。

【诊断】

主要依据临床表现、血锌水平明显降低,仅20~60μg/dl,及投以锌制剂治疗后疗效明显。

【治疗】

1. 一般治疗　包括适当喂养,补充蛋白质和维生素,必要时输血、输液,注意皮肤清洁,控制继发性感染等。

2. 特殊治疗　以及时、适量、长期口服锌制剂。宜用硫酸锌(Zinc sulfate)、葡萄糖酸锌(zincgluconate)或醋酸锌(Zinc acetate)口服。适当的锌剂量为婴儿每日每公斤体重1~2mg,年长儿每日30~60mg。硫酸锌每220mg内含锌45mg;醋酸锌每13mg含锌1mg。葡萄糖酸锌每20g内含锌离子10mg。在配置口服制剂时按含量折算。一般治疗2~7天后皮损开始减轻,其他症状也相继好转,尤以神经精神症状明显改善,血生化亦见进步。锌治疗应持续较久,笔者主张用10周以上,否则症状可复发。锌制剂口服无严重副作用,仅因胃黏膜受刺激,可感不适,恶心呕吐等,醋酸锌副作用较少。常制成糖浆或混入果汁,以减少刺激性。另外可给患儿口服

3. 人乳治疗　服药有困难或营养情况差的婴幼儿如能得到人乳,虽含锌量不大,但疗效明显,似与吸收良好有关。

4. 碘喹啉(diiodohydroxyquine,iodoquinoline)治疗　小儿剂量10~15mg/(kg·次),每日3次。此药有一定毒性,可引起眼底病变,目前已很少使用。

【预后】

本综合征如不及时治疗可合并细菌或霉菌感染,于1~3岁内死亡,有锌剂治疗后,预后大为改观,但需长期维持口服。

第三节　潮红综合征

潮红综合征(Flushing syndrome)是指食用鲭鱼后发生的以颜面、颈部、躯干等处皮肤潮红为主的一组征

候群。

鲭,学名 Pneumatophorus Japonicus,俗称青鲭鱼、油筒鱼,属鱼纲,鲭科。我们称此综合征为油筒鱼综合征。

【病因】

潮红综合征并非因污染细菌直接引起,亦不属变态反应,而系鲭鱼所含毒素所致。食鲭鱼后是否发病,与鱼的质量有关,由于每批捕捞产品的冷藏处理过程、质量和烹调方式不尽相同,往往有某一批市售产品和集体团伙用膳者多人同时发病的倾向。

经研究证实鲭鱼所含毒素系一种混合性耐热物质,其中包括组胺、Saurine(一种类似组胺的化学物质)以及组氨酸经细菌脱羧作用产生的一些毒物。

【临床表现】

一般在进食鲭鱼后半至一小时内,快者仅数分钟,突然发生颜面、颈部、躯干上部、手臂等处皮肤潮红、灼热、结膜充血,貌似醉汉。可有荨麻疹、血管神经性水肿等皮损,重症者有搏动性头痛、心悸、咽部烧灼感,甚至出现呼吸困难、休克、瞳孔扩大。患儿可有痉挛性腹痛、腹泻、恶心、呕吐等消化道症状。症状轻重与食入量有关。

这些临床症状一般在数小时内可自行缓解消失。

【诊断】

本综合征根据确切的食用鲭鱼史并突然出现潮红灼热、结膜充血等表现,在除外药物及可产生潮红的其他原因后做出诊断。

【治疗】

轻症口服或肌内注射抗组胺类药物,重症病例应静脉输液、点滴氢化可的松或静脉注射地塞米松。此外还应作对症处理

预防应着重捕捞后的合理贮存与冷藏,防止变质和污染。烹调时加醋或咸菜、蕃茄汁可破坏部分组胺,并控制食量可减少发病可能。

【预后】

本综合征预后良好,症状轻者可于数小时内自行级解消失。

第四节　川崎病休克综合征

川崎病休克综合征(Kawasaki diseaseshock syndrome,KDSS)是临床少见的病情危重的川崎病。2009 年首次命名,主要指血流动力学不稳定的川崎病。

【病因】

KDSS 病因不十分明确。川崎病引起休克可能为血管炎致心脏功能异常,持续性毛细血管渗漏,炎性细胞因子调节异常等综合因素所致。

【临床表现】

同时具有川崎病的临床表现及血流动力学障碍。

【诊断】

本综合征尚无统一的诊断标准。凡体温升高超过 5 天合并血流动力学障碍并有以下特点者考虑诊断本病。

(1)平均年龄>3 岁。

(2)中性粒细胞比例>75%。

(3)低血小板血症。

(4)低钠血症。

(5)低白蛋白血症(<30g/L)。

（6）很高的 CRP。

（7）神经末端脑钠肽原（NTproBNP）明显升高。

（8）心肌肌钙蛋白 I（cTn-1）升高。

（9）冠状动脉扩张。

（10）大多对丙种球蛋白无反应。

【治疗】

（1）大剂量静脉丙种球蛋白，一剂二剂重复使用。

（2）积极抗休克，包括积极扩容、血管活性药物及抗感染治疗。

（3）抗感染和对症治疗。

（4）激素应用尚有争议，多数学者主张不用在本综合征早期。

【预后】

（1）KDSS 早期与脓毒血症相鉴别。预后明显优于脓毒症休克，尚无死亡病例报告。

（2）经积极治疗，多数患儿休克往往能迅速逆转，多器官功能损伤亦能得以较快控制。

第五节　弹性假黄瘤综合征

弹性假黄瘤综合征（Gronblad-Strandberg syndrome）即假性弹性黄色瘤病，又称皮肤假性黄色瘤（Pseudoxanthoma elasticum）、营养不良性弹力纤维病（Flastosis dystrophica）、系统性弹力纤维病（Systemic elastic disease）、全身弹力纤维碎裂症（Generalized elastorrhexis）、遗传性弹力纤维营养不良症（Hereditary elastodystrophy）、Gronblad-Strandberg 综合征、Gronblad-Strandberg- Touraine 综合征、Touraine 综合征、Darier-Gronblad-Strandberg 综合征等。1881 年 Rigal 最先描述，1929 年 Gronblad 和 Strandberg 分别详细报告了本综合征的皮肤及眼底病变，直至 1934 年由 Franche-Schetti 建议将本综合征统一命名为 Gronblad-Strandberg 综合征。本综合征是一种罕见的全身结缔组织病，呈广泛的弹性组织变性。

本综合征具有四个特征：①皮肤假性弹性黄色瘤；②视网膜血管样条纹；③复发性严重的消化道出血；④脉搏减弱。

【病因】

原因未明，可能为常染色体隐性遗传病，偶有显性者，有少数报告谓可连续几代患病。任何年龄均可发病，大多发病于 30 岁以前，也有幼年发病的。

【临床表现】

1. **皮肤损害**　颈侧、锁骨下、腋、腹壁、腹股沟、会阴、大腿等处为好发区，这些部位的皮肤可见一些直径 1~3mm 的黄色或乳白色小斑丘疹，按条状或网状排列成片，伴以毛细血管扩张。唇内面、腭、鼻、胃肠、阴道等黏膜亦可受累。皮损常经久不变并有对称性分布倾向，偶可发展为慢性肉芽肿结节，皮肤增厚、松软而略有皱纹。

2. **眼部病变**　眼部血管条纹的表现可较皮损明显，甚至仅此表现持续数年，常由眼科先发现本病，典型的眼病变是视网膜血管样条纹变化，系由 Bruch 膜断裂，弹力组织变性所致。常呈颜色不一（棕色、棕红、灰色、棕灰色甚至红色）、宽窄不一的血管样条纹，视盘区条纹多，且相互吻合呈星状。有时伴出血或渗血，视力减退，最终可因视网膜硬化而失明。

3. **消化道出血**　由于血管壁中层结缔组织退化、变性、破碎，致血管病变，临床常见消化道出血，如呕血、便血或黑便，也可见鼻衄或血尿。

4. **心血管病变**　心脏病变发生在心瓣膜与心肌的弹力纤维而不在冠状动脉，年轻患者常可出现心绞痛。周围血管受累，甚至出现血管钙化，约有 1/3 的病人可以发生高血压。此外还可出现青少年小腿痉挛与间歇性跛行，臂部及下肢血管搏动减弱或触摸不及，脉搏曲线平坦。

5. **其他表现**　可伴发甲状腺功能亢进、糖尿病、畸形性骨炎、镰刀状细胞性贫血、钙质沉积、颅内血管瘤等。

【诊断】

本综合征的临床表现比较特殊,典型皮损出现后诊断即容易确立,需重视可疑病人的眼底检查。X线检查可见末梢动脉血管钙化,尤以下肢较明显,皮肤活检,早期以弹力纤维钙质沉着为主,中后期在真皮中部的弹力纤维有肿胀、断裂、退化等改变,并有大片钙质沉着,这些改变有助于诊断。

【治疗】

从改善外观的角度,可行整形术以改善皮肤松弛。维生素E对视力减退有益,曾有报告用维生素E治疗获得较好的效果。对血管病变尚无效治疗,以对症治疗为主。限制钙、磷性食和透明质酸酶有一定疗效。此外,有报告先用1%奴佛卡因注射可阻止眼底和皮肤病变的变化。

【预后】

本综合征对生命无影响。少数患者的视力丧失。

第六节　短指-球状晶体异位综合征

短指-球状晶体异位综合征(Brachy morphism-ectopia lentis syndrome)即短指-球状晶体综合征(Brachy morphism-ectopia lentissyndrome),又名Weill-Marc-hesani综合征、中胚层发育不全营养障碍、先天性中胚层二形性营养不良综合征、Marchesani综合征、Marfan转化型综合征、短指—晶状体半脱位综合征、眼-短肢-短身材综合征等。因其与晶体异位蜘蛛指综合综合征的特点恰恰相反,故又有"相反的马方氏综合征"之称。本综合征为一种少见的伴有全身发育异常的遗传性疾病,继发青光眼的发生率很高,发生近视往往在儿童期,平均年龄为12.2岁。1939年Marchesani首先描述本综合征,1968年Feilerofry等将本综合征命名为March-esani综合征。

【病因】

本综合征系因中胚叶组织过度增殖,增生的中胚叶组织营养障碍所致。本综合征可有家族史其遗传方式为隐性遗传,也有认为是显性遗传的,症状可全部表现或部分表现。

【临床表现】

(1)小球形晶体,直径小,前后径相对增大。

(2)晶体向下方移位,可发生晶体脱位,系晶体小带缺失或异常松弛所致。

(3)继发性青光眼,可达85.7%,这类青光眼滴缩瞳剂眼压上升,而滴扩瞳剂则眼压下降,故有"反常性青光眼"之称。

(4)其他眼部异常,如先天性瞳孔膜残存,角膜结节状变性、视网膜脱离等。

(5)视力,近视≥-16.00DS,但眼底均呈非高度近视型。

(6)粗短指趾、手足呈锹样、矮壮身材(成年后平均身高148cm)、头短方圆、颈短粗、胸廓宽大,X线显示四肢骨骼发育迟缓。

(7)智力正常。

青光眼是造成本综合征视力明显减退甚至失明的重要原因。一般认为眼压增高归咎于瞳孔阻滞和/或房角变窄,或因房角发生异常,更有认为此与原发性青光眼相同,而晶体之异常仅为加重青光眼一个因素而不是原因。

【诊断】

X线检查:手部掌骨和指骨呈对称性缩短和增宽,腕部骨化延迟,足和趾亦处于骨化延迟过程,眼底检查可有视网膜色素变性及视神经萎缩。根据上述典型临床表现及X线特征做出诊断。

【治疗】

本综合征无特殊治疗,预防和早期治疗青光眼以行周边虹膜切除术,术后联合缩瞳剂为宜。病程较久者,需行抗青光眼手术,晶体完全脱位于前房内者,应及时摘除晶体。眼科疾病虽有可能被矫正,有的则进展而致盲。

【预后】

本综合征的某些眼病有时可以纠正,也有可能发展为全盲,但不影响寿命。

第七节　多发性面部异常综合征

多发性面部异常综合征(Multiple faci abnormal syndrome)又名第一弓综合征、Freacher-Collins 综合征、Freacher-Cllins-Franceschetti 综合征、Berry-Franceschetti-Klain 综合征、下颌面骨发育不全、耳颅面综合征、两侧面部发育不全综合征、Klain-Franceschetti 综合征、Franceschetti 综合征。本征于 1900 年由 Freacher、Collins 首先报告。

【病因】

本综合征为常染色体显性遗传,外显率不全,表现度不同,有些患者有家族史。由于本病的病变不对称,故认为由胚胎期出血机制所引起,此学说已为动物模型所证实。即在胚胎第 32~40 天时,咽升动脉与舌动脉吻合形成后不久发生出血。由于出血程度不同,因此造成血肿大小和形状不规则,而使局部组织的病变程度不同。出血的诱因可能为缺氧、高血压、药物(升压药、水杨酸盐、抗凝药、反应停)等。

【临床表现】

本综合征的发病率约为 1/4 000,主要特征为颧骨发育不全,睑裂下斜,大多数患者下睑外侧 1/3 可见缺损,约半数在缺损的内侧可见睫毛缺乏,约 1/4 病例有一束舌状头发伸向面颊。超过半数病例在口角与耳屏之间出现耳下垂物,盲瘘或耳前凹陷。30%病例无外耳道,常伴中耳听小骨畸形,致传导性耳聋。常有下颌发育不全,颏显著后移。X 线可见下颌下沿呈典型弯曲并常见冠突和髁突增生不良。30%有腭裂,错牙合常见。由于听力丧失可致智能发育不全。

血管损害:先天性心脏病并不少见,约 10%病人有心血管畸形,如:室间隔缺损、动脉导管未闭及房间隔缺损。

【诊断】

根据以上临床表现及心血管损害的情况可予以诊断。

【治疗】

面部畸形可行手术治疗,并发心脏畸形时,能行手术治疗的以手术治疗为宜。

【预后】

仅表现典型体征的综合征,预后良好。

第八节　非典型麻疹综合征

非典型麻疹综合征(atypical measles syndrome)又称异型麻疹,由 Raul 于 1965 年首次报道,其临床特点为高热、独特皮疹和肺炎。一般初次接种麻疹灭活疫苗 2 年后,当再次感染麻疹病毒时,临床出现症状,接种疫苗至发病平均间隔 10 年半(2~14 年),高峰年龄为 10~14 岁,青春期和青年人亦不乏报道。

【病因】

一般认为是先前接种过麻疹灭活疫苗的个体对自然麻疹感染的一种超敏反应。Norrby 认为麻疹灭活疫苗保存了 H 糖蛋白抗原,而缺乏病毒包膜的溶血素抗原(F 抗原)。F 抗原可使机体产生 F 抗体,可防止病毒在细胞间传播。H 抗原可使机体产生 H 抗体,可中和游离病毒,但不能阻止病毒在细胞间传播,通过感染细胞释放病毒抗原,引起机体超敏反应。出现一系列症状和体征。

【临床表现】

临床表现为突然高热、肌痛、头痛、恶心、呕吐,继之出现鼻炎、喉痛。眼结合膜炎、干咳和胸痛。发病 3~4 天出现皮疹。皮疹先见于四肢远端,以针尖大小对称密集麻疹样斑丘疹,分布可似手套、袜子样。继之躯干及面部见斑丘疹。皮疹间有荨麻疹样皮疹,部分以后出现水泡、瘀点或紫癜样皮疹。皮疹于5~7天出齐,疹退后可略有色素沉着及糠麸样脱屑。病程中无杨梅舌和Koplik氏斑。75%以上患儿亦有支气管肺炎征象,或间质性改变。部分病人有胸水和肺门淋巴结肿大,肺部病变持续18个月以上。个别累及心脏和一过性血尿。

实验室检查:贫血罕见,周围白细胞计数正常,有时可出现未成熟细胞。血沉增快。肾功能正常。LDH轻度增高,GOT、GPT增高。血小板低值,少数病人显示DIC表现。血嗜酸性粒细胞增多,血清血凝抑制抗体急剧增高≥1:1 024。

【诊断】

根据典型皮疹等临床症状、恢复期麻疹血凝抑制抗体效价4倍以上增长、有接种麻疹病毒活疫苗史进行诊断。应与其他发热、出疹性疾病相鉴别。

【治疗】

以对症治疗为主,与典型麻疹的处理基本相同,整个病程2周左右。

【预后】

一般预后良好,年幼体弱者并发肺炎时预后较差。

第九节　歌舞伎面谱综合征

歌舞伎面谱综合征(Kabuki syndrome)又称Kabuki综合征(Kabuki syndrome, KS)又称Niikawa、Kuroki综合征,是由日本学者Niikawa等和Kuroki等同时于1981年报道的,因该综合征具有一种特殊面容与日本传统歌舞伎演员的面具相似,故称之谓Kabuki综合征。不仅发生于日本儿童,近年已包括中国在内的许多国家相继报告了此综合征,已成为全球性疾病。其发病率各国报道在1/32000-1/86000不等,尚无全球发生率的统计资料。

【病因】

(1)KMT2D[lysine(k)-specific methyltransferse 2D, KMT2D]基因杂合突变是KS的主要致病基因。

(2)少数报道亦有KDM6A[lysin(k)-specific demethylase 6A,KMT6A]基因缺失为另一致病基因。

【临床表现】

1.外貌特征

(1)眼:眼睑下垂、睑裂向外侧延长、下眼睑外侧三分之一轻度外翻、眼内眦赘皮。斜视和兰色巩膜等。

(2)眉毛:弓形眉,外侧三分之一眉毛稀疏。

(3)鼻:扁平鼻尖、鼻中隔较短。

(4)口腔:下唇凹陷、唇裂、腭裂、弓形腭、牙齿萌出和排列异常。

(5)耳:耳大而突出,耳郭畸形、中耳炎、听觉丧失。

(6)其他:小下颌、后发际线低。

2.身高体重　出生时均正常,大部分于出生一年后发育迟缓或停滞。

3.系统异常

(1)听、视觉系统:听觉异常或丧失及获得性语言障碍,前庭动能尚正常。眼部畸形除上述外貌特征外尚有虹膜或视网膜缺损及屈光不正等。

(2)消化系统:少数有肠扭转不良、肛门及直肠畸形。胆管闭锁,硬化性胆管炎,肝纤维化等。

(3)心血管系统:近半数患儿有先天性心脏病,最常见有房间隔缺损、室间隔缺损、主动脉狭窄等。

(4)泌尿生殖系统:约有30%~40%患儿有泌尿系统异常。可有异位肾、肾发育不全、马蹄肾、肾盂积水等。尿道下裂、隐睾、小阴茎等畸形。

(5)内分泌系统:低血糖、尿崩症、甲状腺功能低下、性早熟、原发性卵巢功能减退等。

(6)神经系统:张力障碍、智力发育迟缓和癫痫。亦可有脑萎缩、脑积水、脑室不对称、脑室管腔狭窄、蛛网膜囊肿等。

（7）骨骼系统:短指畸形第五指弯曲、先天性矢状椎骨裂、蝶状椎骨、椎间盘狭窄、脊柱侧弯等。

（8）皮肤皮纹:皮纹多皱褶、第4，5指单一横纹、小鱼际区箕形纹增多、断掌、通贯掌等。尚可有色素减少或色素沉着过度。

【诊断】

1. 传统的诊断标准:①特殊面容;②骨骼异常;③皮纹异常;④轻至中度智力障碍(智商在30-83,平均62.1%);⑤发育迟缓。

2. 基因检测:外显子组测技术检测,基因KMT2D杂合突变,少数为KMT6A基因缺失。

3. 分子遗传学诊断还有待进一步探索,目前主要诊断依据是临床表现。

【治疗】

（1）针对影响日常生活学习和工作的严重颜面部、眼部畸形的矫形治疗。

（2）内分泌和皮肤异常的相应治疗。

（3）矮身材可采用生长激素治疗。

（4）心血管、泌尿生殖系统畸形的矫治、器官移植等,远期效果尚不确定。

（5）免疫系统缺陷所致的易感染,感染时的适当抗感染治疗。

总之KS尚无根治方法。

【预后】

如能给予患儿和家长心理性、支持性疗法可减轻患儿痛苦和家长负担,有利于改善预后。随遗传学的发展可望改善临床治疗水平而改善预后。

第十节　汗脚综合征

汗脚综合征(sweaty feet syndrome)即异戊酸血症,又称汗足臭综合征(Odor of sweaty feet syndrome)、异缬草酸血症(Isovaleric acidemia)等。本综合征是一种先天性代谢异常,这种代谢异常由田中于1966年发现,本综合征1967年由Stdbury首先报告。

临床以特殊汗脚气味,智力低下和共济失调等神经症状为特征,常在新生儿期死亡。

【病因】

本综合征可能是一常染色体隐性遗传性疾病。病因是由于短链脂肪酸的代谢异常。其基本缺陷是异戊酰辅酶A脱氢酶的活性消失,异戊酰辅酶A不能进一步氧化,致使异戊酸及其衍生物蓄积体内而使产生症状。病人血清异戊酸浓度在症状缓解时为正常的3~80倍,病情加重时可达正常的3 000倍。

【临床表现】

新生儿期于出生一周内即可起病,主要症状为哺乳差、顽固性呕吐、精神不振、虚弱无力,重症者可迅速出现脱水酸中毒,发生痉挛、嗜睡,甚至昏迷。并出现智力低下及神经系统功能障碍。

患儿呕吐物、呼气、尿液、皮肤乃至血液均散发出一股特殊气味时,为一种乳酪气味或汗足的强烈臭味。有严重酸中毒和呕吐发生时,异戊酸产生和排出增加,特殊气味也加重。如能存活,以后气味可稍轻,但仍存在，2岁以后只在急性酸中毒时才出现强烈气味。酸中毒和呕吐可反复发生,婴幼儿期多伴发于感染和发热,同时出现汗脚气味,明显嗜睡,新生儿可因继发感染,死于败血症和弥漫性血管内凝血。6岁以后急性暴发则少见。患儿往往有厌食蛋白质类食物,每于蛋白质摄入过多即可诱发的倾向。

智力低下程度一般较轻,某些年长儿智力可正常。神经系统症状,在新生儿期表现为严重的惊厥,角弓反张、昏迷。婴儿期后只见于急性暴发性酸中毒时,表现为共济失调、腱反射亢进、嗜睡或昏迷。缓解期时神经系统症状完全消失或仅轻度共济失调。

患儿急性期可有白细胞减少、贫血、血小板减少的表现。

【诊断】

患儿发作时散发的特殊气味可提示本病。代谢性酸中毒、智力低下、共济失调等神经系症状尚能见于其他代谢紊乱,如枫糖尿症、甲基丙二酸血症、丙酸血症等,故确诊有赖于生化检查,用气体色谱法证实血中异缬草酸的增加和尿中异缬草酰甘氨酸的增加,可以确诊。

【治疗】

异戊酸主要来自膳食中的亮氨酸,故需限制亮氨酸的入量,乳儿期宜摄以低亮氨酸乳,断奶后需严格控制饮食成分。蛋白入量开始限于每日每公斤2克,以后稍增。可用高碳水化物和低脂肪食物。

发作时以对症治疗为主,并输入含糖的电解质液体,以防止蛋白质的分解,同时须注意预防感染。

【预后】

本综合征如无感染,预后尚佳。

第十一节　基底细胞痣综合征

基底细胞痣综合征(basal cell nevus syndrome)又称下颌囊肿-基底细胞瘤-骨形综合征、多发性囊性肿瘤病、Ward综合征、Gorlin-Goltz综合征、Herma-ns-Horzberg综合征、遗传性皮肤下颌多肿瘤病、基底细胞母斑综合征、多发性基底细胞痣综合征(Multiple basal cell neri syndrome)、痣样基底细胞癌综合征(Nevoid basal cell carcinoma syndrome)、痣样基底细胞瘤综合征(Nevoid basalioma syndrome)等。Jarisch1894年首先报道1例痣样基底细胞瘤,伴有骨骼异常。同年White报道了多发性基底细胞癌一家族。1960年Gorlin正式以基底细胞痣综合征的命名作了报道,后Normland、Rittersma,国内高锦声、刘希贤等相继报道。

【病因】

本综合征是常染色体显性遗传病,外显率可高达95%,病因未明。有一种假说,本综合征为全身性间叶组织原发性病变所引起的母斑病变,所见各种上皮性病变亦起自异常结缔组织的诱导,此说有待研究。Fitzpatrick提出本综合征可能与染色体畸变有关,但未被证实。刘希贤等对部分病例进行GTG显带核型分析,未发现染色体结构和数目异常。SCE频率检测结果有极显著差异。SCE显著增高者都有多发性囊肿或肿瘤。也有认为本病经显性常染色体遗传,其外显率可高达95%。本综合征累及多种器官,为基因多效应结果。

【临床表现】

本综合征目前已知包括有皮肤、牙、骨骼、眼、神经、生殖6个主要器官系统,约有38种异常,其中以基底细胞癌、颌骨囊肿、手掌或足底角化不良和骨骼异常最多见。

(1)皮肤改变为在儿童期或青春期在暴露或非暴露区出现多发性痣样基底细胞癌或皮肤多发性良性囊肿和肿瘤,如上皮囊肿、脂肪瘤、纤维瘤等。

(2)足跖和手掌皮肤角化不良性小窝,常见于儿童和青春期,数目多,直径0.1~0.3cm。因皮肤角质缺损,毛细血管扩张,故呈红色,加压变白。其原因是表皮基底细胞分化为棘细胞,角质形成过程中的酶功能缺陷所致。

(3)多发性颌骨囊肿,以下颌骨多见。这是X光片检查最突出的临床表现。

(4)骨骼系统异常,包括肋骨分叉,掌和拇指骨末节缩短、脊柱后凸、侧凸或骨性结合等。

(5)其他可有先天性脑积水、硬脑膜钙化、隐睾、先天性失明、脉络膜裂和视神经缺陷等。

本综合征患者对辐射诱发癌变特别敏感,有的患者在辐射治疗6个月~3年内,在照射区域发生多处基底细胞癌,紫外线照射24小时后,诱发的SCE频率比正常人增高,可能是患者细胞对致癌剂引起的DNA损伤缺乏正常的修复能力之故。因此,对本病患者进行诊治时应尽量避免X线或紫外线照射,以减少诱发癌变。

【诊断】

须与其他皮肤肿瘤鉴别,本综合征的特点为儿童期至成人期均可发生的多发基底细胞癌,见于包括不暴露于阳光的皮肤,家中数代人均有相似皮肤肿瘤患者。本病发生率未确定,但在基底细胞癌病人中约占0.5%。在一般群体的家庭中,当只有一人患病或仅患有皮肤囊肿或颌骨囊肿时,往往对本病的诊断有所忽视。再则大多数病例在幼年或青少年期已发病,刘希贤的病例,大多在 9 岁即有某些临床表现,而至几十年后才诊为本病。这不仅基底细胞瘤已恶变,而且留下了带有遗传病的后代。因此,必须开展遗传咨询,作为儿科医生更应尽量在儿童期予以早期诊断,采取相应措施。

【治疗】

由于本病症大多有一缓慢的良性过程,常不需要根治治疗。高频电疗和刮除术常可较满意的治疗皮肤病变,必要时可行手术痣切除。由于对辐射诱发癌变特别敏感,故放疗仅偶尔进行。液氮冷冻治疗,对早期病损效果尤佳。全身及局部化疗效果如何以及是否必要,尚无定论。

【预后】

本病症预后比较乐观,痣性损害,外科手术及放疗、液氮疗法等,可有 90%的 5 年治愈率。

第十二节　结节性硬化综合征

结节性硬化综合征(Tuberous selerosis complex syndrome),又称结节性硬化症(TSC),Bourneville 病,是一种常染色体显性遗传的神经皮肤综合征。发病率在 1/100 000~1/60 000。主要表现有癫痫、智力认知障碍、自闭症、色素脱失斑、心脏错构瘤等。

【病因】

致病基因为定位于 9q34.3 的 TSC1 基因和定位于 16p13.3 的 TSC2 基因,均为肿瘤抑制基因。

TSC1 基因有 23 个外显子, TSC2 基因含 41 个外显子。其基因突变呈多样性,呈自发作、无热点突变。突变类型有错义突变、无义突变、剪切突变、移码突变和大片缺失 5 种。

本综合征不同个体不同病程阶段表型可以不同。基因型与表型间有一定关系,尚未发现特定的一致性。

【临床表现】

(1)神经系统:癫痫、智力低下、神经行为异常、皮质结节、室管膜下结节、胶质瘤。

(2)智能障碍:智能障碍、认知功能障碍、神经行为障碍。

(3)大脑皮质结节: TSC2 突变者皮质结节发生率高。其量与数目多少与脑功能障碍严重度有正相关性。

(4)皮肤表现:常有两种以上皮肤损害。包括色素减退斑、鲨鱼革样斑、面部血管纤维瘤、甲周纤维瘤、牛奶咖啡斑。

(5)心脏表现:心横纹肌瘤常呈多发性,易发生心律失常。

(6)肺部表现:肺淋巴管平滑肌瘤。临床以胸闷、干咳、咯血、自发性气胸、呼吸困难等表现为主。

(7)肾脏病变:肾血管肌脂瘤、嗜酸粒细胞瘤、肾囊肿、肾细胞癌。肾血管肌脂瘤可破裂出血。

(8)其他表现:①眼部:视网膜晶状体瘤、TSC2 基因突变者居多。②错构瘤:可累及多系统器官。可出现肝脏、骨皮质、齿龈、肾上腺等。

2012 年国际更新 TSC 诊断标准如下。

1. 主要特征　①面部血管纤维瘤(≥3 处)或前额纤维斑块;②色素脱失斑(≥3 处,最小直径 5mm);③鲨鱼革斑;④甲周纤维瘤(≥2 处);⑤心脏横纹肌瘤;⑥脑皮质结构异常;⑦室管膜下巨细胞星形细胞瘤;⑧室管膜下结节;⑨肺淋巴管肌瘤病;⑩肾血管肌脂瘤(≥2 处);⑪多发视网膜结节状错构瘤。

2. 次要条件　①口腔纤维瘤;②牙釉质多发性点状凹陷;③非肾脏错构瘤;④视网膜脱色;⑤"斑驳状"及"纸屑样"皮肤改变;⑥多发性肾囊肿;⑦视网膜无色形斑块;⑧脑白质"移行痕";⑨直肠息肉;⑩骨囊性变。

*确诊:2 主或 1 主 2 次;可能诊断:1 主或 1 主加 1 次;或≥2 次征。

基因诊断

基因检测结果可作为另一种确诊标准。

诊断级别原为:确诊,可能,可疑 3 级。目前改为确诊、可能 2 级。

【治疗】

（1）凡以癫痫为主要表现者应早期抗癫痫治疗。药物包括抗痫药、mTOR 抑制剂,生酮饮食,手术和 VNS 等方法。

（2）mTOR 抑制剂西罗莫司(sirolimus)及其衍生物可改善临床症状。

（3）依维莫司(everolimus)可用于肺淋巴管肌瘤病、皮肤症状、心脏横纹肌瘤、癫痫。

（4）SEGA 以往的治疗方法是手术切除,因复发可能较大,手术并发症多,已不作为标准疗法,而进一步研究 mTOR 抑制剂疗法,似能长期使用,且较为安全有效。

【预后】

脑部病变及并发症可致残、致死亡。

明确基因突变有助遗传咨询,利用分子遗传学方法,是进行早期产前诊断的基础。

第十三节　局限性皮肤发育不全综合征

局限性皮肤发育不全综合征(focal dermal hypoplasia syndrome)即局限性真皮发育不全(focal dermal hypoplasia),又称灶性皮肤发育不良,1962 年 Goltz 综合文献确立为独立综合征,又称 Goltz 综合征。其特征为外胚叶及中胚叶结构的广泛性发育不良,特别是皮肤及骨骼系统。

【病因】

本综合征为遗传因素造成外胚层及中胚层发育障碍,遗传方式属 X 连锁显性遗传,染色体正常,无家族史,可能与母亲妊娠时服药和感染影响胎儿发育有关。受累皮肤的结构异常,脂肪层、表皮间被断裂的胶原组织隔开,缺乏胶原组织束及弹性纤维。

【临床表现】

病例报告女性居多占 90%,有的文献记载仅见于女性。身材矮小,智力正常。

皮损为不规则线状毛细血管扩张、网状萎缩及色素沉着,呈淡红褐色萎缩性之筛状斑块,类似皮肤异色症。好发部位以臀部、腋窝和大腿等部位。某些部位皮肤脂肪组织形成结节状、口、肛门、女阴外周可有细小淡红色乳头瘤。或唇、外阴、肛周有血管纤维瘤。

患儿毛发稀疏、质脆、头部可有斑秃。亦常见骨骼畸形,有并指、少指和无指(80%);指甲营养不良(50%);脊柱侧凸、脊柱裂。或有小眼、斜视、缺牙、双脸下垂等异常。错位咬合、牙齿缺损。5%~10%病人有心血管病变,常为主动脉狭窄、房间隔缺损、肺动脉高压和毛细血管扩张。

【诊断】

根据以上临床特征进行诊断,须注意与皮肤异色症、尖锐湿疣等鉴别。

组织学检查本综合征可见皮肤沉积、碎裂原纤维胶原把正常的脂肪与表皮分开,缺乏胶原束,正常弹力纤维减少,未受累部分皮肤正常。

【治疗】

本综合征无特殊治疗方法,对并指、多指畸形与心血管畸形和皮肤纤维瘤可行外科手术矫正,口腔外周乳头状瘤影响功能时,可予以切除。

【预后】

一般不影响生命。

第十四节　卷发综合征

卷发综合征(Kinky hair syndrome)即毛发灰质营养不良(trichopolio dystrophy),又称缺铜卷发综合征、

钢丝样头发综合征、Menkes 综合征、Menkes 捻转毛综合征（Menkes Kinky hair syndrome）、Menkes 钢毛综合征（Menkes steely hair syndrome）等。1962 年由 Menkes 首先报告。本综合征是以中枢神经系统变性为主，头发卷曲色浅为特征的婴幼儿缺铜性遗传病。本综合征系铜酶活性降低，铜代谢障碍所致，主要表现为特征性的毛发异常、精神运动发育迟钝、生长发育不良及惊厥发作及低体温等。

【病因】

铜为人体不可缺少的微量元素之一，人体含铜过多或过少均可导致体内器官的生化紊乱、生理功能障碍及多种病理变化。缺铜是本综合征的主要原因：①先天性肠吸收铜障碍，系铜离子穿过小肠黏膜过程缺陷以及黏膜内铜运转障碍。镉代谢紊乱使金属结合蛋白巯基组氨酸三甲基内盐性变，把铜运给成纤维细胞且不能从细胞内释放，致其他组织缺铜；②铜的摄入不足：营养不良、久泻、长期服牛奶（含铜极少）、肠外营养缺乏铜、早产、低体重儿从母体获铜不足。铜参与多种重要酶的合成，铜缺乏直接影响细胞氧化还原组织呼吸和生化代谢，电子传递，铁的吸收运输和利用，红细胞成熟释放，胶原及弹性蛋白的合成，细胞色素黑色素、内分泌素及神经介质形成。致大脑皮质、心血管、骨骼及胶原组织的结构和功能异常。本综合征与先天性遗传缺陷有关，为 X 性联隐性遗传，有以下四种学说。

（1）Danks 认为是由于铜离子穿过小肠黏膜上皮细胞质膜面的过程产生缺陷，难以进入血液循环，减少或阻止铜的吸收，从而使机体缺铜而发病。

（2）Evan 等推测肠黏膜内结合铜的蛋白质发生突变，阻碍铜离子从黏膜内释放，干扰铜的转运，使铜的吸收量减少。

（3）Loff 等认为本综合征系遗传引起的 α 链隐性变异而致病。

（4）Carnica 等指出，是镉代谢紊乱引起金属结合蛋白巯基组氨酸三甲基内盐的性能改变，把铜运给了成纤维细胞，其他需铜组织和细胞缺铜而致病。

【临床表现】

本综合征仅男孩发病，以中枢神经系统变性为主要病变，生后 1~2 个月即出现进行性智力减退、癫痫样发作、皮肤色浅，呈特有的苍白干厚。头发卷曲，色淡质脆，易断，显微镜下可见毛发膨大与狭窄部交替出现，称为念珠毛（Monilethrix）。还可表现视力减退、失明、反复感染及顽固性贫血等。多数患儿体温偏低，甚至有 35℃ 以下者。X 线检查可见有骨质疏松，脑血管造影可见动脉迂曲、血管腔不规则或闭塞。

【诊断】

婴幼儿有上述症状及体征，尤其是毛发的特征性改变，可以做出诊断。血清铜及血浆铜蓝蛋白含量降低，含铜酶活性降低，血清铜的吸收减少，脑电图异常等有诊断价值。本综合征应与苯丙酮酸尿症鉴别。Goka 报告本综合征皮肤成纤维细胞内铜浓度显著升高，这对本综合征的诊断颇有助益，而且能用于出生前诊断。羊水细胞培养发现具有摄取 ^{64}Ca 的能力，故羊水培养亦可用于诊断。

【治疗】

铜盐制剂是唯一有效的药物，婴幼儿以 0.2~0.3mg/kg，3~6 天 1 次，静脉和肌内注射铜盐毒性较大，口服吸收很少，现多采取皮下滴注法进行治疗，一般用硫酸铜 1~2mg 溶于 50~100ml 生理盐水内，2 小时滴完，每 3~4 天 1 次，应用铜剂治疗时应注意血清铜不能超过 500μmol/L，以防铜中毒，铜盐对组织有刺激性，故应注意经常调换注射部位。

【预后】

本综合征患儿于婴儿期即死亡（平均成活仅 19 个月），一般病例经小量铜盐治疗症状能改善。

第十五节　口-面-指（趾）综合征

口-面-指（趾）综合征（oro-facial-digital-syndrome）即 Papillon-Leage-Psaume 三氏综合征，又名口、指、面骨发育不良综合征、舌、面发育不良综合征等。本综合征 1941 年由 Mohr 首先报告，根据临床表现及遗传学的不同分为两型：Ⅰ型即 Papillon-Leage-Psaume 三氏综合征，呈 X 染色体限制性遗传，故患者必定为女性型;Ⅱ型即 Mohr 综合征,呈常染色体隐性遗传,多见于男性。

【病因】

本综合征病因未明,可能为伴有不同外显率的 X 伴性显性突变性疾病,女性发病较多,男性患病常致死。有人观察到患者的染色体 C 组(6~12)为部分三体型。

【临床表现】

Ⅰ型:患者仅限于女性,舌发育不良,舌裂呈分叶状,舌系带肥厚增生,舌错构瘤,上下颌骨齿槽突起侧构形成(60%~90%),腭裂(40%),下颌门齿缺失,常发生腭裂及悬雍垂裂,两眼距过宽,睑裂斜向外下方,外斜视,鼻根增宽,颧骨发育不全,四肢管状骨呈不规则短小,融合成鞍形指,但多指症少见,多见合趾症或拇指一侧或双侧增宽,头发稀疏易脱落,智力低下。一般不一定有染色体改变。

Ⅱ型:多见于男性,舌亦呈分叶状,舌系带肥厚,很少发生腭裂,颧骨和上、下颌骨发育不全,多指(趾),短指((趾),融合指(趾),第 5 指内弯畸形。身材短矮,常伴有双侧性气体传导障碍性耳聋,颜面皮肤正常,头发无稀疏脱落。

【诊断】

根据Ⅰ型、Ⅱ型的临床特征分别做出诊断。

【治疗】

对本综合征目前尚无特殊治疗的方法。

【预后】

本综合征的预后方面,除智力稍差外,很少发生夭折。

第十六节　颅额鼻综合征

颅额鼻综合征(craniofrontonasai syndrome,CFNS),是一种罕见的 X 染色体基因变异所致的发育障碍性疾病,属颅缝早闭相关综合征的一种。目前仅有 45 篇报告,2019 年国内王峤等学者报告了国内首例并发现新的基因变异。

【病因】

CFNS 为 X 连锁遗传病,但与典型的 X 连锁隐性或显性遗传不同。遗传方式较为特殊。

发病机制尚未完全明确。目前"细胞干扰"致病机制理论。携带基因变异的女性和男性嵌合体均可出现典型的临床表现。

BFNBI 基因嵌合突变是致病基因。

王峤等学者报告的病例测得 EFNBI 基因变异位点为 c.632-633delCT,是一种以前尚未报道过的新变异。该移码变异位于 EFNBI 基因第 5 号外显子上。

【临床表现】

1)头颅冠状缝早闭。

2)头面部异常(短头畸形,面部不对称,鼻宽而有纵沟,眼距宽,高腭弓或腭裂等)。

3)多指并指畸形,双下肢不对称。

4)胸廓畸形,翼状肩胛,腋窝处可见翼状赘皮,颈蹼等。

5)多脏器形态异常:

(1)神经系统:智力落后,脑室扩张,胼胝体发育不全,小脑发育不良。

(2)泌尿系统:异位肾、重复肾、尿道下裂。

(3)心血管系统:主动脉瓣、肺动脉瓣异常;主动脉瓣未闭、房间隔、室间隔缺损。

(4)其他:体格发育落后,运动异常,脑疝、膈疝、腹股沟疝、纵隔子宫等。

【诊断】

1.临床表现　上述不一定具全,而且较重程度亦有很大差异。

2. 基因诊断　EFNBI, 定位于 X9 B。1, 全长约 13kb, 包含 5 个外显因子。已知 EFNB1 基因变异已有 117 种, 主要为错义变异, 其次为小片段缺失变异, 小片段插入缺失变异、小片段插入变异、大片段变异、调节变异等。外显子 2 变异数量最多。王峤等发现了 EFNB1 基因 c.632-633delCT 变异为以往未为报道的新变异, 值得临床基因诊断时重视。

【治疗】

本综合征以对症治疗为主。可手术修复矫正心血管畸形, 泌尿系统畸形。

亦可以通过手术修复颜面特殊外观。国外已能通过手术改善患儿外观面容。

【预后】

患儿可正常生活和上学, 成年后亦能发育, 孕期需经产前诊断。

第十七节　毛-发-鼻-指(趾)综合征

毛-发-鼻-指(趾)综合征(tricho-rhino-pha-langeal Syndrome, TRPS), 1996 年由 Giedion 首次报道, 该综合征以毛发、面容及骨骼发育异常为主的常染色体显性遗传疾病。

【病因】

TRPS 分三型均为位于 8 号染色体长臂的 TPRS1 基因无义突变和移码突变所致。亦可能位置在 6 号外显子的错义突变。

TPRS1 基因表达为其组织特异性。

个别病例可仅为 8 号染色体或 2 号染色体长臂异常

【临床表现】

TRPS 的主要的临床表现如下。

(1)毛发稀疏、细软且生长缓慢。

(2)外侧眉毛稀疏。

(3)扁平鼻梁的大鼻。

(4)长人中薄上唇。

(5)身材矮小短手足为 TRPS 的共有特征。

(6)指(趾)关节弯曲、膨大, 可为指(趾)呈锥形骨骺形成。

根据基因型结合临床, 本综合征可分为三型, 除上述症状外另有特征。

Ⅰ型:身材矮小, 致病基因为 TRPS1。

Ⅱ型:多发性外生性骨软骨疣、智力发育迟缓, 常见基因缺失突变者, 致病基因为 TRPS1 及 EXT1 呈镶嵌状间隔性缺失。

Ⅲ型:与Ⅰ型相似, 但症状更为严重, 致病基因为 TRPS1。

【诊断】

(1)典型的临床表现。

(2)基因检测, 并分型。

【治疗】

本综合征无特殊治疗, 针对不同类型的临床表现可予相应的对症治疗。身材矮小可使用生长激素, 但效果不一。

【预后】

身材矮小者, 比常人矮三分之一, 甚至更为明显, 短肢和指趾粗短, 智力低下, 异常面容, 羞于见人, 关节疼痛肿胀、变形, 生活质量差。

第十八节 迷路水肿-耳性眩晕综合征

迷路水肿-耳性眩晕综合征(Meniere syndrome)即美尼尔病(Meniere disease)又称 Meniere 综合征、耳病性眩晕、迷路病、耳膜迷路积水等,1861 年由法国医师 Meniere 最早记载了一侧性耳鸣-耳聋-眩晕三联症,并提出"内耳性眩晕说"。为非炎症性内耳性眩晕症,多发于成人,儿童也不少见。

【病因】

本综合征病因尚未明确,与变态反应的自主神经功能紊乱有关。精神刺激等因素使大脑皮质功能失调,自主神经功能紊乱,内耳毛细血管发生痉挛,局部血循障碍,组织缺氧,可使血管壁渗透力增加,致组织水肿。

【临床表现】

阵发性眩晕和一侧耳鸣、耳聋。眩晕常突然发作,或于发作前觉耳鸣及耳聋加重,耳内有堵塞感。视物旋转,伴恶心呕吐、平衡失调和跌倒,但神智清楚,可有眼球震颤,有反复发作病史。

【诊断】

依据病史及耳部检查即可诊断。应与头部外伤、继发于中耳炎之迷路炎、听神经瘤、药物反应、颅后窝肿瘤、前庭神经元炎等鉴别。

本综合征在诊断名称上混淆颇多,因此有主张将综合征的诊断分为三种:①原因不明的内耳性疾病,即Meniere 病(狭义 Meniere 病、真性 Meniere 病、内耳迷路水肿);②原因明确的内耳性疾病,应以病因命名,如内耳出血、炎症、肿瘤等,而不再列入本综合征;③非内耳性疾患应称为眩晕症、假性 Meniere 病、类 Meniere病等,对其中原因明确者(如外伤、肿瘤等)均应以病因命名。

【治疗】

本综合征的治疗方法颇多,疗效评价各家不一,尚难做出肯定性结论,故尚无一致公认的有效疗法。一般使用镇静剂、调整自主神经功能之药物,如安定、谷维素、扑尔敏、晕动宁、维生素 B_1、维生素 B_{12} 等。使用血管扩张药,如烟草酸 1mg/(kg·次),每日 3 次。肌注山莨菪碱(654-2)0.1mg/kg·次,每日 1~2 次。低分子右旋糖酐、50%葡萄糖、5%碳酸氢钠静注可改善微循环,并有脱水作用,消除水肿。保守疗法无效时可考虑手术治疗。

【预后】

本综合征并无威胁生命的严重后果。

第十九节 面部红斑侏儒综合征

面部红斑侏儒综合征(facial telangiectasis of dwarfs syndrome)又称先天性毛细血管扩张红斑(Congenital telangiectaticerythema)、Bloom 综合征、染色体不稳定综合征(Chromosome instability syndrome)、侏儒毛细血管扩张症、Bloom-Torre-Mackacek 综合征、染色体脆弱综合征(Chromosomal fragility syndrome)、染色体破裂综合征(Chromosomal beakage syndrome)。1954 年由 Bloom 首先报告称之为类似红斑狼疮的先天性毛细血管扩张性红斑侏儒。1983 年曾氏报告一例,国内称本综合征为面部红斑侏儒综合征、侏儒面部毛细血管扩张症、先天性毛细血管扩张症、子宫内侏儒症、原基性侏儒等。

【病因】

本综合征为常染色体隐性遗传,在检查染色体时常见断裂和重新排列。1954 年由 Bloom、Torre、Mackacek 同时报道了本综合征。多见于东欧犹太族,非犹太族患者则多有近亲血缘结婚家庭史,80%以上病例为男性。1974 年 Chaganti 等发现本病的淋巴细胞姐妹染色单体交换率(SCE)高于正常人 11 倍,荒漱诚治还发现本病的纤维母细胞 SCE 频率可以显著地升高,高出正常人的 9~11 倍。

【临床表现】

本综合征主要表现为侏儒、光敏和面部毛细血管扩张性红斑。皮肤病变常在出生半月至三个月,虽为足月婴儿,但表现为生长迟缓,体重低下,阳光诱发面部毛细血管扩张性红斑,容易发生白血病和其他肿瘤。皮损一般限于手足背、面部,表现为红斑、毛细血管扩张。面部红斑可呈蝶形分布,有时红斑呈水肿或水疱,糜烂面愈后留下色素脱失斑。冬季减轻或消退而夏季加重,部分病人青春期后光敏可减轻或消失。文献中未见皮损累及躯干者。另外,常伴有鱼鳞病、黑棘皮病、咖啡斑、多毛、长颅、小鼻、大耳、门齿阙如、并指(趾)、多指(趾)、隐睾、下肢短、足内翻、尿道下裂等畸形。本综合征易并发白血病,患者几乎全部为侏儒。有学者认为属垂体性侏儒,但亦有认为属原基性侏儒。有学者认为本综合征智力发育不受影响。本综合征免疫异常多表现为丙种球蛋白血症、血清 IgG 正常、IgA 与 IgM 低下、淋巴细胞功能低下。染色体的异常在末梢红细胞或成纤维细胞作体外培养时可见染色体断裂频率高,呈回肘式断裂,亦有单纯断裂,此现象称为"染色体脆弱综合征"。本综合征还有恶性肿瘤倾向,约六分之一患者可发生原发恶性肿瘤,其中半数为急性淋巴细胞白血病。

【诊断】

根据临床表现皮损常在接触日光后发生的特点等可考虑本综合征的诊断。目前淋巴细胞姐妹染色单体交换率(SCE)检查是确诊本病的极有效方法。本综合征应与 Cockayne 综合征、先天性皮肤异色症、共济失调毛细血管扩张症、红斑狼疮、先天性卟啉及其他光敏性皮肤病相鉴别。

【治疗】

本综合征至今尚无根治性方法,应尽早发现和治疗易并发的白血病等恶性肿瘤,平时应避日晒,文献上有给予应用小剂量泼尼松、甲状腺片和复合维生素 B 治疗的报道。

【预后】

本综合征预后较差,患儿除生长迟缓外,幼年以后发育正常,智力不受影响,死亡原因多为白血病或其他癌变。

第二十节　面部偏侧肥大综合征

面部偏侧肥大综合征(facial hemihypertrophy syndrome)即 Curtius I 综合征,又称 Steiner 综合征、先天性面部偏侧肥大(congenital partial hemihypertrophy of face)Friedreich 综合征、外胚层发育不良-眼畸形综合征(ectodermal dysplasia-ocular malformation syndrome)等。由 Curtius 于 1925 年首先报道。是临床以一侧颜面肥大性改变为特征的一组症候群。

【病因】

本综合征病因未明,可能与染色体畸变或胚胎发育异常有关。有人认为本综合征与肿瘤有相似之处,也有人认为与肌病有关,还有人认为面部偏侧肥大是普通性半侧肥大的一个顿挫型。

【临床表现】

本综合征以男孩多见,在出生后即见病态,部分呈慢性进行性加重至发育期后可自然停止发展。典型的特征是一侧颜面肥大伴同侧颞骨、颅骨、上下颌骨、耳朵、颊部、口唇、舌肌均呈增生肥大,常多见于右侧。伴有患侧皮肤色素沉着、毛发增生和血管异常等。同时有牙槽扩大、牙齿发育过早、有巨齿和错位咬合等。

少数病例可伴有器官畸形、肢端肥大、癫痫发作和智能发育不全、脊柱侧弯、骨盆倾斜、坐骨神经痛等。

【诊断】

有一目了然的一侧性颜面肥大者即可确诊。X 线检查发现乳齿过大是早期诊断的依据。

【治疗】

本综合征在自然停止发展后对受累部位可行矫形术。

【预后】

预后尚可,大多病例至发育期后可停止发展。

第二十一节　皮肤黏膜淋巴结综合征

皮肤黏膜淋巴结综合征（muco cutaneous lymph node syndrome，MCLS）于 1962 年由日本川崎首先报告,据 Rowley1991 年的资料,日本已报道 105000 例,在美国本综合征已取代风湿热成为儿童后天性心脏病的主要原因,故又名川崎病（Kawasaki disease，KD）。是一种原因不明的以全身血管炎变为主要病理的发热性出疹性疾病。其临床特点为发热伴皮疹、指趾特异性脱屑、皮肤黏膜充血及颈淋巴结肿大。以婴幼儿发病为主,可引起冠状动脉病变,为小儿期冠状动脉心脏病的重要病因。

【病因】

川崎病的病因仍未明,有学者认为可能是某种感染因子,其中以链球菌、EB 病毒、逆转录病毒的研究较多,因此目前尚无定论,曾提出多种学说。本综合征有发热、炎症表现、周围血白细胞增高,核左移,有时呈流行趋势,故提出感染可能。曾怀疑为溶血性链球菌、葡萄球菌、支原体、病毒感染等,但反复病原学检查均未能证实。近年在电镜下观察到病人皮肤、淋巴结、脾脏中存在立克次体样微粒子,同时在患者居住环境中尘螨体内亦发现类似微粒,认为可能系本症病原,并通过尘螨传播,但尚待进一步证实。根据本综合征病理改变以广泛血管炎为主,血管内皮细胞损伤而常可致冠状动脉瘤形成,病人血清中 IgE 增高,有免疫复合物存在,血管壁有 IgG 沉积等均提示本综合征可能为变态反应性疾病,可能由多种抗原引起（如各种微生物、药物等）,亦有学者认为可能与环境污染有关或因预防接种、农药、洗涤剂等化学物质引起的异常反应所致。

皮肤黏膜淋巴结综合征冠状动脉损害的易患基因:根据 Uehara 的资料,流行病学调查显示该综合征的发病率存在明显的种族差异,其中亚裔尤其是日本人最高,白种人最低。该学者还发现了若父母既往有川崎病病史,子女的患病风险会增加。相关基因的异常在川崎病冠状动脉损害中起着重要的作用。

（1）活化 T 细胞粒因子（nuclear faclear factor of activated Tcells，NFAT）:在免疫系统中其参与多种免疫细胞的表达调控,在非免系统中则参与调控组织器官的发育和分化。NFAT 参与川崎病的炎症反应,免疫应答和血管重构。

（2）半胱天冬蛋白酶 3（cysteinyl aspartate specific proteinase，CASP3）基因:川崎病有患者中 CASP3 基因 A 等位基因,增加发生 CAL 的风险,并增加丙种球蛋白治疗无反应的可能。

（3）TNF-α 基因:该基因位于染色体 6P21,在川崎病患者血管损害和病理生理过程中发挥作用，TNF-α 的 308 位点 A 等位基因与本综合征远期颈动脉僵硬、动脉内膜中层增厚及动脉动能下降有关。

（4）CD40（cluster of differentiation40，CD40）基因: CD40 是肿瘤坏死受体家族中的超家族成员,其位于染色体 20q12-q13.2,其参与血小板激活、动脉粥样硬化及血栓形成的病理过程。而且可能是引起急性冠状动脉综合征重要因素。Kuo 等的研究提示 CD40 基因和 CD40L 基因的联合作用在患者发生 CAL 起重要作用。

（5）白细胞白介素 10（interleukin-10）IL-10 基因: IL-10 基因位于染色体 11q32-3,其与川崎病急性期 CAL 发生有关。

（6）细胞毒性 T 细胞相关抗原 4（Cytotoxic T Iymphocyte-associated antigen4,CTLA4）基因:CTLA4 基因位于染色体 2q33，Kuo 等在我国台湾人群中发现 CTLA4（+49）A 等位基因（AA+AG 基因型）与 CAL 形成有关,且在女性患者中,这一结果更为显著。

（7）低密度脂蛋白受体相关蛋白 1B（Low density lipopror-related protein 1B，LRP1B）基因:其位于染色体 2q22.1,是一种低密度脂蛋白受体,主要表达于冠状动脉中层平滑肌细胞上以及增厚的内膜上。LRP1B 基因表达异常可能参与 CAL 的形成过程。

（8）分选蛋白 24（sorting nexin24，SNX24）基因:其位于染色体 5q23.2,经相关研究认为 SNX24 基因参与多种炎症性疾病,并可调节血管炎症反应。CAL 的发生与血管炎症反应及血管内皮功能障碍有关。因此 SNX24 可能是川崎病患者发生 CAL 的易患基因。

（9）离子型谷氨酸受体 N-甲基-D 天冬氨酸（glutamate receptor, inotropic, N-methyl-D-aspartate，GRI-

N3A）基因：GRN3A 基因位于染色体 9q34。CRIN3A 基因可通过干扰 IL-6 和 IL-8 的表达来调控血管内皮细胞炎症反应，引起血管内皮细胞功能障碍，因此 GRIN3A 基因亦是川崎病患者发生 CAL 的相关危险因素之一。

（10）泛素连接酶（pellino 1，PELI1）基因：该基因位于染色体 2p13.3。kim 等的研究显示 PELI1 基因的多态性可能与 CAL 易患性有关。

近年来微小 RNA（miRNA）在川崎病的发病机制和冠脉损害的研究中已成为一大热点。miRNA 在川崎病炎症反应中的作用，急性期患儿会有 41 种 miRNA 表达升高。其中有 miR143、-199b-5p、-618、-223 和-145 6 个表达存在差异。这 6 个 miRNAs 预测的靶通路 TGF-β 通路，该通路是最重要的调控通路，其不仅参与 KD 的发病过程，亦参与血管壁中肌成纤维细胞的生成。

miRNA 不仅在川崎病中主要调节炎症反应外，还在 KD 免疫功能紊乱以及内皮功能类调节中有一定的作用。

miRNA 作为生物标记，已应用于心力衰竭、心肌梗死以及癌症等多种疾病的诊断中，晚近研究 miRNA 在 KD 的诊断和预后判断方面亦具有重要意义。

川崎病中存在很多种 miRNA 的变化，多种 miRNAs 中，虽然每个 miRNA 可以有多个靶基因，其中必有某个关键的靶基因，通过不同通路和途径参与 KD 的炎症反应、内皮损伤、免疫功能紊乱等发病机制，在 KD 的发病和冠状动脉损害中的调控作用已逐渐有了初步明确。因此 miRNA 作为一个生物指标有望在 KD 的早期诊断，不典型 KD 的辅助诊断，丙球抵抗难治性 KD 和冠状动脉病变的治疗方面具有临床应用的潜在价值。

冠状动脉病变的遗传因素：皮肤黏膜淋巴结综合征（KD）是否会出现冠状动脉病变？遗传因素在 KD 合并冠状动脉病变过程中起着重要作用。

Khor 等的研究全基因关联分析中发现 FCGR2A 基因功能性 SNP 位点 rs1801274 与 KD 之间有显著关系。

纪玉晓等的研究发现 FCGR2A 基因 SNPrs180274 与中国汉族儿童 KD 的发生相关，并对 IVIG 治疗 KD 的疗效有影响。

Lin 等研究发现我国台湾汉族患儿 KD 并发冠状动脉瘤的易感位点在 PLCB4/PLCB1（SNPrs6140791）基因。还发现 GRIN3A（rs7849782）的 GG 和 GC 基因型发生 CAA 的风险较低。

Kuo 在中国台湾人群中全面研究了 ITPKC 基因，与 KD 合并 CAL 有 rs11673492、rs2290692、rs7257602、rs2607420、rs7251246、rs10420685 以及 10420685 等 7 个位点相关。ITPKC 基因有 4 个位点与 KD 合并 CAL，但多因素分析后仅 rs7251264 位点与 CAL 形成相关。

彭茜对 rs7251264 位点进一步作 meta 分析后其结果发现 SNP 的 C 等位基因与 KD 发生风险相关。

金向群等学者研究发现 C 等位基因为 KD 风险因子。

Huang 等对 IFNG 基因的多态性研究后发现 rs1861493 等位基因 AA 的频率与 KD 出现冠状动脉瘤关系显著。

Shimizu 等发现存在纯合子等位基因 rs13017968 的患儿发生冠状动脉异常的发病率较高。

张园海等的研究发现 MMP-9 基因启动子区-1562C/T 多态性与 KD 患者关系发现 1562T 等位基因是发生 CAL 的危险因素。

Falcini 等与耿亚楠等的研究得出相似结果，认为基因 FGF-23c.212-37（insC rs3832879）多态性与 KD 患儿 CAL 的发生相关，而与儿童发生无相关性。

Kuo 等发现相关基因多位点与 KD 有着很大的相关性，发现 PDE2A（rs341058）和 CYFIP2（rs767007）的组合显著增加筛查 KD 的敏感性，LOC100133214（rs2517892）与 IL2RA（rs3118470）的组合可增加 CAL 并发症的风险。

Onouchi 等在 CASP3 基因（rs113420705）联合 ITPKC 基因（rs28493229）的双位点模型中发现双基因与 KD 发生 CAL 显著相关。

总之,目前对 KD 合并 CAL 发病机制的研究除已知上述基因外,尚有许多基因位点与之相关。

KD 遗传学发病机制具有明显的复杂性和多样性,待发病机制明确后,期待寻找到治疗及预防 KD 和 CAL 的靶点,有利于 KD 及并发 CAL 更有效的预防措施。

川崎病冠状动脉损伤(coronary artery lession, CAL)包括冠状动脉扩张、狭窄、冠状动脉瘤形成,甚至发生心肌梗死。近年对 CAL 发生的机制进行了深入研究。已知的部分如下。

1. 血管内皮细胞损伤

(1)成纤维细胞生长因子 23(fibroblast growth faccto23,FGF23):成纤维细胞生长因子作用广泛,对消化系统、骨骼系统、血液系统、及心血管系统均有作用。对血管的作用是促进内皮细胞的激素和平滑肌细胞的增殖,具有修复损害的皮内皮细胞和促进新血管的形成作用。FGF23 是成纤维细胞家族中新发现的成员,其在磷代谢过程中起作用,维持内皮细胞完整。在血管重构方面有重要作用。FGF23 表达水平在 KD 患者组明显高于对照组,有 CAL 的患者升高更加明显,其基因多态性与 CAL 息息相关。

(2)中性粒细胞表面黏附分子(CD11b): Koyanagi 等研究的结果表明,多形核白细胞(PMN)可能参与 KD 血管类的发病。KD 急性期患儿 PMN 表面的 CD11b 的表达明显升高。CD11b 可促进 PMN 与内皮细胞附着,佐使 PMN 跨内皮组织迁移到炎症组织,同时 PMN 可产生超氧阴离子自由基、过氧化氢和次碳酸盐等大量活性氧,还会释放一种含有髓过氧化物酶的有毒颗粒,进一步诱导内皮细胞表面黏附分子表达的恶性循环,从而损伤心血管系统。

(3)TNF-α:TNF-α 是由巨细胞产生的。TNF 可作用于血管内皮细胞,导致血管功能紊乱。Shalaby 等的研究资料显示,其可造成血管损伤和血栓形成。目前已有证据在 KD 初始促发可能是起抗原活化、刺激免疫系统,产生多种效应功能的促炎症因子,其中最关键的炎性细胞因子就是 TNF-α。TNF-α 能够增加黏附和细胞因子的表达,诸如黏附因子-1 等,细胞因子在血管内皮激活过程中起着重要作用。Hui Yuen 等在动物模型小鼠体内发现 TNF-α 在心脏的表达与其冠状动脉炎症浸润和冠状动脉瘤形成一致。Oharaseki 等发现,使用 TNF-α 阻滞剂 etanercep(ETA)对川崎病小鼠血管炎症有抑制作用,提示在 KD 的血管炎发展过程中 TNF-α 可能起了重要作用。

(4)白细胞介素-1β(IL-1β)和天胱蛋白酶-1(caspase-1):IL-1β 可能参与 KD 小鼠模型的 CAL,抗 IL-1B 的免疫调节剂治疗,可能防止 KD 患者 CAL 的发生和发展。

2. 血管弹力蛋白与血管壁结构蛋白降解

(1)转化生长因子-β(TGF-β):TGF-β 属于一组新近发现的调节细胞生长和分化的转化生长因子的超家族。TGF-β 可能通过介导动脉壁损伤的促炎症细胞的募集,促进肌层纤维细胞的生成。有学者认为 KD 的 CAL 可能是由于 TGF-β 抑制纤维蛋白溶解酶介导的基质金属蛋白酶-9 活化,从而降解血管弹力蛋白所致。

(2)MMP: MMP 是由 26 个成员组成的蛋白家族,根据作用底物及片段同源性,MMP 可分为六类:明胶酶、胶原酶、基质降解素、furin 活化的 MMP 和其他分泌型 MMP。据 Senzaki 等研究发现 KD 有 CAL 患儿比 KD 无 CAL 组 MMP 表达明显增高。Gavin 等研究发现 MMP-2 在增厚的内膜、冠状动脉瘤和新生成的毛细血管内皮细胞表达较多,提示 MMP2 可能参与 KDF 急性期冠状动脉血管壁的重塑。Thompson 等综合几个研究结果认为都间接提示了 MMP 在血管壁的破坏和冠状动脉扩张、狭窄,甚至冠状动脉瘤的发生发展中发挥致病作用。

3. 负向调节 T 细胞活化　多个研究结果提示携带等位基因 A 单核苷酸多态性的 KD 患儿明显增加 CAL 的风险。

【临床表现】

本综合征主要见于 2~8 岁小儿,以 4 岁以内的婴幼儿最多,约占 80%。男:女约 1.5∶1,四季均可发病。其主要表现如下。

(1)发热:全部病例有中等以上的不规则或弛张热,热程均大于 5 天,高热时可有烦躁不安或嗜睡。

(2)球结膜充血:多在起病 3~4 天出现,双眼球结膜血管明显充血,无脓性分泌物,热退时消散。

(3)唇及口腔症状:唇干裂、潮红、有时带血痂。舌乳头突起,充血,似杨梅舌,口腔及咽黏膜弥漫性充血。

（4）多形性红斑或猩红热样皮疹，以躯干最多，常在第一周出现，偶有骚痒，不发生疱疹或结痂。

（5）手足症状：急性期手足呈坚实性肿胀，掌、跖及指趾端潮红。至体温下降，疾病恢复期，手足硬肿及红斑消退时，在指趾末端沿指甲与皮肤交界处出现薄片或膜样脱皮，这一症状为本症较特征性的表现。

（6）颈淋巴结肿大：单侧或双侧颈淋巴结肿大，坚硬有触痛，表面不红，不化脓。病初出现，热退时消散，有时亦伴枕后、耳后淋巴结肿大。

本综合征可引起心脏各部位的炎症，多发生在起病后的 1~6 周，有心脏损害者约占 72%~91%。

（1）心包炎：日本加藤氏用 M 型超声心动图检查，发现 31% 病例有少量心包积液，积液多为血液渗出液。

（2）心肌炎：见于 75% 左右的病例。心电图检查可见 Q-T 间期延长、低电压倾向、T 波及 ST 段改变等，X 线片可呈心脏扩大，血清心源性酶浓度升高，超声心动图可见左心室收缩功能不良等。

（3）心瓣膜病变：可合并二尖瓣或主动脉瓣关闭不全，发生率约 4%。

（4）传导系统病症，可有窦性心动过缓、病态窦房结综合征、房室传导阻滞等。

（5）冠状动脉炎：几乎全部病例均有冠状动脉受累，大部分可自行消退，约 10%~20% 病例可发生冠状动脉后遗病变。

实验室检查：白细胞总数多增高、中性粒细胞增高，可有贫血、血小板可增多。尿蛋白增多。血沉增快，粘蛋白增高，抗链球菌溶血素"O"正常。抗核因子多阴性，心肌酶谱检查多有变化，肝功能 SGPT 有升高，血清 α_2 球蛋白多增高。免疫功能检查示免疫球蛋白增高，淋巴母细胞转化率及 E 玫瑰花环形成率于急性期均降低，补体测定为正常。

【诊断】

其症状可分为两大类：主要症状及其他明显症状或表现（1984 年日本 MCLS 研究组织制订的诊断标准）。

1. 主要症状

（1）原因不明发热，持续 5 天以上。

（2）双侧眼结膜充血。

（3）唇及口腔病变：①口唇干裂、色红；②舌乳头突起（杨梅舌）；③口、咽黏膜弥漫性潮红。

（4）四肢改变：①手掌、足底皮肤潮红（最初阶段）；②硬性水肿（最初阶段）；③手指顶端呈膜性脱屑（恢复期）。

（5）躯干多形性皮疹，但无水疱和痂皮。

（6）急性非化脓性颈淋巴结肿大，直径超过 1.5cm。

在以上 1~6 项中至少要符合 5 项，方可做出诊断。

2. 其他明显症状或表现

（1）心脏炎，主要是心肌炎及心周围炎。

（2）腹泻。

（3）关节痛或关节炎。

（4）蛋白尿及尿沉淀中白细胞增高。

（5）血液检查改变：①白细胞增多，伴左移；②红细胞及血红蛋白水平轻度降低；③血沉增高；④ C 反应蛋白阳性；⑤ α_2 球蛋白增高；⑥血小板增多；⑦ ASO 阴性。

（6）偶见改变：①无菌性脑膜炎；②轻度黄疸或轻微血清转氨酶增高；③胆囊肿大。

附：川崎病（Kawasaki disease，KD）的相关参考指标

一、发病率

川崎病的发病率（据 1997—1998 年资料）日本 112/10 万，上海 16.8~36.8/10 万，北京 26~31/10 万。

二、川崎病诊断指南推荐的 8 项实验室指标

（1）CRP≥30mg/L。

（2）ESR≥30mm/h。

（3）血浆白蛋白（ALB）≤30g/L。

（4）贫血。

（5）ALT 升高。

（6）PLT>450×10⁹/L。

（7）外周血白细胞≥15×10⁹/L。

（8）尿白细胞≥10 个/HP。

三、在 KD 诊断中具备有一定特异性的实验室指标

（1）血小板指数明显升高：包括血小板（PLT）计数，血小板平均体积（MPV），血小板体积分布宽度（PDW）。这些指数对川崎病高凝状态的诊断、抗凝药物疗效的评价及预后判断有一定价值。

（2）抗中性粒细胞抗体（ANCA）：许多学者认为 ANCA 是血管类相关疾病的始发因素，在其发病中起重要作用。据李淑华 2008 年发表的研究结果 KD 病例组内 ANCA 阳性率为 69.4%，提示 ANCA 可成为系统性血管炎诊断的敏感的血清学指标。

（3）血清 BNP：血清 BNP 是一种神经内分泌激素，其分泌自左心室肌细胞，当心室扩张和或负荷过重时分泌增加，BNP 的合成和分泌速度甚快，早已广泛作为小儿心衰早期，敏感和特异的诊断指标，应用于心功能判断及疗效的评估。近年有已是 KD 早期可表现 BNP 明显升高，已被认为是诊断 KD 的参考指标，该指标与 CRP 尚有明显的正相关现象。

（4）血清 HDL：KD 急性期 HDL 明显降低，可能是 KD 患儿血管内膜损伤影响了内皮功能所致。

（5）尿 LDH：尿 LDH 的明显升高有助于对 KD 早期诊断，尿 LDH 反映人体代谢的酶，不易从血液经肾入尿液。故正常人尿 LDH 活性低，在 KD 患儿原先无肾疾患者，因血管内膜损伤，通透性增加是 LDH 升高的病理基础。

四、预测 KD 冠状动脉损害的实验指标

（1）转化生长因子（TGF-β）：TGF-β 因子是一种多功能的细胞调节因子，研究发现 KD 急性期，其水平明显升高，疾病缓解期则逐步下降，提示 TGF-β 参与 KD 急性期血管炎的形成和损害。

（2）CD8T 淋巴细胞和 CD40L：CD40L 信号系统可诱发广泛的免疫炎症反应，释放 IL-1、IL-6、IL-8、TNF-α 等多种炎症细胞因子，细胞黏附分子以及基质金属蛋白酶等，产生一系列炎症反应，导致血管内皮损伤。引起冠状动脉瘤的浸润细胞主要是 CD8T 淋巴细胞和单核细胞。Guzman-Cottrill 根据研究结果认为 CD40L 在冠状动脉损伤中发挥着重要作用。可将其作为冠状动脉损害和血栓危险性的预测和诊断指标。

（3）可溶性内皮生长因子（VEGF）：VEGF 是一种诱导内皮细胞增生和改变血管通透性的细胞因子，Ohno 等的研究提示 VEGF 参与 KD 的病理生理过程，其血清浓度能反应冠状动脉损害的情况，是 KD 冠状动脉瘤发生的动态指标。

五、KD 高危因素评判标准

1.Harada 评分法

（1）年龄<1 岁。

（2）男性患者。

（3）血浆白蛋白<35g/L。

（4）红细胞压积（HCT）≤0.35。

（5）C 反应蛋白（CRP）≥+++。

（6）外周血白细胞（WBC）计数≥12×10⁹/L。

（7）血小板计数<35×10⁹/L。

符合上述 7 项中 4 项（即 4 分以上）者为高危人群。

国内研究中认为上述评判变准中，大于 4 分者冠状动脉损害发生率高，WBC 计数、HCT、CRP 三项与 KD 合并冠状动脉损害密切相关，其中最主要的危险因素是 CRP。因此 Harada 评分可作为预见性指标，来判定川崎病冠状动脉病变的可能性。

2.Kobayashi 评分法

（1）血钠≤133mmol/L（2 分）。

（2）天门冬氨酸氨基转移酶（AST）≥100U/L（2 分）。

（3）外周血中性粒细胞百分比≥80%（2 分）。

（4）静脉丙种球蛋白（IVIG）开始治疗时间在病程 4 天内（2 分）。

（5）CRP≥100mg/L（1 分）。

（6）血小板计数≤300x10⁹/L（1 分）。

（7）年龄≤1 岁（1 分）。

总分 11 分，0~3 分为低危组，4 分以上为高危组，7 分以上为并发冠状动脉损害的极高人群。

日本群马大学的研究显示，Kobayashi 评分法的敏感度为 86%，特异性 67%，其分值越高 IVIG 不反应和冠状动脉损害的发生率越高。

六、川崎病（Kawasaki disease，KD）诊断的生物标志物

（一）非特异性急性炎症性生物标志物

测值高于正常范围有助 KD 诊断。

1. 红细胞沉降率（erythrocyte sedimentation rate，ESR）。

2. 血小板计数（blood platelet，PLT）。

3. 白细胞计数（white blood cell，WBC）。

4.C-反应蛋白（C-reactive protein，CRP）。

（二）低于正常值与 KD 冠状动脉病变相关的生物标志物

血清白蛋白。

（三）大肠杆菌蛋白质阵列

ZnuC 蛋白示 KD 特异性抗体的理想靶点，有可能成为 KD 诊断的理想标志物。

（四）比色传感阵列

通过尿液中大量异常物质（血红素、胆红素、白细胞脂酶、亚硝酸盐）经特殊染色形成的复合色差图进行定量数字成像和分析，优化的传感器阵列（一组生物标志），有可能突现对 KD 的特异性诊断。

（五）表观遗传标志物

1.microRNA（microRNA，miRNA）：miRNA-2000、miRNA-371-5p、miRNA-125a-5p 水平升高，可能为 KD 早期诊断的新指标。

2.DNA 甲基化：有研究提示 FCGR2A 基因在 DNA 甲基化水平的差异中显示明显的低甲基化。FCGR2A 基因启动于 CpG 位置甲基化水平，可能作为 KD 诊断的主要指标。

（六）蛋白质标志物

（1）干扰素 γ 诱导蛋白 10（interferon-inducible protein-10，IP-10）：IP-10 是一种趋化因子，有研究报告其浓度在 KD 患儿中较对照组明显升高（可达 3 037 ± 227ng/L），从而证实其与 KD 有很强的相关性，并提出 IP-10 水平>1 318ng/L 时对 KD 诊断有意义，可将其作为 KD 早期诊断 KD 的预测指标。

（2）诱导型一氧化氮合酶（inducible nitric oxide synthases，iNOS）：iNOS 在血管损伤过程中起促进作用，血尿中 iNOS 及其 NO 代谢物明显增加对 KD 的诊断及预后判断有潜在价值。

（3）氨基末端脑钠肽前体（N-terminal probrain natriuretic peptide，NT-pro BNP）：NT-pro BNP 水平在 KD 患儿早期即显著增高，目前界值尚未明确，但已肯定了它可用于 KD 早期诊断。

（七）基因标志物

KD 是多基因复杂性疾病，经全基因团组关联研究后认为以下几种基因与 KD 易感性，冠状动脉损害的风险性等有关。

（1）Fcγ 受体ⅡA 基因（Fc fragment of IgG receptor 2A，FCGR2A）：位于 1 号染色体 FCGR 基因群上的 FCGR2A 基因，编码 Fcγ 受体家族ⅡA 蛋白。其多态性可致免疫功能紊乱。研究发现 FCGR2A 基因 rs1801274 位点 SNP 是 KD 易感性和 IVIG 疗效的重要因素。

（2）CD40 基因（cluster of differentiation 40，CD40）：位于染色体 20q12-q13.2 上的 CD40 基因是肿瘤坏死因子受体（TNFR）超家族成员，参与各种炎症反应。CD40 基因 SPN 位点（rs1569723、rs1535045）与 KD 的易感性相关。Rs1569723 并与患儿的淋巴结肿大及皮疹有关。

（3）1，4，5 三磷酸肌醇 3 激酶 C 基因（inositol1，4，5-triphosphate 3-kinase C，ITPKC）：位于染色体 19q13.2 的 ITPKC 基因，是一种负调节因子，其通过 Ca^{2+}/NFAT 信号途径，影响 Ca^{2+} 的释放。具有高风险 ITPKC 基因型的患者治疗无效与细胞内钙水平显著相关。Meta 研究的结果提示该基因的单核苷酸多态性与 KD 易感性和冠状动脉病变风险显著相关，是一个重要的基因遗传生物标志物。

目前研究显示有多种生物标志物可能用于 KD 的诊断，在取得重大进展的同时仍需进一步多中心临床研究，并对这些生物指标的敏感性和特异性做出客观评价后，最终方能作为临床诊断川崎病的指标。

迄今有这些研究成果为川崎病的早期诊断和有效治疗展现出光明前景。

七、不完全川崎病（IKD）的早期诊断

典型的川崎病（TKD）临床诊断并不难，只要满足 6 项主要症状中的 5 项即可诊断。而不典型川崎病（IKD）约占全部 KD 患儿的 10%，国内杨芳及刘亚萍等的两文献统计 IKD 占总 KD 患儿的 50% 左右，可见 IKD 为数众多。虽然 2006 至 2007 年《中华儿科杂志》编委会组织的 KD 专题讨论提出了 IKD 的诊断标准，由于缺乏足够的临床表现和确切的检验依据，明确诊断仍有困难，临床仍有较多病例被漏误诊，或延迟诊断而失去最佳使用静脉丙种球蛋白防治冠状动脉病变的最佳时期。

神经末端脑钠肽前体（NT-pro-BNP），它是由 108 个氨基酸组成，在向细胞外分泌中或进入血液后裂解成含 76 个氨基酸的 NT-pro-BNP 以及含 32 个氨基酸的具有生物活性的 BNP。前者虽不具生物活性，但较后者半衰期更长、且有更高的血浆浓度稳定性，更适合于作为临床检验的项目。

有研究发现 IKD 组和 TKD 组血浆中 NT-pro-BNP 水平较儿童呼吸道疾病对照组具有统计学意义的明显升高，其升高的机制可能与 KD 急性期的细胞因子（TNF-α、IL1β）增高，心肌局部炎症，缺血坏死及机械压力刺激脑钠肽分泌有关。

刘亚萍等学者的实验发现 IKD 及 TKD 两组检测指标，包括外周白细胞数、中性粒细胞比例、血小板计数、CRP、ESR、ALT 以及白蛋白水平等具有相同的改变，这就为不具充分临床表现，更依赖具有特异性检测的 IKD 提供早期诊断的实验室依据。

其中尤以 NT-pro-BNP 水平升高具有特异性，故可将其作为 IKD 早期诊断的参考指标。美国心脏协会儿童心血管疾病委员会曾于 2004 年发表指南即推荐，IKD 与 TKD 实验室检测方面通常保持一致性，与我国学者研究的结果相吻合。

刘亚萍的实验研究结果，提供数据 NT-pro-BNP 升高>191.50ng/L 时将有助于 KD 诊断。

八、川崎病（KD）静脉注射丙种球蛋白无反应的预测指标

1.Kobayashi 评分（日本）

（1）IVIG 病程 4d 内使用（2 分）

（2）年龄≤1 岁（1 分）

（3）N%≥0.8（2分）

（4）PLT≤300×10⁹/L（1分）

（5）CRP≥100mg/L（1分）

（6）AST≥100u/L（2分）

（7）血钠≤133mmol/L（2分）

※ 总分≥3分

2.Egami 评分（日本）

（1）年龄 < 6个月（1分）

（2）发病不足4d初次应用IVIG治疗（1分）

（3）CRP≥80 mg/L（1分）

（4）PLT≤300×10⁹/L（1分）

（5）ALT≥80u/分（2分）

3.Sano 评分

（1）CRP≥70 mg/L（1分）

（2）TB≥0.9mg/dl（1分）

（3）AST≥200u/L（1分）

总分≥3分可认为IVIG无反应发生的可能性较大。

上述3个评分体系灵敏度为77%~86%,特异度68%~86%

评分体系灵敏度和特异度在不同国家、地区和种族中有较大差异。

4. 静脉注射丙种球蛋白抵抗可选用的新指标（探索指标）

（1）中性粒细胞与淋巴细胞比值（neutrophil-to-lymphocyte ratio，NLR）预测指标IVIG治疗前≥3.83,治疗后≥1.27,灵敏度84%~90%。

（2）血小板与淋巴细胞比值（platelet-to-lymphocyce ratio,PLR）。

（3）肌糖蛋白（Tenascin-c,TN-C）。

预测IVIG无反应的界值是95.2ng/ml,灵敏度为58%,特异度78%。

（4）细胞因子IL-6:是预测IVIG无反应的可靠指标。且30分钟内可获得测值,有利于早期鉴别及时采取相应措施。Sato等学者运用多元回归分析法建立新的预测评分模式为:①中性粒细胞百分比≥75%（2分）;② IL-6≥140ng/L（2分）;③ IL-6>70ng/L 且<140ng/L 时（1分）。

以上评分模式预测IVIG无反应时灵敏度为76.19%,特异度77%

（5）抑制性细胞因子IL-10:IL-10水平增高可能引起IVIG治疗无反应（治疗抵抗）。当其值>8ng/L,预测IVIG治疗抵抗的灵敏度为64.71%,特异度74.42%

（6）抑制性细胞因子INF-γ:该因子其抗感染症的作用在血管性疾病中发挥潜在的影响,INF-γ低水平与动脉瘤形成有关,INF-γ水平与IVIG治疗效果有关。

（7）INF-α:INF-α在KD治疗前<2ng/L时,预测IVIG无反应的灵敏度为66.7%,特异度为74.2%。

5. 基因

（1）IL-1通路相关基因:IL-1通路相关基因与IVIG治疗效果有关。IL-1B-511TT基因型和IL-1B-31CC基因型的KD患儿出现IVIG治疗无反应的风险大。IL-1信号通路相关基因的转录丰度水平增加,亦是IVIG治疗无反应的一个指征。

（2）FC受体相关基因:FC受体在KD免疫反应中发挥着关键作用,其多态性与IVIG无反应相关。

（3）ITPKC通路相关基因:ITPKC和CASP3的多态性可能导致KD患儿IVIG治疗的无反应和CAL发生。

现有预测评分体系临床应用,尤其对我国的患儿,其灵敏度不高,因此需寻找特异的生物指标包括基因、分子、细胞水平的探索是目前医学界研究KD治疗的重要课题。

【治疗】

据 Umezawa1989 年的资料,尸检结果除了心脏受累外,肺脏也是常见受累的器官,其中肺动脉炎存在于45%~71%的尸解病例,30%~90%具有间质性肺炎改变。钟佑泉等 1993 年报告的资料,MCLS 胸片异常的比例高达 47.8%,其中 81.3% 以"肺纹增多模糊"的间质炎变征象为主。

MCLS 肺部受累及其胸片特点为:①肺门境界模糊,肺门角消失,肺门影增大,肺门淋巴结肿大;②肺实质以间质改变为主,除了肺纹理增强、模糊外,还有斑点状、片状阴影;③纵隔改变以纵隔影增宽与模糊为特征,部分有胸膜改变。

日本 MCLS 研究委员会,1980 年制定的治疗原则如下。

1. 原则　无特殊药物治疗,主要应用有抗凝和/或抗感染作用的药物。

2. 实际用药

(1)最初给药:当疑及本病时,必须立即开始给予具有上述作用的药物。

(2)给药剂量与时间:发热期应用阿期匹林每天 30~100mg/kg,热退后 2 个月内,剂量为每天 30mg/kg。

(3)随访阶段:曾作冠状动脉血管造影的病儿,如造影结果正常,可中断抗凝治疗;结果异常者则应继续这类治疗直至认为不必要时。如给阿司匹林每天 10mg/kg,每日一次,及每天 30mg/kg,隔日一次。未作冠状动脉血管造影者,与上治疗相同,可考虑临床及超声心动图情况开始用药。

心肌梗死病孩可采用成人心肌梗死的治疗,应用肝素 300~400U/(kg·天),静滴;尿激酶 10 000U/(kg·天),静滴;病儿有休克,心功能不全及节律失常者可按具体情况治疗。

3. 注意点　①诊断明确后抗生素可以中断;②应避免应用激素,除非同时应用抗凝治疗;③患儿有任何心脏体征,如缺血性心电图表现,切面超声心动图有异常,应作冠状动脉血管造影检查,此检查也用于有下列临床表现的患儿:持续发热达 15 天以上:主要症状和体征复发(包括病后一个月内仍有发热,血沉每小时100mm 或以上,血沉增快及 C-反应蛋白超过 1 个月才恢复正常等),如果发现存在严重的冠状动脉狭窄,可考虑外科手术;④已确诊或疑有冠状动脉后遗症时,必须继续抗凝治疗,并作 EKG、X 线及超声心电图检查。如需确定有无演变或动脉瘤等心脏损害,应反复进行选择性心血管造影检查;⑤对无明显心脏体征的患儿应作常规健康检查,头 1~2 年每 3~6 个月检查一次,以后一年一次。

文献资料尚有报告用双嘧达莫(每天 3~5mg/kg,分 3 次服)、氟联苯丙酸作抗凝药物。亦有用华法令每天 5mg/kg(4 岁以下)或 0.2mg/kg,早晚一次服用,连日使用,当凝血酶原时间为 20% 时,开始减量至维持量(0.12mg/kg),支持疗法如少量多次输给血浆、丙种球蛋白等。疾病早期,静脉内给予大剂量 γ 球蛋白可大大减少发热时间和冠状动脉瘤的发生率,静脉点滴大剂量丙种球蛋白,400mg/(kg·d),以 3% 浓度缓慢静脉点滴(100~200mg/h),连续使用 4~5 天。临床多用国产(成都生物制品研究所生产)制品,每瓶含量为 3000mg。第四届国际川崎病会议上有的学者主张只用单剂 1~2g/kg,是更为经济、安全、有效的措施,但应强调本病程 10 天前或更早使用才能获得良好效果。

MCLS 是一种全身血管炎和全心炎性疾病,主要累及中小动脉,尤其是冠状动脉。在急性期末和亚急性期可形成全层动脉炎和动脉瘤。国内学者王洒坤报道的资料,MCLS 合并心血管损害的发生率高达20%~30%。由于严重的心血管损害可导致猝死而引起国内外儿科医师的极大关注。多数学者认为 MCLS与感染、Ⅲ 型变态反应关系较大,在治疗上更倾向于抗凝防栓和侧重防治心血管损害为主。

静脉滴注大剂量丙种球蛋白,可供给患者大量 IgG 的 Fc 段,其能与血管壁上免疫复合物的 Fc 段竞争,并能提供中和抗体或抗病毒抗体,减轻血管炎症反应。此外,大量 IgG 通过分泌型 IgGB 细胞反馈作用,阻止异常免疫球蛋白的产生,以减轻血管损伤。从而防止动脉瘤的形成及其所造成的狭窄、栓塞、破裂、心肌梗死等所导致的猝死。

恢复期用维生素 E 每天 30mg/kg,以防止动脉硬化进展。亦可与其他抑制血小板功能药物如前列腺环素(每日 2mg/kg,二周后减量渐停)等合用。

五十岚胜朗等除使用阿司匹林和氟联苯丙酸外,并使用了维生素 E。氟联苯丙酸每天 2mg/kg,分 3 次口服,维生素 E 每天 20~30mg/kg 分 3 次口服。每 2~3 个月用超声心动图观察冠状动脉瘤的变化,结果有

73%病例冠状动脉瘤消退,消退时间2~19个月,给药最长30个月,未发生消化道及皮肤症状等副作用。日本学者矢追认为本病形成冠状动脉瘤时,血浆和血小板的维生素E降低。维生素E的药理作用,一般认为它能使毛细血管壁内皮细胞的再生质膜、线粒体、内质网以及溶酶体等的生物膜稳定,从而改善血管壁的通透性和血管的抵抗性。矢追等报告给予烟酸维生素E50mg/kg时,可明显提高血浆维生素E和血小板维生素E含量,对治疗更有利,尚待进一步研究。

对冠状动脉已高度狭窄和冠状动脉瘤已形成的病例,若心功能良好可进行手术治疗。

附1　川崎病的治疗进展和探讨性治疗方案

1. 标准治疗方案

(1)大剂量IVIG联合阿司匹林。

发病后6~10d,大剂量(2g/kg)IVIG,于10~12h内缓慢静脉滴注。

(2)阿司匹林口服

30~50mg/(kg·d),热退48-72h或病程14d后改为小剂量[3~5mg/(kg·d)]序贯口服治疗,疗程至少8周,若存在冠状动脉损害,需待冠状动脉恢复正常后方可停药。

2. 探索性治疗方案

(1)糖皮质激素:泼尼松,初始剂量建议<4mg/(kg·d),足以预防CAL。

(2)再次应用IVIG:首次应用IVIG治疗无反应者可再次应用IVIG(2g/kg),发热10d内再次应用的效果优于10d天后应用者。少数约3%~4%的KD患儿二次应用IVIG后仍显示抵抗,可需第三甚至第四剂IVIG。

(3)TNF-α拮抗剂:英夫利昔单抗(IFχ)可中和TNF-α,解离受体结合的TNF-α降低TNF-α血清水平及其产生的细胞毒作用,有助控制血管炎的发生和发展。

英夫利昔单抗单次注射剂量为5mg/kg。

依娜西普(另一种TNF-α拮抗剂)剂量为0.8 mg/kg,建议用法为,于IVIG使用后给予十次,1~2周后重复给药1次。

(4)IL-1受体拮抗剂:阿那白津素(anakinrd),可通过竞争性抑制IL-1与受体结合而发挥作用。个案报告是一种有效的治疗方案,并无不良反应。至于使用剂量和方法以及能否作为预防或减轻KD患儿冠状动脉损伤,尚待进一步深入研究。

(5)钙调磷酸酶抑制剂(CNIs):环孢素A(CSA)治疗难治性KD是一种安全有效的方法。按常规剂量[2~4 mg/(kg·d)],治疗难治性KD是可期待的有效疗法。高剂量在动物实验中是否有可能使冠状动脉炎加重。

(6)环磷酰胺:环磷酰胺可抑制KD的自身免疫性血管炎。临床研究已显示其可有助难治性KD的治疗。唯该药有骨髓抑制、消化道反应、脱发、膀胱炎等毒副反应,使用时应引起重视。

(7)他汀类药物:阿托伐他汀是有抗氧化和多种抗感染作用,并有促进血管内皮愈合作用。

已有学者在儿童KD中应用研究,结论为:在儿童中使用是安全的,长期应用则需密切监测。

(8)甲氨蝶呤(MTX):该药可在难治性KD的血管炎症反应可发挥抗感染作用,且无不良反应产生,可作为IVIG无反应性KD患者的候选药物之一。

(9)血浆置换(PE):其目的是清除血浆中炎性细胞因子,减少冠状动脉损害,防止疾病进展。

HoKosaki等学者临床应用PE治疗125例后,结果显示PE对IVIG无反应的KD治疗效果良好。Matsui等研究得出同样结论,PE治疗IVIG无反应性KD具有安全性和有效性,并提出PE结合甲基泼尼松龙等其他抗感染治疗药物的结合,可能是一种良好而值得临床应用的治疗方案。

(10)抗血小板药物(包括阿司匹林、双嘧达莫、氯吡格雷等药物):阿司匹林除常规应用疗法,还应强调恢复期应用小剂量[3~5mg/(kg·d)],其疗程不应少于8周或直至冠状动脉病变恢复正常。

恢复期KD的血小板升高状态至少持续3个月或更长,阿司匹林的应用期至少3个月。

合并CAL者需应用至冠状动脉恢复正常后3个月。

中型冠状动脉瘤患儿,建议阿司匹林与氯吡格雷联用。

大型(冠脉内径≥8.0mm)需联合抗血小板和抗凝药物联用。

(11)抗凝药(包括华法林和低分子肝素):华法林剂量为 0.05~0.12 mg/(kg·d),用于 KD 并发一个或多个巨大动脉瘤、多个小到中等冠状动脉瘤、冠状动脉狭窄或闭塞者,以防心肌梗死的发生。视病情仔细调整具体剂量,遵照国际标化比率(INR)为 2.0~2.5,过量会导致出血倾向。华法林的应用可持续数年至数十年,视患者冠状动脉病理改变慎定。

(12)溶栓药物(包括链激酶和尿激酶以及组织型纤溶酶原激活剂)(tPA):静脉内溶栓(IVCT)除急性心肌梗死外,应作为溶栓的一线治疗措施。tPA 为 KD 常用溶栓药,用于 KD 患儿中相比动脉粥样硬化患者更有效。

(13)外科手术治疗:应用 ITA 的 CABG,已成为心脏外科的新领域。

冠状动脉旁路移植术(CABG),是以胸廓内动脉(ITA)来代替梗阻的冠状动脉,学者们已得出结论:是儿童最可靠的手术方法。冠状动脉旁路移植术是治疗 KD 合并严重冠状动脉病变的确定手术方法。

CABG 适应证为:①左冠状动脉主干高度阻塞或 2~3 支,多支高度阻塞,或左前降支近端高度阻塞,侧枝血管处于危险状态;②有再发风险的,已发生过心肌梗死者,即使单一右冠状动脉病变者;③梗阻血管即使再通或已形成侧枝,而发生心肌缺血时;④节段性左室收缩功能不良,若左室功能良好,亦不考虑手术;⑤最佳手术年龄为 5 岁以后。

(14)介入治疗:包括冠状动脉内支架植入术、球囊血管成形术、冠状动脉内溶栓术等适应证:①明显心肌缺血临床表现者;②各科负荷试验有心肌缺血表现者;③冠状动脉严重狭窄,直径小于原直径的四分之一。

附2　皮肤黏膜淋巴结综合征(kawasaki disease,KD)的丙种球蛋白无反应评分模型

1. 新评分模型(朱丹颖等,2018)

(1)反应蛋白 CRP >10mg/L　　　　2分

(2)中性粒细胞淋巴细胞比值(neutrophil-to-lymphocyte ratio)

NLR >2.469　　　　　　　　2分

(3)乳酸脱氢酶 LDH >255　　　　2分

(4)碱性磷酸酶 ALP >10mg/L　　　2分

(5)纤维蛋白降解物 FDP >5μg/ml　　1分

总分9分　　6分为截断点　　≥6分为阳性

ROC 曲线下面积为 0.825,得分 6 分时约登指数最高为 50.2%。

预测无反应型 KD 的灵敏度 69.7%,特异度 80.4%。

2.3 种模型预测价值比较表

评分系统	曲线下面积	95% C1	截断值	灵敏度	特异度
Kobayashi	0.650	0.574~0.726	4	61.6%	66.5
Eagmi	0.656	0.588~0.724	3	8.2%	93.5
新评分模型	0.826	0.769~0.882	6	69.7%	80.4

附3　IVIG 无反应型 KD 的治疗进展

1. 糖皮质激素　2012 年 Kobayashi 在日本 74 家医院按 Kobayashi 系统评分 > 5 分的患儿初始治疗在标准治疗的基础上加小剂量激素,显示初始治疗加激素患儿 CAL 发生率低。

笔者于 1976 年对经治者中的首例确诊 KD 患儿初治过程中辅助糖皮质激素治疗虽属个案亦取得良好效果,经 5~10 年随诊未发生 CAL。

长期以来对 IVIG 无反应型 KD 患儿使用糖皮质激素存在争议,近年研究患儿血栓形成并非激素使用之过,而明确了由血管炎严重时血液流动产生湍流所致,糖皮质激素能迅速改善炎症反应不会诱发 CAL。

具体用法:甲基泼尼松龙 20~30mg/(kg·d)静脉冲击 1~3d。泼尼松龙 60mg/(m²·d)口服冲击 3d 或泼尼

松龙 2mg/(kg·d),6 周内递减至停用。

国内外学者 Furukawa、杨莹、Okada 等对糖皮质激素治疗肯定其有效性和安全性,并优于再次使用 IVIG。

2. 再次 IVIG 治疗　　再次使用大剂量 IVIG,可增加血液中药物浓度,增强抗感染效果。于此已得到多数专家和美国心脏协会认可。推荐剂量为 2g/(kg·d)。

3. 细胞毒药物　　可降低炎症因子水平

(1)环孢素 A(CyclosporinA,CsA):初始 4mg/(kg·d)每 12 小时口服一次。

一般剂量为 4~8mg/(kg·d)每 12 小时口服一次,维持药物谷浓度在 60~200μg/L 疗程 2~3 周。该药不良反应多,其安全风险往往大于治疗收益而不提倡使用。

(2)MTX 有抑制炎症反应,使体温和炎症指标较快下降,无明显不良反应。

剂量 10mg/(m²·周),小剂量治疗,用药后注意补充叶酸,因 MTX 有抑制叶酸作用。

4. 肿瘤坏死因子 α(tumor necrosis factora,TNF-α)拮抗剂

(1)单克隆抗体:英夫利昔单抗(infliximab),5mg/kg 单剂使用。炎症消退和缩短发热天数效果明显,对急性期发生冠状动脉扩张患者在恢复期均能恢复正常。但有学者认为其并没有降低 CAL 发生的概率。

(2)依那西普(etanecept)是重组人 Ⅱ 型 TNF 受体-抗体融合蛋白,是 TNF-α 受体竞争抑制剂。

对于 IVIG 无反应 KD 应用后的安全性和耐受性已被证实。

5. 乌司他汀(ulinastatin)　　是一种可以协同阿司匹林抑制炎症反应的一种胰岛蛋白酶抑制剂。推荐剂量 3000~5000U/(kg·次),3~6 次/天,缓慢静脉注射。

6. 阿那白滞素(anakinra)　　属于白细胞介素 Ⅰ(IL-Ⅰ)受体拮抗剂。

该药半衰期仅有 4~6h,有学者用之使扩张的冠状动脉完全恢复正常,目前尚无更多证明其疗效的资料。

7. 利妥昔单抗(rituximab)　　为 CD20 单克隆抗体,有抑制 B 细胞免疫功能可减轻炎症反应。有治疗耐 IVIG 及激素的 KD 成功的报告。

8. 血浆置换　　可去除血浆中大量炎性因子而达到疗效,但不能恢复已受损的冠状动脉。设备要求严格,且不良反应多应用受到一定限制。

附4　对丙种球蛋白无反应川崎病的二联抗血小板治疗

川崎病如果大剂量丙种球蛋白治疗无效,提示是一种独立的危险因素,易出现冠状动脉严重并发症。

抑制血小板异常聚集是患儿远期冠状动脉并发症的有效手段。

应用最广泛的抗血小板方案是阿司匹林联合氯吡格雷口服治疗。

具体治疗方法是在基础治疗方案的同时给予氯吡格雷 1mg/(kg·d)联合阿司匹林 10mg/(kg·d),疗程 3 个月。

氯吡格雷的抗血小板作用机制是该药在肝细胞内经细胞色素 P450 酶系代谢后,可形成一种活性物质,可对 ADP 受体进行不可逆抑制,使糖蛋白 GPⅡb/Ⅲa 复合物的活性上调,最终达到抗血小板的作用。

阿司匹林是通过激活乙酰化环氧化酶-1,降低 PGI2 和 TXA2 的合成量,来抑制血小板局部聚集作用的。

以上两药联合使用,辅助治疗对丙种球蛋白无反应川崎病患儿起到抑制血小板聚集,拮抗感染症反应,避免冠状动脉损伤等并发症的发生。有显著促进病情早期康复的效果,且有良好的药物安全性。

附5　连续性静脉-静脉血液透析

皮肤-黏膜-淋巴结综合征合并多器官功能障碍综合征者可使用连续性静脉-静脉血液透析滤过辅助治疗。

(一)连续性静脉-静脉血液透析滤过(CVVHFD)具体方法

(1)置换液:采用前+后稀释方法,置换液剂量:35~50 ml/(kg·d)。

(2)普通肝素全身抗凝:使活化部分凝血活酶时间(APTT)维持于正常 1.5~2.0 倍或活化凝血时间(ACT)150~200s。

(3)局部肝素抗凝:用于凝血功能障碍患儿。并使用鱼精蛋白与肝素等量对抗。

(4)更换滤过器:CVVHFD 治疗过程中 24 小时未凝血者常规更换。

(二)CVVHFD 治疗过程中的观察指标

①体温;②尿量;③出入量;④动脉血压;⑤血常规,血小板计数;⑥肝肾功能(TBIL、Cr);⑦血乳酸;⑧血氧分析;⑨细胞因子(IL-6、TNF-α);⑩淋巴细胞亚群;⑪电解质;⑫凝血功能;⑬心脏超声。

(三)CVVHFD 治疗终点

(1)体温正常,生命体征稳定,无须血管活性药物而平均动脉压(MAP)能维持在同龄儿童正常水平。

(2)合并有呼衰者,肺部渗出明显好转。

(3)使用呼吸机有创机械通气的患儿动脉氧分压(PaO_2)/吸入氧浓度(FiO_2)≥26.6kPa(200mmHg)。

(4)尿量恢复至 1.0ml/(kg·h)以上者。

(5)血液总胆红素(TBIL)降至 40μmol/L 以下时。

血液净化是重症 KD 治疗的有效方法,CVVHFD 是通过生物相容性、高通透性滤器将炎性细胞因子有害毒素等物质加以清除,可作为儿科重症医学常用的方法,目前虽尚在临床尝试中,但已取得明显效果,有助于 MODS 心血管、肺、肝、肾等重要脏器功能指标的改善免疫指标的好转。进一步临床研究后有望成为常规选择。

皮肤黏膜淋巴结综合征静脉丙种球蛋白无反应型的早期识别的评分系统:

川崎病(KD)若未经治疗的患儿 15%~25% 会发生冠状动脉病变(CAL)用大剂量静脉丙种球蛋白(IVIG)联合阿司匹林治疗可使 CAL 发生率将至 5%,然而有 9.4%~23%(个别报告 38.3%,我国为 19.5%)KD 患儿对首剂 IVIG 无反应。

IVIG 无反应耐药的定义为:KD 接受 IVIG 治疗 36h 后仍持续发热(≥38℃)或热退后 2~7d 甚至两周内再度发热,同时具备 KD 典型症状至少一项。

这些无反应的患儿发生 CAL 的概率远高于 IVIG 敏感型。若能及早识别及时调整治疗方案可减少CAL 的发生率改善预后。

目前尚无适合全球的 IVIG 无反应型 KD 的早期识别指标(系统)。

现有几套评分系统来预测 IVIG 无反应型 KD,可供临床参考使用。

最先由日本学者提出三套评分标准(表 10-1)。

表 10-1　IVIG 无反应型 KD 早期识别危险度评分系统

评分系统	项目	评分系统	分值
Egami 评分 [a]	年龄	< 6 个月	1 分
	治疗时病程	< 4d	1 分
	血小板计数	< 300 × 10⁹L	1 分
	CRP	> 80mg/L	1 分
	ALT	> 80U/L	2 分
Kobayashi 评分 [b]	血钠	≤133mmol/L	2 分
	治疗时病程	≤4d	2 分
	AST	≥100U/L	2 分
	中性粒细胞的百分比	≥80%	2 分
	CRP	≥100mg/L	1 分
	年龄	≤12 个月	1 分
	血小板计数	< 300 × 10⁹L	1 分
Sano 评分 [c]	CRP	≥70mg/L	-
	总胆红素	≥15.39μmol/L	-
	AST	≥200U/L	-

注:[a]Egami 评分≥3 分提示 KD 患者 IVIG 无反应高风险;[b]Kobayashi 评分 0-3 分为 IVIG 无反应低危患者,≥4 分为高危患者,7 分以上为极高危患者;[c]Sano 评分标准为 KD 患儿出现 3 项预测指标中至少 2 项预示 IVIG 无反应,"-"示无反应。

中国闫辉的评分系统(表 10-2)。

表 10-2　中国闫辉的评分系统

项目	部分值
治疗前 CRP ≥107.5 mg/L	
中性粒细胞比例≥0.665	1分
治疗 24~48 小时后 CRP ≥25.5	1分
中性粒细胞比例≥0.555	1分
白细胞计数≥11.95 × 10⁹L	1分
急性期血钠≤135.35 mmol/L	1分
血钾≤3.755 mmol/L	1分
血胆固醇≤3.275 mmol/L	1分

总分≥6 分可预测 IVIG 无反应,其敏感度 95.1%,特异度 80.0%。

尚缺乏验证性报告

【预后】

一般认为本综合征系自限性,急性期后多能痊愈,约 3%于热退后又有 1 次或多次复发。近年通过冠状动脉造影发现约 20%~30%病例并发冠状动脉瘤;大多无临床症状,且可退化消失。约 4%患者出现冠状动脉狭窄、其他大、中动脉如髂动脉、股动脉等亦可发生动脉瘤。本综合征病死率约 1%~2%,可在恢复期或症状消失数月、数年后猝死。主要死因为心肌梗死或动脉瘤破裂。

本综合征冠状动脉瘤的发生率较高,病程早期与冠状动脉病变有关的危险因素为:①年龄<1 岁;②男性;③红细胞压积<0.35;④血小板<300 × 10⁹/L;⑤血浆蛋白<35g/L;⑥ C 反应蛋白强阳性。一旦疑诊本综合征时,应尽早做超声心动图检查。冠状动脉病变分为 4 级: 0 级(正常); Ⅰ 级(轻度):冠状动脉瘤样扩张最大径<4mm; Ⅱ 级(中度):单发或多发,最大内径为 4~8mm; Ⅲ 级(重度):广泛累及 1 个支以上,最大内径>8mm。定量分析有利于估计预后和治疗。本综合征尚有复发可能,国内鲍中元曾报告新生儿川崎病自发 1 例,实属罕见。

川崎病巨大冠状动脉瘤心脏移植可改善巨大动脉瘤患儿的预后。

全球巨大动脉瘤(直径>8mm)恢复几率低,常因血管狭窄或闭塞或血栓形成而导致心脏缺血、梗死,甚至心脏破裂。

美国心脏协会指南提出川崎病会导致严重的心力衰竭、急性心律失常,不能进行导管介入或冠状动脉旁路移植手术的冠状动脉病变患者可予以心脏移植治疗。Checchia 等对 10 例行心脏移植的川崎病患者经 1~6 年随访,9 例心功能良好,仅 1 例于移植心脏 10 个月后因严重排斥反应死亡。国内郭青等学者报告了国内首例心脏移植治疗川崎病巨大冠状动脉瘤成功的病例,为严重冠状动脉并发症的患儿提高生活质量及生存率提供了一种全新的治疗方案。

第二十二节　皮肤黏膜眼综合征

皮肤黏膜眼综合征(mucocutaneocular syndrome)又名斯-琼氏综合征(Stevens-Johnson syndrom)、渗出性多形红斑、恶性大疱性多形红斑、Fuchs 综合征等。1922 年美国 Stevens 首先报告 2 例热性皮疹伴口腔炎、眼症状的小儿。以后类似报告较多,但名称各国不一,而 1950 年以后学术界逐步趋于统一,综括此等病症为"皮肤黏膜眼综合征",但亦有主张包括 Reiter 病(尿道-眼-关节综合征)和 Behcet 病(眼-口-外生殖器综合征)。本综合征为多形渗出性红斑综合征中较严重的一个类型,主要表现以皮肤广泛不同阶段的多形皮损,口眼黏膜病变及全身中毒症状。

【病因】

本综合征的病因还不完全清楚,一般认为是机体对某些抗原的过敏反应。已肯定的致病因素有以下几点。

1.感染(细菌、病毒、支原体)　常在感冒后发生,尤与疱疹病毒感染有关。部分病人伴有肺炎,血清冷凝素滴度上升和分离到肺炎支原体。

第十章 皮肤,眼耳鼻咽喉,口腔 547

2.药物过敏　有人认为本病属于重型药疹,有关的药物有抗菌药、抗病药、非甾体类抗感染药、解热镇痛药等。刘俊保等报道一例由对乙酰氨基酚引起的病例。为合理用药提出警示。

3.其他　与疫苗接种、内分泌失调、恶性肿瘤等亦偶而有关。

【临床表现】

本综合征多见于青年及儿童期,主要临床表现有以下几个方面。

1.全身中毒症状　病起高热,体温可高达 38~41℃,婴幼儿可出现高热惊厥,发热持续约 2~3 周。1~10 天内出现皮肤、黏膜损害,随疾病进入极期,全身症状亦渐加重。约 1/3 的病例伴有肺炎,X 线胸部透视为斑片状阴影。少数可出现关节炎,偶有发生心肌炎和肾小球肾炎者。极重病例常发生循环衰竭。

2.广泛皮损　四肢、躯干、头面部甚至遍及全身的红斑、水泡、典型而大小不等的大疱性多形红斑,尼氏征阴性。在 1~2 周内反复发生,严重者融合成大片,泡破后大量浆液性渗出和糜烂面,形如Ⅱ度烧伤。若无继发感染 1~4 周后结痂脱屑,不留瘢痕。皮损可迁延 3~6 周。

3.黏膜损害

(1)消化道表现:几乎所有病例均有口腔炎,表现为大泡、糜烂、出血和结痂,因疼痛而吞咽困难和流涎,少数病例胃、小肠乃至直肠肛门亦有黏膜糜烂,而出现腹痛和腹泻;口腔黏膜损害,国内王尚兰等以及国外资料都称发生率为 100%。

(2)眼部症状:Maureen 等认为急性结膜炎、眶周肿胀和角膜炎引起的羞明等眼部表现乃本病早期主要症状。此外还有角膜水肿、虹膜睫状体炎、前房蓄脓等。眼部炎症的发生率为 80%~90%。

(3)膀胱炎、外阴及尿道口炎致使排尿困难。

(4)吸呼道表现:鼻前庭乃至喉、气管、支气管黏膜糜烂,出现声音嘶哑和呼吸困难。

【诊断】

根据上述临床表现,结合实验室检查可以做出诊断。

1.特征性皮疹　包括靶样环形红斑、斑丘疹、风疹块、水疱等。

2.加上如下三条之一　①伴有 2 处或 2 处以上的黏膜损害;②大疱形成和表皮脱落,达体表面积的 10%~20% 以上的黏膜损害;③伴有明确肝、肾功能内脏器官损害。

【治疗】

治疗原则为全身支持和预防继发感染。

(1)药物过敏者,应停用任何可能引起过敏的药物。治疗用药亦应特别谨慎。

(2)积极进行全身支持治疗,包括给予营养丰富又易于消化的饮食。多数病例需静脉营养。若因大面积糜烂,渗出量大时,更应注意保持水、电解质平衡,补充丧失的血浆蛋白和水分。

(3)肾上腺皮质激素用于严重病儿,其疗效并不确切,应疑为疱疹性病毒感染所致者,更应慎用。

(4)严格执行皮肤护理,严密消毒隔离,必要时予以抗生素预防和控制继发性脓毒感染。

【预后】

本病有自限性,黏膜损害在数日内缓解,皮肤损害则于 1~4 周内消失。但约 10% 的病例死于全身衰竭或继发感染。约 20% 的病例复发,这些病例多为再次服用过敏的药物而诱发。

第二十三节　皮下脂肪肉芽肿综合征

皮下脂肪肉芽肿综合征(Rothmann-Makai syndrome)又称皮下脂肪肉芽肿病(Lipogranunomatosis subcutanea),即 Rothmann-Makai 综合征、Makai 综合征、皮下脂质肉芽肿(Lipogranunoma)、缺血性脂肪坏死(Isehemic fat nacrosis)、噬脂性肉芽肿(Granunoma lipophagicum)等。由 Rothman 于 1894 年首先描述此病,1923 年由 Makai 命名为皮下脂肪肉芽肿病。本综合征多见于儿童,以四肢、躯干多发性皮下结节并有自行消退倾向,不伴明显全身症状为特征。

【病因】

本综合征原因未明。可能由于外伤或血管损害所致。有人认为循环中某种有害因子使脂肪层血液循环障碍,致脂肪组织坏死,患者常有冻伤、血栓性静脉炎的病史。

【临床表现】

主要表现在面部躯干或四肢,尤其常见于大腿前方,皮下对称的结节或斑疹。皮下结节直径 0.3~3cm,坚实而有弹性,伴轻度压痛。结节表面皮肤充血或正常,损害数个至十数个。病损进展缓慢,于数周至数月后可自行缩小或消失,大多不留痕迹。偶尔皮肤破裂,有少许油状液体流出,愈后留有萎缩性疤痕。自然病程约 6~12 月。

【诊断】

根据上述皮损及良性、自限性特点,不难诊断。本综合征通常无局部和全身症状,以资与结节性、发热性、非化脓性脂膜炎区别。

皮肤活检,于发作期可见血管扩张、皮下脂肪坏死、中性白细胞浸润;发作中期出现泡沫状的组织细胞;末期呈分叶性萎缩性纤维化。病理组织学变化可分三期:①第 1 期:脂肪坏死;②第 2 期:肉芽肿形成;③第 3 期:纤维化。

【治疗】

本综合征无有效治疗方法,因属良性、自限性疾病,故亦无须治疗。试用类固醇激素或可改善症状。

【预后】

本综合征进展缓慢,病程在 6 个月至一年,很少持续数年者。

第二十四节　葡萄球菌性烫伤样皮肤综合征

葡萄球菌性烫伤样皮肤综合征(staphylococcal scalded skin syndrome)简称 SSSS,又称金葡菌性中毒性表皮松解症(staphylococcaltoxicepidermalnecrotysis 简称 STEN)、新生儿角层松解症(keretolysis neonatorum)、Ritter 病、Ritter 综合征、Ritter 新生儿剥脱性皮炎、Ritter Von Rittershain 病、Zyell 综合征(细菌型)、Lyell 脓痂疹、新生儿剥脱性皮炎等。早在 1878 年 Ritter Von Rhain 首先描述了本综合征。其特点为多见于婴儿,急骤起病,皮肤有广泛性烧伤样刺痛感和疼痛性红斑,摩擦红斑处则表皮剥离,而出现广泛糜烂面或形成水泡,尼氏征阳性,形如大面积烫伤。

以上这些命名中,以葡萄球菌性烫伤样皮肤综征(SSSS)较为妥当, Ritter 并非人氏名而是德文“贵族”之称号也。

1959~1965 年左右,在英美两国发现 10 岁以内小儿,患类似 Ritters 新生儿剥脱性皮炎的一种疾病,以后有逐渐增多的趋势。Melish 于 1970 年及 1971 年根据他们对 28 例婴儿全身性剥脱性皮炎的全面观察,发现这些患儿有一相似的临床经过,且在其皮肤表面或远离病灶的部位都能培养出嗜菌体 II 型、凝固酶阳性的葡萄球菌,因而详细地叙述了这一类疾病,并把它们统称为葡萄球菌烫伤样皮肤综合征,包括:①新生儿剥脱性皮炎;②金葡菌性中毒性表皮松解症;③金葡菌性猩红热样皮疹;④脓疱病。金葡菌性中毒性表皮松解症和 Ritter′s 新生儿剥脱性皮炎的区别,在于发病年龄不同,金葡菌性猩红热样皮疹是金葡菌性中毒性表皮松解症的轻型。目前多数论文的 SSSS 不包括局限的脓疱病,多指全身型的上述之①②③型,从 1966 年本病在日本开始增多。从 1970 年~1978 年共报道 66 例,国内雷渊河 1986 年报道 1 例。

最近从病因、临床表现、病理、治疗和预后等方面出发,将中毒性表皮坏死松解症(TEN)归纳为金葡菌型和非金葡菌型两大类,目前多趋向于把金葡菌型从 TEN 分出来成为一独立疾病,称金葡菌烫伤样皮肤综合征。

【病因】

Lyell 等报告本病是由嗜菌体 II 群 71 型金葡菌引起的。Melish 等证明,从此病分离的噬菌体 II 群金葡菌,可产生特殊性菌体外毒素,此毒素可引起表皮坏死性松解。此后 Kapral 等对菌体外毒素的分离提纯已获得成功,分别称为表皮剥脱素、表皮剥脱毒素、表皮松解毒素(Epidermolytic toxin).日本报道 SSSS 以凝固酶 I 型(噬菌体Ⅲ群或混合群)为多,占 70%.而脓疱病以凝固酶 V 型(噬菌体Ⅱ群)为多。

最初认为只有噬菌体Ⅱ群金葡菌能产生表皮剥脱素,但从 1973 年认为凝固酶Ⅱ型也能产生表皮剥脱素。近藤等把噬菌体Ⅱ群以外金葡菌所产生的表皮剥脱素分离提纯,而分为 A、B 两种。它是一种外毒素,不能产生抗体,由肾脏排出。婴幼儿可能对该毒素排泄缓慢,血清中含量较高而引起本病。

本综合征的尼氏征是表皮剥脱素作用的结果,作用机制和部位不明,它不进入细胞内也不损害细胞膜,现在只知道它使细胞间桥小体解离,此种反应不需要补体反应和淋巴细胞。电镜下可观察到表皮分离主要在颗粒层细胞内。病理改变除表皮在颗粒层解离外,表皮坏死并不明显,表皮内角质层下有水泡,而无炎症细胞。

【临床表现】

临床上可分为周身型、顿挫型、局限型。周身型多见于 3 岁以下婴幼儿,尤其是新生儿。全病程为 3~4 周。分为 3 期:红斑期(第 1~4 病日),在眼周和口周出现红斑;极期(第 5~6 病日),各种症状在此期出齐;落屑期(第 6~7 病日以后),趋于恢复。

一般无前驱症状(有时在病前 10 天左右患脓疱病),先在眼周和口周发红,有时面部有浮肿。1~2 日内口周出现糜烂、结痂和呈放射状皲裂。重者流涎、流涕、鼻孔出现糜烂、结痂,有眼眵。第 3~4 病日始于颈、腋、腹股沟等处皮肤,出现猩红热样红斑。摩擦红斑处则疼痛,当抱患儿或换尿布时因疼痛而哭闹。极期当摩擦红斑处时,皮肤出现糜烂面(尼氏现象阳性),红斑处皮肤也可出现水泡。年长儿轻症时,可无尼氏现象,但多有猩红热样皮疹。最轻者可无摩擦痛但有痒感。极期快终了时,于面部、躯干、上肢皮肤,可有多发汗疹样水泡,此水泡在 1 天左右破溃呈糠皮样脱屑。脱屑期则按出现红斑的顺序,皮肤呈糠样或小片状脱屑,3~4 周后于手脚呈膜样脱屑。

细菌学检查可以从咽部、口周或全身各病变处,都可分离出金葡菌。有报道咽部阳性率为 96.7%,口周 94.4%,破的水泡 93.3%,鼻孔部 86.1%,粪便 83.3%,眼眵 71.7%,肛周 66.7%,未破的水泡 50%.培养出的金葡菌,凝固酶 I 型为主,占 70.5%,其次是凝固酶 V 型(噬菌体 I 群)。

【诊断】

(1)年龄 6 岁以内尤以 3 岁以内小儿,尤其是新生儿。

(2)眼和口周围发红、糜烂、结痂、放射状皲裂和眼眵。

(3)颈、腋和腹股沟部易发生猩红热样红斑,有时可见于躯干四肢。

(4)红斑部有摩擦疼或尼氏现象阳性。

(5)皮肤呈糠皮样、小片状脱屑,手和脚膜样脱屑。

(6)从口咽、口周、鼻腔和眼眵等分泌物,可培养出同株的金葡菌。

本综合征需与大疱性表皮松解萎缩型药疹鉴别,此型药疹 1962 年由杨国亮教授首次报道,此后陆续有报道。国外文献中,一般将此型药疹归于中毒性表皮坏死松解症(TEN).Lyell 将 TEN 分成四组,其中一组即为药物所致。药物所致的 TEN 常有用药史,以磺胺类、解热镇痛药、安眠镇静药、抗生素等多见,皮损呈多形性,范围广,常为全身性、松弛性大疱,外观正常皮肤尼氏现象阴性,常伴口腔黏膜损害。病理:在表皮与真皮交界处解离,表皮坏死明显,为表皮下水疱,在真皮上部可见炎症细胞,应用激素治疗有效。此外,还需与皮肤黏膜淋巴结综合征、多形渗出红斑综合征相鉴别。

【治疗】

1.抗生素　应早期使用足量有效的抗生素,以清除体内的金葡菌感染灶,终止细菌毒素的产生。按细菌对药物敏感试验选择药物,未出结果前首选先锋霉素。

2.外用药　用庆大霉素软膏或红霉素软膏敷糜烂面、结痂面、颈、腋等摩擦部位,先以橄榄油使痂皮、鳞屑脱落后,再涂抗生素软膏。亦可以用 0.5%新霉素的气溶胶喷洒于皮肤上或 0.5%新霉素乳剂外涂。

3.肾上腺皮质激素　因激素有降低抵抗力的可能,重症患者以不用为佳,对重症患者给予 γ-球蛋白比激素为合适。

4. 支持疗法　注意护理,注意水、电解质、酸碱平衡和营养补充等,新生儿患病时,有必要应放入暖箱内。一般按烫伤的消毒隔离处理。

【预后】

约有三分之二的病例在发生脱皮后 10 天皮损可转愈合。本综合征虽有一定的自限性,但个别体弱、幼小者可并发败血症、肺炎、蜂窝组织炎而导致死亡。

第二十五节　鳃裂眼面综合征

鳃裂眼面综合征(branchio-oculo-facil syndrome , BOFS)是一种罕见的遗传病。国外仅有百余例,国内学者袁杰鑫等于 2019 年报道过首例。临床上的特征表现为单或双侧的颈部鳃裂皮损、眼部畸形、特殊面容等。

【病因】

TFAP2A 基因位点变异:TFAP2A 基因位于第 6 号染色体短臂第 2 区第 4 条带的第 3 亚带,转录因子的编码为 AP-2-alpha。该因子在胚胎生长过程中通过一定的机制,调控胚胎颜面、躯体、眼睛、耳朵、淋巴系统和神经管的发育。TFAP2A 基因由 7 个外显子组成,当 TFAP2A 基因发生位点变异时,即可发生颜面、眼、耳等异常。不同类型 TFAP2A 基因变异(缺失、错义、移码变异等),所导致的临床表现存在差异。约82%的变异位点发生在 4 号外显子上。致病性变异在 6 号染色体上 10404798 位点 TFAP2A 基因 4 号外显子变异,c.689G>c 杂合变异。

【临床表现】

(1)颈部鳃裂皮肤缺损。

(2)眼部畸形:眼距宽、浓重眉毛并连眉。先天性鼻泪管阻塞和异位等。

(3)特征性面容:浓眉、宽眼距、低耳位、低发际、瘦长脸等。

【诊断】

1.2011 年 Milunsky 提出 BOFS 临床诊断标准

(1)主要临床表现:①颈部鳃裂皮肤缺损;②眼部畸形;③特征性面部表现。

(2)确诊条件:①异位胸腺;② 1 级亲属为 BOFS 者。

符合 2 个临床主要表现加 1 条确诊条件即可做出临床诊断。

2. 分子遗传学检测　发现 TFAP2A 基因变异为确诊依据。

3. 其他　临床应与鳃-耳-肾综合征、重复 3p 综合征、15 号环染色体病等相鉴别。

【治疗】

本综合征无特殊治疗方法。

【预后】

着重做好遗传咨询和优生优育工作。

第二十六节　色素失禁综合征

色素失禁综合征(incontinentia pigment syndrome)即色素失禁症,又称色素失调症、Boch-Sulzberger 综合征、Bloch-Siemens 综合征、真皮变性黑变病(melanosis corii degenerarativa)。是一种少见的复合性遗传综合征,有特征性皮肤改变,可伴眼骨骼和中枢神经系统畸形和异常。1925 年 Siemens 与"真皮变性黑变病"报告了病例,继之由 Bloch1926 年作了报道, Sulzberger 于 1928 年对本综合征作了进一步描述。国内在 1956 年朱德生等开始报告 2 例以后有数篇少量病例报道。

【病因】

本综合征由常染色体显性遗传或伴性联显性遗传,女性有两个 X 染色体,因此病情不严重,而男性异常基因位于仅有的一个 X 染色体上,因而病情严重,常在胎儿期即死亡,因此,临床上多见于女性患者。国内张玉昌等报告一组病例中曾有一例男孩。Carney 报告女与男之比为 97∶3，7/18 患者染色体分析有异常。国内曾报道一例患儿在胚胎期受放射线损伤,致基因突变,于出生 2 周后发病。

【临床表现】

1. 皮肤损害 本综合征的皮肤损害大多在出生时即有,发生最迟者在生后 3 个月。炎症阶段可发生于胎儿时期,出生后可无进展。初为红斑、丘疹,继而呈疱疹或大疱,呈绿豆至蚕豆大小,内容物清澈、疱壁紧张,条纹状或条索状密集排列,而不按皮纹或神经节段分布。疱疹、大疱等持续数月,好发于躯干侧面、乳房周围和四肢等部位,疱疹多不破溃或破溃后有些渗出,疱疹自行吸收或形成硬结,而后留有色素斑。

疣状损害可出现于手、足背,尤其是指、趾,疣状损害后亦可留下色素斑。

色素沉着斑可以是仅有的异常,亦可为首发表现或炎症损害,疣状改变而后出现。色素斑的形态奇特多样,多呈不规则的泼水状、旋涡状或地图状。其色泽呈灰蓝色、暗灰蓝色、黄褐色或黑褐色,在 2 岁前色素不断增深,以后随年龄增长而逐渐变浅,直至消失。色素改变可持续多年,甚至到 20~30 岁才消失。

本综合征皮肤损害临床可分三期,约 1/3 病例有典型发展过程,多数病例三期次序不规则,易变成重叠,少数仅有色素斑而无第Ⅰ、Ⅱ期改变。

第Ⅰ期:红斑、丘疹、水疱形成期或简称疱疹期,常始于出生时,或生后 2 周内,罕见 1 岁以后发生。

第Ⅱ期赘疣状或苔藓状皮疹形成期,开始于生后 2~6 周。

第Ⅲ期:色素沉着期,从第 12~26 周开始。

2. 眼部病变 约 1/3 的病例有眼部异常,可见先天性白内障、视神经萎缩、视盘炎、视网膜出血、色素沉着、眼球震颤、蓝色巩膜、斜视等。

3. 神经系统异常 约半数病例可有不同程度的神经系统异常,包括智力低下,痉挛性瘫痪和癫痫。

4. 其他表现 萌牙延迟、栓状齿、阻生和恒牙冠形成异常、头发稀疏、头顶疤痕脱发、指甲薄软伴纵横条纹等。此外罕见高腭弓、腭裂和唇裂、脊柱裂、侏儒、小头畸形等。

5. 血象变化 本综合征在大疱期有外周血白细胞计数升高,约有 74.5%的患者嗜酸粒细胞增高,个别最高计数可占白细胞总数的 65%。

【诊断】

本综合征可根据临床典型皮肤损害及其发展过程,结合血酸性粒细胞明显增高等特点作临床诊断。进一步确诊可通过皮肤组织活检,本综合征皮肤组织病理所见如下。

1. 红斑期 表皮呈海绵状态,可见角层下水疱,疱内有大量酸性细胞,真皮有带状血管周围炎性浸润。

2. 疣状增生期 棘层增厚,不规则的乳头瘤样增生,有角化过度或角化不良细胞,棘层细胞排列成漩涡状。

3. 色素异常期 在真皮上部有许多的噬色素细胞及血管充血反应,可有黑素细胞树枝状突在基底膜下被真皮巨噬细胞吞噬的现象。其底层色素减退,细胞空泡化和变性,但亦有些病例基底层细胞可见大量色素。

疱疹大疱期应注意与大疱性表皮松解症、儿童期的类天疱疮等鉴别,色素沉着期应与 France-Chetti-Jadassohn 综合征鉴别,后者为网状色素沉着,无炎症变化,并伴足跖角化过度及血管舒张,出汗变化,两性均可发病。

【治疗】

本综合征的皮肤病变大多能自然消退,只是色素改变的持续时间长短有很大差异,故不必治疗。仅水疱期应注意防止继发感染,可外用含肾上腺皮质激素类的抗生素软膏。眼底病变者用光凝固疗法有一定疗效。

若伴有智能低下,仅以加强训练为主,其他眼、骨骼和中枢神经系统并发症有些无法治疗,有些可做对症处理。

【预后】

本综合征男性患者常早期死亡,女性患者多为良性经过,到青春期可望自然痊愈。

第二十七节　神经白塞综合征

神经白塞综合征(nervous behcet syndrome,NBS)指兼有神经系统损害的白塞综合征,又称神经白塞病。其临床床特点除口腔黏膜阿弗他口腔炎、眼葡萄膜炎和外阴部痛性溃疡三大特征外,常间隔一定时间后(平均 6.5 年)出现瘫痪、脑膜刺激征、性格改变等神经系统损害症状。本综合征约占白塞综合征的2.6%~26.6%。

【病因】

神经白塞综合征,是由于某种细菌或病毒为抗原而引起的变态反应性血管炎所致。根据血液及脑脊液的免疫学征象,考虑本综合征系神经、血管、黏膜、皮肤等多系统的自身免疫性疾病。

其神经系统损害的重要病理变化是小血管周围淋巴细胞和浆细胞浸润、软化坏死、脱髓鞘、胶质增生、静脉血栓形成以及脑膜炎症等。损害部位以脑干特别是中脑和桥脑的腹侧面为主,其次为脊髓、间脑、大脑等。

【临床表现】

1. 口腔溃疡　即阿弗他口腔炎,表现在口唇、齿龈、舌等处有单个或多个痛性溃疡,常于 3~7 天自愈,但一年可有多次复发,甚至前者未愈后者已起,此起彼伏,经久不愈。

2. 外阴溃疡　于阴茎、阴囊、阴唇、阴道等外阴部黏膜先出现小脓疱或小水泡,1~2 天后破溃呈圆形的痛性溃疡,一般在 1~2 周自愈。

3. 眼葡萄膜炎　眼部症状以反复发作的葡萄膜炎尤以虹膜睫状体炎最为多见,常可伴前房积脓、也可表现为结膜、角膜、视网膜炎,视盘及视神经萎缩等。

4. 皮肤损害　可表现为结节性红斑、皮下血栓性静脉炎及过敏性皮疹。

5. 神经症状　①脑干症状:常出现交叉性瘫痪、球麻痹、眼球震颤、同向偏斜等;②脑膜刺激症状:有发热、头痛、恶心、呕吐、颈项强直等;③精神症状:淡漠、抑郁或欣快、兴奋、嗜睡、昏迷或幻觉、妄想、智力减退,严重者可出现痴呆;④颅内压增高:表现为头痛、呕吐、视神经乳头水肿、脑脊液压力增高等;⑤脊髓症状:可出现截瘫或脊髓半侧损害症状,受损水平以下的感觉障碍,膀胱、直肠括约肌功能障碍等;⑥其他:可有小脑性共济失调假性球麻痹、四肢瘫痪、软腭肌阵挛、双侧正中神经及尺神经损害等。

6. 其他表现　可有滑膜炎、结肠炎等关节和消化道症状。

7. 实验室检查　①血液检查:血清抗口腔黏膜抗体及白细胞细胞质结合因子增多、以热凝集的人体 α-球蛋白作抗原致敏的红细胞凝集反应阳性率增高,T 淋巴细胞增高,B 淋巴细胞降低、IgD 增高、黏蛋白增加、血沉加快、C 反应蛋白阳性等;②脑脊液检查:脑脊液压力增高,白细胞数增加,大多在 60×10^6/L(即 60/mm³)以下,高的可大于 5000×10^6/L(即 5000/mm³),白细胞种类以淋巴细胞为主,也有报告以中性白细胞为主者,蛋白轻~中度增加(50~100mg%之间),糖和氧化物变化不明显;③脑电图检查:脑电图异常率约为 70%,恶化期或缓解期均可出现泛化性 α 波型即广泛、持续的单节律性 α 波,该波形出现常提示脑干损害、基本节律慢化、持续性或发作性慢波等异常,脑电波变化常与中枢神经系统症状基本平行;④脑 CT 扫描:大多为大脑萎缩、脑室扩大、脑干萎缩和低密度区等异常;⑤诱发电位:可有体感诱发电位及听觉诱发电位异常;⑥非特异性皮肤试验:用一般针刺皮肤可见丘疹或脓疱形成,或用 0.1ml 生理盐水皮下注射,可在 24~48 小时后出现直径为 5~20mm 的红斑和脓疱形成,这种具有特异性的皮肤反应,是组织出血并伴有以中性白细胞为主的急性浸润性炎症所致。

【诊断】

Oduffy 提出的诊断标准为:有复发性阿弗他溃疡(口腔或会阴),再加上以下三条中的两条即可确诊为白塞综合征:①脉络膜炎(前部或后部的);②滑膜炎;③皮肤血管炎。若有阿弗他口腔炎再加上以上三条中的任何一条诊断为不完全型白塞综合征。患白塞综合征的过程中若出现神经系统损害的症状或体征则诊断为神经白塞综合征。

实验室检查对本综合征的诊断有一定帮助,皮肤试验简单易行并具有特异性,诱发电位也是一种有用的检查方法。

在诊断过程中须与 Mollaret 脑膜炎、原田综合征、神经结节病等相鉴别。

【治疗】

1. 类固醇制剂　一般主张用较大剂量并且用药越早对神经系统症状的控制效果越好，使用类固醇制剂达到临床缓解时间大约需 1~3 周。

2. 免疫抑制剂　苯丁酸氮芥或硫唑嘌呤也有效，亦可与类固醇制剂联合应用。

3. 新鲜血或血浆　有取得良好疗效的报告。

4. 胸腺切除术　有报告于术后 1~2 年症状可获缓解，对儿童患者不宜轻易采用这种疗法。

5. 对症处理　如颅内压增高者可用脱水剂或行脑室引流、反复腰穿放液减压。

【预后】

本综合征愈后较差，比单纯白塞综合征的死亡率高得多，可达 28%~47%，存活者也难以获得完全缓解，大多病例皆有神经系统后遗症。

第二十八节　神经皮肤血管瘤综合征

神经皮肤血管瘤综合征（Sturge syndrome）即脑三叉神经血管瘤综合征，又称脑三叉神经血管瘤病（Encepha-lotrigeminal angiomatosis）、Sturge-Kalischer-Weber 综合征、Sturge-Weber-Dimitri 综合征、Sturge 痣性精神错乱、脑-面血管瘤病、面部和软脑膜血管瘤病（Encephalofacialangiomatosis）、Jahnke 综合征、Kulisher 综合征、Lawford 综合征、Milles 综合征、Schirmer 综合征等。由 Sturge 于 1879 年首先报告，以后由 Weber 于 1936 年详细描述。本综合征是由于皮肤、眼、脑膜血管畸形产生的一种先天性血管瘤，较为罕见。其临床特点为面部皮肤血管痣，同侧大脑皮层萎缩及脑膜钙化，对侧限局性抽搐、偏瘫、智力低下等。

【病因】

本综合征是一种先天性发育异常，主要侵犯神经系统、皮肤、眼与血管系统，是一种遗传性疾病，呈显性遗传，有不完全的外显率。其病理改变主要是软脑膜血管瘤，静脉内皮细胞增生，病变部位脑膜增厚，最常见于枕叶，与皮肤血管痣同一侧，软脑膜血管瘤下面的皮质有退行性变，表现为萎缩及硬化，神经元和神经纤维减少，胶质增生，在脑皮层可有钙质沉着，病侧侧脑室扩大。

【临床表现】

1. 颜面葡萄酒样血管痣（又称颜面母斑）　从新生儿起即可发现一侧面部沿三叉神经分布的血管痣，不隆起于皮肤，呈红葡萄酒色，由淡红到紫红色，压之退色，常与三叉神经的分布一致，以第一枝为最多。常复遮在上下睑，也可延伸至头颈部皮肤。90% 为单侧，双侧者偶见。亦可广泛侵犯身体其他部位如唇、颚、鼻、牙龈、颊内、咽、肠、肾及生殖器的黏膜上。血管瘤范围不随年龄增长而扩大，长期观察局部无恶变或变性改变。

2. 神经系统症状　约 80%~90% 的病儿有惊厥，有时与高热同时发生，最常见限局性运动性发作，表现为血管痣对侧肢体抽搐，全身大发作较少见到，偶尔也可见到精神运动型发作。30%~50% 病人血管痣对侧肢体常伴有偏瘫，多为轻瘫，轻瘫的肢体较对侧发育慢。亦有精神迟滞、智力障碍表现，智力障碍每个病儿不一样，可轻可重。神经症状可能与脑膜血管瘤有关脑膜血管瘤常出现于皮肤血管痣同侧，一般在颅前窝相当于三叉神经分布的范围内。X 线拍片在枕部可见钙化灶。

3. 眼部改变　约 40% 以上有脉络膜血管瘤。出现在皮肤血管痣同侧。脉络膜血管瘤通常在后极部颞侧，生长慢，久后形成囊性视网膜变性，表面有色素覆盖，瘤体相对扁平，边界不太清楚，常广泛侵犯，呈蕃茄色样眼底改变，大的脉络膜血管瘤可导致广泛视网膜剥离，虹膜新生血管形成，周边虹膜前粘连，形成难以控制的继发性青光眼。本综合征 30% 以上有青光眼，其中 2/3 患者为牛眼，通常在出生时就出现，由于视放射及视觉皮质受损，可致偏盲。高眼压是逐渐发展，故眼胀、头痛等症状可以不突出。青光眼常出现在颜面皮肤血管痣同侧，好发于上眼睑皮肤受侵犯的患者，双侧颜面血管痣者，其青光眼可为单侧或双侧。

4.伴有内脏血管瘤者　可引起胃肠道出血或血尿。

【诊断】

有沿三叉神经分布的单侧面部血管痣、惊厥、智力低下者诊断不难,由于脑皮层有钙质沉着,在颅骨 X 线片上可见有轨道状的双道钙化线,与脑回外形一致,此为本综合征要点,但小婴儿较少见到此症,多数在青春期后才能见到。气脑造影和 CT 扫描可表现为患侧脑萎缩,脑室扩大,蛛网膜下隙增宽。脑电图检查可有显著的节律障碍,有协助诊断价值。

【治疗】

本综合征尚无特殊治疗,主要是针对惊厥、青光眼等对症治疗,药物治疗可在青光眼早期或手术前应用,若惊厥顽固难以控制时,可考虑外科切除病变的脑组织(脑叶切除术)。不能手术治疗者可注射硬化剂,亦可行激光或放射疗法。

【预后】

本综合征的预后不良,因病人对药物和手术的反应均较差,治疗通常是困难的。并可发生智能发育不全和偏瘫。

第二十九节　神经皮肤综合征

神经皮肤综合征(neurocutaneous syndrome)是一组起源于外胚层的组织和器官的发育异常,特别是皮肤、神经和眼睛的异常,有时也累及中胚层和内胚层。受累的器官系统不同,临床表现也呈多种多样,目前该综合征可分 40 余种,本书将常见的 16 种列表简介,对其中的色素失禁症(Block-Sutubergersyndrome)、共济失调毛细血管扩张症(Louis-Bar syndrome)等另列详细叙述。

【病因】

神经皮肤综合征的病因尚不清楚,可能与胚胎发育早期出现某些变异有关,因为神经纤维瘤来自外胚层。

在胚胎发育早期,胚胎背侧正中线的外胚层细胞逐渐增厚,形成神经板,胚胎第二周时,神经板的两侧向背侧隆起,形成神经嵴,而中间凹陷形成神经管,神经管以后发育成脑脊髓等神经组织,胚胎表面的外胚层衍化成皮肤等组织,在妊娠早期,细胞增殖衍化活跃期,外胚层出现某些异常,以致出生后神经皮肤表现出病变。

【临床表现】

现将神经皮肤综合征中的较常见部分的临床表现,简要归纳于表 10-3。国内 50 例小儿神经皮肤综合征的主要临床表现见表 10-4。

表 10-3　几种少见的神经皮肤综合征主要临床特点

综合征	神经系统表现	皮肤症状	眼症状	其他
神经纤维瘤	颅内肿瘤	咖啡色牛奶斑		有关器官可出现相应症状
Neurofibromatosis	颅内压增高	皮肤神经纤维瘤		骨质破坏和囊性变
Von Recklinghausen	外展麻痹			
Disease	面瘫、偏瘫			
	惊厥共济失调			
	智能障碍			
结节性硬化	癫痫发作	皮脂腺瘤	视网膜结构瘤	肠息肉
Tuberous Sclerosis	智能低下	色素脱失斑		肺囊性纤维瘤
Pringle Disease	脑积水	咖啡色牛奶斑		多囊肾
	脑肿瘤	血管瘤		多囊肿
		多发性神经纤维瘤		

综合征	神经系统表现	皮肤症状	眼症状	其他
脑面血管瘤病 Encephalofacial angiomatoSis Sturge-weber Disease	同侧软脑膜血管瘤 同侧脑钙化 抽搐 偏瘫 智能落后	面部血管瘤	脉络膜血管瘤 牛眼 青光眼 偏盲	蛛网膜下隙出血 肠出血
共济失调性毛细血管扩张症 Ataxia-telangiectasis Louis-Bar syndrome	小脑性共济失调 智能落后 构音困难 意向性震颤	毛细血管扩张 色素沉着或减退	球结合膜、眼睑毛细血管扩张	免疫缺陷 反复呼吸道感染 甲胎蛋白异常增高（2~10倍）
神经皮肤黑色素沉着 Neurocutaneous Melanosis Rokitansky-Van Bogaert Syndrome	软脑膜黑色素沉着 脑内黑色素沉着 脑膜出血 脑积水 颅内压增高 癫痫发作 智能落后 慢性脑膜刺激症 颅神经麻痹 病灶体征	皮肤黑色素痣		脑脊液中蛋白增高并含有黑色素细胞
色素失禁症 Incontinentia Pigmenti Block-sutuberger Narone	脑畸形 癫痫发作 智能落后 脑性瘫痪	早期为躯干肢体囊泡，间歇期在囊泡基础上发生疣状或苔样变，晚期斑状黄褐色或黑色素沉着	眼可异常	周围血和疱疹中嗜酸性细胞增高
小脑视网膜血管瘤 Von Hippel Lindau	小脑半球血管瘤 共济失调 颅内压增高	皮肤血管瘤	视网膜血管瘤	肾和胰腺瘤
伊藤氏色素减少症 Hypomelanosis of Ito	癫痫发作 智能落后	皮肤色素减少呈条纹或斑状、最常为躯干腹侧及肢体屈侧	可见眼震	骨异常
骨肥大性血管瘤病	部分有智能低下	受累肢体静脉曲张海绵状血管瘤或动脉血管瘤		受累肢体骨骼及软组织肥大
神经皮肤鱼鳞病 Neuroichthyosis	智能低下 癫痫 有时脑瘫	先天性皮肤鱼鳞病		骨肌肉异常 毛发改变
视网膜动静脉瘤 Wybrun-mason Syndrome	脑干动静脉瘤 脊髓血管瘤症	多发皮肤血管痣	同侧视网膜血管瘤	
掌跖面角化症	智能低下 惊厥	掌跖面过度角化 胼底		
表皮痣缩合征	智能低下 惊厥 中枢神经系统血管瘤	疣状表皮痣 血管瘤		脊柱后突 半侧肢体肥大 短肢体
黑棘皮症	智能低下 惊厥	皮肤色素增生 疣状病变（常见腋窝、颈部、外生殖器）	内眦距离增宽 虹膜异色性	
Waardrnburg Syndrome	先天性听觉损失	额发变白 眼眉浓粗 眉毛、睫毛过早变白		
着色性干皮病	智能低下 惊厥 痉挛性瘫 耳聋	红斑 色素增多 皮肤萎缩 毛细血管扩张		

表 10-4　国内 50 例小儿神经皮肤综合征主要临床表现

病名	例数	主要临床表现				
		皮肤异常	神经系统异常	阳性家族史	脑电图异常	其他异常
色素失禁症	13	色素异常沉着(13)	惊厥(9) 智力低下(8)	2	4/8	指、趾甲畸形(2) 小头畸形(1) 视盲(4) 视神经萎缩(2) 先天性白内障(1) 高腭弓(3) 听力异常(1)
神经纤维瘤病	23	咖啡牛奶斑(23) 皮下结节(6) 黑痣、血管瘤(3)	智力低下(12) 惊厥(10) 下肢截瘫(1) 偏瘫(1)	13	5/7	性早熟(1) 高血压(1) 多饮多尿(1)
结节性脑硬化	4	皮脂腺瘤(4) 咖啡牛奶斑(1) 色素脱失斑(1) 黑痣(1)	惊厥(4) 智力低下(4)	1	2/2	脊柱侧弯(1) 乳腺肿物(1) 颅骨 X 线片 团状钙化影(1)
三叉神经 脑血管瘤病	5	面部血管痣(5) 肢体血管痣(1)	惊厥(5) 偏瘫(5) 智力低下(3)	0	2/2	青光眼(2) 颅骨 X 线片 双道钙化线(1)
伊藤氏色素减少症	1	色素脱失斑(1) 血管瘤(1)	惊厥(1) 智力低下(1)	0	2/2	
未分型	4	咖啡牛奶斑(3) 黑痣 三叉神经部位皮肤灰蓝 色痣(1)	惊厥(4)	1		

【诊断】

根据各自临床特点进行诊断。

【治疗】

表中所列的这些神经皮肤综合征均无特殊治疗,均以对症治疗为主,对智能落后者加强训练和教养。皮肤病变多可自然痊愈,不必治疗,合并癫痫者应予抗癫痫治疗。

【预后】

本综合征的皮肤病变有自愈可能,并发症癫痫等相应治疗可予控制。不同类型,其预后也不一。

第三十节　视网膜动静脉瘤综合征

视网膜动静脉瘤综合征(cerebroretinalarteriovenousaneurysm syndrome)又称 Wyburn-Mason 综合征,本综合征系病原未明之先天发育性的动静脉吻合。1943 年由 Wyburn-Mason 首先描述。

【病因】

本综合征病因未明,为常染色体显性遗传。病理学可见中脑一侧或双侧有动静脉瘤,视网膜有动静脉瘤或其他先天异常。面部可有血管瘤(血管性或色素、非色素性面痣)。

【临床表现】

男性多见。出生时病变即已存在。症状发生常在 20~30 岁左右,亦可在儿童期出现,为渐发或突然发生,表现为一眼失明,严重头痛、呕吐和突然眼球突出。当中脑出血时可有颈强直、脑膜炎症状、意识丧失、耳鸣、耳聋、失语,并可有小脑症状。有些病人可有精神迟缓、精神病症状。

检查可见有多发性面部皮肤血管瘤或色素痣,常同侧侵及眼睛和面神经所支配的区域,眼部可见乳头水肿、眼球震颤、上睑下垂、眼底有动静脉瘤,可有颅内压增高症状或脑出血定位症状,亦可伴其他先天异常。

【诊断】

头颅 X 线片及脑 CT 扫描检查：脑血管造影、脑电图等均有助于诊断。

【治疗】

仅能对症治疗，有适应证时可外科手术。

【预后】

本综合征有中脑发生出血者预后差。

第三十一节　视网膜黄斑营养不良-聋哑综合征

视网膜黄斑营养不良-聋哑综合征(macula retinae dystrophy-deaf-mute syndrome)又称 Amalric 综合征、Das Dialinas-Amalric 综合征等，是以轻度视力障碍、双眼黄斑部变性、耳聋等表现为主的一组症群。

【病因】

本综合征病因未明。有人认为与产后感染有关。也有认为可能是由常染色体隐性遗传的遗传性疾病或先天性发育异常。

【临床表现】

本综合征无性别差异，男女均可发病。患儿有轻度视力障碍，但存在着正常的视野、色觉和暗适应。半数以上患儿因迷路改变、耳蜗受累而出现耳聋。早年发病则逐渐成为聋哑人。

眼部检查可见双侧大角膜、虹膜异色，单侧白内障，双侧视网膜黄斑部变性，中心凹呈红色，眼底为深灰色，有时可见色素沉着呈由中心向周围扩展的线条状。

先天性者出生时即有变化，遗传型者常在 5 岁左右开始发病。

【诊断】

遇聋哑患儿应注意作眼底检查，若出现黄斑部变性等即可诊断。

【治疗】

本综合征尚无有效治疗方法。

【预后】

耳聋在遗传型者呈进行性，后天获得型者为非进行性。黄斑变性均为非进行性。

第三十二节　视网膜色素变性-肥胖-多指综合征

视网膜色素变性-肥胖-多指综合征(laurence-moon-biedl syndrome)又称 Bardet-Biedl 综合征、Riemond 综合征、性幼稚、色素性视网膜炎多指畸形综合征。1866 年由 Laurence 等首先报告，迄今国外文献报道的已逾 300 例，国内 1954 年开始有报告，陆续报告已有 20 多例，1987 年王振东报告同一家系 3 例。其临床特点为肥胖、性腺发育不良、色素性视网膜炎、智力低下、多指(趾)畸形及其他异常等，为一先天遗传性疾病。

【病因】

本病病因和发病机制不全清楚，患者常有家族史和近亲婚配史，染色体检查常正常，个别报告男性染色体呈 XXY 型。根据家系调查分析符合常染色体隐性遗传疾病的传递规律。王振东报告的 3 例，在该家系同胞中显露的概率为 75%，虽与常染色体隐性遗传方式不符，可能是在小家系中比例偏高的缘故。Bowen 虽有报道合并性染色体异常，但性染色体异常并非病因，其意义不清楚。本病界限不明确，主要症状常有扩大或缺少，同一家族不同成员的症状也可有完全或不完全型。对此错综复杂的临床变化，多数学者认为是由于本综合征的遗传异质性，很难设想一个单纯的遗传缺陷能引起这些不同的临床表现，性质不同的性腺功能低下。谢瑞露在 11 400 名 7~14 岁儿童普查中发现 1 例，所得患病率为 0.087%，所以本病属罕见。

有人作尸检发现下丘脑或垂体有器质性病变，推测本病发生的原因可能是下丘脑—垂体先天性功能缺陷，引起促性腺激素分泌不足，同时合并其他先天异常。

【临床表现】

（1）视网膜色素变性，常有视力减弱、"夜盲"，有的甚至完全失明，检查为色素性视网膜炎所致。尚可见眼球震颤、小眼球、上睑下垂、内眦赘皮、圆锥角膜、虹膜缺损、白内障、斜视、近视或远视、婴儿性青光眼等眼部症状。

（2）性腺功能不全，外阴呈幼稚型。男婴常呈小阴茎、小睾丸或隐睾。至青春发育期不出现第二性征。国外报告该综合征有75%男患者出现性功能低下，50%女患者出现原发性或继发性促性腺功能低下。

（3）多指（趾）畸形。大多有多指（趾）或并指（趾），少数可出现指端分叉等其他指（趾）畸形。

（4）肥胖，以躯干为主。

（5）程度不等的智力低下。

（6）生长发育缓慢，可呈侏儒状态。

（7）其他异常，有颅骨变形、骨质疏松、眼睑下垂、皮肤色素斑等。

（8）家族遗传史。

Klein和Ammann提出如下临床分类：

（1）完全型：有肥胖、智力低下、视力减退、多指（趾）畸形及性腺发育不良五项表现。

（2）不完全型：无多指（趾）畸形或性腺发育不良。

（3）顿挫型：只有一二项表现或几项不明显的变化。

（4）不典型：无视网膜色素变性，可有眼部其他症状，如视神经萎缩、外眼肌麻痹、高度近视、小眼球、白内障、虹膜缺损或无虹膜、眼球畸形等。

（5）广泛型：除上述完全型五项表现外，尚伴其他先天异常或遗传性疾病，如体格矮小（侏儒）、毛发稀少或阙如，合并癫痫、锥体外系病变、先天性心脏病、耳聋等。

【诊断】

本综合征临床症状多变，完全型较少见，根据上述表现可作临床诊断。男性多见，儿童期发病，通常在10~15岁。其分类及命名历来不尽一致。Edwards按照促性腺激素的升高或降低，将其分为两个类型：一类为促性腺激素升高的Alstrom综合征及Edwards综合征，Ⅰ型（原发性性腺功能不全）；另一类为下丘脑—垂体功能异常，促性腺激素降低的Laurence-Mon-Biedl i综合征，称Ⅱ型（继发性性腺功能不全）。此分类从异常的生理生化改变出发，可促进本综合征病因及发病机制的研究。

本综合征的实验室检查可发现尿中促性腺素明显降低、24小时尿卵泡刺激素（FSH）含量低（常在6小白鼠子宫单位以下）、男性24小时尿17-酮类固醇含量低于正常、尿中性激素明显减少。甲状腺、肾上腺功能无异常。

此外，脑电图可有轻度异常、蝶鞍摄片正常、睾丸活检示曲精管内缺乏精子形成，但无曲精管透明变性及萎缩现象，间质细胞也无肥大改变。

【治疗】

尚无特殊治疗，可针对性腺功能不全处治，眼底病变药物治疗往往无效。

【预后】

本综合征患者不可能有正常的生活，严重者可致完全失明。

第三十三节　手足口综合征

手足口综合征（hand-foot and mouth syndrome）临床以口腔、手、足发生疱疹为主要特征。1957年先发现于新西兰、加拿大，后流行到欧美、大洋洲及部分亚洲地区。1959年ALsop最先提倡使用手足口病的名称。我国1981年开始流行，累计病例逐年增多。

【病因】

从患儿水疱液、咽分泌物、粪便等分离病毒并经血清学鉴定，证实其病源为$CoxA_{16}$引起。1972年以后，国外报道，ECHO$_{71}$型大有取代CoxA$_{16}$病毒作为手足口病主要病原的趋势。而在我国仍以CoxA$_{16}$为主。近年ECHO$_{71}$又有上升趋势。

【临床表现】

（1）每隔2~3年流行一次，多集体发生，常呈大流行。以3~11月份为发病季节。6~8月份为高峰。1~4岁儿童发病率占85%~95%。

（2）潜伏期2~7天，病初呈夏季感冒，常有发热、厌食及口痛。1~4天后口腔出现小疱疹和溃疡，位于舌、颊黏膜及硬腭等处为多，有的亦出现在软腭、牙龈、扁桃体和咽部。同时或稍晚时手足皮肤出现特异性皮疹。

（3）皮疹基本形态有两种：一种为水疱疹型，手掌足趾为必发部位，皮肤较厚且易摩擦部位最多见，皮疹于表皮增厚处先发红，后出现长轴与皮肤一致的、大小为3~7mm椭圆形透明疱疹，周围绕以红晕，皮疹数量不定伴痒感，2~7天疹退自愈，不留痕迹。另一种为丘疹样皮疹，常见于手、足背、肘膝关节侧面，大腿内侧、臀等部位。据我国吕德恒等1,026例本病分析：手足出现皮疹者占85.7%，仅口手、口足、手足出现皮疹者分别为5.7%、3.5%、1.2%，口和其他部位为3.8%。

1972年后，本病临床表现有所变化：①本病合并无菌性脑膜炎增多，甚至出现神经麻痹；②皮疹形态大多为红色斑疹或小丘疹；③皮疹好发部位为臀部、小腿侧、上肢及躯干；④好发年龄以2岁以下乳幼儿为主。

【诊断】

本综合征确诊有赖于病毒分离和恢复期病人血清中特异性抗体的测定。最近曾用疱疹液标本进行电镜、荧光显微镜检查做为早期病原学诊断的方法。

【治疗】

本综合征无特效治疗方法，以对症处理为主。著者主张用转移因子3日疗法，有一定疗效。用法：每日一支（1单位，相当于4×10^3个白细胞提取物）腋下淋巴结附近皮下注射。肌内注射、雾化吸入、喷雾治疗均为有效治疗途径。

【预后】

本综合征有一定的自限性，大多预后良好。

测定血清S-100β蛋白，对患儿远期不良预后有一定的预测价值，S-100β蛋白属于脑损伤特异性指标。检测方法：起病5d内空腹静脉血2ml，肝素抗凝，3800r/min速度（r=10cm）离心7min留取上清液。运用美国ABI公司试剂盒，采用MAGLUMI化学发光测定仪，以化学免疫法测定S-100β蛋白表达水平。该实验测试结果敏感度0.833，特异度0.808，证实血清S-100β对预测手足口病综合征的远期预后有预测价值。

附：手足口病可致甲缺失

手足口病可引起多种并发症，致缺甲症（即甲缺失）则报道不多。国内学者肖新才、胡凤娥等先后报道过。胡氏报道的资料2013年短短4个月内249例手足口病患儿中有83例发生了脱甲症，罹患率达到33.33%。可见该并发症并非罕见。

脱甲定义：甲缺失即脱甲症，指趾甲板从甲板开始逐渐从甲床分离，至完全脱落，而甲基组织保护正常，可再生新甲。

脱甲发生时间：患手足口病发病期7~70d。大多于出院后1个月左右发生。

脱甲多发年龄：12月龄以上患儿。

脱甲发生数量：1~20个（包括指趾甲）。

再生新甲时间：4~90d。

脱甲的原因和机制：大多手足口病出现脱甲者大多非肠道病毒71感染，而由其他肠道病毒感染所致。可能系异常免疫介导的小血管炎所致，也有学者认为手足口病对低龄儿童基础状况有严重影响，致使甲生长停滞，最终出现脱甲。

第三十四节　双唇综合征

双唇综合征（Laffer-Ascher syndrome）又称甲状腺肿和双唇综合征、眼睑松弛综合征、Laffer-Ascher 综合征、Ascher 综合征。

1909 年 Laffer 首次报告一例双唇和眼睑松垂患者，后来 Ascher 又发现第三个症状—非毒性甲状腺肿大。因此国外学者将双唇-眼睑松垂-非毒性甲状腺肿大三联征称为 Laffer-Ascher 综合征。本病少见，1987 年苏耕新报告 2 例，分别于 9、12 岁发病。

【病因】

本综合征病因尚不明确，有人认为与外伤、内分泌乱、遗传等因素有关，或与类风湿疾患、自主神经系统不稳定有关。

【临床表现】

本综合征的主要症状为唇肿、眼睑松垂和甲状腺肿大。唇部病变多见上唇肿大或上下唇同时受累，初起可为间断发作，后转为持续性肿胀，因上唇黏膜移行部肿大并下垂，尤以讲话时为著，状似双唇故称之双唇综合征，眼睑病变多于唇部症状同时发生，一般分为二个阶段，开始为眼睑血管神经性水肿，反复发作，此后眼睑皮肤明显变薄、萎缩下垂。甲状腺肿大多在眼睑、唇部病变发生后几年，约 20~30 岁时才出现。苏耕新的病例就诊年龄是 15 岁，当时尚未出现第三症状。此外还可有面部皮肤色素沉着、半侧颜面轻度萎缩等。

【诊断】

本综合征诊断主要根据典型的临床表现。病理检查可见唇黏膜组织水肿、血管周围炎细胞浸润。化验检查，常规、血沉、类风湿因子等无明显异常。

【治疗】

目前本综合征无特效疗法。唇部持续性肿大者可采用手术方法矫正，上唇肥大组织多位于唇系带两侧，手术时沿唇红缘与黏膜唇交界处，在其周围作梭形切口，深入黏膜下切除即可。若表现为正中部肥大，则根据 Lamster 的建议采用以唇系带为中心，以唇红缘为基底的等腰三角形切口，切除肥大组织后，作直线缝合。明显上眼睑下垂影响视线时，亦可行手术矫治。

【预后】

本综合征并无危及生命之处。

第三十五节　胎儿面容综合征

胎儿面容综合征（Robinow syndrome）又名 Robinow 综合征。本综合征系常染色体显性遗传病，以面容酷似胎儿，伴身体矮小、指短、生殖器官发育不良为特征。

【病因】

本综合征系常染色体显性遗传病，起因于常染色体上显性基因突变，从受精卵开始在此致病作用下，使胚胎的一组器官发育异常，形成一些特有的畸形。

本综合征尚未发现代谢障碍等生化异常。

【临床表现】

患儿面容似发育早期的胎儿，常表现为丑陋面容，眼距宽、耳位低、头大，前额及枕部隆突、小颌、后发际低、鼻短，鼻梁低平、人中长、腭弓高、舌体大，舌系带短、悬雍垂裂。

此外，还可有鸡胸、剑突发育不良、脐凸、手指短，尤以第三指骨明显，平足短趾。心脏杂音、通贯掌纹。女婴阴蒂小，阴唇发育不良。

偶见内眦赘皮，手指过度弯曲，鼠蹊疝，语言障碍。智力可正常或轻度障碍。

【诊断】

根据临床特征进行诊断。染色体检查核型正常。可结合家系调查,有些患者父或母亲可有异常表型,因本综合征有外显不全的可能,虽然父(母)表型不典型,仍有诊断的参考价值。

【治疗】

本综合征无特异治疗方法。若父(母)有外显不全的表型,应劝其绝育,可避免异常子代的出生。

【预后】

预后一般不良。

第三十六节　下颌瞬目综合征

下颌瞬目综合征(Marcus gunu syndrome)为先天性病变,有家族遗传趋势,以下颌与上睑的共同运动为特点。

【病因】

可能由于先天性三叉神经与动眼神经中枢有异常联系,或在末梢部分有异常联系,而引起张嘴与提上睑的联合运动。可为先天性,亦可为外伤等原因引起神经支配错误而出现此征。1946年Wartenberg认为上睑提肌与咀嚼肌本存在着联合,由于中枢性控制而独立运动。当中枢受损时,即产生其联合运动。

【临床表现】

先天性单眼上睑下垂。患儿张嘴或将下颌向健侧眼方向转动时,下垂的上睑可突然提起,甚而超过健侧。在吸吮及咀嚼时,眼睑随吸吮和咀嚼动作而出现不停的瞬目现象。先天性者哺乳期即可出现症状,有时发病可较晚。

【诊断】

根据临床特点进行诊断。

【治疗】

一般无须治疗,或应用镇静、抗痉剂对症用药。

【预后】

本综合征症状常可终身存在,也可呈一过性或进行性或可消失仅遗留上睑下垂。

第三十七节　先天性黑矇综合征

先天性黑矇综合征(ongenital amaurosis syndrome)即Alstrom综合征(Alstrom syndrome),又称遗传性先天性视网膜病、Alstrom-Olsen综合征等。

【病因】

本综合征病因未明,为常染色体隐性遗传性疾病。

【临床表现】

主要为视力减退、神经性耳聋、肥胖、糖尿病、尿崩症、肾功能不全、性腺机能低下、高尿酸血症及高甘油三酯血症等。肥胖一般始于婴幼儿期,躯干型,2~10岁最显著。朱钦霞等1987年曾报告一例15岁男性,自幼烦渴、多饮、多尿、食欲亢进。视力呈进行性减退。听力轻度减退。父母为近亲婚姻,患儿为第3胎,前2胎均因"畸形儿"流产,妹11岁患"肾功能衰竭"死亡,弟2岁死于"脑炎"。家族中无糖尿病史。母有轻度神经性耳聋、双侧输尿管扩张及糖耐量减低。患儿智力正常,肥胖体型。两眼轻度内斜。实验室检查:尿糖酮体阴性。空腹血糖5.8~8.6mmol/L,糖耐量显著降低。尿酸464.0μmol/L(7.8mg/dl)。血甘油三酯1.70mmol/L(150mg/dl),β-脂蛋白365mg/dl,胆固醇4.4mmol/L(170mg/dl)。眼底示双侧原发性视神经萎缩。听力测定示轻度神经性耳聋。静脉肾盂造影示双侧肾盂输尿管扩张。

视力减退是本综合征恒定症状,常始于2岁。听力减退亦为本综合征恒定表现,为中度神经性耳聋。糖尿病也为常见的内分泌代谢紊乱。常有高尿酸血症及高三酰甘油血症。本综合征无多指畸形,或精神发育迟缓、智力低下等改变,是与其他综合征不同之处。

【诊断】

有上述症状及实验室检查应考虑本征。临床上须与 Laurence-Moon-Bardet-Biedl 综合征、Walfran 综合征、Refsum 综合征及家族性肾炎等疾病相鉴别。

【治疗】

本征无特殊治疗。按糖尿病、尿崩症等常规用药均无效。

【预后】

本综合征预后不良。

第三十八节　先天性甲肥厚综合征

先天性甲肥厚综合征(pachyonychia congenita syndrome)又称先天性厚甲症、Jadassohon-Lewandowsky 综合征、Murray 综合征、Jackson-Lawler 综合征,1906 年 Jadassohn Lewandowsky 首先报道本综合征以来,全世界已报告近百例。临床上较为少见,国内曾有过 4 例报告,1987 年刘金耀等又报告 1 例 8 岁的女孩,属 Josh 分型的 Ⅱ 型。

【病因】

先天性甲肥厚综合征病因未明,为常染色体显性遗传综合征,有不同程度的外显率,散发病例可由基因突变所引起。

【临床表现】

Lever 描述本综合征症状如下。

(1)甲下角化过度,远端甲下有硬的角质样物质堆积。使甲翘起。

(2)掌跖角化伴有厚的胼胝样改变,尤其是足跖部位,且常有水疱的形成。

(3)口腔黏膜有白色增厚区域,类似白色海绵痣的改变,但不发生恶变。

此外可发生毛囊角化性斑片,主要在肘、膝关节;角膜角化不全、角膜营养不良、视力障碍、白内障等异常。按年龄顺序,多数患儿出生时即有明显症状,表现为指(趾)甲出现黄色楔样粗厚和突出的横曲线,常发生炎症和甲脱落。牙齿出生时可能即已萌出。2~3 岁时掌跖出现角化,四肢和局部出现角状丘疹,并可有多汗症或伴趾、足缘和踝部大疱。10 多岁时,常出现口腔、肛门黏膜白斑。

【诊断】

本综合征的诊断主要依靠典型的临床症状。Josh 将本综合征分为以下三个类型。

Ⅰ型:手足对称性角化过度症伴其他部位毛囊角化病。

Ⅱ型:除 Ⅰ 型症状外尚有黏膜白斑。

Ⅲ型:具备 Ⅰ 型症状、伴有角膜角化不良。

有人认为本综合征与先天性角化不良症为同一疾病的不同类型,但先天性角化不良症起病较晚,常有甲营养不良或无甲,无疣状皮损,口腔及肛门广泛的白斑病变常有恶变倾向。

【治疗】

目前本综合征尚无满意疗法,拔除厚甲以后再长出同样的甲,利用角质剥离法治疗掌跖角化,也仅是暂时的疗效。

【预后】

本综合征系难治性疾病,并有一定的恶变倾向,预后不良。

第三十九节 先天性结缔组织发育不良综合征

先天性结缔组织发育不良综合征（congenital connective tissue dysplasia syndrome）又称爱唐综合征（Ehlers- Danlos syndrome）、Danlos 综合征、Sack 综合征、Sack- Barabas 综合征、Van Meekevent Ⅰ型综合征、伸展-血管脆性增强综合征、全身弹力纤维发育异常症、皮肤弹性过度综合征（Cueis hyperelastiea syndrome）、关节松弛-皮肤毛细血管破裂皮肤松弛综合征、Meekeren-Ehlers-Danlos 综合征、印度橡胶皮肤等。为先天性结缔组织缺陷病，在 17 世纪就有对本综合征的论述，至 1901 年 Ehlers 首次报告本病患者血管脆性增强，故又称过度伸展血管脆性增强综合征。其发生率未有精确统计，估计为 1/20 万。据认为是最常见的结缔组织遗传病之一。

【病因】

本综合征根据不同临床类型，其遗传方式不同，多数是常染色体显性遗传或隐性遗传Ⅰ~Ⅳ型，部分为性联遗传（Ⅴ型）。Ⅵ、Ⅶ型为常染色体隐性遗传。本综合征是胶原纤维和弹力纤维代谢过程的先天性缺陷。Ⅶ型是由于赖氨酸羟化酶缺陷，导致胶原纤维形成障碍；Ⅶ型是因为前胶原蛋白多肽酶缺陷；Ⅳ型由于Ⅲ型胶原蛋白合成障碍。主要缺陷表现在胶原纤维的缺乏、弹性纤维增加、弹性硬蛋白异常而致皮肤弹性过强，皮下血管脆性增加所引起的出血性疾病。最近报告，本综合征可与 α_2 巨球蛋白缺乏症合并发生，二者可能有连锁的关系。

【临床表现】

（1）皮肤弹性过度，易变形，在皱折部位拉起皮肤然后放松，皮肤可迅速恢复至原来位置，有时伴"拍击声"，皮肤柔软，摸之有绒样感，轻度外伤可引起明显血肿，并形成葡萄干样假瘤，伤口愈合缓慢，愈后遗留大而萎缩的疤痕，在外伤性脂肪坏死处形成硬的皮下结节。

（2）关节过度伸展，活动过度，肘和膝关节伸张超过 180°，拇指可向手背弯曲接触前臂，其他指向背侧弯曲也可超过 40°。轻者仅局限于指（趾）关节，严重者可累及肩、肘、髋、膝等四肢大关节，影响步态或造成关节脱臼，脊柱也可累及形成后侧凸，畸形足亦有报告。在儿童还观察到肌发育不良和肌张力下降。

（3）常有消化道反复出血，静脉曲张及动脉瘤或静脉瘘，大动脉破裂可致死亡。

（4）眼部常有血肿形成，巩膜呈蓝色，眼底有血管纹，严重者有视网膜剥离而致失明。

（5）患者身材矮小，有特征性面容，如眼眶宽，鼻背扁平，凸颌、垂耳，眼内眦赘皮。部分患儿可伴发成骨不全、弹力纤维假黄瘤和 Marfan 综合征

（6）常伴有单发性或多发性疝，如脐疝、膈疝、腹股沟疝或胃肠道、膀胱憩室等并发症；肠黏膜出血坏死可形成自然穿孔，脑和其他血管可自发破裂，造成猝死；部分患儿有先天性心脏病。

根据症状和遗传方式，可将本综合征分为 8 个类型。①Ⅰ型，皮肤、关节症状显著，又称重型；②Ⅱ型为轻型；③Ⅲ型以关节伸展过度为主，可伴有心脏瓣膜病变；以上三型均为染色体显性遗传；④Ⅳ型为静脉曲张或动脉瘤型，以血管损害为主，常由于大出血或肠破裂而危及生命，其遗传方式不明；⑤Ⅴ型与轻型同，但为性联遗传，⑥Ⅵ型为眼部症状表现突出，常伴脊柱侧凸；⑦Ⅶ型以关节松弛为主，常有大关节半脱臼；⑧Ⅷ型以进行性普遍性牙周炎，导致牙槽骨吸收，过早脱牙。

【诊断】

根据皮肤弹性增加，关节活动过度，皮肤和血管脆性增加，外伤后出现假性肿瘤等四大主要特征可予以诊断。但应与皮肤松垂症鉴别，后者皮肤松弛多皱，弹性不增加，且无关节症状，一般常易鉴别。

【治疗】

目前对本综合征尚无有效的治疗方法，预防皮肤和关节的外伤十分重要，避免不必要的手术，如手术应加压包扎，延期拆线，动脉瘤破裂应做急诊外科手术，对症状明显的疝或憩室应做外科修补术。有人认为给予大剂量维生素 C、维生素 E 以及硫酸软骨素，可能有增加胶原的合成，对改善临床症状有一定帮助，但不能根治。

【预后】

本综合征绝大多数患儿无不良后果。唯Ⅳ型可因动脉破裂或消化道穿孔而于 20 岁前发生猝死。

第四十节　先天性睑裂狭小伴全身肌病综合征

先天性睑裂狭小伴全身肌病综合征（Schwartz-Jampel syndrome）即 Schwartz-Jampel 综合征，又称 Schwartz 综合征、软骨营养不良性肌强直（Chondrodystrophic myotonia）、软骨发育不良性肌强直综合征、肌紧张特殊面容侏儒综合征、骨-软骨-肌营养不良症（Osteochondromuscular dystrophy）、眼裂狭小-肌病侏儒综合征（Blepharophimosis-myopathy-dwarfism syndromc）等。1962 年由 Schwartz Jampel 最先报道。临床以肌肉发育不良、全身关节僵硬、活动受限、特殊面容、躯干短小为主要特征。本综合征属强直性肌营养不良的一种。1983 年国内陈婉琳等曾报告一例。张珅等 2012 年报道过北京儿童医院的 4 个病例。

【病因】

本综合征可能为常染色隐性遗传性疾病。病因尚不清，有人认为与黏多糖代谢异常有关，从而发生骨、软骨的发育障碍。本综合征患者尿中黏多糖含量也增多，唯其程度较轻。由于细胞溶酶体中水解黏多糖酶缺乏，黏多糖在细胞内分解代谢发生障碍而逐渐沉积于内脏、骨骼、肌肉、神经等组织中，导致相应的临床症状。亦有人认为黏多糖参与粘蛋白的合成，而粘蛋白是结缔组织（骨、软骨、肌肉及各种纤维组织）的重要组成物质，因此一旦发生黏多糖代谢异常，必然影响这些组织的代谢功能，产生一系列症状。

还有人发现患者尿 4-硫酸软骨素（Chondroitin-4 Sulfate，C-4S）异常增多，故认为本综合征是 4-硫酸软骨素尿的一种多糖异常疾患。因而本综合征系 4-硫酸软骨素的代谢异常所致。近年研究发现强直性肌营养不良分 DM1 和 DM2 两个类型，其致病基因分别是位于 19 号染色体（19q13）和第 3 号染色体（3q21）上。肌强直放电属于肌膜的异常兴奋所致。

【临床表现】

本综合征常以关节活动受限为主要就诊原因。身体呈屈曲内收的特殊姿势，面部表情固定，张口受限，常伴有眼部畸形、小颌、上腭高拱或腭裂、低耳位、鸡胸、脊柱后侧凸、指趾畸形、内脏畸形等。肌张力增强，肌肉呈强直状，尤是握物时或被叩击时，且肌紧张的时间较长。

【诊断】

患儿生后不久即渐显现上述症状，根据特殊丑陋面容和独特体态以及肌强直即不难诊断。测 24 小时尿中黏多糖或 4-硫酸软骨素量比常人为高。本综合征应与先天性多发性关节挛缩症相鉴别。后者为四肢畸形，累及四肢关节或部分关节，呈伸直或屈曲挛缩畸形，而无下颌关节活动受限，张口困难症状，且本综合征尚有多种畸形。

【治疗】

目前尚无特殊治疗方法，按摩理疗对帮助患儿关节活动可能有益。曾有人应用血浆输入疗法，但效果不能肯定。还有人用药物普鲁卡因酰胺治疗，能较明显改善患患儿特殊面容的疗效。口服苯妥英钠 3~8mg/（kg·d）或卡马西平 5~10mg/（kg·d）可减轻肌强直症状。

【预后】

本综合征无特殊治方法，有些治疗的疗效不定，预后尚难定论。

第四十一节　小儿丘疹性肢皮炎综合征

小儿丘疹性肢皮炎综合征（Gianotti-Crosti syndrome）即小儿丘疹性肢端皮炎（Papular acrodermatitis of childhood，PAC），又称 Gianotti-Crosti 综合征、儿童丘疹综合征、婴儿丘疹性肢端皮炎（Infantile papular acrodermatitis）、婴儿苔癣皮炎（Infantile lichenoid dermatitis）、Gianotti 病等，是以颜面、四肢和臀病有红斑性丘疹、浅表淋巴结肿大以及急性无黄疸型肝炎为特征的一组综合征。1955 年由意大利皮肤科医师 Gianotti 氏报告一组小儿四肢、颜面、臀部出现特异性皮疹,同时伴浅表淋巴结肿大、肝大、血清谷丙转氨酶升高等为特点的综合综合征,次年又和 Crosti 氏进一步阐述。以后世界各地都有报道。国内李秀铭于 1983 年报道 2 例,其中一例经 HB$_s$AG 亚型鉴定为 ayw。由于欧美各国很多学者曾称之为 Gianotti-Crosti 综合征及小儿无痒性肢端皮炎,且在一段时期内有关文献对本综合征比较重视皮肤症状的描述,而不强调伴发肝炎,因而就易与另种通常不伴有肝炎的小儿丘疹性水疱样肢端皮炎相混淆,为此有人建议将本综合征称为 Giantti 病,而小儿丘疹性水疱样肢端皮炎称为 Gianotti 综合征。也有人把 HB$_s$Ag 阳性伴有肝炎征象的称为 Gianotti 病,将 HB$_s$Ag 阴性不伴肝炎征象者称为 Gianotti-Crosti 综合征,作者则认为统称为 Gianotti-Crosti 综合征为宜。

【病因】

本综合征患儿极大多数或全部可查及乙型肝炎表面抗原(HB$_s$Ag),故认为乙型肝炎病毒为致病因素。感染途径以经皮肤或黏膜为主。日本爱媛县松山地区于 1974 年秋曾有本病流行,主要发生在小儿,提出它是乙型肝炎的特殊类型。

本综合征流行方式呈散在性,传染性轻微,感染途径不明, Gianotti 认为应考虑经皮肤、黏膜传播的可能性。

Gianotti 首先用电子显微镜检查,在患者的淋巴结窦壁细胞内发现有类似病毒样颗粒,同时检测 39 例本病患儿的 HB$_s$Ag 均阳性,他认为本综合征可能是 HBV 经皮肤或黏膜的原发感染,因而改变了乙型肝炎的临床面貌。石丸等发现本病的发生与 HB 抗原 ayw 亚型引起。有学者认为,感染时皮疹与病毒株别有关。HBV/ayw 或其变异株感染时,小儿皮疹发生率高,隐性感染也多见于小儿。年龄越小,HBV/ayw 的感染发病率越高,高年龄组儿童的发病则以典型黄疸性乙型肝炎为主。年龄在本综合征是个重要因素,皮疹可能是 2 岁以下小儿对 HBV 感染免疫反应未成熟或抗原抗体复合物所致的一种表现。下田氏等用荧光抗体方法做了免疫组织学研究,结果 9 例中有 4 例于真皮乳头层及网状层,在有炎症细胞浸润的毛细血管细静脉端管壁上见到了 HB$_s$Ag、IgG、IgM、C$_3$ 的特殊荧光,故认为抗原过剩的 HBs 抗原抗体复合物向皮肤管壁的一过性沉积,可能是本病皮肤病变形成的重要因素。肝脏活检为典型的急性肝炎组织象。

但是也有学者发现了 HB$_s$Ag 阴性的病例,认为本综合征与多种病毒,尤其是 EB 病毒感染有关。San Joaguin 的论点是:最初看来象是一种有特色的综合征的丘疹性肢端皮炎,现在认为是与各种不同病因有关的一种疾病。Kono 在日本报道的病例,都有 EB 病毒感染的血清学证据。

【临床表现】

(1)本病发病年龄自 5 个月~8 岁,偶见于成人,好发于 2 岁以下的婴幼儿(80%以上),发病率与季节无关。

(2)约 95%的患儿伴有无黄疸型肝炎、肝脏肿大、SGPT 升高、乳酸脱氢酶(LDH)、碱性磷酸酶也可升高,并有磺肽溴钠(BSP)潴留等,均提示肝细胞损害。

(3)常伴有浅淋巴结肿大,以腋窝、腹股沟为主,一般无痛,淋巴结肿大可持续 2 月或更长些。

(4)周围血液非典型单核细胞可占 5%~10%。

(5)皮疹常为对称性,呈离心性分布,先自下肢开始,向上蔓延至骨部、上肢、颈及颜面部,但很少见于躯干,伸侧面多于屈侧。本病不累及口腔黏膜,也无卡他症状。

(6)皮疹基本形态为扁平红色丘疹或充血疹,呈铜红色或红葡萄酒色。典型皮疹为单个,直径 3~4mm,境界清楚,同一患者皮疹形态大小大致相同。

(7)皮肤一般没有搔痒,持续时间较长,平均 20~30 天,消退时呈小片状脱屑,大多不遗留色素沉着,无复发倾向。

(8)本综合征患儿乙型肝炎表面抗原阳性,HB$_s$Ag 可在 3 个月内转阴,偶有持续达一年以上者。

【诊断】

根据上述临床表现,诊断并不难。小儿丘疹性肢端皮炎有特殊的皮损表现,单一性红铜色扁平丘疹,分布于面、臀、下肢。并有肝脏病变及 HB$_s$Ag 阳性等,可以做出诊断。病变皮肤活检可见真皮乳头部、乳头下层和网状层的血管周围有组织细胞和淋巴细胞浸润。淋巴结活检呈增生性网状细胞和组织细胞反应为主的淋巴结炎。肝活检有典型急性肝炎变化。这些活检不能作为确诊依据,不列为常规诊断手段。

【治疗】

本综合征无特殊治疗方法,因其有自限性,一般不需治疗,以保肝及对症治疗为主,亦可选用中药及其他抗病毒药物,类固醇类的膏、霜剂对本综合征的皮疹有不利作用,故不宜使用。

【预后】

本综合征有自限性,预后大多良好,少数可转为慢性肝炎。

第四十二节　小颌畸形综合征

小颌畸形综合征(micrognathia syndrome)又称腭裂-小颌畸形-舌下垂综合征、小下颌-舌下垂综合征、小颌大舌畸形综合征、吸气性气道阻塞综合征、Robin 综合征、Pierre-Robin 综合征等。本综合征于 1923 年由 Pierre 和 Robin 首先描述本病而命名。本综合征以新生儿、婴儿时期的先天性小颌畸形、舌下垂、腭裂及吸气性呼吸道阻塞为特征。其发生率约占新生儿的 1/5,由于本综合征引起的呼吸道阻塞,死亡率可高达 30%~65%。

【病因】

小颌畸形一般认为发生于胚胎前四个月,由下颌髁状突发生中心受到干扰抑制所致,与孕期时的营养不良,孕期时使用某些药物,放射线及某些毒素中毒均可诱发种种畸形,出现包括腭裂、舌下垂三联征,Douglas 观察到出生后如能获得充分营养,小颌畸形能在 6~8 个月内发育到接近正常。尽管如此,本综合征的真正原因还不明确,亦无遗传因素方面的足够证据。近已明确本畸形与胎内巨细胞包涵体病毒感染有关。从妊娠第 4 周起到妊娠末期,均可发生该病毒之感染。受感染之产妇年轻初产者居多,母亲之临床体征可不明显,病毒经胎盘感染胎儿。感染发生越是在妊娠早期,胎儿受累程度越重。

【临床表现】

(1)本综合征均有下颌特小的典型"鸟状面容"。

(2)腭裂的发生率约为 50%~68%。

(3)舌下垂呼吸道受阻,舌根在正常情况下有赖于下颌颏联合的下颌舌肌的牵引支持,所以能处于前位。小颌后移畸形时舌根失去支持即发生后垂,口咽峡缩小被堵乃引起气道阻塞。由于气道阻塞、哺乳障碍,患儿可出现代偿性加强吸气动作和吸吮力,这样使下咽部、胸食管内负压增高,迫使舌根更向后垂。同时有大量空气入胃,可引起反胃。呕吐物容量被吸入下呼吸道,导致吸入性肺炎或肺不张。本综合征的呼吸道受阻程度可有很大差异,轻症仅在仰卧位时有吸气性喘鸣,而在清醒或哭泣时气道基本通畅。呼吸受阻多无声嘶,其喘鸣声与喉源性不同。

(4)心血管病损:约 20%病例伴心血管畸形,如动脉导管未闭,房间隔缺损,主动脉缩窄,右位心等。可因上呼吸道梗阻而致肺动脉高压和肺心病。

(5)本综合征尚可伴有眼缺陷、骨骼畸形、耳郭畸形、中耳、内耳结构异常引起的耳聋、增殖体肥大、先天性心脏病与智力低下等。

典型者,自出生起就有吸气性呼吸道梗死,有时可伴有喉喘鸣、发绀、肋骨及胸骨下吸入性凹陷,系由于下颌骨发育不全和腭裂,以及舌大占有较大空隙,且向后下垂移位所致。由于仰卧位时症状更甚,此类患儿常有喂养困难,不易吸吮吞咽,易咳呛,由此而致营养不良,体重不增,生长缓慢。

由于腭裂,食物易呛入气管与耳咽管,故易并发吸入性肺炎与中耳炎。

【诊断】

本综合征根据上述临床特点进行诊断并不难,但须与 18-三体综合征、Di-George 综合征相鉴别。

【治疗】

(1)加强喂养护理和营养,可望改善小颌畸形的程度并可预防窒息和下呼吸道感染。

（2）轻症气道阻塞取侧俯卧位并用这种位置哺乳,可减轻舌根下垂程度而缓解症状。

（3）重症气道阻塞应果断采取手术治疗。临床遇有紧急情况时可速用中钳夹住舌尖外拉。外科手术的基本方式和目的是舌体前移固定。沈平江等采用改良的 Lapidot"舌根-舌骨固缩术",取得较好效果,术后应尽速增加摄入高能营养,使患儿增磅并获得体力。

（4）腭裂修补对预防舌根下垂无帮助。

（5）气管切开虽可解除气道梗阻,但不能改变吞咽障碍和误吸,对严重营养不良患婴,还会带来并发症和一系列护理问题,仅作为不得已时的应急措施。

【预后】

本综合征的预后较差,由于患儿喂养困难,常因营养不良、呼吸窘迫、肺部感染和心血管畸形而早期死亡。

第四十三节　斜视综合征

斜视综合征(strabismus syndrome, SS),广义的指所有类型的斜视或分别指 Duane 眼球后退综合征、先天性眼外肌纤维化综合征、Mobius 综合征等。

斜视是指双眼眼位有偏斜的倾向,而融合力不能很好控制而出现的眼偏斜状态。斜视可分共同性斜视和非共同性斜视两类。

【病因】

1. 共同性斜视　①解剖因素;②神经支配因素;③屈光与调节因素。

2. 非共同性斜视(指麻痹性斜视)　儿童多为先天因素:①眼外肌运动神经核、神经、肌肉先天性发育异常;②产伤;③生后早期疾病;④后天性麻痹性斜视多由炎症、血管性疾病、肿瘤、外伤、内分泌疾患所致。

3. 斜视综合征　① Duane 眼球后退综合征,眼外肌的异常神经支配或纤维化;②先天性眼外肌纤维化综合征,先天性肌肉发育异常,异常染色体显性遗传;③ Mobius 综合征(又称先天性第 6.7、9、12 颅神经麻痹综合征),病因为神经核发育不全。

【临床表现】

1)共同性内斜视:表现为一眼或双眼交替向内斜视。

（1）先天性(婴儿型)内斜视:出生 6 月龄内发生,屈光状志与年龄相称的轻度远视,可合并隐性眼球震颤和分离性垂直偏斜。

（2）调节性内斜视:平均发病年龄为 2~5 岁,内斜视及调节反射活跃。

（3）非调节性内斜视:内斜视但无明显屈光不正,常有外伤或惊吓史。

（4）急性共同性内斜视:突发的间歇或恒定性内斜视伴有复视,大多发生在 5 岁以上大龄儿童,需与外展神经不全性麻痹相鉴别。

2)共同性外斜视:主要表现为双眼视轴分离,双眼或一眼外斜。

（1）间歇性外斜视:由疾病或精力不集中、疲倦所致。初始看远或睁一眼遮一眼时出现外斜,可有暂时性复视。

（2）恒定性外斜视:斜视度较大且恒定,可由间歇性内斜视发展而来,亦可出生后即存在。

（3）视觉剥夺性(又称知觉性)外斜视:由于单眼视力损害及眼的器质性疾病,引起视力差的一侧眼出现偏斜。

3)非共同性斜视:眼位偏斜,眼球的几个方向或仅一个方向运动障碍。向某一方向或各个方向注视时斜视角不等。可出现复视和面部和头颈倾斜的代偿性头位。

先天性展神经麻痹表现为患眼内斜视、外展受限,面向患侧转而双眼向健侧注意。

先天性上斜肌麻痹常表现为患眼上斜视,眼性斜颈,面向患侧转,头向健侧肩膀倾斜,上颌内收状态。

先天性动眼神经麻痹表现为患眼外斜视,上睑下垂,向内及上下转动受限,瞳孔调节麻痹或扩大。

4)Duane 眼球后退综合征:眼位可正可斜(内斜或外斜),在眼球内转时睑裂变小,眼球后退。眼球外转明显受限,伴眼裂开大。常可出现面向患侧转的代偿头位。

5)先天性眼外肌纤维化综合征:由于双眼眼外肌广泛纤维化纤维化,出现单侧或双侧上睑下垂,眼球向内下方固定,向各方向转动受限。可有下颌上举的头位。

6)Mobius 综合征:双眼内斜,外转受限而垂直运动正常,伴有睑裂闭合不全、嘴巴闭合不上、吸吮不良等。

【治疗】

(1)内斜视:调节性内斜视应佩戴眼镜矫正,戴镜后若仍有明显斜视,应考虑手术。先天性内斜视能交替注视者应尽早手术,单眼注视者行遮盖治疗至双眼视力平衡后再行手术治疗。

(2)外斜视:在矫正屈光不正和治疗弱视提高视力的基础上同时作融合功能训练,有望保守治疗得意矫正。对频率高、持续时间长的外斜视,如果有双眼视功能缺陷证据的患儿需考虑手术治疗。

(3)手术治疗的目的是通过影响眼外肌的运动来改变眼球位置。

(4)先天性麻痹性斜视以手术治疗为宜,而后天性者治疗的重点在根据病因分别施行相关治疗,而不是一概手术。

(5)对 Duane 眼球退缩综合征、Mobius 综合征、先天性眼外肌纤维化综合征的患儿若有弱视者应着重弱视治疗。有明显代偿性头位异常者予以手术矫正以改善外观。眼位正者,不考虑手术。

【预后】

保守和手术治疗均有一定疗效,可改善患儿的面貌减轻心理压力。斜视综合征除继发于其他疾病者,其本身并无生命威胁,或仅有外貌异常和自尊心、生活质量的影响外,预后良好。

第四十四节　血管角质瘤综合征

血管角质瘤综合征(Fabry syndrome)即弥漫性体血管角质瘤(angiokeratoma corporis diffusm),又称 Fabry 综合征、Anderson-Fabry 综合征、Sweeley-Klionsky 综合征、Ruiter-Pompen 综合征、弥漫性全身血管角质瘤糖脂沉积症、出血性小结节病等。Mitchell 等 1977 年报道三弟兄罹本病的例子,但 Fabry 和 Anderson 最先报道了本病为糖脂沉积症,以后即沿用 Fabry 综合征或 Anderson-Fabry 综合征,本综合征系由于 α-半乳糖苷酶缺乏引起的性联遗传性疾病,表现为神经酰胺三己糖苷脂在全身各组织特别在血管的内皮、周皮和平肌肌细胞中沉积,而网状内皮细胞受累较轻。本病多为男性发病,女性是病态基因携带者。

【病因】

本综合征为神经酰胺三己糖-α 一半乳糖苷酶的缺乏,正常时该酶在肝、肾、脑、脾内都存在,而以小肠黏膜中最多,该酶缺乏时使神经酰胺三己糖苷蓄积于体内,后者来自衰老的红细胞,沉积物主要见于血管内皮和肾。全身血管壁的内皮和平滑肌有糖脂沉积、血管腔狭窄。肾血管和肾小球上皮有糖脂沉积。脑和末梢神经系统也有血管改变,神经元本身也有少量沉积。甚至心肌、肌肉、肝、脾、骨髓、淋巴结、角膜中均有沉积。

【临床表现】

儿童期或青春期起病,最早为 6 岁。可有反复发热、出汗减少、四肢烧灼样感觉异常、肢端疼痛和肾功能衰竭,甚至发生脑血管栓塞。皮损主要在下腹、大腿和阴囊部位出现小红点,呈丘疹样紫癜。神经系统症状较多,由于末梢神经、后根、脊髓后角病变而致四肢阵发性烧灼样疼痛和感觉异常,自主神经系统受累而有阵发性腹痛、呕吐、腹泻、少汗、高热;脑血管壁受累可引起偏瘫、失语、抽搐等局灶性症状;垂体、丘脑下部受累可有内分泌异常。眼部症状也较多见,有视网膜血管及眼结合膜血管迂曲扩张、角膜混浊、眼睑浮肿,重者视力有影响。肾、心、肺、骨关节可出现相应症状。

【诊断】

本综合征典型症状者诊断不难。尿常规早期见蛋白尿,含有糖脂的空泡细胞,以后有管型血尿、等渗尿。晚期有贫血、高氮血症,骨髓中可出现 40μm 大小的,含有多数空泡的细胞,其形态类似尼曼匹克细胞,未出现皮疹的小儿患者须与风湿热等胶原性疾病鉴别。用小肠黏膜活检的组织可作酶测定，也可由血浆和白细胞测定酶活性。近年研究的荧光 α-半乳糖吡喃糖苷的人工基质，可用于白细胞及皮肤成纤维细胞的酶测定，及对尿沉渣中糖脂的测定来诊断本综合征。白细胞、纤维原细胞尿或血浆中 α-半乳糖苷酶缺少或消失具有独特的诊断意义。

【治疗】

本综合征尚无根治疗法。对 10 余岁患儿关节痛和末梢神经痛可用苯妥英钠缓解。现有用酶补充疗法，但效果短暂。由于正常人尿或胎盘中高度提纯的脑胺三己糖分解酶（Ceramidetri-hexoside-cleaving tnzyme）可使血中脑胺三己糖苷浓度下降，故有人报告输入正常人血浆或白细胞也有一定疗效。地塞米松有助于缓解急性症状。某些病例经肾移植治疗，不仅氮质血症，而且其他症状也有所减轻，如感觉异常和皮肤损害的减轻。

【预后】

本综合征呈进行性反复发作，最终导致肾功能衰竭、高血压和心血管疾病。多于 40~50 岁左右死亡。

第四十五节　牙本质生长不全综合征

牙本质生长不全综合征（dentinogenesis imperfecta syndrome）又称牙釉质发育不全综合征（Hypoplastic teeth enamel syndrome）、棕色牙综合征（Brown teeth syndrome）、凹陷牙（Pitted teeth）、Capdepone 综合征、Stainton 综合征等。是一种常染色体显性遗传性疾病。早在 1892 年 Stainton 即以天冠牙（Crownless teeth）为题报告过本综合征之后，Capdepont 也报告过，直到 1960 年 Zellner 详细描述了本综合征的特殊和形态学改变而正式命名为牙本质不全综合征，后人亦称之为 Stainton 综合征和 Capdepone 综合征等。

【病因】

本综合征为常染色体显性遗传性疾病，因牙釉质和本质发育不良所造成，生后疾病即已形成。

病理学检查可见牙根细长、髓腔小、牙质硬度明显减低、结构破坏，但龋孔少见。

【临床表现】

牙齿较小，呈半透明状，色泽棕黄或橙黄。质地脆弱，容易折断，但无松动现象。全部或大部分牙齿可逐渐被磨短，甚至与牙龈平而相齐，受累牙齿的牙龈显得很坚硬。局部软组织肿胀但无疼痛和溢脓、出血现象。

本综合征累及乳齿与恒齿，这些表现在出生后长牙时即可出现。

可伴有颌骨或骨不全。

【诊断】

一般根据临床表现即可做出诊断，病牙拔除作病理学检查则可以确诊。诊断过程中，因本综合征有牙跟软组织肿胀须与齿槽脓肿相鉴别。

【治疗】

治疗可从修补坏牙着手，进而拔除病牙，直至安装满口或部分义齿。

【预后】

本综合征主要侵犯牙齿和周围软组织，坏牙存在对咀嚼消化等稍有影响外，对生命和寿命无严重影响。

第四十六节　咽炎综合征

咽炎综合征（pharyngeal syndrome）是上呼吸道感染综合征中的一个型，有学者主张将以咽部症状为主要症状，亦可有躯体其他疾患的临床表现者统称咽炎综合征。其目的是避免把全身疾病伴发咽炎的疾病，误为单纯性咽炎。

【病因】

临床分单纯性和伴发性咽炎两种类型。

其病原主要为病毒感染,常见病毒为 ECHO 病毒、柯萨奇病毒、流感病毒、副流感病毒、腺病毒、肠道病毒等,亦可伴或继发细菌感染。

【临床表现】

自觉症状有咽痛、咽干、声嘶、可有畏寒、低热、全身不适。

咽部表现有咽后壁发红、充血,亦可伴有扁桃腺、颌下淋巴结肿大,触痛等。

【诊断】

根据临床症状、体征,初步做出诊断,鼻咽拭子可行 5~7 种病毒检测,目前已有快速检测方法,不久即可获得阳性结果,细菌感染则需作咽拭子培养,获得阳性结果(多为溶血性链球菌)需一定时日。

诊断时尽可能分辨出是单纯性还是伴发性,是细菌性抑或是病毒性感染。

【治疗】

根据确切实验室确诊的病源学诊断或临床经验性判断予以抗感染和对症治疗。

【预后】

一般预后良好,伴发性者取决于原发病。

第四十七节　颜面四肢畸形综合征

颜面四肢畸形综合征(tace-limb malformation syndrome, TLMS)又称无舌-无指综合征(aglossia-adactyliasyndrome),第一弓综合征(firstarchsyndrome)。1976 年 Kaplan 建议将无舌-无指综合征和并指(趾)-舌粘连综合征、Hanhart 综合征等统称为颜面四肢形成不全综合征。

【病因】

(1)胚胎发育过程中蹬骨动脉损伤、闭塞或形成不全,第一腮弓获取营养障碍致第一弓综合征。

(2)Johnson 认为舌由第一腮弓演化而成,舌后部是由 2、3 腮弓形成,血管障碍是本综合征的病因。

(3)Resy 研究的结果提出了巨细胞病毒感染的论点。

(4)Tuncbilek 等则认为本综合征是遗传性的,并未被学者们公认。

总之病因还不十分明确,是胚胎形成早期某些因素影响后发生的畸形。有待基因研究进一步明确。所憾本综合征十分罕见,很少遇见,在进一步研究上缺少样本。

【临床表现】

1. 颜面　无舌外可呈鸟样容貌。亦可出现腭后退软腭皱褶状唇裂、缺乏下颌切齿、扁桃体肥大等。

2. 咽下功能　咽下困难或误咽,尤以 2~3 个月前较明显甚至需靠手指帮助。咽下功能随年龄增长而改善。

3. 四肢指趾异常　肢指趾缺失或畸形程度不一,有单指症、基节短而宽、末节形成不全、末节缺损、足弓缺损、上臂至下肢末梢以下缺损至指趾缺少、并指症、内翻尖足等。

4. 语言和智能　可有口齿不清,一般智能无明显影响,社会生活亦能适应。

【诊断】

根据上述临床特点进行诊断,目前尚无特异确诊的检验指标。

【治疗】

(1)咽下动作和发声的协助和训练。

(2)四肢成形术口唇裂整形术可弥补部分缺陷,唯舌缺损尚无法修补或替代术。

(3)肢指残缺可用辅助装具,有的为改善外观,部分可辅助功能。

【预后】

除误咽易窒息外尚无致命性危险。生活质量差,受他人讥讽,易出现心理异常。

第四十八节　眼-耳-脊椎综合征

眼-耳-脊椎综合征（oculoauriculovereebral dysplasia syndrome）又称耳-脊椎综合征（auriculovertebral syndrome）、眼-耳-脊椎发育不良综合征（oculoauriculovertebral dysplasia syndrome）、下颌面骨发育不全-眼球上皮样囊肿综合征（mandibulofacial dysostosisepibulbardermoids）、眼-脊柱发育不全（oculovertebral dysplasia）、颜面-听-脊柱异常（facioauriculovertebral anomaly）、Goldenhar 综合征等，是一种以眼、耳及颜面、脊柱畸形的先天症候群，1952 年由 Goldenhar 首先报告，目前世界已累计 200 例以上，国内张焕 1987 年报告 2 例，同年周道伐等报告 5 例，还有一些尚未发表的病例，因此本综合征并不十分罕见，发生率约 1/3 000~1/5 000。

【病因】

本综合征的病因不明，Henkincl 报告的 2 例是姨表兄弟，同时患先天性角膜皮样瘤。张焕报告 2 例兄妹患先天性角膜皮样瘤合并副耳生长，因此推测本综合征的发生可能与遗传因素有关。高保清等报告 1 例，体征齐全但染色体检查属正常，1937 年周道伐等报告 5 例，均无先天遗传的家族史，可能系第一和第二鳃弓以及脊椎和眼的血管异常引起的胚胎睛形。

【临床表现】

本综合征的病例 60%~70%发生于男孩，其临床表现复杂，约 10%的病例智力迟钝，而大多数病例只显示部分体征。

（1）眼角膜皮样瘤、眼睑缺损、上睑下垂、小角膜及小眼球、眼裂歪斜、白内障等。

（2）耳部有副耳、耳前瘘管、耳聋和/或外耳道阙如。

（3）颜面部畸形，如颌小畸形、兔唇、巨口（颊横裂）、颧骨发育不全、牙齿排列不齐等。

（4）脊柱畸形表现为形式不一的侧弯及骨质愈合，也可有肋骨异常、头颅骨畸形、肢体和足畸形。

（5）其他尚可有心血管畸形，肺、肾、牙齿及智能异常等。

周道伐等报告的 5 例，均为出生时发病。其中男 4 例，女 1 例，年龄 4~20 岁。5 例均有先天性角膜皮样瘤，随年龄增长而增大。3 例上眼睑缺损，2 例小眼球，小角膜，1 例隐眼畸形且无眼内正常结构。2 例有耳前副耳畸形，1 例耳前先天性瘘管存留合并耳聋。1 例鼻梁中央有纵行癥痕，癥痕长约 18mm，另一例有鼻部畸形。X 线见胸椎侧弯、骨质呈楔状愈合。此外还有智力迟钝、前额前突、兔唇、裂、牙齿排列不齐等异常。角膜表面赘生物的组织病理学检查证实为角膜皮样瘤。

【诊断】

根据同时存在的眼-耳-脊柱等异常体征，进行诊断染色体检查属正常。应注意与 Treacher-Collins 综合征等鉴别。

【治疗】

本综合征无有效治疗方法。对某些畸形可行手术修补矫治，如角膜皮样瘤切除术、眼睑缺损重建术、兔唇修补术等，术后虽对视力改善无明显帮助，但对矫正畸形、改善美容、平衡心理仍有积极意义。耳聋患者，应及早给助听装置。对本病患儿的治疗需要儿科、外科、齿科等医师共同努力。

【预后】

本综合征预后尚可，对生命影响不明显。精神发育迟缓至近成年阶段可望改善。

第四十九节　眼淋巴腺综合征

眼淋巴腺综合征（parinaud syndrome），是学者 Pariraud 最先描述的猫抓病（cat scrateh disease，CSD）。1931 年法国医生 Debre 发现了 parinaud syndrome 与猫相关，并于 1950 年公布于众，当时病原一直未能确定。直至 1983 年从患者血液或淋巴结中有一种病原菌存在，1992 年通过 PCR 技术才确定本综合征的真正病原为海赛利巴尔通体（B.henselae）。明确了 Parinaud 综合征是一种世界性以散发为主的传染病，又称良性淋巴结网状细胞增多症。

【病因】

Henselae 巴尔通体病原体感染是本病的病因。

海赛利巴尔通体不仅是猫抓病的病原,而且可引起不同类型疾病,与杆菌性紫癜和杆菌性血管瘤有关,尚可引起脓毒症,肝炎、心内膜炎等。

一般患者是在发病前数周曾被猫,特别是 1 岁以内的小猫抓咬伤,或通过与猫的密切接触,从猫的唾液分泌物或排泄物接触而患病,猫是本病的主要传染源。有研究未能从猫的唾液或脚爪分离到病原体,猫可能为病原体的携带者,其他诸如狗爪猴抓伤,或养兔者罹患本病症的亦有报道。美国每年约有 24 000 例猫抓病的存在,发病率为 37/10 万。我国有散发病例,尚乏流行病学的调查研究。本综合征有慢性病症患者存在的现象,平均病程 14 年,一般可长达 1~64 年之久。

其发病机制尚不明,可能与 Henselae 巴尔通体的某种成分份与受损组织血管壁存在的组织相容性抗原(histocom patibility antigen)相关。

【临床表现】

1. 潜伏期　约 3~14 天,病程多有不规则发热。多数急性病例可康复,少数可成为慢性猫抓病。

2. 皮肤症状　皮肤损伤区附近出现丘疹、疱疹或脓疹,持续 1~2 周后消退,不留瘢痕。亦可表现为荨麻疹,结节性红斑,环形红斑,脓疱,甚至 1~2 月后才能愈合。

3. 淋巴结肿大　患者常有多个疼痛性淋巴结肿大,好发部位为颈、腋下和腹股沟。约 10%~15%有化脓倾向。

4. 眼部损害　可有视网膜炎等眼部损害,早期报告的病例伴眼损害者居多,故称之为眼淋巴腺综合征。

5. 全身表现　全身不适、纳呆、呕吐、咽炎、耳旁脓肿、肺炎、体重减轻、脾肿大等,有 5%~20%的病例出现全身系统性病变。

6. 血象　外周血的细胞计数正常,嗜酸性细胞可增高达 10%~15%,血沉增快。

7. 并发症　脑炎、脑病,血小板减少性或非减少性紫癜,非免疫性贫血,溶血性病变,复发性腮腺炎,胸膜炎、纵隔脓肿等。

【诊断】

1. 淋巴结活检、培养　抽取物涂片可见革兰阴性多形性小杆菌。

2. 血清学实验　恢复期血清凝集试验效价较急性期升高 4 倍以上。

3. 皮肤试验　病程 3~4 周以上者皮肤试验阳性率较高,间隔 4 周 2 次皮试阴性可排除本病。

皮试液的制备:先从淋巴结抽取脓液,用生理盐水 4 倍稀释,细菌培养,如各种细菌培养均为阴性可作为皮试液。加温至 60℃ 12 小时可灭活可能存在的肝炎病毒。经上述处理后的皮试液 0℃冰箱保存,以 0.1ml 作皮内注射,48~72 小时后观察局部反应。红斑(非硬肿)≥10mm,或硬肿(红或不红)≥5mm 者为阳性。皮肤反应可长期维持达 10~28 年之久。

4. PCR 测序　间接免疫荧光抗体检测(IFA):用标记上荧光素的抗原测定患儿血清中的巴尔通体特异抗体为快速特异确诊方法。

【治疗】

1. 头孢类抗生素　头孢西汀、头孢氨噻肟、氨苄青霉素、环丙沙星、庆大霉素、妥布霉素、西梭酶素抗菌药物均敏感。根据患者年龄、体质状态及临床表现酌情选择。

2. 淋巴结可热敷　若已化脓以多次穿刺为宜,切开引流易形成窦道。反复抽脓无效、持续疼痛影响正常活动或有窦道形成者考虑淋巴结切除。

【预后】

目前本病尚无自动和被动免疫方法,重在预防,尽可能避免玩弄宠物,一旦被抓伤,立即用碘酊消毒处理。虽然本病具有良好的预后和自限性特点,但必须排除肿瘤,多系统的严重并发症,或可致命,病程多为 1~3 个月,一次感染可终身免疫,至今尚未见单纯本病症而致死的报告。

第五十节　眼脑肾综合征

眼脑肾综合征(oculo cerebro renal syndrome)，简称 OCR 综合征，即 Lowe 综合征，又称 Lowe-Bickel 综合征、Lowe-Terrey-Mclachlan 综合征等。本病症以先天性白内障、青光眼、智力和运动障碍、蛋白尿、全氨基酸尿、肾小管酸中毒、佝偻病为主要特征的氨基酸代谢病。1952 年由 Lowe 首先报告。以男性患儿居多，仅有个别女性病例的报告。Moteoff 将本病症包括在广义的 Fanconi 综合征内。

【病因】
Lowe 综合有明显的家族遗传倾向，属 X-连锁隐性遗传，但亦有学者认为本综合征具有伴性染色体隐性遗传和常染色体隐性遗传两种方式，此外与氨基酸多糖代谢障碍有关。1987 年国内学者陈又昭等报告二例亲兄弟俩，父亲表型正常，母亲晶体皮质点状混浊，与文献报告女性携带者均为皮质的点状或需片状混浊一致。目前研究表明 95% 的患儿存在 OCRL1 基因突变，OCRL1 基因位于染色体 Xq25-Xq26.1，包含 24 个外显因子，编码 901 个氨基酸和 893 个氨基酸残基的两种异构体，该基因的突变率在不同人群中是不同的。陈秋霞等 2015 年报告 1 例男性患儿，进行基因测序，表明患儿 X 染色体上的 OCRL 基因存在 2 个纯合突变位点。一个变位点为第 2464 位碱基 C 突变为 T，C.2464C>T，导致所编码的氨基酸在第 822 位由赖氨酸 R 突变为终止密码，P.R822X，造成蛋白翻译提前终止。该患儿另一基因突变位点在 562 为碱基 C 突变为 T，C.562C>T，对应的氨基酸突变为 P.L188F，经蛋白质组学分析，该突变对蛋白质结构和功能并无显著影响。其第一个突变位点在国内尚未见其他文献报道过。OCRL1 广泛表达于眼、脑、肾等脏器组织，出现相应临床表现。

【临床表现】
Abbassi 按症状先后分为三个阶段：①新生儿期——乳儿早期，主要为眼症状及中枢神经系统症状，无代谢性酸中毒症状；②肾小管障碍及代谢性酸中毒期；③代谢性酸中毒消退期。不同年龄不同病期其症状轻重不一。

（1）眼部：先天性白内障，90% 患儿在出生时或新生儿期就有白内障发生。几乎均为双侧，1/2 以上为全白内障。青光眼发生机制尚不十分清楚，晶状体混浊与胚胎早期受损有关。此外有眼球震颤、角膜混浊。水肿及疤痕疙瘩形成，对光反射显著减弱或几乎消失，眼眶脂肪萎缩，眼球内陷等。

（2）脑症状：精神发育显著落后，对周围环境无注意力，易兴奋，高声叫喊，深腱反射减低，肌张力减退。很难保持正常的体位，无病理反射，听力亦正常。智力低下为轻至中度。

（3）肾脏症状：蛋白尿为本病症的必备症状，系 β 球蛋白，低分子肾小管蛋白尿的检测可作为本病症良好的筛选试验，尿溶菌酶及 β_2 微球蛋白常显著增加，尿糖阳性不定，尿 pH6.5 左右，尿渗透压降低。尿沉渣可见红细胞、白细胞和颗粒管型。尿中发现硫酸软骨素表明可能是氨基多糖代谢障碍，此外尚有全氨基酸尿。

（4）肾小管酸中毒的症状。

（5）佝偻病表现，体格发育障碍，髋关节、膝关节的肿胀、骨干部压痛，偶有骨折等。

（6）血沉增快，血钙正常或稍低，无机磷明显降低，碱性磷酸酶活性增高，血氯增高，二氧化碳结合率降低，血气分析呈代谢性酸中毒表现。此等变化在年长儿可逐渐消失。血尿素氮正常或轻度增高。

（7）其他：前额隆起及眼窝凹陷的特殊面容，尚可有巨大角膜等牛眼症及无目的运动如双手有节律样的拍打动作。

【诊断】
（1）遗传倾向，近亲婚配的子代或家族中有相同病例发生。

（2）典型的面容及临床表现。

（3）蛋白尿尤其是低分子肾小管性蛋白尿、及尿溶菌酶和 β_2 微球蛋白显著增加，可作为本综合征良好筛选实验。

（4）血生化异常、二氧化碳结合率降低、血氯增高、无机磷明显降低等。

（5）X 线检查可见骨质疏松、萎缩，严重者可发生骨折及佝偻病表现。

（6）脑电图可见节律紊乱的慢波或癫痫样波，CT 扫描可见皮质萎缩，脑室扩大。

本病症需与半乳糖血症，肝豆状核变性，继发性的广义范可尼氏综合征等相鉴别。

【治疗】

（1）白内障应手术摘除，吸出术最为安全可靠。

（2）严重青光眼可行虹膜切除术。

（3）有代谢性酸中毒时，以碱性溶液纠正之。补充维生素 D、钙、磷等，以改善软骨病和骨软化。

【预后】

本病症多数病例因感染、肾功能不全、脱水、电解质紊乱于 10 岁前死亡，亦有能存活至成年者。

第五十一节　婴儿青铜综合征

婴儿青铜综合征（bronze baby syndrome）系光疗的一种并发症，1972 年 Kopeman 首先报告 1 例早产儿（体重 1474g），生后 4 天因血清胆红素达 359.1μmol/L（21mg%），直接胆红素 137μmol/L（8.0mg%）而作光疗，48 小时后皮肤呈灰棕色，血清、尿均呈相似颜色，而命名为"青铜"婴儿综合征。

【病因】

光疗引起青铜症的小儿，在青铜症发生前血清直接胆红素均明显升高，此为光疗引起青铜症的一个条件。"青铜"色素是胆绿素、胆褐素等，而直接胆红素更易氧化为胆绿素，但"青铜"色素不仅存在于皮肤，血清、肝、脾、肾、心包及腹水均有此色素，故在体内有"青铜"色素积留。由于小儿同时有肝脏损害，以致胆红素通过光氧化的产物不能自肝胆排出，是光疗引起本症的另一条件。当患儿同时存在肝脏损害及直接胆红素升高两种情况时，光疗会并发青铜症，但亦有认为光疗对肝脏有损害，而引起综合征。

【临床表现】

光疗后除了皮肤、血清、尿颜色呈棕色改变外，尚伴有溶血现象，认为溶血亦是光疗所致，未成熟儿因皮肤色素少，皮下脂肪薄，血清胡萝卜素浓度低，红细胞对光疗更敏感而产生溶血。但亦有报道接受过光疗的早产儿数以千计，并未发现光疗产生溶血现象，故溶血与青铜症究竟有无内在联系尚待研究。Clak 在尸检中发现肝、脾、肾、心包及腹水均呈青铜色而脑脊液和脑实质并无此色素，说明"青铜"色素本身并不造成对神经系统的损害，对青铜病与核黄疸之间有无联系尚待阐明。

【诊断】

根据临床在光疗后，皮肤、尿色呈棕色改变且伴有溶血现象可予以诊断。

【治疗】

本综合征目前尚无特殊疗法，但青铜色是无害的良性自然过程，可自行消退，对疾病的预后，精神及体格发育是无影响的，预防方面须注意，在遇到新生儿高胆红素血症而直接胆红素亦有较明显升高者，对光疗应采取审慎态度，并检查肝脏大小和肝功能（转氨酶和碱性磷酸酶）。如肝功能异常时，则不宜做光疗。

【预后】

本综合征预后良好，症状体征可自行消退。

第五十二节　鱼鳞癣-智力减退-癫痫-性发育不全综合征

鱼鳞癣-智力减退-癫痫-性发育不全综合征（Rud syndrome）即 Rud 综合征，又名侏儒-鱼鳞病样红皮病-智能缺陷、鱼鳞病样红皮病-侏儒综合征、智力不全-癫痫-鱼鳞病综合征等。系 Rud 于 1927 年首先报告，李风岐等于 1987 年曾报告 11 岁男孩患本综合征。

【病因】

本综合征病因未明,多认为是常染色体隐性遗传。可能与近亲结婚有关。尚有认为本病是外胚层发育不良所致的神经皮肤综合征。Rud 认为可能为多种内分泌腺的障碍所致。Lynch 提出与性联遗传有关。有脑组织中有未成熟的神经细胞;B 细胞显示慢性核染色质溶解;在额脑的皮质内可见少突神经胶质增加;脑皮质及基底神经节中有双核细胞。Ewing 曾强调本综合征与维生素 A 缺乏有关。

【临床表现】

男女均可患病,自婴儿开始发病,本综合征可有 5 个并存综合征。

(1)鱼鳞病样红皮病或鱼鳞病,自出生即开始,轻者全身皮肤糠秕样脱屑,重者皮肤稍充血发红,鳞屑呈蛇皮状。

(2)智力发育不全,表现智力低下、痴呆,生活不能自理。

(3)性腺发育低下,外生殖器及第二性征都发育不良,女的无月经,男的睾丸不降。

(4)侏儒,身材矮小。

(5)癫痫,多数为大发作。

其他少数综合征可有视网膜色素变性、白内障、斜视、睑下垂、眼球震颤,神经性耳聋、多发性神经炎、慢性巨细胞贫血、秃发、细长指趾、齿不生长或缺陷、黑棘皮病等。

【诊断】

根据上述临床表现即可考虑,若伴有痉挛性瘫痪则称为 Sjogren-Larsson 综合征。

【治疗】

本综合征无特殊疗法。对鱼鳞病可搽润滑剂和角质溶解剂,目前常用尿素霜剂,内服维生素 A 或维生素 A 酸治疗。有其他表现者可对症治疗如抗癫痫剂。

【预后】

本综合征预后不良,很难治愈。

第五十三节　杂色婴儿综合征

杂色婴儿综合征(particoloured babies syndrome)又称多种颜色变化综合征(harlequin color change syndrome)。是指新生儿出生后 3 周内,因体位改变,其皮肤颜色在数秒钟或几小时内发生红、白二色的互变为特征的症候群。

【病因】

病因未明。虽然有人认为可能因体位改变,由于血液重力的原因所致,但绝大多数新生儿经常改变体位无论如何改变均未发生本症状,故确切病因有待探讨。

【临床表现】

本综合征常发生在出生三周以内的新生儿,于改变体位,从一侧转向另一侧时皮肤颜色出现红色和白色的互变,皮肤颜色以额部通过中线直至下肢有一条分界线,这种改变可以仅几秒钟,亦可长达数小时,但不会超过生后 3 周。

【诊断】

根据上述临床表现,而又无其他异常症状、体征的 3 周以内的新生儿可以做出诊断。

【治疗】

本综合征可于 3 周内自行消失,有无病理意义尚不清楚,无须特殊处理。

【预后】

本综合征预后良好。

第五十四节 掌跖角化牙周病综合征

掌跖角化牙周病综合征(papillon-lefevre syndrome)即帕-勒氏综合征(papillon-lefevre syndrome),是一种原发性免疫缺陷病。

【病因】

是常染色体隐性遗传,外胚层发育异常性疾病。由组织蛋白酶(CTSC)基因吞噬细胞突变所致。CTSC基因长约46kb,由7个外显子和6个内显子组成。国外学者在不同种族中已鉴定出60余种CTSC基因。大多为纯合子型突变。国内测序结果存在复杂杂合突变(C.415G>A和C.901G>A),该位点可能有较高出现频率。其原发性免疫缺陷属于数量缺陷或功能缺陷中的白细胞趋化黏附缺陷一类。

【临床表现】

1. 掌跖过度角化　常表现有手掌和足跖局灶性边界清楚的红色角化斑,冬季更为严重且有疼痛。

2. 牙周病　早期即可出现并快速进展的牙周病损。

3. 免疫功能低下　牙周感染、皮肤反复感染,国内报告合并肝脓肿的病例。

【诊断】

根据临床特征结合基因测序确定诊断。

【治疗】

本病症无特异治疗方法。以口腔科、皮肤科局部处理为主,并积极预防继发和控制继发感染。

【预后】

本病症不影响寿命,但可夭折于严重继发感染。此病为单基因遗传病,应做好有再生育计划的家长的遗传咨询工作。

第五十五节 锥体功能不良综合征

锥体功能不良综合征(cone dysfunction syndrome)亦称先天性全色盲(congenital achromatopsia),是一种以先天性色弱、弱视、羞明、眼球震颤为特点的综合综合征。婴儿期往往被忽视,多在幼儿期被家长觉察,临床上又常易误诊为视神经萎缩、黄斑变性、先天性眼球震颤、弱视和癔病等疾患。亦有生后数月即发生眼球震颤和畏光。

【病因】

本综合征病因未明,发病机制有待探讨。据Larsen报道,患者黄斑区锥体的形态有改变,整个视网膜的锥体总数无异常。Harrison对一死亡患者进行的视网膜组织学观察,发现其视网膜的外核层薄,锥体数减少,黄斑区中心窝处的锥体数更少。还有人认为本病并非锥体数或形态的异常,而为锥体内视色素的异常,也有人认为本病只有杆体细胞或虽有锥体细胞存在却无功能,这些学说尚缺乏确切资料。约半数患者有家族史,多数认为系常染色体显性遗传。可能部分为性联遗传。

【临床表现】

1. 视力　在一般照明下,视力多在0.1左右,约相当杆体的视功能水平。昼盲为其主要表现。在高照明下视力降低,在低照明下,部分患者视力可略提高。

2. 色觉　因锥体功能不良,故表现色觉障碍,仅有低劣辨色功能,更多的是完全不能分辨颜色,视物均呈不同亮度的灰色。

3. 畏光　本病患者均有不同程度的畏光症状,常有明室及户外畏光,表现为频繁眨眼、低头用双手遮光的姿态。在暗室内或夜间可以如常人一样睁眼视物。Muller在1923年就提出畏光的原因可能是杆体细胞功能状态所致。当锥体与杆体功能同时存在时,杆体的功能可被抑制,当锥体功能不良时,杆体功能就单独存在,此时畏光症状就表现明显。

4.眼球震颤　因患者锥体功能不良或有中心暗点,缺乏固视能力,为寻找最佳视线或避免强光刺激而形成眼球震。如锥体尚有部分功能存在或假黄斑形成时,眼球震颤可以很轻或消失。眼球震颤往往是本综合征最早出现的体征,一般为水平震颤,可随年龄增长而减轻。

5.眼底　多数患者有视网膜黄斑区的改变,如中心窝反光消失,视网膜血管变细或视盘颞侧色淡。

6.视野　周边视野一般正常,有的患者可有不同程度的中心暗点。

7.视网膜电图　本病患者可有明视视网膜电图消失,但暗视视网膜电图一般正常。

8.视觉诱发电位　文献报道本病患者视觉诱发电位的初期反应消失或延迟。

9.暗适应曲线　初期曲线(锥体功能)多有改变,最终阈值(杆体功能)光多属正常。患者的暗适应较常人敏捷。

【诊断】

根据以上临床表现可以做出诊断。从病情是否发展,本综合征可以分成两类:①静止性锥体功能不良,病变为先天性,不发展;②进行性锥体功能不良,为后天性、选择性、进行性锥体功能不良。多数学者认为第二类可能为一新型的遗传性视网膜功能不全。亦有人称之为进行性锥体退行变性或进行性锥体营养不良。其临床表现与第一类基本相同,但有较好的固视能力,多无眼球震颤,既往视力和色觉功能正常,病变呈进行性。

【治疗】

本综合征为先天性、遗传性疾病,故无有效治疗方法,戴用有色眼镜减轻强光刺激,除可减轻畏光症状外,部分患者尚可稍微提高视力。

【预后】

视力障碍和缺陷终生存在,但无危及生命之虞。

第十一章　其他

第一节　C 综合征

C 综合征（C syndrome）又称 Opitz 三角头综合征，1969 年由 Opitz 首先报道，以患者头颅呈三角形伴心血管畸形为特征。

【病因】

本综合征系常染色体隐性遗传，有家族性，同一家庭中可有多名同胞患者，也有散发病例，男女两性均可罹患，发病率很少。

【临床表现】

本综合征有特殊面容，前额中央突出呈船头样，两颞侧凹陷，前颅窄，整个头颅呈三角形状。内眦赘皮、斜视。鼻短而宽，鼻孔上翻。上唇长、高腭弓、颌后缩、耳位低畸形且伴听力异常。胸骨隆突，两乳头间距宽。四肢短，肘、腕、指等关节错位或固定畸形，多指（趾）。可有肾畸形和严重智力障碍、隐睾。几乎全部患者均有心血管畸形，以动脉导管未闭为最常见。

【治疗】

本综合征尚无特殊治疗方法，仅可对症处理。

【预后】

预后常不佳，一半左右病例在出生后一年内死亡。

第二节　Mobius 综合征

Mobius 综合征（Mobius Syndrome）是由学者 Mobius 于 1888 年首先报道并命名的综合征，其发病率为 1/25 000，呈散发性，无性别差异。2%可有家族史。

诊断标准（2007 年，首届 Mobius 综合征学术会议制定）：①先天性；②单侧或双侧非进展性面神经麻痹和外展神经麻痹；③可伴有其他颅神经和（或）骨骼肌和神经元发育缺陷。

最低诊断标准（monimum diagnostic criterid，MDC）（2014 年，更新）：①先天性；②非进展性面神经麻痹和外展神经麻痹；③眼球垂直运动完全到位。

虽然 HOχB1 基因检查有助诊断，但无法将其作为确诊手段，进行重点基因检测，有助部分家长遗传咨询。

第三节　矮小综合征

矮小综合征（runt syndrome）即广义的 Runting 综合征又称消耗综合征、同种免疫病、同种异体基因病（allogenic disease），是以移植物抗宿主反应或类似细胞免疫反应为基础的疾病，伴组织损伤为主的一组征候群，临床上以皮疹、消化道症状、全血细胞减少、淋巴细胞增生，随后发生萎缩、感染、消耗性病变、出现自身抗体、生长发育停滞、身材矮小等为特征。

【病因】

受体在免疫相容状态下供体组织的淋巴细胞识别宿主组织产生抗宿主组织的抗体进而对宿主产生免疫损伤。也就是说正常人机体免疫功能完善时，则宿主自身淋巴细胞能识别移植物抗原，使供体组织被排斥掉,因此宿主本身损伤减少。倘若宿主免疫功能不全或低下时,则移植物就不仅不能被排斥掉,其中的淋巴细胞反而会移行到宿主淋巴组织中定居,并识别宿主抗原和产生幼稚化反应,形成致敏淋巴细胞以及产生抗体,反过来损伤或破坏宿主组织,从而出现脾脏肿大、皮疹、发育不良、消耗状态、体重减轻、毛发稀疏等,出现矮小综合征的一组症群。

【临床表现】

本综合征常见临床表现有:①体重减轻、生长停滞、全身消耗状态;②头发容易脱落,常呈毛发稀疏、皮疹;③口腔干燥、腹泻、消化道出血;④肝脾肿大、淋巴结肿大;⑤骨髓增生低下、全血细胞减少等。

【诊断】

一周前有大量输血史或同种异体组织移植史,或有自身免疫性疾病等基础疾病者出现上述临床症状、体征、血液和骨髓象变化等可诊断本征。有学者认为皮疹活检的典型病理表现有助于诊断。

本综合征可分狭意的 Runting 综合征、自身免疫性 Runting 综合征以及恶性淋巴瘤性 Runting 综合征三种类型。

【治疗】

(1)移植前用钴 ^{60} 25Gy 照射或用其他物理化学方法、生物学方法去掉供体组织中的免疫活性 T 细胞,可减少或减轻本征的发生、以及发病的严重程度。

(2)有人主张对免疫功能异常的患者需大量输血时,最好先将血液经钴 ^{60} 照射后再用,以防本综合征的发生。

(3)从移植当天开始氨甲蝶呤(MTX)10~12mg/($m^2 \cdot d$)连读 3 个月。

(4)若药源许可用环孢素 A(cyclosporin-A, CSA)100~150mg/($m^2 \cdot d$)替代 MTX 治疗效果较好。

【预后】

急性重症病例死亡率高达 85% 左右,若超过 3 个月,死亡率可明显降低,有些病例需长期以免疫抑制剂维持治疗才能维持生命。患者常合并肺炎或严重感染,可死于致命性感染。

第四节　伯-韦综合征

伯-韦综合征(Beckwith-Wiedemann syndrome)即突脐、巨舌、巨体综合征(exomphalos-macroglossia-gigantism syndrome),亦称 EMG 综合征、Wiedemann 氏 II 型综合征、Wilms 瘤和半身肥大综合征、Beckwith 综合征、新生儿低血糖巨内脏巨舌小头综合征(neonatal hypoglycemia-visceromegaly-macroglossia-microcephaly syndrome)等, 1963 年由 Beckwith 首先报告, Wiedemann1964 年进一步提出诊断意见并报告数例后改称 Beckwith- Wiedemannsyndrome,1970 年 Irving 建议称 EMG 综合征。

本综合征是一种少见的先天畸形,主要特征为脐膨出、巨舌和巨体。还可伴有其他畸形和异常,如低血糖、内脏肥大、半身肥大、小头、脐部异常、面部红斑痣、隐睾、阴蒂肥大、心脏畸形、巨肾、巨输尿管、巨眼球等,另与某些肿瘤有一定关系。为常染色体显性遗传,也可能为多基因遗传。1993 年国内宋家其、佘亚雄报告9 例。

【病因】

伯-韦综合征的病因不明,可能为常染色体单基因遗传性疾病,也有认为可能系多基因遗传。从该综合征有多发性畸形的特点,尤其有家族性发病倾向,故认为它是一种单基因遗传病。Wiedemann 认为该病是内丘脑下区某种释放因子所引起,也有人认为是内分泌异常所致,其表现有低血糖、放射免疫测定、胰岛素及生长激素明显增高等。胰腺病理检查可见胰岛 β 细胞增生,电镜示 β 细胞分泌颗粒增多。

【临床表现】

(1)脐膨出:为主要最突出的畸形,一般为巨型脐膨出,基底部宽度超过 6cm,内可含肝脏和/或小肠。

(2)巨舌:舌体充满口腔常将舌伸出口外,由于嘴并不增大故巨舌影响吸吮动作造成喂养困难,影响正常咬k,以致言语障碍、吐字不清等。

（3）巨体:患儿出生时躯体明显大于一般新生儿。巨体儿体重和身长与同龄小儿相比明显超过正常值,其巨体随年龄有继续增长之势。有的表现为生长发育亢进、半身肥大。

（4）低血糖:新生儿期即有低血糖,尤其是早产儿更明显,低血糖多数于生后24~48小时出现,甚至出生后几小时就发生。第一个月内频繁发作,严重者可出现抽搐、意识丧失,血糖大多在1.12mmol/L（20mg/dl）。国内一组资料血糖测值为1.2~4.4mmol/L（23~79mg/dl）平均为2.8mol/L（56mg/dl）。低血糖一般在生后3~4个月渐渐停止发作,手术者术后随访血糖已恢复正常。

（5）脐部其他异常:可有脐疝、脐带疝、腹直肌分离等。

（6）其他畸形:内脏肥大、巨肾、巨眼球、巨输尿管、心脏畸形、特发性心脏肥大、隐睾、阴蒂肥大、膈肌缺损、小头症、颜面中部发育不良、耳轮畸形、面部红斑、患儿面部火焰状母斑等,尤以额眉部血管痣多见。文献报道的9例患儿临床表现如表11-1所列。

表11-1　例伯韦综合征形和异常情况

畸形和异常	例数
巨舌	9
脐膨出	7
出生体重（>4kg）	7
（3.8~4kg）	2
低血糖	6
耳垂线状锯齿	5
出生身长（54~61cm）	4
额眉红斑痣	3
阴茎肥大	2
隐睾	2
脐疝	1
肠旋转不良	2
肾母细胞瘤	1

（7）与肿瘤的关系:本综合征有易罹患某些肿瘤的倾向。文献报告约10%的患者有Wilms瘤、肝母细胞瘤、肾母细胞瘤、性腺母细胞瘤、肾上腺癌等。另有报告伴有半身肥大表现者其合并肿瘤的可能性更大,约为25%~30%。

【诊断】

凡具有三大特征者（脐膨出、巨舌、巨体）即可诊断,而低血糖已列为本综合征的第四大症状,除低血糖的临床表现外应注意作血糖测定,以助诊断。Wiedemann认为若三大症状缺一项但伴有其他畸形或异常者仍可诊断为该综合征。

【治疗】

（1）低血糖是危及新生儿生命的主要病症,是治疗中应予首先重视的问题。及时补给10%葡萄糖液,必要时加用肾上腺皮质激素,不仅可使血糖升高且能使之维持稳定。并配合糖、牛奶等多次喂养,可减少低血糖的发作。一般须注意治疗3个月左右。

（2）出生6个月左右,可施行舌前部楔形切除术,以预防或减轻语言障碍的发生。

（3）脐膨出是危及患儿生命的第二大病症,需及时采用整形术。对中等大小脐膨出,缺损小于6cm,腹腔容量较大者可行一期修补术,尤应注意切口感染伤口裂开等。对于就诊较晚已没有手术条件者可采用保守治疗,加强抗生素应用和全身支持,局部禁用红汞。

（4）详细检查、定期随访,有发生腹部恶性肿瘤者,可视机体状况争取手术摘除,并加强术后长期随访。

【预后】

本综合征预后不良,多夭折于儿童期。

第五节 布-斯氏综合征

布-斯氏综合征(Bodian-Schwachman syndrome)系家族性有严重的慢性中性粒细胞减少和由于萎缩及脂肪置换所致的胰腺机能不全的一种综合征。本综合征汗液中电解质正常,无肺部疾患,由此可与囊性纤维性变鉴别。周围血象中性粒细胞数减少,偶有血小板减少及贫血。骨髓象示显著细胞少。有些病例 X 线示骨干骺端发育不全。最突出的症状与胰腺机能不全有关,引起吸收不庭腹泻、生长滞缓。对血液学的异常无有效疗法,应用胰酶可改善吸收不良。

第六节 成人早老综合征

成人早老综合征(adult progeria syndrome)又称 Werner 综合征,由 Werner 于 1904 年报告,其特征为白内障、硬皮样皮损和过早衰老。

【病因】

本综合征是一种常染色体隐性遗传性疾病。多见于血缘联姻的子代。其发生可能与垂体机能低下及甲状旁腺机能亢进有关,也有认为是肝脏对氢化考的松灭活功能降低所致。

最新研究提示早老综合征是一种核纤维蛋白病。由基因突变所致。致病基因包括 LMNA、LMNB、ZMPSTE24 等。典型儿童早老综合征为 LMNA 基因 c.1824c>T(p.C608G)杂合变异所致。非典型早老综合征则由 c.1579C>T(p.R527C)纯合变异引起。典型与非典型之间的表型临床上可有重叠。

【临床表现】

本综合征男女均可患病, 10~20 岁时出现白发,并有进行性脱发,至 40 岁时,全部头发均变斑白或成为秃头。鼻梁高耸,呈特有的鹰鼻、颜面、四肢皮肤萎缩,而显老人面貌。因皮肤萎缩和挛缩,使关节活动受到限制。四肢关节可发生关节炎,踝、膝、肘关节和脊椎小关节均可受累,足外侧缘、踝部、跟腱部位有溃疡且不易愈合。往往在 20~30 岁发生白内障,晶体混浊呈星芒状。偶伴有内分泌、代谢功能紊乱。

心血管损害:几乎 100%伴有心血管病变,呈广泛的动脉硬化、血管及瓣膜钙化。常有冠状动脉闭塞所致的心绞痛、心律失常和心肌梗死、主动脉钙化所致的主动脉瓣狭窄或关闭不全等心瓣膜改变,偶见主动脉狭窄,导致心脏扩大、心力衰竭。脑血管病变常导致脑血管意外,肾动脉、肠系膜动脉硬化、钙化和闭塞,常出现相应肾绞痛、肠系膜坏死、间歇性跛行。

【诊断】

(1)根据临床白内障、硬皮样皮损、过早衰老的表现及心血管损害等可予以诊断。

(2)基因检测。

【治疗】

本综合征以对症治疗为主,预防感染,预防外伤,注意发现和治疗可能出现的并发症。

临床已有使用法尼基转移酶抑制剂治疗的报告。该制剂针对该综合征异常早老素堆积为治疗目的,可使患儿获益,但无法逆转疾病的进展。

【预后】

本综合征患者寿命短于正常人,并于早期就出现多系统功能的衰退。

第七节 出血性休克与脑病综合征

出血性休克与脑病综合征(hemorrhagic shock and encephalopathy syndrome,HSES)是一个具有病情进展

快、临床表现凶险、病死率高、预后差等特点的一组综合征群,由 Levin 于 1983 年首先报告并提出命名的。

【病因】

HSES 的病因和发病机制至今未明确,经若干年来的研究可能因素有以下几个方面。

1. 体温调节功能尚未成熟 导致本综合征既往健康的婴儿可突然出现高热、过高热。过热势必导致肠道血流减少,黏膜屏障损害,可使肠内毒素进入血液循环。当体温超过 40℃ 时,体内某些酶即可变性而失活,故而导致脑病。

2. 感染 前驱的病毒感染在本综合征发病中起关键作用。与肠道病毒(轮状病毒,诺罗病毒等)、流感病毒、人类疱疹病毒(HHV-6)、呼吸道合胞病毒(RSV)等有关。

3. 细胞因子风暴,高细胞因子血症 机体在感染等某种因素的刺激下,免疫系统过分活跃,导致血液内多种细胞因子和趋化因子失调,免疫平衡被打破,大量的细胞因子激活并募集中性粒细胞,产生过强的炎症反应,从而使机体内皮细胞受损伤。血管通透性增加,致组织水肿,以及被释放的 NO 破坏线粒体功能造成细胞乏能、细胞水肿,产生全身炎症反应综合征(systemic inflammatory response syndrome, SIRS)相似的促炎症反应因子升高,造成肝肾功能损害、休克、DIC、脑病等全身多脏器功能衰竭。

4. 难以纠正的酸中毒 由于起病迅速,进展甚快,全身组织灌注不足,造成严重细胞缺氧,机体的剧烈应激反应和组织激活有氧酵解,使乳酸水平大为升高且清除能力下降,并难以纠正,而加重病情,高乳酸血症既是疾病的表现,又是病重的诱因。

5. 遗传因素 日本学者 Hirayama 等的归纳分析资料提示,HSES 患儿有半数基础疾病是血管畸形、21-三体综合征、小胖威力综合征。另有学者发现家族中有较高的猝死发生率而推测与遗传有相关性。

【临床表现】

1. 发热 突然急速出现的高热、超高热,常呈一过性高热。

2. 惊厥 惊厥多发生于疾病初期,一般于 2~4 天后缓解,有脑病者则存在癫痫持续状态。

3. 休克

(1)血压:收缩压低于(90mmHg)或在原有基础上降低,平均动脉压<(65mmHg)。

(2)皮肤花斑:组织灌注不良,皮肤出现花斑,毛细血管再充盈时间>2 秒。

(3)少尿:<1ml/(kg·h)。

4. 出血

(1)肉眼出血:呕血、便血、躯体瘀斑、穿刺部位出血等。

(2)隐性出血:血小板、血红蛋白进行性下降。

DIC ①血小板<50×10^9/L;②部分活化凝血酶原时间(APTT)延长 5 秒以上;③纤维蛋白原<1.5g/L;④纤维蛋白降解产物>20mg/L。

5. 腹泻 水样或蛋花样稀便,半数可伴有血便。

6. 肝肾功能损害 血转氨酶、肌酐、尿素氮、肌酸激酶等指标升高。

7. 高乳酸血症 乳酸性酸中毒,pH<7.25,血乳酸可>5mmol/L。

8. 脑病 意识障碍和癫痫持续状态。

9. 影像学表现 头颅 CT 示弥漫性脑水肿,不同时期 CT 或 MRI 可出现分水岭区域的缺血性改变。

10. 实验室检测 门冬氨酸氨基转移酶和丙氨酸氨基转移酶升高,血红蛋白,血小板降低。

【诊断】

虽然 1989 年 Levin,1992 年 Bacon 以及 1996 年 Jardine,分别提出过大同小异的诊断标准,但在学术界目前尚未形成共识,HSES 诊断尚无统一的诊断标准,目前仍以临床表现为主,并行排他性诊断,需除外明确的中枢神经系统感染、急性坏死性脑病、瑞氏综合征、中暑、脓毒症、中毒性休克、捂热综合征、登革热等。

归纳起来可简单地以"必备条件+非必需条件"作为诊断本病的要点,各条具体临床特点见【临床表现】栏,不另赘述。

1. 必备条件 ①三个必要临床表现:惊厥、脑病、休克;②"两高两低"的实验室检查结果。

2. 非必需条件　高热、腹泻、出血、酸中毒、肝肾功能损害的临床表现。

【治疗】

目前在尚无特效治疗方法的现状下，仍以对症治疗为主，包括呼吸循环支持、止惊纠酸、改善凝血功能障碍，肾脏替代和大剂量肾上腺皮质激素的应用等。

1. 抗休克，循环支持措施　最重要的治疗方法之一是循环支持，改善循环后方能纠正脑灌注不足，减轻脑部病变，并最大限度地降低神经系统后遗症。等张液扩容，目标是 6h 内中心静脉压（8~22mmHg），平均动脉压≥（65mmHg），尿量≥5ml/（kg·h）。用量首剂 20ml/kg 于 5 分钟内补入，休克未纠正则可再于 20ml/kg，于 10~15 分钟内静脉补入，但需警惕肺水肿的发生。若 2~3 次扩容尚未能纠正者考虑使用 5%白蛋白胶体液加血管活性药物。但应掌握初 1h 内扩容液总量控制在 60ml/kg 以内。扩容的同时尽早气管插管及加强心功能支持。待血容量（血压）稳定后，继续生理需要量、继续丢失量的维持补充。

2. 呼吸支持　气管插管、机械通气或无创正压通气和积极预防呼吸衰竭。选择无创正压通气应视患者神志清醒、血流动力学稳定时，并要求动脉血 pH 值在 7.25~7.30 之间，$PaCO_2$>（45mmHg），使用 2h 后症状若无改善，改用有创机械通气。

3. 止惊纠酸　立即控制惊厥，积极纠正酸中毒。惊厥时增加氧耗，还会加重脑缺氧、脑水肿和酸中毒，应予立即有效控制，做到"药到惊止"。常用氯硝地泮、苯巴比妥等。高热患儿体温调节功能不良者可采用低温和亚低温疗法。积极的纠酸措施有 5%$NaHCO_3$ 药物使用、早期氧疗和血液净化。

4. 改善凝血功能障碍　DIC 早期，血液处于高凝状态时以肝素抗凝，适宜剂量的肝素或低分子肝素，以 APTT 延长 1.2~2.0 倍为度。

出现活动性出血时则禁用肝素，应使用血小板悬液、冷冻血浆、纤维蛋白原等血液制品替代治疗。

5. 肾脏替代疗法　清除部分炎症因子。

重症患儿易伴多脏器功能衰竭，可通过透析或滤过以清除血液中异常增高的炎症因子，可以达到减轻炎症反应，防治多脏器功能衰竭。

6. 糖皮质激素控制全身炎症反应　早期应用糖皮质激素可改善 HSES 的预后，不仅可抑制细胞因子所致全身炎症反应，抗休克，减轻脑水肿，降低颅内压。制剂选择，清除脑水肿降低颅内压以地塞米松为好，抗感染作用则以甲基泼尼松龙最佳。

【预后】

HSES 发病突然，进展迅速，危险性高，不及时有效处理可致短期内死亡，不仅死亡率高，存活者后遗症亦严重。

总体预后不佳，尤其难以纠正的酸中毒，国内外研究结果均提示乳酸清除率下降和血乳酸水平升高是危重患儿死亡危险因素，往往预后不佳。

若能提高对 HSES 的认识，尤其对拟诊为休克和脓毒症的患儿，需尽早做 HSES 筛查，以期甄别出轻症患者。及早诊断及时有效的治疗措施可提高患儿救治的成功率，减少死亡和严重后遗症。

第八节　低热综合征

低热综合征（Low fever syndrome）即慢性非特异性淋巴细胞增多症（chronic idiopathic lymphocytosis），又称慢性非特异性感染淋巴细胞增多症。本综合征以长期低热和淋巴细胞增多为主要特征，发热年龄以 5~6 岁为最多，低热多发生在上呼吸道感染之后，体温波动在 37.5℃左右，极少超过 38.5℃，乳婴儿可间断出现高热，除发热外，有厌食、苍白、烦躁、倦怠无力等自主神经功能紊乱症状，亦有诉腹痛，多位于脐周围，体检主要发现是咽部充血，有扁桃体肥大，鼻咽部常有分泌物，颈部淋巴结轻度肿大，婴幼儿脾脏亦可增大，白细胞总数多在 8×10^9~18×10^9/L（8 000~18 000mm³）之间，淋巴细胞占 0.6~0.8（60%~80%），涂片以成熟小淋巴细胞为主，偶见具有胞质嗜碱性较深，核偏一侧的较大的淋巴细胞，红细胞与血小板形态及计数均属正常，此种血象变化可持续半年或一年以上。本综合征应与传染性淋巴细胞增多症、传染性单核细胞增多症、淋巴细胞性白血病等进行鉴别。治疗主要为针对呼吸道感染,应用抗生素并不能使低热消退,若有扁桃体肥大,切除后不少患儿体温可下降,肾上腺皮质激素也有一定的疗效,除非体温过高,一般不用解热剂。

【预后】

本综合征预后较好,多数患儿能自然痊愈。

第九节　淀粉样变性综合征

淀粉样变性综合征(Muckle Wells syndrome)又称 Muckle Wells 综合征,是淀粉样蛋白沉着于多种组织器官引起各脏器功能障碍的一种少见病。这种淀粉样蛋白与碘接触时发生棕色反应,像淀粉一样,因此命名。小儿也有此种综合征,但比成人少见。

【病因】

本综合征病因尚不明,有报道认为与免疫机制有关,即继发者可能与变态反应有关。原发病例有发病家族史,为显性或隐性遗传病。本综合征根据有无原发性疾病或者淀粉样物质沉着的部位分为以下几类。

1.原发性淀粉样变性　主要侵犯脏器的顺序为心、消化道、舌、脾、肝、肾、肺。

2.继发性淀粉样变性　常继发于各种慢性感染性疾病和结缔组织疾病及代谢性疾病(糖尿病)等。主要侵犯脏器的顺序为:肾、脾、肾上腺、肝、淋巴结、胰腺等。

3.遗传性家族性淀粉样变性　由于遗传性家族性原因而发生淀粉样变性,其中最常见的是家族性地中海热(familial Mediterranean fever)。

4.局限性淀粉样变性　淀粉样物质局限性沉着在鼻咽部、下呼吸道、皮肤等部位。

本节主要述及肾淀粉样变性。

【临床表现】

(1)蛋白尿:实际上在蛋白尿出现之前,已能从组织中检查出淀粉样物质,尿蛋白几乎都是白蛋白、血清球蛋白增加。尿中球蛋白增多,而且常常是本-周氏蛋白, 24 小时尿蛋白量亦可达 20~30g。而且小球损害的程度和尿蛋白量之间无关。即使少量的淀粉样物质沉积在肾小球,相反地亦能见到肾功能高度障碍时的蛋白尿,因此呈现肾病综合征的发病率也高。

(2)血清蛋白电泳中 γ 球蛋白正常,原发性淀粉样变性 M 蛋白(单克隆性免疫球蛋白)高。

(3)血浆纤维蛋白原增加引起肾静脉血栓,尿蛋白增多,亦有导致肾功能不全,约 30%的肾静脉血栓由本综合征引起。

(4)淀粉样物质沉着在交感神经节和肾上腺可引起直立性低血压,沉着在近端肾小管引起 Fanconi 征候群,沉着在远端肾小管引起高钾性肾小管酸中毒,沉着在髓质可引起肾性尿崩症。

(5)最近统计 20%~60%肾淀粉样变性患者可有高血压,患者常因衰弱和慢性感染而早期死亡。

【诊断】

(1)根据肾活检作病理检查,标本以刚果红染色,一般光学显微镜足以明确诊断。

(2)在易引起继发性肾淀粉样变性的疾病中,出现蛋白尿、原因不明的肾功能不全、心功能不全、末梢神经障碍以及发病率不高的肾小管酸中毒、肾性尿崩症、肝脾肿大、小肠吸收不良、巨舌以及角膜晶体异常引起的视力障碍等情况下应疑及本病。

(3)以肾病综合征表现,而血浆蛋白电泳中的 γ 球蛋白>20%时亦要疑及本综合征。

(4)家族性因素及地理环境因素亦必须考虑,有必要时应询问家族史。

【治疗】

1.对症疗法　呈肾病综合征表现时,可予以利尿剂,高蛋白饮食。合并肾静脉血栓时,应避免血容量的减少和脱水。肾上腺皮质激素的效果有待证明,其副作用和并发症亦需考虑,但是作为治疗本综合征原发疾患,肾移植前的处置及合并肾上腺皮质功能不全时仍应给予。当出现肾功能不全时,按一般肾功能不全的疗法进行治疗。

2. 人工透析及肾移植　出现肾功能不全患者可考虑用此方法,可提高患者的生存率。

3. 特殊疗法　对家族性地中海热可用秋水仙碱较长期(2~3年)预防性治疗,可以降低其发作次数,每日1.2~1.8mg/kg,分2~3次静脉缓慢滴注,可用25%葡萄糖或生理盐水40ml稀释。发作次数减少后还要继续给药,每日维持量为0.6mg。由于本药除了可引起短暂腹泻外,还可使常染色体畸变,精子缺乏,骨髓抑制及精神抑郁症,故应慎用。本疗法只用于活动量显著受限的病儿。此外用二甲亚枫(Dimethyl-sulfoxide)治疗已有取得临床症状及肾功能改善的报道。

【预后】

本综合征预后不良,有待新疗法对预后有所改观。

第十节　儿童复苏后综合征

儿童复苏后综合征(post-resuscitation syndrome)即心脏停搏后综合征(post-resuscitation syndrome),又称心脏复苏后器官功能障碍综合征(post resuscitation multiple organ dysfunction syndrome)。20世纪70年代,Negovsky发现心脏停搏和心肺复苏(cardiopulmonary resuscitation,CPR)后可导致全身缺血和再灌注,并产生独有的病理生理改变,后由他将其命名为复苏后疾病(postresuscitation disease),即患儿在心脏停搏后自主循环恢复时出现的继发性、更为复杂并涉及多脏器的病理阶段。后来被学术界命名为复苏后综合征。

【病因】

其病因大致可归纳为以下几方面。

(1)心脏停搏致脑损害(post-cardiac arrest brain injury,PBI),以及发热、高血糖、低氧血症、高碳酸血症、和惊厥致使PBI加重。

(2)心脏停搏后心肌功能障碍。

(3)全身缺血再灌注损伤。

(4)尚未解决的原发性引起心脏停搏的原发病。

(5)未明因素。

【临床表现】

1. 脑功能障碍　临床表现为昏迷、惊厥、肌阵挛、运动障碍、视觉障碍(失明、视网膜病等)、不同程度的认知障碍,严重者持续植物状态甚至脑死亡。文献报道,超过44%的CPR患者可被成功复苏,这些存活者中仅不足20%不伴脑功能的障碍而80%以上不过是"技术性存活",带病生存,生活质量极低。

2. 循环功能障碍　主要表现为全心可逆性低动力状态,心跳骤停后一段时间的血流动力学不稳定在自主心跳后24~48小时最为严重。主要表现为心动过速、低血压、心脏射血分数降低、左室舒张末期压力增高、心排血量下降、舒张期功能障碍。随机体失代偿逐渐出现意识模糊、呼吸急促、面色苍白或青灰、脉搏细速、心音低顿、血压明显降低、尿少、肢体末端苍白厥冷、毛细血管充盈时间明显延长等。

3. 肺损伤　复苏后脏器损伤严重及发生率先后排位是脑、心、肺、肾。肺损伤虽然占第三位,但呼吸衰竭是全身缺血再灌注损伤的一部份。临床表现主要是肺水肿、ARDS等一系列表现。65%患儿有肺部CT影像学异常、包括斑片或大片高密度影、毛玻璃影、肺透亮度减低、肺血管模糊、肺实变、胸腔积液等。

4. 急性肾损伤　急性肾损伤是复苏后综合征的表现之一。目前尚缺乏儿童方面肾受损的详细资料。

成人急性肾损伤(AKI)不同程度阶段的英文字母开头组合为RIFLE:①R,危险(risk);②I,损伤(injury);③F,衰竭(failure);④L,肾功能丧失(loss of kidney function);⑤E,终末期肾病(end stage renal disease)。前3项为病情程度分期,后2项为预后分期。损伤机制为线粒体能量合成障碍、钙超载、自由基反应、内皮激活、全身炎症反应、细胞坏死和凋亡。

临床主要表现尿量减少和血肌酐升高。病理特征为急性肾小管坏死,表现为近端小管刷状缘丢失和消失,远端小管管型形成,对低氧相对耐受的远端肾段,以凋亡为主而缺血敏感的肾段以细胞坏死为主。

【治疗】

（一）PBI 的治疗

PBI 治疗着重于逆转心脏停搏后的病理生理表现，其治疗既有突出的时间特点，更需治疗方案的个体化。目前尚无足够证据推荐使用任何神经系统保护药物来降低 PBI 的发生。原则上应采取下列综合治疗措施。

1. 心肺复苏　由于脑对缺血（缺氧）耐受差，再灌注后易损性增加，所以应尽早积极有效地 CRP 是防治 PBI 的重要措施。非心源性因素的心脏停搏院外急救传统的 CRP（包括心脏按压、人工呼吸）是复苏的必要手段。心源性的心脏停搏则功效有限。

2. 入住 ICU 并严密监护　及时入住 ICU 病房并实施普通重症监护、血流动力学监测（心超、心输出量测定）以及脑功能监测（脑电图、头颅 CT/MRI）等。

普通重症监护包括心电监护、经皮氧饱和度、动脉血气、中心静脉压、体温、尿量、血糖、电解质、血乳酸、血常规、胸部 X 线平片等最基本的项目。

3. 维持血流动力血稳定，控制和调整颅内高压　密切观察监测血流动力学参数通过输液、缩血管药升压药等以求血流动力学稳定。达到足够尿量[1ml/（kg·h）]则为较理想平均动脉压水平。积极防治颅内高压，除药物外甚至可考虑外科减压方法等。如能及时控制和调整颅内压，则有利于改善预后。

4. 控制再氧合　Koster RW 等于 2010 年曾提出“控制再氧合”的一种技术，为改善神经系统预后在 CPR 的开始阶段应尽快监测氧饱和度，使动脉血氧饱和度维持在 0.94~0.98，据此调节吸入氧浓度的技术称之谓<控制再氧合>。许多证据显示再灌注阶段如果吸入过多的氧，可产生自由基和损害线粒体反而加重神经元损害。所以已有很多学者，不再支持复苏时的高氧治疗。

5. 控制高血糖　心脏停搏者自主循环恢复后、血糖水平应控制在≤10mmol/L（180mg/dl），复苏后高血糖与神经系统损害之间控制高血糖的同时要避免发生低血糖。也就是需作双相调节，两者兼顾。

6. 亚低温疗法　鉴于低温治疗对新生儿中重度窒息所致的 HIE 有肯定疗效以及低温可改善室颤致心跳呼吸骤停患者的预后的研究结果而提出对本综合征的亚低温治疗方案。体温降低 1℃脑代谢率降低 6%，并可减少兴奋性氨基酸和自由基的释放、阻断细胞内 Ca 离子和谷氨酸的增加，减轻炎症反应。

所谓亚低温是指将体温维持在 32~34℃之间，维持时间一般 12~24 小时。该疗法可分为诱导、维持、复温三部分。

给患者注射温度为 4℃的生理盐水 30ml/kg，亦可用林格氏液或哈特曼溶液，核心温度可降低 1.5℃。可辅以冰袋、湿毛巾，采用冰垫、冰毯、血管内热交换器等措施来诱导亚低温，诱导期需使用神经肌肉阻断剂，镇静剂，或镁制剂舒张血管等以防止出现寒颤。

儿童使用亚低温疗法，需审慎其利和弊（以输出量降低、心律失常、凝血障碍、低磷血症、血小板减少、胰腺炎、感染等）。目前虽尚乏循证医学证据该疗法对复苏后的积极作用。但已证实具安全性和可能改善预后的临床效果，美国 2010 年心脏协会制订的心肺复苏指南指出：对复苏后持续昏迷的儿童可用低温治疗（32~34℃）。

7. 适当镇静，减少震颤，防治惊厥发作　可选择的药物有苯二氮卓类、苯巴比妥、苯妥英钠、丙戊酸钠等。依托米酯、安泰酮等麻醉剂无有效保护作用且不良反应多，一般不宜使用。

（二）循环功能障碍的治疗

1. 进入 PICU 重症监护　具体措施同前，着重基础监测、血流动力学和脑监测。

2. 血流动力学优化策略和措施　优化的关键在于尽早启动重症监测和目标导向治疗。临床需监测的重点和目标值尚乏前瞻性研究证实。目前可参照脓毒症参数、普遍建议为：血红蛋白 90~100g/L，尿量不低于 1ml/（kg·h），中心静脉压（8~12mmHg），平均动脉压在 65mm 以上，混合静脉血氧饱和度（SrO₂）>0.70。尚需考虑不同年龄血流动力学参数值以及造成心跳骤停的不是脓毒症，而是潜在的心肺本身因素，酌情调整参数以达到优化目标。

3. 循环支持　必要的循环支持和抗心律失常措施。

（1）扩充血容量：低血压的治疗一线干预方法是静脉输液（晶体和胶体）以改善右心充盈压,补液量需参照 CVP、血流动力学参数、原发病、治疗反应等综合考虑,制定方案时对心源性引起者补液是和速度更要慎重些。

（2）血管活性药物的应用：包括正性肌力药、缩血管药和减轻心脏后负荷的药物等。在扩容后仍无法达到血流动力学治疗目标者就需考虑使用。

儿童常用品种是多巴胺和多巴酚丁胺。前者有剂量依赖性作用,通常用到 $5\mu g/(kg \cdot min)$ 以上,该药以心脏 β_1 受体兴奋作用为主,可增加心脏收缩力。当剂量增大时则可兴奋外周血管 α 受体使血管收缩增加血管阻力。而多巴酚丁胺则以心脏正性肌力作用为主。

对多巴胺抵抗时则考虑肾上腺素或去甲肾上腺素以维持心排量和血压。

米力农等正性肌力药兼有扩血管作用,对心源性休克者效果较好,尤其是对儿茶酚胺效果不佳者。

硝普钠对外周阻力明显增加的低心排患者与正性肌力药联合应用可提高心排血量。

（3）抗心律失常措施包括正常电解质浓度和标准抗心律失常药物。对与"折返"有关的快速异位心律失常,如房颤、房扑、室上速、室速等在药物治疗无效而出现血流动力学障碍时可考虑电复律治疗。

（4）体外生命支持,在上述扩容和血管活性药物等治疗都未能使器官灌注和血压恢复正常时,则应考虑机械循环辅助装置以改善生存率。儿童较多使用的是体外膜肺（ECOM）。比较有推荐价值可改善心肌灌注的支持手段是主动脉内环囊反搏技术,在成人已有较多应用和成功经验。

在此基础上值得进一步研究和探讨对儿童患者的适应性、可操作性及应用技术的改进。

（三）肺损伤的治疗

在全身一系列常规治疗外,肺损伤的治疗主要采取肺保护策略,包括机械通氧,保证器官、组织供氧。循环恢复后严格限制液体入量,必要时血滤、营养支持等。

（1）机械通气早期（复苏后 100min 内）应用 ECMO 可支持并替代部分心肺功能,改善组织灌注和微循环,从而减轻脏器损伤。

（2）床旁血液滤过：可及时清除过多水分,减轻肺间质和肺泡水肿,有利内环境稳定,改善氧合。该疗法还可减缓炎症性肺损伤,可有效清除心肌抑制因子,炎性介质等物质。

（3）严格控制液量

（4）适度营养支持：热量在日需要量的 50%~65%,蛋白质 $1g/(kg \cdot d)$。可用含 ω-3 脂肪酸以及抗氧化剂的肠内营养配方。因肺损伤早期以分解代谢为主,故应避免过度营养。

（四）急性肾损伤的治疗

急性肾损伤的预防和治疗应贯穿在心肺复苏后的整个治疗过程中,预防应列为首要,应最大限度地避免致肾损害的各种因素,必需严密监测内环境和肾功能。

1.输液和升压　充分液体有保护肾脏的作用,但休克状态复苏时并不宜过于在意液体正平衡,适当的白蛋白有利于全身各脏器包括肾脏。

提升血压并使之相对稳定,会有利于肾血灌注有效地预防肾损害,但目前尚无足够证据证实有保护肾脏的血管活性药物,纠正血流动力学和氧合指标显得尤为重要。

2.扩血管药和利尿剂　扩血管药低剂量多巴胺的应用,对防治早期肾损害并无任何益处。非诺多潘和心房利钠肽在成人尚不建议使用,何况是儿童。利尿剂是否有助于 AKI 的预防尚不确定,避免使用肾毒性药物、氨基糖甙类和二性霉素等药物禁用外,对所有救治过程中的用药都应取审慎态度以避免药物对肾的损害。

3.其他　围产期窒息的 AKI 高危新生儿可使用单剂量茶碱。不推荐使用人重组胰岛素样生长因子防治 AKI。

4.控制营养和血糖　危重患儿的营养故然重要,但必须合理摄入,既要保证机体基本需要又要减轻肾脏负担。不同年龄段最大能量和蛋白质摄入应控制在以下范围：

热量控制<1 岁 $222kJ/(kg \cdot d)$,1~13 岁 $130kJ/(kg \cdot d)$;>13 岁 $88kJ/(kg \cdot d)$。蛋白质摄入上述三个年龄

段分别控制在 2.4g/（kg·d）、1.9g/（kg·d）、1.3g/（kg·d）。

血糖控制的目标值为 6.1~8.3mmol/L。

5. 肾替代治疗

心跳骤停后 AKI 的肾替代治疗与其他危重病相同，其使用尚无确切指征，更不能仅以肌酐和尿素氮为证据。

【预后】

本病死亡率很高，存活者约 80% 仅能带病生存，生活质量很差。

目前尚无单一指标来判断复苏后综合征（PRS）患者的预后，需根据临床、影像学实验室检查及治疗效果来综合判定。

改善预后的关键治疗是尽早开始 CPR 缩短 ROSC 和心跳骤停的时间以及积极处理，统筹兼顾各系统脏器复苏后的功能恢复，维护内环境稳定，防治继发感染和 MODS 的发生。

另外对神经系统后遗症及早干预和康复治疗，以提高存活量患儿的生活质量。

第十一节　儿童畸形综合征

儿童畸形综合征（child abnormalities syndrome）是一大组综合征的总称，症候群包括易伴发肥厚型心肌病（HCM）的有 Noonan 综合征（Noonan syndrome, NS）、Noonan 伴毛发松动、Noonan 综合征样障碍、LEOPARD 综合征（LEOPARD syndrome, LS）、Costello 综合征（Costell Syndrome, CS）、Beckwith-wiedemann 综合征（BWS）、Carclio-facio-cutaneous 综合征（Carclio-facio-cutaneous Syndrome, CFCS）、Friedreich 共济失调（Friedreich ataxia, FA）、RAS 病（RA-Sopathies）、Swyer 综合征等。畸形综合征表现为多系统、多器官的结构和（或）功能异常的症候群。绝大多数伴心血管异常。

【病因】

RAS 病为常染色体显性遗传。同一基因突变可有不同临床表现。NS 为 PTPN11 基因突变所致，亦发现 3RAF1、KRAS 等致病基因新生突变。LS 约 90% 由 PTPN11 基因突变所致，突变位点 P.Tyr279Cys 和 P.Thr468Met 两处突变最为常见。

CS 由原癌基因 HRAS 杂合突变所致。

FA 是位于 9 号染色体长臂（9q13-12.2）FXN 基因，非编码区 GAA 三联密码子重复扩展突变所致的常染色体隐性遗传综合征。

CFC75% 为 BRAF 杂合基因突变所致，还有相关致病基因 MAP2K1、MAP2K2 和 KRAS 等。

【临床表现】

畸形综合征临床表现（表 11-2）。相关心血管系统表现（表 11-3）。易伴发 HCM 的儿童畸形综合征的相关基因（表 11-4）。

表 11-2　畸形综合征相关心血管系统表现

疾病/表型	心血管系统表现及发病率
NS	80%以上合并心血管畸形：HCM（20%）、肺动脉瓣狭窄（50%~62%）、房间隔缺损（6%~10%）和心电图异常（50%）。RAF1 及 Rr1 基因突变携带者 HCM 发生率分别可高达 85% 与 70%。
LS（NS 伴多发性雀斑）	HCM（约 80%）、心电图异常（73%）、瓣膜异常（50%）、肺动脉狭窄（约 23%）、冠状动脉异常（15%）
NS 伴毛发松动	约 80% 合并心血管疾病：肥厚型心肌病（27%）、肺动脉瓣狭窄（39%）、二尖瓣发育不良（31%）、室间隔缺损（42%）
NS 样障碍	少数合并心血管疾病，包括心肌病、心律失常、主动脉或二尖瓣异常，具体发病率不详
CS	HCM（约 60%）先天性心脏病（约 44%）、肺动脉瓣狭窄（约 22%）和窦性心动过速（48%）
CFC	75% 合并心血管疾病：HCM（约 40%）、肺动脉瓣狭窄（约 45%）、室间隔缺损、瓣膜异常、心律失常、主动脉扩张
NF1	27% 合并心血管畸形：肥厚型心肌病、肺动脉瓣狭窄、肺动脉分支狭窄、房间隔缺损、室间隔缺损、主动脉缩窄，发病率不详
FA	HCM（约 40%）、室上性心动过速（房性心动过速、心房扑动、房室折返性心动过速）
BWS	66% 合并心血管畸形：心肌肥厚多见，但 HCM 罕见、室间隔缺损（常见）、房间隔缺损、动脉导管未闭、法洛四联症、左心发育不全、肺动脉狭窄、主动脉缩窄
Swyer 综合征	可见 HCM，心房颤动，发病率不详

注：NS 为 Noonan 综合征；LS 为 LEOPARD 综合征；CS 为 Costello 综合征；CFC 为 Cardio-facio-cutaneous 综合征；NF1 为多发性神经纤维瘤 1 型；FA 为 Friedreich 共济失调；BWS 为 Beckwith-Wiedemann 综合征；HCM 为肥厚型心肌病

表 11-3 畸形综合征心外临床表现

疾病/表型	临床表现
NS	头围大、独特的面部特征(脸小、前额高、眼距增宽伴突眼、内眦赘皮、上睑下垂、鼻梁低平、耳位低等)、身材矮小、脊柱侧弯、轻度发育认知障碍、蹼颈、隐睾、漏斗胸、骨髓增生性疾病
LS(NS伴多发性雀斑)	多发性雀斑眼距过宽、心电图传导异常、肺动脉狭窄、生殖器异常、生长发育迟缓感音神经性耳聋
NS伴毛发松动	头围大、身材矮小、生长激素缺乏、毛发纤细、稀疏、易脱落、轻度认知障碍
NS样障碍	NS样面部特征、色素沉着过度、小头畸形、发育迟缓、白血病(10%~20%)
CS	严重喂养困难、面部特征明显、鸡胸、手掌角化、智力障碍、癫痫低血糖、生长激素缺乏、甲状腺功能减退、肌张力减低、身材矮小、恶性肿瘤高风险(0%~15%)
CFC	喂养困难、面部特征明显、痣和掌跖角化病等皮肤异常、严重智力障碍、癫痫
NF1	多发牛奶咖啡斑、神经纤维瘤、身材矮小、头围大、虹膜色素缺陷瘤
FA	进行性躯干及四肢共济失调、膝踝反射消失、构音障碍、锥体束征、四肢无力、脊柱侧凸、弓形足、肥厚性心肌病、视神经萎缩、糖尿病
BWS	明确的家族史、巨大儿、巨舌、脐疝、内脏肥大、胚胎类肿瘤、偏身肥大、肾上腺皮质增生、肾脏结构异常、腭裂
Swyer综合征	子宫发育小,呈幼稚型改变,双侧性腺为条索状组织,部分患者性腺一侧为条索状物,对侧为发育不全的睾丸或双侧皆为发育不全睾丸,可伴有生殖腺肿瘤

注:NS为Noonan综合征;LS为LEOPARD综合征;CS为Costello综合征;CFC为Cardio-facio-cutaneous综合征;NF1为多发性神经纤维瘤1型;FA为Friedreich共济失调;BWS为Beckwith-Wiedemann综合征;HCM为肥厚型心肌病

表 11-4 易伴发HCM的儿童畸形综合征的相关基因

疾病/表型	相关基因	遗传方式	发病率
NS	PTPN11、SOS1、RAF1、RIT1、KRAS、NRAS、BRAF、RRAS	AD	1/10 000~1/2 500
LS(NS伴多发性雀斑)	PTPN11、RAF1、BRAF	AD	不详
NS伴毛发松动	SHOC2	AD	不详,罕见
NS样障碍	CBL	AD	不详,罕见
CS	HRAS	AF	1/230 000~1/300 000
CFC	BRAF、MAP2K1、MAP2A2、KRAS	AD	不详,日本约为1/810 000
NF1	NF1	AD	1/3000
FA	FXN	AR	白种人约为1/50 000
BWS	IGF2、H19、KCNQ1、KCNQ1OT1、CDKN1G	AD	1/13 700
Swyer综合征	SRY	AD/XR	1/100 000

注:NS为Noonan综合征;LS为LEOPARD综合征;CS为Costello综合征;CFC为Cardio-facio-cutaneous综合征;NF1为多发性神经纤维瘤1型;FA为Friedreich共济失调;BWS为Beckwith-Wiedemann综合征;AD为常染色体显性遗传;AR为常染色体隐性遗传;XR为X染色体连锁隐性遗传

【诊断】

(1)临床表现。

(2)临床相关心血管系统的表现。

(3)心电图:肥厚性心肌病,可具有高度特异性的病理性Q波和复极化异常。

(4)超声心动图:是伴发HCM诊断的金标准。左心室壁厚度增加超过同龄、同性别和同体表面积儿童左心室壁厚度平均值加2个标准差(Z值>2)并排除引起心脏负荷增加的其他疾病。

(5)基因检测:二代测序。目前临床一般选择包括畸形综合征相关基因在内的涵盖与基因性HCM相关的所有基因进行panel综合检测。至于医学外显子组测序、线粒体基因组检测、全基因组筛查则用来科研和发现新的致病位点。

【治疗】

1.对症处理 RAS病、Swyer综合征,BWS,尚无特殊治疗,仅有对症处理。

2.LS 已有动物模型显示mTRO制剂雷帕霉素可逆转LS心脏缺陷。

3.FA 早期应用艾地苯醌可改善心肌肥厚和小脑共济失调。

上述药物均通过调节致病基因作用通路来达到治疗目的。给畸形综合征提供了靶向治疗的方向。

4.HCM 畸形综合征伴发的HCM着重预防病死率、抗心律失常、改善心室舒张功能,缓解症状和解除梗阻等。

5.外科治疗　纠正二尖瓣收缩期前向运动,解除左室流出道梗阻,以缓解临床症状。

6.双腔起搏器和经皮室间隔化学消融　已有很大进步,对儿童的治疗尚缺乏经验。

7.并发症的处置　有先心的患儿房室缺、肺动脉瓣狭窄,根据有无手术指征进行相应干预,心律失常者选用胺碘酮。听力异常者,人工耳蜗植入。CS 患儿甲减、生长激素缺乏、低血糖等内分泌异常可相应治疗。

【预后】

确定畸形综合征的致病基因,研究发现可能有效的治疗方法,对预后是至关重要的。

第十二节　非内脂性网状内皮增殖综合征

非内脂性网状内皮增殖综合征(hand-schuller-christian syndrome)即韩-薛-柯氏综合征,又称黄脂瘤、黄瘤性肉芽肿、网状内皮肉芽肿、类脂质性肉芽肿、尿崩症-突眼-成骨不全综合征、组织细胞增生症 X、Schuller-Christian 综合征、Christian 综合征等。1893 年 Hand 首先报道一颅骨缺损、眼球突出和尿崩症三联征的病人,1911 年 Christian,1915 年 Schuller 相继综述了此疾病的临床表现和病理改变,即被称以三氏姓氏命名为韩-薛-柯氏综合征。

【病因】

本综合征为组织细胞增生症 X(Histiocytosis X)的一种类型,以往称网状内皮细胞增生症,是一组原因不明、病理上分化较好的组织细胞增生为共同点的疾病。可能与脂肪及类脂质代谢紊乱以及原因不明的感染有关。有人认为本病是属于勒-雪氏病和骨嗜酸细胞肉芽肿之间的过渡型疾病。最近有报道本病患者 T 淋巴细胞组胺 H2 受体缺乏,应用小牛胸腺提取液注射后,成功地使患儿恢复,认为可能系 T 抑制淋巴细胞缺陷所致。

【临床表现】

（1）颅骨缺损出现最早,亦最为常见,可单发或多发,颅骨病变处,初起头皮表面呈包状凸起,硬而有轻压痛,当病变蚀穿颅骨外板后,肿物变软,触之有波动感,常可触及颅骨边缘,此时压痛已不明显,偶见破裂者易误诊为脓肿,此后肿物逐渐吸收,缺损大者可触及脑,并随脉搏跳动。X 线检查可见呈地图样缺损,面骨以下颌骨受累较多见,其他如骨盆、肱、股、肩胛、肋、脊椎等骨也相继发生缺损。

（2）约 1/3 病人出现眼球突出,常发生于两侧,但一侧较为明显,由于眶骨受累,侵犯眶后脂肪组织所致。

（3）有半数病人表现有烦渴、多饮、多尿、生长发育障碍,多因垂体后叶,视丘下部发生浸润性病变时,或因蝶鞍破坏压迫垂体所致。

以上三联征不一定同时出现,或在病程中只见其中之一或二,尤其是早期病例更是如此。

（4）发热,肝脾淋巴结肿大,贫血程度一般较轻。

（5）皮肤可见散在的黄色斑丘疹或出血性丘疹,头皮上有时见黄色痂皮。

（6）肺部受累时可有咳嗽、气喘等呼吸道症状,肺野可见纤维化网状阴影。

【诊断】

如有骨质缺损,特别是颅骨缺损伴突眼症、尿崩症,结合 X 线检查则诊断不难,但多数病例,尤其是早期并不具备有典型症状,如遇迁延不愈的中耳炎、头部包块、皮疹等症状时,应考虑到本病的可能性,需早期做骨髓检查,皮疹和淋巴结活体组织检查,如组织内皮细胞增生并可见到泡沫细胞时可确诊。

【治疗】

目前尚无有效方法,有少数可自然缓解甚至自愈。饮食方面可采用低脂与低胆固醇,有尿崩症者可用垂体后叶素治疗,可改善症状,或应用鞣酸加压素油剂,婴儿 3~5U,年长儿 10U,每日或隔日一次,肌内注射。近年来采用肾上腺皮质激素,多种抗癌药物,放射及抗生素治疗。激素能改善症状,对发热、全身症状、皮疹、淋巴结肿大、肺病变及血小板减少之出血等可能暂时缓解,抗癌药物中的氮芥、6 巯基嘌呤、氨甲喋呤、长春新碱、环磷酰胺及柔毛霉素等单独或与激素联合治疗有一定疗效,放射治疗可以阻止病灶扩散,促使病变纤维化,适用于局部治疗,剂量为 103.2~154.8mC/kg(400~600 伦琴),一般骨骼缺损需 3~4 月后修复,出现尿崩的患儿,早期应用头部放疗,可使症状减轻或完全消失,尿崩时间较久的患者,放射治疗虽可使局部病变消失,但尿崩持续;抗生素对控制继发感染、减轻症状、减少并发症有一定意义,而对本病的基本病变作用不大。

【预后】

本综合征经多种治疗预后已大为改善,但起病年龄越小,受侵器官越多,病程进展快且严重,预后越差,有内脏损害和神经系统损害者预示着暴发性的经过,病死率约 50%,多在发病后 2~3 年内死亡。著者医治的一例已存活 20 年,仍健在,近十余年已失访。

第十三节　挤压综合征

挤压综合征(rush syndrome)又称挤压性肾衰综合征、外伤性无尿综合征、外伤性肌红白尿急性肾衰综合征、Bywaters 综合征;损伤后急性肾小管变性肾病;缺血性肌坏死综合征等。1909 年 Messina 首先报道,1916 年 Frankenthal,1941 年 Bywater 等相继有进一步描述和报告。随着交通意外事故的增多,也有不少儿童患者。

【病因】

本综合征是由于人体组织(尤其是横纹肌)受到长时间重物挤压,使组织广泛坏死、溶解,而引起的一种急性肾功能衰竭。挤压分冲击伤和埋压伤两种,当足以引起急性肾功能衰竭的挤压伤,才能成为本综合征的病因。损伤肌内渗出的肌红蛋白、出血,脱水的低血容量休克、儿茶酚胺增加、肾血管收缩、组织坏死和细菌感染产生的毒素等是造成本综合征一系列症状的重要因素。

【临床表现】

患儿受伤后 1~2 小时开始出现症状,先表现为受伤局部出血和肿胀,不久即进入代偿性休克期,但血压尚正常,然而若不及时纠正则很快进入休克期;血压下降、尿少、无尿和暗红色尿。低血压可持续 48 小时以上,若不及时抢救,仅极个别病例可转至利尿期而好转。受压后 4~5 天,出现腰部肌肉疼痛,肢体肿胀、麻木、甚至坏死,脉搏可能细速或消失。此时血尿素氮、钾、磷酸盐均呈进行性上升,尿呈酸性,二氧化碳结合力下降等变化。受伤后 7 天左右进入危险期,血钾可高达 7~9mmol/L 以上,有严重心律失常,如室性期前收缩或心室颤动,可导致心源性猝死。受伤后 14 天即进入利尿期,尿量骤增,血钾、钠、氯可偏低,然后逐步进入恢复期而痊愈。

【诊断】

(1)受压(严重挤压伤)的病史。

(2)当天出现少尿、无尿等急性肾衰和低血压症状。

(3)实验室检查:尿呈暗红色,镜检尿中无红细胞,联苯胺试验阳性,用分光光度计检出肌红蛋白时即可诊断。

本综合征必须与功能性少尿或肾前性尿毒症相鉴别。输液负荷试验和利尿刺激试验后尿量仍不增加,每小时<30ml,可考虑本综合征。

【治疗】

治疗本综合征包括防止急性肾功能衰竭和治疗急性肾功能衰竭二方面。防止急性肾衰采取下列措施:①纠正低血容量,输血浆或平衡液;②改善肾血流量,当尿量<5~10ml/h,根据年龄体重用 20%甘露醇 50~200ml,10 分钟内滴完。每天总量<1g/kg。当尿量增加到 20~60ml 表示有效;③预防性血液透析;④外伤肢体的处理:当受伤的肢体进行性肿胀,应尽早切开减压和清除坏死组织,局部可用低分子右旋糖酐浣洗,并可用抗生素溶液和高渗盐水交替湿敷。一旦确诊急性肾衰,应尽早治疗,其主要措施有:①应用血液透析疗法,直至多尿期中,方可停止透析,因多尿初期仍有各种致病因素回吸收之故;②使用肝素治疗弥慢性血管内凝血;③积极防治成人呼吸窘迫综合征;④对症治疗。

【预后】

国内报道病死率 6.7%,国外报道病死率较高,如果能平安度过 10~14 天,死亡率可降低,因此预后良好与否取决于病情轻重和处理及时合理与否。

第十四节　类瑞氏综合征

类瑞氏综合征(mimickng Reye syndrome，MRS)，又称假瑞氏综合征(simulating Reye syndrome)。这是一组临床表现类似 Reye 综合征,而无病理组织学上肝脂肪变性和线粒体改变。特征有别于 Reye 综合征的一组征群。

【病因】

(1)继发于以下疾病:①急性肝病;②柯萨奇病毒感染;③腺病毒感染;④重碳酸尿症;⑤带状疱疹;⑥急性胰腺炎。

(2)药物所致:①抗癫痫药;②四环素。

【临床表现】

(1)婴幼儿多发。

(2)相关原发疾病的表现。

(3)顽固性呕吐、嗜睡、兴奋、神经错乱、意识丧失。

(4)肢体强直性痉挛。

(5)肝脏肿大,肝功能异常。

【诊断】

(1)根据以上临床症状,尤以顽固性呕吐和神经系症状为主。

(2)实验室检查肝功能谷草、谷丙等转氨酶明显升高,脑脊液压力增高,细胞计数在 10 以内。

(3)肝脑组织活检:脂肪肝,核中心有脂肪滴,电镜下可见线粒体变形。无脑水肿和神经细胞缺血表现。

【治疗】

按病情轻重救治,治疗方案同 Reye 综合征。

【预后】

不及时合理治疗可短期内死亡。

第十五节　链球菌中毒休克综合征

链球菌中毒休克综合征(streptococal toxic shock syndrome，STSS)是侵袭性链球菌所致的严重感染的一种临床表现,病情严重预后不佳,病死率高。

【病因】

侵袭性 A 族链球菌(invasive GSB infections)又称化脓性连球菌(A 组 β 溶血性链球菌)感染所致,大多被认为由皮肤和黏膜感染 A 族链球菌(group Astreptococci，GAS)所引起,而 GAS 咽喉炎较少导致侵袭性感染。

【临床表现】

高热、虚脱、低血压,进而引起多脏器衰竭,包括急性呼吸窘迫综合征、肾功能衰竭、血小板减少、凝血障碍、肝功能异常等。

【诊断】

血液和渗出液培养作病原学诊断。

【治疗】

(1)我国目前的化脓性链球菌对大环内脂类抗生素存在高度耐药状况,故疑有化脓性链球菌感染时,不宜采用大环内脂类抗生素,以免延误病情。

(2)首选抗感染措施为青霉素或其他 β 内酰胺类抗生素。重症患儿可采取亚胺培南/西司他丁联合万古霉素治疗。

（3）静脉丙种球蛋白具有中和细菌产生的外毒素和单核细胞产生的肿瘤坏死因子等,在以往的治疗方案中被推荐使用。然而 shah 等学者的研究显示免疫球蛋白并不能降低病死率,缩短住院时间,只会增加患者经济负担。

（4）若出现休克按感染中毒性休克抢救规范予以紧急到位的救治措施。

【预后】

不及时有效抗感染治疗预后差,病死率高,可达 20%~30%。

第十六节　脑膜炎球菌性肾上腺综合征

脑膜炎球菌性肾上腺综合征(meningococcus sex adrenalgland syndrome)即华-佛氏综合征(Waterhouse-Friederichsen syndrome),亦就是指暴发型休克型流脑,又称暴发型紫癜性脑膜炎球菌血症、急性肾上腺皮质机能衰竭、急性肾上腺皮质机能减退症、急性肾上腺危象等。国内文献或教科书把本综合征当作暴发型休克型流脑的同义词来应用。

本综合征由 1906 年 R·Waterhouse 与 1918 年 C·Friederichsen 先后对肾上腺出血引起急性肾上腺皮质功能不全进行了深入的研究而得名。

【病因】

本综合征病因很多,可由于严重感染、出血、创伤、手术、长期使用大剂量激素而骤停、皮质应激反应差所诱发。

过去认为本综合征的发病机制是双侧肾上腺皮质出血或栓塞造成急性肾上腺皮质激素急剧减少所出现的皮质机能衰竭状态。近年来认为这不是主要或必须的因素。而是由于脑膜炎双球菌释放内毒素引起微循环障碍。初期内小血管痉挛、微循环缺血、组织血流灌注量减少,发生细胞缺氧和酸中毒,临床出现轻型休克症状。如缺氧持续,酸性代谢产物聚集,则使毛细血管大部分扩张,大量血液停滞在毛细血管床内,有效循环血量急骤减少,引起一系列重症休克症状。由于微循环中血流缓慢、血液浓缩、血管内酸性产物集聚,均可促发弥漫性血管内凝血(DIC)使微循环通路障碍,组织缺氧和酸中毒加重,器官功能减退,而休克不易恢复。发生 DIC 后消耗了大量的凝血因子,使患者有出血倾向。因缺氧时纤维蛋白溶酶增加,血管内纤维蛋白溶解,出现纤维蛋白溶解亢进。重要脏器微循环障碍所致的组织缺氧缺血,可引起心、肺、肾、肝功能不全或衰竭,缺氧性脑水肿。

【临床表现】

起病急,病情进展迅速。患儿于短期内出现遍及全身的广泛瘀点,并迅速扩大,融合成大片瘀斑,循环衰竭症状很快发生,早期轻者表现为面色苍白,唇周、肢端轻度发绀,皮肤潮湿发花,手足发凉,脉搏细速,呼吸急促,血压下降,尿量减少,神志清楚或嗜睡。若不及时抢救,周围循环衰竭症状加重,血压显著下降或测不出,尿量显著减少或无尿,神志昏迷。

此型瘀点涂片及血培养多为阳性,脑膜刺激征多阴性,脑脊液亦可正常。

【诊断】

（1）突然发病。

（2）短时间内出现遍及全身的瘀点瘀斑,并有迅速发展趋势。

（3）伴有严重循环衰竭、脉搏弱而速、血压显著下降、面色苍白、呼吸急促、口唇发绀。

（4）瘀斑血、脑脊液或血培养阳性者。

诊断必具备 1、2、3 条,第 4 条可作为佐证。

【治疗】

1.病原治疗　常用青霉素及氯霉素联合治疗,以大剂量由静脉注入。青霉素首剂量 50 万 U/kg,全日量婴儿为每日 100mg/kg,学龄儿童每日 70~80mg/kg。疗程 7~10 天。也可根据对病原菌敏感与否选用新一代抗生素。

2. 抗休克治疗　休克根据其发展顺序,临床上可分早期休克即血流动力学障碍和代谢障碍以及晚期休克即血凝障碍和内脏功能损害两类。针对不同类型给予相应措施,这是治疗本征的原则。

对于早期休克应及早扩容可中止早期休克的发展,一般用低分子右旋糖酐,为 15~20ml/kg。继以 5%碳酸氢钠液 5ml/kg 静滴。在补充血容量以纠正酸中毒的基础上,如果血压仍未回升或不稳定,加用异丙基肾上腺素静滴(1mg 异丙基肾上腺素加入 10%葡萄糖水 250ml)。

输液时应严格记录出入量。注意观察心率、血压、每小时尿量等。休克时心脏很易受累易发生心力衰竭,应及早给予强心剂,常用西地兰。

对晚期休克病人,除给予上述措施外,应及早明确是否有 DIC 存在,若患儿全身皮肤瘀点、瘀斑较多或发展较迅速且血小板低于 10 万或明显持续下降者即可考虑应用肝素, 1mg/kg,每 4~6 小时一剂,一般用 1~2 剂后临床症状改善,即可停用。

【预后】

本综合征临床症状凶险,病情进展与恶化迅速,不及时抢救,患儿可于短期内死亡。倘若及早诊断,处理得法,则可递转,使患儿度过极期获完全康复。少数虽然存活,由于某些血管的栓塞可留有相应的后遗症。

第十七节　内脏蚴移行综合征

内脏蚴移行综合征(viscera larvae diabasis syndrome)即 Loffler 综合征(Loffler syndrome),又称单纯性嗜酸细胞增多性肺浸润(Pulmonary idiopathic eosinophilia, PIE)、PIE 综合征、嗜酸性粒细胞增多性肝大(儿科型)、嗜酸性粒细胞性肺炎、游走性肺炎、过敏性肺炎等。1932 年由 Loffler 最先报道。属一种肺部的变态反应性综合征。其临床特征为患者肺部出现为时短暂而易消失的浸润病变,伴以嗜酸性白细胞增多及 X 线胸片显示有斑片状阴影。各年龄均可发病。

【病因】

引起本综合征的变应原种类甚多,常见的可能有下述数种。

(1)寄生虫感染:以蛔蚴感染为最多见。人食蛔虫卵后在小肠内孵出幼虫,然后经小血管沿门静脉进入肝脏,循血流至肺,引起肺部浸润病变。其他尚有钩虫、鞭虫、血吸虫、肺吸虫、华支睾吸虫、丝虫等感染。

最近研究发现犬弓首线虫(Toxocara canis)感染,是本综合征的病因之一。犬弓首线虫是狗常见的寄生虫,其幼虫也可感染人体而出现内脏蚴移行综合征。随着养狗增多,儿童犬弓首线虫感染的机会也增多。以酶联免疫吸附试验(ELISA)测患儿血清中犬弓线虫抗体检测有助病原学诊断。有人对 20 例内脏蚴移行综合征患儿作血清抗体测定阳性 10 例占 50%。

(2)药物或食物过敏:药物中较多见的有磺胺类药、阿司匹林、青霉素及抗毒血清等;食物中如牛奶、鸡蛋、虾、蟹、鱼类等。停药或停食过敏食物后症状可消退。

(3)变态反应性疾病:原有过敏体质的小儿,如支气管哮喘、荨麻疹等患儿,发生呼吸道感染时,可引起肺部的病变。

(4)吸入过敏的物质:如凤仙花、枯草花粉或黎状菌(aspergillus)的孢子等。

(5)有些病例,临床有呼吸道症状及血中嗜酸粒细胞增多,而原因不易查出。

【临床表现】

轻症无热或仅有微热、自觉疲乏、食欲不振、体重不增、夜间出汗、轻微干咳;重症可有高热、发作性阵发性咳嗽、可伴有粘痰、甚至咯血、呼吸困难。肺部听诊有哮鸣音或湿性啰音;叩诊有时呈浊音。小年龄患儿常有肝脏肿大。病程多限于 1 个月之内。

胸部 X 线片显示云絮状斑片影,其范围可大可小,阴影可于短期内消失,不久又再次出现,部位可迁移而不恒定。有时可显示肺不张。

周围血液中嗜酸粒细胞较正常者大,并含有大型颗粒,细胞数增多,占白细胞总数 20%~70%嗜酸细胞直接计数常在 3.0×10⁹/L 左右。IgE 可高至 2 300ng/ml,有肝脏肿大者常示 高球蛋白血症。

【诊断】

根据临床出现的呼吸道症状包括咳嗽、气喘、发热等,以及 X 线胸片中有暂时性浸润性阴影,周围血中嗜酸粒细胞增多,即可做出诊断。

病史中要详细询问服药史、食物史及其他过敏史。周围血液中嗜酸性粒细胞绝对值超过 3.0X10⁹/L 即支持本病的诊断。血 IgE 测定呈高水平。若疑为由于犬、猫蛔蚴在体内移行引起本病,可作酶联免疫吸附试验(ELISA),测得抗犬、猫蛔蚴的抗体,以与感染人蛔虫鉴别。大便中的虫卵都在肺部病变出现后数天至数周方能见到,因而需要在疾病早期和病后 2~4 周内多次重复进行大便检查,方可明确病原。

【治疗】

症状明显者可先用肾上腺皮质激素以使症状缓解,血嗜酸粒细胞数值减低,泼尼松每日剂量为 1~2mg/kg,连服 3~5 天,在获得暂时性疗效后,可继续寻找原因,以便进行病病因治疗。

若由于蛔蚴引起可用驱蛔灵每日 160mg/(kg·次)口服,每晚服一次连服 2 天。或左旋咪唑 3mg/(kg·d),连服 2 天。在排虫后症状及嗜酸粒细胞数可逐渐下降而痊愈。

疑为丝虫感染时可试用海群生,剂量为每日 12~15mg/kg,分 3 次口服,连服 4~5 天,可使哮喘与肺部体征好转。

疑为钩虫感染时可用驱虫灵(双羟萘酸塞嘧啶,pyrantel pamoate),剂量 5~10mg/kg,每天 1 次,连服 2~3 天。

【预后】

本综合征为自限性疾病,预后良好。

第十八节 烹调综合征

烹调综合(cook syndrome)征即 Cook's 综合征(Cook's syndrome)。Kwork 于 1968 年首次报道吃中国食物后,发生一组复合症状—面、颈、上胸、背和手臂有"烧灼""压迫""绷紧"或"麻木"等感觉或全身倦怠感伴有心悸的发作性症状,称之为中国餐馆综合征。其别名尚有美味综合征、中国头痛、吃中国食物后综合征、日本餐馆综合征等。以往亦有称谷氨酸摄入过量综合征。过去报道的都是成人患者,最近有人发现一例 18个月的男孩。

【病因】

本综合征病因未明,与吃中国食物有关。有的学者认为中国食物中的高钠,产生暂时性高钠血症,从而引起细胞内低钾,导致肌肉麻痹、无力、心悸、口渴和血管性头痛。许多报道提出口服味精(谷氨酸单钠 MSG)是本病的病因。曾有试验结果表明,凡一次摄入 MSG 超过 1.5g 即能引起发病(大多数人在服 5~6g,最多 12g),而静脉注射 MSG 其发病的阈值是 125mg,摄入量愈大症状也愈重。在调查中,有人虽吃下 21gMSG 仍未发病。Ghadimi 等认为:①本综合征类似乙酰胆碱诱发的症状和体征;②抗胆碱能剂和胆脂酶抑制剂的作用,支持本综合征是"暂时性"乙酰胆碱病的假说;③在诱发乙酰胆碱血症中,血浆胆碱酯酶活性图型类似食入 MSG 后的图形。Gore 等认为并非单纯由于 MSG 的摄入,而是因摄入 MSG 和其他一些尚未被认识的物质共同作用的结果,或者由于摄入与 MSG 完全无关的其他某些物质的结果。还有遗传性和个体差异性。L 谷氨酸原为中枢神经系统含量较多的神经—体液递质(neuro-humoral transmitter),对人体是无害的。但给动物大量 L 谷氨酸后则产生各种影响:对乳小白鼠可引起脑特别是下丘脑的坏死;对成熟小白鼠可以引起肥胖和内分泌腺病变;对大鼠及成熟犬可引起倾眠和肌阵挛性发作以及强直性乃至阵挛性痉挛的异常脑电图。另外,又证明吡哆醇(维生素 B₆)能加重这种异常变化。此可能为大量摄入 L-谷氨酸后发生 y-氨酪酸(GABA)及磷酸吡哆醇之代谢异常。然而其对人体之作用未必与动物相同。

1993 年联合国粮农组织和 WHO 食品添加剂专家联合会第 19 次会议宣布"味精无害"。可取消过去关于成人食用味精要限制的规定,确定它是一种可靠的食品添加剂,除 1 周岁内婴儿外,其他年龄组儿童都可食用。这个结论是在广泛研究的基础上做出的。经调查发现"中国餐馆综合征"并非因中国菜肴多加味精的缘故,而是腊样芽胞杆菌污染饭菜所致。烹调温度条件下味精的性能是稳定的,用不着担心变质有毒的问题。

【临床表现】

患者每次进餐后 10~45 分钟出现症状,也有食后 30 分钟~1 小时发病。临临床表现很多,每个患者症状不尽相同。归纳有以下几个方面。

(1)头部有猛击样、跳动样、钳子钳住样感、钝痛、带状头痛、见光头痛、颞部悸动性头痛、缩窄性头痛;颈部刺痛并向颈后、上背、前臂放散;流泪、眶周纤维性挛缩、眶痛,眶绷紧感、咬肌、颞肌绷紧感;面有冷汗、绷紧挺出麻木感、潮红、刺痛和温热感;颌部麻木感向项部放散。

(2)项部烧灼或麻木感,向手臂、前胸和背部放散,项肌疼痛向两肩、肩胛和脊柱上段放散。

(3)上肢感觉异常,二、三头肌疼痛,肩胛带"模拟瘫痪"。

(4)胸腋冷汗,胸骨下不适。

(5)心悸和和窦性心动过速。

(6)全身倦怠感,有时眩晕感、酩酊感和恶心,重度有一过性意识朦胧以及剧烈头痛和呕吐。

【诊断】

根据食中国餐或用中国传统方式烹调的膳食后出现上述一些临床表现,并密切观察症状发作和迅速好转的特点,即可诊断。本综合征既无发热,又无腹泻,而以神经系统症状突出,应综合病史及流行病学调查资料,应和急性食物中毒、食物过敏相鉴别。

【治疗】

本综合征是良性自限性疾病,发作是一时性的,通常休息片刻或饮用少量茶水,一般于 1~2 小时内即可恢复,至多数小时即缓解,不需特殊治疗。症状严重者可服镇静剂、镇痛剂及对症治疗。盐酸羟嗪(Hydroxyzine HCL)可改善症状,尚未发现其他预防药物。

【预后】

本综合征预后良好。

第十九节　胎儿水痘综合征

胎儿水痘综合征(fetal varicella syndrome)即先天性水痘综合征(chicken pox syndrome),是指母亲妊娠期间感染水痘、带状疱疹,其所怀胎儿以及娩出的婴儿(包括早产、死产)多种畸形。1947 年 Foret 和 Lynch 首先提出母亲妊娠早期感染水痘与所生子女先天性畸形之间的联系,1974 年 Srabstein 等提出了胎儿水痘综合征的存在(表 11-5)。

表 11-5　22 例胎儿水痘综合征的特征

	%
好娠 8~20 周之间母亲感染水痘	100
性别(女/男)	85/15
小样儿	39
早产儿(妊娠<38 周)	38
存活/死亡	68/32
皮肤病损	
瘢痕区与皮区相一致	100
神经病学异常	77
肢体轻瘫	65

续表

	%
脑积水/皮质萎缩	35
癫痫发作	24
Horner 综合征	24
球性咽下困难	24
智力迟延	18
视神经萎缩	18
肛门括约肌机能不全	18
头小畸形	12
膈神经麻痹	12
小脑发育不全	5.9
听神经麻痹	5.9
面神经麻痹	5.9
眼异常	68
脉络膜视网膜炎	60
瞳孔大小不等	40
眼球震颤	33
小眼畸形	33
白内障	27
角膜混浊	6.7
异色性	6.7
骨骼异常	68
上、下肢发育不全	80
指、趾发育不全	33
马蹄内翻足/外翻足	33
肩胛骨和锁骨发育不全	13
肋骨发育不全	13
下颌骨发育不全	6.7
脊柱侧凸	13
颅骨缺损	6.7
胃肠道异常	23
胃肠道弛缓,12 指肠狭窄,空肠扩大,小的左	
旋结肠,乙状结肠闭锁	
泌尿生殖系异常	23
肾阙如,肾盂积水,输尿管积水,睾丸未降	
膀胱与输尿管接合缺陷,膀胱颈开口在阴道内	

【病因】

前瞻性研究已证明在妊娠早期(妊娠 8~20 周)母亲感染水痘与婴儿先天畸形有关。而先天性水痘是指胎儿近期获得的水痘病毒感染,并不引起畸形,故本综合征并非胎儿自身感染所致。

【临床表现】

本综合征临床表现可有神经、骨骼、眼、胃肠、泌尿生殖系统等多系统异常。常见的特征见表 11-5。

【诊断】

根据母亲妊娠早期有水痘、带状疱疹感染史、先天性皮肤病损、宫内感染水痘、带状疱疹病毒的血清学证据以及各系统的异常进行诊断。

由于水痘、带状疱疹病毒的培养生长相当困难,故病毒分离暂不作为确诊的标准。

【治疗】

对存活婴儿的各种畸形进行有关的矫治,但绝大多数都是难以矫正的。有病毒感染的孕妇,给予水痘、带状疱疹免疫球蛋白注射的功效尚不能肯定。

【预后】

本综合征预后不良,可留有多种畸形,有些是难以矫治者。

第二十节　胎儿乙醇综合征

胎儿乙醇综合征(fetal alcohol syndrome，FAS)又称胎儿酒精损害综合征、胎儿酒精中毒综合征、乙醇性胚胎-胎儿综合征、先天性乙醇综合征、Clarren-Smith 综合征等。1968 年 Lemoin，1972 年 Vllaland，1973 年 Jones 等均已先作过"酒精中毒母亲的后代"等报道。1978 年由 Clarren 和 Smith 正式提出的一个新综合征,本综合征系指妊娠早期严重酗酒者所生下的婴儿具有乙醇中毒的中枢神经系统损害,智力差、体格小、畸形多、具有特殊面容的一组症候。

在欧美其发生率为慢性乙醇中毒母亲出生婴儿的 1‰～2‰,如包括非典型病例则可高达 3‰～5‰。本综合征在智力障碍性疾病中位居第三位,应引起重视。

【病因】

动物实验表明乙醇可使胚胎心脏发育受损、致虹膜缺损、眼球细小或无眼球、脑膨出、前脑狭小、神经管闭合缺损或无脑等畸形。在 1981 年前报告的 500 余例"胎儿乙醇综合征"患者中也曾发生过这些畸形,因此乙醇确有对胚胎致畸作用,尤其是在第三孕周。然而酗酒孕妇往往又是烟、茶、咖啡的嗜好者,本综合征似乎不是单一乙醇所致,还应考虑尼古丁、咖啡因、茶碱类的单独或联合影响。孕妇大多是每日大量饮用烈酒者。

【临床表现】

本综合征临床表现型有较大差异,常见临床表现有以下几个方面。

（1）中枢神经系统异常:最常见的是小颅症,可伴脑发育不全、智力低下、精神障碍、共济失调、肌张力减退、癫痫发作等。死胎尸检资料可见脑内结构病变,发生神经元和神经胶质的缺陷,最终形成小脑不全,在大脑表面还可出现特殊的异位细胞集团。

（2）先天性心脏发育异常:可有室间隔缺损、法鲁氏四联症、继发孔型房间隔缺损、周围型肺动脉狭窄、右位心、动脉导管未闭等。

（3）特殊面容:面颊扁平、额部狭窄、短鼻、小颌畸形、眼球细小、脸裂狭小并斜向外下方、人中表浅、双耳大而低位等。

（4）生长发育迟缓:表现身材矮小、体重偏低、脂肪组织减少且分布不均。

（5）其他异常:可有肝脏肿大,肝纤维化,肝功能异常,关节脱白,指(趾)骨异常和掌纹异常,毛细血管瘤,新生儿运动机能异常等。

（6）病理变化:胎盘小,脐带薄,脐带血管有急性炎症,绒毛膜羊膜炎,可见蜕膜实质玻璃样变性。

一组 245 例 FAS 的主要特征及伴发症状见表 11-6,表 11-7。

表 11-6　245 例 FAS 的主要特征

特征	表现
中枢神经系统障碍	
智力	轻到中度智力低下
神经综合征	小头畸形*、协调障碍、低肌张力+
行为	激惹(婴儿期)*
	多动(儿童期)+
生长发育缺陷	
产前	身长与体重<2SD*
产后	身长与体重<2SD*
	脂肪组织不对称性减少+
面部特征	
眼	短眼裂*
鼻	短、朝天+、人中发育不全
上颌骨	发育不全+
嘴	上唇缘薄*
	下颌后缩(婴儿期)*
	下颌相对上颌突出(成年期)+

注:*>80%病人见到,+>50%病人见到

表 11-7　245 例 FAS 伴发症状

部位	多见*	偶发+
眼	上睑下垂、斜视、内眦赘皮	近视、小眼畸形、眼裂狭小
耳	后旋	耳轮阙如
口	腭峤侧凸	唇裂或腭裂
		小牙齿伴缺珐琅质
心脏	杂音、多见于幼儿期多并发房间隔缺损	室间隔缺损大血管畸形
	阴唇发育不全	法鲁四联征
泌尿		尿道下裂、小肾旋转、肾盂积水
生殖	皮下结节、血管瘤	婴儿多毛症
皮肤	掌侧褶痕紊乱	关节活动受限(特别是指与肘关节)
骨骼	胸凹陷	甲床发育不全(特别是第五指)
		多趾指
		桡、尺关节骨性融合、胸骨隆凸、剑突分叉 Klippele-feil 异常
		脊柱侧弯、
肌肉		膈疝、脐疝、腹股沟疝
		直肠脱出

注:*26%~50%病人,+1%~25%病人。

【诊断】

有长期酗酒史的妇女,生下的新生儿具有上述临床表现,可考虑有本综合征的诊断。对于无酗酒史的孕妇,应着重询问在第三孕周有无应酬性较大量或多次饮酒的情况,参考病理学检查结果也可做出诊断。

【治疗】

本综合征无特殊治疗方法。对一些先天畸形可在适当时期进行手术矫治。少数患儿可死于继发感染,大多可以成活并可以长大成人。孕妇戒酒是防治本综合征最为有效的方法。

【预后】

本综合征无自然自愈的病例,存活病儿不能正常生活和学习。

第二十一节　先天性白细胞异常白化病综合征

先天性白细胞异常白化病综合征（congenital leukocytic anomaly albinism syndrome）又称 Chediak-Higashi 综合征（Chediak-Higashi syndrome，CHS）、契-东综合征先天性白细胞异常白化病综合征，是一种罕见的常染色体隐性遗传病。全球报道近 500 例，我国资料查找结果报道的相关病例不满 50 例。1940 年 Chediak 就已发现本征，但迟至 1952 年才首次报道。1954 年由 Higashi 对本综合征作了进一步描述。后人称之为 Chediak-Higashi 综合征。

【病因】

CHS 是 LYST 基因移码突变所致，定位于 1q42.1~42.2，以移码变异和无义变异为常见。

CHS 易伴发噬血现象（即 CHS 的加速期，亦可称为噬血细胞性淋巴组织细胞增生症（HLH）。是由病毒感染（包括 EB 病毒）或 T 细胞功能缺陷，失控的巨噬细胞和 T 细胞活化所致。

HLH 的遗传学检测结果，据文献资料已发现 17 种 HLH 相关基因学改变。本综合征白细胞中有异常巨大颗粒，所以有人认为是一种先天性溶酶体病。

【临床表现】

1.CHS 典型临床表现

（1）严重免疫缺陷，反复感染，尤其是 EB 病毒感染。发热，肝脾肿大。

（2）进行性神经系统病变，智力缺陷，周围神经病变、平衡异常、震颤、帕金森病等。

（3）眼部皮肤不同程度的白化，眼球震颤，眼球和眼底变化，畏光。

（4）出血倾向，黏膜出血，皮肤瘀斑，血小板功能障碍。

（5）外周血及骨髓涂片可见巨大颗粒。

2.CHS 临床分型

（1）儿童型：约占 80%~85%，以反复严重感染为主要特征，且易伴发 HLH。

（2）青少年型：临床表现较轻，多不经历加速期。

（3）成人型：除儿少时期上述表现外，进入成年期则以神经系统病变为著。

3.HLH　伴发 HLH 的临床表现参阅 HLH 诊治指南（2004 年）

【诊断】

（1）根据临床典型的几大表现：①严重免疫缺陷；②出血倾向；③皮肤白化；④神经系病变。

（2）全血细胞减少，溶血性贫血，低丙种球蛋白血症。

（3）LYST 基因移码突变。国内学者已发现新的位点变异，LYST 基因在第 28 外显子 c.7645>T（p.Q2549X）纯合变异，丰富了基因变异谱，更多地提供了分子学诊断依据。

（4）伴发的加速期噬血现象。

【治疗】

（1）积极控制皮肤、呼吸道反复严重感染，包括抗感染药物和免疫球蛋白。及相关并发症。

（2）控制噬血现象，若符合 HLH 诊断标准，予以环孢素 A、地塞米松、依托泊苷等规律用药。

（3）造血干细胞移植。

【预后】

（1）造血干细胞移植仅可改善 CHS 的免疫缺陷和造血功能，但不能改善不可逆的神经系统病变。

（2）CHS 病死率很高，尤其出现噬血现象者。早期诊断和治疗可改善预后，降低 HLH 病死率。

第二十二节　先天性风疹综合征

先天性风疹综合征（congenital rubeola syndrome，CRS）又称风疹后综合征、风疹性胎儿综合征、胎病性风疹综合征、Gregg syndrome 等。1941 年 Gregg 首次报道患先天性白内障的小儿与其母亲孕期感染风疹有关。1964~1965 年美国风疹流行,约有 23 例先天性风疹感染的小儿,因而对风疹有了比较详细的了解,并称为先天性风疹综合征。我国于 1979 年分离出风疹病毒,并在血清学诊断方法、正常人群抗体调查、疫苗制备等方面和确诊 CRS 的病例均已有报道。

1966 年风疹疫苗问世并用于临床,随着免疫接种的逐步推开,尤其对青年育龄妇女作重点人群加以保护,本综合征的发生率可大为降低。

【病因】

风疹病毒可以通过胎盘感染胎儿,侵犯胎儿机体的多种器官和组织。胎儿感染后虽然能刺激体液免疫和激活细胞免疫,但不能清除病毒,因此患儿呈慢性感染状态。受感染的细胞以缓慢的速度继续分裂。在 CRS 患儿的白细胞培养中发现染色体断裂的数目增多,细胞有丝分裂的抑制及染色体的断裂影响了 DNA 的复制和细胞的增值,阻断发育中心器官和组织的正常分化。妊娠头 3 个月宫内感染风疹,正当胎儿处于器官发生决定期,病毒侵袭胚胎的 3 个胚层,尤以外、中两个胚层为著。抑制胚胎组织的单克隆细胞的正常生长和分化,即使只有 1/1 000~1/250 000 个胚胎细胞受损,也能导致心、眼、耳和其他器官的严重异常。

本综合征的病理变化以软脑膜、肺和眼部有慢性炎症为突出,少数累及肾、肝、腹膜和睾丸、动脉导管、肺动脉、晶状体、骨骼等均可发生畸形但无炎性反应。风疹病毒侵犯血管使其变性导致组织营养不良,如肾缺血导致顽固性高血压,冠状动脉堵塞造成心肌缺血,骨骺端缺血造成生长障碍等。Singer 等报道 18 例尸检中有 10 例(56%)为虹膜睫状体炎,12 例(66%)软脑膜炎,可见大单核细胞,淋巴细胞和浆细胞浸润,6 例(33%)大脑半球,基底节和中脑的白质有多发性小灶性坏死。脑发育异常者有脊髓膜突出,脑积水,Walker-Dandy 综合征等。风疹进行性全脑炎患者呈脑膜增厚,小脑、桥脑和延脑的严重萎缩。

【临床表现】

孕妇感染风疹能引起流产、死产或出生时新生儿就有症状和畸形。有的出生时正常,在婴儿期才出现症状,也有在婴儿期正常,以后出现各种不同程度的异常。CRS 主要临床表现如下。

(1)新生儿急性风疹:出生后即表现肝脾肿大、紫癜、便血、呕血等出血倾向,无菌性脑膜炎等症状。

(2)生长落后:51%出生体重低于 2.5kg。患儿的头围、身长及体重在出生后好几年低于正常儿童,头颅发育不良呈小头畸形。

(3)耳聋:神经性失听可轻可重,单侧或两侧。也可引起前庭功能紊乱或出现中耳、外耳畸形。

(4)眼损害:白内障的发生率为 54.5%~66%,以双侧为多,常与小眼球并发。晶状体可呈球形,中心见有核样坏死。此外,亦可产生青光眼、虹膜睫状体炎、视神经炎、视网膜色素斑视网膜皱襞等。有人认为,要确定白内障系风疹病毒所致,必须合并小眼球畸形和视网膜病变。

(5)心血管畸形:可有各种先天性心脏病,以动脉导管未闭及室间隔缺损最多。Campbell 发现动脉导管未闭单纯缺损占 58%,室间隔缺损 18%,法洛四联症 7%,房间隔缺损 6.6%,肺动脉狭窄的动脉导管未闭合并室间隔缺损各 6%,还可损害全身动脉(如脑、肾、肠系膜、冠状、主动脉等),造成狭窄或硬化。

(6)软脑膜炎及脑炎:婴儿昏睡、肌张力失常、发作性痉挛、前囟饱满、脑脊液蛋白及淋巴细胞升高。存活者于婴儿期多存在不同程度的神经损害,如智力发育障碍、运动呆板或过度。神经系统损害可于数周数月乃至数年才表现出来。

(7)进行性风疹全脑炎(PRP):PRP 是风疹病毒引起的中枢神经系统的慢性进行性疾患。Waxham 等报道 12 例,全部男性。常见于生后第二个 10 年和第三个 10 年发病.患者原有一段稳定的先天性风疹,继而发展为进行性脑病。智力衰退、共济失调、癫痫发作、强直性痉挛、构音障碍和眼球震颤最后恶化死亡。实验室所见包括高滴度的风疹特异性 IgG 抗体;风疹特异性 IgM 抗体;脑脊液的蛋白质和免疫球蛋白升高以及脑组织分离到风疹病毒等。

(8)糖尿病:糖尿病是 CRS 最常见的晚期表现。Menser 观察 45 名 CRS 患者中 9 名(20%)有明显的或潜在的糖尿病;观察另一组 318 名 CRS 患者中有 8 名糖尿病,发病年龄是 18 个月~35 岁,多数在第二个 10 年盒第三个 10 年,而在一般大于 30 岁人群中糖尿病发生率仅 0.1%。几乎所有患者均匀耳聋和其他缺损,部分患者出现糖尿病性视网膜病。有报道 CRS 儿童尸检中发现胰腺炎并从胰腺组织中分离到风疹病毒,因而推测 CRS 糖尿病可能是由于风疹病毒在胰腺细胞中生长,降低其生长速度和缩短 β 细胞寿命所致。

（9）生长激素缺乏:Preece 等报道 2 名 CRS 男孩生长激素缺乏。一例严重生长不良,到 3~6 岁时生长激素仍低于正常。另一例到 12 岁仍无临床表现。两例对生长激素治疗均有反应。生长激素缺乏可能是由于慢性和进行性下丘脑机能紊乱所致。

（10）甲状腺病:甲状腺机能减退或亢进和甲状腺炎也是 CRS 的晚期表现。CRS 引起甲状腺病的机制尚不清楚,可能与急性或慢性甲状腺炎或自身免疫有关。

（11）皮疹:晚期病变患儿在出生后 3 个月~1 年间,才出现溢性慢性风疹型皮炎,时好时坏可持续数周。

（12）其他:血小板减少性紫癜、肝炎、溶血性贫血、慢性间质性肾炎及泌尿系统畸形,广泛性间质性肺炎,骨骼生长障碍等亦常见到。

Sever 等将 CRS 表现按发病的时间分为 3 类:①新生儿 CRS:包括新生儿明显的损害;②延迟 CRS:包括新生儿期不明显而后来才显著的损害;③先天性风疹的晚期表现,包括新出现的损害(表 11-8)。

表 11-8　CRS 的临床表现

发病时间	表现
新生儿	出生低体重、听力丧失、先天性心脏病、青光眼、白内障、脉络膜视网膜炎、小眼、小头、血小板减少性紫癜、肝脾肿大、肝炎、黄疸、骨损害、脑膜脑炎、溶血性贫血、全身性淋巴腺瘤、皮肤斑、皮纹异常、"blueberry muuffin" spots,腹股沟疝、风疹肺炎和"晚期发作"风疹型皮疹
延迟	精神发育迟缓、听力丧失、大脑性麻痹、行为紊乱、学习能力丧失、中枢性语言障碍、癫痫病、肝硬化、免疫障碍和生长迟缓
晚期	内分泌病(糖尿病、甲状腺病、生长激素缺乏)、耳聋、眼损害(青光眼、角膜后沉着物、圆锥形角膜和角膜水肿、白内障、晶体的吸收)血管影响(心内膜肌纤维增生症和动脉硬化、继发于肾脏疾病的全身性高血压、视网膜下新血管形成、进行性风疹全脑炎)

【诊断】

（1）孕妇风疹感染的诊断:母亲于妊娠初期,有过接触风疹的可能性,可疑者作抗风疹特异性 IgM,阳性者说明近期风疹初次感染。也可取双份血清进行血凝抑制试验、补体结合试验或中和试验等,如恢复期血清抗体升高 4 倍以上则有诊断意义。对不典型和隐性感染者,应取咽拭子分离和抗体测定。

（2）胎儿宫内感染的诊断:羊水分离风疹病毒是 CRS 早期诊断的可靠方法,或采用超声波导向穿刺取胎儿血检测特异性 IgM 诊断胎儿宫内风疹感染。

（3）CRS 的诊断可根据以下条件:①母亲于妊娠初期可能患风疹或有风疹接触史;②新生儿有某些先天性缺损症状;③病毒分离或血清学检查得到证实。

（4）病毒分离:从患儿鼻咽分泌物、尿、脑脊液及其他器官均可分离到风疹病毒,以鼻咽部排毒量最多,为儿童和成人患者的 100~1 000 倍。鼻咽部排毒长达 3~9 个月,尿和粪便中达 70~80 天。分离病毒的阳性率随月龄而降低。

（5）血清学检查:患儿血清中的抗风疹 IgM 于出生后 3~4 月达高峰,至 1 岁左右消失,而抗风疹 IgG 生后一般持续不超过 6 个月。如 6 个月仍测到 IgG,表示婴儿生后感染风疹。如婴儿血清中抗风疹 IgM 还很高,均可证实该婴儿是 CRS。

【治疗】

本综合征一旦发生即无法挽救,治疗毫无意义,关键在于预防。当孕妇有风疹接触史或临床疑似风疹的症状。如测定风疹抗体其特异性抗风疹 IgM 为阳性,说明近期曾有过风疹的初次感染,应考虑终止妊娠。对 CRS 早期诊断最直接的办法是从羊水中分离风疹病毒。

预防方法:目前多采用自动免疫,在特殊情况下可采用被动免疫。风疹疫苗一次皮下注射法或鼻内接种法,都有较好的免疫效果。应用标准血清免疫蛋白(ISG)预防风疹可以减少发病率,其效果取决于接触风疹后注射时间,制剂的抗体效价和注射剂量。孕妇在接触后注射 ISG 也仍然有先天性风疹和畸形的发生。故不作为常规预防,仅在易感孕妇拒绝终止妊娠或因某些禁忌证不宜手术时应用。

【预后】

早孕头 3 个月患风疹,可能发生流产或死产,分娩后的先天性风疹综合征患儿易夭折,存活者预后甚差。

第二十三节　先天性梅毒综合征

先天性梅毒综合征(Hutchinson syndrome)又称 Hutchinson 综合征、先天性梅毒角膜炎综合征、Hutchinson 三联症等。1859 年英国 Hutchinson 医生首先论述晚期先天梅毒小儿的上颌门齿综合征,此后 1861 年及 1887 年分别加以补充,强调牙齿综合征、角膜混浊和听神经耳聋三者在诊断上的重要性,故后将 Hutchinson 牙齿、实质性角膜炎和内耳性聋称为 Hutchinson 三联症。

【病因】

本综合征是患儿父母辈性病——梅毒所致。

【临床表现】

(1)牙齿:本综合征牙齿的变化不发生于乳齿而发生于第二造齿期,多于 7 岁左右形成。牙齿排列不整,呈特殊的半月状或啤酒樽样齿冠,尤以上下门齿为著可有门齿凹切。牙齿缺乏釉质,灰污而无光泽。

(2)实质性角膜炎:多于 4~12 岁时发病,呈双侧性,急剧发病。有睫状充血和刺激症状,如对光过敏、流泪、失明。角膜浸润先起于一点逐渐扩大,多发展为全角膜混浊,恢复期先自角膜周边吸收透明,血管新生。严重者可致盲。

(3)听力障碍:可有听力迟钝、重听甚至耳聋。有早发和迟发的不同,内耳性听力障碍的出现率为 1/3,主要由内耳炎症引起内耳弥漫性肥大,骨质增生、听神经受损所致。

【诊断】

根据以上三大特征结合父母性病史,血康华氏反应阳性等,进行诊断。

【治疗】

治疗的重点是系统地抗梅毒疗法。

对角膜和内耳病变可试用肾上腺皮质激素。

对后期患儿可选用组织疗法,球结膜下埋线、角膜周围球结膜穿线等。长期不吸收的角膜中央白斑,可行角膜移植术。

【预后】

本综合征严重者可致盲、致聋。

第二十四节　小儿多器官功能障碍综合征

多器官功能障碍综合征(multiple organ dysfunction sydrome,MODS)是指机体在各种感染、烧伤、休克、创伤、大手术和非感染炎症反应等原发病发生 24h 后,同时或序贯性地发生两个或两个以上器官或系统功能不全的一种临床综合征。20 世纪 60 年代,MODS 的表现已被描述,但当时仅将成人的出血,呼吸衰竭合并脓毒症作为一种多器官衰竭(multiple organ failure,MOF)来命名。于 1992 年由美国的两个学术机构-美国胸外科医师协会(ACCP)和危重病医学会(SCCM)共同倡议并确切地定义为 MODS。小儿具有特殊年龄因素与成人 MODS 虽相似而又不尽相同,目前小儿 MODS 的诊疗方面是参照成人 MODS 指南而制定的。儿科 ICU 中 MODS 的发病率与成人接近为 14%~15%。

【病因】

各种感染、炎症反应(包括非感染性炎症反应)、烧伤、创伤、大手术、休克以及缺血缺氧性脑病和血液病干细胞移植均可导致 MODS。

其发病机制十分复杂,现有 6 种相关学说:①炎症反应学说;②基因多态学说;③细胞凋亡学说;④缺血再灌注和自由基学说;⑤二次打击及双相预激学说;⑥肠道动力学说等。比较广泛认同的是炎症反应学说,认为机体免疫反应失控或免疫抑制促使体内抗感染因子及促炎因子失衡从而导致 MODS 的发生与发展。

全身炎症反应综合征(systemic inflammatory response syndrome, SIRS)是 MODS 发病的基础。参与 SIRS 的有促炎介质和抗感染介质两大类繁多的介质,炎症介质失控性释放是 SIRS 向 MODS 转化的关键。

在诸多介质中唯一可通过膜受体介导的信号传导途径引起细胞病变的介质是肿瘤坏死因子(TNF-α)。脓毒症是患儿血和组织中 TNF-α 的浓度都很高,故 TNF-α 在 MODS 的发生和发展中发挥了极其重要的作用。

抗感染介质如集落刺激因子(CSF),前列腺素 E_2 和白介素 4、5、10、13 等起抑制炎症反应作用,MODS 时存在线粒体相关的细胞凋亡。线粒体的损伤在整个 MODS 过程中亦起着关键性作用,各器官的功能不同。它们在 MODS 时线粒体损伤的情况亦不尽相同。

线粒体功能障碍与 MODS 的发病机制认识尚不完善,有待进一步研究。

【临床表现】

该综合征的临床特点与多病因和个体差异有很大关系,因此临床表现亦各不相同,但总体规律性表现是最早受损害的是肺脏。导致小儿第二受累的器官是心脏。脓毒症患儿约 40%~50% 合并心功能不全,严重者出现心衰约占 7%。从脓毒症到脓毒性休克,患者若出现心肌抑制进一步出现的就是心功能障碍,临床到这个地步病死率约为 70%。比不伴心功能障碍者高出 50% 左右。第三个受累器官是神经系统。

患儿 MODS 多器官损害的进展比成人快,一般进 ICU 后 2--3 日内即可发生。

实验室异常有:正常细胞性贫血、血小板减少、高脂血症、高糖血症、高乳酸血症,骨骼肌细胞缺氧破坏而进入异常代谢状态,因负氮平衡导致明显消瘦体重下降。

【治疗】

MODS 无特异性治疗方案,因多样性病因,故多为非特异性疗法,最根本的治疗是针对病因的治疗。明确感染者及早使用抗生素治疗。对休克患儿则早期予以足量液体复苏,抗休克治疗,但切忌液体过量负荷,否则会加重病情加速死亡。据有关资料在基础液体量情况下,增加 10% 液体量即可增加 MODS 的病死率。必按时采用血液净化可减少液体过度负荷的发生。治疗中应将血糖控制在 70~100mg/dl 或不大于 215mg/dl 的暂定标准。

急性呼衰或呼吸窘迫综合征患儿需呼吸机辅助呼吸,并同时做好肺部保护策略,肺部过度扩张会引起体内炎症因子的增加再度损害机体器官和功能。

营养支持对于患儿既考虑基本能量需求还要考虑生长发育所需的部分,首选经肠道营养,可保护胃肠道功能及维持胃肠生态平衡。

无法经胃肠道营养时,应及早静脉营养给予足够热卡并纠正负氮平衡。

【预后】

本综合征病情凶险,进展快速,治无特方,病死率高的特点。

预后的关键在原发病基础上早认识,早发现,早治疗。多项研究提示线粒体损伤与 MODS 的预后有关。

第二十五节　小婴综合征

小婴综合征(infant syndrome)又称 Clifford 综合征(Clifford syndrome)、Runge 综合征、Ballantyne 综合征,亦称过度成熟综合征、过期妊娠综合征、胎盘功能不全综合征、过期妊娠与胎盘功能不全综合征、过期产儿并发胎盘功能不全综合征等。

本综合征由 Clifford 于 1957 年首先报告,是指妊娠超过预产期 2 周,由于妊娠延长并发胎盘功能不全造成胎儿缺氧营养不良,常发生宫内死亡;尽管胎儿足月,婴儿生后表现为消瘦,皮肤、指(趾)甲黄染和呼吸困难的一组症候群。

本综合征约占过期妊娠的 20%~40%,新生儿围产期死亡率为正常足月儿的 3~5 倍。对孕妇胎儿、新生儿都有影响,应引起重视。

【病因】

本综合征的病因可能和过期妊娠时胎盘老化,导致胎盘功能不全有关。

妊娠期卧床休息过多,高龄初产、孕妇骨盆狭窄、胎位异常、子宫无力、代谢异常、维生素 E 过多、遗传因素以及胎儿发育迟滞等因素均可发生过期妊娠。

由于过期妊娠,母体胎盘或胎儿胎盘血流动力学的不足,引起滋养叶细胞的损害;胎儿胎盘免疫监视系统功能不足,不能破坏异常的滋养叶细胞,而导致胎盘功能的减退。

由于胎盘功能不全,羊膜分泌功能降低,羊水量逐渐减少,造成宫内胎儿缺血、缺氧、酸中毒;全身脱水、血液浓缩;发育受阻、酶系统受抑制,胎粪排出,羊水污染等,从而导致胎儿新生儿病变甚至引起宫内死亡。

【临床表现】

1. 孕妇　过期妊娠 2 周以上,孕妇体重不增,甚至减轻,腹围不增,宫底高度降低,胎动减少(Fcarson 指出,胎动每小时少于 3~5 次,考虑胎儿有宫内缺氧)。分娩时羊水混有胎粪,量少而黏稠。

2. 新生儿　Clifford 将本综合征分为三期,新生儿在各期的特征如下。

(1)第 I 期:轻度胎盘功能不全,以营养缺乏为主。患儿营养不良、体重落后于身长、躯体、四肢瘦长、皮下脂肪缺乏、皮肤干燥、松弛、多皱褶、貌似老人、皮肤无黄染。

(2)第 II 期:胎盘功能显著减退,除营养缺乏外,胎儿有窘迫和缺氧,胎心跳动先快后慢,心律不规则。由于缺氧,胎儿排出胎粪,污染羊水和胎儿自身。本期出生的活婴,正处于急性缺氧的高峰,故活产死亡率可高达 50%。

(3)第 III 期:除具有以上两期表现外,由于胎儿在污染的羊水中浸渍过久,新生儿皮肤可呈深黄色,脐带呈黄绿或黄褐色,指(趾)甲也可黄染,但巩膜不黄染。本期胎儿在经受第 II 期的考验后,死亡较少,但并发症较多。活产新生儿颅骨较坚硬、颅缝狭小、耳壳软骨厚实、肩背部毳毛减少、头发硬而粗密、指(趾)甲长、屈侧皮肤皱襞处及会阴部常有擦烂。

本病患儿由于营养缺乏,对代谢及心、肺、脑等重要脏器有严重影响,临床上常发生颅内出血、吸入性肺炎、代谢性及呼吸性酸中毒、心肌劳损、低输出量心力衰竭等。

【诊断】

(1)首先应明确是过期妊娠,参考孕妇腹围、体重及定期反复用超声波测量胎头双顶径,有助于判断。

(2)胎盘成熟度及胎盘功能的检测,B 型超声波检查有一定帮助。孕妇阴道涂片细胞学检查,如出现内外底层细胞,提示已有明显胎盘功能不全。血中胎盘催乳素每 1ml 小于 4g,提示胎盘功能不良;若孕妇血碱性磷酸酶(AKP)值突然升高,而胱氨酸氨肽酶(CAP)值急剧下降应考虑有胎盘功能急性受损,有胎儿宫内窘迫的危险。

还可以通过测定雌三醇(E_3),作催产素激惹试验来确定胎盘功能。

(3)羊水镜、子宫镜观察胎膜色泽及厚度、羊膜腔穿刺后作羊水性状分析及有关化验、胎儿头皮取血作pH 值,碱储备或碱缺失、氧及二氧化碳分压等测定,以确定酸中毒程度,判断有无宫内窘迫或死亡。

(4)有条件时,可用胎心及宫缩监护仪进行监测。

(5)根据新生儿娩出时的临床特征结合上述检测,可做出诊断。

【治疗】

对娩出的新生儿应作如下处理。

(1)保持呼吸道通畅,给予氧气吸入:新生儿出后立即吸净口腔及咽部的羊水及黏液,并给氧气吸入。若无自动呼吸,即用直接喉镜检查,插管后从气管直接吸出羊水和黏液,若仍无自动呼吸者,应给予人工呼吸,可用气道持续或间歇正压给氧。即使是出生后发绀、气促不明显的患儿也需间断给氧。

(2)保证液体入量,及时补充能量:对尚无哺乳能力的患儿要静脉补液,并给能量合剂,必要时采用静脉营养疗法,计算热卡时要高于一般新生儿,以保证液体入量,及时补充能量,促进细胞代谢,加速组织修复。

（3）积极防治并发症:对吸入性肺炎、颅内出血、酸中毒、心力衰竭等常见并发症要及时发现,并采取相应措施积极防治。

（4）对症处理:如有烦躁不安,可适当给予镇静剂,以减少机体耗氧量。尚须注意保暖等。

【预后】

本病预后欠佳,易有一系列严重并发症,可危及生命。

第二十六节　新生儿弓形虫综合征

所谓新生儿弓形虫综合征(neonatal toxoplasmosis syndrome),是指先天性弓形虫感染。其主要表现为贫血、黄疸、肝脾肿大、中枢神经系统及眼部病变等。

早在 1908 年 Nicolle 和 Marceaux 发现了一种细胞内寄生的弓形原虫,次年被命名为 Texoplasma,曾用的中文译名有毒浆虫、弓形体和弓浆虫等,薛纯良 1981 年撰文建议改名为弓形虫。鉴于弓形虫病系全球性分布,世界约有 5 亿~10 亿人受感染,又是人类先天性感染中最严重的疾病,因此对本病的防治已日益被重视。

【病因】

本综合征病原体是一种原虫弓形虫(texoplasma),猫为其终末宿主,人及其他恒温动物为其中间宿主,人类可因摄食含有活包囊的肉类或孢子的食物而感染。传播途径除经食物感染、猫粪传播、动物唾液、痰液、组织液直接接触感染外,输血和脏器移植也能传播。还可以从喂乳及损伤的皮肤、黏膜等方式造成传播,昆虫、飞沫等也有可能作为传播媒介,有报道母亲的肾移植给儿子,使儿子发生急性播散性弓形虫病而致死的病例。母亲受弓形虫感染后,不论有无临床症状,病原体均可经胎盘传给胎儿而致先天性感染。

弓形虫感染的原发病涉及人体多个系统,各种不同原发病血清弓形虫抗体阳性率见表 11-9。

表 11-9　各种不同原发病血清弓形虫抗体阳性率

原发疾病	检测例数	IFIA 及 E1SA 抗体均阳性		与健康组比较	
		例数	%	α^2	P
淋巴结炎	26	6	23.1	4.60	<0.05
中枢神经系疾患	88	26	29.5	19.30	<0.01
自身免疫性疾病	34	8	23.5	5.70	<0.05
肾小球疾病	90	18	20.0	6.50	<0.05
血液病	26	4	15.4	0.94	<0.05
腹泻	16	3	18.8	1.46	<0.05
呼吸道感染	96	7	7.3	0.47	<0.05
其他疾病	24	5	20.8	3.10	<0.05

【临床表现】

先天性弓形虫感染是严重的,这种感染是全身性的,但主要的表现为全身感染、中毒症状和精神神经系统及眼部等多器官病变或先天性畸形。妊娠早期胎儿感染后能导致流产,后期感染可导致早产或死产,或使娩出的婴儿具有本综合征的临床表现。如将近分娩时发生弓形虫感染,婴儿产下时可以健康,但数周后出现临床症状。如在胎儿期能得到母体一定数量的抗体,刚出生后对本病有一定的免疫能力,但仍不能制止发病,病程多呈迁延性。

约 80% 先天性号形虫病为隐匿型,出生时可无症状,但中枢神经系统或脉络膜、视网膜有弓形虫包囊寄生,而至数月、数年甚至成年后,在失代偿时才暴发出神经系统症状或脉络膜视网膜炎。

先天性弓形虫感染的主要表现如下。

（1）全身表现:发热、贫血、呕吐、发绀、水肿、皮肤斑丘疹、体腔积液、肝脾肿大、黄疸、心肌炎、淋巴结肿大等。

（2）中枢神经系统表现：较为多见，表现为脑膜脑炎、脑膜炎和脑炎。常有抽搐、肢体强直、颅神经瘫痪、运动障碍和意识障碍。脑脊液呈黄色，可有淋巴细胞和蛋白的增加，晚期病灶中心发生钙化，个别病例脑部坏死组织的碎屑脱落进入侧脑室，随脑脊液循环使大脑导水管阻塞或大脑导水管壁上发生病变，故可产生阻塞性脑积水。如病变局限可引起癫痫，病儿可能在发病几天或几周中死亡。如能好转，常遗留抽搐、智力不足、脉络膜视网膜炎等后遗症。

（3）眼部病变：发生眼球病变者较为多见，首先发生在视网膜、偶尔整个眼球被侵犯，以致眼球变小、畸形及失明，一般均为双侧性。

（4）其他病变：弓形虫可侵犯几乎全身各个脏器细胞，受感染婴儿的临床表现常视弓形体侵袭的部位而不同，可表现程度不一的心肌炎、全心炎、肝脓肿、肺炎、肠炎、肾炎等不同的临床类型。

（5）机会性感染：先天性弓形虫病患者还可导致免疫防御功能的损失，从而引起结核杆菌、肺囊虫、巨细胞病毒及念珠菌等机会性感染的临床表现。

【诊断】

遇有上述临床特征而疑有本综合征可能者，可应用以下实验室检查，在患儿体液或病变组织中找到原虫而确立诊断。患者的血液、骨髓或脑脊液沉淀的涂片上，用吉姆萨氏或瑞忒氏染色可能找到原虫，但阳性率不高。尚可作活体组织病理切片或动物接种试验，将患儿的新鲜体液或病理组织给鼠或豚鼠接种以分离病原虫。此外血清学检查比上述方法简便，且敏感性和特异性较高，是目前实验室诊断中最常用的方法（表11-10）。

表 11-10　产妇血清学结果解释新生儿先天性弓形虫感染的可能性

染色试验（IU/ml）	IgM-免疫荧光试验	新生儿先天性感染
300~3 000	阳性	很常见
1 000~3 000	阴性	常见
300~1 000	阴性	少见
<300	阳性	可能
<300	阴性	不排除

若分娩后产妇染色试验的抗体上升，则通常有可能，若不上升则通常不可能。

1.亚甲蓝染色试验　血清内的弓形虫抗体可以用亚甲蓝染色法来测定（病原体与含抗体的血清接触后，即失去其原有被亚甲蓝染色的能力）。在感染早期（10~14天）即开始阳性，第3~5周效价可达高峰，可维持数月至数年。低的效价一般可代表慢性或过去的感染，从母体得来的抗体，在生后3~6个月内消失。因此小儿满4个月后可重复染色测定抗体，如效价仍维持高度就可证明由于感染。

2.直接凝集反应　由甲醛固定的弓形虫悬液作为抗原，与不同稀释度的含有相应抗体试验血清发生凝集反应，如果膜状沉淀为阳性，主要用于测抗弓形虫IgM，以1∶16凝集作为阳性，感染后5~6天即能测得阳性。

3.间接免疫荧光试验　将病人血清与异硫氰酸荧光素标记的抗人体球蛋白置于玻片虫体抗原，用紫外线显微镜观察虫体的荧光反应，结果与标准血清比较，所测抗体是抗弓形虫IgG，其出现反应及持续时间与亚甲蓝染色试验相仿。

4.IgM-免疫荧光试验　是改良的间接免疫荧光试验，以抗IgM替代抗人体球蛋白，当试验血清存在弓形虫IgM时才能使弓形虫出现荧光反应，感染5~6天即出现阳性结果，可持续3~6月，适用于早期诊断。由于IgM的分子量大，母亲的IgM一般不能通过胎盘带给胎儿，如新生儿血清中含有抗弓形虫IgM，则可考虑先天性弓形虫病的诊断。

5.酶联免疫试验和可溶性抗原-荧光为抗体技术　为近年实验诊断中新的试验方法，操作简便、快速，前者并可适用于大规模普查，其敏感性和特异性均较满意，后者只要一次稀释就能测出抗体水平，其敏感性与免疫荧光反应相仿。

此外,可取羊膜穿刺液动物接种,以发现胎儿宫内感染。定期对胎儿作超声检查,观察胎儿脑发育情况,X线显示广泛性内脏钙化灶,胎儿弓形虫脑炎在计算机体层照相术(CT)检查显示一特殊的低密度区,均有助于先天性弓形虫感染的诊断。

【治疗】

螺旋霉素有抗弓形虫的作用,且能通过胎盘屏障,孕妇每日服3g,脐带血中的浓度为母血中浓度的一半,胎盘中的浓度比母血中浓度高3~5倍。有人认为螺旋霉素可使胎儿先天性感染减少50%~70%。治疗方法常与乙胺嘧啶及磺胺嘧啶间隔时间交替使用,磺胺嘧啶每天50~150mg/kg分4次口服,乙胺嘧啶又名息疟定(pyrimethamine)每天1mg/kg,分2次口服,20~30天为一疗程。先天性弓形虫病须用乙胺嘧啶-磺胺嘧啶2~4疗程的治疗,每疗程间隔期一个月用螺旋霉素治疗,剂量每天100mg/kg,1岁以后可停止用药,待有急性发作时重复治疗。

此外氯洁霉素、红霉素也有一定疗效。孕妇使用复方新诺明,因容易通过胎盘而对胎儿弓形虫感染有很好疗效,其疗效优于螺旋霉素。

早期用血清法检查抗体,可以预告抗体阳性的孕妇重视预防措施(主要防止食物或手被囊合子污染),以便保护胎儿不受感染。如将弓形虫无毒株制成疫苗,有可能产生预防作用,可在流行区进行研究。

1. 一般治疗

(1)生活制度及饮食:除水肿期需适当休息外,尽量让病人保持正常生活制度及学习,饮食可随病人爱好,水肿及高血压期应限制钠盐,给低盐或无盐饮食(每日给氯化钠0.5~1g),病情缓解后即不应长期忌盐,否则将影响食欲,并可能导致低钠血症,一般应适当增加蛋白质供应,每日供给1.5~2g/kg为宜,此量已可维持正氮平衡。过高蛋白摄入在肾病尚未缓解时,血浆白蛋白升高似无补益,仅使尿蛋白增加,过度负荷可造成肾小球损伤。肾上腺皮质激素治疗期的蛋白质分解代谢增加,更需供给蛋白质饮食,病人常有低钙血症倾向,长期用肾上腺皮质激素治疗易引起骨质稀疏,应供给足够钙盐及维生素D。

(2)防治感染:感染常使病情反复或复发,应加强预防,在肾上腺皮质激素或免疫抑制剂治疗期间,尤其要减少与外界的交往以防交叉感染。接触水痘、麻疹、风疹者应暂时将肾上腺皮质激素减量或停用免疫抑制剂并注射丙种球蛋白。各种预防接种可能引起复发故须待症状缓解,停药6个月后方能接种,另外应特别注意皮肤清洁卫生,尤其在严重水肿患者,更应保护皮肤勿受损,以防感染。

(3)利尿:在肾上腺皮质激素治疗初期,往往因水钠潴留而使水肿加重,严重浮肿者在肾上腺皮质激素治疗前或对其耐药病例常需采用利尿剂以消肿,一般给双氢克尿噻2mg/kg,合并安替舒通3mg/kg,分2~3次口服。亦可给予速尿或利尿酸钠口服或静脉注射,每日1~2mg/kg,每日2~3次。利尿剂不宜长期应用,以防发生酸碱失衡及电解质紊乱。

2. 肾上腺皮质激素　目前仍主张首选激素疗法,一般采用中长程疗法(每日1~2mg/kg),疗程9个月至1年,待蛋白尿阴转后改为隔日疗法(2mg/kg),以后再慢慢减量,若应用激素4周无效,对微小病变型、尿蛋白选择性好、排除感染,在无激素反指征的情况下可使用大剂量冲击疗法,用甲基泼尼松龙1g加10%葡萄糖300ml静滴1~2小时滴完,3天为一疗程,高度水肿或有消化道症状不能口服时,用地塞米松每日5mg肌注3天后改为口服,对激素依赖且长期应用病情反复发者,可给促肾上腺皮质激素每日25~30mg静脉缓滴4~6小时,持续2~3周,尿蛋白阴转后逐步改为口服。

3. 细胞毒药物　在应用激素2~4周无效或疗效不满意时,以及复发1~2次以上者可加用细胞毒药物,环磷酰胺每日2mg/kg,8~12周,或苯丁酸氮芥0.2mg/kg,从小量开始,如白细胞计数不减低则渐增药量,疗程平均3个月。环磷酰胺可引起胃肠道反应、脱发、白细胞减少、出血性膀胱炎等副作用,疗程超过3个月者,可引起性腺损伤致不育症,苯丁酸氮芥副作用较轻,也可引起性腺损害。

4. 抗凝疗法　本综合征患者血液呈高凝状态时,其纤维蛋白原升高、血小板增高、凝血时间缩短,以及血、尿纤维蛋白降解产物增高,可用肝素2000~20 000U,每日一次肌注,或加入10%葡萄糖250m静滴,4~6周后改用口服抗凝剂华法令每日2~4mg,用药期间要观察凝血时间,凝血酶原时间来调整剂量,当肾静脉及下肢静脉发生血栓时,可用尿激酶 1~2U 加入 10%葡萄糖中静滴,每日一次,连续 14 天为一疗程。此外,双嘧达莫(每日 5~10mg/kg)可抑制血板凝集。

5. 联合疗法 激素、环磷酰胺、抗凝药物及双嘧达莫联合应用,对某些肾病综合征有一定的疗效。

6. 雷公藤总甙 每日 1mg/kg 分 2~3 次口服,疗程 2~3 个月,无明显副作用。

7. 中药 肾上腺皮质激素或免疫抑制剂合并中药治疗可在一定程度上改善病人全身情况,减轻药物副作用,缓解期服用中药有一定巩固疗效的作用,对暂时不宜采用肾上腺皮质激素治疗或对其耐药者应用中药治疗对部分病例亦取得良好疗效。

8. 其他药物

(1)锌制剂:有人主张给患儿锌剂治疗[葡萄糖酸锌 0.5~2mg/(kg·d)×2 月],可补充原已存在的低血锌状态,还可缩短病程防止复发。

(2)巯甲丙脯酸(captopril, CP):该药能使 Ang II 生成减少,Ang II 对肾小球入球与出球动脉收缩的作用减弱,使肾小球供血改善,从而减缓肾小球进行性损害,同时还具有免疫抑制作用。用以治疗本综合征,尤其是难治性肾病综合征,可使尿蛋白明显减少,肾功能得以改善。有人报告以 12.5mg 口服可使尿蛋白减少52%。

(3)环孢霉素 A(CYA):该药 1987 年即开始用于治疗本综合征。它是一种脂溶性环形多肽,有抑制轴助 T 细胞及细胞毒 T 细胞的活化增殖,而不影响 B 细胞和粒细胞。常用量 6~8mg/(kg·d)或 100~150mg/(m²·d)。该药除价格昂贵外,最令人瞩目的副作用是肾毒性。

【预后】

本综合征预后主要取决于肾脏病理类型,有无严重并发症以及是否发展为终末期肾功能不全,单纯型肾病(微小病变型)患者中, 92%对肾上腺皮质激素治疗敏感,在用药 4~8 周内蛋白尿转阴,浮肿消失,达到缓解。部分病例在停药后持续缓解不再复发。缓解达 3 年以上者可谓基本痊愈。但大多数病例在停药后经过长短不等的缓解期后又出现蛋白尿及浮肿,并可多次复发。此型每次复发重新治疗仍对肾上腺皮质激素有效,远期结局大多良好,很少发展为慢性肾功能不全。但病程中如出现并发症,尤其是严重感染,亦可威胁生命,约 8%的单纯性肾病与绝大多数肾炎型肾病对肾上腺皮质激素或免疫抑制剂仅有部分效应,或完全无效应,病程迁延反复,往往疗程长,用药杂,易出现药物副作用及各种并发症,最终可发展为慢性肾功能不全,在10~15 年内约半数因严重并发症或尿毒症而死亡。

第二十七节 胸腺瘤伴免疫缺陷综合征

胸腺瘤伴免疫缺陷综合征(Good syndrome)又称 Good 综合征,为胸腺瘤伴免疫缺陷的一组征候群,可发生于任何年龄。本综合征往往在胸腺瘤发生的同时或经过一段时间后逐渐发生。临床上常见副鼻窦炎、肺炎、口腔炎、慢性腹泻、皮肤感染、败血症等表现,并反复发生,由于 T 细胞及 B 细胞免疫功能低下,易伴发自身免疫性疾病,一般无胸腺压迫症状,常可合并红细胞系统再生障碍性贫血,偶有重症肌无力。化验见致病菌为细菌、真菌和卡氏囊虫等,末梢血淋巴细胞减少,嗜酸性粒细胞亦减少。血清丙种球蛋白减少, IgA、IgG、IgM 均减少,尤以 IgG、IgA 减少明显。也有选择性 IgA 缺乏者细胞免疫功能低下,放射线检查可见前纵隔有肿物,病理发现淋巴结生发中心发育不良,浆细胞减少,脾及肠道淋巴结萎缩,胸腺瘤为纺锤细胞型,有时出现抗人球蛋白抗体、抗核抗体、抗横纹肌抗体等,本综合征目前尚无特殊治疗,以控制感染及对症处理为主。

第二十八节 婴儿猝死综合征

婴儿猝死综合征(sudden infant death syndrome, SIDS),也称摇篮死亡(Cot Death, Crtb Death),系指外表似乎完全健康的婴儿突然意外死亡。1969 年在北美西雅图召开的第二次国际 SIDS 会议规定其定义为:婴儿突然意外死亡,死后虽经尸检亦未能确定其致死原因者称 SIDS。

发病率一般在 1.5%~2‰,有关 SIDS 发病率的调查结果见表 11-11。发病高峰年龄为 2~4 月(占 52.4%),屈大坤氏报告 1 例为 2 个半月的男婴。男性比女性多 2 倍,通常男性抵抗力比女性低,因为调节免疫球蛋白合成因子与 X 染色体有关。春秋两季发病居多,因这两个季节急性呼吸道病毒感染率较高。50%~80% 在午夜至清晨 6 点,于安静状态下死亡。此外多胎、私生、母龄较幼、产前检查少、在家分娩、母亲吸烟、吸毒都可增加发病率。部分国家地区 SIDS 的发病率见表 11-11。

表 11-11 SIDS 的发病率

著者	年代	调查地	SIDS 数/1 000 活产
英国保健部	1965	英格兰和威尔士	1.4
Carpenter	1965	英格兰和威尔士	2.2
Peterson	1966	美国西雅图	2.87
Valdes-Dapena	1968	美国费城	2.55
Fitzgibbons	1968	美国密内苏达	1.2
Houstek	1970	捷克	0.8
Camps	1970	英国	2.0
Froggatt	1970	爱尔兰	2.8
Steele	1970	加拿大	3.0
Kraus	1972	美国加里福尼亚	1.55
内藤、松岛	1973	东京、埼玉、川崎、札幌	0.56
Fohlin	1974	瑞典	0.06
Baak	1974	荷兰	0.42
Tonkin	1974	新西兰	1.9
高桥	1974	本州 四国	0.68
Turner	1975	澳大利亚	2.5

【病因】

本综合征病因有心脏因素如心律失常(表 11-12)、呼吸不全、解剖异常、感染、血糖过低、免疫缺陷等多种学说。

rojinkobA 等将婴儿猝死病因归纳为以下病毒感染、缺氧状态、外源性抗原、神经反射紊乱等。

表 11-12 可引起小儿心脏性猝死的疾病

新生儿期	婴儿期	幼儿期及以后
左心发育不全综合征	法洛四联症	主动脉狭窄或缩窄
总肺静脉异位回流	主动脉肺动脉均起始于右心室	伴肺动脉狭窄的青紫型心脏病
肺动脉闭锁	大血管错位	大血管错位
三尖瓣闭锁	左心发育不良综合征	埃布斯坦病
大血管错位	三尖瓣闭锁	艾森曼格综合征
主动脉缩窄	单心室	肺动脉高压症
心肌炎	总肺静脉异位回流	心内膜纤维弹性组织增生症
心内膜纤维弹性组织增生症	肺动脉瓣狭窄(重度)	心肌炎、心肌病
左冠状动脉起始于肺动脉	主动脉瓣狭窄(重度)	心脏肿瘤
先天性完全房室传导阻滞	主动脉缩窄	心内膜缺损
	伴肺动脉高压的左向右分流	二尖瓣脱垂症
	心内膜纤维弹性组织增生症	病窦综合征
	肥厚性心肌病	先天性完全房室传导阻征
	心肌炎	预激综合征
	心脏横纹肌瘤	Q-T 间期延长综合征
	Q-T 间期延长综合征	川崎病
	川崎病	冠状动脉畸形
	左冠状动脉起始于肺动脉	感染性心内膜炎
	心脏手术后伴心功能不全或心律失常	心脏手术后伴心功能不全或心律失常

比较公认的死亡原因是中枢性窒息,从尸检资料提示患儿肾上腺重量小,表面有相当大的皱褶,由于肾

上腺分泌活动低,糖皮质激素长期不足,导致各器官代谢障碍,尤其是脑代谢障碍,可能是小儿突然死亡的原因。部分患儿可因心室纤颤或交感神经兴奋性突然升高造成心脏,神经的支配失衡所致。Q-T 间期延长是心肌复极过程的紊乱,可造成异位兴奋点从而增加了致死的心室纤颤的可能性。从 Q-T 间期延长的家族性,提示本病是常染色体显性遗传,病毒感染在猝死小儿异常不协调的反应机制中起着诱因作用。在猝死小儿中大胸腺伴肾上腺皮质功,能不全者可达 40%,故胸腺淋巴体质与婴儿猝死有一定关系,胸腺过度增生应是免疫障碍的证据。

此外,病理性妊娠史、肉毒中毒、长期特发性呼吸暂停、胃—食道反流、喉及上气道化学感受器引起的呼吸暂停—心动过缓、受大于通常量的抗原的侵袭、迷走神经异常、肺表面活性物质改变、中键酰基辅酶 A 脱氢酶(MCAD)缺乏等都可能是某些 SIDS 的原因之一。

最近有人将各家报告进行综合,对婴儿猝死综合征的病因归纳为以下几点:①对牛奶或周围环境抗原过敏;②硫胺(VitB₁)缺乏或硫胺中毒;③多巴胺含量增高;④过热;⑤胃—食道反流;⑥上呼吸道阻塞} ⑦自主神经功能紊乱;⑧低氧血症;⑨遗传因素;⑩感染; ⑪ 催产素引产; ⑫ 代谢[肝糖原代谢异常、肝内乙烯丙基亚麻酸(DGLA)减少,影响呼吸功能的调节]; ⑬ 其他(如母亲吸烟、期多胎等)。

总之,关于 SIDS 的原因尚未阐明。无论呼吸暂停、免疫缺陷,心律紊乱、感绕、遗传因素都不能完满解释 SIDS 的全部死因。因此 SIDS 的病因很可能是多元而不是单一的。

婴儿猝死综合征(SIDS)家庭国际协会 1987 年成立于意大利的 Come 期群。1989 年召开过第一次国际会议, 1992 年召开了第二次国际会议。在这次会议上 Beckwith 提出 SIDs 的定义:一岁以下的婴儿,常发生于 3 周至 8 个月,未曾预料的突然死亡。可以推测或观察到有一个睡眠中发病后死亡的过程。家族中没有同样的病史。尸检,死亡现场考察及搜集病史未能找到任何死因。但常可有一些轻微的症状和镜下炎性所见。胸腺,肾上腺及其他器官未能发现严重损害。明显的胸部器官出血可支持本病,但不是必须的发现。

上呼吸道问题引起的缺氧及呼吸暂停,吸烟、睡觉时俯卧体位、非母乳喂养,胸腺出血点(尸检头部全部盖住的 39 例有 36 例发现胸腺出血点)、户外睡觉、冬季等均为本综合征发病有关的因素。

【临床表现】

(1)患儿生前大致有以下特征:①对环境反应差;②在喂养时易有呼吸停止或衰竭;③有异常啼哭声。有人注意了 SIDS 婴儿生前有一种异样高调啼哭声或短促无力的呻吟,音调常突然改变,在同一次啼哭中有不同音调二这些表现系喉和喉以上发音管道的异常或脑干功能异常所致。当然性格上的安静和温和并非都提示 SIDS。由于 SIDS 的实际发病率仅为 2‰,因此这些生前的粗略又并非特异的表现,很难用来作为筛选潜在病儿的标准。

(2)Naeye 曾提出 8 项孕母特点及 19 项新生儿特点作为筛选高危儿的标准。孕母方面主要有:①任何时候母亲血红蛋白≤l0g/dl;②吸烟;③感染;④妊娠期蛋白尿。婴儿方面的特征包括:①分娩时儿头明显变形;②需要氧气治疗;③异常的拥抱反射;④ Apgar 评分≤6 等。有几位学者用此标准分析过大宗婴儿和一组死于 SIDS 的或高危儿,令人失望的是有很高(90%以上)的假阳性率。现阶段还没有特异性高的可靠筛查办法早期识别它。

(3)临床上对本病可分三类:①未及时诊断的感染性疾病(从尸检证实),主要是急性呼吸道感染;②在疾病急性期过后或康复期突然死亡(从尸检证实);③表面上似乎完全健康的小儿突然死亡。

【治疗】

本综合征的治疗主要是指高危儿和曾有过呼吸停止或曾发生过 SIDS 而被及时抢救过来的婴儿(有称之谓"几近死亡儿")的治疗和监护。

茶碱治疗指征是 6 小时内中枢性呼吸暂停长于 15 秒,频发中枢性呼吸暂停(间隙短于 15 秒)伴心动过缓,睡眠的 10%以上时间为周期性呼吸。茶碱改善呼吸的机制可能是:①改善呼吸对高碳酸和低氧的敏感性;②增加快动眼睡眠;③提高呼吸中枢的觉醒;④直接作用于肌肉,改善其收缩力;⑤增加合成正常肺表面活性物质并刺激其释放。

婴幼儿肾功能不全,药物清除能力低,应从小剂量用起,氨茶碱一般给 3~5mg/kg 后每 8~12 小时再给

2~2.5mg/kg 的剂量维持,使血浓度在 6~12μg/ml。Shannon 发现茶碱浓度 llμg/ml。即可清除呼吸暂停和周期性呼吸。用药后偶有惊厥发作,但脑电图及神经系统检查正常。此时可给抗惊药又需警惕抗惊药加重呼吸抑制,最好行心电监护。也可用咖啡因治疗,血浓度维持在 8~20mg/L。当夜间出现呼吸暂停,需用黄嘌呤和阿托品治疗。一旦出现呼吸循环衰竭,应立即建立人工心肺功能,也可用无线电呼吸兴奋仪。

此外,抬高床头、喂食后坐位 30~60 分钟、避免仰卧位喂养、食物中添加米糊之类较稠厚之食物等都是可行的办法。

建议父母比平常更有规律地给予危险状况的婴儿喂奶,必要时给予葡萄糖饮料以纠正能量缺乏,并监测婴儿的血糖含量等都是可行的办法。

对于 SIDS 的预防常强调心肺监护。心肺监护仪是有效的监护手段。监护仪常连接报警仪,当婴儿心率降至 80 次 / 分以下或呼吸暂停时间超过 20 秒时就会自动报警。使用家庭监护的标准是:①患儿曾经有过呼吸暂停或发绀发作;②家族中有过 SIDS 患儿或"几近死亡儿";③家族和医生精神都十分紧张。

死后处理方法,猝死事件常能引起医疗纠纷和家长的长期不安,因此必须对处理方法多加注意。死后应立即进行尸检,把初步病理检查结果于死后 24 小时通知家长。为了安慰家长的焦虑情绪,应多次对他们说明这个综合征不好预防,他们自己并没有忽视小孩,特别对因之而产生家庭纠纷、夫妻不和以及神经不稳定的家长要多做劝慰和思想工作。

第二十九节　婴儿肾病综合征

出生后 4~12 个月起有的先天性肾综合征(CNS)称为婴儿肾病综合征(baby nephrotic syndrome, BNS),又称法国型肾病综合征,弥漫性系膜硬化(diffuse mesangial sclerosis)。另一种表现为局灶性节段性肾小球硬化(focal segmental glomerulosclerosis, FSGS)。

【病因】

可能系常等色体隐性遗传。单基因突变,多因 WT1 或 PLCE1(编码一种磷脂酶的基因)基因突变所致。FSGS 为常染色体遗传,与编码肾小球足细胞特异蛋白 podocin 的基因 NPHS2 突变有关。

病理上呈弥漫性系膜硬化,光镜下可见肾小球基底膜增厚,系膜基质增多(无系膜细胞增生),毛细血管腔闭塞,肾小球硬化、收缩,肾小囊扩张,进行性肾功能减退。

【临床表现】

形式除蛋白尿外为主的肾脏疾病外,还可出现 Denys-Drash 综合征、WAGR 综合征,伴有假两性畸形和肾脏 wilm 瘤。

【治疗】

激素耐药。

【预后】

有学者主张预防性肾切除术及择期肾移植,肾移植者尚未见肾病复发者。

第三十节　永久性苗勒管综合征

永久性苗勒管综合征(persistent miillerian oluct syndrome)是一种遗传性疾病,1939 年 Nilson 首先以腹股沟疝为题作了关于本综合征的报道。此后共有 70 余篇报道,多数为个别病例,亦有家族中成对的同胞罹患。

【病因】

本综合征是一种遗传性综合征。正常男性性别受睾丸分泌的两种激素,即雄激素和苗勒氏管抑制物的影响。雄激素由睾丸间质细胞分泌,苗勒氏管抑制物由睾丸支持细胞分泌。前者促使中肾管间附睾输精管、储精囊分化,其作用仅在睾丸一侧;而二氢睾酮,促使尿生殖窦和外生殖器男性化。后者即苗勒氏管抑制物,促使苗勒氏管退化,而苗勒氏管是输卵管、子宫和上阴道的原基。这种激素在同侧睾丸起作用。

任何一种雄激素缺乏可引起男性化不足,缺乏苗勒氏管抑制物,或在胚胎发育时苗勒氏管抑制物定时释放过少,或器官抗苗勒氏管抑制物作用过少,均可形成永久性的苗勒氏管。

【临床表现】

本综合征以青春前期儿童为多见。单侧睾丸、对侧性腺条斑和永久性苗勒氏组织为综合征的特征。多数病人有两种生殖器官。常见一侧隐睾或两侧隐睾腹股沟疝,内生殖器常有两套性腺。外生殖器大多正常。

家族性患者,以男性为主体,除可患正常的外生殖器外,常伴有永久性苗勒氏组织。有发育不全的睾丸、睾丸未下降、两侧输卵管、子宫和阴道。

【诊断】

临床上具有腹股沟疝,隐睾及两种性腺共同存在者应考虑此病,确诊需通过手术及组织学检查。

此类病人颊黏膜涂片,性染色质呈阴性。病人精液内精子数量少,几乎丧失活动力,非典型性精子增加;放射学检查,排泄性尿道造影检查,可显示未退化的苗勒氏组织。

睾丸大多发育不全。睾丸切片检查所见形态学无异常,精子的发生过程完整可见各阶段成熟分裂,但细线期与粗线期比率增高,说明精子发生的完成受到影响。

通过测定病人的血浆 β-人体绒毛腺促性腺激素和 α-胎儿蛋白可早期发现患儿患睾丸肿瘤。

【治疗】

本病治疗以外科手术为主。包括隐睾回纳阴囊、疝修补、切除苗勒氏组织及其残迹,肿瘤切除等。

【预后】

患儿至成年后,大多数病人不能生育,难以组织家庭。对于隐睾已转化为睾丸肿瘤或其他肿瘤者,预后较差。

第三十一节　早期衰老综合征

早期衰老综合征(senilism syndrome)即早老症(progeria),又称 Hutchinson-Gilford 综合征、Gilford 综合征、早衰综合征、早老矮小病等。本综合征由 Hutchinson 于 1886 年首先描述,1904 年 Gilford 又作进一步描述,以后文献中称本病症为 Hutchinson-Gilford 综合征,国内 1981 年王开伯等报告一例, 1982 年林庆综合报道过 6 例。是一种少见的侏儒状态,以童年表现老年面貌和动脉硬化为特征。

【病因】

本综合征病因尚未完全明了,由于内胚层发育不全,是否有遗传因素尚不清楚,可能为常染隐性遗传或显性遗传。有人认为属脑垂体前叶功能不良。据研究,患儿消耗热量过多,虽摄入热量在正常范围内,消化道吸收功能也正常,终因热量的长期负性平衡而使体格发育受到严重障碍,病理变化主要为全身动脉粥样变化。

最新研究提示早老综合征是一种核纤维蛋白病。由基因突变所致。致病基因包括 LMNA、LMNB、ZMPSTE24 等。典型儿童早老综合征为 LMNA 基因 c.1824c>T(p.C608G)杂合变异所致。非典型早老综合征则由 c.1579C>T(p.R527C)纯合变异引起。典型与非典型之间的表型临床上可有重叠。

【临床表现】

生长发育在第一年内稍差,以第二年起明显缓慢,在 10 岁左右仍如 4、5 岁小儿的体重与身长,但智力发育良好。

根据 De Busk 对病例总结将症状及体征归纳为必备及经常出现以下两类。

(1)必备症状及体征:身材矮小、体重轻、性发育不成熟、皮下脂肪减少、颅面不成比例、面部较小、小下颌、头皮静脉显露、脱发、眼凸、出牙延迟或牙齿畸形、锁骨短小、胸廓呈梨状、四肢瘦小、关节僵硬、行走时拖曳,两腿向两侧分开,呈"阔底步态"。

(2)经常出现的症状及体征:皮肤薄、干燥、弹性差、多皱纹、有棕色斑点、浅层静脉显露、前囟闭合迟、无眉毛及睫毛、钩形鼻、扇风耳、无耳垂、声音弱、音调高、指甲发育不良等。

（3）心血管损害：主要表现为5岁以后可出现高血压,广泛而严重的全身动脉粥样硬化,如主动脉、冠状动脉、脑动脉及肾动脉粥样硬化。心脏逐渐扩大,出现冠状动脉硬化性心脏病,可导致心绞痛和心肌梗死。血清脂蛋白增高,心电图可显示冠状动脉供血不足。

本综合征X线表现为骨质稀疏、脱钙、骺端肥大、干骺愈合提前、锁骨小,有时由于骨分解而消失,指趾节末端有时不显影。部分病例尚可有眼底动脉痉挛、脑血流图示血管弹性减低及胆固醇、甘油三酯、β脂蛋白增高的表现(临床表现见表11-13)。

【诊断】

根据症状及X线表现和高脂血症等此病诊断不难,但有时须与Werner综合征、外胚叶发育不全及脂肪营养障碍鉴别。Werner综合征也具有早期衰老的表现,但发病年龄常在20岁左右,完全脱发不常见,仅有脱顶或白发,下颌骨发育正常,常有白内障和视网膜变性,性功能减退,往往合并糖尿病及恶性肿瘤。外胚叶发育不全是一种遗传性疾病,其毛发及指趾甲异常与早老症相似,并可因缺少汗腺于夏季发生高热,但无高血压、消瘦及老人面貌。脂肪营养障碍也是一种原因未明的少见病,其面部瘦削,胸、臂亦细小,但下肢正常,其病变开始于学龄期,以女孩为多见,虽无特殊疗法,对健康影响不大。偶见皮肤松弛症,患儿有老人面容,但无早老病其他症状。

表 11-13   6例早老症患儿的临床资料

例号	1	2	3	4	5	6
性别	女	女	女	男	女	女
发病年龄（岁）	2	1	1	1	3	2
就诊年龄（岁）	14	8	5	2	6	4
出生体重（kg）	2.9	不详	2.15	不详	3.5	2.75
足月否	足月	不足	足月	不详	足月	足月
现体重（kg）	17	7.8	7	9.5	13	10
身高（cm）	119	74.3	83.3	72	109	99
父母血缘	非近亲	非近亲	非近亲	非近亲	姨表	姨表
鸟头样面容	+	+	+	+	+	+
皮肤老化	+	+	+	+	+	+
心电图	冠心	基本正常			基本正常	电轴右倾
脑血流图	+	+	+			+
基础代谢率	35				21	
血脂值	高				稍高	不高
免疫试验	异常	异常				
家族史		+	+	+	+	+
其他先天畸形		双小眼球双髋脱位				
寿命（岁）	16	随访中	随访中	随访中	不详	15

【治疗】

对本综合征目前尚无特殊治疗,主要选用多种维生素及降脂药物,平时适当控制饮食,以推迟动脉硬化的发展。曾有一例10岁男童试用硫氧嘧啶减少热量的消耗,并长期使用睾丸酮及蜂王浆,未能增进体重,只见毛发暂时稍有增加。

临床已有使用法尼基转移酶抑制剂治疗的报告。该制剂针对该综合征异常早老素堆积为治疗目的,可使患儿获益,但无法逆转疾病的进展。

【预后】

本综合征预后较差,患者一般活到 10~20 岁,常死于肺部感染、冠状动脉闭锁、心肌梗死或脑血管病变。

第三十二节 正常血钾性周期性麻痹综合征

正常血钾性周期性麻痹综合征(Von enlenberg syndrome)有人又称为正常血钾性周期性麻痹(normokalemicperiodicparalysis),即 Von Enlenberg 综合征,是指血钾浓度正常临床上呈现周期性麻痹的一组织群。

【病因】

本综合征病因未明,为单纯性常染色体显性遗传。根据多数肌学家观点,肌强直病(或冷敏感性肌强直)代表(包括周期性肌麻痹)一类病的结果,因为许多病例两者情况均有。另外,它不能将正常血钾性和高血钾性麻痹分开,因为这两种综合征血清钾浓度与肌无力无相互关系。

【临床表现】

两性患病率相同,于 10 岁前发病。发作之间无症状。运动或用力后休息时,睡眠时、饮酒、寒冷及潮湿,情绪波动均能诱发症状。发作时除面部表情、咀嚼、语言、呼吸等动作肌外,所有肌肉呈无力型麻痹,有些病例嚼肌可能受累。受累肌反射减退。

【诊断】

给氯化钾可诱发发作及加重症状。在发作中或间歇期血清钾浓度正常。

【治疗】

运动用力后缓和的可活动数下,以缓解症状。药物可用氟氢可的松、乙酰唑胺,发作期间给用氯化钠治疗有效。

【预后】

本综合征常呈慢性反复发作情况。

第三十三节 中毒性流行性综合征

中毒性流行性综合征(toxic epidemic syndrome,TES)又称中毒过敏性综合征、西班牙中毒性流行性综合征等,是 1981 年开始在西班牙流行的一种多系统损害的新病种。本综合征 1982 年由 Tabuenca 首先报告。因此我们又将其称为 Tabuenca 综合征。

【病因】

本综合征病因尚未最后明确,流行病学调查的结果证实 TES 的发病与摄入变质后经处理的菜油有关,此种油类内含已经处理过的着色剂苯胺和乙酰苯胺。本综合征可能是一种超敏反应或自身免疫病,或是变质菜油中苯胺杂环复合物所引起的移植物抗宿主病样综合征。或许与装油的氯乙烯塑料桶有关。

【临床表现】

本综合征潜伏期 10 天~3 个月,随油的摄入量和次数而异。临床表现可分三期:①急性期(发病 1~2月);②间歇期;③慢性期。

本综合征的各系统临床表现如下。

(1)皮肤表现:瘙痒性麻疹样和中毒过敏性皮疹,好发于四肢、腹部和躯干,皮疹约 2 周后消退,不留疤痕。大多数患儿可有面颊潮红,少见远端硬皮病样损害,仅出现较轻的雷诺氏现象。可见线状硬皮病损害。

(2)呼吸系统:急性期呼吸系统症状最为显著,有咳嗽、胸痛、呼吸困难和咯血,听诊肺部可闻及哮鸣音和啰音,胸部 X 线检查及血气分析可出现异常。急性期过后大多病人症状自行改善。但到病程第 4 个月呼吸系统症状再度出现,可表现为呼吸功能不全、肺活量减小、呼吸功能不全与肌萎缩、肌无力有关,在儿童肌萎缩则属罕见。

（3）心血管系统:部分患者可于发病45天后开始发生急性肺原性心脏病,从X线和超声回波描记术上均可发现有肺动脉高压征象。慢性期可有右心功能不全如心室扩大、末端舒张压升高和右室压曲线A波高耸等,儿童患者心血管系统的症状如肺动脉高压等比较轻。

（4）神经系统:80%的病人在病程某阶段可有神经系统表现,常有肌痛、关节被动活动受限、各肌群痉挛和挛缩等。严重者可出现惊厥、脑病、良性颅内压增高等中枢神经系统方面的影响。

（5）消化系统:急性期可有恶心、呕吐、腹痛、厌食等,部分病例可有肝脾肿大、黄疸、脱水、肝功能损害,SGPT、AKP和LDH可升高。慢性病人可有口干、吞咽困难、小肠吸收不良和蛋白质营养不良等表现。

（6）血液系统:初期均有嗜酸性粒细胞增多,部分有暂时性嗜中性粒细胞增多,凝血酶原时间延长和血小板减少等。约1/3的病人血清IgE增高,慢性期抗核抗体可呈阳性,少数病例可查见免疫复合物。

【诊断】

根据饮食调查及临床特点进行诊断。

【治疗】

尚无特效治疗方法。可试用泼尼松、过氧化歧化酶和D-青霉胺等,有严重呼吸困难的病人需机械性通气。给予低脂饮食及精神和其他对症治疗。

【预后】

本综合征预后尚好,有严重呼吸困难的病人,处理不及时可危及生命。

第三十四节　中毒性休克综合征

中毒性休克综合征(toxic shock syndrome, TSS)是以发热、低血压、皮疹、皮肤脱屑和心肌损害、肾功能不全、休克肺、弥漫性血管内凝血(DIC)等多器官功能衰竭为特征的症候群。1978年由Todd首先报道,1980年Dean和Davis作了进一步描述。

【病因】

本综合征系由血浆凝固酶阳性的金黄色葡萄球菌所引起,是一种葡萄球菌毒素引起的一种新的中毒性疾病,此毒素究属葡萄球菌外毒素C或肠毒素样蛋白质(SEF),抑或表皮脱屑毒素尚无定论。

腺病毒感染可引起累及多器官的类中毒性休克综合征,与葡萄球菌等所致的中毒性休克综合征一致,符合中毒性休克的临床诊断标准。单一腺病毒毒株产生多系统疾病的情况是少见的。弥漫性腺病毒感染,在儿童中毒性休克的鉴别诊断中应考虑腺病毒感染的可能。或者应将腺病毒感染作为本综合征的病因病原之一。

【临床表现】

本综合征发病急骤,出现发热、皮肤黏膜症状、呕吐、水样腹泻、咽痛、头痛、肌痛等,数日后出现低血压、肾功能损害、心肌损害、意识障碍、休克肺等危重症状。皮肤黏膜表现为皮肤有皮疹,类似腥红热样弥漫性红色丘疹为主,咽部充血,可有草莓样舌,眼球结合膜充血等。存活病例病情经3~5日后症状减轻,出现指趾、掌心、足底心脱屑,可遗留血管闭塞性损害、肾功能不全及心肌损害等。

实验室检查:血培养几乎均为阴性,部分病例可从口腔、鼻咽腔、肛门、阴道、创口等处培养出金黄色葡萄球菌;白细胞总数增多,出现中毒颗粒,5岁以下婴幼儿可见血小板增多;尿常规有蛋白和管型。

【诊断】

根据上述临床表现结合实验室检查进行诊断,须与腥红热、川崎病、SLE、溶血尿毒综合征鉴别。

【治疗】

本综合征的治疗首选β-内酰胺酶抗生素(BLRA)如新青Ⅱ、Ⅲ及万古霉素,亦可使用红霉素等,连用1~2周。有心力衰竭者按心衰常规处理,有DIC则按DIC急救治疗,包括疏通微循环升压治疗药物、强心甙、肝素、氧等等。

【预后】

本综合征的预后悬殊较大,严重者可死亡,死亡率约为 0%~15%,多死于呼吸衰竭等。轻症者临床经过较为顺利。预后取决于能否获早期诊断、有效治疗和重要脏器损害程度等。

第三十五节　周期性嗜睡贪食综合征

周期性嗜睡贪食综合征(Kleine-Levin syndrome)又称 Kleine-Levin 综合征、饥饿病综合征、周期性睡眠综合征。1925 年由 Kleine 首先描述, 1936 年 Levin 作了相似报道,至 1942 年被命名为 Kleine-Levin 综合征。国内马少金于 1987 年曾报告本综合征 1 例。国内外均较少见。日本高桥康郎将本综合征分为三种类型:①以嗜睡为主;②嗜睡伴食欲异常亢进;③嗜睡伴异常言行者。

【病因】

本综合征原因未明。偶有为急性感染之后出现,有如脑炎后状态,或在外伤后出现。此外过度的脑力或体力疲劳、饮酒、月经等均可为本病的诱因病理学改变也未明,可能是额叶前区或下丘脑部损害,或两者兼有。

【临床表现】

常见于青少年,以 10~20 岁男性患者占绝大多数。青春期女性和中年人偶见。马氏报告的为一位 13 岁女性。1993 年范氏报告一例 4 岁男孩。2 年内嗜睡贪食发作 20 余次,每次发作先出现嗜睡,持续 2~6 天,清醒后即贪吃,持续数天。常以身心疲劳、感冒为诱因,周期性嗜睡发作,每次发作持续数小时至数周,发作间隔长短不一。醒后贪食,常伴兴奋多动、多语、语无伦次、易激惹、有幻觉。间歇期间病儿可正常。

本综合征临床可分前驱期、嗜睡期、恢复期、间歇期等,一次发作的全部过程约约 7~14 天,间歇期长短及发作的轻重可有差异。

【诊断】

根据上述表现特点可以诊断。除脑电图检查可有类似癫痫峰波外,其余各常规检查均无异常。

【治疗】

确诊后可用利他林或苯异丙胺治疗。

【预后】

本综合征至完全成人时发作可趋于消失,有自愈倾向。

第三十六节　脑-肥胖-眼-骨骼综合征

脑-肥胖-眼-骨骼综合征(Cohen syndrome)即 Cohen 综合征,又称低肌张力-肥胖-脑-骨骼综合征。

【病因】

本病征病因未明,可能为常染色体隐性遗传,有各种类型之表现。本综合征常与 Prade- Willi 综合征与 Laurence-Moon-Biedl 综合征有类同特点。

【临床表现】

出生时即有症状。有颅面异常表现,如小头、小眼、类先天愚型样眼裂、斜眼、近视、小颌、腭弓狭窄高耸。骨骼方面之异常有四肢尖细、猿样皮纹、并指、关节过度伸展、肘外翻、膝内翻、脊柱侧凸及前凸、肌张力减退。有精神发育迟滞及肥胖,肥胖多发生于儿童中期阶段。

【诊断】

染色体检查正常,脑电图可有弥漫高幅峰波改变。

【治疗】

本病征无治疗方法。

【预后】

本病征预后不良。

附录 1　新生儿呼吸窘迫综合征的防治
——欧洲共识指南 2019 版

一、简介

新生儿呼吸窘迫综合征（RDS）是早产儿的重要疾病，随着近年治疗手段的不断成熟，小胎龄早产儿存活率逐渐增高，但是支气管肺发育不良（BPD）发病率仍然较高。欧洲 RDS 防治指南 2007 年首次发布，2010 年、2013 年和 2016 年进行了更新，指南中包含现代新生儿重症监护中临床医生可使用的所有资源和经验，获得欧洲儿科研究学会的大力支持。由于肺表面活性物质（PS）和持续气道正压通气（CPAP）的早期使用，典型的胸部 X 线表现如毛玻璃样改变和支气管充气征目前已很难看到，临床医生主要通过评估患儿病程早期呼吸做功和吸入氧浓度（FiO_2）判断是否需要给予 PS 治疗。2017 年欧洲有 8156 例 RDS 资料上传到美国 Vermont Oxford 新生儿协作网，据显示 RDS 发病率在出生胎龄 28 周早产儿为 80%，胎龄 24 周则高达 90%。55% 的极低出生体重（VLBW）婴儿接受 PS 治疗。欧洲 VLBW 婴儿慢性肺疾病/BPD 发生率约为 18%。

RDS 的防治目标是通过干预尽可能提高新生儿存活率，同时最大程度减少潜在不良反应，包括 BPD。许多用于预防和治疗 RDS 的策略和方法已经过临床试验并被纳入到更新的系统评价中。本指南对截止到 2018 年底发表的文献证据进行严格审查后，对先前发表的 4 版指南进行更新，采用与既往指南相似的格式总结防治策略，列出循证推荐，使用 GRADE 等级反映每个推荐意见的证据支持力度。证据质量和推荐强度见表 1。

表 1　证据质量和推荐强度

证据质量	
高质量	A
中等质量	B
低质量	C
极低质量	D
推荐强度	
强推荐进行干预	1
弱推荐进行干预	2

二、产前管理

（1）妊娠<28~30 周、存在早产风险的孕妇均应转诊到具有诊治 RDS 经验的围产中心（C1）。

（2）理想情况下，对妊娠 34 周内存在早产风险的孕妇至少在分娩前 24 h 给予单疗程产前激素治疗（A1）。

（3）妊娠<32 周再次出现早产征象，且距第 1 个疗程产前激素治疗超过 1~2 周者，可重复给予 1 个疗程激素治疗（A2）。

（4）妊娠<32 周，紧急分娩前应给予硫酸镁（$MgSO_4$）治疗（A2）。

（5）先兆早产的孕妇，可进行宫颈长度测量和胎儿纤维连接蛋白含量测定，以避免不必要的使用保胎药和（或）产前使用激素（B2）。

（6）对极早产孕妇应考虑短期使用保胎药治疗，以有时间完成 1 个疗程产前激素治疗和（或）将孕妇转运至围产中心（B1）。

三、产房内稳定阶段

（1）尽可能延迟脐带结扎至少 60s，以促进胎盘-胎儿输血（A1）。

（2）存在自主呼吸的新生儿，可使用面罩或鼻塞 CPAP，压力至少 6cmH$_2$0（B1）。持续肺膨胀（SI）并无长期益处，因此不推荐使用（B1）。如持续呼吸暂停或心动过缓，需使用 20~25cmH$_2$0 吸气峰压进行温和的正压通气。

（3）复苏时应使用空氧混合仪控制 FiO$_2$。生后初始 FiO$_2$：出生胎龄<28 周早产儿为 0.30，出生胎龄 28~31 周早产儿为 0.21~0.30，出生胎龄≥32 周早产儿为 0.21。根据脉搏血氧饱和度（SpO$_2$）调整 FiO$_2$（B2）o

（4）胎龄<32 周早产儿生后 5min 内 SpO$_2$≥80%（心率>100 次/min）是可接受的（C2）。

（5）气管插管仅用于经面罩或鼻塞正压通气无效者（A1）。需要气管插管维持稳定的新生儿应使用 PS 治疗（B1）。

（6）产房内稳定阶段，胎龄<28 周早产儿应使用塑料袋包裹或严密包裹，并置于远红外辐射保暖台上，以减少低体温的风险（A1）。

四、PS 治疗

（1）患有 RDS 的新生儿应使用天然的 PS 制剂（A1）。

（2）早期治疗性应用 PS 是 RDS 标准治疗策略（A1），但若生后需气管插管维持稳定时，可在产房内使用 PS（A1）。

（3）RDS 患儿应在疾病早期尽早使用治疗性 PS。推荐方案为：CPAP 通气压力至少为 6cmH$_2$0，FiO$_2$>0.30，病情仍加重者应给予 PS 治疗（B2）。

（4）首剂 200mg/kg 猪肺磷脂注射液治疗 RDS 的效果优于 100mg/kg 猪肺磷脂注射液或 100 mg/kg 贝拉康坦（A1）。

（5）如果临床医生有使用 LISA 技术的经验，对于有自主呼吸并接受 CPAP 治疗的患儿优先选用 LISA 方法给予 PS（B2）。

（6）如存在持续需高浓度氧等 RDS 病情进展的证据，并排除了其他问题，可给予第 2 次、少数情况会给予第 3 次 PS 治疗（A1）。

五、复苏稳定后的氧疗

接受氧疗的早产儿目标 SpO$_2$ 应在 90%~94%（B2）。

报警值应设置为 89% 和 95%（D2）。

六、无创呼吸支持

（1）所有存在 RDS 高危因素的新生儿，例如出生胎龄< 30 周但无需气管插管复苏的新生儿，出生后应立即使用 CPAP（A1）。

（2）提供 CPAP 的设备并不重要，但应使用短双鼻孔鼻塞或面罩，起始压力 6~8 cmH$_2$0（A2）。之后根据病情、SpO$_2$ 和灌注情况调整呼气末正压（PEEP）（D2）。

（3）CPAP 联合早期治疗性使用 PS 是 RDS 患儿的优化治疗方案（A1）。

（4）与双水平气道正压（BIPAP）相比，呼吸机提供的同步无创正压通气（NIPPV）可降低拔管失败率，但在降低 BPD 发生率等方面并无远期优势（B2）。

（5）经鼻高流量氧疗（HFNC）可减少鼻部损伤，在撤离呼吸机阶段可作为替代 CPAP 的选择（B2）。

七、机械通气策略

（1）产房复苏稳定后，其他呼吸支持均失败的 RDS 患儿应使用机械通气（A1），并尽量缩短机械通气时间（B2）。

（2）首选通气模式由临床团队自行决定。但若使用常频机械通气，应使用目标潮气量通气（A1）。

（3）撤机过程中，PH>7.22 的中等程度高碳酸血症是可允许的（B2）。

（4）咖啡因可用于促进撤机（A1）。所有存在需要机械通气风险的患儿，使用无创呼吸支持者应早期使用咖啡因（C1）。

（5）对机械通气 1~2 周后仍不能拔管撤机的患儿，可进行短疗程低剂量或极低剂量并逐渐减量的地塞米松治疗，以促进拔管（A2）。

（6）存在 BPD 极高风险的患儿可考虑吸入布地奈德治疗（A2）。

八、疼痛与镇静

根据临床判断和疼痛评估选择性使用阿片类药物（D1）。不推荐机械通气的早产儿常规使用吗啡和输注咪达唑仑（Al）。

九、监护和支持治疗

（1）核心温度应始终维持在 36.5~37.5℃（C1）。

（2）置于加湿的保暖箱时，多数早产儿起始静脉液体量为 70~80ml/（kg·d），极度不成熟的早产儿可能需要更多的液体量（B2）。应根据血清钠水平、尿量和体重下降情况调整液体量（D1）。

（3）出生后应开始肠外营养。生后第 1 天开始补充氨基酸，起始量 1~2g/（kg·d），快速增加至 2.5~3.5g/（kg·d）（C2）。生后第 1 天开始补充脂肪乳剂，如果可耐受，脂肪乳最多可加至 4.0g/（kg·d）（C2）。

（4）如果血流动力学稳定，应在生后第 1 天开始母乳肠内喂养（B2）。

十、维持血压和组织灌注

（1）如果确定存在组织灌注不良的证据，如少尿、酸中毒、毛细血管充盈时间延长，应积极治疗低血压，而不仅仅是依赖血压的数值（C2）。

（2）如果决定通过治疗关闭动脉导管，可选用呼噪美辛、布洛芬或对乙酰氨基酚（A2）。

（3）血红蛋白浓度应维持在可接受的范围内。Hb 阈值：严重心肺疾病患儿为 120g/L（HCT36%），氧依赖的患儿为 110g/L（HCT30%），生后超过 2 周且稳定的患儿为 70g/L（HCT25%）（C2）。

十一、其他注意事项

（1）PS 可用于治疗 RDS 合并先天性肺炎（C2）。

（2）PS 可用于改善肺出血患儿的氧合（C1）。

（3）早产儿使用 iNO 治疗需谨慎，仅限用于临床研究或明确严重肺动脉高压患儿的试验性治疗（D2）。

（摘自 Sweet DG, Camielli V, Greisen G, et al.European Consensus Guidelines on the Management of Respiratory Distress Syndrome—2019 Update[J].Neonatology, 2019, 115（4）:432-450.DOI:10.1159/000499361.）

资料来源：中华新生儿科杂志 2019 年 5 月第 34 卷第 3 期

附录2 肺表面活性物质治疗急性呼吸窘迫综合征研究现状

急性呼吸窘迫综合征(acute respiratory distresssyndrome，ARDS)是指各种肺内外因素(除外心源性因素)所致的急性、进行性呼吸困难及顽固性低氧血症。目前,尚无治疗 ARDS 的特效药,临床主要在机械通气下积极治疗原发病,但通常治疗原发病较为困难。随着诊疗的进一步规范及多种综合手段的应用,儿童 ARDS 预后有所改善,但病死率仍高达 33.7%~62.9%。国内外均有研究表明,肺表面活性物质(pulmonary-surfactant，PS)用于治疗新生儿呼吸窘迫综合征(neonatal respiratorydistresssyndrome，NRDS)的效果得到了肯定。有学者对 PS 治疗新生儿、儿童及成人 ARDS 进行了相关研究,但得出的结论并非完全一致,目前缺乏大样本随机对照研究。本文对 PS 治疗 ARDS 的研究进展进行综述。

1.PS 的成分、分类及给药剂量　PS 由肺泡上皮Ⅱ型细胞合成、分泌,包括 85%~90% 的脂类、8%~10% 的 PS 相关蛋白(surfactant-associatedproteins，SP)、5% 的中性脂肪及少量无机盐,其中 SP 由 4 种蛋白构成,分别为 SP-A、SP-B、SP-C 和 SP-D。SP-A 和 SP-D 主要调节磷脂的分泌和摄取,SP-A 对 PS 稳定性和生物活性的调节、免疫防御、炎症反应调控等方面有良好的作用,SP-D 能起到调理素和调节 PS 的作用; SP-B 和 SP-C 主要是促进磷脂吸附和分布到肺泡气-液界面、促进磷脂单分子层的形成,对肺泡磷脂结构活性膜的调节及防御功能发挥重要作用。因此, PS 能有效降低肺泡气-液界面的表面张力,维持大小肺泡相对稳定,防止小肺泡萎陷及大肺泡过度膨胀,保持小气道稳定。

国内外均有研究表明, SP-B、SP-C 基因变异及等位基因改变与发生 ARDS 有关。其中 SP-C 基因是目前惟一被发现仅表达于肺泡Ⅱ型上皮细胞的基因,包含 6 个外显子,位于第 8 号染色体短臂,而且有临床研究表明, SP-C 结构和功能异常与 SP-C 基因变异有关。ARDS 患者的肺泡灌洗液中可检测到 PS 含量减少或结构破坏等异常,这为 PS 治疗 ARDS 提供了理论依据。基因改变与临床表现相符,提示基因治疗可能对治疗 ARDS 有效,为 ARDS 治疗提供了新思路,但有待进一步研究。

根据来源,临床上常用 PS 主要分为天然型 PS(如猪肺磷脂注射液、注射用牛肺表面活性剂)及合成 PS,天然型 PS 含有 SP-B 和 SP-C 特异性蛋白,而合成 PS 不含蛋白质,因此天然型 PS 治疗效果优于合成 PS。猪肺磷脂注射液是从猪肺提取的天然型 PS,由大量磷脂(约 90%)和少量 SP-B、SP-C 特异性蛋白组成,推荐每次剂量为 100~200mg/kg,每隔 12h 可追加 100mg/kg,最大剂量 300~400mg/kg;注射用牛肺表面活性剂是从新生小牛肺中提取的天然型 PS,由大量磷脂(80% 以上)和少量 SP-B、SP-C 特异性蛋白(1%~2%)组成,推荐首次剂量为 40~100mg/kg,一般予 70mg/kg 可取得良好效果,每隔 12~24h 可应用第 2 次,重复给药最多 3 次。但针对不同种类 PS 治疗新生儿、儿童及成人 ARDS,尚缺乏大样本临床对照研究。

2.PS 的给药方式　PS 为脂溶性物质,不宜口服或静脉给药,常采用经肺吸入的给药方式,临床常用的有气管插管内给药、经纤维支气管镜滴入及雾化吸入。

(1)气管插管滴入:分为气管插管内直接滴入和改良气管插管内滴入,改良气管插管内滴入法相对严谨,通常消毒气管导管后用头皮针头注入气管导管内,立即行呼吸气囊正压通气的方式,操作过程中不影响经皮氧饱和度,无药物返流,给药时间短,避免因药物咳出所致的浪费,减少二次用药。若患儿给药后,须继续行呼吸机辅助通气,机械通气过程中部分氧气是否将从穿刺点处溢出影响通气效果,目前尚无相关研究。但有研究表明,气管插管内滴入 PS 会造成短暂性缺氧、高碳酸血症等,同时会增加如呼吸机相关性肺炎等风险。

(2)经纤维支气管镜滴入:经纤维支气管镜滴入 PS,能直接将药物送入肺组织,定位准确、给药迅速,解决了气管插管的难题。Walmrath 等采用肺 CT 对肺部损伤严重的部位定位,经支气管镜局部灌洗后将 PS 滴入,能显著改善气体交换。但此种给药方法对纤维支气管镜操作者的技术要求较高。

（3）雾化吸入:超声雾化能使 PS 形成细小雾滴,更易进入肺泡和小气道,有利于在呼吸道深部沉积,操作相对安全、简单,可重复给药。但由于存在药物浪费,实际使用剂量相对较大,目前尚无相关剂量效应研究。有研究表明,采用雾化吸入 PS 治疗 ARDS 有效。由于不同的超声雾化器形成的雾滴大小及所能到达深部肺组织的部位不同,可能对雾化效果产生影响,因此,应选用较高级的超声雾化器。通常患者肺内的损伤呈非均匀分布,大量的雾滴易沉积在损伤较轻且顺应性相对较好的部位,实际到达肺外周的 PS 量较少,导致效果不佳。有研究表明,雾化吸入只有 4%~5% 的 PS 能进入肺泡发挥作用。

不同给药方式各有利弊,但无论采取何种方式,肺内一次性给予大剂量 PS 易导致肺内液体急剧增加,从而增加肺的液体负荷,同时,黏稠的混悬液直接进入气道,患者易出现短暂的呼吸困难加重。为了尽量不增加肺内液体负荷,且能使肺内 PS 分布均匀,通常采用分次变换体位、快速滴入的方法。

3. 不同年龄段 ARDS 的 PS 治疗

（1）新生儿: ARDS 无论是肺外因素如围生期窒息、脓毒症等,还是肺源性因素如胎粪吸入、肺炎等,均可因缺氧、酸中毒损害导致严重的肺泡损伤及间质性肺水肿,从而导致继发性 PS 产生或释放减少、灭活增多。PS 治疗新生儿重度 ARDS 有助于改善氧合、降低呼吸机参数,但对改善新生儿 ARDS 的预后及降低病死率差异无统计学意义。同时,有研究表明 PS 用于治疗足月新生儿胎粪吸入、病毒（如呼吸道合胞病毒）或细菌感染所致的 ARDS 能改善氧合、减少机械通气时间、新生儿重症监护病房住院日等,同时也能显著降低病死率。研究结果的差异可能与肺内外因素所致 ARDS 及 PS 使用剂量、种类等有关。

（2）儿童: ARDS 外源性 PS 治疗 28 例小儿重症肺炎的研究结果表明,使用 PS 能缩短患儿的住院时间,且治疗有效率高于常规治疗组。PS 治疗儿童 ARDS（共 36 例, 12 例使用 PS 的对照研究结果表明, PS 能减少 PICU 住院日、机械通气时间,同时延长生存时间,其中针对生存时间的统计学分析结果提示差异有统计学意义。2007 年一项 Meta 分析研究表明,外源性注射用牛肺表面活性剂能降低儿童 ARDS 的病死率、减少机械通气时间,且尚未报道严重的不良事件。2005 年 Willson 等的一项 153 例随机对照双盲研究结果表明, PS 能在改善氧合状态的同时延长生存时间或降低病死率。但 2013 年 Willson 等一项 109 例多中心研究表明, PS 对改善氧合状态及病死率无明显影响。因此,目前 PS 治疗儿童 ARDS 的疗效尚不确切。

（3）成人: ARDS1 例成人重症 ARDS 患者在常规治疗无明显改善的情况下,使用 PS 后氧合改善,病情逐渐好转,表明小剂量使用 PS 可能对成人 ARDS 治疗有效。国内外均有 Meta 分析表明, PS 制剂治疗成人急性肺损伤（ALI）及 ARDS 不能降低患者的病死率,但可能改善氧合状态,但目前尚缺乏大样本对照研究。PS 治疗成人 ARDS 对改善氧合状态可能有一定帮助,但不一定能降低病死率。

（4）特殊人群:先天性心脏病是 ALI 及 ARDS 的高危因素,有研究表明, PICU 内的 ALI 及 ARDS 患儿有 23% 合并先天性心脏病。一项多中心研究表明,心脏术后 ARDS 患儿早期使用 PS 能降低病死率、24h 内氧合状态明显改善。

4. 不良事件   大多数学者认为, ARDS 诊断 48h 内给予 PS 治疗的效果较好。研究表明,使用外源性 PS 常见的不良反应包括低血压、低氧血症等。同时,也有少数研究结果提示可能出现气道梗阻、休克、室上性心动过速等。但总体而言, PS 治疗 ARDS 是相对安全的。

综上所述,外源性 PS 是治疗 ARDS 的手段之一。不同种类、不同剂量及不同给药方式等因素均可能影响 PS 的疗效。目前认为,推荐剂量的天然型 PS,经气管插管或纤维支气管镜内分次改变体位、快速滴入给药效果相对较好。外源性 PS 作为替代性治疗手段,对改善 ARDS 患者的氧合状态可能有效,但不一定能降低病死率,因此,外源性 PS 对 ARDS 的治疗效果尚不明确,尚未推荐常规使用,有待大样本多中心临床研究进一步明确。

资料来源:中国实用儿科杂志 2018 年 6 月第 33 卷第 6 期

附录3 肠道病毒71型（EV71）感染重症病例临床救治专家共识

手足口病是由肠道病毒引起的急性传染病。重症病例多由肠道病毒71型（EV71）感染引起,病情凶险,病死率高,2020年4月,卫生部印发了《手足口病诊疗指南（2020年版）》,指导医疗机构开展手足口病医疗救治工作。现卫生部手足口病临床专家组制定了《肠道病毒71（EV71）型感染重症病例临床救治专家共识（2011年版）》,作为《手足口病诊疗指南（2010版）》的补充,供医疗机构和医务人员参考使用。

一、临床分期

根据发病机制和临床表现,将EV71感染分为5期。

第1期（手足口出疹期）：主要表现为发热,手、足、口、臀等部位出疹（斑丘疹、丘疹、小疱疹）,可伴有咳嗽、流涕、食欲不振等症状。部分病例仅表现为皮疹或疱疹性咽峡炎,个别病例可无皮疹。此期病例属于手足口病普通病例,绝大多数病例在此期痊愈。

第2期（神经系统受累期）：少数EV71感染病例可出现中枢神经系统损害,多发生在病程1~5d内,表现为精神差、嗜睡、易惊、头痛、呕吐、烦躁、肢体抖动、急性肢体无力、颈项强直等脑膜炎、脑炎、脊髓灰质炎样综合征、脑脊髓炎症状体征。脑脊液检查为无菌性脑膜炎改变。脑脊髓CT扫描可无阳性发现,MRI检查可见异常。此期病例属于手足口病重症病例重型,大多数病例可痊愈。

第3期（心肺功能衰竭前期）：多发生在病程5d内。目前认为可能与脑干炎症后植物神经功能失调或交感神经功能亢进有关,亦有认为EV71感染后免疫性损伤是发病机制之一。本期病例表现为心率、呼吸增快,出冷汗、皮肤花纹、四肢发凉,血压升高,血糖升高,外周血白细胞（WBC）升高,心脏射血分数可异常。此期病例属于手足口病重症病例危重型。及时发现上述表现并正确治疗,是降低病死率的关键。

第4期（心肺功能衰竭期）：病情继续发展,会出现心肺功能衰竭,可能与脑干脑炎所致神经源性肺水肿、循环功能衰竭有关。多发生在病程5d内,年龄以0~3岁为主。临床表现为心动过速（个别患儿心动过缓）,呼吸急促,口唇紫绀,咳粉红色泡沫痰或血性液体,持续血压降低或休克。

亦有病例以严重脑功能衰竭为主要表现,肺水肿不明显,出现频繁抽搐、严重意识障碍及中枢性呼吸循环衰竭等。此期病例属于手足口病重症病例危重型,病死率较高。第5期（恢复期）：体温逐渐恢复正常,对血管活性药物的依赖逐渐减少,神经系统受累症状和心肺功能逐渐恢复,少数可遗留神经系统后遗症状。

二、重症病例早期识别

EV71感染重症病例诊疗关键在于及时准确地甄别确认第2期、第3期。下列指标提示可能发展为重症病例危重型：

（1）持续高热：体温（腋温）大于39℃,常规退热效果不佳。

（2）神经系统表现：出现精神萎靡、呕吐、易惊、肢体抖动、无力、站立或坐立不稳等,极个别病例出现食欲亢进。

（3）呼吸异常：呼吸增快、减慢或节律不整。若安静状态下呼吸频率超过30~40次/min（按年龄）,需警惕神经源性肺水肿。

（4）循环功能障碍：出冷汗、四肢发凉、皮肤花纹,心率增快（>140~150次/min,按年龄）、血压升高、毛细血管再充盈时间延长（>2s）。

（5）外周血WBC计数升高：外周血WBC超过 15×10^9/L,除外其他感染因素。

（6）血糖升高：出现应激性高血糖,血糖大于8.3mmol/L。

可疑神经系统受累的病例应及早进行脑脊液检查。EV71感染重症病例甄别的关键是密切观测患儿的精神状态、有无肢体抖动、易惊、皮肤温度以及呼吸、心率、血压等,并及时记录。

三、治疗要点

EV71 感染重症病例从第 2 期发展到第 3 期多在 2d 以内,偶尔在 2d 或以上。从第 3 期发展到第 4 期有时仅为数小时。因此,应当根据临床各期不同病理生理过程,采取相应救治措施。

第 1 期:无须住院治疗,以对症治疗为主。门诊医生要告知患儿家长细心观察,一旦出现 EV71 感染重症病例的早期表现,应当立即就诊。

第 2 期:使用甘露醇等脱水利尿剂降低颅内高压;适当控制液体人量;对持续高热、有脊髓受累表现或病情进展较快的病例可酌情应用丙种球蛋白。密切观察体温、呼吸、心率、血压及四肢皮肤温度变化等可能发展为危重型的高危因素,尤其是 3 岁以内、病程 5d 以内的病例。

第 3 期:应收入 ICU 治疗。在第 2 期治疗基础上,阻断交感神经兴奋性,及时应用血管活性药物,如米力农、酚妥拉明等,同时给予氧疗和呼吸支持。酌情应用丙种球蛋白、糖皮质激素,不建议预防性应用抗菌药物。

第 4 期:在第 3 期治疗基础上,及早应用呼吸机,进行正压通气或高频通气。肺水肿和肺出血病例,应适当增加呼气末正压(HEEP);不宜频繁吸痰。低血压休克患者可应用多巴胺、多巴酚丁胺、肾上腺素和去甲肾上腺素等。严重心肺功能衰竭病例,可考虑体外膜氧合治疗。

第 5 期:给予支持疗法,促进各脏器功能恢复;肢体功能障碍者给予康复治疗;个别病例需长期机械通气治疗以维持生命。

四、治疗措施

(一)一般治疗

注意隔离,避免交叉感染;清淡饮食,做好口腔和皮肤护理;药物及物理降温退热;保持患儿安静;惊厥病例使用地西泮、咪达唑仑、苯巴比妥等抗惊厥;吸氧,保持气道通畅;注意营养支持,维持水、电解质平衡。

(二)液体疗法

EV71 感染重症病例可出现脑水肿、肺水肿及心功能衰竭,应适当控制液体入量。

在脱水降颅压的同时限制液体摄入。给予生理需要量 60~80ml/(kg·h)(脱水剂不计算在内),建议匀速给予,即 2.5~3.3ml/(kg·h)。注意维持血压稳定。

第 4 期:休克病例在应用血管活性药物同时,予生理盐水 10~20ml/kg 进行液体复苏,30min 内输入,此后可酌情补液,避免短期内大量扩容。仍不能纠正者给予胶体液输注。

有条件的医疗机构可采用中心静脉压(CVP)、有创动脉血压(ABP)、脉搏指数连续心输出量监测(PIC-CO)指导补液。

(三)脱水药物应用

应在严密监测下使用脱水药物。无低血压和循环障碍的脑炎及肺水肿患者,液体管理以脱水剂和限制液体为主;如患者出现休克和循环衰竭,应在纠正休克、补充循环血量的前提下使用脱水药物。常用脱水药物包括:

(1)高渗脱水剂:(1)20% 甘露醇 0.5~2.0g/(kg·次),每 4~8 小时,1 次,20~30min 快速静脉注射,静脉注射 20min 后即可发挥脱水作用,作用可维持 3~6h。严重颅内高压或脑疝时,可加大剂量至 1.5~2.0g/(kg·次),2~4h1 次。(2)20% 甘油果糖 0.5~2.0g/(kg·次),4~8h1 次,快速静脉滴注,注射 20~30min 后开始利尿,30min 时作用最强,作用可维持 24h。危重病例可采用以上两药交替使用,3~4h 使用 1 次。

(2)利尿剂:有心功能障碍者,可先注射速尿 1~2mg/kg,进行评估后再确定使用脱水药物和其他救治措施(如气管插管使用呼吸机)。

(3)人血白蛋白:人血白蛋白通过提高血液胶体渗透压,减轻脑水肿,且半衰期长,作用时间较长。用法:0.4g/(kg·次),常与利尿剂合用。

(四)血管活性药物使用

(1)第 3 期:此期血流动力学常是高动力高阻力,表现为皮肤花纹、四肢发凉,但并非真正休克状态,以使用扩血管药物为主。常用米力农注射液:负荷量 50~75μg/kg,维持量 0.25~0.75μg/(kg·min),一般使用不超过 72h。血压高者将血压控制在该年龄段严重高血压值以下、正常血压以上,可用酚妥拉明 1~20μg/(kg·min),或硝普钠 0.5~5μg/(kg·min),一般由小剂量开始逐渐增加剂量,逐渐调整至合适剂量(表 1)。

表 1　儿童严重高血压定义(mmHg)

血压	年龄			
	<7d	8~30d	<2 岁	3~5 岁
收缩压	>106	>110	>118	>118
舒张压			>82	>84

(2)第 4 期:治疗同第 3 期。如血压下降,低于同年龄正常下限,停用血管扩张剂,可使用正性肌力及升压药物。可给予多巴胺 5~15μg/(kg·min)、多巴酚丁胺 2~20μg/(kg·min)、肾上腺素 0.05~2μg/(kg·min)、去甲肾上腺素 0.05~2μg/(kg·min)等。儿茶酚胺类药物应从低剂量开始,以能维持接近正常血压的最小剂量为佳。

以上药物无效者,可试用左西孟旦[起始以 12~24μg/kg 负荷剂量静注,而后以 0.1μg/(kg·min)维持]、血管加压素(每 4 小时静脉缓慢注射 20μg/kg,用药时间视血流动力学改善情况而定)等。

(五)静脉丙种球蛋白(IVIG)应用

在病毒感染治疗中应用 IVIG 主要是针对严重脓毒症。从 EV71 感染重症病例发病机制看,有证据支持下丘脑和(或)延髓的损伤导致交感神经系统兴奋,发生神经源性肺水肿和心脏损害,但 EV71 感染能否导致严重脓毒症尚不清楚,而且 IVIG 治疗 EV71 感染重症病例的确切疗效尚缺乏足够的循证医学证据。基于文献报道和多数临床专家经验,第 2 期不建议常规使用 IVIG,有脑脊髓炎和高热等中毒症状严重的病例可考虑使用。第 3 期应用 IVIG 可能起到一定的阻断病情作用,建议应用指征为:精神萎靡、肢体抖动频繁;急性肢体麻痹;安静状态下呼吸频率超过 30~40 次/min(按年龄);出冷汗、四肢发凉、皮肤花纹,心率增快 >140~250 次/min(按年龄)。可按照 1.0g/(kg·d),连续应用 2d)。第 4 期使用 IVIG 的疗效有限.

目前,已有国内企业生产出特异性 EV71 免疫球蛋白和含有 EV71 中和抗体的 IVIG,但尚未应用于临床。

(六)糖皮质激素应用

糖皮质激素有助于抑制炎症反应,降低微血管通透性,稳定细胞膜并恢复钠泵功能,防止或减弱自由基引起的脂质过氧化反应。多数专家认为,糖皮质激素有助于减轻 EV71 感染所致的脑水肿和肺水肿,但尚缺乏充分循证医学证据支持。

第 2 期一般不主张使用糖皮质激素。第 3 期和第 4 期可酌情给予糖皮质激素治疗。可选用甲基泼尼松龙 1~2mg/(kg·d),氢化可的松 3~5mg/(kg·d),地塞米松 0.2~0.5mg/(kg·d)。病情稳定后,尽早停用。是否应用大剂量糖皮质激素冲击治疗还存在争议。

(七)抗病毒药物应用

目前尚无确切有效的抗 EV71 病毒药物。利巴韦林体外试验证实有抑制 EV71 复制和部分灭活病毒作用,可考虑使用,用法为 10~15mg/(kg·d),分 2 次静脉滴注,疗程 3~5d。

(八)机械通气应用

1.机械通气时机　早期气管插管应用机械通气,尤其是 PEEP 对减少肺部渗出、阻止肺水肿及肺出血发展、改善通气和提高血氧饱和度非常关键。机械通气指征为:①呼吸急促、减慢或节律改变;②气道分泌物呈淡红色或血性;③短期内肺部出现湿性啰音;④胸部 x 线检查提示肺部渗出性病变;⑤脉搏容积血氧饱和度(SpO_2)或动脉血氧分压(PaO_2)明显下降;⑥频繁抽搐伴深度昏迷⑦面色苍白、紫绀;血压下降。

2.机械通气模式　常用压力控制通气,也可选用其他模式。有气漏或顽固性低氧血症者可使用高频振荡通气。

3.机械通气参数调节　(1)目标:维持 PaO_2 在 60~80mmHg(1mmHg = 0.133kPa)以上,二氧化碳分压($PaCO_2$)在 35~45mmHg,控制肺水肿和肺出血。

(2)有肺水肿或肺出血者,建议呼吸机初调参数:吸入氧浓度 60%~100%,PIP20~30cmH₂O(1mmHg=0.098kPa)（含 PEEP ），PEEP6~12cmH$_2$O,f20~40 次/min,潮气量 6~8ml/kg。呼吸机参数可根据病情变化及时调高与降低,若肺出血未控制或血氧未改善,可每次增加 PEEP2cmH$_2$O,一般不超过 20cmH$_2$O,注意同时调节匹配 PIP,确保潮气量稳定。

（3）仅有中枢性呼吸衰竭者,吸入氧浓度 21%~40%，PIP15~25cmH$_2$O（含 PEEP ），PEEP4~5cmH$_2$O。f20~40 次/min,潮气量 6~8ml/kg。

（4）呼吸道管理:避免频繁、长时间吸痰造成气道压力降低,且要保持气道通畅,防止血凝块堵塞气管导管。

此外,适当给予镇静、镇痛药,常用药物包括:咪唑安定 0.1~0.3mg/(kg·h),芬太尼 1~4mg/(kg·h);预防呼吸机相关性肺炎及呼吸机相关性肺损伤。

4. 撤机指征

（1）自主呼吸恢复正常,咳嗽反射良好。

（2）氧合指数(OI = PaO$_2$/FiO$_2$ × 100)≥300mmHg,胸片好转。

（3）意识状态好转。

（4）循环稳定。

（5）无其他威胁生命的并发症。

（九）体外膜氧合(extracorporeal membrane oxygenation,ECMO)应用

虽然 ECMO 已成功救治很多心肺功能衰竭患者,但治疗 EV71 感染重症病例的经验很少。

当 EV71 感染重症病例经机械通气、血管活性药物和液体疗法等治疗无好转,可考虑应用 ECMO。而脑功能衰竭患者不宜应用 ECMO。

资料来源:中华儿科杂志 2011 年 9 月第 49 卷第 9 期

附录4　儿童血管迷走性晕厥及体位性心动过速综合征治疗专家共识解读

　　血管迷走性晕厥(vasovagal syncope，VVS)是由迷走神经反射诱发的自主神经介导性晕厥;体位性心动过速综合征(postural tachycardia syndrome，POTS)是一组以直立不耐受及直立后心率明显增快为特征的临床综合征。作为儿童时期晕厥最常见的病因，VVS及POTS的诊治效率决定了儿童晕厥的诊治水平。近年来，我国儿童晕厥的相关研究工作获得国际上广泛关注和认可，《中华儿科杂志》相继发表了我国"儿童晕厥诊断指南"牌和"儿童血管迷走性晕厥及体位性心动过速综合征治疗专家共识"(以下简称"共识")，这是我国儿童晕厥临床和科研工作的重要里程碑。"共识"依据目前国内外晕厥诊治指南及相关研究制定，体现了个体化治疗的趋势，现就"共识"的内容进行进一步解读，以期更好服务于临床工作。

　　一、关于治疗总体原则

　　基于VVS及POTS的预后相对良好，对于首次发作初诊的患儿，推荐首选的均是非药物治疗。主要原因有:第一，抵抗晕厥发生的方法和自我保护措施是患儿和家长的必备知识;第二，患儿及家长对VVS和POTS的认识可以很大程度上帮助减轻症状;第三，非药物治疗方案本身可以减轻患儿及家长的心理负担。因此，对于初诊的VVS及POTS患儿，应该尽量首选非药物治疗，即使需要药物治疗，非药物治疗也应作为基础。

　　而关于药物治疗的指征，以往并没有统一的意见(表1)。儿童VVS及POTS的治疗应该以减少或避免症状发作，提高患儿的生活质量为目标。因此，"共识"中建议反复发作(VVS患儿)、症状严重干扰生活(POTS患儿)、有外伤风险或者经过非药物治疗效果不佳者应考虑药物治疗。症状对患儿生活的影响程度难以用量化的标准统一划定，因此，对于"反复发作"的次数以及"症状严重干扰生活"的判定，应结合患儿的主观体验、客观检查的结果和接诊医生的临床经验综合评价，并不一定拘泥于统一标准。

表1　儿童血管迷走性晕厥及体位性心动过速综合征治疗相关研究

年份及参考文献	治疗药物	疗效预测指标	预测有效界值	灵敏度(%)	特异度(%)
2007年张清友等[a]	美托洛尔	HUT中心率增加值	>30次/min	81.0	80.0
2012年张凤文等[a]	盐酸米多君	FMD	>8.85%	90.0	80.0
2012年Zhang等[b]	口服补液盐	24h尿钠	<124mmol/L	93.0	77.0
2016年Li等[b]	口服补液盐	BMI	<18kg/m^2	92.0	82.8
2017年Lu等[b]	口服补液盐	MCHC	>347.5 g/L	68.8	63.2
2016年Lu等[b]	功能锻炼	QT间期离散度	>43ms	90.0	60.0
2014年Zhao等[b]	美托洛尔	血浆和肽素	<10.2pmol/L	90.0	79.0
2014年Zhang等[b]	美托洛尔	立位血浆NE	>3.59ng/L	77.0	92.0
2015年Lin等[b]	美托洛尔	血浆CNP	>32.55ng/L	96.0	70.0
2012年Zhang等[b]	盐酸米多君	血浆MR-proADM	>61.5ng/L	100.0	72.0
2013年Yang等[b]	盐酸米多君	红细胞H₂S产率	>27.1nmol/(min·10⁸RBC)	79.0	78.0
2013年Liao等[b]	盐酸米多君	FMD	>9.85%	74.0	80.0
2014年Zhao等[b]	盐酸米多君	血浆和肽素	>10.5pmol/L	86.0	76.0
2014年Deng等[b]	盐酸米多君	直立试验中血压变化	△SBPW≤0mmHg或△DBP≤6.5mmHg	72.0	88.0

注:HUT:直立倾斜试验;RBC:红细胞;FMD:血流介导的血管舒张反应;BMI:体质指数;MCHC:红细胞平均血红蛋白浓度;NE:去甲肾上腺素;CNP:C型脑利钠肽;MR-pn>ADM:肾上腺髓质素前体中段肽，ASBP:直立试验中立位收缩压较卧位收缩压的增加值;ADBP:直立试验中立位舒张压较卧位舒张压的增加值;[a]为血管迷走性晕厥相关研究，[b]为体位性心动过速综合征相关研究;1mmHg=0.133kPa

二、关于非药物治疗

1. 重视健康宣教 "共识"中将"健康教育"置于所有治疗的开篇,以突出其重要的地位。良好的健康宣教带来的疗效是立竿见影的,因此接诊 VVS 和 POTS 患儿的医生应该不吝言辞做好宣教工作。宣教的方式可以多样化,在门诊及病房与患儿和家长交流是最常见的形式,组织讲座和撰写科普读物也能起到较好的效果。宣教的内容应全面,使患儿及家长充分理解。

2. 关于直立训练 直立训练对于成人 VVS 的治疗效果目前存在争议,在成人指南中为Ⅱb 类推荐。对于儿童研究较少,以往研究中所用方案为每日直立 15~30min 不等,以 15~20min 的方案疗效更好,而且患者依从性较好,而直立倾斜试验中儿童发生阳性反应的平均时间为 23min,因此"共识"建议直立训练时间以 20min 或者患儿可以耐受为宜,并强调从每次 5min 开始,逐渐延长训练时间。

3. 关于增加水和盐的摄入 VVS 和 POTS 患儿 需要增加水和盐的摄入是目前的共识,但以往并没 有公认的推荐摄入量。关于饮水量,"中国居民膳 食指南(2016)"推荐成人每日饮白开水 1500~1700ml,儿童每日需水量为 1300~1600ml,除奶类和其他饮食外,建议学龄前儿童每日饮白开水 600~800ml,学龄儿童每日饮白开水 800~1400ml。关于食盐量,应同时避免少盐及高盐饮食,2017 年 国外关于儿童高血压诊治指南推荐儿童摄入食盐量为 5.8g 以下,"中国居民膳食指南(2016)"推荐 成人食盐摄入量限制在 6g 以下。对于 VVS 及 POTS 患儿,尤其是长期处于饮水量少、低盐饮食的患儿可适当增加。基于循证医学原则的临床决策系统 UpToDate 数据库推荐 VVS 儿童增加饮水量至 30~50ml/kg(对于 50 kg 以上的青少年应达 1 500~2 400ml),2015 年 Heart Rhythm Society 推荐成人 POTS 患者每日饮水量 2~3 L,食盐量可达 10~12g。Chu 等的研究发现,VVS 患儿每日饮用口服补液盐 500ml 共 6 个月后可以明显减少晕厥发作次数。儿童食盐量来源广泛,较难精确计算,因此"共识"中建议增加饮水及食盐摄入,或加用口服补液盐(口服补液盐Ⅲ每袋约含食盐 1g,加水 250ml)治疗,但并未规定具体的饮水量及食盐量,而是建议达到尿色清亮、尿量增加的生理状态。另外,对于症状严重的急性发作患儿,可以考虑静脉输注生理盐水以补充容量。

三、关于药物治疗

"共识"中关于药物治疗的推荐主要根据既往儿童 VVS 及 POTS 治疗预测研究结果(表 1)。具体的治疗药物选择应结合患儿的诊断、伴随疾病、既往药物不良反应史及家长依从性考虑。药物治疗的初始疗程以 1~3 个月为宜,规律随访,注意定期评估疗效、患儿依从性及药物的不良反应。

四、关于疗效判断指标

VVS 的主要临床表现为晕厥,而反复发作的晕厥是影响患儿生活质量的主要因素,尽管直立倾斜试验在儿童 VVS 的诊断中有重要意义,但直立倾斜试验转阴与症状复发之间并无明确对应关系回,因此"共识"不推荐将直立倾斜试验转阴作为治疗有效的判断标准。

作为国内首个针对儿童 VVS 及 POTS 的治疗专家共识,该版"共识"还有一些问题值得进一步探讨和研究,相信经过一段时间的临床实践应用之后,将会不断更新和进步,提出更具针对性及精细化的个体化治疗建议。

资料来源:中华儿科杂志 2018 年 1 月第 56 卷第 1 期

附录 5 骨髓增生异常综合征中国诊断与治疗指南（2019 年版）

骨髓增生异常综合征（myelodysplastic syndromes，MDS）是一组起源于造血干细胞的异质性髓系克隆性疾病，其特点是髓系细胞发育异常，表现为无效造血、难治性血细胞减少，高风险向急性髓系白血病（AML）转化。为进一步提高和规范我国 MDS 的诊治水平，中华医学会血液学分会结合 近年来 MDS 领域的最新临床研究成果和国内的实际情况，制订了《骨髓增生异常综合征中国诊断与 治疗指南（2019 年版）》。

一、诊断

（一）诊断标准

MDS 的最低诊断标准见表 1。其中血细胞减少的标准为：中性粒细胞绝对值< 1.8×10^9/L，血红蛋 白<100 g/L，血小板计数<100 × 10^9/L。

表 1　骨髓增生异常综合征（MDS）的最低诊断标准

MDS 诊断需满足两个必要条件和一个主要标准
（1）必要条件（两条均须满足）
① 持续 4 个月一系或多系血细胞减少（如检出原始细胞增多或 MDS 相关细胞遗传学异常，无需等待可诊断 MDS）
② 排除其他可导致血细胞减少和发育异常的造血及非造血系统疾病
（2）MDS 相关（主要）标准（至少满足一条）
① 发育异常：骨髓涂片中红细胞系、粒细胞系、巨核细胞系发育异常细胞的比例≥10%
② 环状铁粒幼红细胞占有核红细胞比例≥15%，或≥5%且同时伴有 SF3B1 突变
③ 原始细胞：骨髓涂片原始细胞达 5%~19%（或外周血涂片 2%~19%）
④ 常规核型分析或 FISH 检出有 MDS 诊断意义的染色体异常
（3）辅助标准（对于符合必要条件、未达主要标准、存在输血依赖的大细胞性贫血等常见 MDS 临床表现的患者，如符合≥2 条辅助标准，诊断为疑似 MDS）
① 骨髓活检切片的形态学或免疫组化结果支持 MDS 诊断
② 骨髓细胞的流式细胞术检测发现多个 MDS 相关的表型异常，并提示红系和（或）髓系存在单克隆细胞群
③ 基因测序检出 MDS 相关基因突变，提示存在髓系细胞的克隆群体

（二）可能发展为 MDS 的前驱疾病（potential pre-phases of MDS）

MDS 诊断的确立需排除可能发展为 MDS 的前驱疾病，包括意义未明的特发性血细胞减少症（ICUS）、潜质未定的克隆性造血（CHIP）以及意义未明的克隆性血细胞减少症（CCUS）。 ICUS 的诊断标准需持续（N4 个月）一系或多系血细胞减少，且排除 MDS 和其他已知可导致血细胞减少的原因；近 年来的研究表明，MDS 相关基因突变也可见于健康人群，当突变基因等位基因突变频率（VAF）≥2%时诊断为 CHIP；ICUS 患者如检出 MDS 相关基因突变，则应诊断为 CCUS。一旦 ICUS 患者出现符合 MDS 标准的发育异常或 MDS 相关染色体异常，则诊断为 MDS。ICUS、CHIP、CCUS、MDS 典型特征比较见表 2。

表 2　可能发展为 MDS 的前驱病、MDS 的典型特征比较

特征	可能发展为 MPS 的前驱疾病和 MDS				
	ICUS	CHIP	CCUS	低危 MDS	高危 MDS
单克隆或寡克隆	-/+	+	+	+	+
发育异常 [a]	-	-	-	+	+
血细胞减少 [b]	+	-	+	+	+

续表

特征	可能发展为 MPS 的前驱疾病和 MDS				
	ICUS	CHIP	CCUS	低危 MDS	高危 MDS
骨髓原始细胞	<5%	<5%	<5%	<5%	<20%
流式异常	+/-	+/-	+/-	++	+++
细胞遗传学异常 c	-/+	+/-	-	+	++
分子异常	-	+	+	++	+++

注:MDS:骨髓增生异常综合征;ICUS:意义未明的特发性血细胞减少症;CHIP:潜质未定的克隆性造血;CCUS:意义未明的克隆性血细胞减少症。ª 发育异常细胞占相应系别细胞的比例'10%;ᵇ 至少 4 个月的持续血细胞减少;ᶜ 部分患者中 MDS 相关异常克隆可通过 FISH 检查发现

(三)MDS 的鉴别诊断

MDS 的诊断依赖骨髓细胞分析中细胞发育异常的形态学表现、原始细胞比例升高和细胞遗传学异常。MDS 的诊断仍然是排除性诊断,应首先排除反应性血细胞减少或细胞发育异常,常见需要与 MDS 鉴别的因素或疾病包括:

(1)先天性或遗传性血液病:如先天性红细胞生成异常性贫血、遗传性铁粒幼红细胞性贫血、先天性角化不良、范可尼贫血、先天性中性粒细胞减少症和先天性纯红细胞再生障碍等。

(2)其他累及造血干细胞的疾病:如再生障碍性贫血、阵发性睡眠性血红蛋白尿症(PNH)、原发性骨髓纤维化、大颗粒淋巴细胞白血病(LGL)、急性白血病(尤其是伴有血细胞发育异常的患者、低增生性 AML 或 AML-M₇ 等。

(3)维生素 B_{12} 或叶酸缺乏。

(4)接受细胞毒性药物、细胞因子治疗或接触有血液毒性的化学制品或生物制剂等。

(5)慢性病性贫血(感染、非感染性疾病或肿瘤)、慢性肝病、慢性肾功能不全、病毒感染(如 HIV、CMV、EBV 等)。

(6)自身免疫性血细胞减少、甲状腺功能减退或其他甲状腺疾病。

(7)重金属(如砷剂等)中毒、过度饮酒、铜缺乏。

(四)MDS 的诊断方法

MDS 诊断依赖于多种实验室检测技术的综合使用,其中骨髓穿刺涂片细胞形态学和细胞遗传学检测技术是 MDS 诊断的核心(表 3)。

表 3 骨髓增生异常综合征的主要诊断技术

检测项目	备注
必需的检测项目	
骨髓穿刺涂片	检测各系血细胞发育异常、原始细胞比例、环状铁粒幼红细胞比例
骨髓活检病理	细胞增生情况、CD34 原位免疫组化、纤维化程度、巨核细胞组化染色
染色体核型分析	R 显带或 G 显带染色体核型分析,可发现整个基因组中染色体数目异常或大片段结构异常
推荐的检测项目	
荧光原位杂交技术	适用于核型分析失败、分裂象差或可分析分裂象不足的患者,可用骨髓或外周血检测,仅能覆盖有限的检测位点
骨髓流式细胞术检查	各系血细胞免疫表型
基因突变检测	各类体细胞或胚系来源基因突变,可用骨髓或外周血检测
可选的检测项目	
SNP-array 或 array-CGH	检测 DNA 拷贝数异常或单亲二倍体,可作为常规核型技术的有益补充

1. 细胞形态学检测　MDS 患者外周血和骨髓涂片的形态学异常分为两类:原始细胞比例增高和细胞发育异常。原始细胞可分为 2 型:Ⅰ型为无嗜天青颗粒的原始细胞;Ⅱ型为有嗜天青颗粒但未出现核旁空晕

区的原始细胞，出现核旁空晕区者则判断为早幼粒细胞。典型的 MDS 患者，发育异常细胞占相应系别细胞的比例≥10%。拟诊 MDS 患者均应进行骨髓铁染色计数环状铁粒幼红细胞，其定义为幼红细胞胞质内蓝色颗粒在 5 颗以上且围绕核周 1/3 以上者。

　　所有怀疑为 MDS 的患者均应行骨髓活检，通常在器后上棘进行，长度不少于 1.5 cm。骨髓活检细胞学分析有助于排除其他可能导致血细胞减少的因素或疾病，并提供骨髓细胞增生程度、巨核细胞数量、原始细胞群体、骨髓纤维化程度及肿瘤骨髓转移等重要信息。怀疑为 MDS 的患者应行 Gomori 银染色和原位免疫组化（immunohistochemical，IHC），常用的检测标志包括 CD34、MPO、GPA、CD61、CD42、CD68、CD20 和 CD3。

　　2. 细胞遗传学检测　　所有怀疑 MDS 的患者均应进行染色体核型检测，通常需分析≥20 个骨髓细胞的中期分裂象，并按照《人类细胞遗传学国际命名体制（ISCN）2013》进行核型描述。40%~60% 的 MDS 患者具有非随机的染色体异常，其中以+8、-7/del（7q）、del（20q）、-5/del（5q）和-Y 最为多见。MDS 患者常见的染色体异常中，部分具有诊断价值（表 4），而+8、del（20q）和-Y 亦可见于再生障碍性贫血及其他血细胞减少疾病。形态学未达到标准（一系或多系细胞发育异常比例<10%）、但同时伴有持续性血细胞减少的患者，如检出具有 MDS 诊断价值的细胞遗传学异常，应诊断为 MDS 未分类型（MDS-U）。

表 4　初诊骨髓增生异常综合征（MDS）患者重现性染色体异常及频率

染色体异常	频率	
	MDS 总体	治疗相关性 MDS
不平衡		
+8[a]	10%	
-7/del（7q）	10%	50%
del（5q）	10%	40%
del（20q）	5%~8%	
-Y	5%	
i（17q）/t（17p）	3%~5%	25%~30%
T3/del（13q）	3%	
del（llq）	3%	
del（12p）/t（12p）	3%	
del（9q）	1%~2%	
idic（X）（ql3）	1%~2%	
平衡		
t（ll;16）（q23.3;pl3.3）		3%
t（3;21）（q26.2;q22.1）		2%
t（1;3）（p36.3;q21.2）	1%	
t（2;ll）（p21;q23.3）	1%	
inv（3）（q21.3;q26.2）/t（3;3）（q21.3;q26.2）	1%	
t（6;9）（p23;q34.1）	1%	

注：[a] 缺乏形态学诊断依据，伴单纯的+8、del（20q）和-Y 不能诊断为 MDS；原因不明的持续性血细胞减少，伴表中的其他异常可作为 MDS 的诊断依据

　　应用针对 MDS 常见异常的组套探针进行荧光原位杂交（FISH）检测，可提高部分 MDS 患者细胞遗传学异常检出率。因此，对疑似 MDS 者，骨髓干抽、无中期分裂象、分裂象质量差或可分析中期分裂象<20 个时，应进行 FISH 检测，通常探针应包括：5q31、CEP7、7q31、CEP8、20q、CEPY 和 TP53。

3. 流式细胞术（FCM）　目前尚无 MDS 特异性的抗原标志或标志组合。对于缺乏确定诊断意义的细胞形态学或细胞遗传学表现的患者，不能单独依据 FCM 检测结果确定 MDS 诊断。但 FCM 对于 MDS 的预后分层以及低危 MDS 与非克隆性血细胞减少症的鉴别诊断有应用价值。对于无典型形态 学和细胞遗传学证据，无法确诊 MDS 的患者，FCM 检测结果可作为辅助诊断标准之一。

4. 分子遗传学检测　新一代基因测序技术可以在绝大多数 MDS 患者中检出至少一个基因突变。MDS 常见基因突变包括 TET2、RUNX1、ASXL1、DNMT3A、EZH2、SF3B1 等（表 5）。常见基因突变检测对 MDS 的诊断有潜在的应用价值，如 SF3B1 基因突变对 MDS 伴环状铁粒幼红细胞（MDS-RS）亚 型有重要诊断和鉴别诊断价值，应为必检基因。部分基因的突变状态对 MDS 的鉴别诊断和危险度分层中有一定的价值，推荐作为选做检测项目，包括：TP53、TET2、DNMT3A、IDH1/2, EZH2、ASXL1、SRSF2、RUNX1、U2AF1、SETBP1 等。

表 5　骨髓增生异常综合征中常见基因突变

基因突变	涉及通路	频率	预后意义
SF3B1[a]	RNA 豹切	20%~30%	好
TET2[a]	DNA 甲基化	20%-30%	中性或不明确
ASXL1[a]	组蛋白修饰	15%-20%	差
SRSF2[a]	RNA 剪切	≤15%	差
DNMT3A[a]	DNA 甲基化	≤10%	差
RUNX1	转录因子	≤10%	差
U2AF1[a]	RNA 剪切	5%-10%	差
TP53[a]	肿瘤抑制因子	.5%~10%	差
EZH2	组蛋白修饰	5%~10%	差
ZRSR2	RNA 剪切	5%~10%	中性或不明确
STAG2	黏连蛋白复合物	5%~7%	差
IDH1/IDH2	DNA 甲基化	≤5%	中性或不明确
CBL[a]	信号转导	≤5%	差
NRAS	转录因子	≤5%	差
BCOR[a]	转录因子	≤5%	差

注：[a] 该类基因也在健康人群的克隆性造血中有报道

基因测序报告的正确解读对于充分体现基因 突变检测的价值、避免结果误导临床诊疗极为重要。测序结果应参考 OMIM、HGMD、ACMG 和 COSMIC 等数据库分析其病理意义，对于未在主要数据库或参考文献中描述的新序列变异可使用口腔黏膜、唾液、指甲或毛囊鉴别其为体细胞获得性 还是胚系来源。胚系来源基因突变在 MDS 及遗传易感髓系肿瘤患者中可能具有病理意义。此外，有基因突变并不代表能够确立 MDS 诊断，对于基因突变在 MDS 诊断中的价值应结合其他指标审慎判断。

单核甘酸多态性-微阵列比较基因组杂交技术（SNP-array）等基因芯片技术可以在多数 MDS 患者中检测出 DNA 拷贝数异常和单亲二倍体，进一步提 高 MDS 患者细胞遗传学异常的检出率，在有条件的单位可作为常规核型分析的有益补充。

二、分型建议

1. FAB 分型（表 6）　1982 年 FAB 协作组提出以 形态学为基础的 MDS 分型，主要根据 MDS 患者外周血和骨髓细胞发育异常的特征，特别是原始细胞 比例、环状铁粒幼红细胞比例、Auer 小体及外周血单核细胞数量，将 MDS 分为 5 个亚型。

表 6　骨髓增生异常综合征的 FAB 分型

FAB 类型	外周血	骨髓
RA	原始细胞<1%	原始细胞<5%
RARS	原始细胞<1%	原始细胞< 5%，环状铁粒幼红细胞>有核红细胞 15%
RAEB	原始细胞 V<5%	原始细胞 5%~20%
RAEB-t	原始细胞≥5%	原始细胞>20%而<30%；或幼粒细胞出现 Auer 小体
CMML	原始细胞<5%，单核细胞绝对值>1×10⁹/L	原始细胞 5%~20%

注：RA：难治性贫血；RARS：难治性贫血伴有环状铁粒幼红细胞；RAEB：难治性贫血伴有原始细胞过多；RAEB-t：转化中 RAEB；CMML：慢性粒单细胞白血病

2.WHO（2016）分型（表 7）　2016 年 WHO 对 MDS 诊断分型进行了修订，主要变化包括以下几 点：①新分型取消了"难治性贫血""难治性血细胞 减少"，代以 MDS 伴各类血细胞发育异常或其他特征：单系或多系血细胞发育异常、环状铁幼粒红细胞、原始细胞增多、细胞遗传学改变如 del（5q）等；②修订了 MDS-RS 的诊断标准，如检测到 SF3BI 基因突变，只要环状铁幼粒红细胞 N5%则诊断为此型；③修订了 MDS 伴单纯 del（5q）的细胞遗传学标准，提出可伴有第二种细胞遗传学异常[除-7/del（7q）外]；④去除非红系细胞计算原始细胞比例的规则，仅按照原始细胞占有核细胞（ANC）的比例计算划入 AML 或 MDS；⑤强调了不能用流式细胞术 CD34⁺细胞比例取代骨髓和外周血涂片分类计数原始细胞比例用于 MDS 的分型诊断。

表 7　WHO（2016）MD S 修订分型

疾病类型	发育异常	血细胞减少	环状铁粒幼红细胞	骨髓和外周血原始细胞	常规核型分析
MDS 伴单系血细胞发育异常（MDS-SLD）	1 系	1~2 系	<15% 或<5%ᵃ	骨髓<5%，外周血<1%，无 Auer 小体	任何核型，但不符合伴单纯 del（5q）MDS 标准
MDS 伴多系血细胞发育异常（MDS-MLD）	2~3 系	1~3 系	<15%或<5%ᵃ	骨髓<5%，外周血<1%，无 Auer 小体	任何核型，但不符合伴单纯 del（5q）MDS 标准
MpS 伴环状铁粒幼红细胞（MOS-RS）					
MDS-RS-SLD	1 系	1~2 系	≥15%或≥5%ᵃ	骨髓< 5%，外周血<1 %，无 Auer 小体	任何核型，但不符合伴单纯 del（5q）MDS 标准
MDS-RS-MLD	2~3 系	1~3 系	≥15% 或≥5%ᵃ	骨髓<5%，外周血<1%，无 Auer 小体	任何核型，但不符合伴单纯 del（5q）MDS 标准
MDS 伴单纯 del（5q）	1~3 系	1~2 系	任何比例	骨髓<5%，外周血<1%，无 Auer 小体	仅有 del（5q），可以伴有 1 个其他异常[-7 或 del（7q）除外]
MDS 伴原始细胞增多（MDS-EB）					
MDS-EB-1	0~3 系	1~3 系	任何比例	骨髓 5%~9%或外周血 2%~4%，无 Auer 小体	任何核型
MDS-EB-2	0~3 系	1~3 系	任何比例	骨髓 10%~19%或外周血 5%~19%或有 Auer 小体	任何核型
MBS 不能分类型（MDS-U）					
外周血原始细胞 1 %	1~3 系	1~3 系	任何比例	骨髓< 5%，外周血=1%ᵇ，无 Auer 小体	任何核型
单系血细胞发育异常伴全血细胞减少	1 系	3 系	任何比例	骨髓<5%，外周血<1%，无 Auer 小体	任何核型
伴有诊断意义核型异常	0 系	1~3 系	<15%ᶜ	骨髓<5%，外周血<1%，无 Auer 小体	有定义 MDS 的核型异常

注：MDS:骨髓增生异常综合征；血细胞减少定义为血红蛋白<100g/L、血小板计数<lOO×lO⁹/L、中性粒细胞绝对计数<1.8×10⁹/L，极少情况下 MDS 可见这些水平以上的轻度贫血或血小板减少，外周血单核细胞必须<1×10⁹/L；ᵃ 如果存在 SF3B1 突变；ᵇ 外周血=1%的原始细胞必须有两次不同时间检查的记录；ᶜ 若环状铁粒幼红细胞≥15%的病例有明显红系发育异常，则归类为 MDS-RS-SLD

三、预后分组

MDS 患者常用危险度分层系统包括国际预后积分系统（IPSS）、WHO 分型预后积分系统（WPSS）和修订的国际预后积分系统（IRSS-R）。此外，MDACC 分层系统除了常用主要参数外，还引入了年龄、体能状态等参数。

1.IPSS　IPSS 危险度的分级根据以下 3 个因素确定：骨髓原始细胞比例、血细胞减少的程度和骨髓细胞遗传学特征（表 8）。

表 8　骨髓增生异常综合征的国际预后积分系统（IPSS）

预后变量	积分				
	0	0.5	1	1.5	2
骨髓原始细胞（%）	<5	5~10	-		11~20 21~30
染色体核型 ᵃ	好	中等			差
血细胞减少系列 ᵇ	0~1	2~3			

注：ᵃ 预后好核型：正常，-Y, deI(5q)，del(20q)；预后中等核型：其余异常；预后差核型：复杂（≥3 个异常）或 7 号染色体异常。ᵇ 中性粒细胞绝对计数<1.8×10⁹/L，血红蛋白<100g/L，血小板计数<100×10⁹/L。IPSS 危险度分类：低危:0 分；中危-1:0,5~1 分；中危-2:1.5~2 分；高危:≥2.5 分

2.WPSS　红细胞输注依赖及铁过载不仅导致 器官损害，也可直接损害造血系统功能，从而可能 影响 MDS 患者的自然病程。2011 年修订的 WPSS 预后评分系统将评分依据中的红细胞输注依赖改为血红蛋白水平。WPSS 作为一个时间连续性的评价系统，可在患者病程中的任何时点对预后进行评估（表 9）。

表 9　骨髓增生异常综合征（MDS）的 WHO 分型预后积分系统（WPSS,2011 年版）

预后变量	积分			
	0	1	2	3
WHO 分类	RCUD 、RARS、伴有单纯 del(5q)的 MDS	RCMD	RAEB-1	RAEB-2
染色体核型 ᵃ	好	中等	差	—
严重贫血 ᵇ	无	有		

注：RCUD:难治性血细胞减少伴单系发育异常；RARS：难治性贫血伴有环状铁粒幼红细胞；RCMD:难治性血细胞减少伴有多系发育异 常；RAEB:难治性贫血伴有原始细胞过多。ᵃ 预后好核型：正常核型、-Y, del(5q), del(20q)；预后中等核型：其余异常；预后差核型：复杂（≥3 个异常）或 7 号染色体异常。ᵇ 男性患者血红蛋白<90g/L，女性患者血红蛋白<80g/L。WPSS 危险度分类：极低危:0 分；低危:1 分；中危:2 分；高危:3~4 分；极高危:5~6 分

3.IPSS-R　IPSS-R 积分系统被认为是 MDS 预后评估的金标准，是 MDS 预后国际工作组在 2012 年对 IPSS 预后评分系统修订的最新版本，其对预后 的评估效力明显优于 IPSS.WPSS（表 10）。然而，IPSS-R 也有其局限性。其预后评估是否适用于接 受化疗或靶向药物治疗的患者依然未知；再者，其他具有独立预后意义的因素未包含其中，比如红细胞的输注依赖、基因突变，特别是基因突变可能有助于更精准的预后评估。

表 10　骨髓增生异常综合征修订国际预后积分系统（IPSS-R）

预后变量 -	积分						
	0	0.5	1	1.5	2	3	4
细胞遗传学 ᵃ	极好			好	中等	差	极差
骨髓原始细胞（%）	≤2		>2~<5		5~10	>10	
血红蛋白（g/L）	≥100		80~<100	<80			

预后变量	积分						
	0	0.5	1	1.5	2	3	4
血小板计数(×10⁹/L)	≥100	50～100		<50			
中性粒细胞绝对计数(×10⁹/L)	≥0.8	<0.8					

注:极好: -Y,del(llq);好:正常核型,del(5q),12p-,del(20q),del(5q)附加另一种异常;中等: del(7q),+8,+19,i(17q),其他 1 个或 2 个独立克隆的染色体异常;差: -7, inv(3)/t(3q)/del(3q), -7/del(7q)附加另一种异常,复杂异常(3 个);极差:复杂异常(>3 个)。IPSS-R 危险度 分类:极低危: W1.5分;低危:> 1.5~3 分;中危:>3~4.5 分;高危:>4.5~6 分;极高危:>6 分

四、治疗

MDS 患者自然病程和预后的差异性很大,治疗宜个体化。应根据 MDS 患者的预后分组,同时结合 患者年龄、体能状况、合并疾病、治疗依从性等进行 综合分析,选择治疗方案。MDS 可按预后积分系统 分为两组:较低危组[IPSS-低危组、中危-1 组, IPSS- R-极低危组、低危组和中危组(W3.5 分),WPSS-极低危组、低危组和中危组]和较高危组[IPSS-中危-2 组、高危组 IPSS-R-中危组(> 3.5 分)、高危组和极高危组, WPSS-高危组和极高危组]。较低危组 MDS 的治疗目标是改善造血、提高生活质量,较高 危组 MDS 治疗目标是延缓疾病进展、延长生存期和 治愈(图 1)。

(一)支持治疗

支持治疗最主要目标为提升患者生活质量。包 括成分输血、EPO、G-CSF 或 GM-CSF 和去铁治疗。

1. 成分输血　一般在 HGB<60 g/L 或伴有明显贫血症状时可给予红细胞输注。患者为老年、机体代偿能力受限、需氧量增加时,建议 HGB≤80 g/L 时给予红细胞输注。PLT<l0×10⁹/L 或有活动性出血时,应给予血小板输注。

2. 造血生长因子　G-CSF/GM-CSF,推荐用于中性粒细胞缺乏且伴有反复或持续性感染的 MDS 患者。输血依赖的较低危组 MDS 患者可采用 EPO ± G-CSF 治疗,治疗前 EPO 水平<500 IU/ml 和红细胞输注依赖较轻(每月<8U)的 MDS 患者 EPO 治疗反应率更高。

3. 去铁治疗　对于红细胞输注依赖的患者应定期监测血清铁蛋白(SF)水平、累计输血量和器官功能监测(心、肝、胰腺),评价铁过载程度(有条件的单位可采用 MRI 评估心脏和肝脏的铁沉积程度)。 去铁治疗可有效降低 SF 水平及脏器中的铁含量。对于预期寿命≥1 年、总量超过 80 U、SF≥1000µg/L 至少 2 个月、输血依赖的患者,可实施去铁治疗,并以 SF 为主要监测及控制指标(目标是将 SF 控制在 500~1000µg/L)。常用的去铁药物有去铁胺和地拉罗司等。

(二)免疫调节剂治疗

常用的免疫调节药物包括沙利度胺和来那度胺等。部分患者接受沙利度胺治疗后可改善红系造血,减轻或脱离输血依赖,然而患者常难以耐受长期应用后出现的神经毒性等不良反应。对于伴 有 del(5q)±1 种其他异常(除-7/7q-外)的较低危组 MDS 患者,如存在输血依赖性贫血,可应用来那度胺治疗,部分患者可减轻或脱离输血依赖,并获得 细胞遗传学缓解,延长生存。对于不伴有 del(5q)的 较低危组 MDS 患者,如存在输血依赖性贫血、且对细胞因子治疗效果不佳或不适合采用细胞因子治疗,也可以选择来那度胺治疗。来那度胺的常用剂 量 10mg/d×21d,每28d 为 1 个疗程。伴有 del(5q)的 MDS 患者,如出现下列情况不建议应用来那度胺:①骨髓原始细胞比例>5%;②复杂染色体核 型;③ IPSS-中危-2 或高危组;④ TP53 基因突变。

(三)免疫抑制剂治疗

免疫抑制治疗(IST)包括抗胸腺细胞球蛋白(ATG)和环孢素 A,可考虑用于具备下列条件的患者:预后分组为较低危、骨髓原始细胞比例<5 %或骨髓增生低下、正常核型或单纯+8、存在输血依赖、HLA-DR15 阳性或存在 PNH 克隆。

(四)去甲基化药物

常用的去甲基化药物包括 5-阿扎胞苷(azacitidine, AZA)和 5-阿扎-2-脱氧胞苷(decitabine,地西他滨)。去甲基化药物可应用于较高危组 MDS 患者,与支持治疗组相比,去甲基化药物治疗组可降低患者向 AML

进展的风险、改善生存。较低危组 MDS 患者如出现严重粒细胞减少和（或）血小板 减少，也可应用去甲基化药物治疗，以改善血细胞 减少。

1.AZA 推荐用法为 75mg/（m²·d）×d，皮下注射，28d 为 1 个疗程。接受 AZA 治疗的 MDS 患者，首次获得治疗反应的中位时间为 3 个疗程，约 90% 治疗有效的患者在 6 个疗程内获得治疗反应。因 此，推荐 MDS 患者接受 AZA 治疗 6 个疗程后评价治疗反应，有效患者可持续使用。

2. 地西他滨 地西他滨的最佳给药方案仍在不断探索中，较低危组 MDS 患者地西他滨最佳给药方案迄今尚未达成共识。推荐方案之一为 20mg/（m²·d）×5 d，每 4 周为 1 个疗程。推荐 MDS 患者接受地西他滨疗 4~6 个疗程后评价治疗反应，有效患者可持续使用。

（五）化疗

较高危组尤其是原始细胞比例增高的患者预后较差，化疗是选择非造血干细胞移植（HSCT）患者的治疗方式之一。可采取 AML 标准 3+7 诱导方 案或预激方案。预激方案在国内广泛应用于较高危 MDS 患者，为小剂量阿糖胞苷（10 mg/m²，每 12h1 次，皮下注射， ×14d）基础上加用 G-CSF，并联合阿克拉霉素或高三尖杉酯碱或去甲氧柔红霉素。预激方案治疗较高危 MDS 患者的完全缓解率可达 40%~60%，且老年或身体机能较差的患者对预激方案的耐受性优于常规 AML 化疗方案。预激方案 也可与去甲基化药物联合。

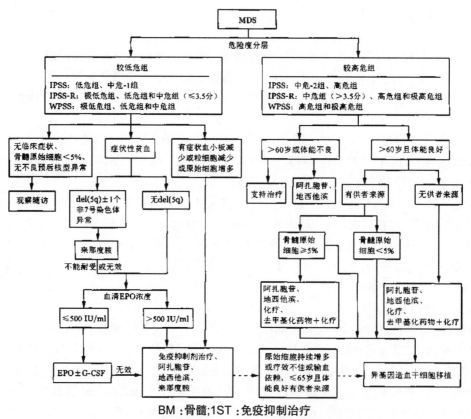

BM：骨髓；1ST：免疫抑制治疗
图1 骨髓增生异常综合征（MDS）的治疗路径

（六）allo-HSCT

allo-HSCT 是目前唯一能根治 MDS 的方法，造血干细胞来源包括同胞全相合供者、非血缘供者和单倍型相合血缘供者。allo-HSCT 的适应证为：①年龄<65 岁、较高危组 MDS 患者；②年龄<65 岁、伴有严重血细胞减少、经其他治疗无效或伴有 不良预后遗传学异常（如-7、3q26 重排、TP53 基因 突变、复杂核型、单体核型）的较低危组患者。拟行 allo-HSCT 的患者，如骨髓原始细胞≥5%，在等待移植的过程中可应用化疗或去甲基化药物或二者联合桥接 allo-HSCT，但不应耽误移植的进行。

（七）其他

雄激素对部分有贫血表现的 MDS 患者有促进红系造血作用,是 MDS 治疗的常用辅助治疗药物,包括达那唑、司坦唑醇和十一酸睾丸酮。接受雄激素治疗的患者应定期检测肝功能。此外有报道,全反式维甲酸及某些中药成分对 MDS 有治疗作用,建议进一步开展临床试验证实。

五、疗效和随访

MDS 国际工作组(International Working Group,, IWG)于 2000 年提出国际统一疗效标准,2006 年又进一步修订,使不同临床治疗方案结果间具有可比性。MDS 的治疗反应包括以下四种类型:改变疾病的自然病程、细胞遗传学反应、血液学改善和改善生存质量(表 11)。

表 11　骨髓增生异常综合征(MDS)国际工作组(IWG)疗效标准

类别	疗效标准(疗效必须维持 X 周)
完全缓解	骨髓:原始细胞≤5%且所有细胞系成熟正常 ª 应注明持续存在的血细胞发育异常 ª 外周血: 　HGB≥110g/L 　ANC≥1.0 × 10⁹/L 　PLT≥100 × 10⁹/L 原始细胞为 0
部分缓解	外周血绝对值必须持续至少 2 个月 其他条件均达到完全缓解标准(凡治疗前有异常者),但骨髓原始细胞仅较治疗前减少≥50%,但仍>5% 不考虑骨髓细胞增生程度和形态学
骨髓完全缓解	骨髓源始细胞≤5%且较治疗前减少≥50% 外周血:如果达到血液学改善(HI),应同时注明
疾病稳定	未达到部分缓解的最低标准但至少 8 周以上无疾病进展证据
血液学改善(疗效必须维持 N8 周)	
红系反应 　(治疗前 HGB<110g/L)	HGB 升高≥15g/L 红细胞输注减少,与治疗前比较,每 8 周输注量至少减少 4 U;仅治疗前 HGB≤90g/L 且需红细胞输注者才 纳入红细胞输注疗效评估
血小板反应	治疗前 PLT>20 × 10⁹/L 者,净增值≥30 × 10⁹/L 或从<20 × 10⁹/L 增高至>20 × 10⁹/L 且至少增高 100%
(治疗前 PLT< I00X107L) 中性粒细胞反应 　(治疗前 ANC< 1.0x107L) 治疗失败 完全缓解或部分缓解后复发	增高 100%以上和绝对值增高>0.5 × 10⁹/L 治疗期间死亡或病情进展,表现为血细胞减少加重、骨髓原始细胞增高或较治疗前发展为更进展的 FAB 亚型 至少有下列 1 项: 　骨髓原始细胞回升至治疗前水平 　ANC 或 PLT 较达最佳疗效时下降 50%或以上 　HGB 下降≥15g/L 或依赖输血
血液学改善后进展或复发'	至少有下列 1 项: 　ANC 或 PLT 较最佳疗效时下降≥50% 　HGB 下降≥15g/L 　依赖输血
细胞遗传学反应	完全缓解:染色体异常消失且无新发异常 部分缓解:染色体异常细胞比例减少 250%
疾病进展	原始细胞<5%者:原始细胞增加≥50%达到 5% 原始细胞 5%~10%者:原始细胞增加≥50%达到 10% 原始细胞 10%~20%者:原始细胞增加≥50%达到 20% 原始细胞 20%~30%者源始细胞增加≥50%达到 30% 下列任何一项: 　ANC 或 PLT 较最佳缓解/疗效时下降 N50% 　HGB 下降≥20 g/L 　依赖输血

续表

类别	疗效标准（疗效必须维持 X 周）
生存	结束时点： 　　总体生存：任何原因死亡 　　无事件生存：治疗失败或任何原因死亡 无进展生存：病情进展或死于 MDS 无病生存：至复发时为止 　　特殊原因死亡：MDS 相关死亡

注：ª 在没有如感染、重复化疗疗程、胃肠出血、溶血等其他情况的解释

资料来源：中华血液学杂志 2019 年 2 月第 40 卷第 2 期

附录6　Alport 综合征的诊治研究进展

Alport 综合征(Alport syndrome， AS)是一种主要累及肾脏,同时伴有眼、耳等其他器官损害的遗传性疾病,所以又称为眼-耳-肾综合征。根据遗传方式和突变基因的不同, AS 可分为 X 连锁显性遗传 AS(XLAS,约占 85%)、常染色体隐性遗传 AS(ARAS,约占 15%)和常染色体显性遗传 AS(ADAS,极少数)。目前研究表明, AS 并不少见且预后差,其中男性患者症状较重,约 90% 男性患者在 40 岁之前发展为终末期肾脏病(end stage renal disease， ESRD),女性有 50% 可能将突变基因遗传给后代。本文就其近年的诊治研究进展作一综述。

1.AS 的发病机制及致病基因　Ⅳ型胶原广泛存在于人体各器官的基膜上,是由 6 种 a 链不同组合形成的三种三螺旋结构,即 $a_1a_1a_2$(Ⅳ)、$a_3a_4a_5$(Ⅳ)、$a_5a_5a_6$(Ⅳ)。Ⅳ型胶原分子各 a 链在不同组织中侧重表达不同:在皮肤中, $a_1a_1a_2$(Ⅳ)链表达于所有皮肤基底膜(epidermal basement membrane， EBM)， $a_5a_5a_6$(Ⅳ)链在表皮基底膜呈线状表达,皮肤组织中无 a_3(Ⅳ)、a_4(Ⅳ)链表达;在肾脏中, $a_1a_1a_2$(Ⅳ)链表达于所有肾脏基底膜, $a_3a_4a_5$(Ⅳ)链存在于肾小球基底膜(glomerular basement membrane， GBM)、Bowman 囊、远端小管及集合管基底膜, $a_5a_5a_6$(Ⅳ)链仅表达于 Bowman 囊、远端小管及集合管基底膜。基因突变可造成Ⅳ型胶原分子结构、功能异常,从而影响基底膜完整性。目前发现 AS 的致病基因为编码Ⅳ型胶原链基因 C0L4A,其不同的染色体定位参与 AS 不同的遗传方式。

(1)X 连锁显性遗传 XLAS 的致病基因定位于染色体 Xq21-q22,主要为编码Ⅳ型胶原 a_5 链的基因 COL4A5 突变或 COL4A5 及 COL4A6 均突变。其中 COL4A5 基因突变已达 400 多种,常见的有小片段缺失、点突变及插入重排等,但尚未发现热点突变。

(2)常染色体遗传 ARAS 或 ADAS 的致病基因定位于 2q35-q37,通常为编码Ⅳ型胶原 a_3 及 a_4 链的基因 COL4A3 和(或)COL4A4 突变, ARAS 以 COMA3 基因突变居多。ARAS 目前发现的突变位点达 100 多个,均为小突变。ADAS 的突变包括甘氨酸取代突变、错义突变、剪接位点突变等。

2. 诊断标准及方法

1)诊断标准　至今为止,关于 AS 的诊断标准一直在不断完善。1988 年 Flinter 等提出,符合以下 4 项中的 3 项即可诊断 AS:①血尿和(或)肾功能衰竭家族史;②肾活检组织学检查有典型改变;③进行性感音神经性耳聋;④眼部改变。但本标准过于严格,不少患者会因此而被漏诊。随后, Gregory 等在此基础上提出诊断 AS 的 10 项标准:①肾炎家族史,或先证者亲属中有不明原因血尿;②持续性血尿,无其他遗传性肾脏病证据;③双侧进行性 感音神经性耳聋;④C0I4A3， C0I4A4 或 C0I4A5 基因突变;⑤免疫荧光学检测显示 GBM 和(或)EBM 完全或部分不表达;⑥GBM 显示典型超微结构改变;⑦眼部病变;⑧先证者或至少 2 例家系成员发展至 ESRD;⑨巨血小板减少症或白细胞包涵体;⑩食管和(或)女性生殖道弥漫性平滑肌瘤。对于有家族史的患者,符合标准 2~10 项中的 2 项便可诊断;对于无家族史的患者,符合 4 项才可诊断。若患者仅表现为 ESRD、神经性耳聋或听力障碍 等不典型症状时应慎重诊断。

2)诊断方法　检测Ⅳ型胶原链及 COL4A5 基因结构已成为如今诊断 AS 最重要的手段。

(1)免疫荧光方法检测Ⅳ型胶原 AS 临床诊断可通过 GBM 和 EBM 不同 a(Ⅳ)链抗原性进行免疫荧光检测。该方法操作简便,尤其是 EBMa$_5$(Ⅳ)链检测的组织获取十分简单,而且抗Ⅳ型胶原 a 链的荧光标记抗体已经商品化,这些都有利于临床提高 AS 早期诊断率。Hamiwka 等认为,对于疑似 AS 患者,应先检测 EBMa(Ⅳ)链表达。若: EBMa$_5$(Ⅳ)链无表达或间断表达,可确诊为 XLAS;若 EBMa$_5$(Ⅳ)链表达正常,并不能完全排除 AS,因为 EBMa$_5$(Ⅳ)链的检测仅能检出 XLAS,此时可通过肾活检进行病理检查和检测 a_3(Ⅳ)、a_4(Ⅳ)、a_5(Ⅳ)、表达以明确诊断。此外,肾脏活检还可用于排除其他血尿性肾小球疾病,运用电子显微镜及免疫组化的结合对 a_3(Ⅳ)和 a_5(Ⅳ)进行分析,可做出明确的病理诊断。

（2）基因诊断 基因诊断是确诊 AS 最可靠的方法,对确定遗传型、区分杂合子和纯合子具有决定意义,并为家系遗传咨询及产前筛查提供信息,当皮肤和肾脏的 a(Ⅳ)链表达均正常时,则可通过基因测序进行诊断。最常用的检测基因突变的方法为基因组 DNA 的测序分析。据报道,从基因组 DNA 的所有编码外显子中直接测序,检出率可达 82%。但由于此方法在实际应用中存在困难,故常用对点突变敏感的间接 DNA 测序法,如变性梯度凝胶电泳法(DGGE)、单链构象多态性(SSCP)分析等。通过聚合酶链反应单链构象多态(PCR-SSCP)技术可较快 捷准确地筛选出 COL4A5 基因中的突变位点。此外,应用 RT-PCR 和直接测序的方法检测皮肤成纤维细胞 a_5(Ⅳ)链 mRNA,较传统方法快捷,且突变率高(90.6%)。近年来,我国在 AS 产前基因 诊断研究方面有重大进展。张宏文等从羊水基因组 DNA 和 cDNA 两个水平成功进行了一例 XLAS 产前基因诊断,胎儿出生后通过基因分析证实产前诊断结果准确无误,整个过程不足 2 周。

目前,AS 的诊断需结合家族史、临床表现、遗传型、病理改变、免疫荧光学检查及基因诊断等方面综合判断。缺乏家族史并不能排除 AS 的诊断,除了可能为常染色体隐性遗传外,还可能为编码Ⅳ型胶原的基因出现新突变。通过对 Ⅳ 型胶原链进行免疫荧光学检查有助于为无家族史的 AS 患者判断遗传型。然而,有的 AS 患者皮肤和肾脏的 Ⅳ 型胶原链表达均正常,此时可通过基因测序进行诊断。

3.AS 的治疗

（1）药物治疗:药物治疗可缓解 AS 患者的临床症状,延缓肾脏病变进展,但并不能终止 AS 病理过程。目前对于 AS 尚无特异治疗,已用于 AS 试验性治疗的药物有环孢素 A、血管紧张素转化酶抑制剂(ACEI)及血管紧张素受体拮抗(ARB)等。环泡素 A 是一种强效免疫抑制剂,对 AS 有一定的防治作用,但随后被发现其对一些 AS 患者治疗无效且有肾毒性。目前对环孢素 A 的肾毒性作用、疗效和意见尚未定论。动物模型和临床试验研究显示,ACEI 和 ARB 对 AS 有减少尿蛋白作用,维持肾小球滤过并延缓肾脏病变进程,但无确切临床证据。此外,Koepke 等研究发现,对 AS 大鼠应用他汀类药物可减少蛋白尿,推迟尿毒症出现时间并延长 AS 大鼠平均寿命。这一作用与本药物作用于羟甲基戊二酰辅酶 A、还原酶抑制剂减少炎症细胞浸润和肾脏纤维化有关。另有报道,AS 对肾小球基质金属蛋白酶-12(MMP-12)表达明显增高,用 MMP-12 抑制剂治疗 AS 小鼠,可有效恢复其肾小球超微结构和功能。

（2）基因治疗:基因治疗是指在分子水平纠正疾病的基因缺陷,恢复或重建细胞和组织功能,达到治疗疾病的目的。目前有关 AS 动物模型的基因治疗研究已取得了一定的成果,但仍存在一系列问题,如基因转染效率、靶基因导入方法、体内生存时间、载体安全性及靶基因导入后的调控等问题都有待改善。

目前基因治疗的主要方法为导入Ⅳ型胶原 α_5 链 cDNA。能否成功将目标基因有效转入肾小球细胞是基因治疗的首要条件。Heikkila 等通过器官灌注法将腺病毒介导的 a_5(Ⅳ)链 cDNA 导入猪肾小球细胞中,检测到肾小球基底膜有 a_5(Ⅳ)链表达,提示应用腺病毒载体进行 AS 基因治疗有一定的可行性。Harvey 等将含有 a_5(Ⅳ)转基因的腺病毒载体注入狗的膀胱平滑肌中,在注射处平滑肌细胞的基底膜发现了 a_5(Ⅳ)、a_6(Ⅳ)链的表达,表明该载体是治疗 AS 的有效工具。

（3）干细胞移植治疗:移植后的骨髓干细胞可定植于肾小球并分化为肾小球系膜细胞,甚至有可能分化为足细胞。Prodromidi 等通过对 COL4A3 缺陷型小鼠骨髓移植实验证实,骨髓干细胞移植有矫正足细胞缺陷,促进正常足细胞再生的作用。此外,若在进行骨髓移植前进行辐射,可提高 COL4A3 缺陷型小鼠的生存率。运用这些方法虽未对 AS 小鼠表型产生影响,却可以明显减少蛋白尿并改善肾功能。然而 Floege 等研究发现,骨髓干细胞移植虽能在组织学上显示肾小球愈合,但未能逆转肾功能衰竭。目前临床上利用骨髓移植改善 AS 患者存活状况的风险很大,仍有很多问题有待解决。

资料来源:国际儿科学杂志 2011 年 7 月第 38 卷第 4 期

附录7　阻塞性睡眠呼吸暂停低通气综合征研究进展

　　阻塞性睡眠呼吸暂停低通气综合征特征性的缺氧方式为慢性间歇性缺氧,该疾病是由于反复的上呼吸道阻塞,引起夜间睡眠呼吸暂停、夜间低氧血症。机体为了克服气道鼻塞,会逐渐加强呼吸运动,这种代偿现象会引起患者出现睡眠不连续、夜间觉醒等情况。有关资料表明,阻塞性睡眠呼吸暂停低通气综合征在女性和男性发病率分别为2%和4%。白天嗜睡、打鼾、注意力不集中、睡眠呼吸气流停止及晨起头痛为阻塞性睡眠呼吸暂停低通气综合征主要症状。该疾病与心律失常、脑卒中、高血压、冠心病及糖尿病等引起死亡的疾病存在较为紧密的联系。神经系统功能损害是阻塞性睡眠呼吸暂停低通气综合征病程中的显著特点,表现为白天嗜睡、夜间睡眠期觉醒增加。目前,阻塞性睡眠呼吸暂停低通气综合征给社会造成了严重的经济负担,被公认为是巨大的公共卫生问题,对该疾病进行早期识别、治疗十分关键。本文就阻塞性睡眠呼吸暂停低通气综合征的研究进展作一综述,现报告如下。

　　一、危险因素

　　1. 年龄和性别　阻塞性睡眠呼吸暂停低通气综合征好发年龄为40~60岁。随着年龄的增高,该疾病患病率随之升高。在22~44岁的男性人群中,患病率为3.2%,45~64岁为11.3%,65岁以上男性患病率为18.1%。女性人群在相同年龄段中,患病率分别为0.6%、2.0%及7.0%。阻塞性睡眠呼吸暂停低通气综合征多见于成年男性、更年期后女性,且男性患病率高于女性,比例约为2:1。

　　2. 上气道解剖结构异常　扁桃体肥大、鼻腔阻塞、咽腔狭窄、咽腔黏膜肥厚、舌根后坠、咽部肿瘤等。有关研究表明,在阻塞性睡眠呼吸暂停低通气综合征发生的危险因素与下颌骨骨体长度有关。下颌骨越短,上气道阻塞越明显,阻塞性睡眠呼吸暂停低通气综合征患病率越高。

　　3. 肥胖　相关资料表明,肥胖与阻塞性睡眠呼吸暂停低通气综合征存在紧密联系,肥胖人群发病率为正常人群的4倍。体重指数、颈围等作为肥胖的相关指标,与阻塞性睡眠呼吸暂停低通气综合征发病、严重程度相关。体重指数每升高1个标准差,阻塞性睡眠呼吸暂停低通气综合征危险率会升高4倍。肥胖者由于体重增加作用于腹部和胸廓,其胸壁顺应性会因此减低,进一步增加呼吸系统机械负荷,导致阻塞性睡眠呼吸暂停低通气综合征发生风险增加。

　　4. 吸烟、饮酒　流行病学调查显示,吸烟与阻塞性睡眠呼吸暂停低通气综合征及鼾症存在较高的相关性。吸烟易导致气道炎症的发生,也可能造成患者气道在睡眠时发生塌陷情况,从而引起呼吸暂停现象。酒精会引起健康人群反射呼吸暂停现象。对于阻塞性睡眠呼吸暂停低通气综合征患者,酒精摄入会进一步加重低氧血症,且会导致患者呼吸暂停时间延长。此外,酒精会降低患者上呼吸道呼吸驱动,会进一步促进患者发生呼吸暂停现象。

　　5. 家族性与遗传易感性　大规模研究明了在阻塞性睡眠呼吸暂停低通气综合征发病中家族性因素、遗传因素的作用。家族聚集性的阻塞性睡眠呼吸暂停低通气综合征患者具有类似的颌面部结构异常,如家族性肥胖、软腭肥大及颌骨短小等。有关资料表明,阻塞性睡眠呼吸暂停低通气综合征严重程度的35%可归于遗传因素。

　　二、临床特征

　　1. 临床症状　阻塞性睡眠呼吸暂停低通气综合征患者临床症状有呼吸胸闷、夜间睡眠高调鼾声、心前区不适、易梦易睡、乱动等,包括阳痿、遗尿等症状。患者在日间表现为注意力不集中、嗜睡、头晕头痛、性格差异、情绪紊乱、咽喉干燥、行为异常、易疲劳、记忆力差等。

　　2. 合并症及其发生机制　有关资料表明,阻塞性睡眠呼吸暂停低通气综合征是独立于肥胖、生活压力、嗜酒、性格、性别、吸烟及心脏肾脏疾病以外的高血压病发病的一个独立危险因素。此外,阻塞性睡眠呼吸暂停低通气综合征也是脑中风、心肌梗死及冠心病等疾病发病的独立危险因素。60%~90%的阻塞性睡眠呼吸暂停低通气综合征患者存在肥胖问题,会进一步导致该疾病加重,两者相互影响,形成恶性循环。阻塞性睡眠呼吸暂停低通气综合征会引起患者发生多系统并发症情况。如:红细胞增多症、高血压、记忆力下降、甲状腺功能减退、肺动脉高压等。情况严重的患者甚至会死亡,对人体健康造成严重威胁。

三、诊断

除了根据阻塞性睡眠呼吸暂停低通气综合征临床表现外,多导联睡眠图(PSG)为主要的确诊方法。阻塞性睡眠呼吸暂停低通气综合征病情以每小时睡眠时间内呼吸暂停、低通气次数(AHI)作为主要判断标准。夜间最低血氧饱和度(SaO_2)作为参考,分为轻度(AHI 5~20 次/h,夜间最低血氧饱和度 85%~89%)、中度(AHI 21~40 次/h,夜间最低血氧饱和度 80%~84%)、重度(AHI>40 次/h,夜间最低血氧饱和度<84%)。

四、治疗现状

1. 一般治疗 服用安眠剂、镇静剂及饮酒等,会导致呼吸暂停现象加重,患者应尽量避免。仰卧位比侧卧位呼吸暂停更加明显,应鼓励阻塞性睡眠呼吸暂停低通气综合征患者采取侧卧位睡眠,并进行正确治疗。

2. 非手术治疗 肥胖伴阻塞性睡眠呼吸暂停低通气综合征患者实施减肥治疗后,其相关症状均得到了明显改善,如白天嗜睡、呼吸暂停次数、低氧血症、打鼾及憋醒等。此外,减肥治疗有利于改善患者咽喉功能,对缓解阻塞程度有所帮助。但减肥能否纠正各项指标、改善阻塞性睡眠呼吸暂停低通气综合征症状、尚存在争议。

3. 药物治疗 常用的药物包括安宫黄体酮、滴鼻净、氯丙咪嗪及麻黄素等,以上药物主要为改善患者呼吸神经控制功能和睡眠结构,但尚未有确定的疗效,且上述药物有不同程度的不良反应,未能在临床上广泛使用。

临床上需要通过综合、多学科协同方式对患者展开治疗,这也是阻塞性睡眠呼吸暂停低通气综合征治疗的发展趋势。

资料来源:中国社区医师 2019 年第 35 卷第 24 期

附录8　肠易激综合征的治疗进展

肠易激综合征(irritablebowelsyndrome，IBS)是消化系统中最为常见的一种胃肠功能紊乱性疾病,以慢性、复发性腹痛及排便习惯改变为主要的临床特征,全球约有11%的成年人群深受其影响,它不仅严重损害了患者的生活质量、工作效率,并且大大增加了社会医疗成本。最新的罗马Ⅳ标准将IBS按不同临床症状分为腹泻型(diarrhea predominant irritablebowelsyndrome，IBS-D)、便秘型(constipationpredominantirritablebowelsyndrome，IBS-C)、混合型(mixedirritablebowelsyndrome，IBS-M)和未分型(unsubtypedirritablebowelsyndrome,IBS-U)4个亚型,而不同的亚型分类有助于对IBS潜在病理生理机制的认识,指导临床诊断和治疗。

(一)发病机制

虽然IBS的病因及发病机制尚未完全明晰,但普遍认为它是一种多维度、多因素异质性的疾病,潜在机制主要与中枢神经系统和(或)社会心理异常、食物耐受性、胃肠道改变及基因易感性密切相关。其中,中枢神经系统和(或)社会心理因素主要涉及内脏高敏感、脑肠互动异常和社会心理功能障碍(应激);而胃肠道改变主要包括肠道菌群失衡、动力异常及肠道低度炎症和肠黏膜异常免疫激活。正因为其病理生理因素多样,导致一种症状可由多个病因所致,抑或是一个因素引发多个不同的临床表现。

(二)治疗

IBS作为一种基于临床症状的疾病,其主要临床诊疗手段多属于非特异性的对症治疗,临床疗效因病因的差异而各有不同。在2010年发布的第一版亚洲共识意见中指出,IBS的管理目标主要是缓解症状并改善患者生活质量,其中,建立良好的医患关系是诊疗的基础。此外,更建议临床医师应明确患者具体症状及影响因素,亦要考虑到症状的严重程度和特定的IBS亚型,对IBS患者进行个性化管理。近年来,针对IBS治疗的饮食生活方式建议和新药物研发得到了大量的更新。

1.生活方式管理

1)饮食管理:已有不少研究指出,IBS患者在摄入特定的饮食后可触发IBS胃肠道的症状,其可能的原因主要有食物不耐受刺激肠道运动和感觉、结肠过度发酵、饮食改变后肠道微生物变化及饮食抗原改变肠道屏障等。因此,避免摄入特定食物的合理饮食管理,对于IBS的治疗有着重要的作用。目前主要的手段有饮食中剔除不耐受食物、低可发酵低聚糖、二糖、单糖、多元醇(fermentableoligo-，di-，ono-saccharides，andpolyols,FODMAPs)饮食及增加膳食纤维等。

(1)避免进食不耐受食物:IBS患者进食不耐受食物后,可以刺激胃肠道出现明显收缩和感觉异常,出现胃肠道反应。曾有学者就饮食触发因素对IBS患者进行双盲试验,发现有25%的患者在进食不耐受食物后可以再现IBS症状。而患者在避免进食IgG抗体滴度较基线增高3倍的食物12周后,其IBS症状得到明显改善,但在饮食中重新引入避免的食物后,症状严重恶化。此外,食用产气较多的食物亦会加重IBS腹部症状。因此,剔除不耐受饮食是IBS饮食管理中重要的干预手段,减少或避免进食该类食物可一定程度上改善IBS症状。

(2)低FODMAP饮食:FODMAP,即食物中含有"可发酵的寡糖、双糖、单糖和多元醇"成分,主要为核果、豆类、含乳糖食品和人造甜味剂等食物,因这些成分不可为人体吸收,而具有渗透活性,并可在结肠发酵产生气体和代谢产物,从而导致或加剧患者腹痛、腹泻及腹胀等IBS相关症状,由此低FODMAP饮食被认为在IBS的治疗中具有潜在价值。有研究显示低FODMAP饮食可以改善所有IBS亚型患者的大便黏稠情况,其中IBS-D患者获益更为显著,主要表现在大便黏稠度及大便频率的改善。随后,Eswaran团队也证实低FODMAP饮食对难以治疗的IBS-D患者腹痛、腹胀症状有显著的益处。同时,目前不少研究均支持低FODMAP对IBS的治疗有益,认为应该在IBS患者确诊后为其提供饮食指导,包括患者综合症状与饮食的评估,排除对低FODMAP饮食不敏感的患者,重新引入FODMAP以及设计个性化的低FODMAP饮食并维持,从而完成对患者的个性化饮食管理。

（3）增加膳食纤维：虽然食物中增加膳食纤维是治疗 IBS 的传统一线治疗方法,但整体而言患者的临床获益有限且依据并不充分,其中不可溶性膳食纤维（如麸皮）被认为能够加剧患者腹痛和腹胀症状,那么在剔除不可溶性纤维后的可溶性膳食纤维是否对于 IBS 症状改善有效呢？在一项基层医疗机构对所有亚型 IBS 患者使用膳食纤维的研究中,发现补充可溶性膳食纤维（车前草）12 周后,较安慰剂可以降低 IBS 症状严重程度评分（IBS-SSS）,并且有更大比例的患者达到每月有 2 周以上的充分缓解。而在随后的纳入 499 例患者的 7 个 RCT 的系统评价和荟萃分析中表明,可溶性纤维（车前草）对 IBS 治疗有益。因此,在 IBS 饮食管理中合理地增加可溶性纤维可能具有一定的临床价值。

2）运动：相比久坐人群,经常运动的人排便频率更高,其结肠运输更快。瑞典的一项随机临床试验发现,IBS 患者通过为期 12 周有规律的运动干预,相比无运动对照组患者的整体症状改善更为显著。而在一项 5 年中位随访时间的研究中推荐患者可以采取每周 3~5d、每次进行 20~60min 中等强度及以上的体育锻炼（步行、有氧运动和骑自行车）,较对照组能显著改善其症状严重程度和心理症状评分。另外,其他以运动为基础的自我调节行为对 IBS 患者亦有好处,如瑜伽有助于减轻 IBS 躯体症状的严重程度,步行有助于改善整体胃肠道症状、焦虑和负面影响。鉴于此,提出应鼓励 IBS 患者增加体育锻炼[6],但其疗效是否会因 IBS 亚型而异尚不清楚。

2. 对症治疗

1）腹痛：腹部疼痛是 IBS 临床表现中重要的症状,往往与胃肠道蠕动和肠道平滑肌收缩异常等动力改变有关,而解痉药则是针对 IBS 患者的传统治疗手段,药物主要包括抗胆碱能药物和钙通道阻滞剂。有研究指出解痉药可有效缓解 IBS 腹痛、肠道症状及改善全身症状。在一项纳入 23 个 RCT 研究共涉及 2154 例 IBS 患者来评价解痉药疗效的荟萃分析表明,抗胆碱能药奥替溴铵、匹维溴铵和东莨菪碱似乎较安慰剂组缓解腹痛更为有效。遗憾的是上述药物由于其副反应问题均未获得美国食品药品管理局（FDA）批准用于 IBS 的治疗,而在我国匹维溴铵是临床使用较多的药物,2015 年我国学者发表的一项多中心 RCT 研究结果显示,427 例 IBS-D 中国患者在治疗 4 周后,该药物能够明显减轻患者腹部疼痛症状以及改善大便黏稠度。除抗胆碱能药之外,薄荷油亦是目前较有潜力的解痉药,其属于钙通道阻滞剂,通过阻断钙通道松弛平滑肌、缓解 IBS 腹痛。同时,新型的薄荷油配方已被 FDA 批准使用,可在小肠中持续释放起到缓解胃肠道痉挛的作用。除上述药物之外,组胺 H1 受体拮抗剂依巴斯汀和 γ 氨基丁酸（γ-aminobutyricacid, GABA）能增效剂加巴喷丁、普瑞巴林亦是近年来被报道用于治疗 IBS 腹痛的药物。其中,依巴斯汀属于组胺 H1 受体的非镇静性拮抗剂,通过降低 IBS 患者的内脏高敏感,缓解 IBS 腹痛和整体症状（该药物尚未被 FDA 批准）。加巴喷丁和普瑞巴林通过减少兴奋性神经递质（去甲肾上腺素、谷氨酸及降钙素基因相关肽等）的释放降低内脏疼痛感觉。梅奥诊所曾对 85 例 IBS 患者进行为期 12 周的普瑞巴林随机对照研究,显示在第 9~12 周,普瑞巴林组的患者腹痛评分和 IBS-SSS 均值较安慰剂组更低。虽然目前解痉药物可在短期内缓解患者腹痛等不适,但长期疗效、安全性及耐受性仍缺乏临床证据支持。

2）腹泻：腹泻是 IBS-D 和 IBS-M 患者的主要症状,目前主要的药物是阿片类受体激动剂、5-HT3 受体拮抗剂、胆汁酸螯合剂和抗生素。

阿片类受体激动剂主要通过与肠道阿片类受体相结合,延缓肠道蠕动及增加液体吸收,从而止泻并减轻疼痛感。洛哌丁胺是仅作用于 μ-阿片类受体的药物,被证实可改善 IBS-D 患者大便次数、性状和紧迫感,但其功效有限,并不能明显缓解腹痛、腹胀等腹部症状。新型 κ-和 μ-阿片类受体激动剂和 δ-阿片类受体拮抗剂艾沙度林在两项 Ⅲ 期临床随机试验中被验证,对 IBS 腹泻的改善显著优于安慰剂,且已获美国 FDA 和欧盟委员会批准用于 IBS-D 患者的治疗,但不推荐用于酒精依赖（每天饮用 3 杯以上酒精饮料）、严重便秘及已有肝、胰腺、胆道疾病的患者。

5-HT3 受体拮抗剂可延缓肠道运输,减少肠道分泌以改善 IBS 腹泻症状,同时,5-HT3 受体亦是内脏痛的重要介质,可以降低肠道疼痛感。目前主要的药物有阿洛司琼、雷洛司琼和昂丹司琼。不少大型高质量 RCT 的荟萃分析均报道阿洛司琼可以明显改善 IBS-D 总体临床症状。但由于其具有潜在的严重便秘及缺血性结肠炎等风险,仅适用于女性以腹泻为主的严重 IBS 患者。雷洛司琼与阿洛司琼一样具有缓解 IBS-D 患者临床症状的作用,相较阿洛司琼,雷洛司琼尚无严重便秘和缺血性肠炎的病例报道,但具有剂量依赖性便秘的不良反应,其在日本已被获准于用治疗 IBS-D 患者。昂丹司琼作为止吐药物具有近 30 年的使用史,其相对安全性较高。在一项 IBS-D 患者的交叉临床试验中,昂丹司琼对患者大便性状的改善及腹胀症状有较好的疗效,且对腹痛缓解明显。

大约有 25% 的 IBS-D 患者存在胆汁酸吸收不良,胆汁酸螯合剂主要用于改善这一现象,而单独使用洛哌丁胺治疗失败的患者可能还受益于胆酸螯合剂。目前其主要药物为考来替泊和考来维仑。有两项开放试验分别表明,伴有胆汁酸吸收不良的 IBS-D 患者使用上述两种药物后,大便次数明显减少,大便性状得到改善以及 IBS 症状严重程度评分显著降低。由此, IBS-D 伴有胆汁酸排泄增多的患者,使用胆汁酸螯合剂可以使患者获益;同时,由于缺乏高质量 RCT 证据,其相关安全性、短期及长期疗效仍需进一步确认。

在临床上, IBS 的部分症状往往与小肠细菌过度生长(small intestinal bacterial overgrowth, SIBO)的许多症状相重叠,而且 IBS 患者确实有很大比例的人群存在低度 SIBO。因此,抗生素的使用亦是基于这个前提所提出的,而利福昔明是利福霉素衍生的不可吸收的抗生素,被报道具有降低内脏敏感性、修复肠道屏障功能、抑制结肠和回肠的炎症反应的作用,且与肠道菌群改变无关。在一项纳入 5 项高质量 RCT 的荟萃分析报道证实,利福昔明对于 IBS 整体症状具有较好的疗效,尤其对于非便秘型 IBS 患者的腹胀改善更为显著。一项来自我国的研究指出, IBS 患者在评估是否存在 SIBO 后使用利福昔明会有更好的获益。值得注意的是,利福昔明的不良反应与安慰剂相似,即使重复给药也是安全有效的。目前,利福昔明已被美国 FDA 批准用于 IBS- D 的临床治疗,但在亚洲尚缺乏相关的临床数据。

3)便秘:便秘是 IBS-C 和 IBS-M 患者的主要症状,目前主要的药物是促分泌剂、5-HT4 受体激动剂和泻药。

渗透性泻剂聚乙二醇(polyethylene glycol, PEG)是一种较为安全的治疗 IBS 患者便秘的方法,其通过增加肠腔中的水分来减少肠道转运时间,从而暂时缓解便秘症状,但无法改善患者腹部症状。因此,如果便秘症状持续存在或患者不能耐受 PEG,则需要添加其他药物。

促分泌剂是通过促进肠道分泌,加速胃肠道运输来改善 IBS-C 患者的便秘症状,包括鸟苷酸环化酶-C 受体激动剂和氯离子通道激活剂,而临床上较为常见的促泌剂主要有利那洛肽和鲁比前列酮,两者均被 FDA 批准用治疗 IBS-C 患者。利那洛肽是选择性鸟苷酸环化酶-C 受体激动剂,其除了加速胃肠道运输外,还有抑制疼痛纤维活性的作用。两项利那洛肽的 III 期临床试验,共涉及 1604 例 IBS-C 患者,结果显示利那洛肽的总体症状缓解率是 33%,高于安慰剂组的 14% 和 21%,而利那洛肽在缓解便秘的同时亦显著改善了腹部不适和腹胀。虽然,该药物具有较好的临床疗效,但当使用 290mg 高剂量时,有 20% 的患者可能会发生腹泻。而新药普卡那肽是由杯状细胞释放的内源性鸟苷酸环化酶-C 受体激动剂,每天服用 3mg 或 6mg 对治疗 IBS-C 和慢性特发性便秘,缓解腹痛有较好的疗效,并于 2017 年 1 月被 FDA 批准用于治疗 IBS-C 和慢性特发性便秘。与利那洛肽相比,其腹泻发生的风险更低。鲁比前列酮属于前列腺素衍生物,作用于氯离子通道蛋白 2,激活氯离子通道,增加肠液分泌而软化大便和加速胃肠道蠕动。虽然在几项大型的 RCT 临床试验中,接受鲁比前列酮治疗的患者总体症状较安慰剂组有明显改善,但最近的一项系统评价和荟萃分析发现,鲁比前列酮短期内有效,且与安慰剂组相比仅改善腹胀。此外,该药物最常见的副反应是恶心,通常相对较轻、具有自限性。

5-HT4 受体激动剂已被证明对 IBS-C 患者有效,目前药物主要有替加色罗、莫沙必利和伦扎比利。替加色罗被认为是一种有效的治疗 IBS-C 的药物,已被不少研究证实可缓解患者的总体症状和多种其他症状,包括腹部疼痛和(或)不适、腹胀和便秘,但由于存在潜在的心血管不良事件的风险,已经撤市。莫沙必利在 IBS-C 患者中的作用仍有争议,虽然有部分研究认为其可以改善 IBS-C 的症状,但在一项针对 69 例患者的为期 12 个月的研究发现,其在总体上对腹痛、腹胀、大便次数或大便性状的改善并不优于安慰剂。

3.抗抑郁药 在 IBS 中使用抗抑郁药的依据有以下几点:首先,在临床上 IBS 患者常常合并心理疾病;其次,亦有证据表明抑郁状态可以改变中枢神经系统对疼痛刺激的反应;另外,在使用抗抑郁药物后,存在慢性疼痛性疾病的患者 IBS 症状及肠道运动异常均得到了改善。目前抗抑郁药主要包括三环类抗抑郁药(tricyclicantidepressants，TCAs,如丙咪嗪、阿米替林等)和新型的 5-羟色胺再摄取抑制剂(selectiveserotoninreuptakeinhibitors，SSRIs,如帕罗西汀、度洛西汀和氟西汀等)。其中,前者具有抗胆碱能作用及延缓胃肠道传输时间的效果,更适合用于 IBS-D 的治疗;而 SSRIs 则减少胃肠道转运时间而更适合用于 IBS-C 患者。虽然不少证据支持抗抑郁药物治疗可显著缓解 IBS 症状,且 TCAs 与 SSRIs 的效果类似,但由于抗抑郁药存在副反应,尤其是 TCAs 药物有 QT 间期延长的风险,这类药物在较多国家并不被准予使用。近年来, 5-羟色胺-去甲肾上腺素再摄取抑制剂(serotonin-norepinephrine reuptakeinhibitors，SNRI)度洛西汀被提出可缓解 IBS 整体症状改善患者生活质量,且副反应耐受性较好,但需高质量研究进一步证实。总体而言,抗抑郁药由于其疗效不确切,加之不良反应较多,在 IBS 临床治疗中属二线治疗药物,在使用前应当合理评估后再考虑用于患者。

4. 微生态治疗   IBS 已被证实存在肠道微生态紊乱,因此调整肠道菌群可能对改善患者症状起到积极的作用。目前基于调整肠道微生态的疗法主要包括益生菌制剂和粪菌移植(fecalmicrobiotatransplantation，FMT)。

益生菌制剂包含益生菌、益生元和合生元。多项荟萃分析提供了一些益生菌对 IBS 治疗有益的证据,包括改善腹痛、腹胀和总体症状评分。由于并非所有的益生菌均表现出有益作用,因此尚未清楚哪种益生菌更有益处。在近年来的一些 RCT 研究中认为,长双歧杆菌 NCC3001、酿酒酵母 CNCMI-3856 和植物乳杆菌(DSM9843 菌株)对于 IBS 治疗有益。而益生元属益生菌代谢产物,有研究发现 IBS 患者服用 6g 水解瓜尔胶 12 周后,可缓解 IBS 患者腹胀症状,但对腹痛、整体症状或生活质量均无改善。但在另一项采用菊粉的研究中,并未得到有益结果。

FMT 是被寄予厚望的治疗手段,近年也被应用于 IBS 的治疗。一项 FMT 治疗中重度 IBS-D 或 IBS- M 患者的 RCT 研究,结果显示移植后 3 个月,与安慰剂组相比,FMT 治疗组的 IBS 症状显著改善,FMT 组患者缓解率明显高于安慰剂组(65%vs.43%)。后续有较多的研究以进一步明确其价值,但就总体而言, FMT 用于 IBS 的疗效并不乐观。2018 年一项 RCT 研究的结果显示胶囊 FMT 对 IBS 的改善效果不及安慰剂,提示 FMT 对 IBS 的疗效可能仅是削弱的安慰剂效应。在随后一项荟萃分析中亦表明, FMT 未明显改善 IBS 患者的临床症状且结果具有较大的异质性。

无论益生菌制剂抑或是 FMT 治疗仍在研究初期阶段,具体疗效仍在反复验证;同时,目前对于有益菌种、治疗剂型、具体疗程尚未明确。因此,将微生态治疗用于 IBS 患者尚需更多的研究加以夯实。此外,还有血清来源的牛免疫球蛋白和 YN-010(HMG-CoA 还原酶抑制剂洛伐他汀的衍生物)被认为对 IBS 治疗有益。牛免疫球蛋白可调节肠道菌群、降低肠道通透性;YN-010 可抑制史氏甲烷短杆菌产生甲烷。

5. 其他治疗   除上述治疗手段外,不乏一些新的治疗方式被提出。心理治疗可显著缓解 IBS 症状,认知行为疗法、放松疗法、多重心理治疗、催眠疗法、动力心理疗法均有效。据报道,褪黑素可减轻 IBS 患者的腹痛。中医中药中的痛泻药方,在 RCT 研究中显示出具有改善 IBS 腹痛和腹泻的症状,虽优于安慰剂组,但劣于匹维溴铵组。上述研究均属小范围研究,具体的临床价值需进一步的探索。

小结

综上可知, IBS 的治疗基于生活饮食方式改变和对症状的管理,应建议低 FODMAP 饮食和适度的运动以改变生活饮食方式。对症处理中,解痉止痛可以使用解痉药和薄荷油。对 IBS-D 洛哌丁胺可能是合适的治疗用药,其次是胆汁酸螯合剂和 5-HT3 拮抗剂。而对 IBS-C,补充纤维的益处有限,泻药可能会有所帮助。利福昔明、三环类抗抑郁药或益生菌制剂均是常用的治疗选项,个体化治疗更是趋势。当然,目前的诊治手段仍需规范,包括药物选择、剂量、疗程抑或联合用药等,但更为重要的是,仍需对机制深入探索和相关新药的研发,进而为临床诊治提供新手段。

资料来源: 2020 年 2 月 第 40 卷 第 2 期中国实用内科杂志

附录9 儿童骨髓增生异常综合征诊断与治疗中国专家共识（2015年版）

骨髓增生异常综合征（myelodysplastic syndromes，MDS）是起源于造血干、祖细胞的一组恶性髓系克隆性疾病，其特征为外周血细胞减少、骨髓中一系或多系造血细胞发育异常、易演变成急性髓细胞白血病（acute myeloid leukemia，AML）。目前 MDS 的临床诊治仍是国际血液学领域的难点之一。尽管 MDS 是老年人（中位年龄 70 岁）中最常见的血液系统恶性疾病之一，但在儿童非常少见，近年国际流行病学资料显示，儿童 MDS 的年发病率仅约为 1.8/100 万，约占儿童期恶性血液肿瘤的 5%，平均发病年龄约为 6.8 岁，其中进展期 MDS 平均年龄约为 10.7 岁，男女比例为 2：1。儿童 MDS 诊断困难且预后不良，应引起临床的高度关注。研究表明，无论在发病率、病因学还是骨髓形态学、细胞和分子遗传学乃至治疗策略上，儿童与成人 MDS 均有巨大的差异。与成人相同的是"造血功能异常"，这也是儿童 MDS 最基本的特点。2001 年世界卫生组织（WHO）专家组明确提出 MDS 是源于克隆性造血干、祖细胞发育异常（dysplasia）的疾病，将 MDS 归入"造血系统肿瘤性疾病"的范畴，国际儿童肿瘤组织也于 2005 年将儿童骨髓增生异常、骨髓增殖性疾病划入肿瘤类疾病。2008 年 WHO-MDS 诊断分型修订版中，已为儿童 MDS 推荐相对独立的诊断分型标准。

为进一步提高我国儿童 MDS 的诊治水平，中华医学会儿科学分会血液学组、《中华儿科杂志》编辑委员会在参考 1999 年版"小儿骨髓增生异常综合征诊疗建议"的基础上，经归纳与总结近年来国际儿童 MDS 领域的最新研究进展及国内专家经验后，达成以下共识。

一、诊断

1. 诊断标准

（1）外周血细胞减少：外周血细胞一系或一系以上，不同程度持续下降 3 个月以上（包括中性粒细胞 $<1.5 \times 10^9/L$；血小板 $<100 \times 10^9/L$；或血红蛋白 $<110g/L$）且原因不明。

（2）造血细胞发育和形态异常：骨髓涂片和活检显示至少两系骨髓细胞发育和形态异常。

（3）细胞遗传学异常：造血细胞出现各种细胞遗传学的克隆性染色体核型异常。

（4）原始细胞增多：外周血和骨髓原始细胞异常增多。

（5）完成必要的鉴别诊断：能够除外其他可导致血细胞减少和发育异常的造血或非造血系统疾患。

诊断条件：必须具有第（1）~（4）中的至少 2 条，并满足第（5）条。

2008 年 WHO 标准明确提出：判断各系发育异常的定量标准为该系发生形态异常的细胞≥10%。发育异常形态学具体特征包括：①红系：核出芽、核间桥、核碎裂、核分叶增多、巨幼红细胞样改变、环状铁粒幼红细胞、空泡形成、糖原染色阳性等；②粒系：核分叶过多或者核分叶过少（如 Pelger-Huet 样畸形）、胞质内颗粒减少、假 Chediak-Higashi 颗粒、Auer 小体等；③巨核系：小巨核细胞、核分叶少 或者不分叶、胞质内出现多个独立的核等。

2. 分型 儿童 MDS 可分为原发性和继发性两类，其中原因不明者为原发性 MDS，如具有确切的 前驱疾病或诱发因素则为继发性 MDS，可继发于放化疗、遗传性骨髓衰竭综合征（inherited bone marrow failure syndromes，IBMFS）、阵发性睡眠性血红蛋白尿（paroxysmal nocturnal hemoglobinuria，PNH）和 Down 综合征等。此外，获得性再生障碍性贫血或某些病毒感染（如微小病毒 B19、巨细胞病毒、Epstein-Barr 病毒感染）以及铜缺乏等也可能继发 MDS。虽然儿童继发性 MDS 的诊断分型标准与原发性 MDS 相同，但在确定原发性 MDS 诊断时，需要考虑除外可能存在的继发因素。

根据外周血或骨髓中原始细胞增多程度，或细胞形态学异常特征等诊断分型条件，儿童 MDS 可分为以下主要类型：①儿童难治性血细胞减少症（refractory cytopenia of childhood，RCC）；②难治性 贫血伴原始细胞增多（refractory anaemia with excess of blasts，RAEB）；③RAEB 向白血病转化或转化中的 RAEB（RAEB in transformation，RAEB-t）；④难治性贫血伴环状铁粒幼红细胞增多（refractory anaemia with ringed sideroblasts，RARS）；上述主要类 型可涵盖 95%以上的儿童 MDS（表 1）。

表 1　不同类型儿童 MDS 外周血和骨髓原始细胞所占百分率

MDS 分型	外周血原始细胞（%）	骨髓原始细胞（%）
RCC	<2	<5
RARS	<2	<5
		骨髓环状铁粒幼红细胞>15%
RAEB	2~19	5~19
RAEB-t	20~29	20~29

注：MDS:骨髓增生异常综合征；RCC:儿童难治性血细胞减少 症；RARS：难治性贫血伴环状铁粒幼红细胞增多；RAEB:难治性贫血伴原始细胞增多；RAEB-t:RAEB 向白血病转化或转化中的 RAEB

3.诊断方法　MDS 常用的诊断方法见表 2。

表 2　骨髓增生异常综合征的诊断方法及其价值 5'

诊断方法	诊断价值	优先级
外周血涂片	一系或多系发育异常,原始细胞计数	必检
骨髓穿刺	一个或多个造血细胞系发育异常,原始细胞计数,铁粒幼细胞计数	必检
骨髓活检	评估骨髓增生程度,CD34+细胞和纤维化情况	必检
细胞遗传学分析	检测到可以提供决定性诊断和预后评估的获得性克隆性染色体异常	必检
荧光原位杂交	在标准 G 显带反复失败后可检测到 细胞核中的目标染色体异常	推荐
流式细胞术检测	检测到红细胞、未成熟粒细胞、成熟粒细胞、单核细胞、未成熟和成熟淋巴细胞中的异常	推荐
单核苷酸多态芯片	结合中期细胞遗传学在高分辨率下检查到染色体缺陷	建议
基因突变检测	检测到可以提供结论性的诊断和可靠的预后评价的体细胞突变	建议

（1）细胞形态学检测：MDS 患儿外周血和骨髓的形态学异常分为两类:原始细胞比例增高和细胞发育异常。典型的 MDS 发育异常细胞占相应系列细胞的比例≥10%。拟诊 MDS 的患儿均应进行骨髓铁染色计数环状铁粒幼红细胞,其定义为幼红细 胞胞质内蓝色颗粒在 5 粒以上且围绕核周 1/3 以上者。所有怀疑为 MDS 的患儿均应接受骨髓病理活检。骨髓病理活检有助于排除其他可能导致血细 胞减少的因素或疾病,并提供患儿骨髓内细胞增生程度、巨核细胞数量、原始细胞群体、骨髓纤维化及肿瘤骨髓转移等重要信息。怀疑为 MDS 的患儿建议进行 Gomori 银染色和原位免疫组化（immunohisto-chemical,田 C）检测,常用的检测标志包括 CD34、MPO、GPA、CD61、CD41、CD68、CD20 和 CD3。未成熟祖细胞异常定位（atypical lo-calization of immature progenitor cells，ALIP）也是骨髓活检的检测项目之一,通常情况下,干、祖细胞分布在血管周边或骨内膜表面附近,然而在实际应用时却往往 将这些部位的祖细胞也包括在内。

（2）细胞遗传学检测：所有怀疑 MDS 的患儿均应进行染色体核型检测,通常需分析>20 个骨髓细胞的中期分裂象。细胞遗传学核型异常可见于 30%~50%的儿童 MDS。染色体核型多显示为整 条或部分染色体的拷贝数异常而非结构异常。其中 7 号染色体单体最为常见（约占 30%）,其次为 8 号染色体三体和 21 号染色体三体,以及 20 号染色体的部分缺失。此外,也可见复杂染色体核型（≥3 条染色体异常,包括至少一个结构畸变）。而成人 MDS 常见的 5q 缺失综合征,在儿童中非常罕见。

（3）细胞分子遗传学检测：对怀疑 MDS 的患儿,若染色体核型无法分析,推荐做荧光原位杂交（fluorescence in situ hybridization，FISH ）检测，通常 选用的探针应包括：Sq31、CEP7、7q31、CEP8、20q、CEPY 和 p53。

（4）流式细胞术（ flow cytometry，FCM ）检测：虽 然目前尚未发现 MDS 特异性的抗原标志或标志组合，但 FCM 可能通过对不同的骨髓细胞进行详细的分析（包括 CD34+细胞），在诊断上提出新的线 索成。

（5）单核苷酸多态芯片（ SNP-array ）：可检测 DNA 拷贝数异常和单亲二倍体，从而进一步提高细胞遗传学的异常检出率。

（6）基因突变检测：RUNX1/AML1、CEBPA、GATA2 等基因突变可能与儿童 MDS 相关。

二、鉴别诊断

MDS 属于排他性诊断的疾病。儿童 MDS 主要鉴别的疾病为再生障碍性贫血和 AML，以及前述可 能导致继发性 MDS 的疾病或诱因。

再生障碍性贫血：由于 RCC 多表现为骨髓增生低下，较难与再生障碍性贫血鉴别。儿童 MDS 具有不断增大的红细胞平均体积（ erythrocyte mean corpuscular volume，MCV ）、细胞形态异常和相关细胞遗传学改变等，均为与再生障碍性贫血的鉴别要点。2009 年版英国再生障碍性贫血诊疗指南比较全面地归纳了 MDS 患儿具有而再生障碍性贫血患儿不具有的下列特征表现：①骨髓粒系和巨核系细胞不典型增生和形态异常；②外周血出现 原始细胞或骨髓中原始细胞增多；③骨髓活检可见残余造血组织中网状纤维增多；④细胞遗传学异常：尤其是 7 号染色体等染色体单体异常。但是，ALIP 和单纯红系病态造血等也可出现于再生障碍性贫血，故与再生障碍性贫血的鉴别意义有限。再生障碍性贫血的疾病特征为骨髓造血功能抑制，而 MDS 为造血细胞发育和增生异常，近期中国医学科学院天津血液病研究所与日本血液病协会联合报道的 100 例患儿资料显示，儿童再生障碍性贫血的 外周血网织红细胞绝对值降低和骨髓造血细胞减少程度，均明显低于 RCC（ p=0.003、0.001 ），此可能有助于 RCC 与再生障碍性贫血的鉴别。此外，骨髓组织的免疫组化检测 CD34、CD61、CD41 以及 E-钙黏蛋白可以识别原始细胞、巨核细胞和未成熟的红系前体，也有助于 MDS 与再生障碍性贫血的鉴 别。建议临床详细参照儿童 MDS 和"儿童获得性再生障碍性贫血诊疗建议"。

2. 原发性 AML：MDS 与原发性 AML 存在不同的生物学特性。 鉴别要点归纳如下：外周血白细胞计数偏低、多系血细胞发育异常、细 胞遗传学改变多为拷贝数改变而非结构的异常等均支持 MDS 的诊断。如儿童存在 7 号染色体单体异常，强烈提示 MDS 的诊断，但如 AML 伴骨髓发育异常的特征时，也不能立刻诊断为" MDS 发展成 AML"。骨髓中原始细胞比例少于 30%多考虑 MDS，但由于骨髓原始细胞百分率可能受到检测者的主观判断影响，故单凭原始细胞百分率不能作为 MDS 和 AML 的鉴别界限，因此需要全面分析和审慎鉴别。儿童 MDS 和原发性 AML 的主要区别见表 3。

表 3　儿童 MDS 和原发性 AML 的主要区别

鉴别要点	MDS	原发性 AML
外周血白细胞计数	降低或正常	降低、正常或增高
肝脏肿大	罕见	常见
细胞遗传学改变	染色体拷贝数异常 （ 如 7 号染色体单体）	染色体结构异常
病态造血	多系细胞出现	相对少见
病变起源	造血干细胞	限一系造血细胞
化疗疗效	差	好
医源性病因	烷化剂	表鬼白毒素

注：MDS：骨髓增生异常综合征；AML：急性髓细胞白血病

三、诊断步骤

推荐儿童 MDS 的诊断步骤见图 1。

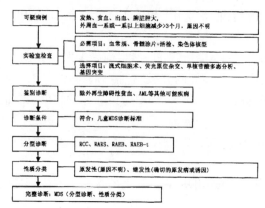

MDS:骨髓增生异常综合征；RCC：儿童难治性血细胞减少症；RARS：难治性贫血伴环状铁 粒幼红细胞增多；RAEB:难治性贫血伴原始细胞增多；RAEB-t:RAEB 向白血病转化或转化中的 RAEB

图 1　儿童 MDS 诊断步骤

四、治疗策略和预后

因儿童 MDS 存在较高的转化为 AML 的风险，目前尚无疗效确切或具有改善转化趋势的药物疗 法。也因化疗的疗效欠佳，故也不推荐儿童 MDS 行常规化疗。因此，除非接受成功的异基因造血干细胞移植(allogeneic hematopoietic stem cell transplantation，allo-HSCT)治疗，否则儿童 MDS 的自然转归趋势不良，即使部分患儿未转化为 AML，也预后欠佳。尤其是存在 7 号染色单体或复杂染色体核型异常者，是比较明确的预后不良指标。

儿童 MDS 年发病率很低(约为 1.8/100 万)，远低于儿童急性白血病(3~4/10 万)，且 MDS 存在明显的异质性，其发病机制也远未明确，因此难以获得理想的前瞻性大样本临床研究资料以 指导临床，诊断和治疗难度较大。虽然国际预后评分系统(the international prognostic scoring system，IPSS)在成人 MDS 预后评估以及治疗决策中意义显 著，但在儿童 MDS 中尚未获得充分验证，故参考价 值比较有限。现归纳目前国内外观点较为明确的儿童 MDS 治疗原则和方法如下：

(一)allo-HSCT

allo-HSCT 是目前唯一可能根治儿童 MDS 的有效疗法，儿童 RAEB 和 RAEB-t 移植后的完全缓解率可能达到 80%，并可能获得 60%~70%的长期无病生存率。造血干细胞来源可包括同胞全相合供者、非血缘供者和单倍型相合血缘供者等多种途径。适应证包括：①输血依赖的 RCC；②伴有提示预后不良的染色体异常(如 7 号染色体单体或复杂核型)，即使无输血依赖，或未达到 RAEB 和 RAEB-t 程度，也应尽早进行 allo-HSCT 治疗；③伴有幼稚细胞比例增高的 MDS(RAEB 和 RAEB-t)，均 应尽早实施 allo-HSCT 治疗。

(二)药物治疗

1. 免疫抑制治疗(immunosuppressive therapy，1ST)　 目前认为，类似于获得性再生障碍性贫血的 T 淋巴细胞功能异常的免疫介导致病机制，也可能参与 MDS 的发生、发展和克隆性演变过程。近年临床资料也显示，以马-抗胸腺细胞球蛋白(horse antithymocyte globulin，H-ATG)联合环砲素 A(cyclosporine A，CsA)的 1ST 治疗儿童 RCC，可使 60%以上病例获得造血功能恢复或明显改善，并发现个别患儿在 1ST 治疗后 7 号染色体单体消失，并获得血液学完全缓解。近期我国专家也在国外期刊以较大样本资料显示，采用由兔-抗胸腺细胞球蛋白(rabbit antithymocyte globulin，R-ATG)组成的 1ST，治疗成人 MDS 获得有效率 60%和长期生存率 80%的显著疗效。

MDS 的 1ST 疗法类似于 1ST 治疗获得性再生障 碍性贫血。一般主张 ATG +CsA 的联合疗法，包括：(DATG:因 H-ATG 现已在国内外停止供应，故可采用 R-ATG(美国 Genzyme)，2.5~3.5 mg/(kg•d)，每天缓慢静脉滴注 12h，连续 5d。也可采用 R- ATG(德国 Fresenius)，连续 4~5d。有关 ATG 不良反应的有效防治细则，建议参考文献。CsA:剂量为 3~6mg/(kg•d)，并酌情调节剂量使 药物浓度维持于 100~200ng/ml，持续治疗 6 个月以上，待外周血血常规达到平台期之后，方可考虑缓慢减量。1ST 显效时间至少出现于治疗后

1~2个月。

有关 1ST 治疗儿童 MDS 需要关注下列问题：①目前有关 1ST 治疗儿童 MDS 的文献报道和资料样本量均比较有限，具体实施方法有待探索改进，其远期疗效也有待进一步验证。②IST 治疗儿童 MDS 的范围可能仅限于 RCC，但伴有 PNH 者疗效有限。③已有研究显示成人单用 CSA 治疗 MDS 也获得显著疗效，但该疗法在儿童 MDS 中尚未见报道。④由于目前所供应的 ATG 制剂，药品说明书上的使用指征均仅限于治疗再生障碍性贫血，以及器官或造血干细胞移植。因此，临床需要缜密选择合适病例，做好必要的告知解释和知情同意书签署等规范手续，并采用比较全面的不良反应防治措施，以确保医疗安全。

2. 处于探索阶段的药物疗法　下列疗法目前仅限于成人 MDS 治疗报道，对于儿童 MDS 尚缺乏足够的疗效经验和安全性方面的资料验证。主要包括：①免疫调节治疗：来那度胺（免疫调节剂），已用于成人 MDS 常见的 5q 缺失综合征，并获得一定疗效。②去甲基化药物：常用的去甲基化药物包括 5-阿扎-2-脱氧胞苷（decitabine，地西他滨）和 5-阿扎胞苷（azacitidine，AZA），文献报道其治疗成人 MDS，可能降低向 AML 进展的风险。

3. 大剂量维生素 B_6　因维生素 B_6 作为氨基酸转移酶、氨基脱羧酶的辅酶能促进氨基酸的吸收，参与辅酶的生物合成，为细胞生长所必需。它还可以刺激血红蛋白的合成，促进白细胞生长，故可用于儿童罕见 RARS 的治疗。

（三）支持治疗

主要目标为提升患儿生活质量和生存期，也可为争取 allo-HSCT 提供时机与条件。包括成分输血、细胞因子、感染防治和必要时的祛铁治疗等，简要归纳如下。

1. 酌情成分输血　可参照原国家卫生部 2000 年《临床输血技术规范》内科输血指南，将红细胞和血小板输注指征分别定为：血红蛋白<60g/L 和血小板<10×10^9/L，但该指南为涵盖整个内科学，需要充分考虑儿童处于生长发育阶段，长期处于接近重度贫血状态可能存在一定风险；而国内单采血小板的供应也远非随时可以满足，处于明显贫血或血小板较低水平的患儿，如突发重症感染等并发症则可能导致严重后果。因此，需要根据患儿的具体情况和对于贫血的耐受程度，必要时可酌情考虑放宽成分输血指征。

2. 造血生长因子　粒细胞刺激因子（granulocyte stimulating factor，G-CSF）和粒细胞-巨噬细胞集落刺激因子（granulocyte-macrophage colony stimulating factor，GM-CSF）等造血生长因子，仅可能具有暂时性的提升外周血细胞功能，且可能存在导致疾病进展的潜在风险，故仅推荐短程应用于中性粒细胞严重缺乏伴反复或重症感染者，作为抗感染治疗的辅助措施。

3. 有效防治感染　对于中性粒细胞较低的患儿，需要加强日常感染防护。一旦发生感染，需及时采用广谱强效抗生素积极控制，并关注可能存在的各种机会性感染。

4. 合理祛铁治疗　依赖红细胞输注的患儿，较易发生体内铁超负荷，可导致重要脏器功能受损而生存期缩短，也将提高 allo-HSCT 的难度与风险。因此，对于依赖红细胞输注的患儿应定期监测血清铁蛋白水平、累计输血量和重要器官（心、肝、胰腺等）功能，采用核磁共振检查评价铁超负荷程度。祛铁治疗可有效降低铁蛋白水平及器官中的铁含量。当铁蛋白>1000μg/L 时，可谨慎采用祛铁疗法。常用的祛铁药物种类、剂量用法和常见不良反应等，详见表4。

表4　常用祛铁药物简介

药物	剂量 [mg/(kg·d)]	频次	途径	不良反应
去铁胺	40~60	5 次/周	皮下注射或缓慢静滴	皮炎、眼毒性、耳毒性等
去铁酮	75	3 次/d	口服	消化道反应、白细胞少等
地拉罗司	20~30	1 次/d	口服	肾毒性

五、结语

如前所述,因儿童 MDS 发病率较低,并具有明显的异质性,其发病机制也远未明确,故相关基础与临床研究进展相对缓慢。但是,随着国内外学者的不断努力探索与改进,现已提出如前所述的比较明确的,并具有临床可操作性的诊断分型标准和实施方法,有助于临床早期诊断和相关疾病鉴别诊断。但是除 allo-HSCT 之外,目前所推荐的某些药物疗法均仅处于探索阶段,需要开展较为广泛的多中心协作研究,予以疗效验证和方法学的不断完善。此外,由于我国地域辽阔,各地社会经济形势和技术设备条件均可能存在较大差异。因此,建议各地儿科医生参考本共识中的具体建议时,充分考虑和密切结合当地医疗条件,酌情参照与实施。

资料来源:中华儿科杂志 2015 年 11 月第 53 卷第 11 期

附录 10　儿童激素敏感、复发／依赖肾病综合征诊治循证指南（2016）

　　肾病综合征（nephrotic syndrom，NS）是由于肾小球滤过膜对血浆蛋白通透性增高、大量血浆蛋白自尿中丢失而导致一系列病理生理改变的一种临床综合征，以大量蛋白尿、低蛋白血症、高脂血症和水肿为其主要临床特点，可分为原发性、继发性和先天性 NS 3 种类型，而原发性 NS（primary nephrotic syndrome，PNS）约占小儿时期 NS 总数的 90%，是儿童常见的肾小球疾病之一。国外报道儿童 PNS 年发病率（2~4）/10 万，患病率为 16/10 万，我国 19 个省 27 个市 2 个自治区和 4 个直辖市的 37 所协作医院的统计资料显示，PNS 约占同期泌尿系统疾病住院患儿总数的 20.0%，自 20 世纪 50 年代以来口服糖皮质激素（glucocorticosteroid）（以下简称激素）一直是 PNS 公认的一线治疗方法。临床上≥85%PNS 患儿的肾脏病理改变为微小病变，对 GC 治疗敏感。我国儿童 PNS 的调查数据显示：77.6%~91.0% 的患儿初始激素治疗敏感，但有 80%~90% 的患儿复发，其中 25%~43% 为频复发或激素依赖。由于长期或反复使用激素，会导致机体出现肥胖、生长抑制、高血压、糖尿病、骨质疏松、白内障等不良反应，对这些频复发或激素依赖的患儿常需加用或改用免疫抑制剂，然而免疫抑制剂也可引起严重的不良反应。

　　2009 年 3 月《中华儿科杂志》发表了"儿童激素敏感、复发／依赖病综合征诊治循证指南（试行稿）"，对规范该病诊治起到了积极作用。由于近年不断有新研究证据发表，因此本指南在 2009 年指南的基础上，通过全面查询、分析和评价新的研究证据、征求各方意见并充分讨论达成共识后进行修订，旨在帮助临床医生为激素敏感、复发／依赖 NS 患儿选择当前相对较好的诊治方法。本指南主要适用于具有一定儿童肾脏病专业基础以及接受过儿童肾脏专业培训或研修的临床儿科医师，尤其是为儿肾专科医师提供临床参考。在临床实践中，医师应参考本指南原则并结合患者具体病情进行个体化处理。

　　本指南采用了 2009 年指南所检索的数据库[Embase、Medline、PubMed、Cochrane Library、ACP Journal Club、OVID 平台数据库、Springer-Link、Elsevier ScienceDirect 电子期刊、中国生物医学文献数据库（CBM）、中国期刊网全文数据库（CNKI）、万方数据资源系统和中文科技期刊全文数据库（VIP）等数据库]，检索关键词为 nephrotic syndrome，diagnosis，therapy or treatment，guideline，systemic review，meta-analysis，randomized clinical trials（RCTs），child or childhood，相关英文和中文文献发表时间为 2008 年 6 月至 2015 年 12 月。文献纳入标准：①研究对象小于等于 18 岁；②关于儿童激素敏感、复发／依赖 NS 诊治指南、随机对照临床试验、Meta 分析和综述。文献排除标准：病例报道。

　　依据中华医学会儿科学分会肾脏学组建议，本指南中的证据水平及推荐等级参照欧洲心血管病学会提出的证据和推荐建议分级，其中证据水平分为 A、B、C 3 个级别，推荐等级分为 I、IIa、IIb 和 III 4 个等级（表 1）。在本指南中以[证据水平／推荐等级]表示。

表 1　证据水平和推荐等级

证据水平	证据来源
A	源于多个随机对照临床试验（RCT）或系统综述、Meta 分析
B	源于单个的随机临床试验或大样本非随机临床研究
C	源于专家共识和（或）小样本研究、回顾性研究以及注册登记的资料

推荐等级	含义
I	证据和（或）共识对于诊断程序或治疗是有确定疗效的、可实施的和安全的
IIa	对治疗的有效性具有分歧，但主要是有效的证据

证据水平	证据来源
Ⅱb	对治疗的有效性具有分歧,但主要是疗效欠佳的证据
Ⅲ	对治疗是无效的甚至是有害的证据

一、诊断标准

(1)大量蛋白尿:24 h 尿蛋白定量≥50mg/kg 或晨尿蛋白/肌酐(mg/mg)≥2.0,1 周内 3 次晨尿蛋白定性(+++)~(++++)。

(2)低蛋白血症:血清白蛋白低于 25g/L。

(3)高脂血症:血清胆固醇高于 5.7mmol/L。

(4)不同程度的水肿。

以上 4 项中以 1 和 2 为诊断的必要条件。

二、临床分型

1. 依据临床表现分型

(1)单纯型 NS(simple type NS):仅有上述表现者。

(2)肾炎型 NS(nephritic type NS):除以上表现外,尚具有以下四项之一或多项者:①2 周内分别 3 次离心尿镜检红细胞≥10 个/高倍镜视野(HP),并证实为肾小球源性血尿;②反复或持续高血压[≥3 次于不同时间点测量的收缩压和(或)舒张压大于同性别、年龄和身高的儿童青少年血压的第 95 百分位数],并除外糖皮质激素等原因所致;③肾功能异常,并排除由于血容量不足等所致;④持续低补体血症。

2. 按激素的治疗反应分型

(1)激素敏感型 NS(steroid-sensitive NS,SSNS):以泼尼松足量[2mg/(kg·d)或 60mg/(m²·d)]治疗≤4 周尿蛋白转阴者。

(2)激素耐药型 NS(steroid-resistant NS,SRNS):以泼尼松足量治疗>4 周尿蛋白仍阳性者。又可分为初治耐药(initial non-responder)和迟发耐药(late non-responder)。后者指激素治疗 1 次或多次缓解后,再次激素治疗>4 周尿蛋白仍阳性者。

(3)激素依赖型 NS(steroid-dependent NS,SDNS):对激素敏感,但连续两次减量或停药 2 周内复发者。

三、复发与频复发

1. 复发 连续 3d,24h 尿蛋白定量≥50mg/kg,或晨尿的尿蛋白/肌酐(mg/mg)≥2.0,或晨尿蛋白由阴性转为(+++)~(++++)。

2. 非频复发 首次完全缓解后 6 个月内复发 1 次,或 1 年内复发 1~3 次。

3. 频复发(FR) 指病程中半年内复发≥2 次,或 1 年内复发≥4 次。

四、PNS 的转归判定

1. 未缓解 晨尿蛋白≥(+++)。

2. 部分缓解 晨尿蛋白阳性[≤(++)]和(或)水肿消失、血清白蛋白大于 25g/L。

3. 完全缓解 血生化及尿检查完全正常。

4. 临床治愈 完全缓解,停止治疗>3 年无复发。

五、PNS 的治疗

(一)初发 NS 的治疗

1. 激素治疗 可分以下两个阶段[A/Ⅰ]。①诱导缓解阶段:足量泼尼松 2mg/(kg·d)(按身高的标准体重计算)或 60mg/(m²·d),最大剂量 60mg/d,先分次口服,尿蛋白转阴后改为晨顿服,共 4~6 周。②巩固维持阶段:泼尼松 2mg/kg(按身高的标准体重计算),最大剂量 60mg/d,隔日晨顿服,维持 4~6 周,然后逐渐减量,总疗程 9~12 个月。

2. 激素治疗注意事项 ①初发 NS 的激素治疗须足量和足够疗程,可降低 1~2 年复发率。②目前国外随机对照临床试验研究建议激素用短疗程法,但实际应用后复发率较高,重复应用激素的累积剂量也较大。

因此,基于我国临床应用实际情况及专家共识,仍建议采用中长程激素疗法。

(二)非频复发 NS 的治疗

1. 积极寻找复发诱因,积极控制感染,部分患儿控制感染后可自发缓解[C/Ⅰ]。

2. 激素治疗:①重新诱导缓解:泼尼松 2mg/(kg·d)(按身高的标准体重计算)或 60mg/m², 最大剂量 60mg/d,分次或晨顿服,直至尿蛋白连续转阴 3d 后改为 1.5mg/kg 或 40mg/m²,隔日晨顿服 4 周,然后用 4 周以上的时间逐渐减量[B/Ⅰ]。②在感染时增加激素维持量:患儿在巩固维持阶段患上呼吸道或胃肠道感染时改隔日口服激素治疗为同剂量每日口服,连用 7d,可降低复发率[A/Ⅰ]。

三、FRNS/SDNS 的治疗

1. 激素的使用　①拖尾疗法:同非频复发重新诱导缓解后泼尼松每 4 周减量 0.25mg/kg,给予能维持缓解的最小有效激素量(0.5~0.25mg/kg),隔日口服,连用 9~18 个月[C/Ⅱa]。②若隔日激素治疗出现反复,可用能维持缓解的最小有效激素量(0.5~0.25mg/kg),每日口服[C/Ⅱa]。③在感染时增加激素维持量:患儿在巩固维持阶段患上呼吸道或胃肠道感染时改隔日口服激素治疗为同剂量每日口服,连用 7d,可降低复发率[A/Ⅰ]。若未及时改隔日口服为每日口服,出现尿蛋白阳性,仍可改隔日激素为同剂量每日顿服,直到尿蛋白转阴 2 周再减量。如尿蛋白不转阴,重新开始诱导缓解或加用其他药物治疗[C/Ⅱa]。④纠正肾上腺皮质功能不全:肾上腺皮质功能减退患儿复发率明显增高,对这部分患儿可静滴促肾上腺皮质激素(ACTH)来预防复发。对 SDNS 患儿可予 ACTH0.4U/(kg·d)(总量不超过 25U)静滴 3~5d,然后激素减量,同时再用 1 次 ACTH 以防复发。每次激素减量均按上述处理,直至停激素[C/Ⅱa]。近年国内报道的 ACTH 用法为:1U/(kg·d)(最大剂量控制在 50U 以下),静滴 3~5d 为 1 疗程,每月 1 疗程。用 2 个疗程后,激素每月减量 1.25~5mg。一般 ACTH 用 6 个疗程或激素减停后继续用 ACTH 治疗 2 个疗程[C/Ⅱa]。

2. 免疫抑制剂治疗

(1)环磷酰胺(Cyclophosphamide)用法:①口服疗法:2~3mg/(kg·d),分 2~3 次,疗程 8 周;②静脉冲击疗法:8~12mg/(kg·d),每 2 周连用 2d,总剂量≤168mg/kg 或 500mg/m²,每月 1 次,共 6 次。应用环磷酰胺时需注意以下几方面:①口服治疗 8 周,与单独应用激素比较,可明显减少 6~12 个月复发率。但无证据表明进一步延长疗程至 12 周能减少 12~24 个月时的复发[A/Ⅰ]。②口服环磷酰胺 3mg/(kg·d)联合泼尼松治疗的效果较口服 2mg/(kg·d)联合泼尼松治疗的效果好[B/Ⅱa]。如患儿能耐受,建议口服剂量为 3mg/(kg·d)。③静脉每月 1 次冲击治疗,与口服治疗相比,两者的有效率无差异,而白细胞减少、脱发、感染等不良反应较口服法轻[A/Ⅰ]。④环磷酰胺治疗 FRNS 患儿的疗效优于 SDNS, FRNS2 年和 5 年的缓解率分别为 72% 和 36%,而 SDNS2 年和 5 年的缓解率分别为 40% 和 24%[A/Ⅰ]。⑤随年龄的增加,环磷酰胺治疗的缓解率增加。有文献显示,<3.8 岁的患儿 2 年缓解率为 17.2%, 3.8~7.5 岁的缓解率为 30%, >7.5 岁缓解率可达 45%[C/Ⅱa]。避免青春期前和青春期用药。

(2)环孢素 A(Cyclosporine A)用法:4~6mg/(kg·d),每 12 小时口服 1 次,维持血药谷浓度 80~120ng/ml,疗程 12~24 个月。

应用环孢素 A 时需注意以下几方面:①建议餐前 1h 或餐后 2h 服药[C/Ⅱa]。②初次服药后 1 周查血药浓度,根据血药浓度调整剂量。用药期间需监测血药浓度[B/Ⅰ]。③维持期口服较小剂量[1.5~2.0mg/(kg·d)]时,单次服用可增加药物的峰浓度,对谷浓度无影响,既能达到同样的疗效,又可减少不良反应,增加患儿的依从性[C/Ⅱa]。④环孢素 A 肾毒性(CsAN)发生的独立危险因素为:环孢素 A 治疗时间>36 个月、患儿接受环孢素 A 治疗时年龄<5 岁、大量蛋白尿的持续时间长(>30d)。有 CsAN 患儿的发生复发的风险明显高于无 CsAN 的患儿[C/Ⅱa]。临床上应对长期使用环孢素 A 的患儿进行监测,当患儿血肌酐水平较基础值增高 30%,应减少环孢素 A 的用量。对使用 2 年以上的患儿应肾活检观察有无肾毒性的组织学证据[A/Ⅰ]。

(3)他克莫司(Tacrolimus)用法:0.05~0.15/(kg·d),每间隔 12 小时 1 次,维持血药谷浓度 5~10μg/L,疗程 12~24 个月。

应用他克莫司时需注意以下几方面:①建议餐前 1h 或餐后 2h 服药[C/Ⅰ]。②初次服药后 1 周查血药谷浓度,根据血药浓度调整剂量。用药期间需监测血药浓度[B/Ⅰ]。③他克莫司生物学效应是环孢素A的10~100倍,肾毒性较环孢素A小。④对严重的SDNS或FRNS治疗的效果与环孢素A相似[C/Ⅱa]。⑤对于有糖尿病家族史、糖耐量降低或肥胖的患儿应慎用[C/Ⅰ]。⑥患儿及家人不能接受环孢素A对容貌的影响(如多毛、牙龈增生等)时,建议使用他克莫司代替环孢素A治疗[C/Ⅰ]。

(4)霉酚酸酯(Mycophenolate mofetil)用法:20~30mg/(kg·d),每12小时口服1次,每次最大剂量不超过1g,疗程12~24个月。

应用霉酚酸酯时需注意以下几方面:①长疗程(>12个月)霉酚酸酯治疗可减少激素用量、降低复发率,无明显的胃肠道反应和血液系统不良反应[B/Ⅰ]。②对环孢素A抵抗、依赖或环孢素A治疗后频复发患儿,霉酚酸酯能有效减少激素用量和环孢素A的用量[B/Ⅰ],可替代环孢素A作为激素的替代剂[C/Ⅱa]。

(5)利妥昔布(Rituximab)用法:375mg/(m²·次),每周1次,用1~4次。

对上述治疗无反应、不良反应严重的SDNS患儿,可使用利妥昔布,其能有效地诱导缓解,减少复发次数,不良反应发生率低[A/],与其他免疫抑制剂合用有更好的疗效。

(6)长春新碱(Vincristine)用法:1mg/m²,每周1次,连用4周,然后1.5mg/m²,每月1次,连用4个月。

能诱导80%的SDNS缓解,对部分使用环磷酰胺后仍频复发的患儿可减少复发次数[C/Ⅱa]。

(7)其他免疫抑制剂:①咪唑立宾(Mizoribine)用法:5mg/(kg·d),分两次口服,疗程12~24个月。近年研究表明,咪唑立宾能减少SDNS或FRNS患儿的尿蛋白,减少激素用量,提高缓解率[C/Ⅱa]。②硫唑嘌呤(Azathioprine):与单纯激素治疗和安慰剂治疗相比,其治疗在6个月时的复发率无差别,现已不建议临床应用[A/Ⅰ]。

3. 免疫调节剂　左旋咪唑(Levamisole)用法:2.5mg/kg,隔日口服,疗程12~24个月。

应用左旋咪唑时需注意以下几方面:①一般作为激素辅助治疗,适用于常伴感染的FRNS和SDNS[C/Ⅱa]。②与单纯激素治疗相比,加用左旋咪唑可降低SDNS和FRNS复发风险[A/Ⅰ]。③左旋咪唑治疗6个月以上,其降复发效果与口服环磷酰胺治疗相似,可降低6、12、24个月复发风险[B/Ⅰ]。④左旋咪唑在治疗期间和治疗后均可降低复发率,减少激素的用量,在某些患儿可诱导长期的缓解[C/Ⅱa]。

六、注意事项

(一)肾穿刺活检适应证及注意事项(未分级)

(1)适应证:①迟发激素耐药者;②高度怀疑病理为非微小病变者;③接受钙调磷酸酶抑制剂治疗过程中出现肾功能下降者。

(2)对尚未开展儿童肾活检的单位,建议将具有肾活检指征的患儿转诊至已开展儿童肾活检的医疗机构。

(二)减少SSNS患儿严重感染的风险的建议(未分级)

(1)接种肺炎疫苗。

(2)患儿及与其接触的家庭成员每年接种流感疫苗。

(3)与水痘感染者亲密接触后,对未患过水痘而又使用免疫抑制剂的患儿,建议使用水痘丙种球蛋白。

综上所述,通过半个多世纪的探索,我国儿童的诊治日趋成熟,但仍存在着治疗不规范、治疗效果参差不齐的情况,更新本指南的意义一方面在于与时俱进,通过国内外最新进展改进对疾病诊治的认识;另一方面,通过对原指南发布以来收集汇总各方建议和临床实践结果,修正不足,以进一步为广大临床儿科医生提供更具实用性的诊疗参考。

资料来源:中华儿科杂志2017年10月第55卷第10期

附录 11　儿童噬血细胞综合征诊疗规范（2019 版）

一、概述

噬血细胞性淋巴组织细胞增生症（hemophagocytic lymphohistiocytosis，HLH），又称噬血细胞综合征，是一组由于细胞因子风暴引起的淋巴细胞、巨噬细胞增生和活化，伴随吞噬血细胞现象的一类综合征。依据病因又分为原发性 HLH（primaryHLH，pHLH）和继发性 HLH（secondaryHLH，sHLH）两种类型。pHLH 为常染色体或 X 连锁隐性遗传，伴有相关基因异常；sHLH 可继发于各种病毒（如 EBV）、细菌、寄生虫所引起的感染、风湿免疫性疾病、代谢性疾病及肿瘤等。

二、适用范围

满足 2004 年国际组织细胞协会制定的诊断标准的 HLH 患儿。

三、诊断

（一）临床表现

1. 发热　最常见，间断或持续发热，体温常>38.5℃，热型不定，可呈波动性或迁延性，也可自行消退。

2. 肝、脾、淋巴结肿大　往往显著并呈进行性发展，脾肿大更有临床意义，部分患者伴有黄疸。皮疹：多样，可为全身斑丘疹、红斑、水肿、麻疹样皮疹、脂膜炎等。

3. 中枢神经系统受累　多见于 pHLH、EBV-HLH 等，有报道 73%家族性 HLH（Familial HLH，FHL）在确诊时有 CNS 受累，临床主要表现为抽搐、易激惹、嗜睡、昏迷、活动障碍、颅神经损伤及智力障碍等。

4. 贫血、出血　出血包括皮肤黏膜、穿刺部位以及消化道、肺、中枢等内脏出血。贫血则由出血以及细胞因子抑制骨髓造血所致。

5. 呼吸系统　可表现为咳嗽、气促、呼吸困难，听诊可闻及湿啰音，严重时可出现浆膜腔积液。

（二）实验室检查

1. 血常规　可有一系至三系减低，以血小板减少和贫血最多见。

2. 骨髓象　早期噬血细胞并不常见，与临床表现的严重程度不相平行，仅表现为反应性组织细胞增生，无恶性细胞浸润，晚期噬血现象阳性率高。骨髓内未发现噬血细胞不能排除 HLH，应密切结合临床。

3. 肝功能　可表现有低白蛋白血症，血清转氨酶不同程度升高或胆红素升高，与肝脏受累程度一致。

4. 凝血功能　在疾病活动期，常有凝血功能异常，低纤维蛋白原血症，活化部分凝血活酶时间（APTT）延长，凝血酶原时间（PT）延长。

5. 脂类代谢　病程早期即可出现高甘油三酯血症，此外可有低密度脂蛋白增高和高密度脂蛋白减低。

6. 细胞因子浓度　动态监测细胞因子水平可以判断疾病严重程度及活动情况。可溶性 CD25（sCD25）即可溶性 IL-2 受体 α 链明显升高是诊断 HLH 的重要标准之一，考虑到各实验室间的误差也可将 sCD25>均数 ±2SD 视为有诊断意义。其他细胞因子如 IFN-γ、IL-10 或 IL-6 等也可明显升高。

7. 铁蛋白　多数患者铁蛋白明显升高，该项检查与疾病的转归密切相关，可作为检测临床疗效的指标。

8. 细胞毒功能学检查　包括 NK 细胞功能、CD107a、穿孔素、颗粒酶、Munc13-4 等，持续性 NK 细胞功能明显下降，和（或）流式细胞学检查 NK/CTL 细胞表面上述蛋白表达水平下降，应注意 FHLH 的可能性。

9. 腹部 B 超　可明确肝、脾、腹腔淋巴结肿大情况，同时探查有无脏器实质异常及各种占位性病变，在助诊 HLH 的基础上进一步完善病因诊断。

10. 胸部 CT　肺部受累的患儿可表现为间质性肺炎，重者也可有斑片状或大片影等肺实质受累改变及胸腔积液等表现。

11. 头部 MRI　中枢神经系统各个部位均可受累，早期多表现为脑沟回增深、增宽等软脑膜受累征象，主要为淋巴细胞及巨噬细胞浸润所致，此外还可见脑室扩张等各种脑萎缩样改变；也可有脑白质脱髓鞘及坏死等表现。

12.脑脊液(CSF)检查 如病人病情允许,HLH 患儿均应进行脑脊液检查,如合并中枢受累,CSF 中细胞数或蛋白升高,细胞以淋巴细胞升高为主,可有单核细胞,少部分患儿可见噬血细胞。脑脊液异常改变是 HLH 预后不良的重要因素。

13.病原学检查 用于鉴别感染因素导致的 HLH,包括 EBV、CMV、HSV、HHV-6、HHV-8、腺病毒和微小病毒 B19 等抗体及 DNA 的检测,以及支原体、结核、布氏杆菌、黑热病等相关检测。

14.HLH 相关性基因检查 已发现约 20 余种基因缺陷与原发性 HLH 的发病密切相关,可通过基因测序的方法予以精确测定,具体基因包括 PRF1, UNCl3D, STX11, STXBP2, RAB27A, LYST, SH2D1A, BIRC4, ITK, AP3B1, MAGT1, CD27 等。基因检查发现有突变,应该结合 NK 活性、CD107a 表达等功能试验 结合综合判断。

15.其他 多数患者 LDH 明显增高,此外肾脏受累可有血尿、蛋白尿,重者可有氮质血症;脑实质受累时脑电图检测 可有异常改变。

(三)儿童 HLH 的诊断标准

目前仍参照国际组织细胞协会 2004 年制定的诊断标准(表 1)。

表 1 HLH 的诊断标准

分子生物学诊断:以下任一基因的病理性突变	临床诊断:以下 8 条满足 5 条及以上
PRF1 UNC13D STX11 STXBP2 Rab27a SH2D1A BIRC4	发热≥38.5℃ 脾肿大 血细胞减少(外周血至少 2 系细胞减少,Hb<90g/L,新生儿 Hb<100g/L, Plt<100×10⁹/L,中性粒细胞<1×10⁹/L) 高甘油三酯血症(空腹>265 mg/dl) 或 3mmol/L)和/或低纤维蛋白原血症(<1.5g/L) 噬血现象(骨髓、脾脏、淋巴结或肝脏) NK 细胞活性低 铁蛋白>500μg/L SCD25(可溶性 IL-2R 的 α 链)升高(>2400U/L 或>均数 ±2SD)

(四)鉴别诊断

HLH 的诊断并不困难,由于治疗方法不同,鉴别引起 HLH 的原因非常重要, pHLH 主要通过基因学检测与 sHLH 相区别。sHLH 主要包括感染相关 HLH、风湿免疫性疾病相关 HLH 以及肿瘤相关 HLH。

1.感染相关 HLH 以病毒感染最常见,主要见于疱疹病毒中的 EBV 感染,其他病毒如 CMV、其它疱疹病毒、流感病毒等,其他病原,如结核杆菌、布氏杆菌、支原体、杜氏利什曼原虫等均可导致 HLH 发生。感染相关 HLH 主要靠病原学诊断以鉴别。

2.继发于风湿免疫性疾病的 HLH 又称巨噬细胞活化综合征(macrophageactivationsyndrome, MAS)。最常见于全身型幼年特发性关节炎,也常见于其他风湿免疫性疾病,该类疾病与其他 HLH 的主要区别是有风湿免疫性疾病的相关表现,如发热伴皮疹、关节炎、自身抗体滴度升高等。

3.肿瘤相关 HLH 多继发于血液系统恶性肿瘤,在儿童常见继发于淋巴瘤(尤其是间变性大细胞淋巴瘤或 NK/T 细胞淋巴瘤)、白血病(多见于 T 细胞型)。朗格罕细胞组织细胞增生症患儿也可并发 HLH。病理诊断是鉴别的关键。

四、治疗

(一)早期治疗

HLH 病情凶险,进展迅速。不及时治疗其生存时间很少超过 2 个月,所以早期、恰当和有效的治疗非常重要。疑诊 HLH,需尽快(24~48 小时内)完成所有 HLH 确诊检查及相关病因学检查,一旦符合诊断标准,应立即开始治疗。

(二)分层治疗

HLH 是一类综合征,可由多种原因引起,治疗应相对个体化,并非所有患者均严格按照 HLH-1994 方案完成全部疗程,对一些较轻的 HLH 患者(包括 pHLH)单用激素可能控制 病情。治疗过程中应密切观察病情变化,有条件的单位,可 以监测细胞因子谱,随时评估,根据临床表现、细胞因子谱 变化情况等评估结果及时调整治疗方案。对于难治复发病人在治疗过程中仍需不断查找原发病。

1. 原发病的治疗　根据引起 HLH 的不同原发病给予相应治疗。

2. 化疗　目前以国际组织细胞协会的 HLH-1994 方案为基 础,主要包括足叶乙甙、糖皮质激素和环孢素。

(1)诱导治疗(8 周)

甲泼尼龙(MP):静脉滴注,10mg/(kg·d)×3d,5mg/(kg·d)×3d,2mg/(kg·d)×8d,1mg/(kg·d)×2 周,0.5mg/(kg·d)×2 周,0.25mg/(kg·d)×1 周,继于 1 周内减停,疗程共 8 周。

VP-16:静脉滴注,100mg/(m²·次),2 次/周 ×1 周,1 次/周 ×7 周。

CSA:口服, 5mg/(kg · d),分 2 次,每 12 小时 1 次,自化疗第 15 天起。血药浓度(谷浓度)不超过 200μg/L。

鞘注:化疗前(患儿出凝血功能允许的情况下)和化疗 2 周时(化疗前 CSF 异常)行腰穿,如 2 周后中枢神经系统症状加重或 CSF 异常无改善(包括细胞数和蛋白),开始鞘注治疗,每周 1 次,共 4 周,具体剂量见附表 2。

注:诱导治疗过程中需每 1~2 周评估病情及 HLH 诊断相关指标。

表 2　鞘注剂量表

年龄(岁)	MTX(mg)	Dex(mg)
<1	6	2
1~	8	2
2~	10	4
≥3	12	4

(2)维持治疗(9~40 周):除外 pHLH 和 MAS,第 8 周评估 CR 者不需要继续维持治疗,维持治疗的目的是为了需要移 植的病人等待造血干细胞移植,诊断 MAS 的病人可按照相应 的疾病进行维持治疗。

Dex:口服,10mg/(m²·d)×3d,每 2 周 1 次,第 9 周起。

VP-16:静脉滴注,100mg/(m²·次),每 2 周 1 次,第 10 周起。

CSA:继续口服,血药浓度(谷浓度)不超过 200 μg/L。

注:维持治疗中需要每 4 周评估 HLH 诊断相关指标,对于继发 HLH(除外 MAS),病情完全缓解可停止 HLH 相关化疗。但如停药后出现 HLH 复发,则应及时控制病情后尽早开展造血 干细胞移植治疗。

3. 支持治疗　及时处理出血、感染和多脏器功能衰竭等 并发症是降低死亡率的重要因素。

4. 造血干细胞移植　对于 pHLH、反复复发或者经一线和 二线治疗效果不佳的难治性 HLH 患儿应尽早接受造血干细胞移植。

五、疾病状态的定义

(一)临床反应(Clinical response)

满足以下 5 个条件,用于诱导治疗期,判断是否按该方案继续进行化疗。

①无发热;②脾脏缩小;③血小板>100×10⁹/L;④纤维蛋白原正常;⑤铁蛋白下降>25%。

(三)疾病无活动或完全缓解(Non-activediseaseor resolution)

用于判断 8 周诱导治疗后是否需要维持治疗。

①无发热;②无脾肿大(部分病人可单独存在中度脾肿大);③没有血细胞减低(血红蛋白>90g/L,血小板>100×10⁹/L,中性粒细胞>1×10⁹/L);④甘油三酯正常;⑤铁蛋白<500μg/L;⑥脑脊液正常(对于病初脑脊液不正常的患儿);⑦可溶性 CD25 正常。

(四)疾病活动(Active disease)

治疗后未达到上述疾病无活动条件的病人。

（五）疾病再激活（Reactivation of disease）

已达到完全缓解，又出现以下 8 条中的 3 条及以上的病人。

①发热；②脾肿大；③血小板<100×10⁹/L；④甘油三酯>3mmol/L；⑤纤维蛋白原<1.5g/L；⑥骨髓发现噬血现象；⑦铁蛋白>500μg/L；⑧可溶性 CD25>2400U/L。

注：如果出现新的 CNS 症状（除外其他疾病）便可诊断 再激活。

六、随访

（一）停药后 1 年内

每 3 个月左右行 1 次血常规、生化、凝血、sCD25、铁蛋白、EBV 检测（对于 EBV-HLH）、细胞毒功能（病初异常者复查）、颈部和腹部 B 超检查，有中枢受累患儿每 6 个月复查头颅 MRI。

（二）停药 1 年以后

每年行 1 次血常规、生化检查和 EBV 检测（对于 EBV-HLH），并行常规儿童体格检查。出现复发症状随时复诊。

七、转诊条件

（一）从上级医院转诊到下级或基层医院

（1）HLH 诊断明确，HLH 原发病明确。

（2）HLH 病情相对稳定，临床没有活动性出血及脏器功能衰竭表现。

（3）治疗方案确定且后续治疗可以在当地医院完成。

（二）从基层医院转诊到上级医院

（1）拟诊 HLH 但无法明确诊断或病因不明。

（2）新诊断 HLH，当地医院无治疗条件。

（3）难治 HLH 病人，一线方案治疗无法控制病情。

（4）难治复发或原发 HLH 病人当地无造血干细胞移植条件。

资料来源：中华人民共和国国家卫生健康委员会官网

中文拼音索引

英文索引

I

J

K

N